JN173802

内部機能障害への
筋膜マニピュレーション

理論編

LUIGI STECCO / CARLA STECCO 原著　　竹井　仁 監訳

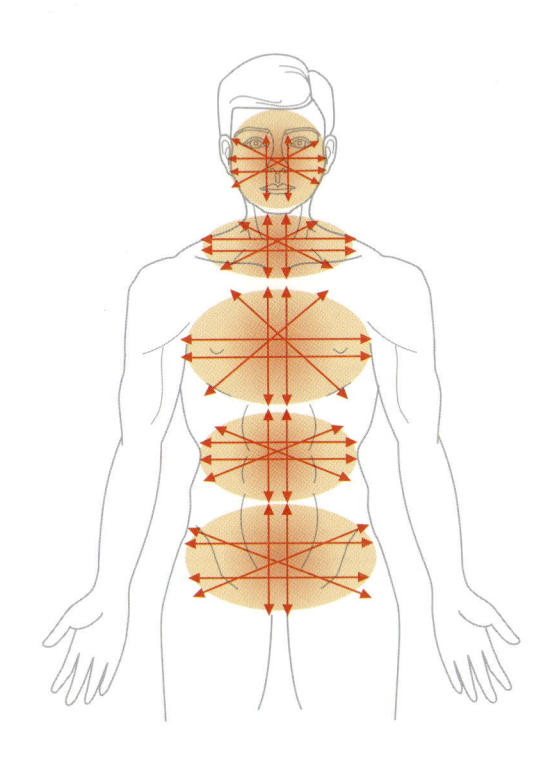

FASCIAL MANIPULATION for Internal Dysfunctions

医歯薬出版株式会社

監訳者・訳者一覧

監訳者

竹井　仁　首都大学東京大学院 人間健康科学研究科理学療法科学域

訳者（掲載順）および訳出担当章

竹井　仁　前掲　　　　　　　（謝辞，省略語，はじめに，序論，基本原理，第1〜3部，結論，用語集）

長谷川真人　東京大学医学部附属病院リハビリテーション部　（謝辞，省略語，はじめに，序論，基本原理，第1部）

宇佐　英幸　首都大学東京大学院 人間健康科学研究科理学療法科学域　　　　　　　（第2部）

安彦　鉄平　京都橘大学健康科学部理学療法学科　　　　　（第3部，結論，用語集）

LUIGI STECCO   CARLA STECCO

FASCIAL MANIPULATION
for Internal Dysfunctions

English Edition by
Julie Ann Day

PICCIN

ISBN 978-88-299-2328-1

本書には，医薬品の正確な適応症，副作用，投与計画についての記載がありますが，これらは変更される可能性があります．読者には，記載された薬品の製造業者の添付文書を再度確認されるよう，強く推奨します．著作者，編集者，出版社，販売業者は，本書の情報の誤謬，遺漏または，本書に記載の情報を用いたことによるいかなる結果についても，責任を負いません．また，本書の内容に関して明示，黙示を問わず，いかなる保証も行いません．著作者，編集者，出版社，販売業者は，本書に起因する対人・対物の傷害および／または損害に関しては，いかなる責任も負いません．

本書はイタリア共和国 PICCIN NUOVA LIBRARIA S.p.A との契約により発行した

監訳者序文

『筋膜マニピュレーション　理論編』（医歯薬出版刊）では，筋骨格系機能障害に対する筋膜機能異常についての解剖学的・生理学的解説と治療の基本が紹介された.

筋膜機能異常は，筋膜高密度化，基質のゲル化，ヒアルロン酸の凝集化から生じる．その機能異常を生じる部位は，協調中心（CC）と融合中心（CF）とよばれ，経験則からいわれてきた経穴やツボ・トリガーポイントに8割程度は一致する.

しかし，解剖学，生理学，病理学，治療学の観点から数多くのエビデンスが蓄積され，CC あるいは CF は筋外膜と深筋膜の機能異常だということが明らかとなった.

『筋膜マニピュレーション　実践編』（医歯薬出版刊）では，筋骨格系機能障害での CC と CF に対する具体的な治療手技が解説され，より実践的な内容となった.

そして，本書では，内部（内臓）機能障害に対して医学的・理学療法的に治療できる症状が多岐にわたることが示されている．これまでは手術や投薬，あるいは物理療法に頼っていたが，筋膜マニピュレーションを用いることで，治療の幅が大きく広がることが示されている．しかも，民間療法のような怪しい手技ではなく，筋膜を通して生じる引張構造による機能異常を科学的に証明し，エビデンスが蓄積された筋膜マニピュレーション手技が解説されている.

本書では，内臓・脈管・腺の内部機能障害に影響を与えている筋骨格系の評価と治療，さらには頭部・顔面の感覚器官治療，リンパ-免疫・皮膚-体温調節・脂肪-代謝・神経-心因性の障害に対する浅筋膜の治療までを解説している.

本書に続く実践編では，実際の治療手技の詳細が示されることとなる.

本書を読むことで，内部機能障害と浅筋膜に対する新たな可能性が広がることを実感できるであろう．そして，医学・理学療法の可能性の拡大に心がワクワクしてくることを実感していただきたい.

2017 年 1 月

竹井　仁
首都大学東京大学院　人間健康科学研究科理学療法科学域
理学療法士・医学博士・OMPT・FMT・GPTH

謝　辞

本書に掲載されている多くの解剖写真は，Padova 大学の整形外科医で解剖学の講師でもある私の娘 Carla によるものである．これらの写真は，Padova 大学の解剖学部門と，パリの Rene Descartes 大学の両方で撮影されたものである．

Padova 大学で物理医学およびリハビリテーション医学の専門医師である私の息子 Antonio は，解剖写真を何枚か撮影している．これらの写真は，Touro カレッジのオステオパシー医学の解剖学・学科長の Sushama Rich 博士と共同で，New York 大学で撮影されたものである．

Chiarugi G. と Bucciante L. に よ る「Istituzioni di Anatomi dell'uomo」と，Esposite V. らによる「Anatomia Umama」から，イラストを使用することを承諾していただいた M. Piccin 博士に感謝を申し上げたい．

米国に筋膜マニピュレーションを紹介していただいた W. Hammer 教授からは，彼の著書である "Functional Soft-Tissue Examination and Treatment by Manual Methods" から，画像を使用する許可を与えていただいていた．

エンジニアの Giuseppe Costa に相談した結果，Tensile Structure（引張構造），catenaries（懸垂線：カテナリー），tensors（張筋）にかかわる概念を明確にしてくれたことにも感謝を申し上げたい．

Luigi Stecco

Lawrence Steinbeck と Rodney Jackon による全般的な英訳支援と Rena Margulis の鍼治療用語やそれ以外の英訳への手助けとなるアドバイスに特別の謝辞を表したい.

はじめに

私は常に，内部機能（内臓）障害の徒手療法を奨励してきたので，Luigi Stecco による『内部機能障害への筋膜マニピュレーション』にこの序文を書くことはこのうえない幸せである．私の熱意は，私がオステオパシー医としての経験から開発してきた方法である「内臓マニピュレーション」を使用して得られる素晴らしい結果に由来する．近年では，多くの学者らが，臓器から，それら周囲の筋膜へと彼らの興味を移してきているが，本書はすべての内部筋膜の概要を提供するための初めての著書である．さらに本書は，臓器，筋膜，筋骨格系のあいだの特異的な関係を示す生体力学モデルを提案し，これらの関係を理解するのに役立つように，美しい解剖画像が掲載されている．

本書は，筋膜のすべての側面を検討し，筋膜がどのようにストレス下で連続性を変更し（可塑性），かつマニピュレーションの際に伸張性をふたたび得ることができる（順応性）かという人体の唯一の組織であることを示している．

私は，異なる体幹腔がさまざまな内臓とどのように相互に関係することができるかについて，完全に説明している引張構造の概念を評価している．実際に，体幹筋膜は，内部臓器の機能に干渉することなく，十分な体幹の動きを可能にする引張構造の原則に従って配置されている．この概念は，セラピストの注意を，臓器自体から「その収容物（コンテナ）」に効果的に移行する．そのことで，治療として，臓器が生理的リズムに応じて動くことが可能となる適した環境を再形成することに集中することができる．

私たちの書籍では，常に内臓器の可動性と運動性の重要性を支持してきた．現在，Stecco による本書でも，筋膜のガイドとしての基本概念を維持している．しかし，それはさらに，器官とシステムの概念を広げている．最初は，提案される多くの異なる徒手的アプローチに，読者はいくらか当惑するかもしれない．しかしながら，い

ったん，これらのアプローチを学習すれば，それらはすべて，どんな患者でも有している可能性がある臨床的変化の治療に役立つことが理解可能となる．

これらの考慮に基づいて，読者にとって，Stecco によるこのマニュアルが，人体に表われる徴候と症状をしばしば覆い隠してしまう薬物（制酸薬，鎮痛薬，抗痙攣薬など）を用いることなく，内部機能障害を治療することに関心のあるすべてのセラピストのための役立つガイドになることが理解されるであろう．

最後に，私は，Stecco が説明している自律神経系および内部筋膜との関連を述べた明快さを強調したいと思う．この明快さのなかで，自律神経系はもはや不可解な混乱をもったシステムを意味しない．さらにそれは，完全に異なる器官の機能を調整して，内臓筋膜に対する相互作用における一種の末梢脳になる．

セラピスト，医師，オステオパシー医，カイロプラクター，そして研究者らが，私たちの手技が多くの内臓系の問題を解決できるように，これらの考えの妥当性を確認するために，本書が提案しているものを真剣に受け取っていただけることを，私は心から願っている．

『内部機能障害への筋膜マニピュレーション』は，筋膜解剖の混乱の解明に向けてセラピストの手を導くために，単純ではあるが効果的な生体力学的モデルを提供する．筋膜マニピュレーションのモットーを引用すると，「manus sapiens po- tens est：知識のある手は能力がある」である．

JP Barral

オステオパシー医学の Osteopathic Medicine European School（英国メイドストーン市），および Paris du Nord 医学部（オステオパシー・徒手医学学科）卒業

私の妻リナによるすべての支援に感謝します.

目　次

第 1 部　臓器-筋膜（*o-f*）単位　　　　　　　　　　　　　*1*

省略語

省略語	日本語	外国語
ACI	循環器官	Apparatus, circulatory
ACR	化学受容器（味覚-嗅覚）	App., chemoreceptor (taste-smell)
ADI	消化器	Apparatus, digestive
AEN	内分泌器	Apparatus, endocrinal
a-f	器官-筋膜（配列）	Apparatus-fascial (sequence)
AHE	造血器	Apparatus, haematopoietic
AMR	機械受容器（聴覚）	Apparatus, mechanoreceptor (hearing)
an	前方，前方部	Ante, anterior part
an-la	対角線または前方-外方張筋	Diagonal or ante-latero tensor
an-la-q	前方-外方四分円：肘，手首…	Ante-latero quadrant - cubitus, carpus, ...
an-me	対角線または前方-内方張筋	Diagonal or ante-medio tensor
an-me-q	前方-内方四分円	Ante-medio quadrant
AP	前方-後方張筋	Antero-posterior tensors
ARE	呼吸器	Apparatus, respiratory
APR	光受容器（視覚）	Apparatus, photoreceptor (sight)
AUN	泌尿器	Apparatus, urinary
BL	足の太陽膀胱経，膀胱経	Bladder Meridian
ca	手根，手首	Carpus, wrist
cp	頭，頭部	Caput, head
cu	肘	Cubitus, elbow

省略語	日本語	外国語
CNS	中枢神経系	Central Nervous System
CV	任脈，奇経	Conception Vessel, extraordinary meridian
cx	股関節，大腿	Coxa, thigh
di	手指	Digit, finger
FMID	内部機能障害への筋膜マニピュレーション	Fascial Manipulation for Internal Dysfunctions
GB	足の少陽胆経，胆経	Gall Bladder Meridian
ge	膝	Genu, knee
gl-cl	頸部の腺 o-f 単位	Glandular o-f unit in the neck (collum)
gl-lu	腰部の腺 o-f 単位	Glandular o-f unit in the lumbi
gl-pv	骨盤の腺 o-f 単位	Glandular o-f unit in the pelvis
gl-th	胸郭の腺 o-f 単位	Glandular o-f unit in the thorax
GV	督脈	Governor Vessel, extraordinary meridian
HT	手の少陰心経，心経	Heart Meridian
hu	上腕骨，肩甲上腕関節	Humerus, glenohumeral joint
KI	足の少陰腎経，腎経	Kidney Meridian
la	外方，外側部	Latero, lateral part
LI	手の陽明大腸経，明大腸経	Large Intestine Meridian
LL	外方-側方張筋	Latero lateral tensors
LR	足の厥陰肝経，肝経	Liver Meridian
LU	手の太陰肺経，肺経	Lung Meridian
me	内方，内方部	Medio, medial part

省略語	日本語	外国語
mf	筋筋膜	Myofascial
OB	斜方引張構造の張筋	Tensors of oblique tensile structure
o-f	臓器-筋膜（単位）	Organ fascial (unit)
o-f unit	臓器-筋膜単位	organ-fascial unit
PC	手の厥陰心包経，心包経	Pericardium Meridian
pe	足，前足部	Pes, forefoot
PNS	末梢神経系	Peripheral Nervous System
re-la-q	後方-外方四分円（モビライゼーションとともに）	retro-latero quadrant (with mobilization)
re-la-Q	後方-外方四分円（つまみとともに）	retro-latero Quadrant (with pinching)
re	後方，後方部	Retro, posterior part
re-la	対角線または後方-外方張筋	Diagonal or retro-latero tensor
re-me	後方-内方張筋	Diagonal or retro-medio tensor
SAM	脂肪-代謝系	System, adipose metabolic
sc	肩甲骨，上肢帯	Scapula, shoulder girdle
SCT	皮膚-体温調節系	System, cutaneous thermoregulatory
SI	手の太陽小腸経，小腸経	Small Intestine Meridian
SLI	リンパ-免疫系	System, lymphatic - immune
SPS	神経-心因系	System, neuro-psychogenic

省略語	日本語	外国語
SP	足の太陰脾経，脾経	Spleen Meridian
ST	足の陽明胃経，明胃経	Stomach Meridian
ta	距骨，足関節	Talus, ankle
TCL	頸部引張構造	Tensile structure, cervical
TCP	頭部引張構造	Tensile structure, cephalic
TE *	手の少陽三焦経，三焦経	Triple Energiser Meridian *訳者挿入
TLU	腰部引張構造	Tensile structure, lumbar
TPV	骨盤引張構造	Tensile structure, pelvis
TTH	胸郭引張構造	Tensile structure, thorax
va-cl	頸部の血管 *o-f* 単位	Vascular *o-f* unit in the collum (neck)
va-lu	腰部の血管 *o-f* 単位	Vascular *o-f* unit in the lumbi
va-pv	骨盤の血管 *o-f* 単位	Vascular *o-f* unit in the pelvis
va-th	胸郭の血管 *o-f* 単位	Vascular *o-f* unit in the thorax
vi-cl	頸部の内臓 *o-f* 単位	Visceral *o-f* unit in the collum
vi-lu	腰部の内臓 *o-f* 単位	Visceral *o-f* unit in the lumbi
vi-pv	骨盤の内臓 *o-f* 単位	Visceral *o-f* unit in the pelvis
vi-th	胸郭の内臓 *o-f* 単位	Visceral *o-f* unit in the thorax

序　論

本書は，数々の内部器官や系統の機能障害に対する一連の治療アプローチを提示する．**器官**（apparatus）は，単一の機能のために一緒に共同する個々の臓器によって形成されている．**システム**（system：系）は，身体全体に広がり，類似した状態で形成された要素の集合体である．

さまざまなオステオパシーテクニックのなかで，何よりもまず，Barral[1]による内臓マニピュレーションは，内部機能障害の患者を助けるための特定の徒手的アプローチを説明している．

鍼治療もまた，本書中で検討したすべての問題に適用される．

それにもかかわらず，本書では，他のアプローチを複製することではなく，浅筋膜，深筋膜，内臓，血管および腺筋膜の「高密度化」に内部機能障害を結びつけている．

本書で提示される治療アプローチは，深筋膜の治療に用いられる治療点と同じ点を活用するが，徒手による技術が異なり，治療点の組み合わせが異なっている．

筋骨格系のための筋膜マニピュレーション（Fascial Manipulation：FM）は，筋の筋膜と筋紡錘を経由して体性（随意的）神経系に作用する．内部機能障害への筋膜マニピュレーション（Fascial Manipulation for Internal Dysfunctions：FMID）は，自律（不随意）神経系内の機能を回復することを意図している．

筋骨格系の構成要素内（関節，筋，靱帯など）の機能障害のために，筋膜（myofascial：MF）単位，筋膜配列，または筋膜螺旋を再調整するために適した戦略が使用される．

身体の内部構成要素内の機能障害のために，臓器-筋膜単位（organ-fascial units：*o-f* units）が含まれてい

る引張構造のバランスを再調整するか，または適用されたシステム（308 頁を参照）に接続している浅筋膜の四分円の範囲内で流動性を回復するための戦略が適用される．

FMID は，内部臓器の機能障害と，血管，腺とシステムの機能障害の両方に作用する．そのため，あまりに限定的である「内臓機能障害」という用語ではなく，「内部機能障害」という用語が使用されている．

FMID は，臓器の筋膜には直接作用せず，「コンテナ」，すなわち体幹壁の筋膜に作用する．同様に，鍼治療では，さまざまな内部機能障害の治療として体幹壁の浅層と深層の筋膜に針を挿入するが，内部臓器の筋膜には挿入しない．

本書は，3 つの部分に分けられる．

第 1 部では，単一臓器とそれらの周囲の筋膜との連結が検討されている．これらの構造が一緒になって *o-f* 単位を形成する．腸システムの壁内と壁外の自律神経節は，*o-f* 単位の筋膜内に挿入されている．臓器の蠕動運動は，体幹壁の 4 つの分節（頸部，胸部，腰部，骨盤）が形成する引張構造（第 4 章を参照）に作用することによって，回復することができる．

第 2 部では，器官について検討されている．筋膜の配列は，単一の器官のさまざまな臓器を連結している．広範囲の自律神経叢が，これらの器官-筋膜（apparatus-fascial：*a-f*）配列に沿って配置されている．器官の治療は，全体の体幹壁を包み込む力〔懸垂線および遠位の張筋：第 13 章を参照〕に焦点を当てていく．

第 3 部では，システムについて分析されている．システムの例としては，神経系，免疫系，体温調節系と代謝系がある．システムは，浅筋膜に連結されている内外部の構成要素からなる．脊椎前および傍脊椎の自律神経節は，外部環境の変化に応答して，内部臓器の活性を調節する．システムの治療は，浅層筋膜の四分円に焦点を

1：われわれの経験は，マニピュレーションやある一定の範囲で，その特徴的な動きを再確立することによって臓器の機能改善が可能であることを確信させた（Barral J.P., 1988）.

当てていく．これらの四分円は，内部自律神経節のための「末梢受容体」として作用することができる．

　FM のモットーは「Manus sapiens potens est ：知識のある手は能力がある」である．セラピストの手が，より科学的知識で支えられるほど，それはより効果的になる．

　o-f 単位，器官，およびシステムの生理学に沿って筋膜の重要性を理解することによって，セラピストの手は適切に内部機能障害を治療することが可能となる．

　当然，徒手的アプローチ自体も重要である．以下の治療によって，唯一結果を得ることができる．

—感受性をもちつつ，暴力的にならずに高密度化した点を治療する

—問題が解決されるまで，変性した（または高密度化した）治療点を治療する

—問題のある適切な筋膜（浅筋膜または深筋膜）を治療する

—正確な治療点（標準プロトコルに従うのではなく）を組み合わせて治療する．

　機能障害に陥った臓器または諸臓器を含む同じ身体分節に疼痛や機能障害が局在しているので，o-f 単位の治療はかなり直接的である．

　関連痛は，しばしば問題の起源から離れた領域に局在化しているため，a-f 配列に対する全体的な治療がより難しい．

　システムの治療において，浅筋膜の可視状態は有用な情報を提供し，実際の徒手的アプローチはその状態に応じて変化する．解剖学的損傷が進んでいるときに筋膜マニピュレーションは有効ではない．しかしながら，臓器，器官またはシステムが代償できない機能障害性筋膜に適用した場合は，良好な結果を得ることができる．

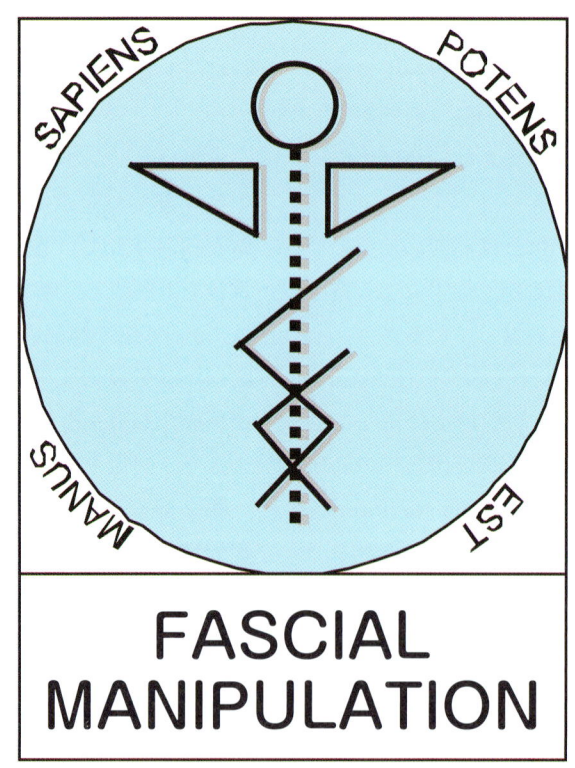

Fascial Manipulation（筋膜マニピュレーション）のロゴマーク（登録商標）

基本原理

多細胞生物では，類似の細胞が組織を形成するために集まる.

次に，これらの組織は臓器を形成するために結合し，臓器は器官を形成するために結合する. 広範な機能に特有な組織は，システム（系）（**図1**）を形成する.

基本的なタイプの組織には4種類ある. すなわち，筋組織，上皮組織，結合組織および神経組織である.

これらの組織のすべては，内部臓器（内臓）のさまざまな構成要素に寄与する.

筋組織は，随意筋と多くの内臓の平滑筋または不随意筋を形成している[1]. これらの不随意筋は，それらが，内臓，血管[2]または腺に位置しているかどうかによって異なる構造を有する.

平滑筋は，前立腺筋膜のような腺被膜の内部でみられる. また，筋上皮細胞は腺[3]で平滑筋を形成する. すべての平滑筋と同様に，これらの細胞は，自律神経系によって支配されている. それらの収縮によって，腺管に分泌物の急速な流れが起きる.

単一の臓器を支配する平滑筋と筋膜は親密な関連があ

る. 覆われる臓器の種類に応じて，被覆筋膜は，内臓，血管，または腺ともよばれる[4].

上皮組織は，密集した近接細胞と少量の細胞間質のみで構成され，細胞は，1つかそれ以上の層の中に配置され. これらの層は，基底膜とよばれる層板上に位置している.

上皮組織は，以下の3つの種類に分類できる（**図2**）.
—裏層：皮膚，粘膜（消化管，生殖器および尿路），漿膜（胸膜，心膜，腹膜と陰嚢の精巣鞘膜）と血管内皮
—腺：外分泌腺（汗腺と膵臓外分泌腺）および内分泌腺（下垂/下垂体，副甲状腺，膵臓内分泌および甲状腺）
—感覚：味覚受容体細胞とコルチ器.

同一の上皮組織は異なる領域に変化することができる. たとえば，消化管の粘膜では，
—保護機能を有する口腔と食道内の層状単層扁平上皮
—分泌機能を有する腺を含む胃の粘膜内皮
—吸収機能を有する小腸内絨毛.

上皮組織は，全3つの胚葉に由来している.
—内胚葉は，多数の粘膜の内部上皮（胃と腸）の起源で

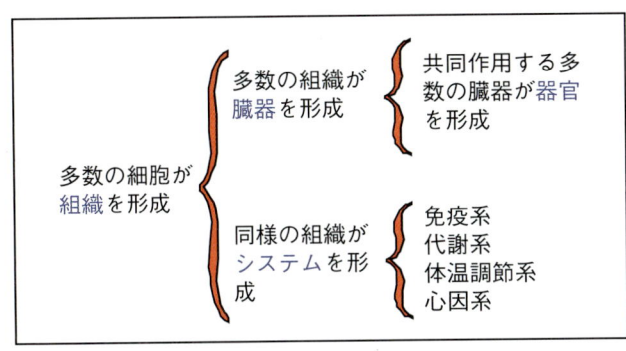

図1. 組織，臓器，器官，システム.

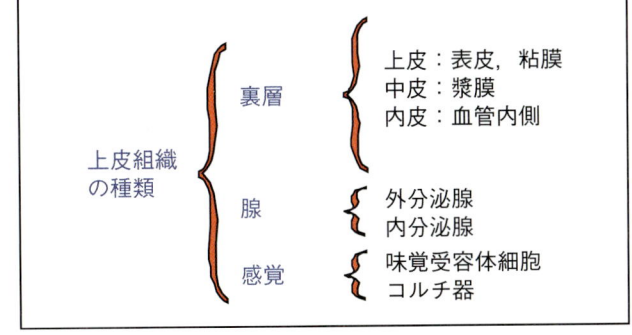

図2. 上皮組織のさまざまな形態.

1：非横紋筋または不随意筋組織は，ほとんどの消化器系と呼吸器系の内臓壁，血管壁，真皮（たとえば，立毛筋）でみられる（Gray H., 1993）.
2：たとえば，内臓と血管の平滑筋を区別する違いのような，細分化した他の型を示す構造的な違いがさまざまに存在する（Gray H., 1993）.
3：筋上皮細胞は，外胚葉由来の収縮細胞である. これらは異なる腺内や腺節や管内でみられる（Gray H., 1993）.

4：平滑筋束の外縁に，結合組織の線維が筋間中隔のそれらと織り合い，単一細胞の収縮によって発生する力を伝達すると考えられている（Gray H., 1993）.

ある

―中胚葉は，泌尿器および生殖器官，副腎皮質の上皮裏層の起源である．また，間葉（胎児結合組織）の起源でもある．間葉は，血液およびリンパ管の内部表面の内皮細胞の裏層を形成する

―外胚葉は，表皮と脂腺，汗腺，乳腺の上皮の起源である．

　結合組織は，すべての他の組織および身体の異なる部分を支持し接続する．これらの機能を実行するために，結合組織は，多数の形態をとる．

―緩い疎性結合組織

―脂肪組織

―線維組織

―間質組織

―弾性組織

―細網組織．

　領域および組織の機能によれば，これらの6種類の結合組織は，身体の筋膜を形成するために，異なる割合で貢献する．

　細胞間質またはマトリックスは，すべての筋膜で同様であるが，それは以下の結合組織では独特の特徴をもつ．

―軟骨

―骨

―血液．

　神経膠およびニューロンによって形成される神経組織は，神経系の組織学的および機能的な基礎を構成している．神経系の役割は，刺激（インパルス）を伝導することである．それは，自律神経および体性神経（中枢および末梢神経系を含む）に分けられる．本書では，内臓，血管および腺の筋膜と相互にかかわる自律神経系を詳細に分析している．

随意筋の筋膜

　脂肪層または皮下組織は，これら2つの腹壁の概略図（図3，4）にみられるように，皮膚の下で観察される．皮下組織は，浅層と深層の脂肪層のあいだにある弾性線維層（浅筋膜）によって形成されている．脂肪層は，結合組織からなる薄い中隔の皮膚支帯によって垂直方向に交差している．

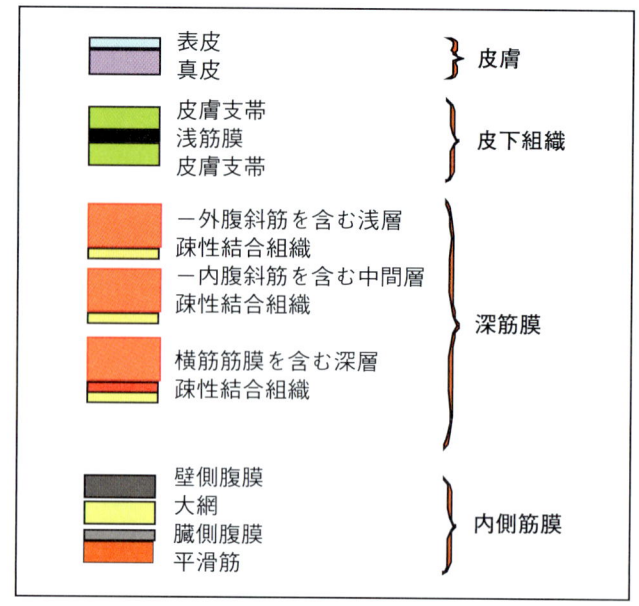

図3. 腹部の体幹筋膜.

　体幹内の深筋膜や筋の筋膜は，四肢のものと異なる構造的配置を提示する．頸部と体幹の深筋膜は3つの層板に分割される．

―腹部の外腹斜筋を包む浅層

―内腹斜筋を包む疎性結合組織[5]の層によって，浅層から分離している中間層

―外側に腹横筋を包む深層．

　線維性結合組織（横筋筋膜）の大半の層板は，腹横筋の下部にみられる．横筋筋膜の下部の腹膜前に輪紋状結合組織の層が存在する．

　疎性結合組織は，体幹の大きな扁平筋のすべてのあいだに存在するように，外腹斜筋と内腹斜筋のあいだに存在する．Chiarugi は，この疎性結合組織を「筋膜」とよんだ[6]，一方で Testut がこれらの実際の役割についていくつかの疑問を表明している[7]．

　さまざまな筋の平面のあいだに存在する疎性結合組織は，異なる筋のあいだで独立した滑走ができるように

5：大きい腹壁筋群の筋膜は以下で構成される．第1層は外腹斜筋の筋膜で，その肉質部分とその腱膜上の両方のこの筋の表面に及ぶ結合組織の層板．第2層は，外腹斜筋と内腹斜筋のあいだの層板．第3層は，内腹斜筋と腹横筋のあいだの結合組織の層板．これらの筋膜は薄く，あまり重要でない（Chiarugi G., 1975）．

6：結合組織層が，外腹斜筋と内腹斜筋のあいだに存在する．別の結合組織層は，内腹斜筋と腹横筋のあいだにみられる．これらの筋膜は薄く，ほとんど重要でない（Chiarugi G., 1975）．

7：4つの板状筋だけでなく，肩甲挙筋，菱形筋および上後鋸筋は疎性結合組織の単純な層で覆われているが，「筋膜」とよぶことは正しくないだろう（Testut L., 1987）．

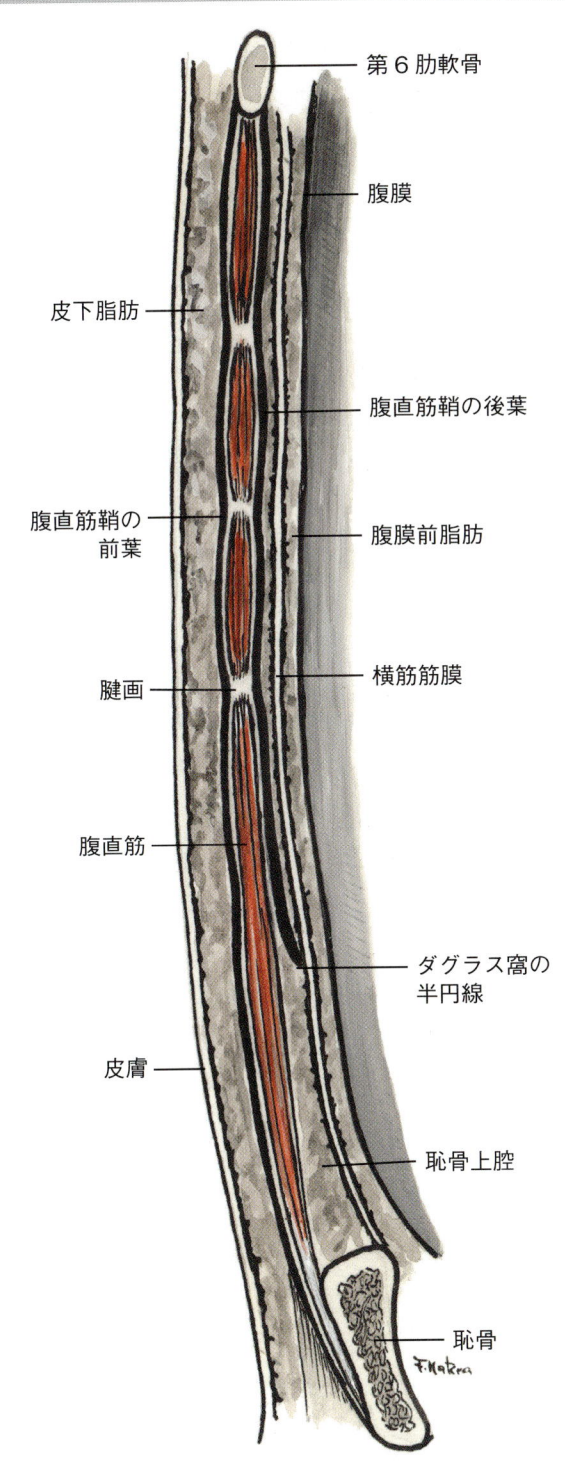

図 4. 前腹壁の外側から内側への矢状断面図（from V. Esposito et al., Anatomia umana, Piccin Nuova Libraria, 2010）.

図中ラベル：
- 第 6 肋軟骨
- 腹膜
- 皮下脂肪
- 腹直筋鞘の後葉
- 腹直筋鞘の前葉
- 腹膜前脂肪
- 腱画
- 横筋筋膜
- 腹直筋
- ダグラス窩の半円線
- 皮膚
- 恥骨上腔
- 恥骨

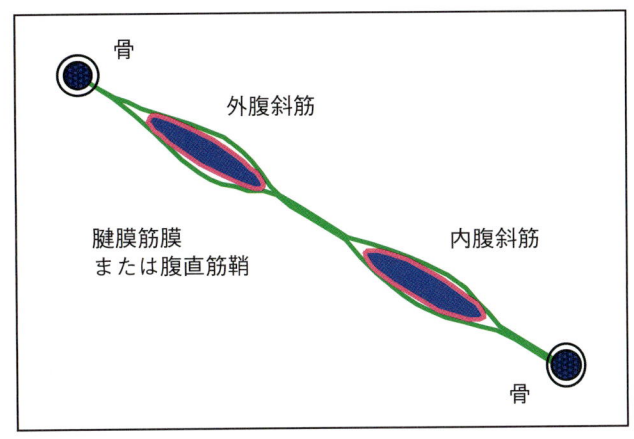

図 5. 連続する体幹の筋膜.

図中ラベル：
- 骨
- 外腹斜筋
- 腱膜筋膜または腹直筋鞘
- 内腹斜筋
- 骨

覆って続いている[8]. たとえば，外腹斜筋の筋外膜筋膜は，腹直筋鞘の上に続き，次に 3 つの腹部筋群の腱膜を形成する（図 4）.

　腹直筋鞘は，斜筋および腹横筋群の腱膜（または平坦な腱）によって形成されるので，腹直筋の筋膜ではない．その代わりに，体幹のすべての筋と同じように，その真の筋膜は筋外膜である．腹直筋鞘は胸背筋膜と類似した腱膜筋膜である．これらの 2 つの筋膜が，筋線維と直列に配列する．一側の外腹斜筋と反対側の内腹斜筋間にみられるような，この種の腱膜筋膜の連続性（図 5）は，筋紡錘の伸張を同期させることによって，身体の両側の筋の作用を調整するのに役立つ．筋の筋膜内に包埋されている筋紡錘は，伸張に対して感受性があり，筋線維と平行に存在している．

　体幹筋膜の弾力性は，内部臓器蠕動運動との干渉を回避するための基本的な要素である．

　四肢の深筋筋膜についてこれから検討していく．

　2 つの種類の組織が，これらの筋膜を構成している．1 つの層は，線維膜または腱膜，結合組織の層．もう 1 つの層は，筋に付着し筋外膜または筋外膜を形成する弾性結合組織の層である．

　四肢では，腱膜層が筋と平行している．これらの筋は，重層腱膜筋膜上に腱展開を延長する（図 6）.

　下肢では，皮膚の下に皮下組織がみられる．さらに深部には，2 層または 3 層のコラーゲン線維により形成さ

なっており，「滑走システム」の重要な要素を構成している．

　筋外膜は，体幹の大きな扁平筋の協調運動のための真の筋膜である．筋外膜は，これらの体幹筋群の腱膜を

8：外腹斜筋は，皮膚，皮下組織によって覆われ，かつその薄い筋膜（関連した腱膜）によって覆われている．この関連する腱膜は，その停止する腱膜上に伸びていて，平坦な腱である（Chiarugi G., 1975）.

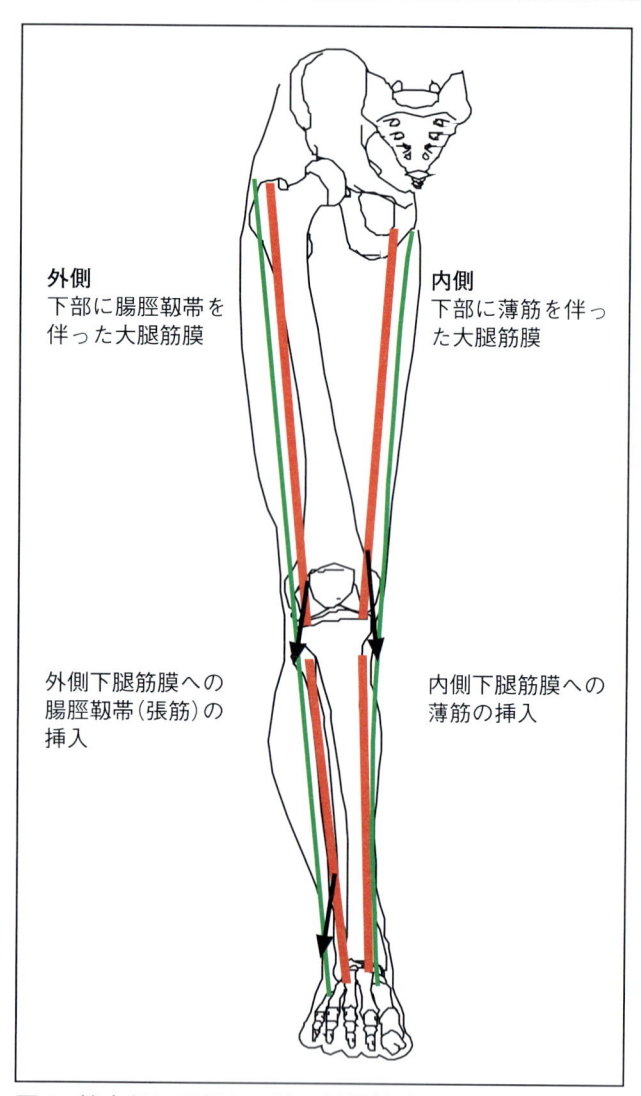

外側
下部に腸脛靱帯を
伴った大腿筋膜

内側
下部に薄筋を伴っ
た大腿筋膜

外側下腿筋膜への
腸脛靱帯(張筋)の
挿入

内側下腿筋膜への
薄筋の挿入

図6. 筋走行に平行な四肢の腱膜筋膜.

れる線維膜または腱膜層がある[9]. 疎性結合組織は1つの
コラーゲン線維層とその次の層のあいだに位置してい
る[10].

　四肢の筋では, 疎性結合組織のより一貫性のある層が
深筋膜と筋外膜のあいだにみられる[11].

　層のあいだを滑走できる疎性結合組織もまた, 隣接す
る筋の筋外膜のあいだでみることができる[12]. それぞれ

---

[9]：前腕筋膜の構造のほとんどの部分については, 異なる角度で互いの上
に交差する横走線維, ならびに垂直および斜走の線維からなる (Testut
L., 1987).
[10]：組織学的分析は内筋膜のコラーゲン線維の層のあいだの疎性結合組
織を実証した (Stecco C., 2010).
[11]：光学顕微鏡は, 四肢の深筋膜の下に, 筋外膜からの筋膜を分離する
緩い疎性結合組織層が存在することを示した (McCombe D., 2001).
[12]：下肢の2つの後部筋膜区画は, 細胞脂肪組織によって分離されてい
る筋によって占有されている. そしてそれは, 後部筋と下腿筋膜の深層
のあいだにとくに疎性な層を形成する (Testut L., 1987).

の単一筋内で, 疎性結合組織層は, それが筋周膜と筋内
膜に混ざり合うほど薄い.

　それらの機能に基づいて, 2種類の筋の筋膜を区別す
ることが可能である.

—腱膜筋膜および支帯によって形成された, 力の伝達を
　行うための筋膜

—筋外膜と筋内拡張 (筋周膜と筋内膜) によって形成さ
　れ, 一緒に筋膜単位を構成し, 協調運動を行うための
　筋膜[13].

不随意筋の筋膜

　多くの名前が内部筋膜に起因するが, その組成物は常
に同じである. たとえば, 前立腺筋膜のように筋膜とよ
ばれているものは実際にはわずかで, 大多数が, 胸膜,
腹膜, 被膜, 鞘, 外膜, その他の呼称のように, 異なる
名前をもっている.

　内部筋膜は以下の要素を含む.

—壁側腹膜や血管鞘または神経鞘のようにコラーゲン線
　維が豊富

—臓側腹膜や外膜のようにエラスチン線維が豊富.

　内部臓器に関連する筋膜はまた, そのコラーゲン性の
骨格または網状の支持体を形成する臓器内に続く. これ
は筋の内側で筋周膜に続いていく筋外膜と類似してい
る.

　脾臓の場合, リンパ節および骨髄では, これらのコ
ラーゲン網状ネットワーク (間質または間質結合組織)
が網状結合組織とよばれている[14]. 血管壁内と肺胞周辺
で, これらの組織ネットワークは弾性結合組織とよばれ
ている.

　内部筋膜に関する総合的な展望の不足によって名称の
ばらつきの多様さが生じている.

　本書では, 内部の筋膜を3種類の臓器, すなわち内
臓, 血管, 腺を連結するものと統一して命名する試みが
なされている.

---

[13]：膝関節痛が存在する場合, その変性が膝蓋骨の運動失調を引き起こ
す可能性がある大腿四頭筋の深筋膜を治療することが重要である (Pe-
drelli A., 2009).
[14]：成人において, 網状線維は, 組織が網様結合組織を特性とみなす特
定の位置のなか, たとえば, 神経線維の網状の鞘, 腺の間質と造血器官
(脾臓, リンパ節, 扁桃腺など) の網状の間質に残留する (Monesi M.,
1997).

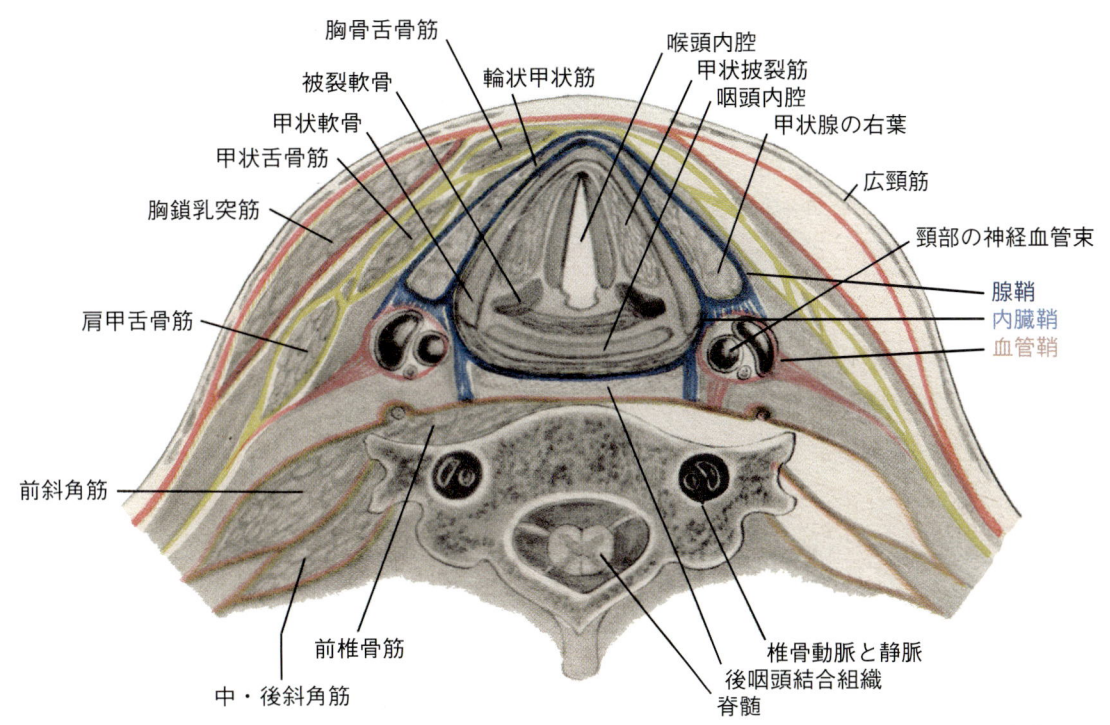

図7. 第4頸椎レベルでの頸部の横断面. 青色が内臓鞘, ピンク色が血管鞘, 濃い青色が腺鞘を示す (from V. Esposito et al., op. cit.).

内部筋膜の名称

3つの主要な筋膜が頸部領域でみられる (**図7**).
—内臓系で, 内臓 (喉頭と咽頭) に関係する
—血管系で, 血管鞘 (頸動脈と頸静脈) を形成する
—腺系で, 腺 (甲状腺と副甲状腺) を囲む.

これらの3つの筋膜鞘は, 胸郭, 腹部, 骨盤まで, 内臓系, 血管系, 腺系配列として続く. 以上を本書で説明する.

すべての内部筋膜は, コラーゲン線維とエラスチン線維をもった結合組織で構成されていて, すべて上皮が付随している[15].

通常, 内部筋膜は漿膜とよばれている. なぜならば, 結合組織または臓側筋膜 (内臓筋膜) のより厚い漿膜下層板よりはむしろ, 漿液を分泌する上皮の薄い裏層により多くの重要性が与えられているからである[16].

内部筋膜は, とくに内臓において以下に分類される.
—内臓または実質組織に付着する筋膜[17],
—壁面または体幹壁につながる筋膜 (**図8**).

とくに, この用語は臓側腹膜および壁側腹膜がある消化器に関して使われる. しかしながら, 血管や腺の場合, 用語の「内臓」筋膜と「壁側」筋膜を使用することは不適切である.

消化器自体に関して, これらの用語を使用する場合にかなりの混乱がある. たとえば, 実際にそれが末梢挿入筋膜の場合であっても, 咽頭の壁側筋膜は内臓鞘とよばれる[18].

この種の矛盾を避けるために, 本書では, 以下の用語を, すべての内部筋膜を述べるために使用する.
—被覆筋膜は, 臓器 (内臓), 血管, 腺に付着する筋膜を示す
—挿入筋膜は, 体幹壁に連結または挿入する筋膜を示す

15: 外部と連結する経路 (消化管, 気道) の内面を覆う粘膜と, 外部に通じていない空洞 (胸膜, 腹膜) をつなぐ漿膜は, 上皮層板によって形成されているわけではない. 実際は, より表層は上皮で, より深層は結合組織によって形成された複合構造体である (Monesi M., 1997).
16: 現代の研究者は, 骨膜, 血管の外膜, 筋内膜, 関節包などの結合組織のすべての形態を網羅して, 筋膜用語に十分な境界を割り当てる (Schleip R., 2007).

17: 壁側腹膜は, 腹膜外結合組織により部分的に腹壁から分離されている. それは, 横隔膜下表面と白線に, より強固に付着する. 臓側腹膜は, 下部組織と密接に結合しているために, そこから容易に切り離すことができない. その結合組織層 (漿膜) は, 臓器基質の密結合組織と連続している (Gray H., 1993).
18: 内臓鞘は気管と食道を取り囲み, 薄いが密度の高い層板結合組織によって形成された一種の外膜の「袖」のようなものである. これは, 咽頭筋を包むので, 頬咽頭筋膜としても知られている (Testut L., 1987).

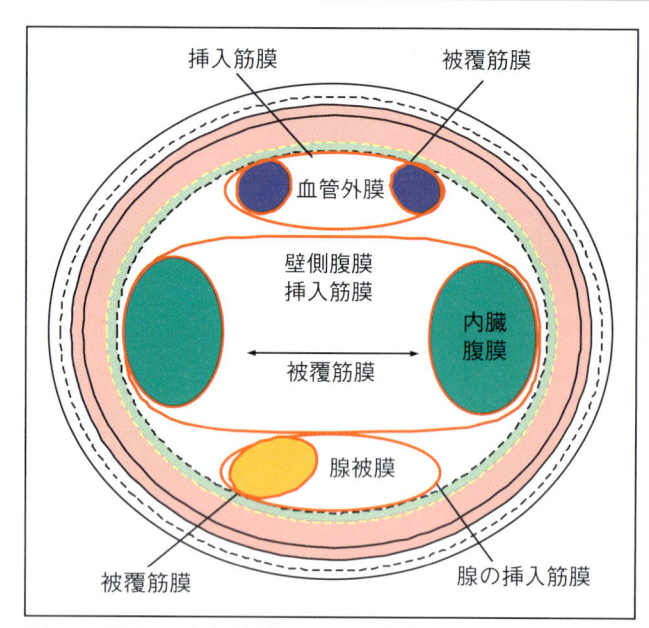

図 8. ３種類の内部筋膜の配置と名称.

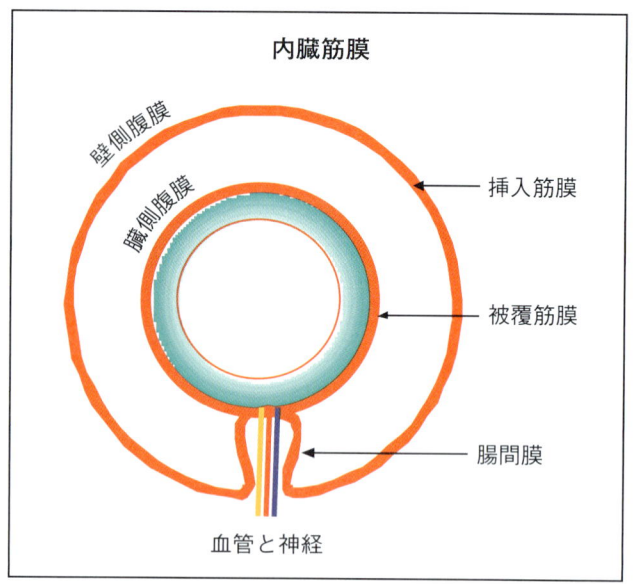

図 9. 臓器での被覆筋膜と挿入筋膜の関係性を示した横断面.

（図 8）.

すべての内部臓器は，これら２つのいずれかの筋膜と関係があり，かつこれらの筋膜は，生理学的に異なった活動があるので，この区別が必要である.

—被覆筋膜は，腸内システムの壁内の自律神経節に接続している

—挿入筋膜は，腸内システムの壁外の自律神経節に接続している.

とくに，挿入筋膜は，体幹壁に挿入するさまざまな腸間膜および靱帯と関係がある.

内臓が発生学的な発達中に腹膜に収まるにつれて，それらは内臓漿膜（漿膜）に囲まれていく．内臓漿膜は，腸間膜を経て壁側漿膜との連続性を保つ（図 9）．血管や神経は，臓器の実質組織に到達するために，これらの腸間膜を通過する.

たとえば，臓側腹膜で観察されるように，被覆筋膜は挿入筋膜に比べて薄くてより弾性がある[19]（図 10）.

被覆筋膜は，臓器の実質組織内にも伸びている．したがって，平滑筋内のこれらの被覆筋膜の構造が行う機能は，骨格筋内の筋周膜の機能に相当する.

顕微鏡によって内臓または被覆腹膜を観察することによって（図 11），漿膜上皮の下部に網状のコラーゲン線

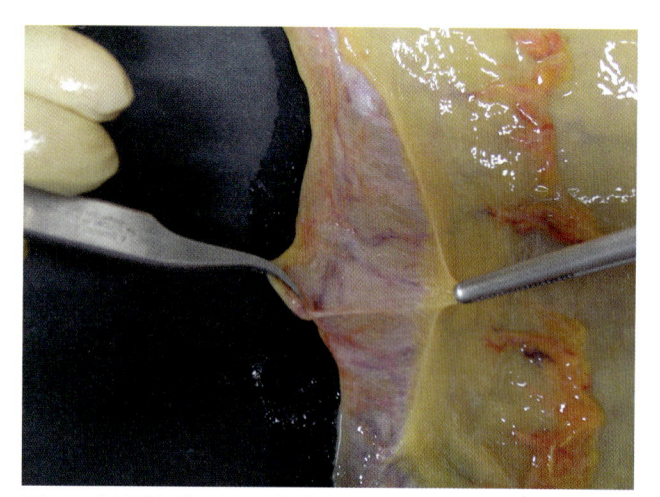

図 10. 被覆筋膜または内臓腹膜.

維があることがわかる．さらに臓器の深部では，これらの線維が増加しながら平滑筋線維と混ざり，すべての壁内の自律神経節と混ざる.

疎性結合組織のより薄い層は，壁側腹膜のような若干の挿入筋膜を体幹壁から分離する（図 12）．しかしながら，これは明確ではっきりとした分離ではない．腸間膜のレベルでは，多数の線維帯は壁側腹膜を筋の筋膜に接続する[20].

19：壁側腹膜と臓側腹膜は厚さの違いがあり，前者は 90〜130 μm に到達し，後者はたった 45〜67 μm となる．それにもかかわらず，これらは同じ構造を有している（Chiarugi G., 1975）.

20：腹膜下の結合組織は，腹膜，腹部と骨盤腔の内部，被覆筋膜のあいだの輪紋状の層である．この間質結合組織のなかには，コラーゲン束の規則正しい配列をもつ線維構造と，少数のエラスチン線維と平滑筋の束がある．腹膜下の組織は，腹壁筋群の筋外膜で，それによって筋内の間質結合組織と連続している（Gray H., 1993）.

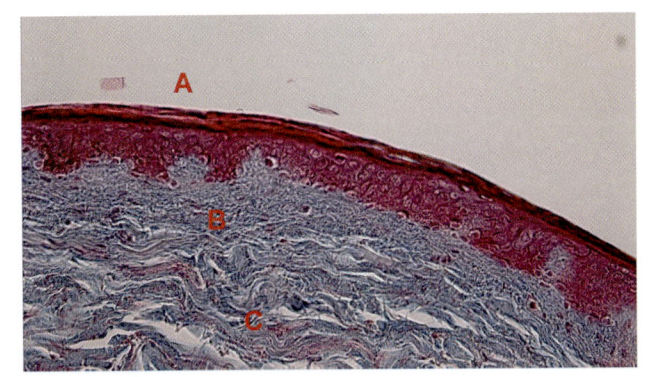

図11. 臓側腹膜（200倍）．A：漿膜上皮，B：コラーゲン線維，C：平滑筋線維．

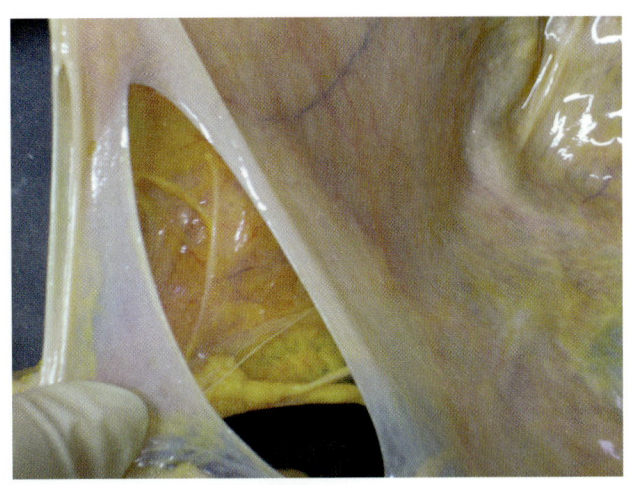

図12. 挿入筋膜または壁側腹膜．

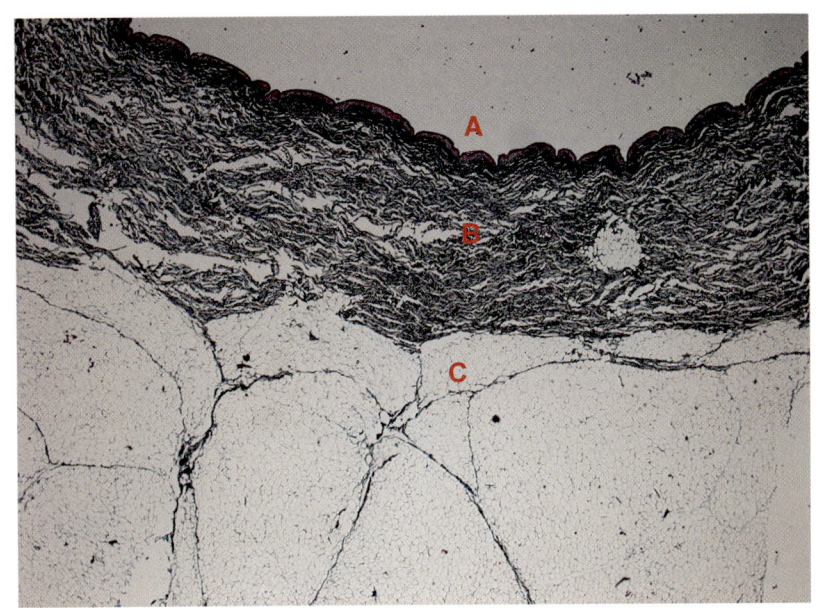

図13. 壁側腹膜（12.5倍）．A：上皮漿膜，B：コラーゲン線維，C：脂肪細胞組織．

壁側胸膜と胸内筋膜の関係のように，他の壁側または挿入筋膜は完全に筋の筋膜に付着する．この例外は，発話の際に，呼吸を制御する必要性による．

コラーゲン線維は，挿入筋膜において豊富である．したがって，挿入筋膜は被覆筋膜より非常に厚く，すべての内部臓器の留め金のように靱帯を形成する．たとえば，それらは，子宮円索，胸膜頂の堤靱帯，および肝臓と腸間膜の鎌状間膜[21]を形成する．

組織学的検査では，大量の脂肪細胞による疎性結合組織の層が，壁側腹膜の下部にあることが示されている（図13）．

腹膜の場合のように，すべての被覆筋膜と挿入筋膜が互いに分離しているわけではない[22]．被覆筋膜と挿入筋膜の血管と腺は，非常に密接で，ときには一緒に結合する[23]．

21：鎌状間膜は，胎児の臍静脈の線維質残異物（肝円索）を取り囲む．この鎌状間膜は，結合組織層によって分離された2層の腹膜からなる．肝臓を対象とするリンパ管，静脈と細動脈は，この結合組織層内を通過する．（Testut L., 1987）

22：腹膜腔は，体腔または中胚葉の不連続で，上皮（中皮）によって内側を覆われる．中皮の喪失によって，内臓機能に対して癒着の形成と干渉を引き起こす．これは生理的運動性を確保するために内臓の分離を維持するのが，漿膜の基本的な機能であるという証拠になっている（Gray H., 1993）．

23：浅・内側の頸部腱膜を切開したのち，線維袖すなわち甲状腺周囲鞘に遭遇する．すべての内臓鞘と同様に，それは被膜腱膜または真の甲状腺被膜から独立して形成されていると考慮されるべきである．多数の結合組織層板は，甲状腺周囲鞘の深部表層から真の甲状腺被膜に伸びている．この腺のために，その被膜は肝臓のグリソン鞘に相当する（Testut L., 1987）．

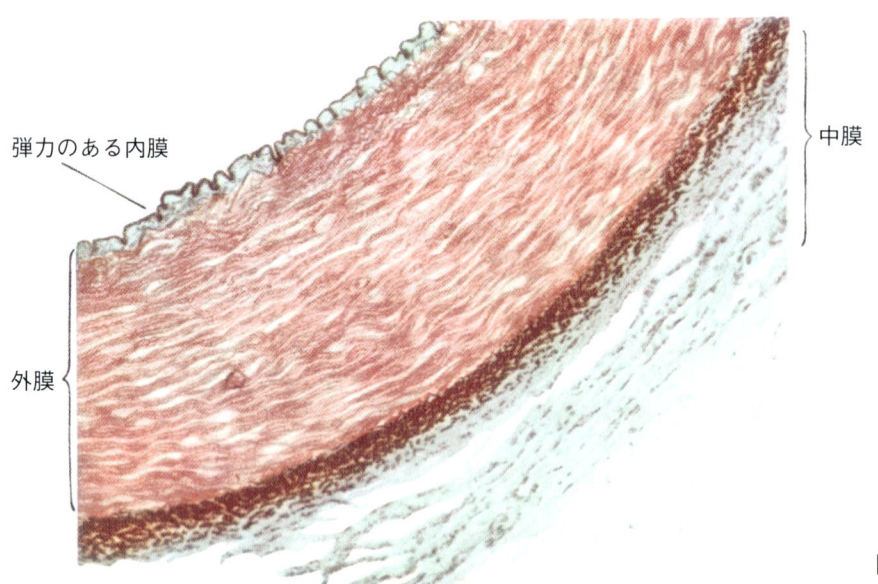

弾力のある内膜

中膜

外膜

図 14. ヒトの大腿動脈の横断面（from V. Esposito et al., op.cit.）.

血管鞘[24] は大血管を伴う結合組織層板であり，これらの血管の壁側または挿入の構成要素を形成する.

　頸部では，血管鞘は頸動脈と頸静脈を囲って伴う．四肢と体幹では，他の挿入鞘は動脈と主要な静脈を伴う.

　また，外膜または動脈外膜として知られている動脈と静脈の被覆筋膜の下に，平滑筋組織によって形成される中膜がみられる．血管の最奥の膜である内膜は，上皮組織によって形成される（図 14）.

　動脈の類似した層と比較すると，これらの３つの層は静脈内で厚さが異なる．深部静脈は鞘内で動脈を伴うが，表在静脈は浅筋膜内に存在している.

　通常は，静脈と動脈は，常に周囲の筋膜に属している（図 15）．これは，血管の固定ならびに管腔の開通性を維持することを可能にする.

　腺の被覆筋膜は，実質組織に付着する腺被膜からなる．より多くの外部筋膜または挿入筋膜は，腺区画を形成する筋膜と同等である.

　各腺の筋膜は，それらが囲む腺に応じて異なる名前がある．たとえば，甲状腺の真の被膜は甲状腺を囲むが，この腺の区画を形成する甲状腺周囲（または気管前）の鞘はより外部にある（図 16）.

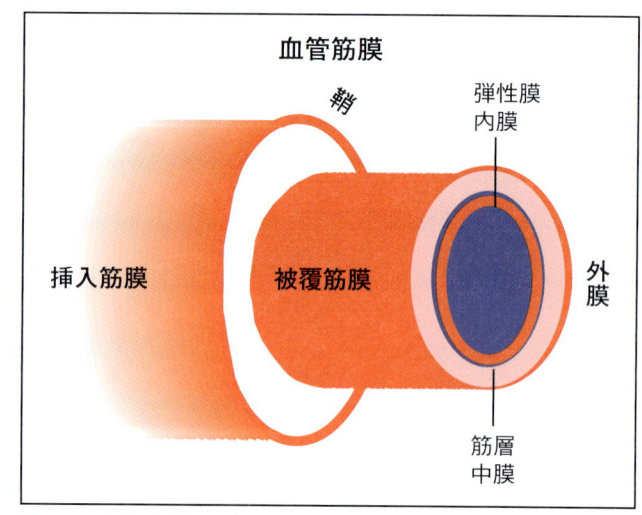

血管筋膜

鞘

弾性膜
内膜

挿入筋膜

被覆筋膜

外膜

筋層
中膜

図 15. 血管筋膜の略図.

　副甲状腺は，結合組織被膜と甲状腺の筋膜間の間質腔にある[25].

　甲状腺周囲の筋膜は，頸筋膜の気管前葉から分離される[26]．したがって，この２つの筋膜は，２つの補強部（外側および内側の甲状腺靱帯）が気管に甲状腺を固定している後部領域を除いて，互いの上を滑走することができる.

24：頸部の神経血管束は，その血管鞘に囲まれていて，単一の要素を取り囲むように束を貫通したあとに拡張する．これらの拡張は，内頸静脈周辺ではより密度が高く，頸動脈周辺でより疎である．血管鞘は中間の頸部腱膜と提携している（Testut L., 1987）.

25：甲状腺周囲の鞘は，多数の結合組織，層板によって分けられる空間によって甲状腺被膜から分離される．これらの層板は，甲状腺周囲の鞘の深部表面から真の甲状腺被膜に伸びている（Testut L., 1987）.

26：皮膚，皮下結合組織そして表面および中間の頸部腱膜を切開したあとに，甲状腺に達する．最初の１つは，線維ケース（甲状腺周囲の鞘）とそれから真の甲状腺被膜に遭遇する（Testut L., 1987）.

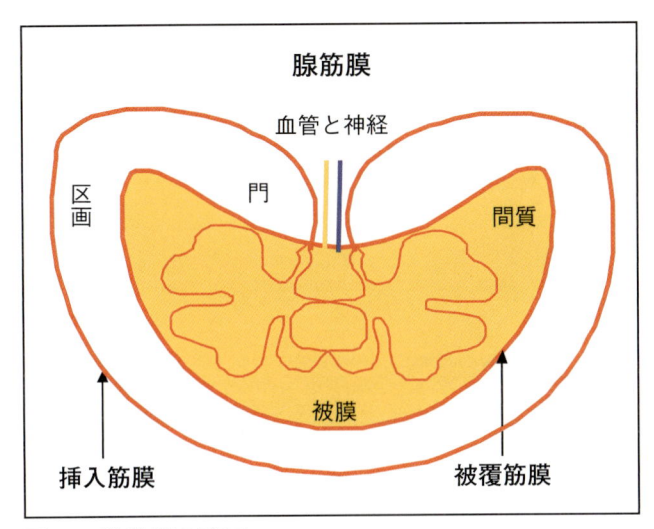

図16. 腺筋膜の略図.

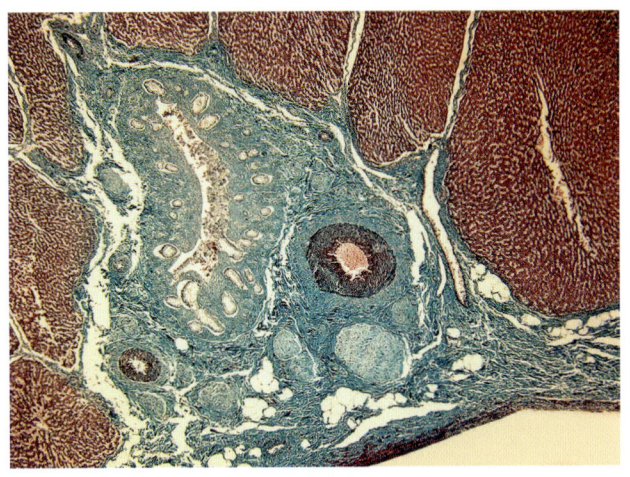

図17. 肝臓の門の領域. 肝動脈および神経のいくつかの枝を見ることができる. 線維性結合組織層板を形成する葉のあいだの門の筋膜構造の連続性に注目する（da Esposito et al.,op.cit.）.

肝臓は，グリソン鞘として知られているそれ自身の被膜[27]によって囲まれているが，実は，これは部分的に壁側腹膜で覆われている.

肝臓の腹膜は，解剖学の教科書で内臓であると定義されているが，それは胚の横中隔内で形をなすので，この腺は実際のところ腹膜外である.

腺では，分泌活性は上皮または実質要素によって行われるが，間質結合組織または間質には機械的支持[28]の機能があり，血管と神経はこの組織内を通過する（図17）.

27：グリソン鞘は中皮で覆われている. この被膜は，神経，血液およびリンパ管への支持を提供して，門を経て肝臓に浸透拡張を形成する（Testut L., 1987）.

28：分泌機能は腺上皮の限定した特徴ではないことが示されなければならない. 結合組織細胞は，マトリックスを構成するプロテオグリカンを分泌する. 結合組織の性質のものである睾丸または卵巣の間質細胞は，性ステロイドホルモンを分泌する（Adamo S., 2006）.

第1部
臓器-筋膜(o-f)単位

第1部では，内部臓器の被覆筋膜と自律神経系（autonomic nervous system：ANS）を検討する．臓器，筋膜と筋層間神経叢の組み合わせは，臓器-筋膜単位（organ-fascial units：o-f単位）を形成する．

臓器が自由に移動できるようにするなど，内部筋膜は，o-f単位の中における可動性に関与する．それらはまた，壁内と壁外の自律神経を刺激するだけでなく，臓器の運動性と相互作用する．内部筋膜は，これらすべての機能を実行することができるように正確に張力をかけられなければならない．

体幹壁の外部筋膜は，その内部の臓器に機械的影響力を生じることなく，体幹腔を形成する引張構造に類似している．過剰な腹壁張力は，挿入筋膜に干渉し，それによって自律神経節の機能に影響を与える．したがって，o-f単位は正しく機能することができなくなる．

逆に，機能障害がある臓器は，その被覆筋膜および挿入筋膜を介してその苦痛を伝えることができ，体幹壁の筋膜における症状や徴候として現れてくる．機能障害の臓器によって生じる張力は，それからさまざまな徴候や症状で表される引張構造の変化を引き起こす．

第1部で取り上げられるいくつかの典型的な機能障害は，緊張した喉（頸部）の感覚，胸骨圧迫（胸郭）の感覚，臍（腰部）の上の腫脹感覚，そして下腹部（骨盤）における灼熱感などを含む．

筋膜マニピュレーションでは，触診は，機能障害性のo-f単位を囲んでいる引張構造上の硬直点を識別するために使用される．生理学的な弾力が回復するまで，これらの点はマニピュレートされる．治療は，後部体幹壁上に位置する関連する固定（足場）点へのマニピュレーションによって完了する．内部機能障害の治療に使用される治療点は，筋骨格系の治療点と同様であるが，治療点に対する関連性および治療の方法が異なる．

第1章
臓器-筋膜（*o-f*）単位の解剖

本章では，それぞれの体幹分節内での共同運動を行う臓器を統一する要素をもつものとして，内部筋膜を取り上げている．頸部では，たとえば共通の筋膜が甲状腺と副甲状腺を囲んでおり（**図1.3**），喉頭と咽頭とは同じ内臓鞘内に含まれる（**図1.4**）．これらの筋膜鞘は，分節内の共同臓器を支配する自律神経インパルスを同期させることに関与する．このように，それらは *o-f* 単位を形成する．

体幹の腔

体幹は，次の4つの分節によって形成される．頸部，

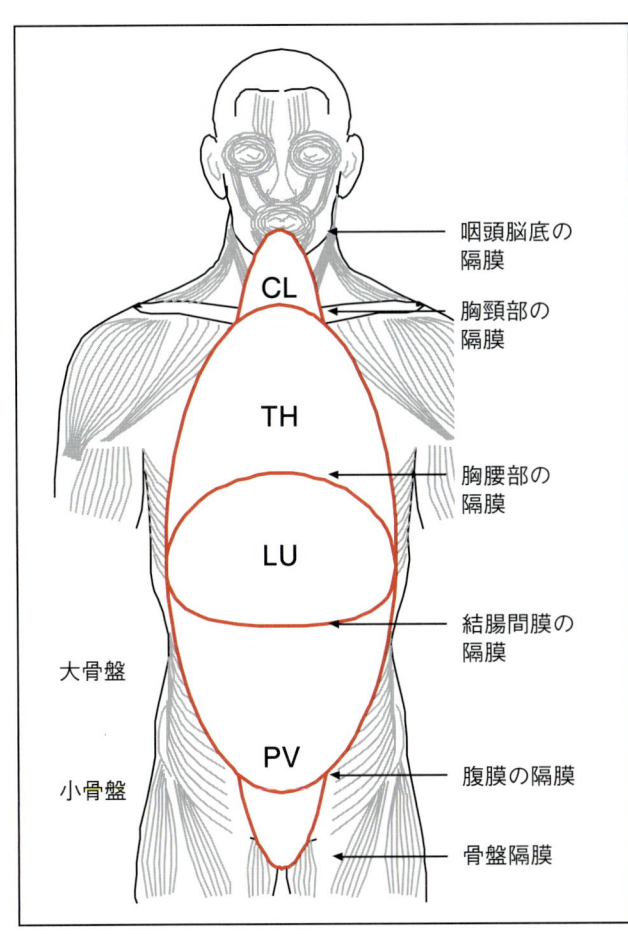

図1.1. 身体分節の内部腔.

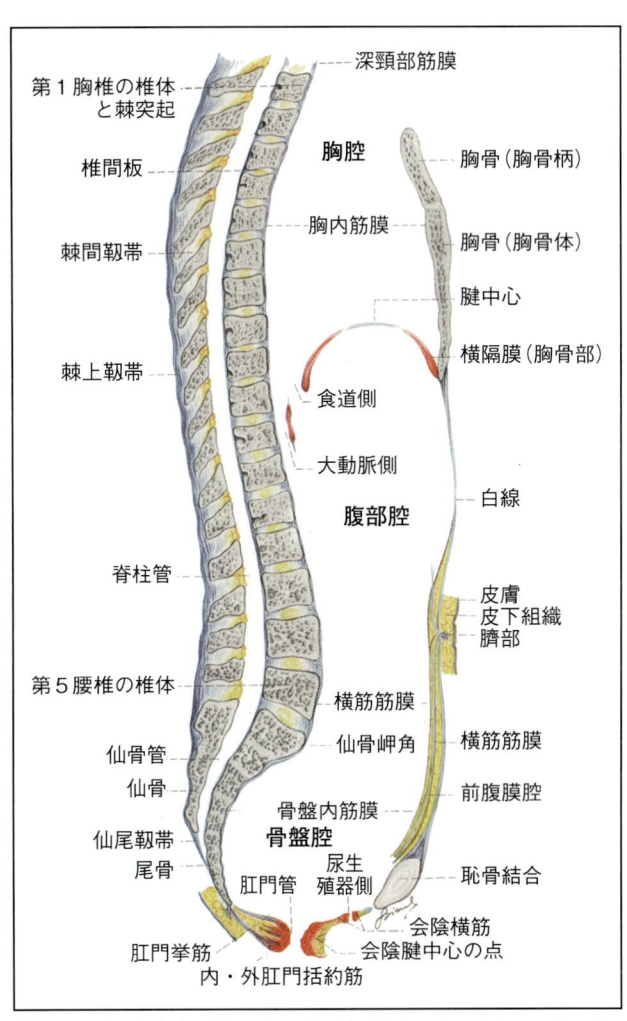

図1.2. 内部腔を示している体幹の矢状断（from V. Esposito et al., op.cit.）.

胸郭，腰部および骨盤である．これらの分節は，内部臓器を収容する4つの腔を含む（**図1.1，2**）.

隔膜は体幹分節を腔に再分割する．

—頸部腔（cervical cavity：CL）は，頭蓋底から胸郭上口に及び，胸膜頂がその底を示す場所である

—胸腔（thoracic cavity：TH）は，胸膜頂の下部から胸横隔膜の上部に存在する臓器を含む

—腰部腔（lumbar cavity：LU）は，横隔膜下部から横

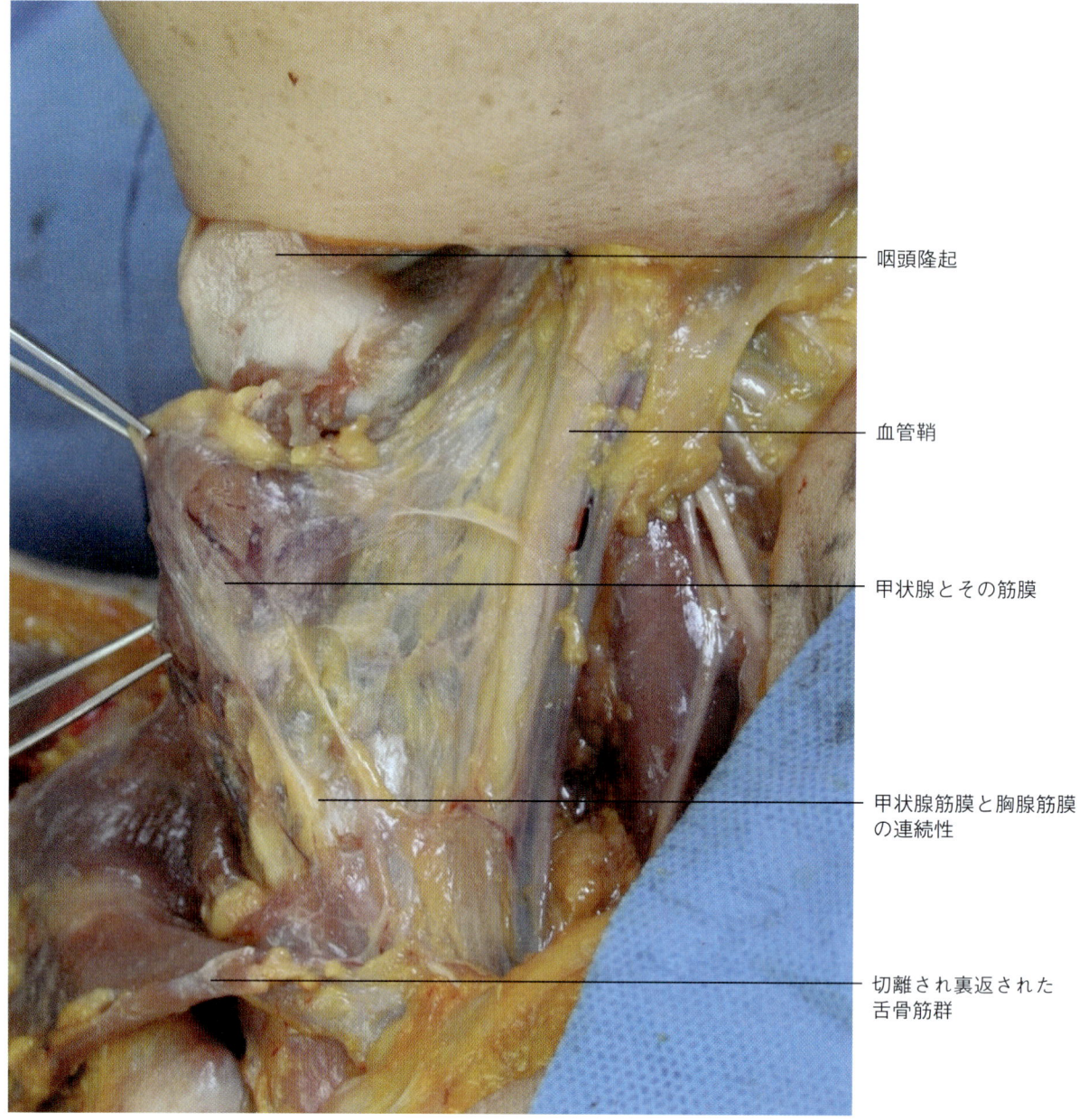

咽頭隆起

血管鞘

甲状腺とその筋膜

甲状腺筋膜と胸腺筋膜
の連続性

切離され裏返された
舌骨筋群

図 1.3. 甲状腺と副甲状腺の筋膜（腺–頸部の *o–f* 単位：gl–cl *o–f* 単位）；頸部の側面像.
　　舌骨筋群が気管前鞘を被い広がっている．この鞘は甲状腺の挿入筋膜を形成し，胸腺を囲む筋膜下に連続
していく．これらの筋膜のあいだには，滑走を可能にする若干の疎性結合組織がある.

　行結腸間膜の上部に存在する臓器を含む[1]
—骨盤腔（pelvic cavity：PV）は，横行結腸間膜と尿
　生殖横隔膜のあいだに存在する臓器を含む.
　体幹のそれぞれの分節は隣接する分節に対して，いく
らか独立して動く．たとえば，体幹が静止状態を保持し

ているあいだ，頸部は右方向へ回旋できるし，その逆も
可能である．この動作時の独立性が，内部機能障害への
筋膜マニピュレーション（Fascial Manipulation for In-
ternal Dysfunctions：FMID）が，分節内に収納される
臓器に影響を及ぼす各分節の筋膜（または外部引張構
造）に着目するかの理由である.
　腹部内容物の腹部筋群と蠕動運動の相互依存は一般的
な知見である．たとえば，腰痛は腸の鈍い蠕動運動とし

1：横行結腸とその腸間膜にて形成された横中隔のように，腹部の後壁上
に停止し，大腹膜腔を 2 つの別々の腔に効果的に分ける．すなわち，結
腸間膜上腹部腔と結腸間膜下腹部腔である（Testut L., 1987）.

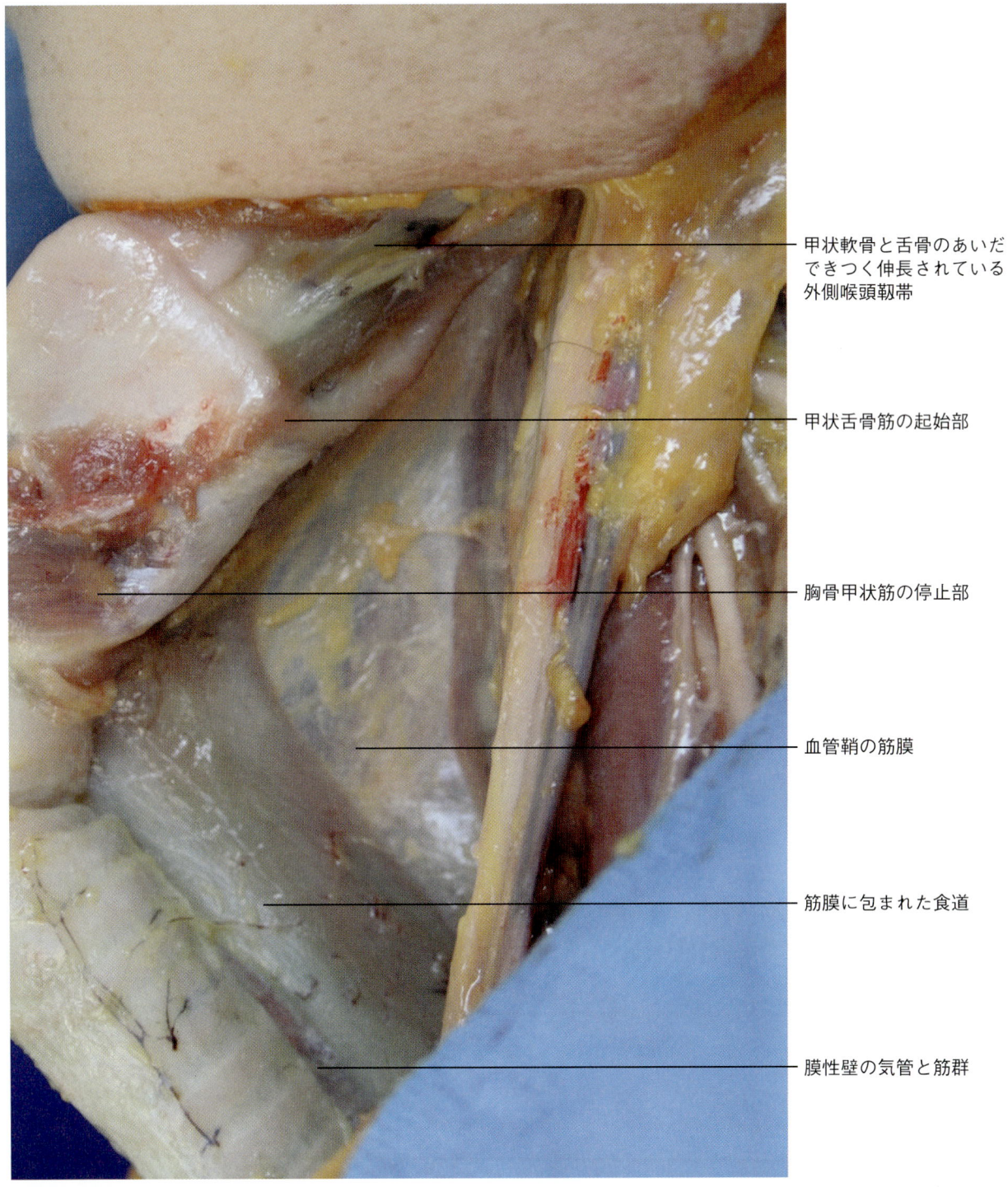

甲状軟骨と舌骨のあいだ
できつく伸長されている
外側喉頭靱帯

甲状舌骨筋の起始部

胸骨甲状筋の停止部

血管鞘の筋膜

筋膜に包まれた食道

膜性壁の気管と筋群

図 1.4. 甲状腺と表層筋群を取り除いたあとの喉頭と咽頭の筋膜（内臓‒頸部の *o-f* 単位：vi-cl *o-f* 単位）：頸部
の側面像.
　気管を前方に変移させたあとに気管と食道と矢状中隔の内臓鞘の連続性は明らかである. この鞘は椎前筋の
筋膜へ停止することが観察される. 輪紋状の結合組織の層が内臓鞘と椎前筋膜とのあいだにあり, これら 2 つ
の筋膜のあいだで滑走を可能にしている.

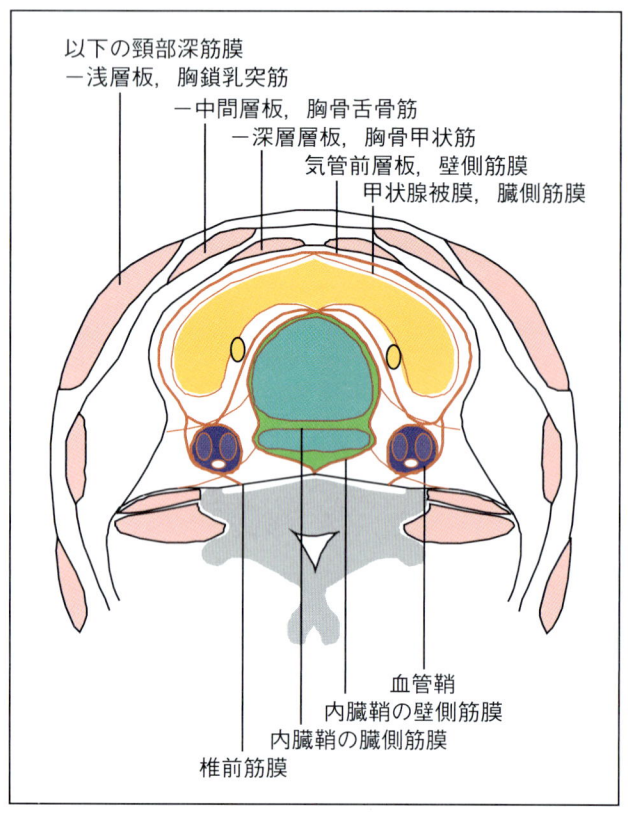

図1.5. Testut による頸部の断面図.

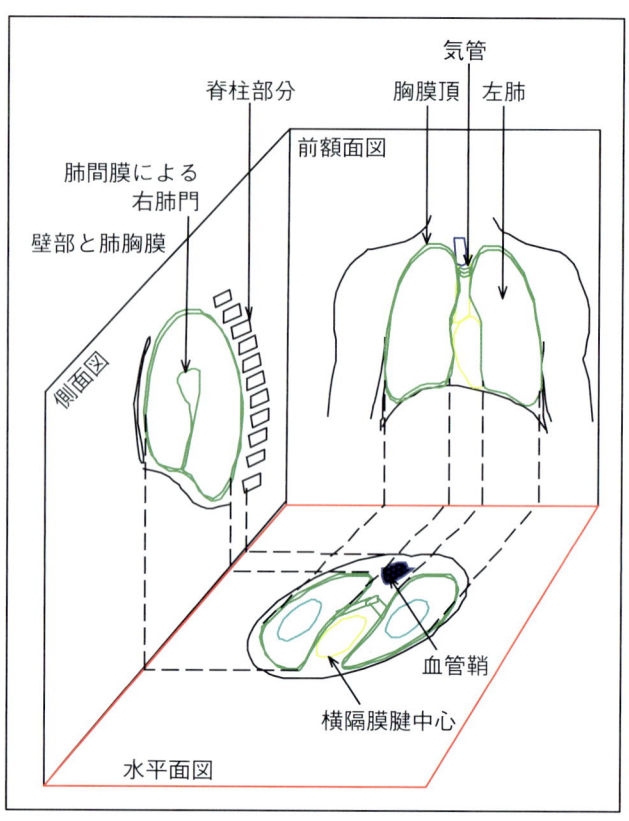

図1.6. 胸筋膜の直交投影図.

ばしば関連している[2].

　結果として，その分節の運動の再確立は，その分節に含まれる臓器の蠕動運動を改善することができる.

　随意筋群は，中立的な緊張状態で4つの体幹窩壁を維持することに寄与する. これらの腔は，また頸部腔（頸部にて），胸腔（胸郭にて），腰部腔（腰部にて），そして骨盤腔とよばれる.

　それぞれ4つの腔において，内部筋膜は3種類の鞘または筋膜区画を形成する.

　頸部腔から開始して，たとえば，血管鞘，内臓鞘，そして腺鞘（甲状腺筋膜）の3つがある[3].

　解剖学者のあいだでは，これらの鞘についての詳細な記述に関しては，多くの同意があるわけではない. にも

かかわらず，すべての解剖学者は4つの腔の範囲内で筋膜の細区分の存在を認識している.

　前述したように，頸部腔の中には3つの筋膜鞘が存在する. 上記の線図では，これらの鞘のそれぞれは異なった色で強調されている（**図1.5**）.

—気管と食道を囲んでいる内臓鞘は緑色で強調されている

—動脈と静脈を囲んでいる血管鞘は青色で強調されている

—甲状腺と副甲状腺を囲んでいる気管前鞘は黄色で強調されている.

　胸腔（**図1.6**）では，

—内臓鞘は，肺，気管支，気管を胸膜が囲んでいる

—血管鞘または筋膜は，心臓に連なる大血管を囲んでいる

—腺筋膜は，心膜から胸膜，甲状腺に及ぶ.

　腰部腔では，筋膜は以下を構成する.

—胃と十二指腸を含む臓側筋膜

—後腹膜血管外膜を形成する血管筋膜

—肝臓のグリソン鞘と副腎を形成する腺筋膜.

2：38,000 人以上の女性のデータ検証から，年齢別でグループ分けをすると，加齢とともに下部腰痛の出現が増加することが示唆された. さらに，胃腸系の障害と下部腰痛の発生頻度との関連性はすべての年齢グループに一貫してみられた（Rigoni M., 2009）.

3：頸部筋膜の検証は，頸部内のいくつかの内臓と血管神経束の周りの組織間結合組織によって形成されるその鞘を含んでいる. 内臓鞘は正中面にある. それは層状構造で，結合組織袖を，気管と食道を切り離すことなく結合させている. それは，これらの臓器の外膜を形成する（Chiarugi G., 1975）.

骨盤腔では，

—臓側筋膜は結腸間膜下腸を覆う

—血管筋膜は，膀胱を覆う血管につながる

—腺筋膜は，生殖腺と小骨盤の他の腺（たとえば前立腺）と結合する．

それぞれの o-f 単位（臓器-筋膜単位：organ-fascial unit）は，異なる特徴的な機能的リズムをもつ．たとえば，胸郭では，

—肺は，1 分間に 20 回呼気を行う

—心臓は，1 分間に 70 回拍動する

—胸腺は，異なる時間に異なる状況でそのホルモンを分泌する．

これら 3 つの o-f 単位は，筋膜がそれらを互いに分け隔てているため，それぞれが独立して動くことが可能である．

内部筋膜は，通常，外壁筋膜から独立している．1 つの例外は，胸内筋膜による壁側胸膜の結合である．これは胸郭の異なった特徴である．この構造の例外は，意識的に呼吸機能を調節する必要がある動物だけでみられる．たとえば，ヒトは発話中に呼吸を変化させる．トリは歌う際に呼吸を調節し，イヌは吠える際に調節している．

にもかかわらず，筋の筋膜と同様に，内部筋膜は生理学的位置から変移することなく一定の張力をかけられる固定点がある．

最も明らかなこの例は，肋骨郭に対する壁側胸膜[4]の固定点で，肺が伸張することを可能にする（**図 1.6**）．

—前額面で，肋骨の側方運動と同時に

—矢状面で，胸骨の前方運動と同時に

—水平面で，横隔膜の下制と同時に生じる．

加えて，胸膜頂の懸垂靱帯（堤靱帯）は頸椎に固定されているので，横隔膜が下制された際，胸膜は腹部方向に引っ張られない．

2 つの縦隔胸膜のあいだに固定靱帯も存在し，吸気時に肺が外側に牽引されるのを防いでいる．

すべての固定点と靱帯はむしろ正確に生理学に沿っている．ある意味では，o-f 単位は筋膜の解剖学と臓器の生理学の統合ということができる．

現在まで，内部筋膜は，個々の臓器の運動への干渉を避けるために，さまざまな臓器を分離する機能に寄与するとされていた．

しかしながら，この分離機能に対して強調する点は，蠕動運動を協調するという筋膜がもつ役割を無視することにつながった．内部筋膜が適切に張力をかけられない場合，生理学的な意味では，壁内の自律神経節は正しく活動せず，o-f 単位の機能障害にいたる．

臓器-筋膜単位（o-f 単位）

筋骨格系をより幅広く理解するためには，単なる筋や単なる四肢の腱膜だけではなく，その全体的なコラーゲン性骨格（筋外膜，筋周膜，筋内膜）について考慮する必要がある．このコラーゲン性骨格は**筋膜単位**の構造的かつ協調的要素を提供する[5]．

同様に，内部臓器を理解するためには，単に実質組織や壁側腹膜だけではなく，**臓器-筋膜単位（o-f 単位）**を形作り，協調するためのさまざまな臓器の平滑筋群のあいだを通過する臓側腹膜について考慮する必要がある．

ある特定の機能を遂行する体内の分節内の臓器とこれらの臓器を一緒に結合する筋膜が，o-f 単位を形成する．たとえば，内臓-腰部（visceral-lumbi：vi-lu）単位は，食道，胃，十二指腸の遠位部とそれらを一緒につなげる筋膜によって構成される（小網）．この筋膜または腹膜の部分は，これらの臓器を協調させ，酵素分泌によって食塊を消化粥に変化するという役割をもった機能的単位[6]を形成する．

腸の横断面（**図 1.7**）では，腸壁がいくつかの層によって成り立っていることがわかる．被覆筋膜または臓壁腹膜は，内臓壁のコラーゲン骨格を形成し，筋線維のあいだに透過していく数々の中隔へ延長していく．

したがって，これらの筋群が収縮するときはいつでも臓側腹膜は伸長される．

4：肋骨脊椎胸膜は，胸骨，肋骨，胸横筋，肋間筋と椎体の外側表面を覆い，これらの構造から容易に切離できる．密性結合組織の薄い層の胸内筋膜が，肋骨脊椎胸膜の外面にみられる（Gray H., 1993）．

5：古典的な解剖学はいまだに，筋の筋膜の格納容器としての役割を避けているが，多くの軟部組織に対するテクニックが筋膜への治療の重要性を実践している（Day J. A., 2009）．

6：胃筋系の緊張は神経反射を通して食物の引き受けに適応する．幽門は胃が空になったときの自律的調整機構ではなく，機能的単位として幽門洞と一緒に働く．

胃が空になったことは，洞と十二指腸間の圧の変化によって識別される（Benninghoff A., Goerttler K., 1986）．

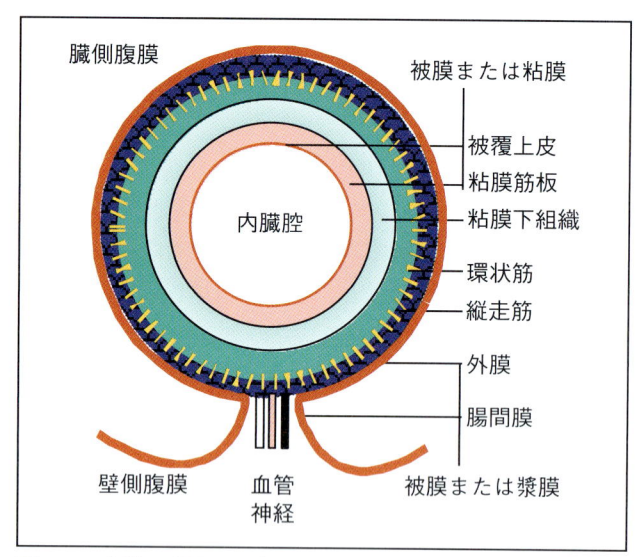

図中ラベル：
- 臓側腹膜
- 被膜または粘膜
- 被覆上皮
- 粘膜筋板
- 粘膜下組織
- 内臓腔
- 環状筋
- 縦走筋
- 外膜
- 腸間膜
- 壁側腹膜
- 血管 神経
- 被膜または漿膜

図 1.7. 内臓の断面の略図.

食物の通過は，アウエルバッハ筋層間神経叢を経て，とくに外面の縦走筋線維で自律神経を刺激する．筋膜が存在しなければ，この機能的機序は参考となる緊張点をもつことができない．

臓器壁は2枚または3枚の筋層を有しており，異なったときにお互いに完全に独立して収縮することができる．

筋膜のこの区別された構造により，筋層の独立した収縮を協調することが可能となり，以下の2つの役割を遂行することができる．

—被覆筋膜として，内臓壁[7]に連続し，筋線維と，局在の部分的な収縮に対する限定した臓器を連結する

—挿入筋膜として，そのさまざまな靱帯の手段を用いて，*o-f* 単位を形成する臓器の動作を協調する．

壁側筋膜（挿入筋膜）は，個々の臓器の運動性に干渉されることなく，正しい位置に臓器を維持する役割をもっている．もし内部臓器が体幹壁に直接連結していたら，随意筋群の強い緊張が，それらの運動性を阻害するであろう．一方で，挿入筋膜が内部臓器に連結をしていなければ，それらは常にその位置を変えてしまうだろう．

1つの壁側筋膜の弾力性の損失は，力の相互関係を妨ぐ可能性がある．したがって，腹部腔は臓器の運動性に干渉する可能性がある．

通常，内部臓器は内的運動性（自発的に運動を始めることができる）を有する臓器とその周囲の物体によって動かされる臓器に分けることができる．

中腔臓器（咽頭，胃，腸，静脈，動脈，心臓，膀胱）は平滑筋を有していることから，内的運動性をもつ．

肺や腎臓は自身の筋系がない．それゆえ，それらは周囲の環境によって運動することができる臓器である．腎臓と同じ *o-f* 単位において，尿管と腎盂はそれら自身の平滑筋を有している[8]．

腺の皮膜では，筋上皮（平滑筋）細胞があり，腺が空になったことを識別する．

筋膜は，適切に機能するために基底張力をもつ必要があり，この緊張は生物のみにみられる[9]．

o-f 単位の命名

本章では，それぞれの体幹分節での内部腔の分類について述べていく．各腔は，3つの構造に分類される．1つは内臓に連結し，1つは血管に連結し，もう1つは腺に連結する．たとえば，頸部には内臓鞘[10]，血管鞘，腺鞘が存在する．

同調して働く臓器は，筋膜によって協調されて，これらの鞘のそれぞれにみられる．

それぞれの *o-f* 単位の構成要素と境界は，いままで解剖学の教科書に使われていたものとは異なる．したがって，これらの単位に対して新しい名称が作成されている．

種々の *o-f* 単位の名称は以下によって形成される．

—1つの筋膜鞘のイニシャル（vi：内臓 visceral，va：血管 vascular，gl：腺 glandular）に加えて

—それらが位置している分節のイニシャル（cl：頸部 collum，th：胸郭 thorax，lu：腰部 lumbi，pv：骨盤

7：胃の漿膜は，臓壁腹膜の一部である．細胞組織の1つの層は，血管と神経に富んでおり，漿膜とその下部にある筋層を結合する（Testus L., 1987）．

8：尿管の筋層は，平滑筋細胞の小さな帯で結合組織路によって分離される．神経は，交感神経と副交感神経系から発生し，ミエリンと無髄線維から外膜内での叢を形成し，とくに導管の2つの末端に発展しているいくつかの小さな神経節も含む．これらの叢から発生している分枝は上皮と筋層に終結する（Chiarugi G., 1975）．

9：腸は，2つの部分に分けることができる．小腸と大腸で，死体解剖によってそれぞれ7mと2mと測定されている．しかしながら，生きている成人被験者が嚥下すると，3〜4mの管が口腔から肛門まで及んでいた．したがって，腸は死後，相当に延長されるということが明らかである（Basmajian J. V., 1984）．

10：頸部筋膜の検証はその鞘を含み，それは頸部の周辺のいくつかの内臓と神経血管路を形成する間質結合組織である．これらの鞘は内臓鞘と血管鞘とよばれ，中間筋膜と深筋膜のあいだに挿入し，近くの頸部筋膜と若干の関係がある（Chiarugi G., 1975）．

pelvis）．

頸部の分節には，以下の*o–f*単位が存在する．

—内臓*o–f*単位（vi-cl）は，嚥下と発音のあいだに咽頭と喉頭の動きを同調させる

—血管*o–f*単位（va-cl）は，頸動脈が頸静脈の静脈還流に従って戻るように作用させる

—腺*o–f*単位（gl-cl）は，甲状腺と副甲状腺のホルモンの分泌を協調し，接続する．

胸郭の分節には，以下の*o–f*単位が存在する．

—内臓*o–f*単位（vi-th）は，肺，胸膜，気管支そして気管からなる

—血管*o–f*単位（va-th）は，心臓と縦隔の範囲内のすべての血管からなる

—腺*o–f*単位（gl-th）は，胸腺と心嚢とこれらの構造を横隔膜中心に接続するすべての靱帯からなる．

腰部の分節には，以下の*o–f*単位が存在する．

—内臓*o–f*単位（vi-lu）は，胃，十二指腸と食道の遠位部を含む

—血管*o–f*単位（va-lu）は，腎臓，腎盂，これらの臓器を覆うすべての筋膜，大動脈と下大静脈の外膜からなる

—腺*o–f*単位（gl-lu）は，肝臓，胆嚢とそれらさまざまな導管，副腎そしと膵臓を含む

骨盤の分節には，以下が存在する．

—内臓*o–f*単位（vi-pv）は，3つのサブユニットがあり，小腸（空腸，回腸，回盲弁），大腸（虫垂，盲腸，上行，横行，下行結腸），直腸（S状結腸，肛門）を含む

—血管*o–f*単位（va-pv）は，膀胱，尿道，尿管とこれらの器官に供給されている血管とすべてのこれらの構造に付随する筋膜を含む

—腺*o–f*単位（gl-pv）は，生殖器，とくに腺の要素に関係している．

表1.1は，それぞれの*o–f*単位を構成する主要な臓器と対応する省略語を示す[11]．

頭部の*o–f*単位

頭蓋腔内にさまざまな臓器が分布している．感覚の臓

11：多くの解剖学者は，胃を懸垂し安定させるという腹膜ヒダの重要性を認識している．肝胃および胃脾（または胃脾臓）靱帯として知られているこれらのヒダは，胃と肝臓と脾臓を結合させる（Testut L., 1987）．

表1.1. 体幹での臓器–筋膜（*o–f*）単位．

分　節	鞘	*o–f*単位	臓　器
頸部	内臓	VI-CL	鼻咽頭，中咽頭，咽喉頭
	血管	VA-CL	頸動脈，頸静脈，リンパ管
	腺	GL-CL	甲状腺，副甲状腺，傍濾胞細胞
胸郭	内臓	VI-TH	気管支，肺，胸膜
	血管	VA-TH	心臓，大動脈，肺循環
	腺	GL-TH	胸腺，心嚢，横隔膜中心部
腰部	内臓	VI-LU	食道，胃，十二指腸
	血管	VA-LU	腎臓，腎盂，尿管
	腺	GL-LU	肝臓，胆嚢，副腎
骨盤部	内臓	VI-PV	小腸，大腸，直腸
	血管	VA-PV	膀胱，尿道，循環
	腺	GL-PV	腺：前立腺，生殖腺

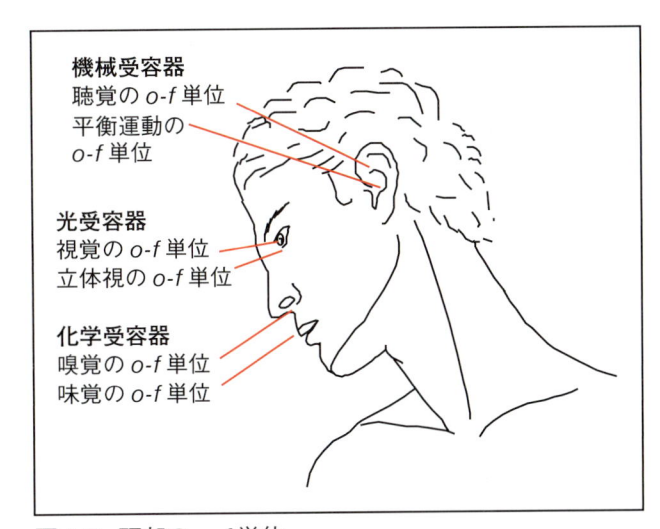

図1.8. 頭部の*o–f*単位．

器として，通常は末梢神経系と脳神経が関連している．

しかしながら，この関連は神経的要素を強調しているのみで，実質組織，筋，筋膜および自律神経節については考慮していない．すべてのこれらの構造の関連は，頭部での*o–f*単位の編成の一因となる．

脳神経はこれらの構造に神経を分布して，これらの頭蓋*o–f*単位によって体系化される情報を伝達する．

これらの*o–f*単位の多くの活動は，厳密な筋膜の張力に関与しており，結果として自律神経叢を刺激する．

以下は，頭部の6つの*o–f*単位のリストである．これらの単位は光受容器（apparatus, photoreceptor：APR），機械受容器（apparatus, mechanoreceptor：AMR），化学受容器（apparatus, chemoreceptor：ACR）に分類される（**図1.8**）．

視覚の *o-f* 単位は，物体を見ることができて，光と色と対照を識別可能なすべての臓器（角膜，虹彩，水晶体，硝子体，網膜）からなる．

立体視の *o-f* 単位は，空間の範囲を定め，対象物の形と空間での奥行きを定義づけ，通常は三次元の視覚認識をさせるすべての臓器（外眼筋群）からなる．

聴覚の *o-f* 単位は，音の振動を音響信号に変化させる臓器（耳介，鼓膜，小骨，外リンパと内耳のコルチ器官）から形成される．

平衡運動の *o-f* 単位は，平衡受容器を含み，頭部の位置（卵形嚢，球形嚢）について，かつ動作の速度と方向（三半規管）についての情報を提供する．

嗅覚の *o-f* 単位は，匂いの感覚を含み，さまざまな臓器（鼻，鼻孔，鼻甲介，鼻道，鼻中隔，副鼻洞，鼻上皮）と協同する．

味覚の *o-f* 単位は，さまざまな臓器（口蓋と舌，甘さ，苦さ，酸っぱさおよび塩っぽさを感じるその味蕾）との共同作業によって，物質の味を認識する．

嗅覚は味覚に影響を与える．

頭部のこの *o-f* 単位は，浅筋膜と深筋膜の張力により，適切に自律神経が活性すれば正しく機能することができる．

いくつかの例をあげる．

—視覚の *o-f* 単位において，瞳孔の拡大と収縮は自律神経によって制御されている

—立体視の *o-f* 単位において，涙腺は眼球を滑走させ，結膜を潤滑させ，3空間面の動作の容易さを維持している

—聴覚の *o-f* 単位において，耳道と鼓膜は，耳あか（耳垢）によって連続的に潤滑されており，これは自律神経支配の特定の腺から分泌されたものである

—味覚の *o-f* 単位において，唾液の分泌は正しい機能のために不可欠である．唾液は異なる化学成分を溶かし，味蕾と相互作用することを可能にする

—嗅覚の *o-f* 単位において，嗅上皮は，自律神経によって支配された特定の漿液粘液性の腺からの分泌物によって，湿った状態に維持される．

第 2 章
臓器-筋膜（*o-f*）単位の進化

本章では，*o-f* 単位の進化の要素について検討する．それには以下を含む．

—実質組織，内臓，血管，腺の主要な組織で，結合組織と神経組織とは異なる

—間質または外部の被覆筋膜で，支持筋膜や内部結合組織骨格として知られる

—自律神経組織で，間質と被覆筋膜が連結した腸内システムにある壁内（外）神経節を含む．

実質組織の進化

内臓 *o-f* 単位は，単一の消化管の一部から形成されてきた．

血管 *o-f* 単位は，背側大動脈と腹側静脈の2つの血管から形成されてきた．

腺 *o-f* 単位は，当初は体節細胞であったが，徐々に機能を基礎として統合された．

分節（体節）の連続が，環形動物（条虫類）の身体を形成する．これらの単純な動物では，中胚葉にて環状筋群が形成され始め，縦走筋群の4つの束が続いていくが，2つは背側で2つは腹側である．環形動物の呼吸は，主として皮膚で行われる．体腔として知られる腔が中胚葉の範囲内で発達する．この腔は，すべての脊椎動物の内臓中胚葉と壁側中胚葉のあいだでみられる．体腔は，両側の対称性の発達を促進する[1]．

間葉は，ゆっくりと体壁と臓器のあいだの隙間を埋めていき，それによって体腔が減っていく．この腔の中に排泄機能をもった臓器（原腎管）と生殖機能をもった臓器（生殖細胞）が形成される．

ポリプやホヤでは，全身の収縮が食物の消化管の通過を決定する．前口動物（たとえば，イカ）では，口は肛門の役割ももっている．なぜならば，水分がこの開口部から入り，いったん食物が濾過されたら，同じ開口部から出て行くからである．

後口動物（たとえば，ナマコ）は，前口動物とは反対に，消化管は頭部にある口から始まり，体の終末部にある肛門にて終了する．

筋節中隔によって結合される多数の筋節は，ナメクジウオ（ナメクジウオ属の海産動物）のような原始的脊索動物を形成する．ナメクジウオの内部を検証すると，長軸と横断面の両方，そして頂点から最下点に，以下の構造がみられる（**図 2.1**）．

—脊索の下部に，血管 *o-f* 単位の起源となる大動脈がある

—体幹の中央に，その一部が内臓 *o-f* 単位の起源となる消化管がある

—消化管の下に，主要な腺 *o-f* 単位の起源となる生殖細

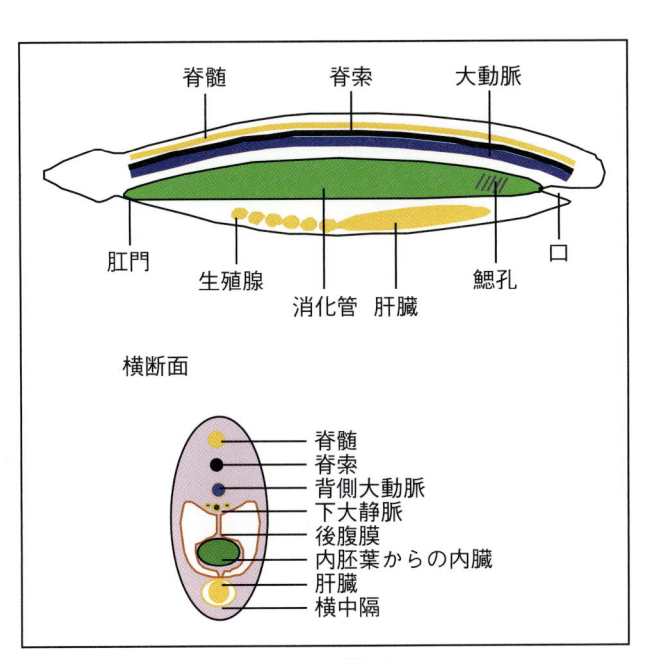

図 2.1. ナメクジウオの長軸と横断面.

1：発生の最初の段階で2つの体腔嚢が形成され，1つがそれぞれに背側と腹側の腸間膜によって分割される．その後，腹側の腸間膜は除去される．そして，2つの嚢は単一の腹膜腔を形成するために接続する（Stefanelli A., 1968）.

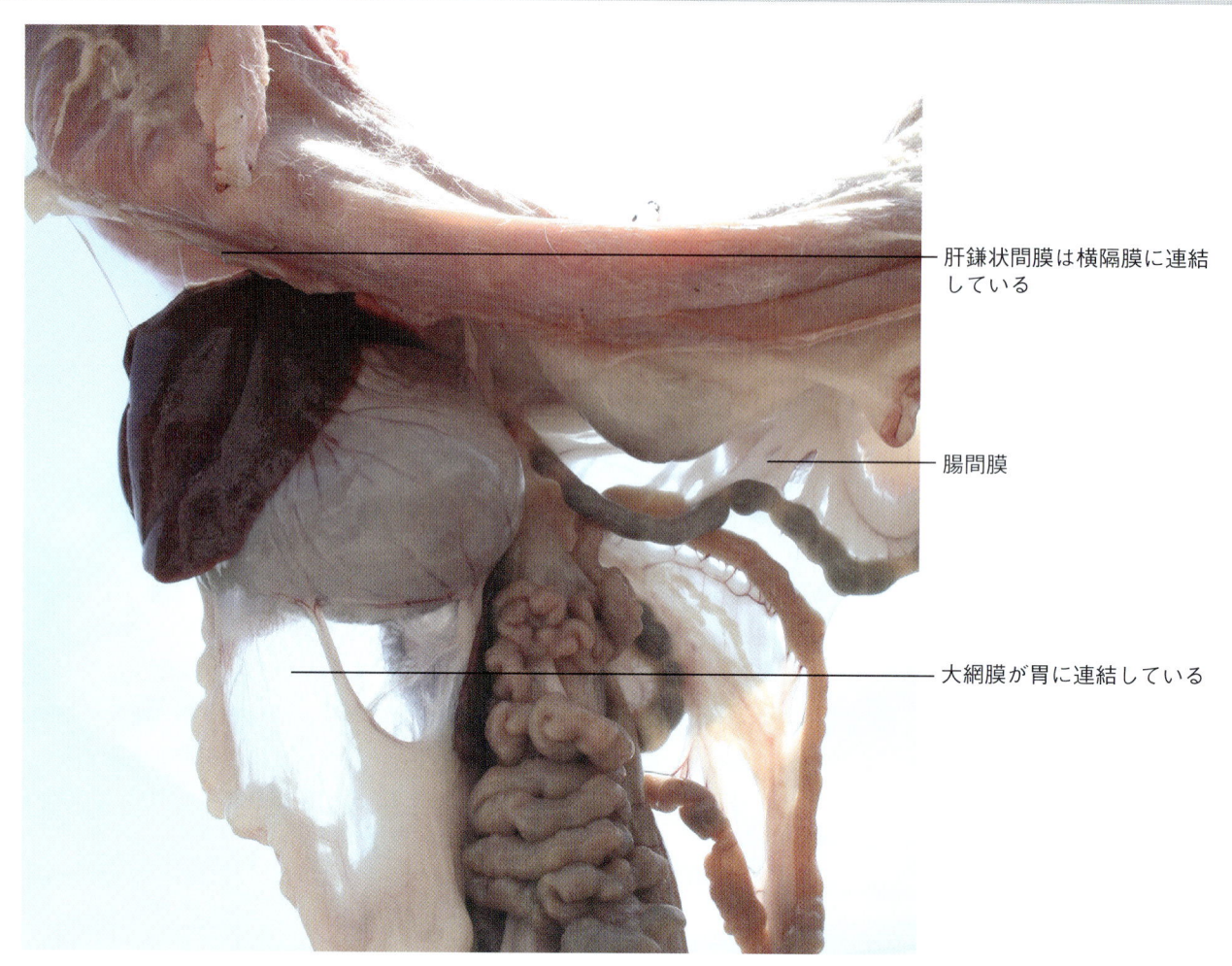

肝鎌状間膜は横隔膜に連結している

腸間膜

大網膜が胃に連結している

図 2.2. ウサギの体幹．腰部と骨盤の内臓 *o-f* 単位での腸間膜の固定を示すため持ち上げられている．

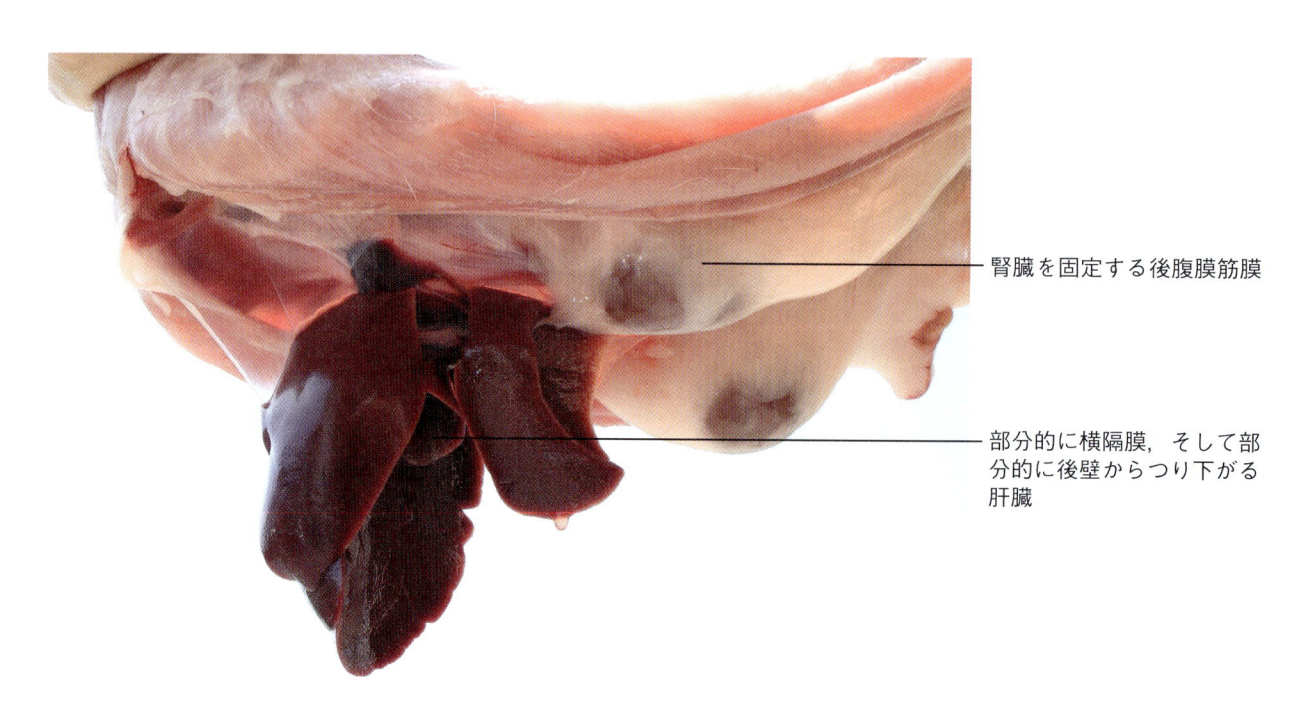

腎臓を固定する後腹膜筋膜

部分的に横隔膜，そして部分的に後壁からつり下がる肝臓

図 2.3. 他の内臓除去後のウサギの肝臓の横隔膜と後方固定．

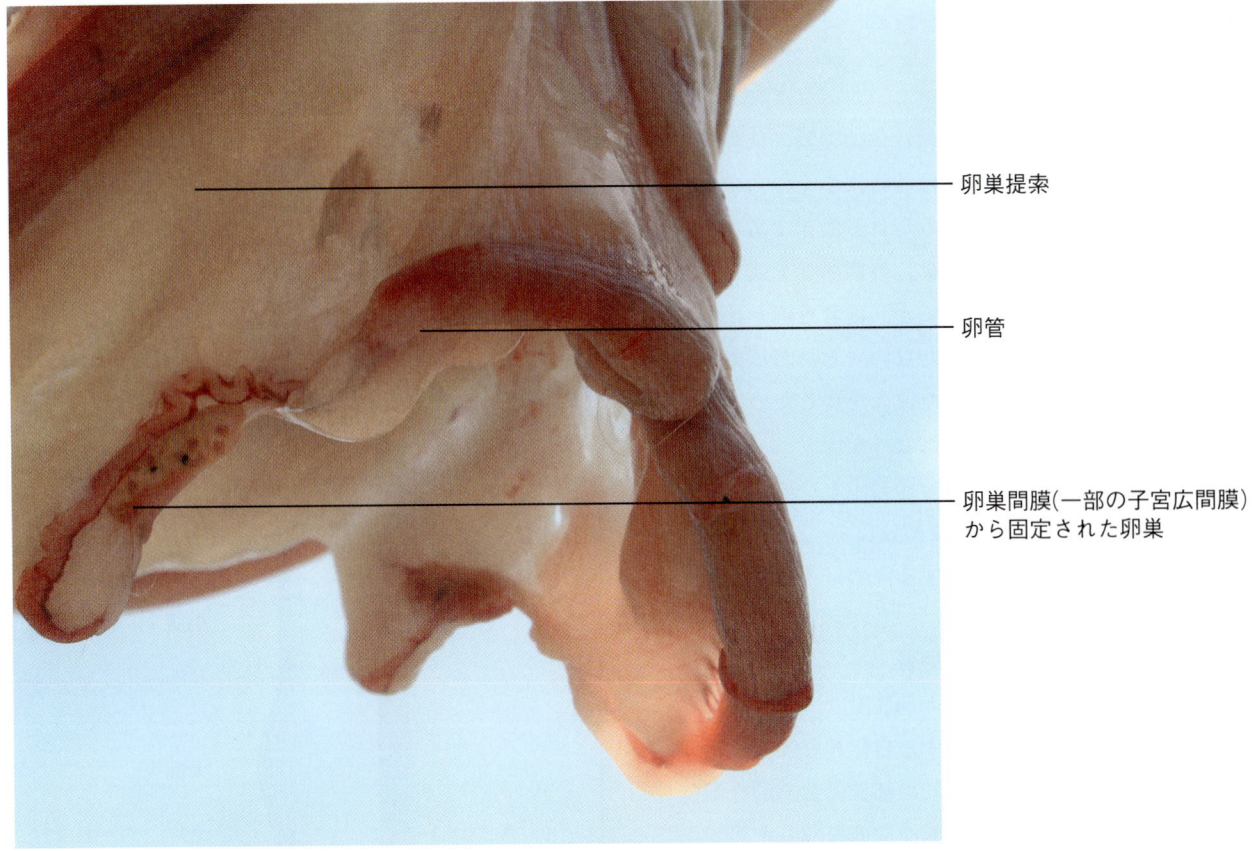

卵巣提索

卵管

卵巣間膜(一部の子宮広間膜)
から固定された卵巣

図2.4. 多くの脂肪組織が認められるウサギにおける卵巣の靭帯と卵管.

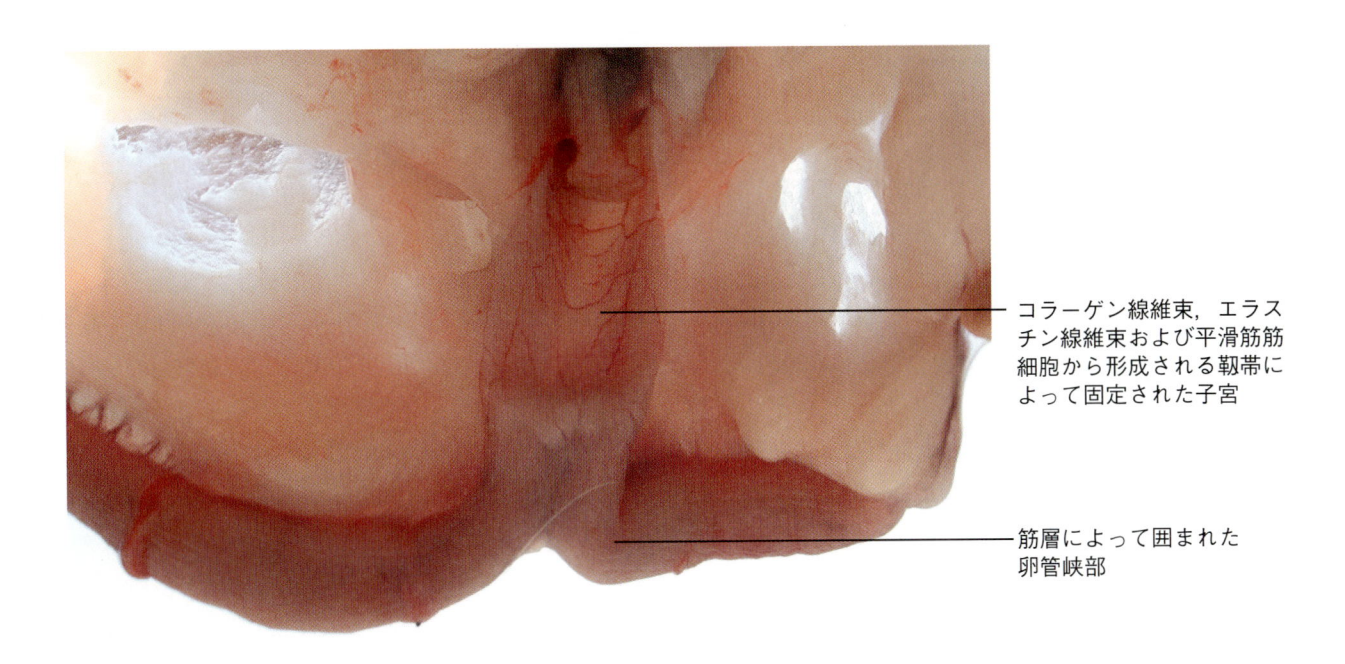

コラーゲン線維束，エラス
チン線維束および平滑筋筋
細胞から形成される靭帯に
よって固定された子宮

筋層によって囲まれた
卵管峡部

図2.5. 雌のウサギの子宮，管および靭帯.

胞と肝細胞がある（図2.2〜5）.

内臓 *o-f* 単位の構成

　内臓構成要素の運動性は，当初は体幹運動に依存していた．しかしながら，この戦略は非常に多くの力の消費を必要とし，現在でもサメ等でみられる働きである．血液に酸素供給するために，サメは，外側鰭孔を通して連続的に水を通さなければならないが，硬骨魚綱と比較しても，それは自律的な動きをもたない．したがって，鰭孔を通して酸素飽和水の安定した流入を得るために，サメは絶え間なく泳ぎ続けなければならない.

　進化的見地から，エネルギーを節約するためには，内部臓器の運動性と体幹の運動性を分けることが必須になっていった．この節約を達成するために，以下の構造が形成された.

—さまざまな機能のための単一臓器

—動きを分離し，かつ協調する内部筋膜

—自律的な刺激を平滑筋へ供給する自律神経節.

　ナメクジウオの消化管は，最初の部分は食道的な機能を有しており，末端部分は消化的な機能を有した管である．この種の単純な消化管は，脊索動物門にて，ナメクジウオのような頭索動物類から，無顎類（ヤツメウナギ）のような最も原始的な脊椎動物に存在している（図2.6）.

　軟骨魚綱（サメ）では，食道内に形成した拡張部が胃の起源となる（vi-lu の *o-f* 単位）．硬骨魚綱（骨魚）では，十二指腸に起源をもった輪が，幽門垂と腸を形成する（vi-pv の *o-f* 単位）.

　両性類（サンショウウオ）では，消化管は多くの輪から成り立ち，小腸，大腸を形成する．消化管の臓器は，食性（草食性，肉食性，食虫性）によって，それぞれの動物で異なった形となる．異なる臓器形状は，蠕動運動においての多様性を決定する．すなわち，異なる蠕動運動のリズムは，それぞれの単一 *o-f* 単位を被う筋膜の構造からの結果である.

　円口類と軟骨魚綱を除いて，ほとんどすべての脊椎動物は，咽頭[2]からの陥入部を有していて，1つかまたは

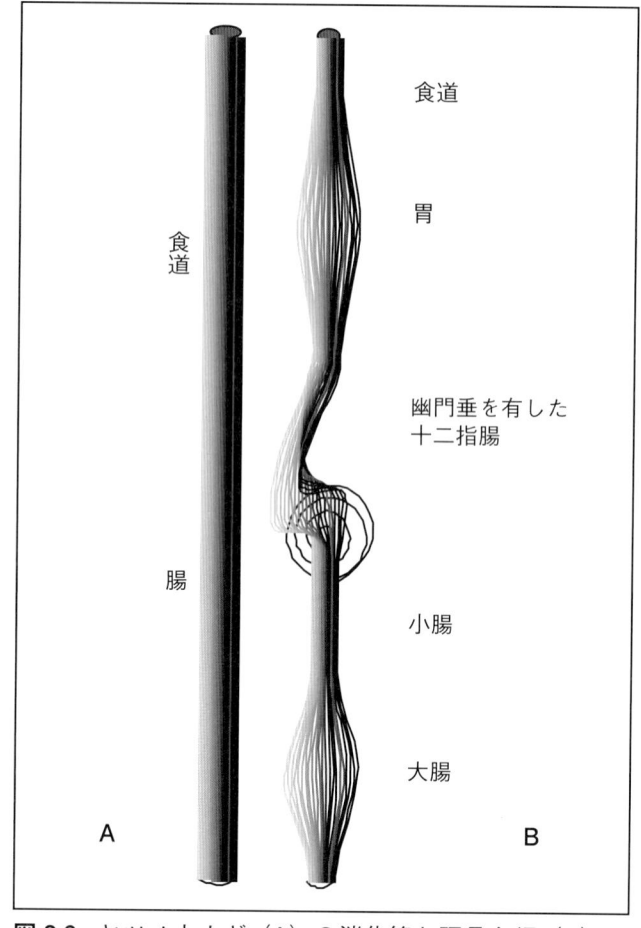

図2.6. ヤツメウナギ（A）の消化管と硬骨魚綱（B）での進化.

2つの肺胞嚢（浮き袋または肺[3]）を有している（vi-th の *o-f* 単位）.

血管 *o-f* 単位の構成

　血液循環で最も重要な機能は，栄養素と酸素の輸送である.

　扁形動物門（サナダムシのような扁虫類）は循環器官をもたない．甲殻類（軟体動物）は，一種の原始的な心臓をもつが，血管は開放しているので，血液は臓器と直接接触して循環する.

　ナメクジウオでは，収縮性のある肉芽または嚢状膨出があり，背側の大動脈幹と大静脈のあいだに存在する.

2：四足類の肺は，咽頭壁の尾部の非対称的な陥入部から発生している．咽頭壁の開口部は，長軸的な裂け目で，声門とよばれている（Kent C.G., 1997）.

3：ヒトの個体発生に比べても有意により短い期間において，系統発生にて発達する進化の過程が，大まかに繰り返される．非対称的な肺芽は，胎児期の最初の1カ月で，即座に2つの球形嚢状の突起（一次気管支芽）に分岐する原始咽頭壁から形成される（Beninghoff G., 1986）.

これらの肉芽の1つである静脈洞は，心臓[4]を形成する一種の前兆として肥大する（va-th の *o-f* 単位）．

円口類（ヤツメウナギ）の循環系は，静脈血のみが心臓を通過する，いわゆる単純な構造をもっている．これらの動物では，体のすべての部分からの血液は単一の心房に開放している静脈洞に集結する．心房は，腹側大動脈に延長する心室に続いている．背側大動脈を経て，この大動脈は，血液を全身に送り届ける前に，血液を酸素化するための鰓と連結する．

両性類の変態以前の血液循環は魚と類似している．変態後には，二重の，しかし，まだ不完全な循環である．両生類の心臓は，2つの心房と1つの心室を有するので，静脈血と動脈血は混同し続ける．

哺乳類では，心臓は4つの部屋と2つのポンプをもつ．2つの心房はほぼ同時に収縮し，血液を引き込み，同時に心室は動脈に血液を拍出する[5]．

大動脈小体と頸動脈小体（va-cl の *o-f* 単位）は頭部への血液供給の調節に介入する．

血液循環に関する他の2つの *o-f* 単位，すなわち va-lu の *o-f* 単位（腎臓に関与する）と va-pv の *o-f* 単位（膀胱に関与する）の編成について，これから分析する．

たとえば，甲殻類のようないくつかの海洋生物は，アンモニアを産生するが，これは即座に水で希釈される．他の海洋動物は尿素を産生するが，これはより毒素の少ない化合物である．海水での電解質の濃度は，海で生活する動物の体内のものより高くなる．したがって，これらのすべての動物は塩分の蓄積を防ぐ必要がある一方，淡水で生活する動物は，浸透によって水分を吸収する傾向がある．腎臓（va-lu の *o-f* 単位）は，血液の水分と食塩水のバランスを維持する．これらの機能を遂行するためには，腎臓は血流[6]に沿って2つのフィルターを発達させてきた（**図 2.7**）．

魚類は，腎門脈系を有しており，老廃物を含んだ血液

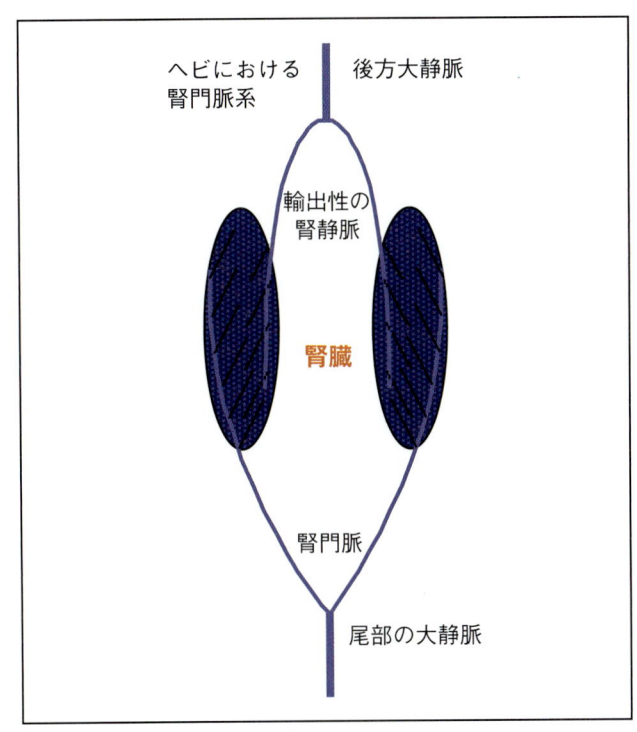

図 2.7. 血流に沿った腎臓フィルター.

が後面部分から流れ出し，毛細血管を介して，浄化のために腎臓に迂回する．この部分で，進化は両性類に水性の環境を放棄させた．この移行はカエルの変態においても明らかである．すなわちオタマジャクシはアンモニアを産生するが，成体動物（カエル）では尿素を産生する．

爬虫類と鳥類では，腎臓は後腹壁に強固に付着しており，その導管（尿管）は排出腔に直接通じている．多くの動物では，膀胱（va-pv の *o-f* 単位）または尿を集積する嚢は存在しない．ある種の爬虫類[7]では，「偽の膀胱」または嚢状膨出または排出腔の憩室がみられる．この「偽の膀胱」は，尿管から発生する水分を単に蓄積するだけではない．その副次的な役割は，爬虫類がその卵を預ける基盤部分を湿らせることである．

鳥類と爬虫類には単一の排出腔が存在するが，一方で哺乳類では，前中隔の形成により，排出腔は背側（肛門）と腹側（尿道）に分かれる．

胎盤哺乳類の成体の膀胱の遠位端は，尿膜管[8]とよば

4：脊椎動物の心臓は筋ポンプである．心壁は，心内膜，心筋，心外膜から成り立ち，それぞれにこれらの層は，血管の内膜，中膜，外膜と同時に発生する（Kent C.G., 1997）.
5：生物において，循環器官は血液とリンパ液の2つの液体の循環を支配する．心臓と動脈，毛細血管，静脈を含んだ管の閉鎖系が心血管器官を形成する（Bortolami R., 2004）.
6：軟骨魚綱の循環器官において，浄化のために必要な作用をする腎臓内で毛細化した尾部の大静脈の2つの枝による腎門脈系が存在する（Kent C.G., 1997）.

7：ある種の淡水亀は，排出腔起源の多数の副次的な膀胱を有する．雌は卵を預ける基盤を湿らすためにこれらの膀胱を活用する（Kent C.G., 1997）.
8：尿膜管は，膀胱の腹側腸間膜に位置している．成人では，腹側肝靱帯（鎌状間膜）とともに，胚体腔の全長に伸びる胚腹側腸間膜の残存部分のみを構成する（Kent C.G., 1997）.

れる正中臍索を経て臍部に接続している．

腺 *o-f* 単位の構成

胚発生のあいだ，甲状腺と下垂体は咽頭弓[9]と密接な関係を維持している．

下等脊椎動物類では，甲状腺（gl-cl の *o-f* 単位）は咽頭底部内で嚢の形を有している．その役割はヨウ素を集積することであり，その後，消化器系に輸送される[10]．

原始的動物では，咽頭ポケットの側に位置する，分離された塊により胸腺[11]が形成される．

爬虫類と鳥類では，胸腺は総頸動脈の側でみられ，一方で甲状腺はより下部にあり，心臓により近い部分にある．これらの動物では，副甲状腺は甲状腺とは別になっている．

哺乳類では，胸腺は下降して心膜（gl-th の *o-f* 単位）の上にあり，一方で甲状腺は頸部で上昇し，気管の周囲に存在する．

肝細胞と神経細胞が胸腺に移動するため，胸腺[12]は肝臓と神経系と相互作用する．

より活発な時期を通して，胸腺はホルモン（サイモシンとリンホポエチン）を産生するが，これらはリンパ臓器においてリンパ球の産生を促進する．

肝臓，膵臓，副腎（gl-lu の *o-f* 単位）は腰部分節内に存在する．無脊椎動物の肝臓と膵臓は，肝膵臓として知られる単一の構造を形成し，消化腺として働く．

魚類では，肝臓は腹部の腹側を占めており，総胆管を経た消化管との関係は，存在しないことが多い．低脂肪食の脊椎動物（たとえば，齧歯動物）には胆嚢が存在しないが，一方でヘビには存在し，総胆管が腸に移行する．

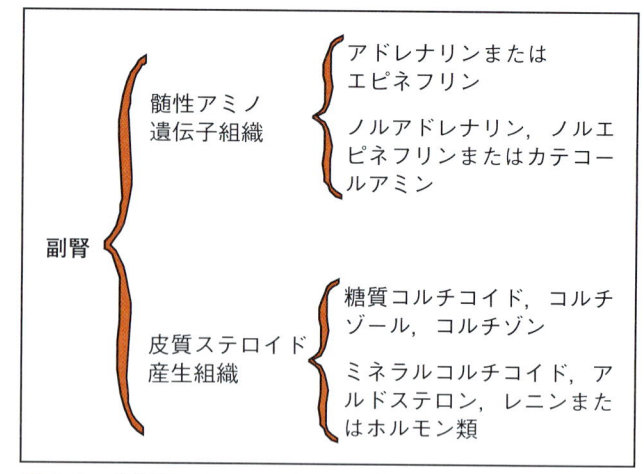

図 2.8. 哺乳類における副腎の組織．

原始的動物の膵臓は，導管を経て直接腸に流れ込む酵素の産生に関与する腺様組織である．細胞の小さな集団はランゲルハンス島とよばれ，円口類でもすでに見つかっている．これらの細胞は，血流内にインスリンを分泌する[13]．すべての脊椎動物にて，膵臓は外分泌腺の部分で胃液を作成し，内分泌線部分で血液内のグルコースレベルを一定に保つ重要な役割をもつ．

副腎は，2つの組織の結合から生じる．これらの2つの組織は，多くの魚類ではいまでも分けられている（**図 2.8**）．哺乳類では，クロマフィンとして知られる組織が腺の髄質部分を構成している．この組織は，交感神経節と密接な関係をもつ．

生殖器（gl-pv の *o-f* 単位）は，思春期に成熟に達し，胸腺はこの時期から進行的に，その機能を減弱させていく．性腺ホルモン[14]は，2次性徴（たとえば，生殖器，体毛，鳥類の羽，乳腺など）の発達と分化を刺激する．

生殖は無性か有性である．より原始的種は，芽を出すことを経て，無性生殖（無配偶子生殖）を保っている．これらの種（たとえば，プラナリアや海綿動物）では，

9：口咽頭膜の裂開の前に，前駆間葉の増殖は，腺下垂体窩または下垂体前葉の原基を形成する肥厚板の起源となる．

鰓後体は第4鰓孔の外胚葉と分離する．そして，すべての哺乳類でカルシトニンを合成する甲状腺のC細胞または傍濾胞細胞の起源となる（Gray H., 1993）．

10：ナメクジウオと被嚢類の両者において，内柱は粘液とヨウ素酸塩を産生するが，甲状腺ホルモンとは異なるものである．当然，自然にこれらの物質は食物とともに消化管に輸送される（Romer P., 1996）．

11：胸腺はリンパ上皮の臓器で，少なくとも鳥類と哺乳類で免疫系の基礎を確立する不可欠な役割がある．この役割は胎生時と小児期に限られる．

免疫系は個々の有機体の内的部分が何であるかの認識を可能にし，外的部分が何であるかを識別する（Kent C.G., 1997）．

12：すべての脊椎動物にて，胸腺はさまざまな咽頭嚢の上皮内層が肥厚したものの起源となる．神経堤（間質部）と胎生期肝臓からの細胞は続いて上皮細胞のあいだを通過する（Kent C.G., 1997）．

13：円口類では，膵臓の内分泌小胞は前方腸壁にみられるが，真骨魚類では，これらの細胞の種類の小集団が，消化器全体を通してみられる．内分泌膵臓は明らかに識別できる臓器として外分泌線の部分と分けられている魚も若干存在する（Romer P., 1996）．

14：生殖腺より生成される性ホルモンはステロイドである．おもに精巣から分泌されているものはアンドロゲン，卵巣から分泌されるのはエストロゲンである．

これらのステロイドの化学組成は副腎皮質ホルモンと非常に類似している．これらの腺の密接な関係は，ホルモンの生成者としてのそれぞれの役割を，科学者が識別することができない程度のものである．少量の性ホルモンは，副腎皮質から生成されるが，その逆に生殖腺から生成されるものも存在する．男性と女性の生殖腺とでまったく異なる生成物を分泌するわけではない（Romer P., 1996）．

隆起が成熟体から形成され，親から切り離されて，新しい同一の個体の起源となる．

　より進化した種では，受精によって有性生殖を活用するが，これは雄の配偶子が雌の配偶子と結合し，接合子の起源となる．

　魚類では，受精は体外で起こるが，一方で陸生動物では体内で受精が起こる．生殖腺と生殖腺管，副腺と生殖器は，生殖器からなる[15]．

　爬虫類は，最初の真の陸生脊椎動物といえる．なぜならば，彼らは，卵を乾いた地面に預けることができるからである．卵殻の有孔性は，卵膜と尿膜とよばれる，殻の2つの膜を通して酸素が透過できる．胚は，卵黄膜によって囲まれた卵黄嚢から栄養を得るが，これは羊水に浸かっており，同様に羊膜という別の膜によって囲まれている．

　爬虫類では，中腎は精巣上体と精巣の精管のもととなる．

　哺乳類では，体腔の陥入部が精巣を陰嚢まで送る．胎盤哺乳類は胎生であり，胎盤は母親と胎児の酸素と栄養素の交換を可能にする．

被覆筋膜の進化

　上記に述べた *o-f* 単位の進化の過程で内部筋膜がどのように変遷していったかについて次に述べ，とくに消化管の筋膜の発達について注目していく．

　腹膜（結合組織膜）は，体腔に沿って位置する．消化管が腹膜を通過すると，風船を棒で押すことと同様な状態となって，腹膜に沈み込む（図2.9）．このように，腹膜は消化管を囲み，2層の腸間膜を形成する．このように，路（内層）の内臓または被膜腹膜は，壁側または挿入腹膜に連結し，これらは外層で腹部腔に付着する．

　消化管の発達は，ゆっくりと異なる *o-f* 単位の起源となり，同時に腹膜筋膜自体の性質を変える．

　当初の垂直肢位から，胃は傾き，自身で回旋し，胃間膜は引き延ばされ，胃の大弯に適応する（図2.10）．さまざまな回旋の進行によって，腸間膜もすなわち，十二

15：胚の頭側・尾側の末端には体腔空洞はなく，頸椎レベルと頭蓋（吻側）と肛門管を含む直腸の下部1/3は一致し，腔と下方尿分節（尾側）の域は一致する．これらすべての事例で，これらの領域から発生する構造は，体性内臓，層が剥離しておらず，間葉が混合し，しばしば神経堤が貢献する（Gray H.,1993）．

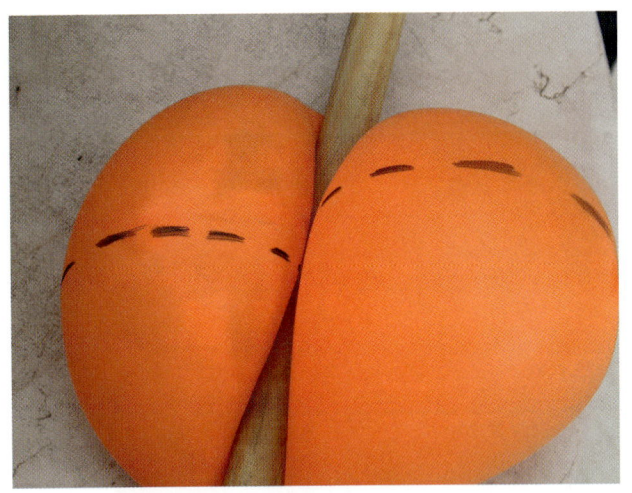

図2.9. 腹膜嚢とそれを通過する内臓との関係の略図．

指腸間膜，腸間膜および結腸間膜を形成する．

　次の発達は，被覆筋膜の数々の後方への付着の確立である．

　図2.11は，腹膜の上部が横隔膜の下で肝臓を分離していて，網嚢を形成することを示す．矢印はこの嚢が大網に形質転換する様子を示している．点線は連続した段階を示す．最終的に，この2つの層は結合し，単一膜を形成する．横行結腸は，結腸間膜の根を経て後部腰壁に付着したままである．横行結腸は，腰部分節と骨盤分節の内臓単位を分ける．

　四足動物では，腸間膜と結腸間膜は，小腸および大腸を後壁へ固定する．

　ヒトにおいて，上行結腸と下行結腸は骨盤の後壁に直接固定される．

　すべての四足動物では，屍体解剖されたウサギの写真（本章の初めにあった図2.2〜5）のように，内部筋膜は前脊椎部に固定される．

　図2.12はウマの，内部臓器の配列を示す．心臓は，脊椎から大動脈によって懸垂されているように見え，椎前筋膜は大動脈を脊柱に付着させる．

　腹膜は，覆いのない部分が広がっていて，脊椎に直接連結がない肝臓を部分的に覆っている．大網は胃から懸垂されており，それは横行結腸を囲む．腸間膜は小腸を椎前筋膜から懸垂する．

　腎臓は椎前筋膜と連結し，膀胱は腹膜の後方に位置する．したがって，すべての血管 *o-f* 単位（青線で表示）は腹膜後方で，一方，内臓 *o-f* 単位（緑線で表示）は腹膜内で身体の中心軸を占めている．

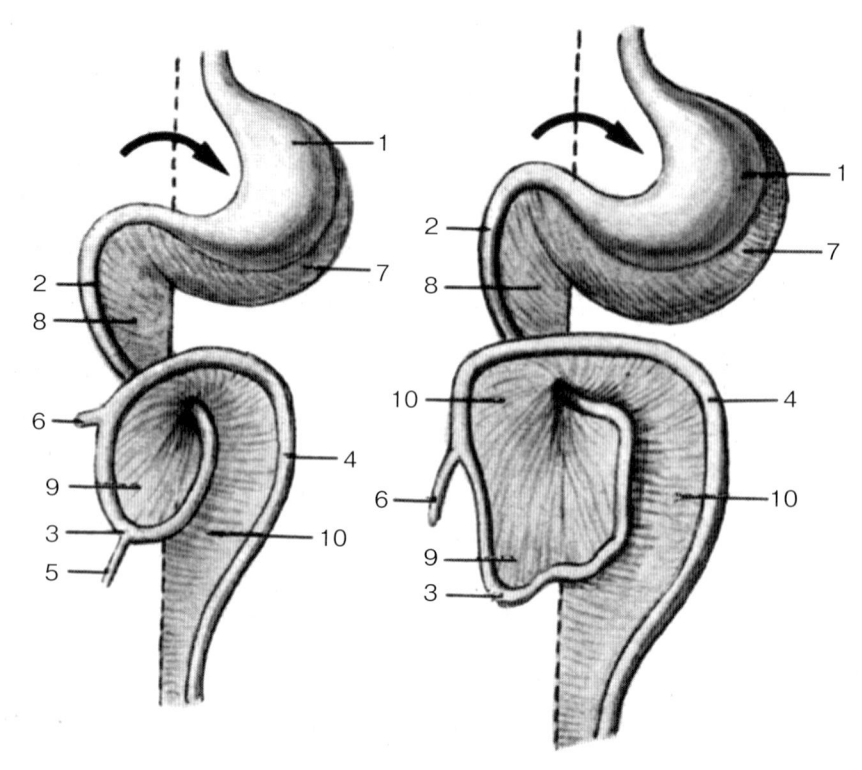

図 2.10. ヒトの胎児の腸間膜の発達段階.
　1：胃，2：十二指腸，3：腸腸間膜，4：結腸，5：卵黄管，6：盲腸，7：
胃間膜，8：十二指腸間膜，9：腸間膜，10：結腸間膜（from G. Chiarugi, L.
Bucciante, Istituzioni di Anatomia dell'uomo, Vol. 3, Piccin-Vallardi, 1983）.

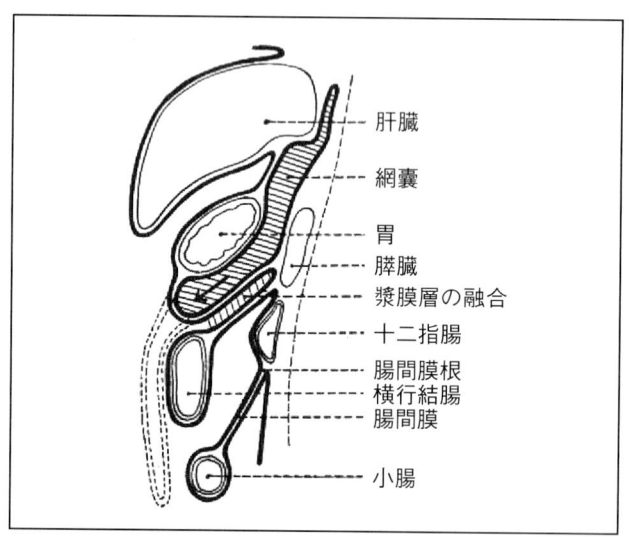

図 2.11. 網嚢の略図，矢状断（from A. Benninghoff, K.
Goerttler, Trattato di anatomia funzionale, Piccin,
1986）.

　腺 *o-f* 単位（黄色線で表示）は，一般的には体幹の下
部に位置している．これらは，横中隔に由来する筋膜内
に含まれる.

　直立位の獲得によって，腸間膜の位置はヒトで異なっ
ている（**図 2.13**）.

　頸部，胸郭，腰部および骨盤部では，筋膜の付着（固
定）は時計回りに約 40° 回転している.

　頸部腔を構成する臓器は，椎前筋膜との付着が減り，
代わりに，以下のように上方での停止が増えている.

—咽頭筋膜で，内臓鞘から連続しており頭蓋底に停止す
　る

—茎突舌骨筋で，側頭骨の茎状突起に停止する

—血管鞘で，正円孔，破裂孔，卵円孔周囲の頭蓋底に付
　着する.

　胸郭分節を構成する臓器は，胸郭と頸部の上部に付着
する.

—脊椎胸膜と肋骨胸膜靱帯が，最小斜角筋と一緒に胸膜
　頂を支持する

—四足動物では，心膜は胸骨上に位置するが，心膜は，
　胸骨上（胸骨心膜靱帯）と第 1 胸椎上（脊椎心膜靱
　帯）に付着する.

　腰部腔内の臓器は，上方部分は横隔膜に付着する.

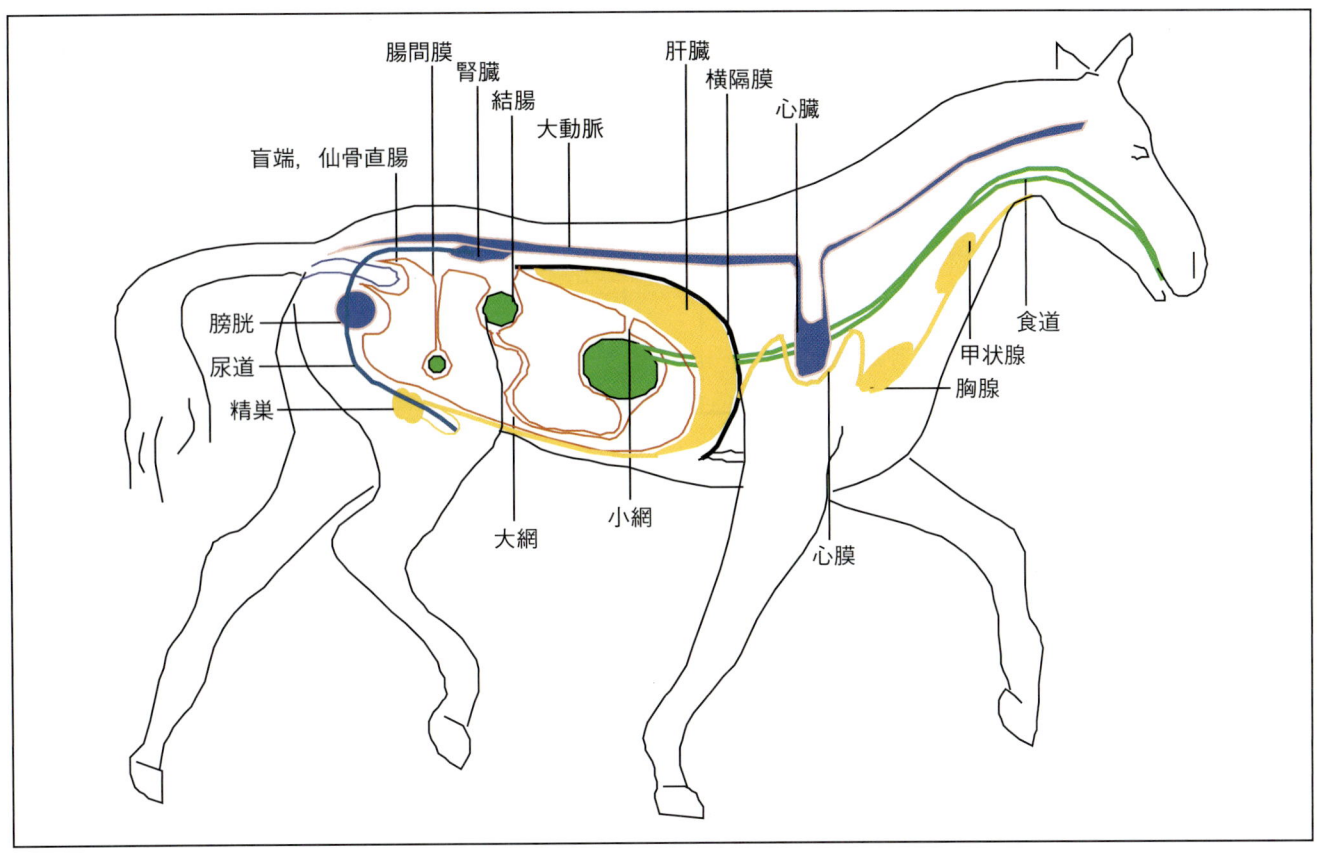

図 2.12. 四足動物の内部筋膜の配置.

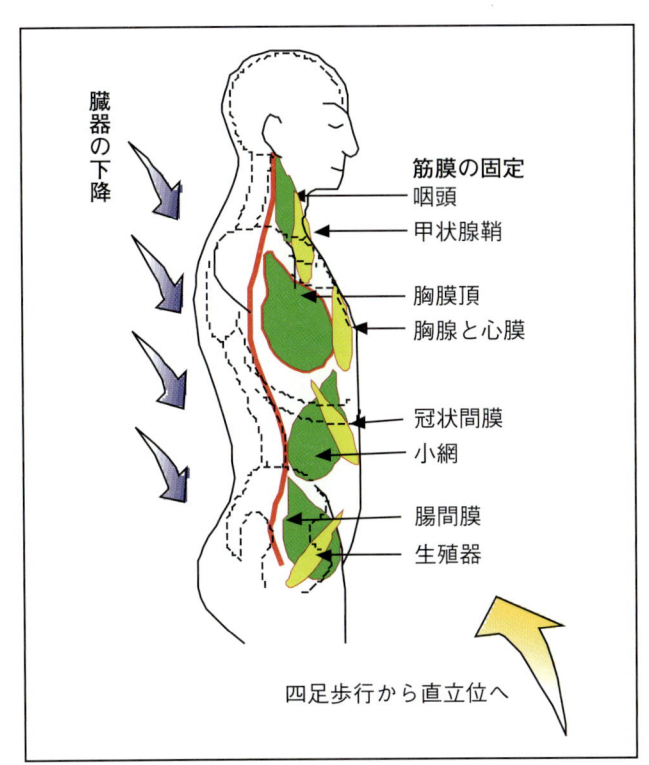

図 2.13. 直立位への移行によって起こった内部筋膜固定の変移.

—肝臓は，冠状間膜を経て横隔膜の腱中心の下部に停止し，2つの三角間膜を経て横隔膜の側面に停止する

—胃は，胃横隔膜間膜を経て横隔膜に連結する

—副腎は，横隔膜の下部表面に固定される.
　骨盤を構成する臓器は，腰部壁に固定される.

—小腸は，腸間膜で房のような状態によって第1腰椎から懸垂される

—大腸は，肝結腸間膜と横隔結腸ヒダを経て，横隔膜に固定される.

腸内システムの進化

　解剖学の教科書では，自律神経系（autonomic nervous system：ANS）は，通常，異なる神経を経て中枢神経系（central nervous system：CNS）と関係があるとの視点で学ばれてきた．これらの関係性に基づいて，ANS は，主として迷走神経に関係した副交感神経の部分と，胸腰部から発生する神経に関係した交感神経の部分に分けられる（**図 2.14**）．

　しかしながら ANS の最も初期で大きい部分は，壁外

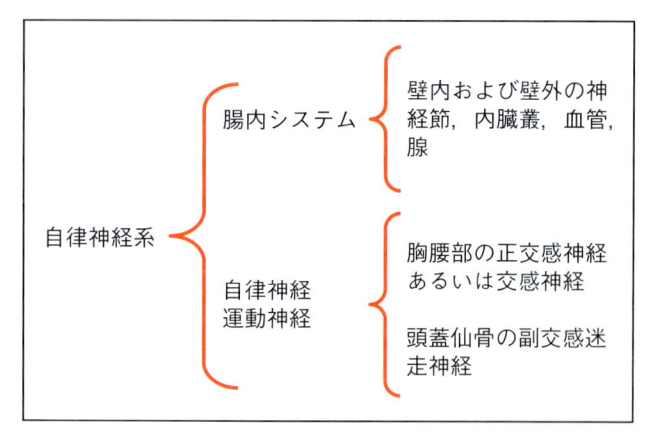

図 2.14. 自律神経系（ANS）の古典的な解釈.

および壁内の神経節によって形成され，腸内システムとよばれている．腸内システムの自律神経は，CNS の神経に匹敵するほど非常に多い．迷走神経と胸腰神経は，より進化した動物においてのみ，腸内叢と神経節に挿入する．

　節足動物（昆虫）の神経系は，神経節の 2 つの連鎖からなり，食道上（運動）連鎖と腹側（交感神経）連鎖である．

　臓器−筋膜（*o−f*）単位が形をなすにつれて，腸神経節は，血管，内臓，腺の壁を通過し，腸内叢を形成する [16]．

　ヒトの個体発生は，系統発生を反映させる．ヒトの胚では，最初の腸内神経も，血管，内臓，腺の壁内で形をなす [17]．

　CNS と関係して腸神経節が独立して形成される事実は，なぜ，交感神経切除は内部臓器機能を変化させないかということについての説明となる [18]．

　腸神経系 [19] は，何百万もの神経節と神経線維を，気管支，食道，心臓および肝臓等のすべての内部臓器に構成する．

　腸内システムは機能を基準として，2 つに分類される.

1）壁内システムは，内臓，血管，腺の壁内に位置し，アウエルバッハ（腸管筋）とマイスネル（粘膜下）神

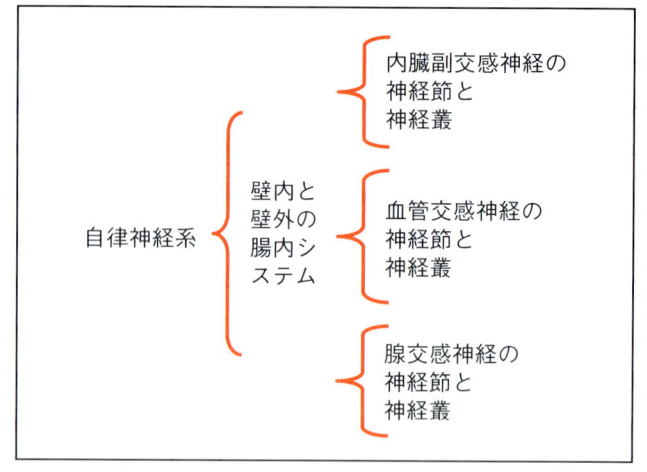

図 2.15. 自律神経腸内システムの細分類に関する新たな提案.

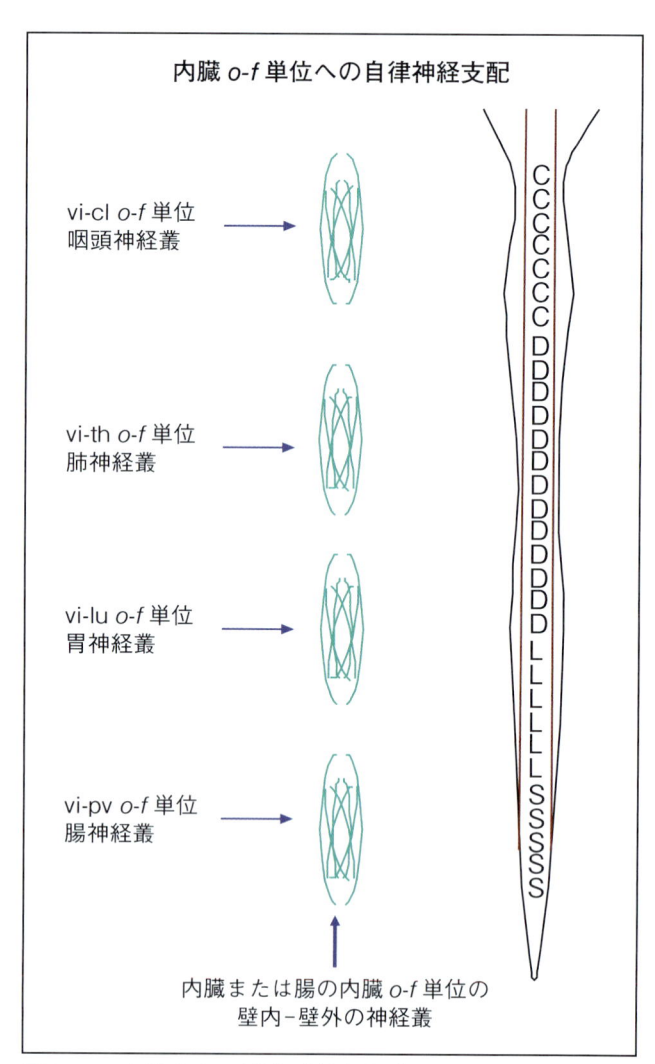

図 2.16. 内臓または副交感神経腸内システム.

16：腸内自律神経系は，脊椎動物のすべての種類に存在している．それに相当する交感神経連鎖は円口類と他の下等脊椎動物では存在しない（Kenneth V.K., 2005）.

17：腸壁神経系の発生についてはごくわずかしかわかっていない．数人の組織学者と発生学者は，腸内神経が間葉細胞からもとの位置に分化すると考えている（Chiarugi G., 1975）.

18：壁内の腸内システムは，独立して機能することもできる．この機序を支配する実際の解剖学的条件はわかっていない（Chiarugi G., 1975）.

19：交感神経と副交感神経路を経て CNS に連結する何百万もの神経線維は，腸内神経系を形成する（Taber C., 2007）.

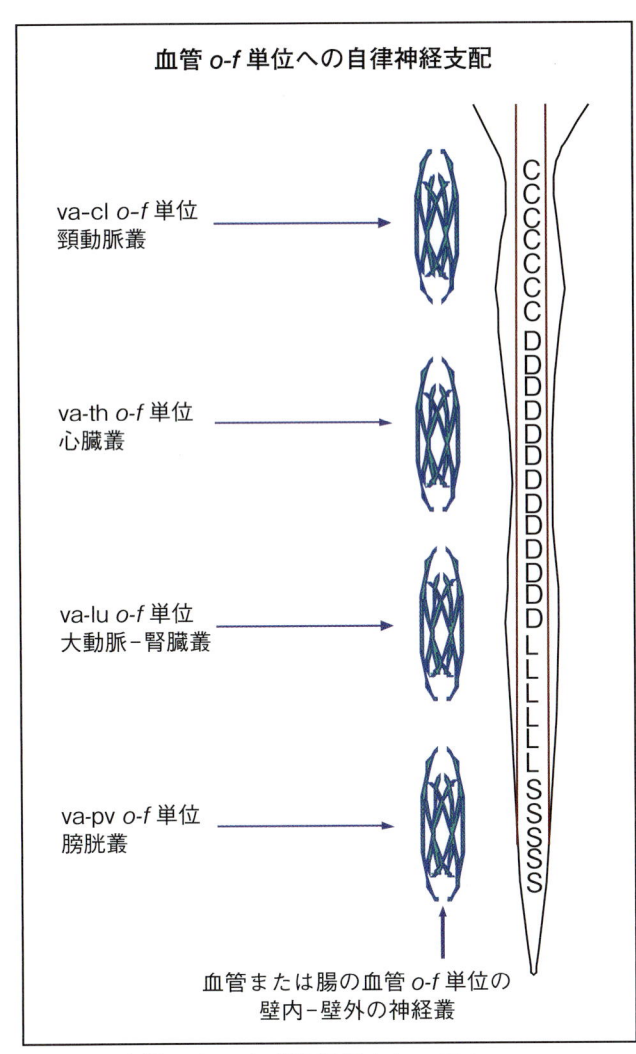

図 2.17. 血管または交感神経腸内システム.

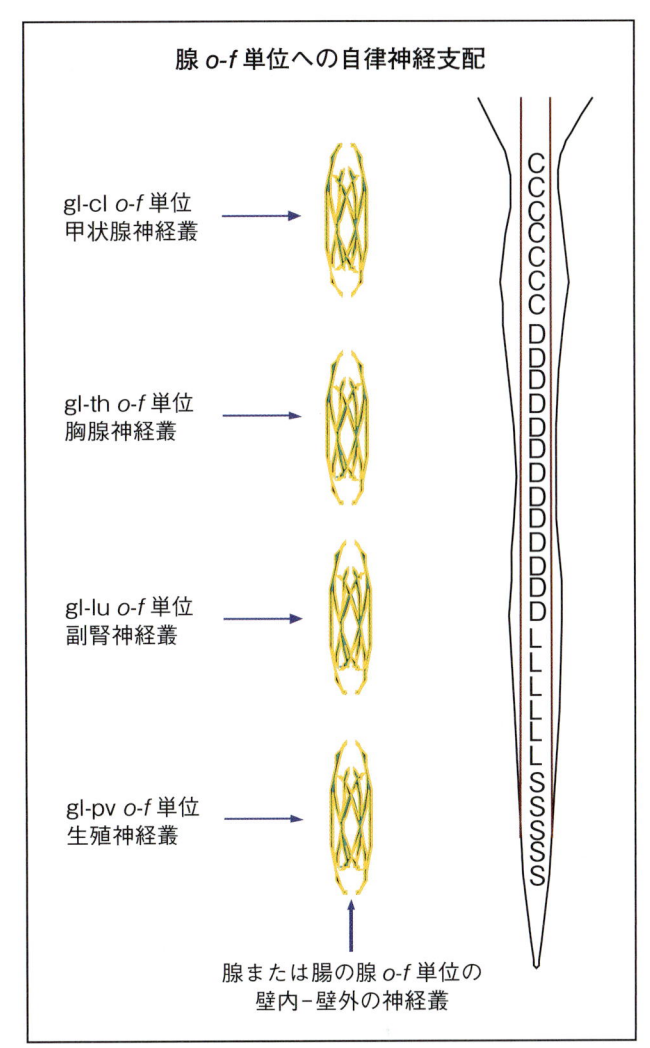

図 2.18. 腺または腺交感神経腸内システム.

経節を含んで，被覆筋膜によって協調される

2）壁外システムは，異なる *o-f* 単位の重要点に位置しており（たとえば，胃，腹部大動脈および肝神経叢），挿入筋膜の伸張によって刺激される.

したがって，ANS を機能に基づいて再定義するため，本書では，以下の用語が用いられる.

—副交感神経は，自律神経系の一部で，内臓の制御に関与しているといわれている

—交感神経は，自律神経系の一部で，血管の制御に関与しているといわれている

—腺交感神経系は，自律神経系の一部で，腺の制御に関与しているといわれている（図 2.15）.

要約すると，

—内臓 *o-f* 単位に連結しているすべての壁内と壁外の神経叢は，内臓または副交感神経腸内システムを形成する（図 2.16）.

—血管 *o-f* 単位に連結しているすべての壁内と壁外の神経叢は，血管または交感神経腸内システムを形成する（図 2.17）.

—腺 *o-f* 単位に連結しているすべての壁内と壁外の神経叢は，腺または腺交感神経腸内システムを形成する（図 2.18）.

第3章
臓器-筋膜（*o-f*）単位の生理学

内部筋膜は，腸神経節に影響を与えることができるので，それぞれの臓器-筋膜（*o-f*）単位のなかで神経インパルスを統制することができる．これは，筋内膜と筋周膜の伸張が筋紡錘に影響を与え，結果として筋膜単位内の運動単位の協調を行うことと類似している．

壁側筋膜（挿入筋膜）は全体の臓器-筋膜（*o-f*）単位の協調活動にかかわる一方で，臓側腹膜（被覆筋膜）は壁内の腸神経節と局所的に相互作用する．

変化に対する勇気

臓器-筋膜（*o-f*）単位，器官-筋膜（apparatus-fascial:

a-f）配列およびシステム系の生理学を理解するためには，新しいまたは再考された自律神経系（autonomic nervous system：ANS）の解釈が必要となる．

第2章で示した進化論の概要は，壁内の腸神経節が最初に形成され，そして中枢神経系（central nervous system：CNS）からの神経がこれらの神経節に連続して分岐することを示した．

反対に，解剖学の教科書においては，ANS は全体として，交感神経と副交感神経の分枝からのみ形成されていると一般的に述べられている（図3.1）．

多くの場合において，屠殺された新鮮な動物（たとえ

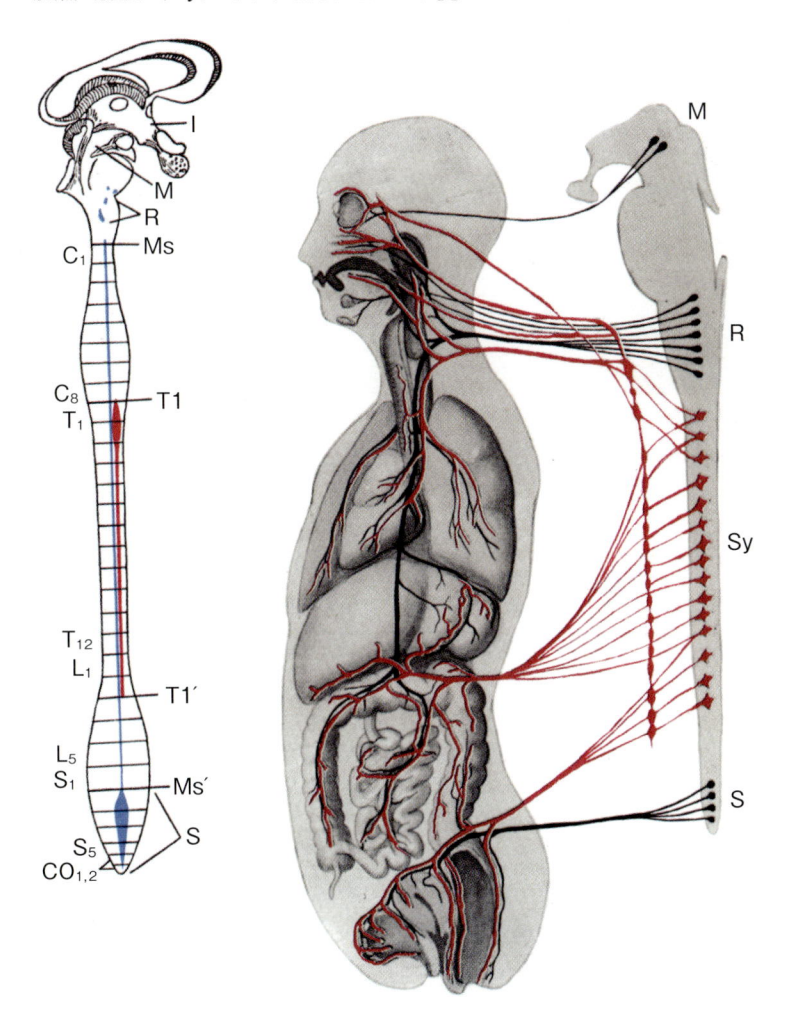

図 3.1. 内臓の自律神経支配．交感神経の部分は赤で，副交感神経の部分は黒で示されている（from Chiarugi, op.cit.）．

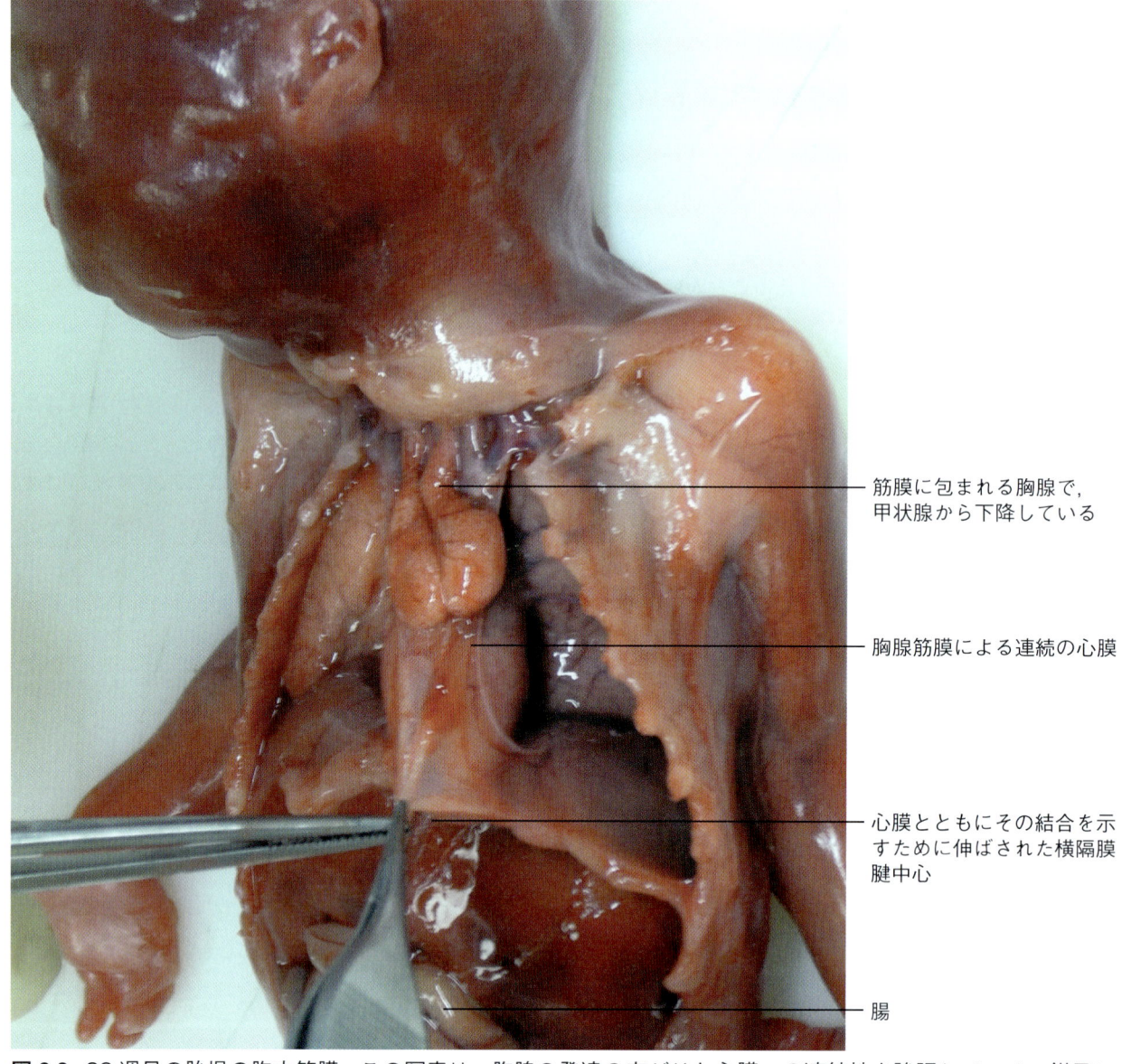

筋膜に包まれる胸腺で，
甲状腺から下降している

胸腺筋膜による連続の心膜

心膜とともにその結合を示
すために伸ばされた横隔膜
腱中心

腸

図 3.2. 22 週目の胎児の胸内筋膜．この写真は，胸腺の発達の広がりと心膜への連続性を強調している．鉗子に
よって生じた伸張は，横隔膜腱中心上へ心膜とその挿入の弾性を示す．

ば，サンショウウオ）から内臓または心臓を取り除いた
あとに，蠕動運動が数時間も独立して継続することが観
察される．

　これは，内臓，血管および腺の運動性の背景にある
「推進力」は，交感神経系や副交感神経系ではなく[1]，腸
神経節であることを示している．

　したがって，本章で腸内システムのみが分析されるの

は，このシステムがさまざまな *o-f* 単位の蠕動運動を調
整するからである．

　本書の第 2 部では，交感神経と副交感神経が腸神経節
と結合している様子が検証される．

　腸神経節は，内臓，血管および腺の壁の軽微な伸張に
さえ影響される[2]．これらの壁は，体内の筋膜に沿って並
べられる．これらの筋膜の完璧な伸張具合のみが，腸神
経節の正しい活性を可能とし，結果として完璧な臓器の

1：自律神経系（ANS）は，不随意的な体の機能を統制する神経系の一部
である．ANS は交感神経または胸腰部（脊椎傍神経節，交通枝，脊椎前
神経節）と副交感神経または頭蓋仙骨部分（第Ⅲ，Ⅶ，Ⅸ，Ⅹ脳神経の線
維と仙椎神経）に分けられる（Taber C., 2007）．

2：腸内システムは，重要点として内臓壁（心臓，腸，胃，食道，膀胱，
子宮，腺など）にみられる小さな神経節も一緒に存在し，叢を組織化す
る線維の拡張した複合体からなる（Chiarugi G., 1975）．

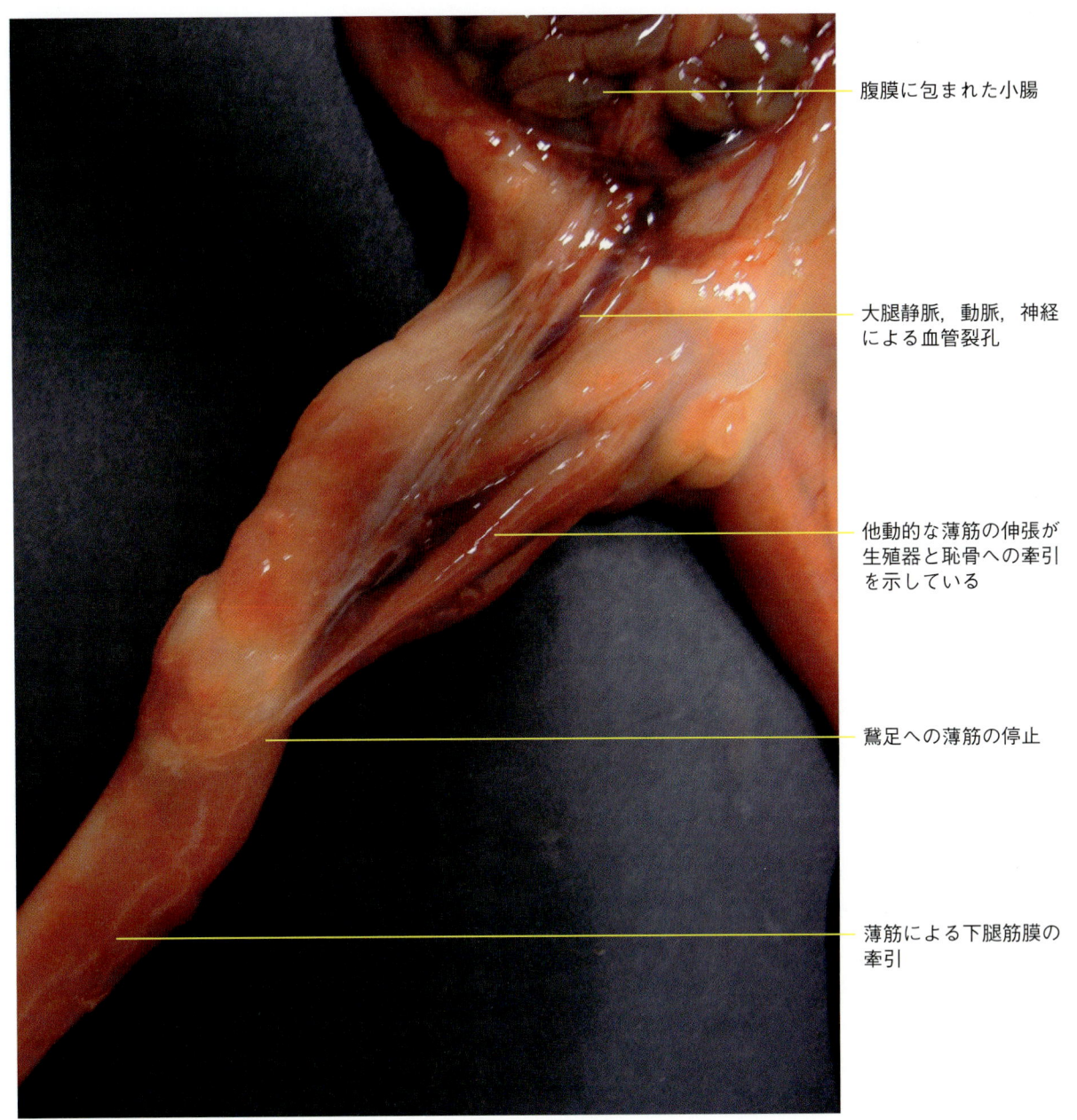

腹膜に包まれた小腸

大腿静脈，動脈，神経
による血管裂孔

他動的な薄筋の伸張が
生殖器と恥骨への牽引
を示している

鵞足への薄筋の停止

薄筋による下腿筋膜の
牽引

図 3.3. 22 週目胎児の骨盤腔の筋膜と下肢の血管鞘との連続性.
下肢の運動は，陰嚢と部分的に内臓の牽引を決定する．仮説としては，下肢動作によって生じる，腹部および骨盤内部のこの干渉が，成人でもわずかであるが存在しうるということである．

蠕動運動の調節が行われる．

　腹部体腔（体幹壁）の筋膜での硬直性は，挿入筋膜へ伝達することができ，それは包埋し，腸神経節によって発生するインパルスの変化を決定することもできるであろう．

　被覆筋膜と挿入筋膜のあいだの張力の完璧なバランスの重要性は，胃周辺の網の配列によっても推測することができる（図 3.2〜4）.

　胃に入った食物は，1 日に何度もその大きさと形を変える．胃では，2 つの網が最初に発達した．なぜならば，胃は，摂取した食物の量に応じて拡張する必要があるからであり，第 2 に，腸神経節を活性化するために，ボリュームのさまざまな変化に対してこの臓器が感度を良くする必要があったからである．これらの 2 つの理由で，網は，他の多くの臓器に起こっているような体幹壁への直接の付着をしない．

　代わりに，張力をもちながらも同時に弛緩できるように，胃の被覆筋膜は，2 つの移動性の平衡力である大網

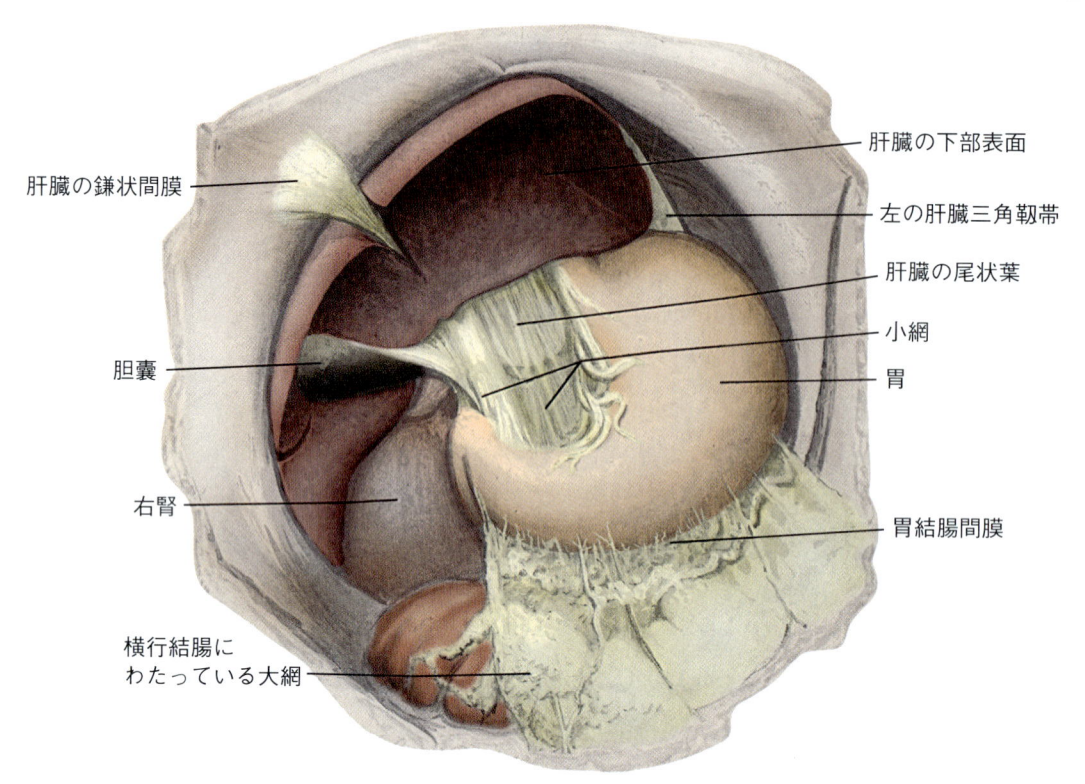

肝臓の鎌状間膜
胆囊
右腎
横行結腸に
わたっている大網

肝臓の下部表面
左の肝臓三角靱帯
肝臓の尾状葉
小網
胃
胃結腸間膜

図 3.4. 小網と大網を含んだ腹腔の上部領域（from V. Esposito et al., Vol. II, op.cit.）.

と小網に付着している.

　小網の形成の分析により，腰部分節（vi-lu）での内臓 o-f 単位の蠕動運動にいかに筋膜がかかわり，また，それを制御しているのかを理解することができる.

　食道の遠位部に位置する，胃，十二指腸および胆囊は，まるで完全に分離した臓器として，しばしば研究されてきた. 代わりに，食物が容易に消化されるような成分に変化させるように実際には一緒に働く.

　食道の遠位部（噴門）[3] を囲んでいる筋膜は，胃の小弯部（小網）の筋膜と連続しており，幽門筋膜（胃十二指腸靱帯）と胆囊筋膜（肝胃間膜）[4] とともに全体を形成する. この筋膜の連続性が，消化の第一段階から関連するすべての構造への機械的運動の伝達を保証するものとなる.

　本章では，筋膜配列の伸張が，括約筋の開閉と，また

部分的にホルモン [5] によって影響が与えられるさまざまな酵素の放出をいかに決定するのかについての説明を試みている.

壁内システムと分節蠕動運動

　局所の壁内システムの生理学，より正確には，腸，血管または腺管の単一部分の蠕動運動についてこれから検証する.

　自発的な嚥下は，消化管への食物の初期の推進力だけを決定する. それからあとの食道運動は自動である.

　食道の収縮は反射誘導で，食道壁の伸張によって引き起こされる [6].

　食物の通過が壁内の神経単位の活性化を決定する方法

3：食道と噴門部の小網は密集した線維である. それは胃の小弯部に沿って薄くなっており，一方で十二指腸への停止部では厚くなっている. 小網は胃を被うために2倍の大きさとなり，大網を形成するために連続する（Chiarugi G., 1975）.
4：血管壁に続くことにより，神経線維は肝臓と胆囊の筋層に達して通過するが，ここではそれらは胃腸管の腸叢と類似したネットワークを形成する（Bennighoff A., Goerttler K., 1986）.

5：胃の周期的撹拌運動は，ほぼ3分ごとに起こる. 胃の排出は，胃と十二指腸内の圧変化によって決まる. ホルモンがこの過程を刺激する（Helmut L., 1986）.
6：蠕動運動は，壁内神経叢に沿って広がるインパルスに起因する. たとえ，蠕動運動が腸に沿って両方向に伝わったとしても，「腸規則」では食物が常に肛門へ伝わるようになっている. この理由はおそらく，神経叢がこの方向へ「分極する」という事実によるであろう. もし腸の一部分が伸張されたら，収縮は近位方向へ膨張し，遠位方向へ弛緩する（Guyton A.C., 1980）.

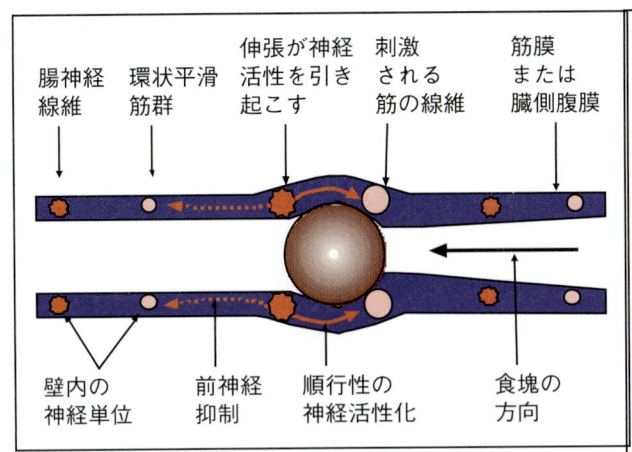

図 3.5. 自律神経壁内の神経節活性化の生理学.

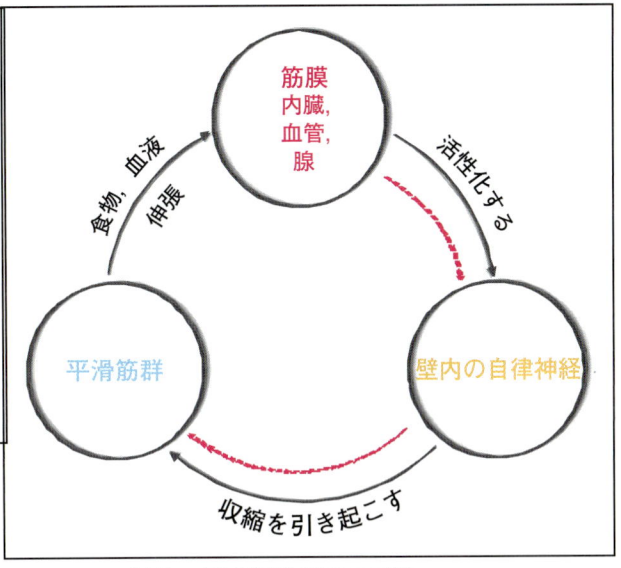

図 3.6. *o-f* 単位の局所蠕動運動の回路.

がここから検証される（**図 3.5**）．伸張がこれらの神経単位を活性化するとき，それらの後方に位置する平滑筋群にインパルスを送る．膨張部の後方の筋収縮が，ただちに膨張部の前方の筋群の同時弛緩を決定する．この過程が，食物の前方運動と，結果として腸の新しい部分の張力を促通する．

　上皮も平滑筋組織も，内臓壁の伸張を検出する能力を有していない．上皮は非伸張性基底組織であり，平滑筋は特定の特徴をもたないからである．被覆筋膜は，あらかじめ決められた特徴と伸張に適応することができる一定の弾性をもつ唯一の組織である．被覆筋膜は，周囲の構造によって異なる名称をもつ．たとえば，臓側腹膜，外膜または被膜である．それは，コラーゲン線維とエラスチン線維が豊富な結合組織から形成される．筋膜の延長は，壁内の腸神経節を伸長し，それから壁内神経叢にインパルスの連発を送る．

　このインパルスの連発は，内臓内腔を狭めることで，局所平滑筋系の収縮を決定する．同じ機序が，血管と腺管に起こる．

　この蠕動運動の基本的過程は，生理学の教科書の記載[7]と同様に，閉鎖回路，より正確には局所的壁内神経回路として表現することができる（**図 3.6**）．

　腸壁の範囲内の腸筋の神経節は，すべて同様である．それらは収縮性インパルスを送り出すのみで，それらが埋め込まれた壁内の特定臓器の蠕動性率を変化させるこ

とはできない[8]．胃のように，特定の働きを行うためには，異なる瞬間にそれぞれが活性化されなければならないので，同じ分節内で，平滑筋群はさまざまな方向に配列されている[9]．

　胃壁の平滑筋の筋層は，縦，横および斜位方向に配置している．縦走筋（**図 3.7A**）と対応するコラーゲン-筋膜骨格は，胃が食物で満たされにつれて徐々に伸張される[10]．この伸張は，前述した筋膜に連結されている壁内の自律神経節の活性化を引き起こす．

　これらの神経節からのインパルスは，縦走筋群の収縮を起こし，胃底部と幽門洞が互いに近づくよう働く．したがって，小弯と大弯は互いに離れて広がる（**図 3.7B**）．この分離が横走コラーゲン線維の伸張を起こし，これらの線維に連結している壁内神経節の活性化を起こす．

　胃体の狭小化（**図 3.7C**）は，胃底部と幽門洞のあいだの距離を決定し，縦走線維が伸長し，撹拌過程の反復が生じる．

　もし，約2時間後にこの過程を中断する壁外神経節がなければ，この胃での撹拌運動は反復して続くであろ

7：食物の通過は，消化管の平滑筋の膨張を引き起こす．そしてこれは，機械的に腸の神経単位を刺激する．次に，これらの神経単位は平滑筋収縮を生じ，そして蠕動波を起こす（Kenneth V.K., 2005）.

8：多数の終神経節は，すべての内臓でみられる．これらの神経節は，各臓器の範囲内で広がる神経叢の一部を示す．これらは，裏層（壁外神経節）か，または臓器の内部（壁内神経節）に位置している．壁内神経叢内の交感神経と副交感神経も同様の形態をとる（Kahle W., 1987）.
9：胃の筋層は3層からなる．外層は縦方向の筋細胞，環状の中層は環状の筋細胞，内層は斜位筋細胞から構成される．食物の摂取は神経反射を経て，胃筋系の適応を引き起こす（Bennighoff A., Goerttler K., 1980）.
10：400 g の放射線不透過性物質の摂取後，胃は膨張し，胃体の軸はほぼ垂直に動く．その下部末端は幽門洞または窪地（クルドサック）を形成するために膨らむ（Bennighoff A., Goerttler K.,1975）.

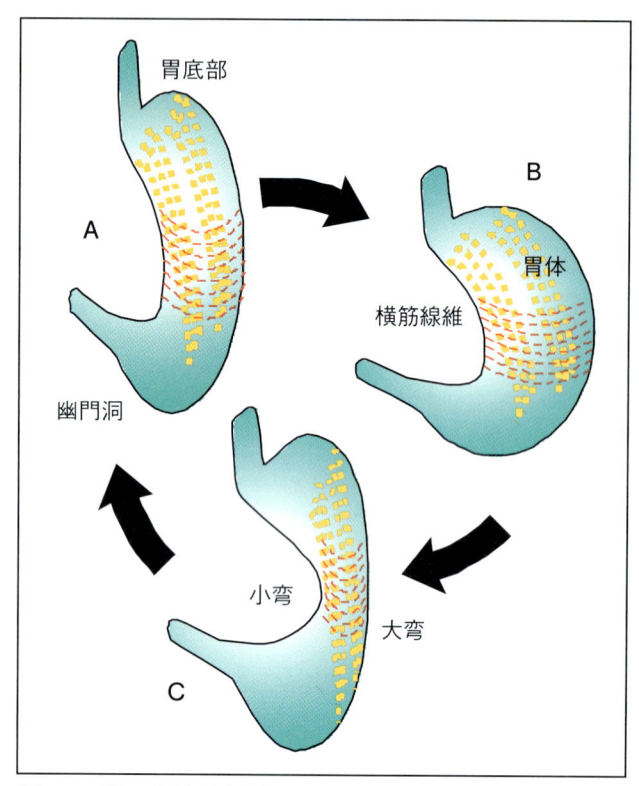

図 3.7. 胃の分節的刺激.

う. *o-f* 単位のなかでは，さまざまな臓器に相互接続する筋膜は，これらの異なる機能を管理するために形成されている.

壁外システムと臓器-筋膜（*o-f*）単位の蠕動運動

　異なる *o-f* 単位の外側被覆筋膜のみが，壁外の腸神経節が異なるリズムの影響下におかれることを確かなものにすることができる[11]. これは，これらの筋膜の異なる構造による. たとえば，小腸は同一の壁を有しており，その蠕動運動は非常に速い[12]. 対照的に，大腸の壁は，蠕動運動をゆっくりさせる半月状ヒダまたは陥入部によって分割されている.

　腰部分節の内臓 *o-f* 単位の蠕動運動について，これから再考していく. この分節の蠕動運動は，食道の遠位部（噴門），胃体，十二指腸（幽門）と胆囊のあいだの運動協調性を必要とする. 小網の筋膜は，食道，胃，十二指腸，総胆管と連結し，腰部分節の蠕動運動を管理する（**図 3.8**）.

　小網は，食道の末端部（噴門）や十二指腸の開始部（幽門）のようにその協調性が非常に重要な場所では厚い線維状になる. これらの肥厚部は，肝胃間膜や肝十二指腸間膜として知られている.

　上胃神経叢[13] は，小網の組織内で構成され，腰部 *o-f* 単位のさまざまな臓器に分枝を伸ばしている. この叢は自律神経節を含んでおり，ある部分は，胃壁の運動のあいだに伸張される.

　これらの神経節[14] は，胃の筋群のそれぞれの収縮時に電荷を集積することができるので，エネルギーの集積器として働くと仮定されている.

　壁外神経節は，ときどきインパルスを発生し，いわゆる胃排出のペースメーカーを形成する[15]. 蠕動運動時に経験する胃壁の内部筋群の抵抗度合いに由来して[16]，これらのインパルスはその活動電位に達し[17]，それから最大または最小の強度で発火する.

　胃神経叢を経て，壁外神経節は全体の胃壁に接続し，それは 3 枚の筋層を含む.

　これらの神経節による放電は，すべての胃筋系の全体的な収縮を生じる. そして，それは食物の幽門に向かう推進力を決定する[18]（**図 3.9**）.

11：多数の終神経節がすべての内臓でみられる. これらの神経節は，各臓器の範囲内で広がる神経叢の一部である. それらは，臓器の裏層内（壁外神経節）と臓器の内部（壁内神経節）に位置している（Kahle W., 1987）.

12：一連の振動と分節運動が，腸の内容物を一緒に混ぜ，それらを前方に推進する. 続発性蠕動波は，放射状の対称的な収縮によって引き起こされ，内容物の前方移動を確かなものにする. 蠕動波は，回転運動で，腸の広範囲にわたる部分に急速に広がる. 大腸運動性は緩徐である（Leonhardt H., 1987）.

13：上胃神経叢は，胃の小弯に沿って広がる左胃動脈に付着し，伴って走行している. この神経叢は，腹腔神経節に合流する前に迷走神経から神経線維を受ける. これは主として胃壁に分枝を送っているが，噴門部にも分枝を送る（Chiarugi G., 1975）.

14：漿膜は臓側腹膜の一部で，胃に 2 枚の層を提供する. 1 つは細胞組織層で，血管や神経に富んでおり，漿膜を下部の筋層に統合する. この腹膜下層は，胃壁の前方と後上方でとても薄く，周縁帯周辺でかなり発達する. この配置のため，漿膜は臓器壁に強固に付着するが，一方で小弯と大弯の部分ではこの付着がそれほど強固ではない（Testut L., 1987）.

15：胃のペースメーカー領域は，胃体の近位 1/3 に位置しており，脱分極の波はこの領域から尾側方向に広がる（Baldissera F., 1996）.

16：その消化能力によって，食物要素は胃内に 2〜4 時間は残っている. 液体は，より短い期間しか残らない（Bennighoff A., Goerttler K., 1975）.

17：機械的情報伝達（メカノトランスダクション）は，機械的信号を生化学信号に変換する細胞の能力から構成される. 細胞形質転換は，組織内に現われる蓄積効果を発生する. この理論はウルフの法則（Wolfe's law）として知られている（Lindsay M., 2008）.

18：幽門洞の内部で活動電位の数が進行的に増加するので，その数は増加しながら頻繁となり，収縮の有効性は増える. それゆえ，幽門洞筋の蠕動運動は消化過程の最終段階に向かってより効率的となる（Baldissera F., 1996）.

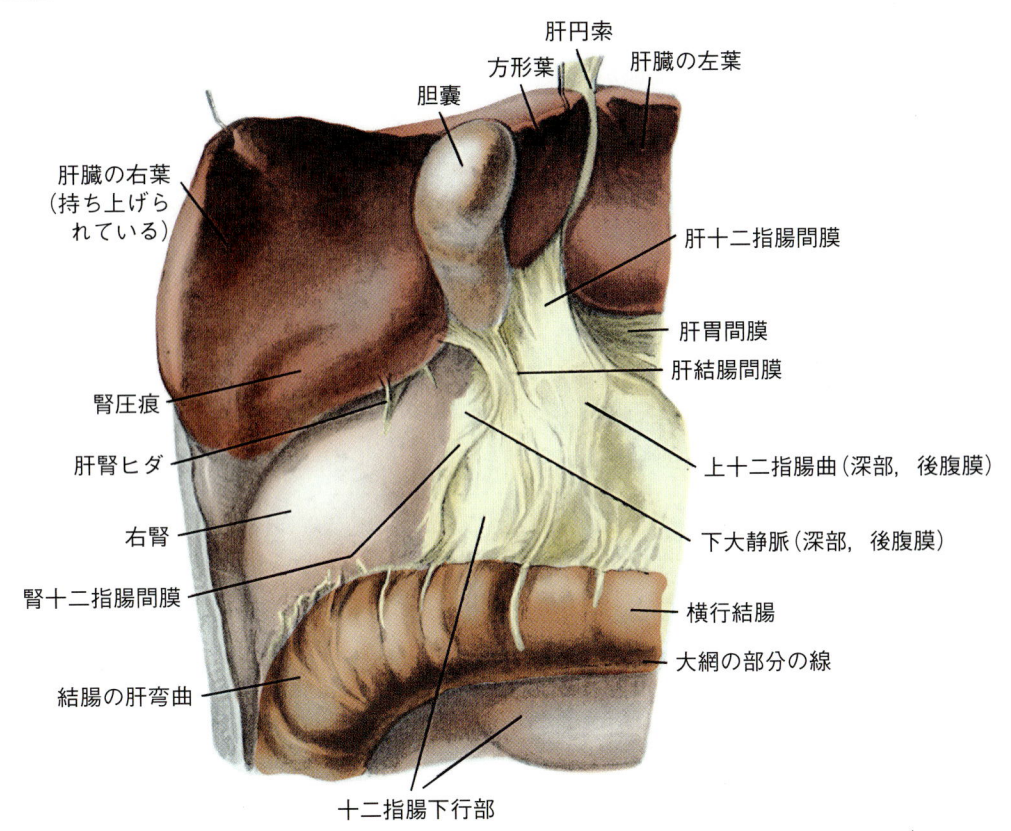

図 3.8. 肝胃間膜と肝十二指腸間膜と小網の一部（from V. Esposito et al., op. cit.）.

　同時に，胆汁は，総胆管と膵管から形成された構造の大十二指腸乳頭を通して放出される必要がある．肝十二指腸間膜は総胆管を囲み，幽門と十二指腸の蠕動運動のあいだに，この管が刺激されることを保証する．

　いくつかの生理学の教科書では，ホルモン機序の手段によって，括約筋の開放と胆嚢内の排出が刺激されると主張してきた．しかしながら，胆嚢の放出とまったく同時期に，十二指腸に食物が通過することを同期させるには，ホルモン情報の拡散はあまりに緩徐である．全体の内臓 o-f 単位の壁外構成要素からの自律神経の放電が総胆管周囲の平滑筋群の活性化を決定するということが確かなようである．

　上記の情報から，壁内の自律神経節は，血管，管または内臓の内腔の伸張に影響されることは明瞭であり，一方で壁外神経節は o-f 単位ごとに特定の間隔で活性化すると考えられる．

　たとえば，胆嚢は，外部から圧迫を加えても胆汁を放出せず，胃と十二指腸が活性化されたときのみに放出する．

　CNS は，これらの自律的な反応は迷走神経を介して

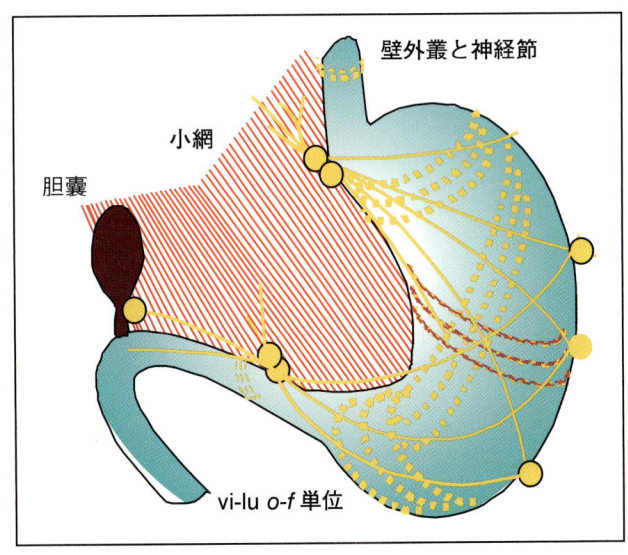

図 3.9. 腰部分節の内臓 o-f 単位を形成する臓器，筋膜および神経.

のみでは統制できない．張力の末梢的な制御が必要不可欠である [19].

19：幽門は，胃排出の自律調節装置としてだけでなく，実際に洞と一緒に機能単位を構成する．胃排出は，洞と十二指腸のあいだの圧の違いによって決定される（Bennighoff A., Goerttler K.,1986）.

筋膜は，o-f単位のさまざまな要素に相互接続する．安静時の基底張力は，これらの要素の機能を筋膜が協調できるためにとても重要な必要条件である．内腔の大きさの変動は，筋膜の伸張を生じて，結果として壁内と壁外の神経節を刺激する．しかしながら，筋膜が適切な緊張状態にある場合だけ，この刺激は正確なものとなる．

筋骨格系の筋の筋膜は，筋紡錘に対する張力の影響によって，各筋膜単位の単関節筋と二関節筋線維の活動を同期させると考えられている．しかしながら，筋膜は，基底張力の状態にあるときにのみ，筋紡錘の伸張を調整することができる．同様に，体内（内臓）の筋膜は，自律神経節の活性化の調節を経て，与えられたo-f単位の主要臓器とその単位の副次的臓器群の活動を同期させることができる．

これは，内部筋膜が基底静止張力をもっている場合のみ，可能になる．

これまでに，腰部分節の内臓o-f単位を活性化させるさまざまな壁外神経節を伴った胃の神経節叢について述べてきた．しかしながら，すべてのo-f単位は，関連する神経節とともに自身の関連する神経叢を有する．

Fazzariの解剖学の教科書は，これらの神経節に関して以下のように説明している．

—脳領域では，腸内システムは，毛様体，耳，翼突口蓋神経節と神経叢によって形成されている

—頸部では，腸内システムは，咽頭と喉頭の近くで神経節と神経叢によって形成されている

—胸郭部では[20]，腸内システムは，血管の外膜と気管支内と心臓内の外膜の神経節と神経叢によって形成されている

—腰部では，消化管壁の神経叢と神経節は腸内システムの一部である

—骨盤部の直腸壁，膀胱および子宮に関連する神経叢と神経節は，腸内システムの一部である．

とくにこれらの外部神経叢は，各o-f単位の筋膜に連結する．

—頸部では，頸神経叢はva-cl単位に連結し，咽喉頭神経叢はvi-cl単位に関係し，甲状腺神経叢はgl-cl単位に関係する

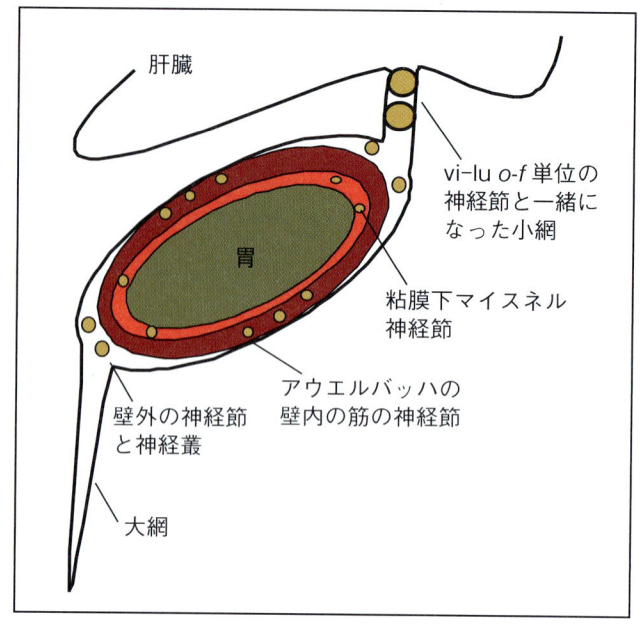

図3.10. 各o-f単位の内部神経叢と神経節の配置の略図．

図中ラベル：
肝臓
vi-lu o-f単位の神経節と一緒になった小網
胃
粘膜下マイスネル神経節
アウエルバッハの壁内の筋の神経節
壁外の神経節と神経叢
大網

—胸郭部では，心臓神経叢はva-th単位に，肺神経叢はvi-th単位に，心囊神経叢はgl-th単位に連結する

—腰部では，腎-大動脈神経叢はva-lu単位に，胃神経叢はvi-lu単位に，そして肝-副腎神経叢はgl-lu単位（訳注：原著ではgl-pvとなっているが，gl-luの誤り）に連結する

—骨盤では，膀胱神経叢はva-pv単位に，腸神経叢はvi-pv単位に，生殖神経叢はgl-pv単位に連結する．

各o-f単位内でのさまざまな臓器の運動性は，次第に全体的方法にて，内部から外部へと組織化される．

たとえば，腰部域の内臓o-f単位では（**図3.10**），

—粘膜筋板内のマイスネル神経節は，臓器の内腔に分泌する腺の分泌活動を制御する[21]

—筋層内（縦走筋群と環状筋群の間）の壁内神経叢（別名：アウエルバッハの筋層間神経叢）は，局所的な運動活性を制御する

—胃の大弯と小弯に沿って，全体のvi-luのo-f単位（噴門，胃，幽門，十二指腸，総胆管）を形成する臓器を調整するために責任がある壁外神経節が存在する．

したがって，内部筋膜の配置を研究することによって，ANSと運動組織（蠕動）の相互作用が，より完全に理解されることができるようになる．

20：末梢交感神経は神経節から分枝し，前方へ移動し，迷走神経と吻合し，他とのあいだに肺と食道神経叢を形成する同一名称の分枝にて，肺と食道に達する（胸郭腸内システム）（Fazzari I., 1972）．

21：粘膜下マイスネル神経叢は分泌活動を制御し，一方で分節運動活性をアウエルバッハの筋層間神経叢が制御する（Bennighoff A., Goerttler K., 1975）．

第 4 章
引張構造

内臓，血管および腺の壁の張力の変動は，内部臓器の蠕動運動に影響を及ぼすことができる．

自律神経節は，内部臓器の平滑筋群が収縮を起こすためのインパルスを発生させる．これらの神経節は，内部筋膜の伸張や緊張によって通常は活性化される．実際，内部筋膜は，張力変化を知覚することができるように特別な構造的特徴をもっている．神経節にて発生した「全か無か」のインパルスは，埋め込まれた筋膜が非生理学的な状態で緊張した際には変化してしまう．

体幹壁は引張構造と類似している．そのため，体幹運動は通常，内部臓器の蠕動運動を阻害しない．

圧迫せず含むこと

すべての哺乳類の体幹筋群は，2つの異なった活動を行うようになっている．1）体幹を3つの空間平面のすべてに動かすこと，2）収縮のあいだに内部臓器を圧迫せず，それらを囲むまたは含むこと．もし筋膜に弾性があるのならば，これらの2つの機能はまったく問題ないはずである．しかしながら，もし筋膜が高密度化を起こしていたならば，動きは疼痛を起こすかもしれず，また内部臓器は正しく機能することができなくなるかもしれない．

筋骨格系障害の筋膜マニピュレーションでは，筋筋膜痛の原因となっている高密度化を起こした筋膜の治療点を見つけ出すために運動検査が用いられる．内部機能障害への筋膜マニピュレーション（Fascial Manipulation for Internal Dysfunctions：FMID）では，腹部腔の引張弾性が変化した張力を調べだすために内部機能障害の徴候が用いられる．

本章では，前方の体壁は筋群で形成されているという事実にもかかわらず，頸部，腰部，および骨盤腔が，内部臓器の独立した運動を確かなものにする仕組みについて検証していく．

体幹が引張構造形成をもたなければ，腹直筋の収縮は

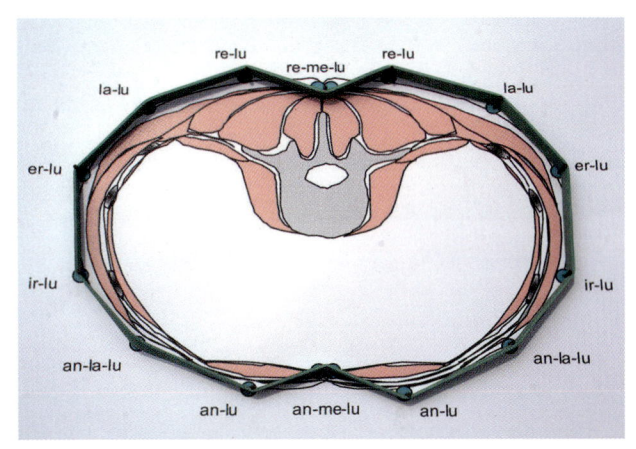

図 4.1. 腹部腔の筋群は腹部臓器に対しててこの作用を与えることができない．

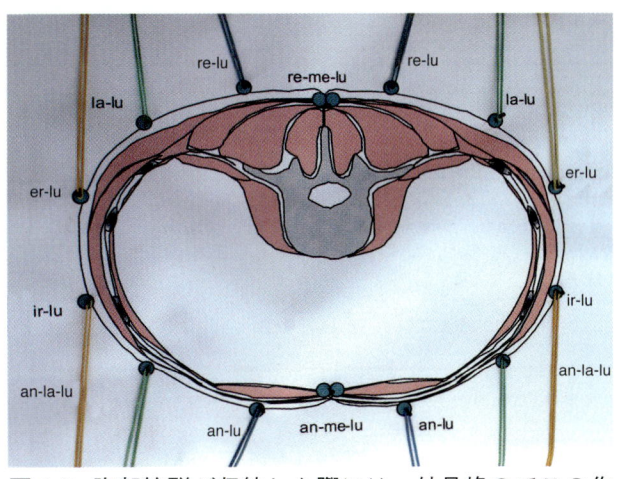

図 4.2. 腹部筋群が収縮した際には，外骨格のてこの作用を与えることができない．

下にある内臓の圧迫を起こし，蠕動運動に干渉するであろう（**図 4.1**）．

加えて，体幹が引張構造形成をもたなければ，体幹腔の開放性を維持するために多数の弾性網が必要とされるであろう（**図 4.2**）．

本章では，哺乳類の引張構造が4つの体幹腔の適正な開口部をいかに維持して，内包された臓器に干渉せず，

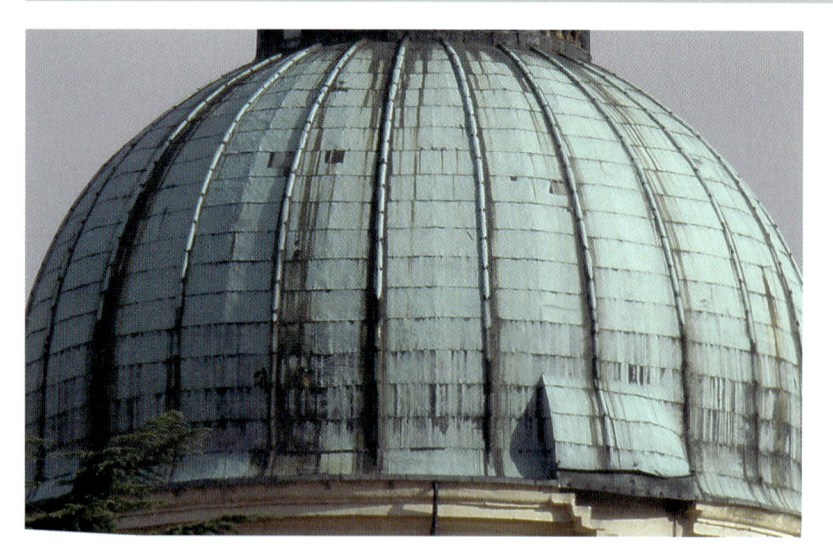

図 4.3. ドーム構造

ドームは，その中心垂直軸の周りにアーチを回旋することによって幾何学的に形成される.

それは，いかなる変化をも許さない静的構造である.

胸壁は肋骨と合わせてドーム様の構造に似ているが，これらは静的構造ではなく持続的に拡張し収縮している.

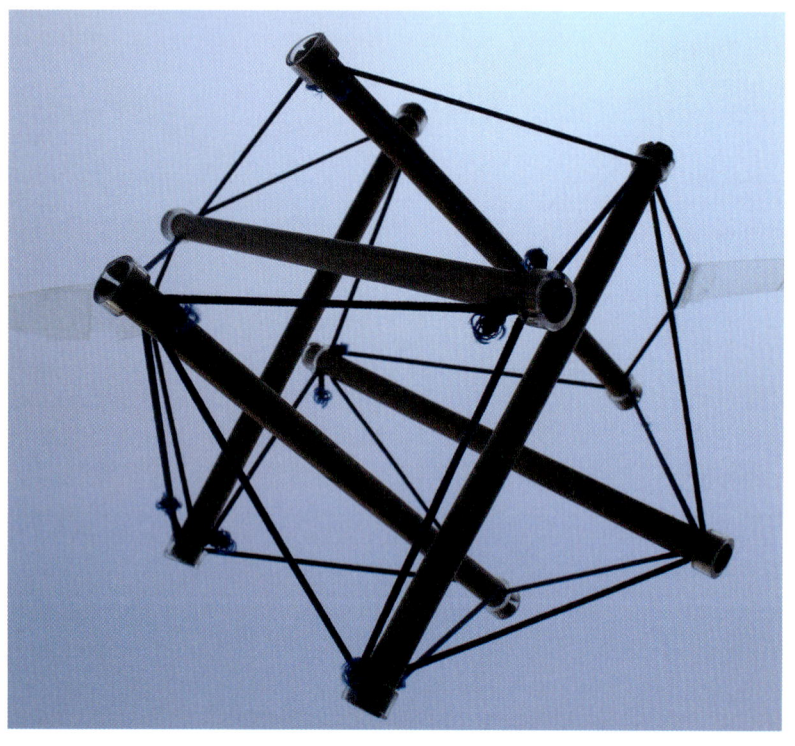

図 4.4. テンセグリティー構造

テンセグリティーは，張力と圧縮のあいだの，共同作業とバランスをもとにした構造の完全性を意味する.

固形物は互いには接触していないが，張力的要素によって統合されている．身体において，骨格部分は互いに接触している．張力的要素によって一緒に連結された圧縮要素により，テンセグリティー構造は形成され，一方で引張構造は張力を支持するのみの要素を含んでいる.

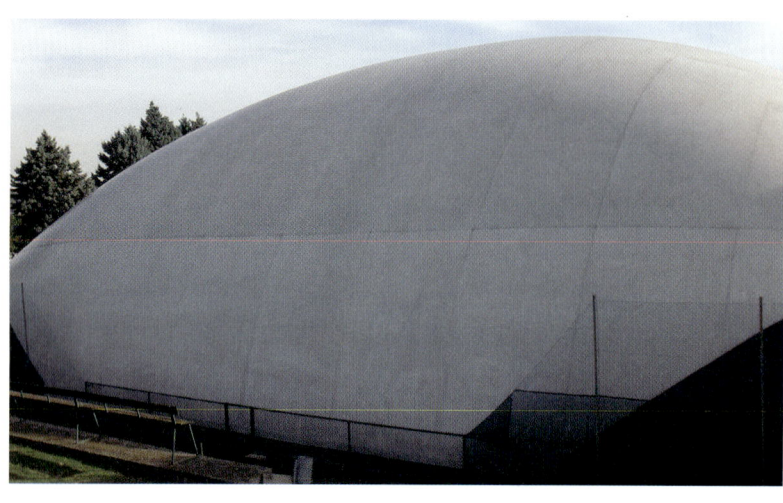

図 4.5. マノスタット構造

マノスタット（空気支持）構造は，膜（外被）が地面に固定され，高内圧により膨らんだ状態が維持される．この膜は通常ポリエステルで作られるが，これは軽くてかつ抵抗力があるという最適な特徴をもっている.

身体では，体幹の内圧は外気圧と同等であるので，マノスタット構造とは比較できない.

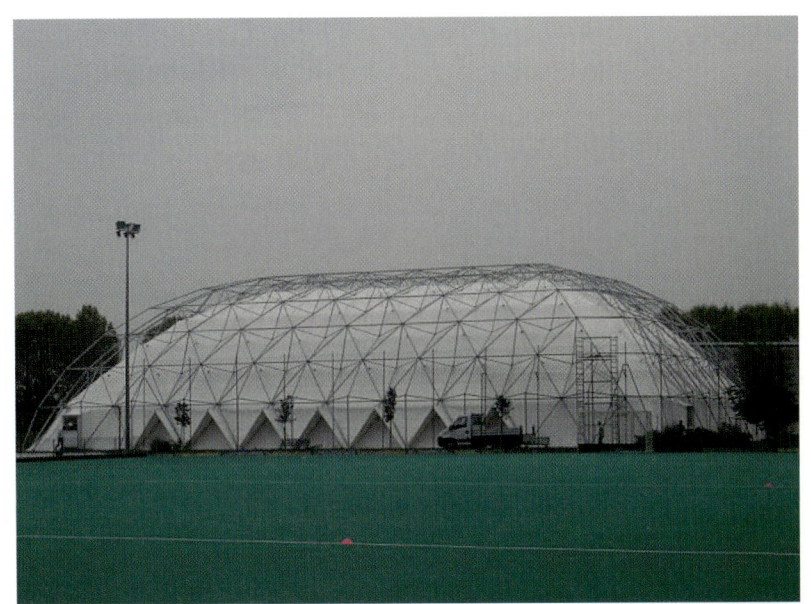

図 4.6. 測地構造

　測地構造は，ゾーンローディングによってデザインされ，内部カバーを連結するための外部管状支柱によって構成されている．この構造の内圧と外圧は同等であるが，可動部は膨張や収縮はできない．昆虫の外骨格部は，このタイプの構造と類似している．

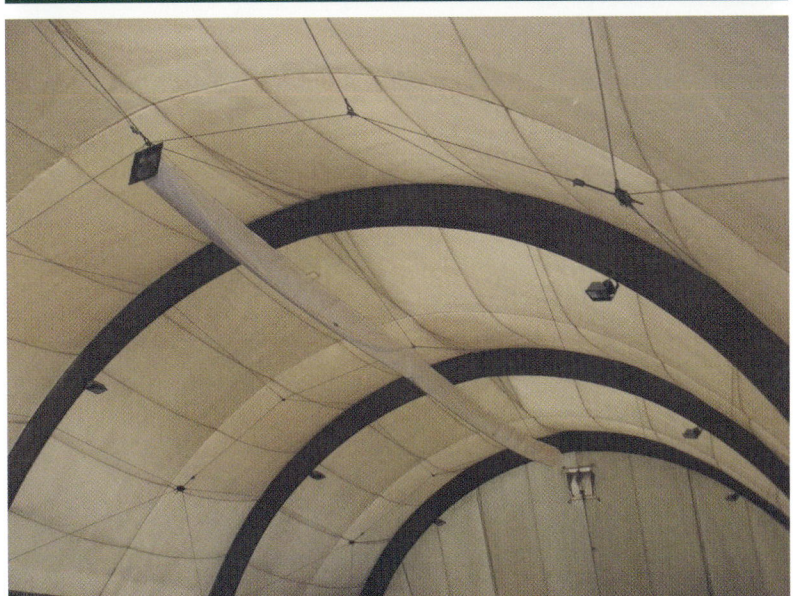

図 4.7. ストレス静的構造

　ストレス静的構造は，外部ポリエステル膜（外骨格）を引張する内部アーチをもっているので，測地構造と異なっている．この種の建築学的構造は，人体の内骨格（肋骨）と筋系（膜）に似ている．胸郭部はこの構造に相当する．

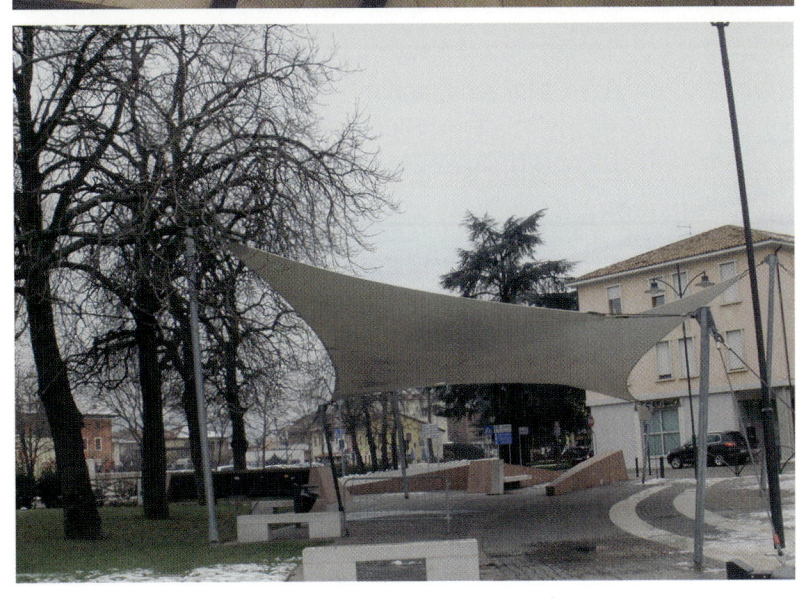

図 4.8. 平坦な引張構造

　引張構造は，張力要素によって定位置に保たれる 1 つ以上の膜によって構成される．引張構造はきわめて軽く，抵抗力があり，変形可能である．頸部，腰部および骨盤分節の構造は，この種の建築学的構造に似ている．胸郭分節は，部分的にストレス静的構造（胸郭）と部分的に引張構造（胸膜と横隔膜ドーム）である．

筋収縮を確かなものにしているかについて解説する.

引張構造

　土木工学では,さまざまな構造（図 4.3〜8. 訳注：原著では 4.3〜6 となっているが 4.3〜8 が正しい）が物体を覆う際に用いられるが,体幹の解剖学的特徴に一致するのは,引張構造のみである.

　引張構造は,外側の固定構造物から懸垂された引張ケーブルによって支持された骨格をもつ軽量の線維性膜である（図 4.8）.

　人体では,各 *o-f* 単位にて 2 つの内的に連結した引張構造が作用する.

—外的なもので,4 つの腔（cl, th, lu, pv）を覆い,含んだ体幹壁によって形成される

—内的なもので,さまざまな臓器の筋膜固定（たとえば,壁側腹膜）と各単一臓器を覆う筋膜（たとえば,臓側腹膜）によって形成される.

　各 *o-f* 単位は,外部と相互作用する引張構造によって形成され,被覆引張構造に徒手的に到達可能である[1]. FMID は,内部引張構造に直接働きかけるのではなく[2],筋の筋膜または外部引張構造に働きかけることによって,生理的な内部蠕動運動を回復させることができる.

　外部または被覆引張構造：消化管,血管および腺は,各臓器がそれらを圧迫しない環境に包まれているときにのみ拡張することができる.したがって,4 つの体幹腔が中立的な内腔圧をもち,外部の大気圧と同様であることは重要である.

　体幹壁は多層膜のようなものである.頸部,胸郭,腰部,骨盤には 3 層の筋膜が存在する.各筋膜の層の内部には,筋線維が異なった方向に位置している.まとめると,これらの層はとても抵抗性があり,一方で弾力性がある壁を線維様の膜とともに作り出し,船の帆の構造に類似している.

　体幹の 3 つの筋層が引張構造の膜を形成し,固定点と結節点（node points）などを含んでいる.どんな引張構造でも一定の弾力性を有していて,圧の動態での変化に対して適応することができるが,それは天候に応じて変化する船の帆の適応のようなものである.

　人体では,臓器を適切な位置に維持するさまざまな靱帯が体幹壁の内部表面に停止している（外部引張構造）.

　内部引張構造（挿入と封じ込め）：内部臓器を固定する靱帯は,直接的にこれらの同じ臓器を支持するわけではないが,この作用は臓器の内容物の変化を知覚することを防いでいる.これらの「腸間膜」は,内部臓器のすべてを囲む包装を形成する.それらは,囲む構造によって臓側腹膜,血管外膜または腺鞘とよばれる.さまざまな線維帯と協力して,これらの筋膜構造のすべてが,内臓,血管および腺の管腔内の開通性を維持するために貢献する引張構造を形成する.この生理学的緊張は,これらの内臓の筋膜が臓器の内容物の変化を知覚し[3],その結果,包埋した腸神経節を刺激することができるための必要不可欠な基底張力を意味する.

土木工学の引張構造

　工学の教科書では,2 つの主要な引張構造が述べられている.平坦と鞍形状（二重曲線）の引張構造である.

　平坦な引張構造は,外側の固定構造物から懸垂された引張ケーブルによって作られた支持枠に取り付けられた軽量構造の線維性膜である.

　膜は,1 枚の織物によって構成することができ（図4.8）,その場合には,ケーブルや懸垂された支持物に付着した張力をかける前の織物ではなく,織物の縦糸と横糸が張力的支持を提供している.織物は,その境界線に沿って配置された回転中心（ピボット）に付着している（図 4.9）.回転中心は,固定基部に挿入する回転留針からなる機械装置である.

　たとえば,ドアの蝶番は,単純な回転中心と考えることができる.これはドアを,固定された備え付け部に対して動かすことを可能にする.人体では,回転中心は肩と骨盤に位置している.もしこれらの回転中心が緊張の変化に適応できなければ,力線は膜の全体を通して拡張する傾向となり,機能障害を引き起こすかもしれない.

1：支持物と支柱の方法.消化管内の液体と気体の存在により,腹壁筋の筋緊張とともに陽圧の腹圧が存在し,膵臓と肝臓を一定の位置に保つことに貢献する（Chiarugi G., 1975）.

2：表面張力は,ある範囲を定める内腔の内臓への有機的な壁によって抵抗運動をすると定義される.血管での特別な場合では,血管内の血液による圧迫運動が行われることに一致する（Enciclopedia Medica It., 1988）.

3：内臓漿膜層は,それが覆う臓器の実質組織に付着している.臓側腹膜は,臓器から取り除くことができない.なぜならばその臓器と完全に連結しているからである（Hedley G., 2010）.

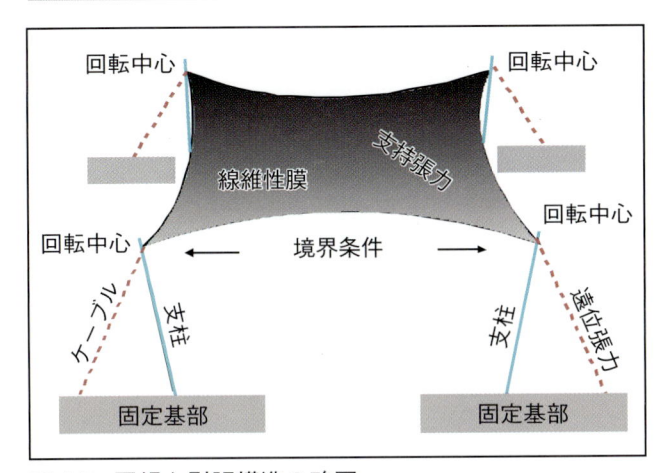

図 4.9. 平坦な引張構造の略図.

引張構造には 2 種類の張力が存在する.

―線維性膜を支持する張力

―遠位の張筋〔テンションロッド（張力棒）〕で線維性膜の緊張を保持するもの.

膜は，周辺の安定システムを形成するアンカー梁（支持支柱）上に横たわる.

2 つの重要な引張構造の原則は，すべての力は均衡がとれていなければならないことと，張力は均一な方法で分配されるべきことである.

身体の引張構造の膜は，その下部の臓器[4]の蠕動運動への干渉を起こさないよう，一定の緊張をもつ必要もある.

咳や排便時の急激な内圧の増加のような緊張の瞬時的な変化は，蠕動運動を変化させない．これらの変化は，風が織物膜の引張構造をもとの位置からは移動させないで振動を起こす様子と比較することができる.

体幹壁と平坦な引張構造を区別する 1 つの重要な要素は，腹部の引張構造が曲線（鞍形状）の形をもつということである．土木工学において，鞍形状の引張構造（2 重曲線または屈折構造）が存在し，これらは人体における構造により正確に対応している．この種の引張構造は，反対方向に 2 つの曲線をもっており，与えられたど点でも，関連する曲率半径の値は均一である．鞍形状構造は，支持すべき要素に人工的に張力をかける見せかけのケーブルを必要とする．これらのケーブルは，気候

4：アルキメデスの原理によると，液体に浸った身体は，人体によって押しのけられた液体の重量と同等の上向きの力を受ける対象となる．腸は，腸より上に浮いている胃に対する反力を与える．この反力は，摂取された食物の量と均一であり，その力は，腹壁が一定の密封閉鎖された環境を作り出した場合のみ産出される（Baldissera F., 1996）.

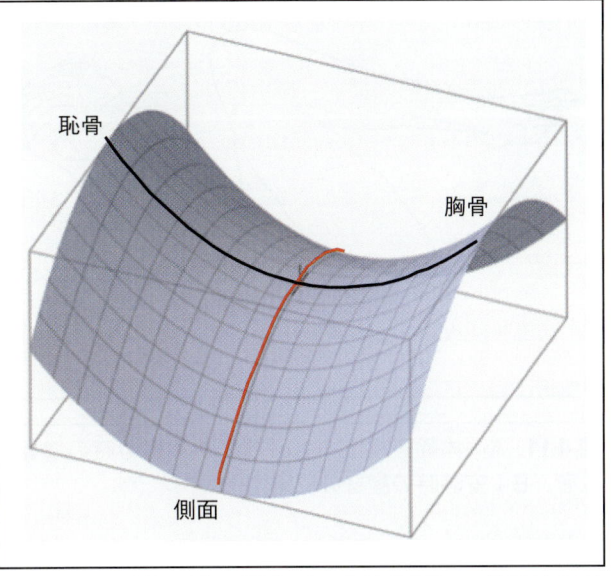

図 4.10. 鞍形状の引張構造（双曲放物面）は体幹境界線に一致する.

がさまざまに変化する状態でも，構造安定性を保証する.

身体の引張構造では，これらの見せかけのケーブルが筋膜系によって形成される．筋の構成要素が基底張力を提供するあいだ，筋膜の構成要素は緊張下にある．人が完全にリラックスしても，基底張力は一定の値を維持する.

体幹の後方壁と肋骨弓は，いわゆる「境界条件」と同等物を形成する.

随意的筋収縮のあいだには，腹部内容物の圧迫は起こらない．なぜならば，身体の鞍形状引張構造の境界条件（恥骨，胸骨，側面）は，体幹腔内の空間が一定のままだからである（**図 4.10**）.

胸骨から恥骨まで延長している前方支持システム（前方空間緊張）は，安静時も筋収縮時もともに干渉し合う．背臥位から体幹を起こしたときにはいつでも，恥骨への腹直筋の停止部と胸骨は，その緊張が腹部内容物へ緊張が伝達しないことを確かなものとし，圧迫が起こらないようにしている（**図 4.11**）.

体幹筋群が，2 つの異なった作用を同時に実施することは不可能である．言い換えると，体幹の筋群は，同時に内臓の圧迫を防ぎながら，体幹を起こすために収縮することはできない．それは引張構造の境界条件（恥骨，胸骨，側面）の配列よってのみ，腹部内容物の圧迫を起こさずに収縮が可能となる.

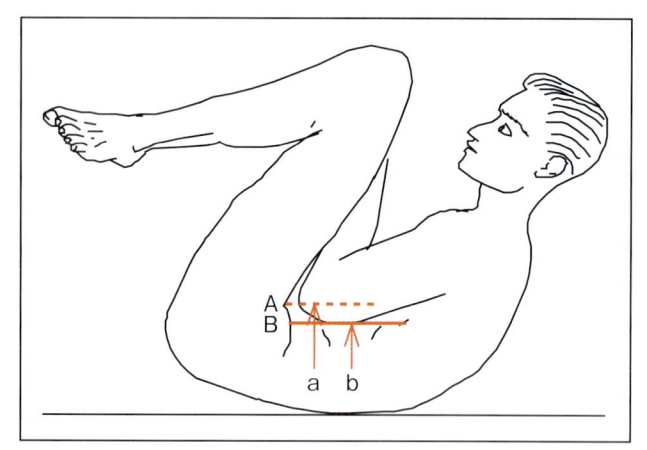

図 4.11. A：体幹を挙上する必要がある努力時の腹壁の
位置，B：安静時の腹壁の位置．

引張構造と体腔

　体幹筋群は体幹分節を３つの空間平面に動かす（３方
向）．

　引張構造は，内部腔を形成するために同一の筋群を活
用し，これらの筋群がさまざまな方法で支持システム
（骨格）と相互作用する．筋骨格系では，前方筋群（an-
cl と an-lu の筋膜単位）は後方筋群（re-cl と re-lu の
筋膜単位）の拮抗筋である．一方が筋収縮を起こしてい
る際には，もう一方は弛緩しなければならない．しかし
ながらすべての体分節が動いている際には，動筋の活性
化は拮抗筋の部分的な活性化を必要とする．この種の共
同作業は，体幹の張筋群間によって強調される．

　実際には，頸部，胸郭，腰部および骨盤腔を形成する
ために，動筋と拮抗筋の共同収縮が，前方-後方，外側-
側方，そして斜め方向に対応する引張構造で強調され
る．

前方-後方（antero-posterior：AP）張筋群

　前方張筋群の長さはさまざまなので，後方体幹壁は装
具のように働く．前方張筋群は包括システムを，後方張
筋群は支持システムを構成する（**図 4.12**）．

　後方と前方の張筋群は，強固な支点となる椎骨をてこ
とする．脊柱起立筋の筋力は腹直筋より大きいので，こ
の支持台は後方へ位置する．このレバーアームの違い
が，脊柱を前方と後方の張筋群間の平衡を維持するバラ
ンス・マストに変えている．

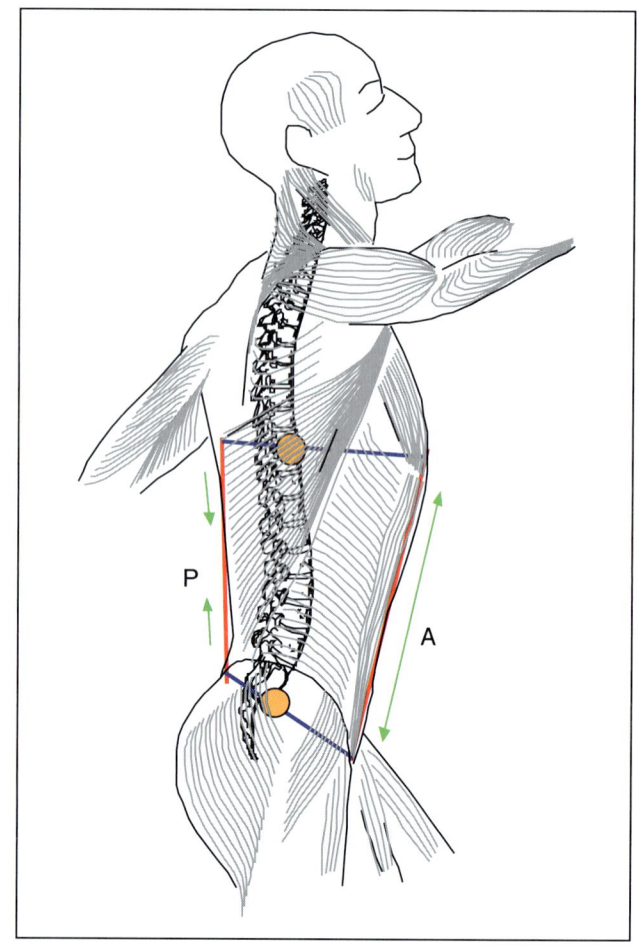

図 4.12. 腰部と骨盤分節の前方-後方（AP）張筋群．

　前方張筋群は，複数の筋膜配列によって形成される．
それらは，前方運動（AN）と内方運動（ME）配列と
ともに，前方-内方（AN-ME）筋膜対角線を含める．
後方張筋群は，後方運動（RE）と内方運動（ME）配列
と一緒に，後方-内方（RE-ME）筋膜対角線を含める．

　後方体幹筋群は，筋骨格系において非常に重要な役割
をもつ．それにもかかわらず，引張構造について分析す
る際には，前方筋群が最初に考慮される．

　加えて，どんな所定の引張構造でも，１つの協調中心
（centre of coordination：CC）がそれらの分節の運動を
協調するのではなく，特定の張筋によって協調される多
くの点がある．

外方-側方（latero-lateral：LL）張筋群

　当然，体幹の横隔膜に作用している力間のバランス
は，前方-後方（AP）方向のみでは十分ではない．バラ
ンスは，外方-側方（LL）方向によって確かなものとな
る．

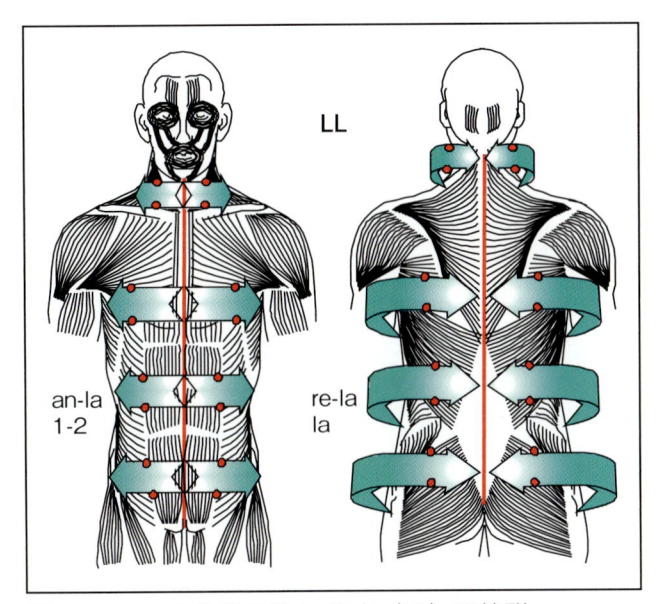

図 4.13. 4 つの分節の外方–側方（LL）張筋群.

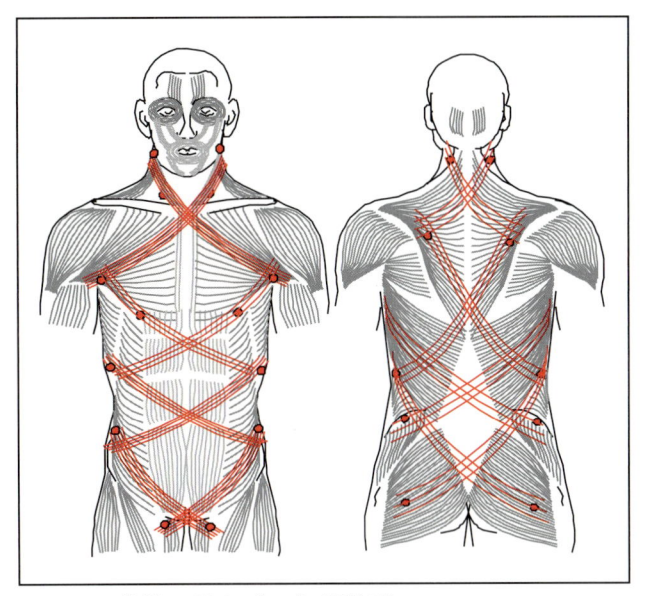

図 4.14. 体幹の斜方（OB）張筋群.

体幹の 4 つの分節は，外方–側方張筋群によって表される外側張筋の力によって整えられる（**図 4.13**）.

各分節において，外方運動（LA）配列に対応する後方張筋と前方–外方（AN–LA）筋膜対角線に対応する前方張筋が存在することに気づくことは重要である．一側の側方張筋は，身体の反対側の 2 つの正反対の張筋によってつり合わさっている.

脊柱の代わりに，白線のコラーゲン線維と棘上靱帯が，これらの 2 つの張力的共同筋群間の柔軟な支柱を提供する.

前額面での体幹の運動時に，同側の外方運動（LA）配列と前方–外方（AN–LA）筋膜対角線は活性化され，同時に反対側に起こる筋は緊張する.

LL 引張構造は，体幹の 4 つの外側張筋による対側の側方維持力による活性化を管理し，運動の制御と体幹腔の開通性の両方を確かなものとする.

斜方（oblique：OB）張筋群

頸部，胸郭，腰部および骨盤分節の回旋時に，一側の外旋運動（ER）配列と対側の内旋運動（IR）配列が一緒に働き，連結力を発生させる．同時に，他の 2 つの回旋配列は完全には弛緩せず，体腔の開通性を保証するために一定の筋緊張を維持する.

この複雑な共同運動の機能障害が存在すると，高密度化が起こった点を見つけ出すことがとても困難になる（**図 4.14**）.

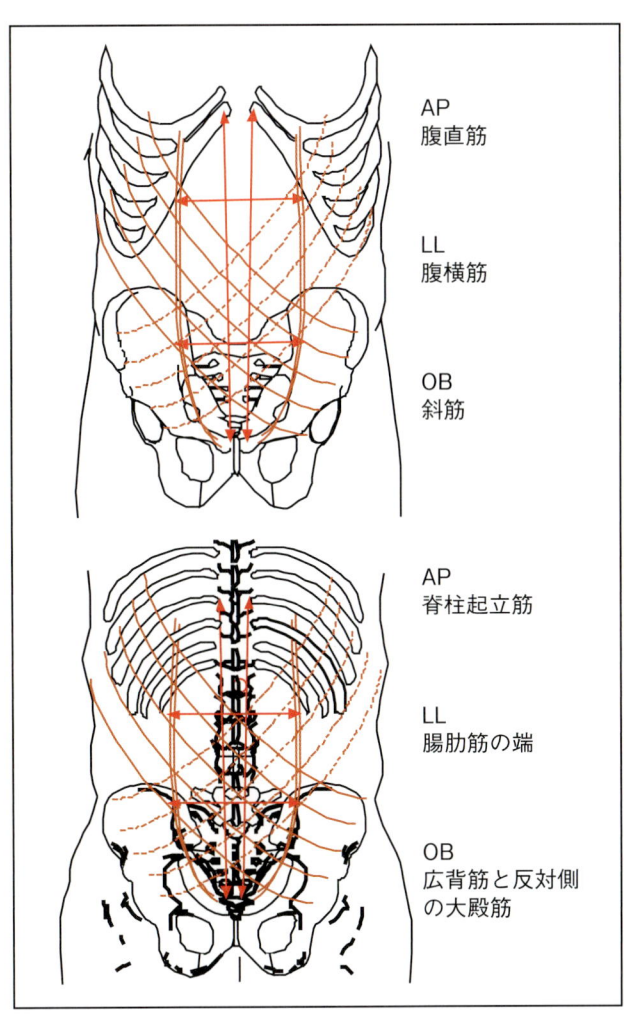

AP
腹直筋

LL
腹横筋

OB
斜筋

AP
脊柱起立筋

LL
腸肋筋の端

OB
広背筋と反対側
の大殿筋

図 4.15. 腹壁の引張構造でその前方張筋と後方固定点.

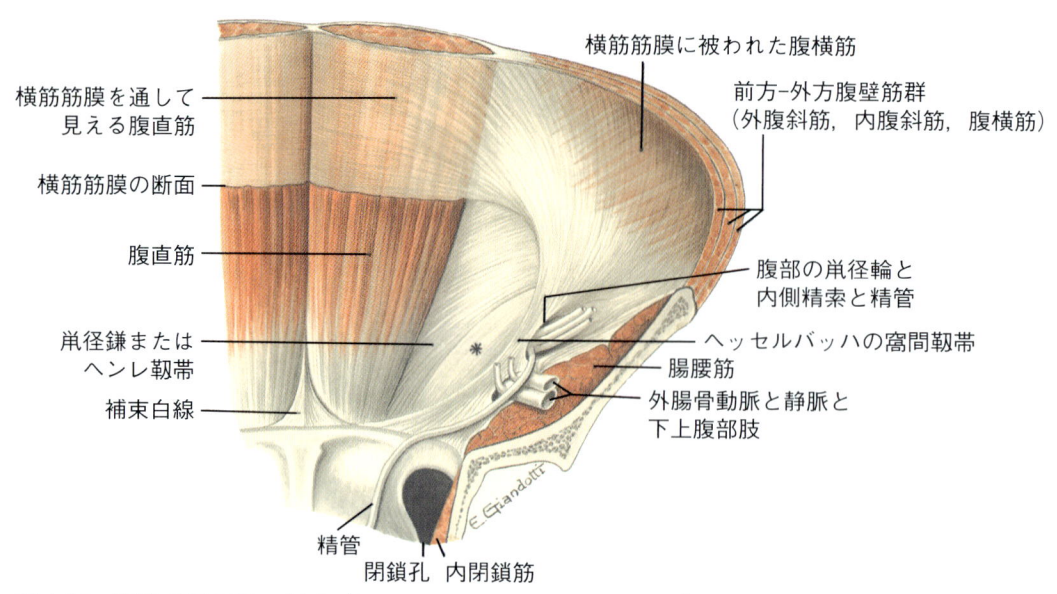

図4.16. 腹壁下部の図，内面 (from V. Esposito et al., op.cit.).

　分節の回旋運動を効果的にする筋群は，反対側の隣接した分節の筋群をてことする．前方の内旋筋群間の連続性は，後方の外旋筋群によってつながっており，以下に分析していく（**図4.15**）．

—前方にて，頸部では，胸鎖乳突筋が部分的に反対側の胸筋筋膜に続くために重なり合った筋膜に挿入する

—大胸筋の下行線維は，剣状突起のレベルで反対側の斜筋群の上方線維と交差する

—斜筋群の中部線維は，白線上を交差し，反対側の腸骨稜に及ぶ

—恥骨部分では，斜筋群の下方線維が反対側へ交差し（脚間線維），反対側の股-内旋（ir-cx）のCCに続く．

　後方の体幹では，斜線維の交差パターンは，前方体幹壁でみられたものと類似している．

——一側の板状筋群は，反対側の菱形筋群と上後鋸筋に続く

—僧帽筋の上行線維は，反対側の胸腰筋膜の上部線維に続く

—広背筋の中部線維は，棘下靱帯を交差し，反対側の中殿筋筋膜に続く

—広背筋の下部線維は，反対側の大殿筋筋膜に続く．

解剖学から治療へ

　各張筋の張力状態を確認するためには，より容易に介入可能な特定の点が存在する．

—前方-後方張筋群の状態は，体幹の前方-内方線（an-me-cl，th，lu および pv）と後方-内方線（re-me-cl，th，lu および pv）に沿って確認することができる

—外方-側方張筋群の点は，腹直筋鞘の外側部（an-la-lu，pv）と脊柱起立筋鞘の外側部（re-la-th，lu）に沿って広がる

—斜方張筋群の点は，体側に沿ってみられる．

　腹壁の水平断を検証することにより，これらの支持ケーブルの配置がより明らかになる（**図4.16**）．

—腹直筋鞘の外側で，腹部筋群の3つの腹筋筋膜が，腰部と骨盤部の引張構造の左右の前方-外方張筋群を形成するために融合する

—腹直筋鞘の内側で，腹直筋腱膜と筋膜の深部と浅部の鞘が交わり合い，白線を形成し，恥骨結合から剣状突起まで及ぶ（an-me-lu と骨盤張筋）．

　後方体幹壁では，ケーブルの配列は類似したものとなる．しかし，これらは引張構造の張筋としてよりも，固定ケーブルや蝶番として働く．

　腹部筋群の3つの筋膜と腱膜は，脊柱起立筋鞘に外側で融合する（**図4.17**）．腰方形筋の位置は，この融合線が腹部内容物に対して与える影響を制限する．それにもかかわらず，後方-外方-腰部，骨盤（re-la-lu，pv）の点は，固定点として重要な役割がある．

　固定点の他の線は，棘上靱帯に隣接して位置している．この線は，後方-内方-頸部，胸郭腰部および骨盤（re-me-cl，th，lu，pv）の点を含む．

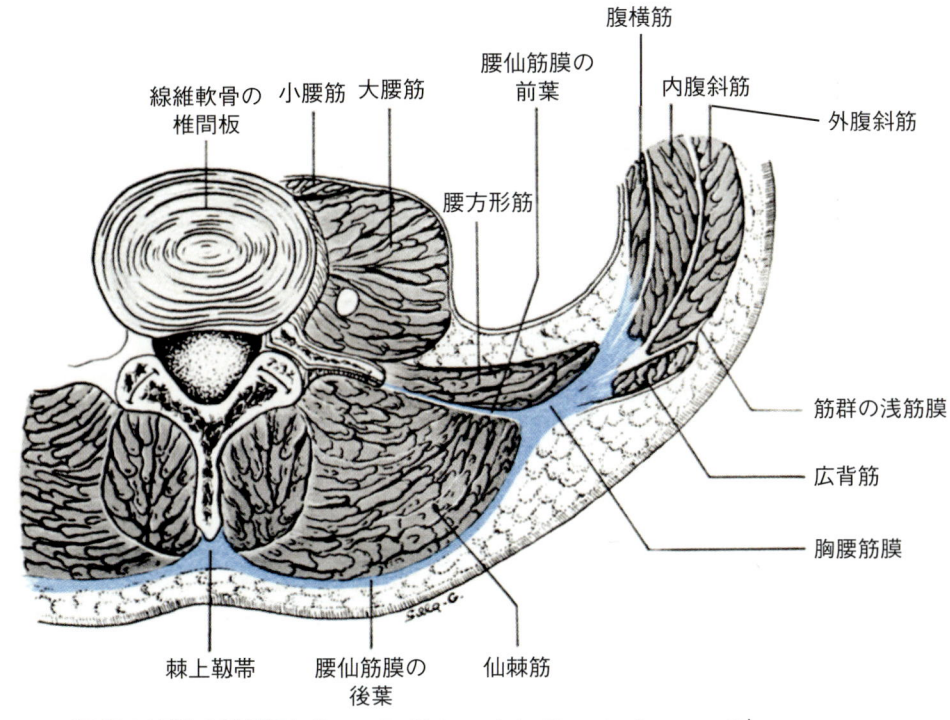

図 4.17. 腰部の筋群の横断面（from G. Chiarugi, L. Bucciante, op. cit.）．

　前方–後方と外方–側方張筋群は，それらの上に位置している融合中心（centres of fusion：CF）に働きかけることによって処置が可能かもしれない．

　斜方張筋群は，内旋運動（ir）と外旋運動（er）のCCを処置することによって治療が可能かもしれない（**図4.18**）．体幹では，肋骨や胸骨の固さが回旋を制限する胸郭を除いて，ir の CC は er の CC と近接して存在する．これは回旋運動の際に，連結力としてこれらの共同運動を促通する．

　体幹の引張構造では，ir と er の CCs は引張構造の張筋群としても作用する．

解剖学から病理学へ

　体幹の4つの引張構造内の張筋の配列は，内部臓器が体幹腔内に収納されることを可能にし，同時に臓器の内容物の変化に，体幹壁は適応することができる．もしこの適応性が損なわれる場合，腔内の基底張力と内臓の基底張力間の干渉が起こりうる．

　腹壁筋膜の過用は，張筋の高密度化を生じることがあり，たとえば，胃の満腹感や腫脹した感じの症状を起こす（**図4.19**）．症状が食事の直後に出現し，量が少ないときでさえ生じるので，この種の不快感は下にある臓器にしばしば起因している．たとえば，1つのリンゴを食

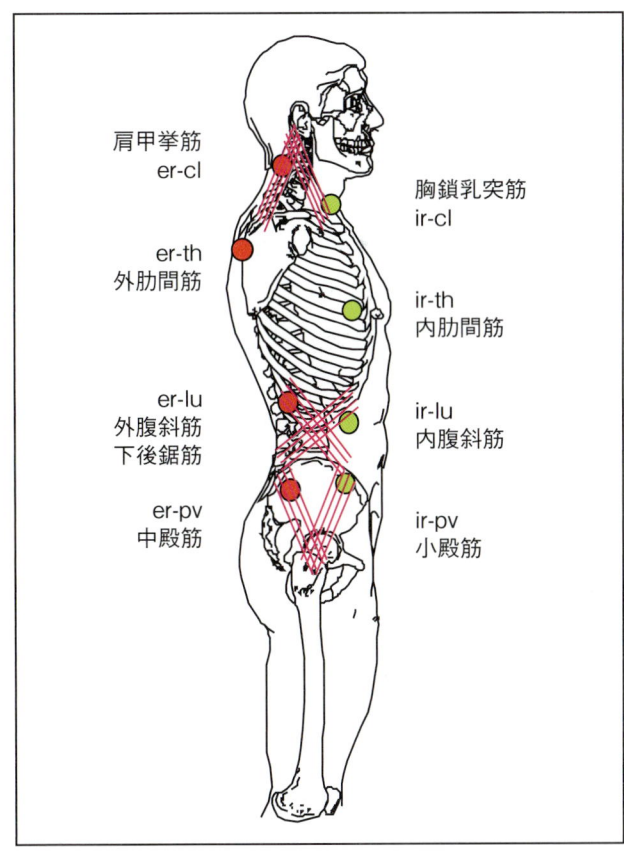

図 4.18. 斜方張筋群の点が強調された外側体幹壁．

べただけでも胃が一杯になった感じになる．これは単に胃が膨らんでいるからではなく，体幹壁が内部の筋緊張

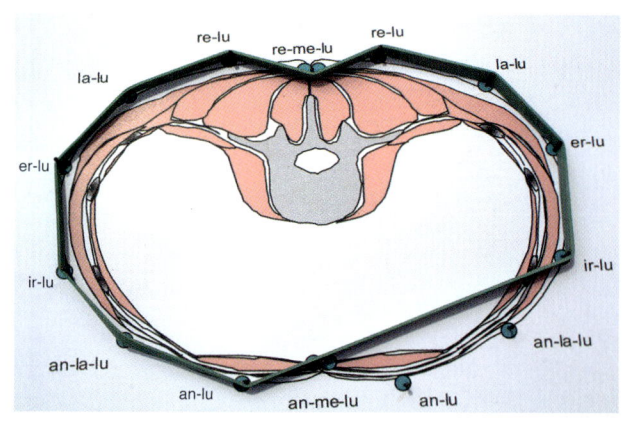

図 4.19. 張筋の高密度化は，腹腔容器がその内容物に適応することができなくなる可能性がある．

の変化に対応することができないからである．

　しかしながら，不快感の最初の徴候が放置されると，引張構造の固さは，下にある器官の機能に永続的な変化を起こす．たとえば，患者は，当初は下腹部の腹満感や重量感を示す．もしこの不適応が取り上げられないと，高密度化が起こった骨盤の引張構造は，膀胱直腸筋膜によって強調された蠕動運度を変化させ，この変化は排便中の尿失禁，またはその反対の状態として現れることがある[5]．

結節点（node points）

　胸郭，腰部および骨盤の引張構造では，さまざまな張筋がより一貫して交差する点である．通常，解剖学のイラストでは，これらのコラーゲン線維の交差点（**図 4.20**）は強調されないが，解剖学的切開にて明らかになる．たとえば，前鋸筋の斜方張筋，腹直筋鞘の縦走張筋および 2 つの大胸筋の側方張筋は，an-me-th3（前方-内方-胸郭3）の結節点ですべて収束する．そしてそれは，剣状突起上に位置する CF である（**図 4.21**）．

　an-me-lu3（前方-内方-腰部3）の結節点は，別の CF で，臍部の周りで張力のすべてが収束する部分に位置している．この場合，腹壁全体は，中心の支点として臍部での円形テントのようである．

　臍部は，自転車の車輪のハブと比較することもできる．スポークまたは放射状ケーブルのすべてが，この掛け金型の点で収束するために，外側リムから延びる．こ

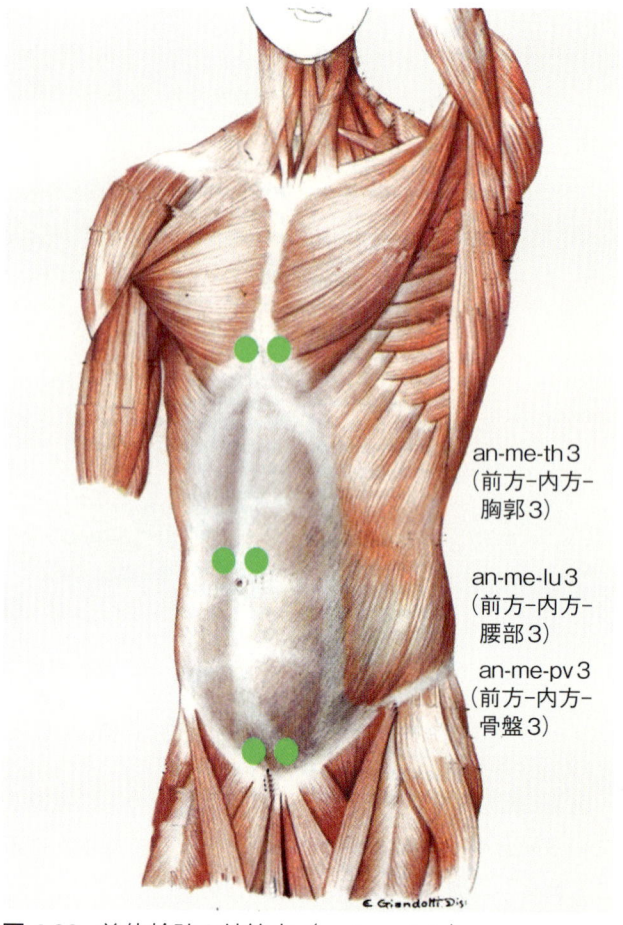

an-me-th3
（前方-内方-
胸郭3）

an-me-lu3
（前方-内方-
腰部3）

an-me-pv3
（前方-内方-
骨盤3）

図 4.20. 前体幹壁の結節点（node points）．

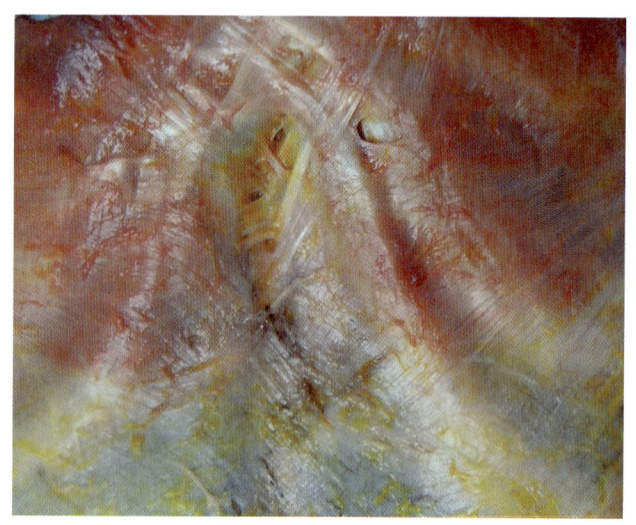

図 4.21. 剣状突起上における筋膜のコラーゲン線維の交差．

のリムは，外側境界線で腹部筋群のすべての骨の付着に対応する．

　臍部は，腹壁の正中線上に位置しているため，腰部と

5：ポリプロピレン・テープは，尿失禁と括約筋の固有感覚を改善するために骨盤筋膜の 3 つの靱帯（恥骨直腸，仙骨子宮靱帯および腱弓）を補強するために用いられる（Papa Petros P.E., 2005）．

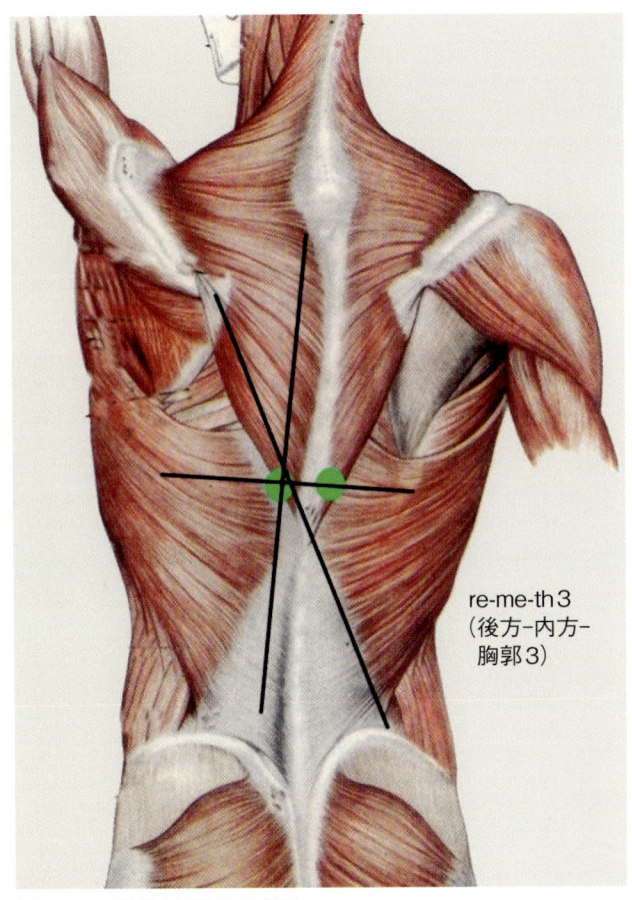

re-me-th 3
（後方-内方-
胸郭 3）

図 4.22. 後体幹壁の結節点.

骨盤の引張構造のどの張筋とも関係することができる.

　この点の触診は，臍部周囲のあらゆる方向に働きかけることによって実施することができる．治療は最も抵抗を感じる領域に集中する.

ときどき，an-me-th3（前方-内方-胸郭 3）の結節点も腰部引張構造に関連している可能性があり，一方で an-me-pv3（前方-内方-骨盤 3）の結節点は，常に骨盤引張構造に関連している.

　白線の縦走線維，斜筋からの脚間線維および腹横筋からの外側線維はすべて an-me-pv3（前方-内方-骨盤 3）に収束する.

　これらの 3 つの点は結節点とよばれる[6]が，それは，これら 3 つの張筋（AP，LL，OB）のすべてと関連性をもっているからである．臨床では，たとえば，LL の引張構造のように，触診検証が示唆するときにはこれらの点は感度が強い可能性が高い.

　張筋と所定の o-f 単位のあいだには両立する関係はなく，結節点は特定の下にある構造に直接関与しない，ということに留意しておく必要がある.

　これらの点は，引張構造の張筋の正常化を完了するためにとくに有用である.

　後体幹壁には，1 つの結節点しかなく，re-me-th 3（後方-内方-胸郭 3）の CF に対応する（**図 4.22**）．広背筋の近位部から LL の牽引，背最長筋の縦走方向への牽引，および僧帽筋下部線維からの斜方の牽引（後方結合，部分的に反対側の胸腰筋膜）は，すべて第 9，10 胸椎の側方に収束する．この結節点は，後方固定点として働き，胸郭と腰部引張構造の両方の張筋（AP，LL，OB）と関連することができる.

6：結節：線やケーブル，交差している点または十字路の交差点である．たとえば，道路や線路の接合点である（Dizionario Lo Zingarelli, 2012）.

第5章
局所的関連痛

疼痛は，刺激性の不快な刺激の結果である．それは，どんな組織にも起こる可能性があり，しばしば異なる特性を呈する．

運動は，筋骨格系の疼痛を悪化させる傾向がある．内部臓器の疼痛は，通常，強度でより拡散したものであり，突然の変化に左右される．

身体の一部から発生した疼痛だが，別の部分で感じられる疼痛は，関連痛とよばれる．筋筋膜のトリガーポイントは，筋骨格系の関連痛の元となる可能性があるが，関連痛は内部臓器から起源をもっている可能性もある．この後者の種類の関連痛は，体幹壁（局所的関連痛）または四肢（遠位関連痛）で現れることがある．

本章では局所的関連痛について説明し，セラピストがこの種の疼痛を定義し，治療するのに役立つようになっている評価チャート（評価医療記録）を提供する．

深部痛と壁側痛

内部疼痛[1]（図5.1）は，以下に分類することができる．
—深部痛で，内部臓器が直接関与した病理が原因である疼痛．内臓神経[2]によって，この種の疼痛からの感覚インパルスは，中枢神経系（central nervous system：CNS）に伝導される
—壁側痛で，疼痛が体幹壁の筋膜を起源として，または関連して生じる．この種の疼痛の感覚は，体性末梢神経によって，伝導される．

通常，内臓神経は，自律神経系（autonomic nervous system：ANS）の交感神経枝の分枝に関連していると考えられている[3]．

しかしながら，内臓神経は，実際には脊髄から内部臓器の壁側に直接及ぶ．これは，内臓神経がより独立して侵害受容器としての機能を果たすことを可能とする．それらは周囲の筋膜のどんな突然の膨張に対しても信号を送る．
—中空の内臓（たとえば，消化管）
—血管と尿路
—腺管（たとえば，総胆管）．

局所麻酔ブロックまたは内臓神経の切除は，対応する臓器の知覚麻痺を起こす．内臓神経によって起こされる深部痛は，問題が起こっている点にて実際に感じられているので，それは関連痛とはみなされるべきではない．

壁側痛は，内部機能障害への筋膜マニピュレーション（Fascial Manipulation for Internal Dysfunctions：FMID）を示唆するものであり，以下に分類できる．
—体性-内臓疼痛は，体幹壁の筋膜の高密度化によって起こってくる．この種の疼痛は内部障害に似たものとなる可能性もある．関連する筋組織の麻酔によって疼痛を解消することができ，これはANSによる関与が

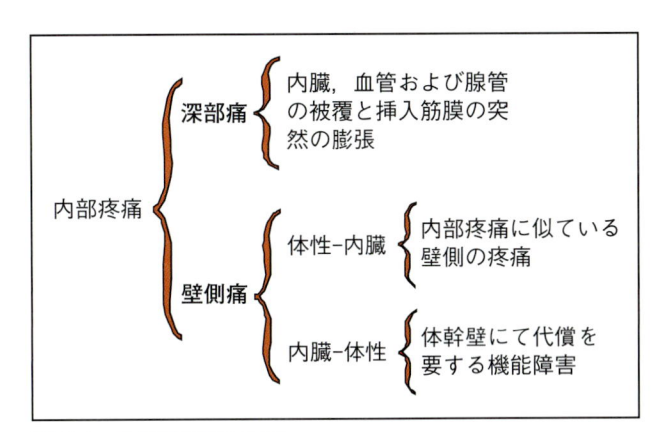

図 5.1. 内部疼痛の分類.

1：内臓痛についての記載のうち，半分以上は，新知見によって過去の誤った意見が否定されており，同様に，それらの知見も否定されている（Enciclopedia Medica It., 1988）．
2：中空臓器，漿膜および血管の求心性神経は，タイプAとCである．それらは，内臓神経を走行し，末梢および脊椎傍交感神経節でシナプスを形成せずに通過し，後根に達する（Enciclopedia Medica It., 1988）．

3：内臓侵害受容神経線維のすべては，交感神経系または仙尾骨副交感神経に属している．頭蓋の副交感神経系は，とくに迷走神経で，どんな侵害受容線維をもたない（Enciclopedia Medica It., 1988）．

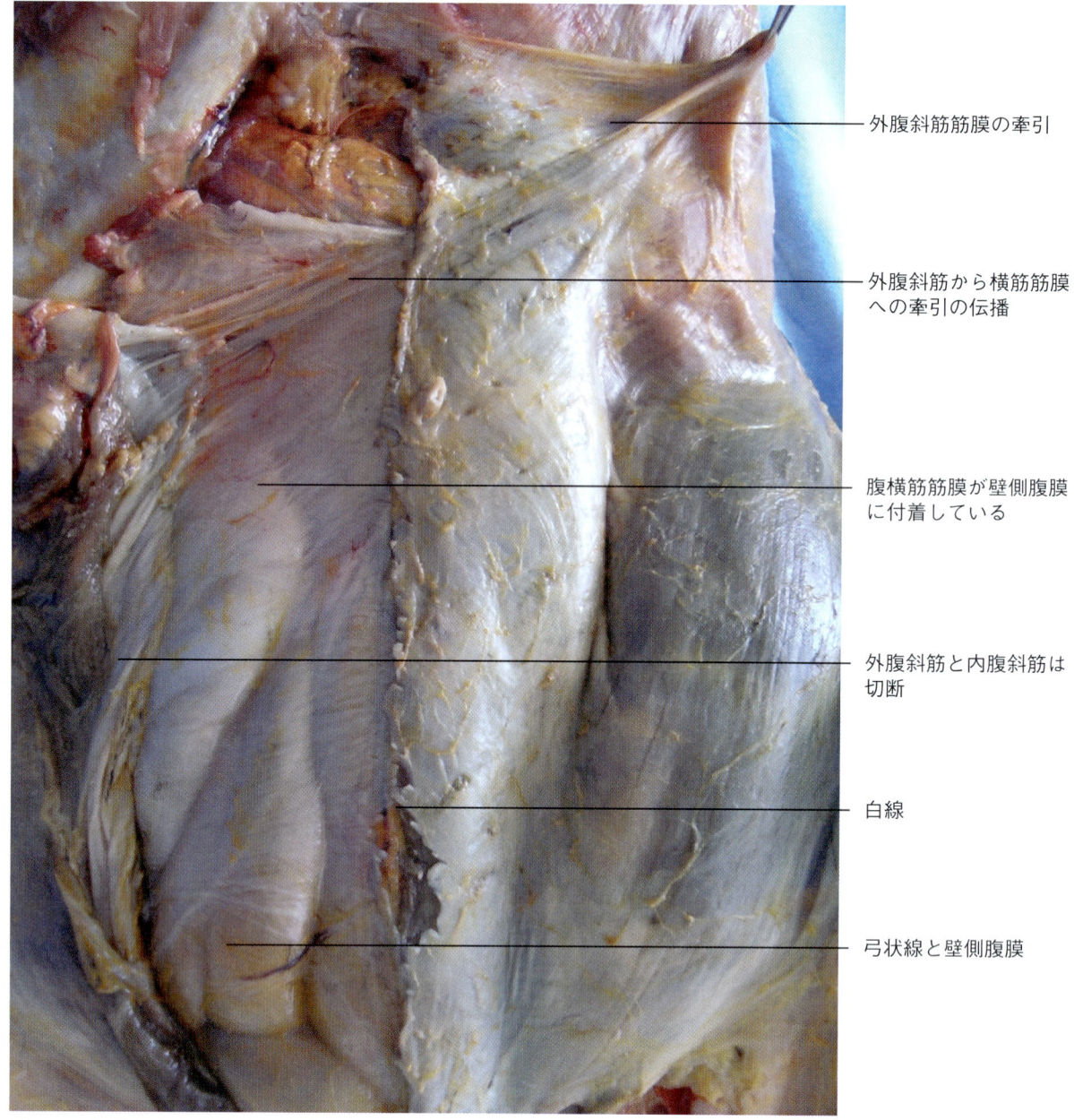

右側ラベル（上から）：
- 外腹斜筋筋膜の牽引
- 外腹斜筋から横筋筋膜への牽引の伝播
- 腹横筋筋膜が壁側腹膜に付着している
- 外腹斜筋と内腹斜筋は切断
- 白線
- 弓状線と壁側腹膜

図 5.2. 皮膚と皮下組織を取り除いたあとの外側腹壁の筋膜層.
　　筋膜の高密度化は，ここで作られたものと同様の牽引をほとんど引き起こさないが，それが常に存在していると，毎回の呼吸時の干渉が永続的なものとなる.

ないことを示唆する

—内臓-体性疼痛は，内部筋膜の高密度化によって疼痛が生じる．この種の疼痛は内臓挿入靱帯群の緊張を経て，筋膜に疼痛が伝達される．

しばしばこの2種類の疼痛は，互いに区別できない．

外部から内部へ：体性-内臓疼痛

　　時間とともに，体幹筋膜の高密度化は，内部臓器の侵害を引き起こす可能性がある．当初は，外側腹壁に疼痛は留まっていたが，すべてが影響して，内部への侵害となってしまう可能性がある（**図 5.2, 3**）.

　　Rachlin（2002）の研究では，被験者の筋膜への刺激

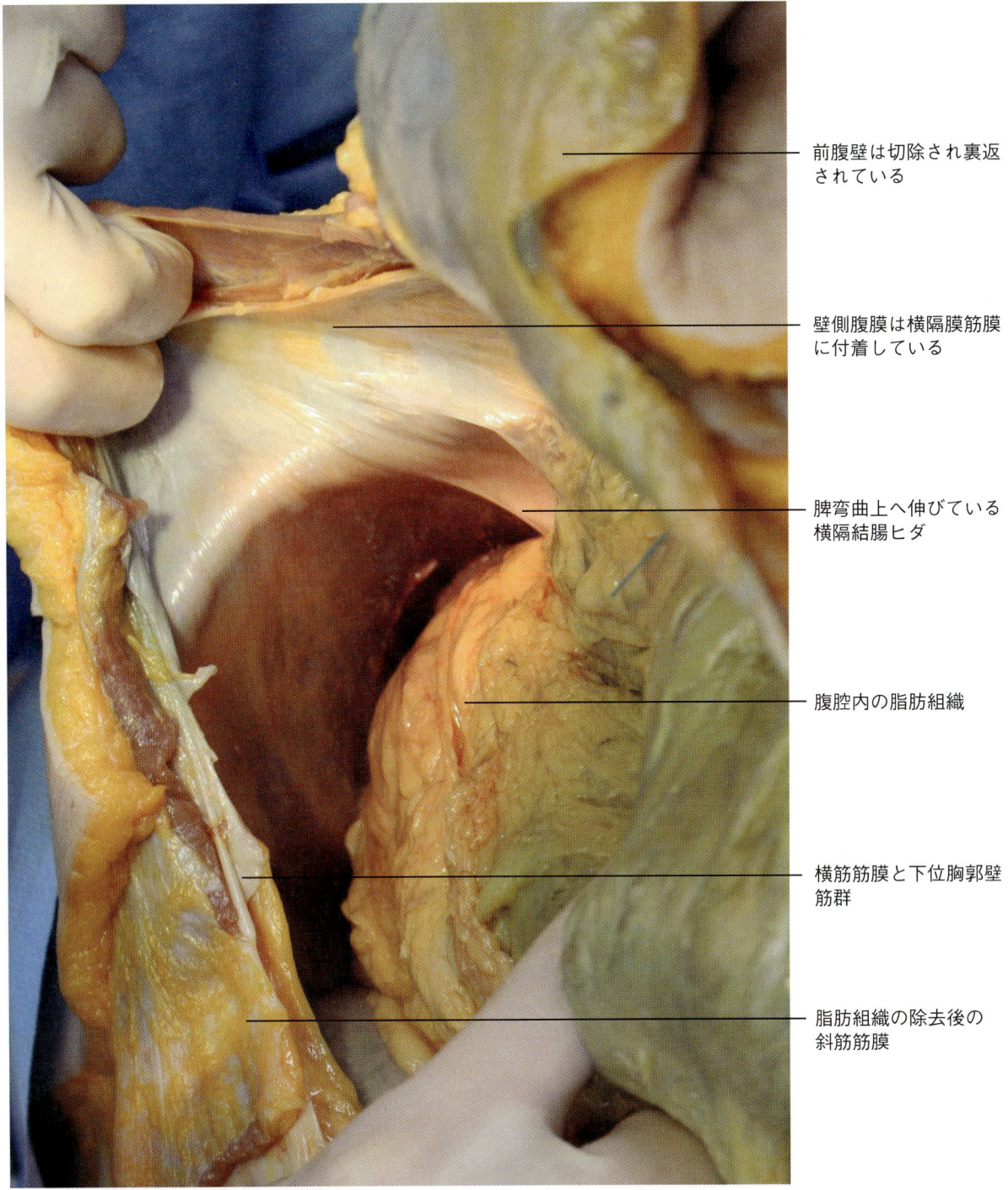

前腹壁は切除され裏返されている

壁側腹膜は横隔膜筋膜に付着している

脾弯曲上へ伸びている横隔結腸ヒダ

腹腔内の脂肪組織

横筋筋膜と下位胸郭壁筋群

脂肪組織の除去後の斜筋筋膜

図 5.3. 前腹壁が切除されて，横隔膜ドームを示すため，上部へ反転している．
　　内部筋膜を移動するために必要な力の量を，この写真で確認することができるように，さまざまな内部靱帯の壁側腹膜と筋膜への付着がとても明確である．

が内部臓器由来の症状に類似した症状を起こす可能性があることを論証した．刺激は，
—右の腹直筋上部では，消化不良の感覚を引き起こす
—剣状突起周囲では，心臓発作時の疼痛と似たような疼痛を引き起こす

—季肋部では，胃の充満感が起こる
—臍周囲帯の腹直筋では，局所痛と腹部疝痛の両方が引き起こされる
—右の腹直筋下部では虫垂炎に，左では疝痛様の疼痛を引き起こす．

上記の情報から，患者が，内部臓器からきていると感じている症状は，明らかに内部障害の進行というよりは，筋膜の高密度化による可能性があると推論できる[4]．この種の壁側痛は，末梢神経によって伝えられるので，局所の麻酔[5]によって解消できる．にもかかわらず，ときどき，それは関連痛と誤ってよばれてしまう．

母なる自然は，動物や人間が，内部蠕動運動に対して潜在的な影響を限定するために変性した筋膜の特定の部分を掻くように誘導するために，腹壁痛や痒さを発達させたのかもしれない．

しかしながら，上記の仮定に基づくと，内部臓器由来の疼痛は存在する意義をもたない．どんな動物でも，その組織を修正するために，手がそれら内部に届くことはできない！

セラピストによる腹壁のマニピュレーションは，緊張の変化をもたらすことができる．もし壁側痛の信号が無視され，徒手的治療が行われていなかったら，変化した外部の緊張[6]により起こった空間の減少に対する人体の反応の一部として，嚢胞，線維腫，下垂および他の変形が内部臓器内または周囲に形成される可能性がある（**図5.4**）．

これらの新生物形成には異なる名称があるが，本質的には，これらは，臓器周囲の被覆筋膜の正常な緊張をすべて再構築する．この作用が適切な生理学的空間を回復し，腸神経系が正しい臓器の運動性を保証する．

患者が内部機能障害を有しているとき，専門医・認定医はしばしば超音波スキャンや磁気共鳴や他の検査を処方する．これらの検査は，嚢胞，線維腫または他の新生物を見つけ出すかもしれないが，これらは問題の原因ではなく結果である．

変性した筋の筋膜の変化は，その基礎をなす臓器機能障害[7]を取り除くことができて，結果として，嚢胞また

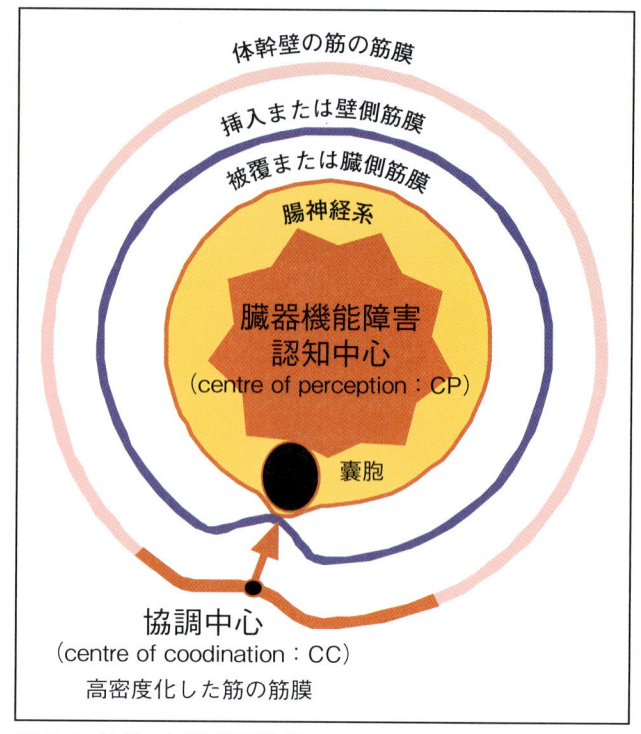

図5.4. 体性-内臓相互作用.

（図中ラベル）
体幹壁の筋の筋膜
挿入または壁側筋膜
被覆または臓側筋膜
腸神経系
臓器機能障害
認知中心
（centre of perception：CP）
嚢胞
協調中心
（centre of coodination：CC）
高密度化した筋の筋膜

は新生物がふたたび吸収される．それゆえ，治療は腹部腔に注目しており，内部臓器に直接は注目しない．それは，*o-f*単位に直接働きかけるというよりも，むしろ引張構造に対して働きかける．

体性-内臓疼痛は，内部臓器に起因する胃痛のような感覚を患者に与える可能性がある．しかしながら，この種の疼痛は，純粋に腹壁筋膜の高密度化から起因している可能性がある．

触診のみが，腹部腔（収容物）のどの点が，その内容物の生理的過程と干渉を起こしているのか検証することができる．

FMIDで使用される点は，筋骨格系の治療に用いられる点と同様であるが，例外として，引張構造を理論的背景としてそれらは組織化され再統合されている．

内部臓器に対して，触診は前体幹壁から開始するが，対して，筋骨格系では後壁から開始する．このやり方は，前体幹壁が内部臓器を含む引張構造を形成するという事実を基にしているのに対して，後壁筋群は脊椎と共同して体を支持するために働くからである．

にもかかわらず，筋膜の高密度化がとても強力である

4：体性問題が内部化すると，状況はさらに悪化する（Manuale di Agopuntura, 1979）．
5：腹部壁の疼痛は，対応する腹壁筋の収縮を伴う．腹壁の疼痛と攣縮は，局所麻酔によって消去または軽減されることができる（Enciclopedia Medica It., 1988）．
6：過敏性大腸症候群は，胃腸管の障害に関与した多くの症状を含む．症状は，これらの臓器の不随筋群の機能変性によって生じる．筋収縮の波状が協調不良となり，それが，推進力や蠕動運動に干渉する．これらの症状は，本当の病気によって起こるものと同様である（Medical Guide., 1994）．
7：筋筋膜のトリガーポイントは，臓器疾患と非常に類似した内臓障害を生じる可能性がある（Travell J., Simon D., 1998）．

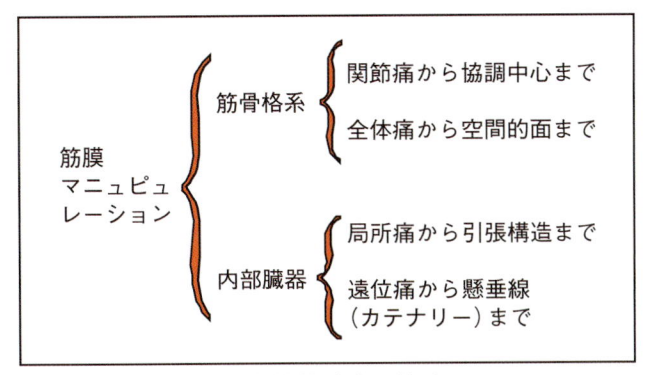

図 5.5. 筋性疼痛と内部機能障害の治療.

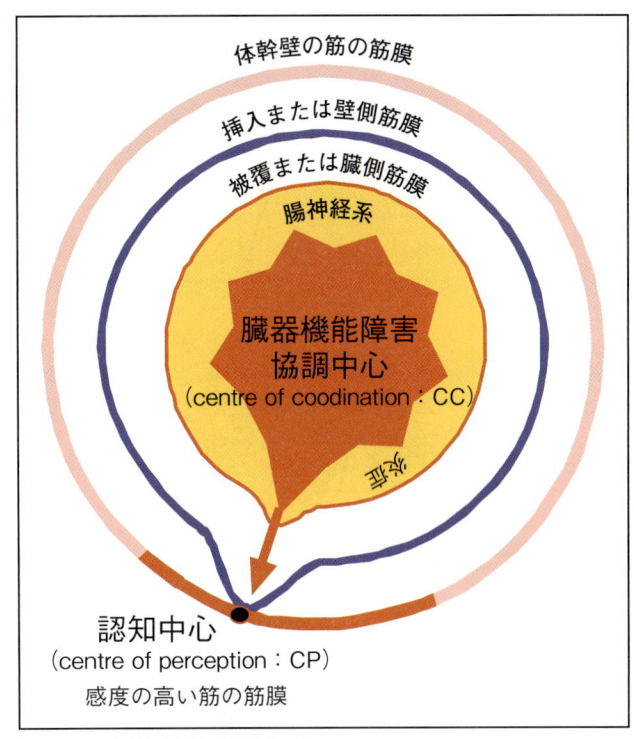

図 5.6. 内臓–体性相互作用.

と，後方体幹筋群[8]は内部臓器の機能を障害する可能性がある．なぜならば，それらは前方引張構造に対して固定点を提供するからである．

　FMID の最も革新的な点は，治療は，内臓疼痛が現れている部分に注目するのではなく，特定のガイドラインに沿ってその機能障害に責任がある鍵となる点も注目していくことにある．これらの点は，しばしば「無症候性（潜在性）」だが，その意味は触診されるまでは疼痛を示さないということである．筋骨格系の不協調（**図 5.5**）は，関節の疼痛（関連痛の場所）を示す．しかしながら，これらの例では，マニピュレーションは常に，協調中心（centres of coodination：CC）および，または融合中心（centres of fusion：CF）に実施される．

　臓器–筋膜（*o-f*）単位の機能障害に対して，疼痛が体性–内臓疼痛または内臓–体性疼痛にかかわらずに，分節の疼痛配置の評価が，治療が必要な引張構造の無症候性の点を選ぶのに役に立つ．

内部から外部へ：内臓–体性疼痛

　前項では，いかに筋の筋膜の高密度化が内臓疼痛を模倣し，もし適切に解消されなかったら，これらの警告兆候が潜在的な臓器障害に発展するのかについて注目した．

　o-f 単位が緊張を伝達し，結果として，被膜と挿入筋膜を介して，覆っている筋の筋膜[9]の疼痛を伝達する仕組みについてここでは説明する（**図 5.6**）.

　この種類の内臓痛（内臓–体性疼痛）は，以下のどちらかに言及することができる．
—臓器の上に横たわっている表面[10]（分節的引張構造）
—かなり離れた領域や部位（遠位張筋）.

　これら 2 種類の疼痛を説明するために，生理学者の A.C. Guyton（1980）は，2 つの明確な経路について分類している．それは壁側経路と深部経路で，「虫垂炎の侵害受容求心路は，壁側腹膜によって感知され，疼痛インパルスは，腹壁からの感覚を伝達する同じ神経線維を介して伝達される．内臓経路（深部）は，迷走神経の自律神経知覚性神経線維と交感神経線維を活用する．これらの求心路は，壁側起源の求心路とはまったく異なったレベルの脊髄に入り，多様なレベルに伝わる」.

　Guyton は迷走神経について触れているが，この神経は侵害受容線維を含まず[11]，内臓神経からの求心路につ

8：従来のリハビリテーションと比較して，筋膜マニピュレーションは，亜急性期のむち打ち症候群と関連した内部障害の治療に有効な技術かもしれない（Picelli., 2011）.
9：内臓疾患は，体性構造のトリガーポイントを活性化する可能性があり，患者が疾患から治癒した際でも症状が永続化することがある（Travell J., Simon D., 1998）.

10：臓側腹膜は求心性線維を含まない．内臓痛は，筋痙攣，虚血および結果的に壁側腹膜の関与によって生じる．壁側腹膜は，重層筋群の神経支配をする脊髄神経から分節性神経支配を受ける（Hennessey R., 2004）.
11：Cannon の生理学的実験によって実際に証明され，外科医らにより確認されたように，頭蓋の副交感神経と迷走神経は求心性線維を含むが，これらの線維は侵害性線維を含まない（Medical Guide, 1994）.

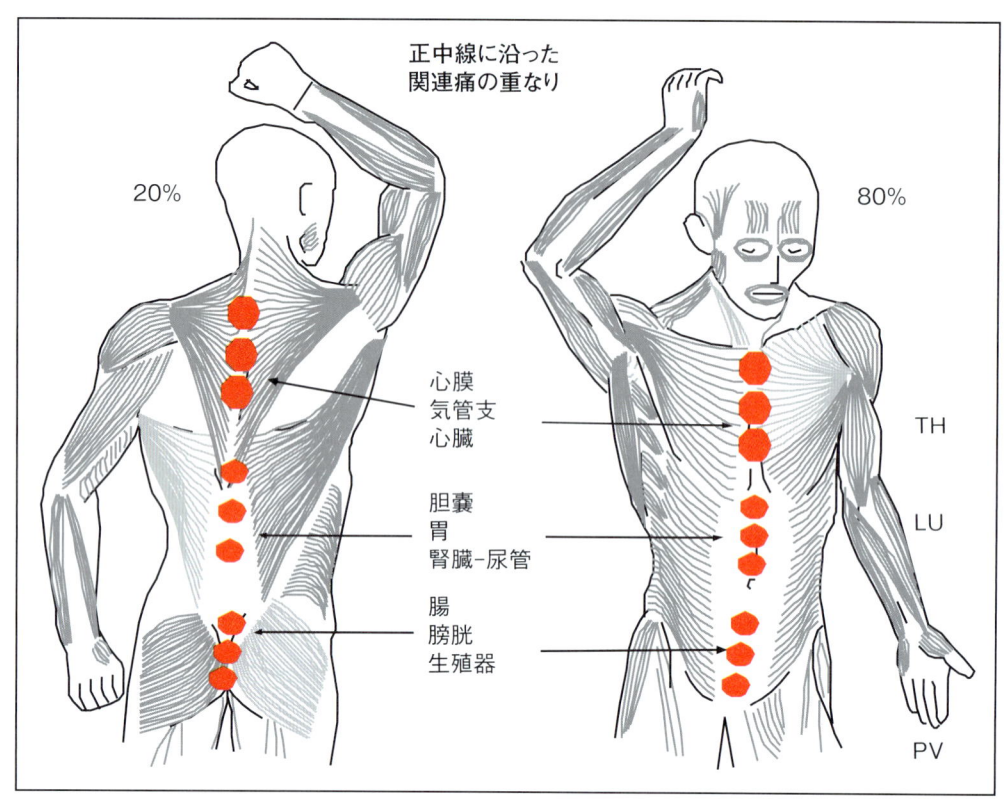

図 5.7. 正中線に沿った関連痛.

いても除外しており，交感神経の要素に関しても多くの疑問が残る[12].

　したがって内部臓器からの苦痛は，大部分は内部筋膜への神経支配と体性神経を経て伝達される[13].

内臓-体性疼痛の解剖学的説明

　内臓-体性疼痛（関連性壁側痛）の分布は，被覆筋膜と挿入筋膜のあいだの連続性とこれらの筋膜との連続性を考慮することにより説明ができる.

　初期の段階では，内部疼痛はしばしば前方の正中線に近い場所にて感じられる. その後に，「体節型」の分布として体幹周囲の水平帯に疼痛が感じられる.

　胸郭の範囲内の臓器から生じた疼痛や不快感は，胸骨後方領域や，ときに肩甲骨間部にしばしば現れる（**図5.7**）.

　胃，肝臓および腎臓の機能障害は，臍帯から剣状突起

への白線に沿った腫脹の感覚と，そして同時に脊椎傍筋群の疼痛を引き起こす.

　骨盤臓器の機能的変性は，臍帯から恥骨へ白線に沿い，そして同時に仙骨部の疼痛や不快感を示す.

　それらの臨床的経験に基づいて，Jarricot と Mackenzie（1909）も，胸骨部と白線部において内部臓器からの関連痛を局在化した.

　鍼治療では，募穴（Mu points）と輸穴（Shu points）は，内部臓器の苦痛や疾患を反映することができる. 募穴[14]は体幹前方に局所化され，しばしば白線に沿っている. 以下の臓器の輸穴[15]は，特定の脊椎の外側に位置している.

—T3 レベル，肺

—T4 レベル，心膜

—T5 レベル，心臓

12：交感神経経路を切断したあとに内臓痛の知覚が継続するという Leirche に何人かが同意している（Medical Guide., 1994）.

13：肺には疼痛感受性のある線維がない. 明らかな肺部の疼痛は壁側胸膜を起源としていて，肋間神経からの体性求心性線維によって神経支配されている（Benninghoff A., Goerttler K., 1986）.

14：中国語で募（Mu）の意味は，「その点にエネルギーの過程を集結すること」（ラテン語：conquisitorium）である. それらの点が前腹部と胸壁に見つかると想定すれば，これらは明らかに内部臓器のエネルギー状態を反映している（Hermann H.C.,1999）.

15：背側領域で，各臓器に対応した輸（Shu）穴（背側誘導孔）が存在する. これらの点は，直接作用を示し，従って急性疾患で使用される. これらは，陽の過剰または不足の両方の症状に用いられる（Hermann H.C., 1999）.

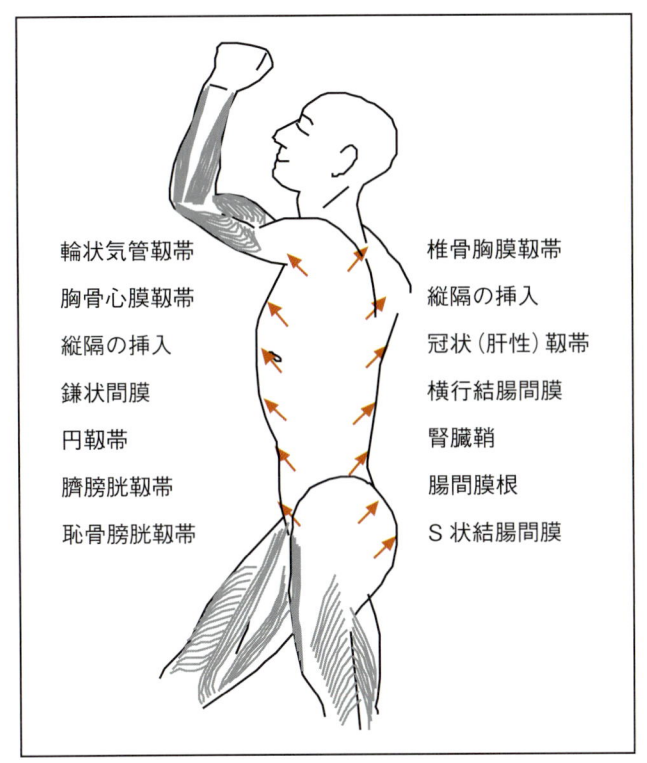

図 5.8. 正中線上の内部臓器靭帯.

輪状気管靭帯　　　　椎骨胸膜靭帯
胸骨心膜靭帯　　　　縦隔の挿入
縦隔の挿入　　　　　冠状（肝性）靭帯
鎌状間膜　　　　　　横行結腸間膜
円靭帯　　　　　　　腎臓鞘
臍膀胱靭帯　　　　　腸間膜根
恥骨膀胱靭帯　　　　S状結腸間膜

—T9 レベル，肝臓
—T10 レベル，胆嚢
—T11 レベル，脾臓
—T12 レベル，胃
—L2 レベル，腎臓
—L4 レベル，大腸
—S1 レベル，小腸
—S2 レベル，膀胱

　内部機能障害に対する治療にて，中国医学では体幹に位置する点に治療的重要性をおいている．それも，前方と後方の点を統合することが推奨されている[16]．

　体幹の前方と後方の正中線に沿って分布する疼痛は，内部臓器の主要な堤靭帯の挿入部位[17]に対応する（図5.8）．

　たとえば，肝臓の鎌状間膜は，白線と一緒に合わさる壁側腹膜に付着している．白線に沿って，壁側腹膜を横

筋筋膜や他の筋の筋膜から分け隔てる疎結合性組織は存在しない．そのため，壁側腹膜はこれらの筋膜と結合する．

　胸骨と白線に沿って感じられる疼痛は，局所の侵害受容器の直接的な活性化によって起こる．胸骨-心膜靭帯は，胸骨の内部表面に直接挿入する．心膜の変性は，この靭帯に沿って広がり，最終的に胸骨筋膜に関与していく[18]．

　さらにまた，腸間膜が，脊椎傍の筋の筋膜に続く椎前筋膜に付着する[19]．

　それゆえ，局所の内臓痛はより深部の筋膜に由来しており，ドミノ様効果（51 頁を参照）にて体幹壁に現れるという，筋膜マニピュレーションの理論を支持している．この仮説は，局所麻酔が，この種のいわば関連痛を消去するという事実によって支持される．深部痛が起こるように，このような疼痛が ANS の効果によって起こっているのであれば，体性受容器への麻酔は疼痛を消去しないであろう．

　Harrison（1995）によると，内臓痛は当初は正中線に沿って現れ，症状が悪化すると体幹に帯状に広がっていくといわれている．これは，当初の伸張が正中靭帯に影響を及ぼす可能性があるという事実から説明できる．壁側筋膜の進行性病変で，疼痛は全体の腹壁に広がっている可能性がある（図5.9）．たとえば，虫垂炎は，当初は腹部の鍵となる点（臍部）周囲に疼痛を起こす．症状が悪化した際にのみ，疼痛は，すべての腹壁[20]と側部と腰部に広がっていく．

　加えて，腹部の水平帯状の疼痛の分布は，さまざまな体節が関与した上部（Head）に対応している．

　内部筋膜内に被われた受容器は，筋膜の一定の範囲とある程度の弾性を有しているため，臓器機能障害の信号を送ることができる．その一定の範囲をもつことよって，臓器を囲んでいる筋膜は，臓器の容積の重要で突然

16：募穴は，有意義な診断（気の過剰また停滞した状態における疼痛）と治療的重要性をもっている．募穴と背部の輸穴を合わせることによって，よりよい治療結果を得ることができる（Hermann H.C., 1999）．
17：壁側腹膜は，徒手にて2つの層が容易に離せる外側部よりも，横筋膜の前方正中線により強固に付着している．それどころか，前正中線に沿って，それらをお互いに分離するために，外科用メスが必要とされる（Hedley G., 2010）．

18：壁側表面では，心膜の臓側面は，通常，疼痛には感受性がない．横隔神経からの多くの侵害受容器線維により，壁側表面に下部のみ神経支配を受ける．心膜炎に関係した疼痛は，隣接する壁側胸膜の炎症によるものだと考えられている（Harrison T.R., 1995）．
19：骨盤部，腹部および胸郭の内臓機能障害に関連した疼痛はしばしば脊柱に感じられる．それは，病んでいる臓器を神経支配している脊椎分節の後方部に関連する．ときには，背部痛が最初で唯一の臓器機能障害の症状かもしれない（Harrison T.R., 1995）．
20：腹部の腫脹は，側部，鼠径部および腰部で感じられる伸張または緊張の感覚を伴うことがある．単一の腹部臓器の病変は，局所的疼痛を起こす可能性がある（Harrison T.R., 1995）．

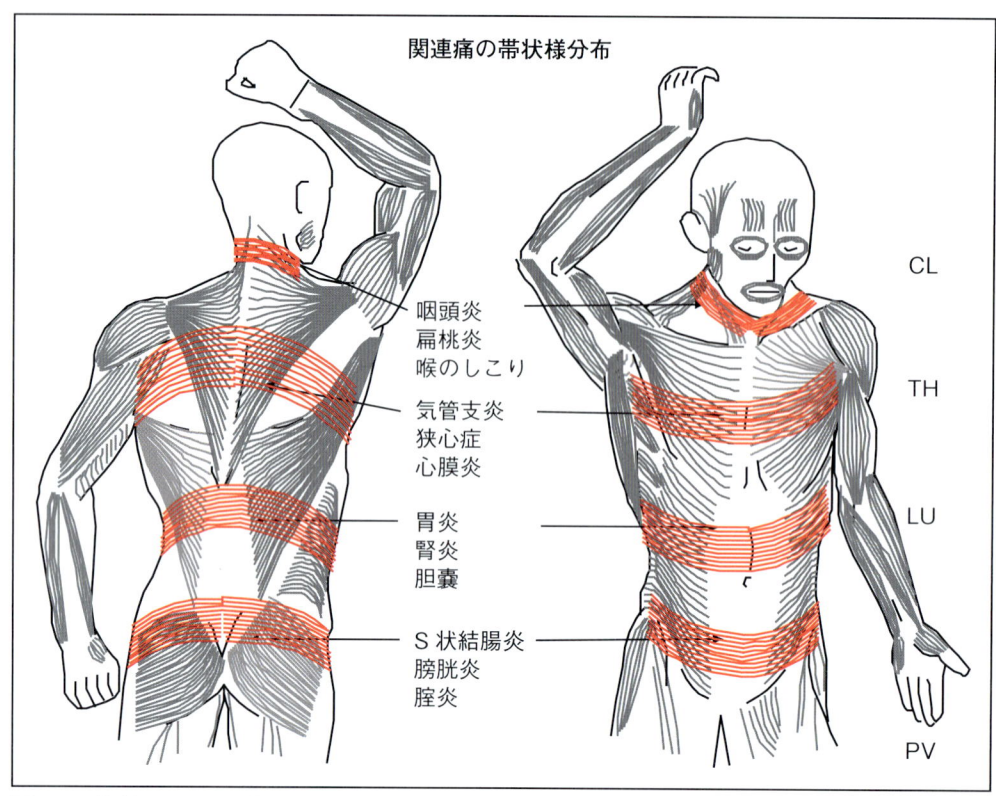

関連痛の帯状様分布

咽頭炎
扁桃炎
喉のしこり

気管支炎
狭心症
心膜炎

胃炎
腎炎
胆嚢

S 状結腸炎
膀胱炎
腟炎

CL
TH
LU
PV

図 5.9. 体幹周辺の関連痛の水平帯.

の変化（たとえば，炎症や腫脹）にて起こった疼痛信号へ影響を与えることができる．反対に，緩徐性萎縮，臓器の下垂または腫瘍容積の緩徐増加は，観察されずに進んでしまう可能性がある．

　ある程度の弾性は，筋膜が，臓器の腸神経節を活性化するために必要とする限度内で延長したり縮小したりすることを可能にする．

　内部臓器からの関連痛[21]が体幹壁筋膜に現れたとき，健常者に比べて，筋膜はより疼痛を感じやすい．高密度化した疼痛を感じやすい部位はしばしば無症候性で，直接圧迫されるまでは，どんな特定の苦痛も示さない[22]．したがって，正確に見つけ出すためには，これらの鍵となる点がどこに位置しているかを知ることが重要である．

　内部臓器機能障害は，むしろ混乱した方法で体幹壁（関連痛領域）にしばしば現れる．与えられたいかなる

分節内に存在する 3 つの *o-f* 単位の機能障害も，しばしば体幹壁の同じ領域部位に疼痛を投影する．後方-胸骨疼痛は，たとえば食道（vi-th），心臓（va-th）および胸腺（gl-th）の機能障害に起因する可能性がある．他の場合では，これらの同じ臓器が肩甲骨間部に疼痛を投影するかもしれない．

　いくつかの内部臓器とその筋膜は腹部腔壁と完全に分離されているが，一方で他の臓器は密接にそれらに結合している[23]．単一の臓器が，随意調節から独立して機能することがより自由なほど，より筋の筋膜から分離されているように見え，その反対も同様である．

　頸部では，中咽頭と咽喉頭の両方が独立して機能する．しかしながら，声の変調に対して随意調節の対象にもなる．

　随意筋群と不随意の平滑筋群のいくつかの筋膜帯がこの種の共同運動を可能にする．

　呼吸は自発的に制御できる．したがって，肺の壁側筋

21：内臓疾患は，体性構造のトリガーポイントを活性化する可能性があり，患者が疾患から回復した際でも症状が永続化することがある（Travell J., Simon D., 1998）.

22：血液と尿は穏やかな刺激物なので，腹部への浸透が，膨大かつ急速に起こらないかぎり，認識されないままでいる可能性がある．腹膜炎の場合，触診または咳が，腹膜内で作られた圧または張力の変化により，常に疼痛を強調させる（Harrison T.R., 1995）.

23：壁側腹膜と腹膜のあいだにかなりの量の腹膜外結合組織が見つかる．この組織は壁を被う筋膜と融合する．この組織が緩やかに壁側腹膜を腹壁および骨盤壁に結合させるのに対して，横隔膜の下部上と白線の後方はより密になっている．そのため，壁側腹膜は後方構造と強固に付着する（Gray H., 1993）.

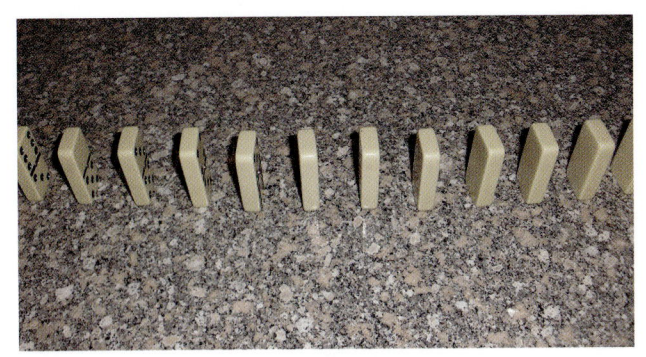

図 5.10. ドミノタイルの完璧な平衡状態.

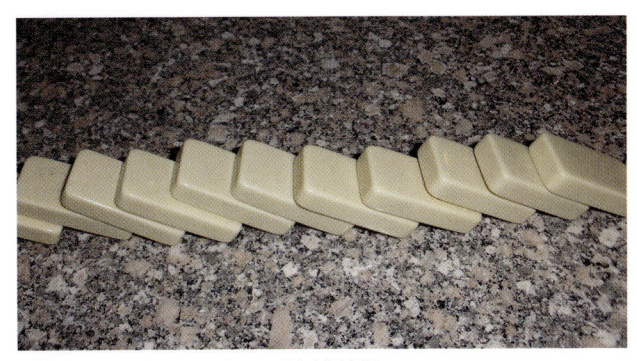

図 5.11. ドミノタイルの滝状効果.

膜は，重なる筋の筋膜に完全に結合されている．

　腹部では，小腸の蠕動運動は随意運動から完全に独立している．そのため，小腸は大網によって腹部壁から分離されている．他の哺乳類と対照的に，ヒトの大腸は横筋筋膜と直接接触している．これが，ヒトが排泄の刺激を感知することを可能にする．しかしながら，必要に応じて排泄の自発的な抑制を行うこともできる．

　骨盤臓器（膀胱，直腸および生殖器）は，直接，随意調節中にある括約筋を有する．そのため，これらの臓器の壁側筋膜は筋の筋膜と密接に結合されている．

内部機能障害のための評価チャート（評価医療記録）

　筋骨格系の筋膜マニピュレーションは，変性した組織に直接適用される．FMID は，ドミノ様効果を経て介入する（**図 5.10**）．言い換えれば，外部筋膜は，内部機能障害に対してカスケード（滝状）効果を及ぼすように操作される．

　身体の器官の適切な機能のためには，筋膜間滑走とバランスが重要である．筋膜内と筋膜間高密度化の存在下では，被っている筋膜層で1つの層が張力的代償を生じ，結果として滝状の代償パターンを引き起こす（**図 5.11**）．

　内部機能障害では，単一の *o-f* 単位に対する特定の点は存在しない．それぞれ個別の症例にて，どこが高密度化している点なのかを見つけ出すために，機能障害を起こしている *o-f* 単位を含む分節の体壁を触診することが必要である．どの分節と関連する張筋が触診を必要とするのかを定義するために，それぞれの患者に対して個別の評価チャートを用いることは役に立つ．

　FMID において，評価チャートは，個人データのための項目と症状，仮説，検証および結果が記録されることができるいくつかの項目からなる．

　次頁には空白の評価チャートがあり，これは臨床使用のためにコピーも可能である（**表 5.1**）．また記載済みの評価チャートの例もある（**表 5.2**）．この例では，*o-f* 単位の機能障害，器官（単独機能による臓器集団）およびシステム（系）がどのように記録されるかについて示す．

問診とデータ

　この特定の症例研究（**表 5.2**）では，一般的に下部腰背部として定義される筋骨格系の症状を呈していた．

　患者の機能障害をより正確に定義づけるために，セラピストによって評価チャートのさまざまな部分が記入された．Pa Max（Maximum Pain：現在の疼痛部位）から開始し，以下の側面が記録された．

—SiPa（Site of Pain：疼痛部位）：疼痛部位は関連する分節の省略記号によって定義される（lumbi：Lu，腰部）

—LOC（location：局在）：ここで分節内の疼痛の局在が定義される（Re：retro，後方）；

—SIDE（側）：疼痛が生じている身体の側．これは Lt（left：左），Rt（right：右）または Bi（bilateral：両側）がある．これは，どの代償パターンが発達したかの方向を見つけるために役に立つので重要である

—CHRON（chronology：病歴）：それぞれの単独の問題の病歴（期間）．これは，どの最初の機能障害が埋め合わせの代償パターンを起こしているかという可能性を追及するために手助けとなる（three years：3 y）

—REC（recurrence：再発）：疼痛の再発を記録するこ

表 5.1. 内部機能障害のための評価チャート.

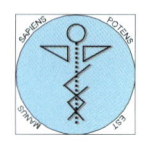 # 筋膜マニピュレーション評価チャート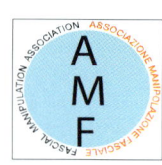

個人的データ

氏　名		住　所	
職　業		スポーツ	
電話番号		生年月日	

データ

| 筋骨格系 | |

	SiPa Segment	LOC.	SIDE	CHRON.	REC.	PaMo		VAS
Pa. Max								
Pa. Conc								

Previous MSK problems	Surgery	Examinations

データ

| 内部機能障害 | |

	Tens.. Ap., S.	LOC.	SIDE	CHRON.	REC.	PaMo		VAS
Pa. Max								
Pa. Conc								

Previous illness	Surgery	Examination

Caput/Head	Digiti/ Hand	Pes

HYPOTHESIS

治療計画：この患者のおもな問題はなにか？ 均衡状態を再形成するためには，どこに働きかける必要があるか？

MOVEMENT VERIFICATION

前額面	矢状面	水平面

PALPATION VERIFICATION

筋骨格系		引張構造，張筋，四分円	

TREATMENT

Date	Points treated		Outcome after 1 week

表 **5.2.** 記入済みの評価チャートの例.

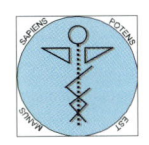

筋膜マニピュレーション評価チャート

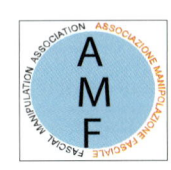

個人的データ

氏　名	Mario Rossi	住　所	Via Roma
職　業	工場従業員（立ち仕事）	スポーツ	自転車こぎ（20 km　週2回）
電話番号	0000	生年月日	1972

データ

筋骨格系		腰痛	

	SiPa Segment	LOC.	SIDE	CHRON.	REC.	PaMo	VAS
Pa. Max	Lu	Re	Bi	3 y	Mn	前屈	7
Pa. Conc							

Previous MSK problems	Surgery	Examinations
坐骨神経痛 rt 3 y +	半月板切除術 ge rt 1 y	X 線 腰椎―陰性

データ

内部機能障害		大腸炎	

	Tens.. Ap., S.	LOC.	SIDE	CHRON.	REC.	PaMo	VAS
Pa. Max	TPV	pv an-la	Bi	1 m	Cont.	下部腹部の腫脹	7
Pa. Conc	ADI	lu, pv an	Bi	1 y	1 日 2 回	消化不良	7
	SLI	ta, pe	rt	3 y	pm	下腿周径 4 cm（33）	7

Previous illness	Surgery	Examination
腎疝痛 rt 2 y に 1 回		大腸内視鏡検査―陰性

Caput/Head	Digiti/ Hand	Pes
		異常感覚 pe rt 2・3 趾

HYPOTHESIS

治療計画：この患者のおもな問題はなにか？ 均衡状態を再形成するためには，どこに働きかける必要があるか？
腰部痛はある腹部壁の高密度化と関連性がある．

MOVEMENT VERIFICATION

前額面	矢状面	水平面
	Re-lu bi *	
	Re-pv rt **	

PALPATION VERIFICATION

筋骨格系		引張構造, 張筋, 四分円	
Re-lu bi **			
Re-me-pv rt *		An-me-pv 2, 3 **	

TREATMENT

Date	Points treated	Outcome after 1 week
11/11	Re-lu bi, re-me-pv 1 rt, an-me-pv 2 bi,	+ TPV

とは，その重度さを定義する手助けとなる．朝のこわ
ばりや午後の疲労等の特徴もまたここに記録する
（Mn：morning，朝）

―疼痛を伴う運動（Painful Movement：PaMo）：疼痛
を伴う運動．これは筋膜単位が問題を引き起こしてい
るのかどうかを示唆し，治療中にいかに症状が進行し
ていくのかをモニターする手助けとなる

―VAS（visual or verbal analogical scale）：VAS スケー
ル（0〜10）は，主観的疼痛の強度を記録するために
使用される．

ときには，患者は，Pa.Conc（concomitant pain：随
伴性疼痛）も呈する．この情報は，PaMax と同様の手
段を使って，適切な行に記録される．

いかなる過去の筋骨格（musculoskeletal：MSK）系
の機能障害（現在はもう存在しない筋骨格系の問題）
と，患者が経験したいかなる手術についても記録する．

内部機能障害の病歴聴取は筋骨格系に用いられたもの
と同様の手順にて行われる．表 5.2 の例では，大腸炎は
医学的診断の箇所に記録される．

中段で，Tens は引張構造（tensile structure），Ap. は
器官（apparatus），S. はシステム（system）を表して
いる．機能障害が示された引張構造は大文字の T に続
いて適切な体幹分節の省略記号を用いることによって報
告される．

―TCL ＝頸部引張構造

―TTG＝胸郭引張構造

―TLU＝腰部引張構造

―TPV＝骨盤引張構造

―TCP＝頭部引張構造

医学的診断に対応した特定の *o-f* 単位（vi-pv）は記
録されない．なぜならば，腹部の腫脹の感覚は，*o-f* 単
位または体幹腔筋膜の固さによって決定されるからであ
る．続いての LOC には，症状の局在を記録する．この
例では，症状は腸骨窩（pv an-la）に位置している．疼
痛の強度もまた記録される（VAS 7）．

次の行には，ADI（apparatus, digestive：消化器官の
すべて）を含む包括的機能障害の情報と，SLI（system,
lymphatic-immune：リンパ系障害）に関するものが記
録される．

これらの編集に関するより詳しい説明は，器官とシス
テムに関する章で行われる（第 2，3 部を参照）．

いかに現在の機能障害が発展したかを理解するために
役に立つ情報が，以前の内臓疾患（既往歴）や検査に関
する箇所に記録される．

仮説

仮説は，記録データに基づく．それは，セラピストが
治療計画を確立するのを手助けする．以下の質問等を考
慮することにより計画が立てられる．

―この患者が解決したい一番の問題は何か？

―筋骨格系の問題は，どのように内部系の問題に関係し
ているのか？

―もし 2 つの機能障害が関係しているならば，どのよう
に代償パターンが確立されたか？

―もし 2 つの機能障害がお互いに関与していないのなら
ば，治療は筋骨格系の問題に対処するべきか？

―もし内部機能障害のみが治療されるべきならば，どの
体幹分節を触診するべきか？

検証

内部機能障害での運動検証は，筋骨格系の機能障害を
示すことができるものとは同様ではない[24]．にもかかわ
らず，運動検証は以下の理由で常に実施すべきである．

―運動検証は，疼痛の原因を確立させる手助けとなる可
能性がある．もし疼痛が内臓由来であれば，運動はそ
の疼痛を引き起こしたり悪化させたりしないが，一方
で筋骨格系由来の疼痛は，特定の運動によってより疼
痛が悪化するようである．

―運動検証は，体幹壁のどの場所が運動制限を有してい
るかを強調することができる．これは体幹壁の滑走の
欠如（原因）によって，または内部機能障害（結果）
によって起こってくる可能性がある．

運動検証は，より可動性がある分節にて実施される．
この例では，後方-腰部運動検証のあいだに疼痛が悪化
した（Re-lu bi＊）．

いったん運動検証が立位で完了したら，次のステップ

24：通常は，内臓痛は，脊椎の運動や背臥位をとることによって変化す
るものではなく，一方で，関係した内臓の活動によって疼痛が変化する
可能性がある．大動脈瘤は，この一般的ルールの例外でありうる（Harri-
son T.R., 1995）．

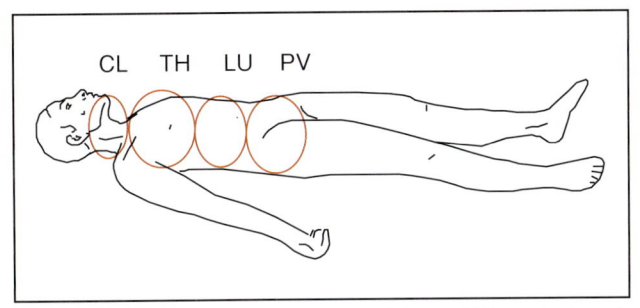

図 5.12. 体幹の 4 つの引張構造に対する検証のための患者肢位.

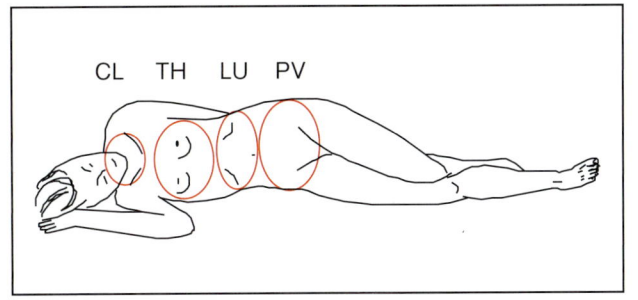

図 5.13. 患者を側臥位にしての触診検証.

表 5.3. 触診検証に関連する表.

Ord	I	II	III	
Ten	**AP**	**LL**	**OB**	
CL	An-me-cp 3	An-la-cp 3	Ir-cp 3	
	An-me-cl	**An-la-cl**	**Ir-cl**	
TH	An-me-th1	An-la-th 1	Ir-sc	
	An-me-th 2	**An-la-th 2**	**Ir-th**	
LU	An-me-lu 1	An-la-lu 1	Ir-th d	
	An-me-lu 2	An-la-lu 2	Ir-lu	
PV	An-me-pv 1	An-la-pv 1	Ir-lu d	
	An-me-pv 2	**An-la-pv 2**	**Ir-pv**	
CP	An-me-cp 1	An-la-cp 1	Ir-cp 1	
	An-me-cp2	**An-la-cp 2**	**Ir-cp 2**	

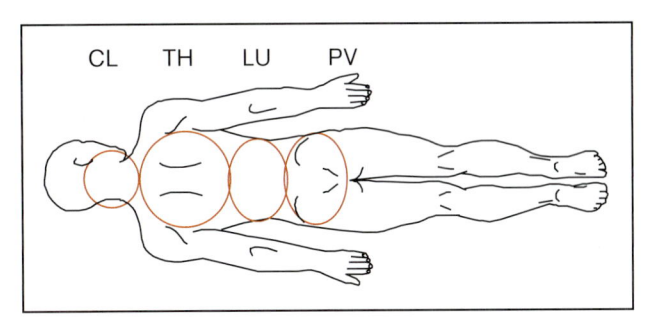

図 5.14. 後方引張構造の治療のための患者肢位.

は触診検証で，患者を背臥位にして実施する（**図 5.12**）.

患者が背臥位をとれない場合は，触診検証と続いての治療は，患者を側臥位にして実施可能である（**図 5.13**）.

触診検証は，セラピストの指先を用いて始める．この小さな，より感受性が高い表面部位は，組織の手触りでのどのような変化にも注意を払うように，セラピストが集中できるようにしている.

もし，指先を用いたさまざまな点での組織の手触りの違いが感じられず，かつ患者に疼痛も生じていないのであれば，セラピストの次のステップはナックル（PIP 関節）を使うことである.

ナックルは，より深部の筋膜層間の滑走を評価するために使用される．一側の融合中心（centre of fusion：CF）と，反対側で同じ分節の CF の組織の状態を比較することによって触診は実施される.

触診は，前方-内方（an-me）の CF から開始し，続いて前方-外方（an-la）と内旋（ir）に移る．患者に，どの点が最も疼痛が強いかを尋ねる．筋膜セラピスト

は，患者とともに，組織の高密度化による報告として，疼痛と敏感さのあいだの相互関係性を見つけなければならない.

4 つの体幹分節と頭部（Caput：cp）の張筋の主要点して，**表 5.3** では太字で記載して強調している．この表は，触診検証時のガイドとして使用することができる.

結節点の触診もまた重要である．結節点は，胸郭（第 7 章を参照），腰部（第 8 章を参照）および骨盤（第 9 章を参照）の引張構造に対する特定の章で説明される.

治療

治療は触診検証によって明らかになった高密度化した点に実施される．1 つか 2 つの前方の点が，前体幹の対側の 1 つか 2 つの点と交互に治療される．いったん，前方の点が解放されたら，最初の患者の感覚について再評価を行う．それから，後方の点（**図 5.14**）が治療される．後方の点は，前に治療した前方点との相互関係を基に選ばれる（**表 5.4**）．後方の点で，高密度化が起こっている箇所のみを治療する.

治療中に使われる圧の量は，高密度化が起こった組織の深さや患者が心配する疼痛レベル，疼痛への耐久性と関連痛の感覚にて決定される.

表5.4. 後方固定点を示す関連する表.

Ten	AP	LL	OB	
CL	re-me-cp 3	re-la-cp 3	er-cp 3	
	re-me-cl	re-la-cl	er-cl	
TH	re-me-th1	re-la-th 1	er-sc	
	re-me-th 2	la-th	er-th	
LU	re-me-lu 1	re-la-lu 1	er-th d	
	re-me-lu 2	la-lu	er-lu	
PV	re-me-pv 1	re-la-pv 1	er-pv	
	re-me-pv 2	la-pv	er-cx	
CP	re-me-cp 1	re-la-cp 1	er-cp 1	
	re-me-cp 2	re-la-cp 2	er-cp 2	

帰結

　通常，筋骨格機能障害から生じている疼痛は，治療直後に減弱する.

　反対に，内部臓器機能障害に関連した症状はしばしば非連続的であるか，特定の状況だけで感じられる. したがって，FMID 治療の帰結は，治療後すぐには確認できるものではない. セラピストは，1 週間後に，症状変化に関して患者から報告を受けることがより信頼できるということがわかるであろう.

第6章
頸部引張構造

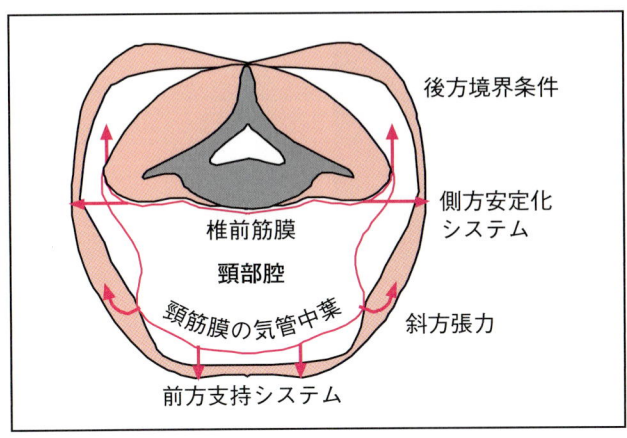

図 6.1. 外部引張構造.

頸部腔は，椎前筋膜と頸筋膜の中葉のあいだの空間である（**図 6.1**）.

この腔を形成する頸部引張構造は以下からなる.

—舌骨から胸骨に及ぶ前方支持システム

—肩甲舌骨筋によって支持される斜方張力

—胸鎖乳突筋群によって形成される側方安定化システム.

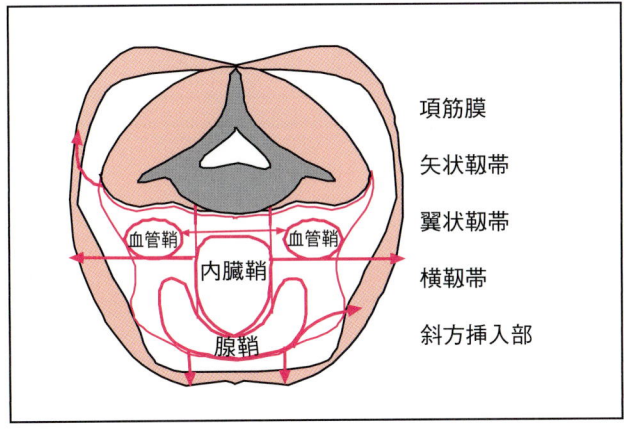

図 6.2. 内部鞘の挿入筋膜.

頸部腔には，3つの挿入筋膜鞘が存在する（**図 6.2**）. これらの鞘は，以下の靱帯挿入によって引張構造の壁に固定される.

—血管鞘から椎前筋膜に及ぶ矢状面挿入部

—3つの鞘を腔の外側壁に連結する横断挿入部

—内部鞘を筋の筋膜に結びつける斜方挿入部.

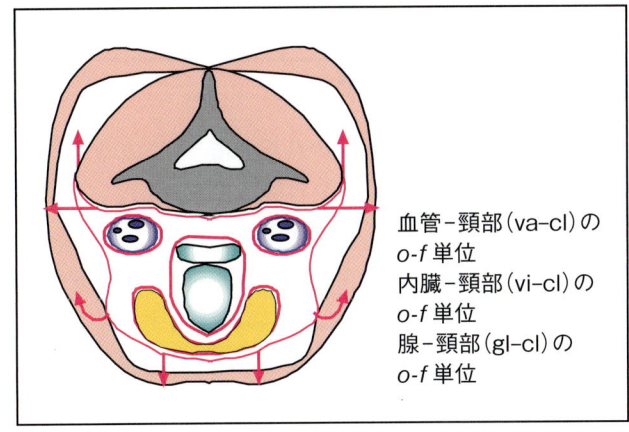

図 6.3. 頸部 *o-f* 単位の被覆筋膜.

以下の *o-f* 単位の被覆筋膜は，3つの挿入筋膜鞘内にある（**図 6.3**）.

—喉頭（気管と一緒に）と咽頭（食道と一緒に）を含む内臓-頸部（vi-cl）の *o-f* 単位

—頸動脈と頸静脈を含む血管-頸部（va-cl）の *o-f* 単位

—甲状腺と副甲状腺を含む腺-頸部（gl-cl）の *o-f* 単位.

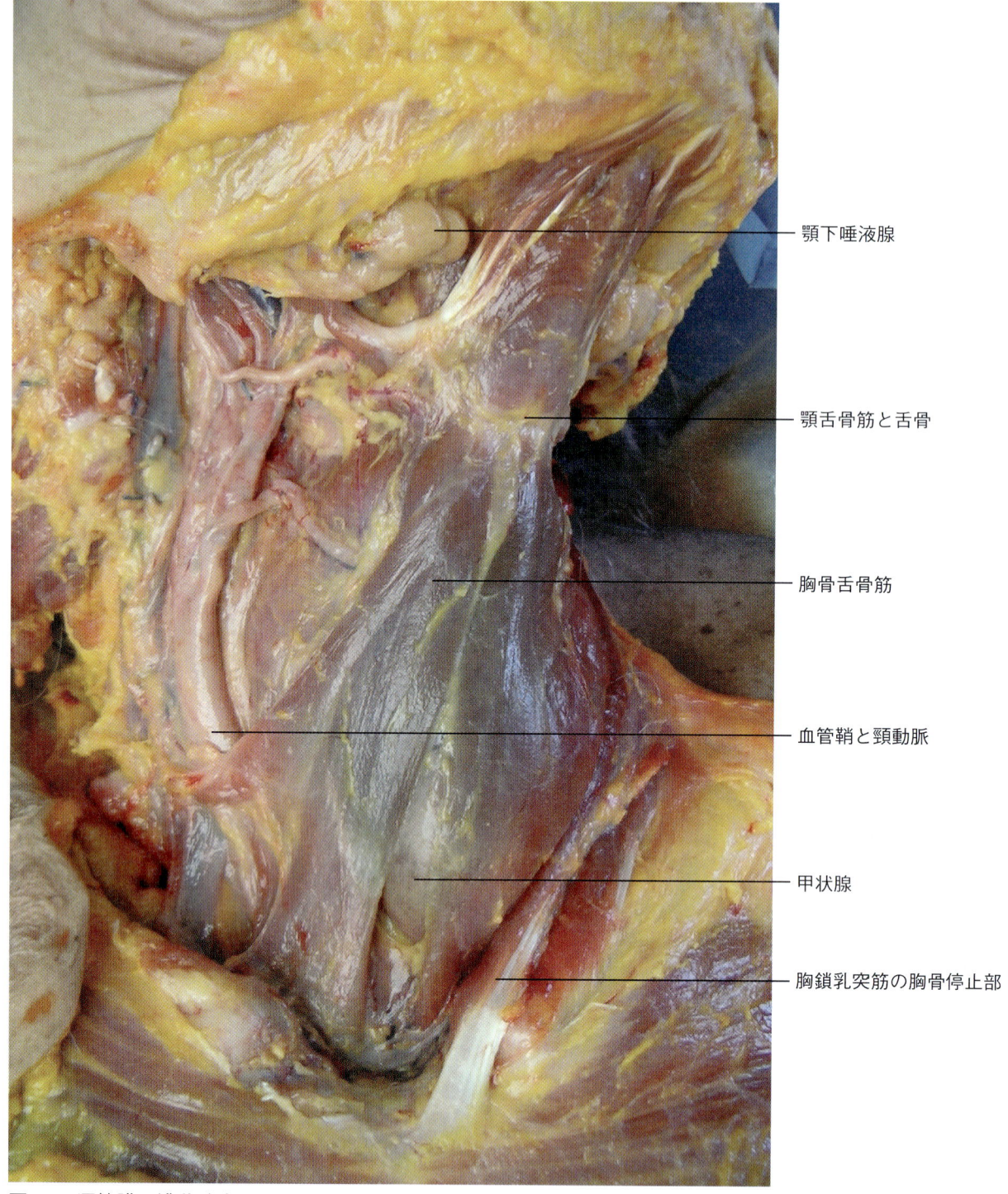

顎下唾液腺

顎舌骨筋と舌骨

胸骨舌骨筋

血管鞘と頸動脈

甲状腺

胸鎖乳突筋の胸骨停止部

図 6.4. 深筋膜の浅葉除去後の頸部前面像.
　胸鎖乳突筋切除後に胸骨舌骨筋が観察できる. 胸骨舌骨筋は, 一種の嚢を形成し, 甲状腺を覆う. この配置は, 筋緊張の重要性を示している. もし筋緊張が変化したら, 甲状腺機能は障害される可能性がある.

　頸部の各 *o-f* 単位は, 異なる蠕動運動を行う. これは, お互いの *o-f* 単位を分け隔てる3つの筋膜鞘の配置によって可能となる.

　各 *o-f* 単位の生理学は, 特定の運動に対応する. した
がって, 機械的または徒手的手段が機能障害を修正するために用いることができる. 筋膜に作用するマニピュレーションは, 腸神経系に対する枠組みを形成し, さまざまな臓器の活性化に影響する. 内部機能障害への筋膜

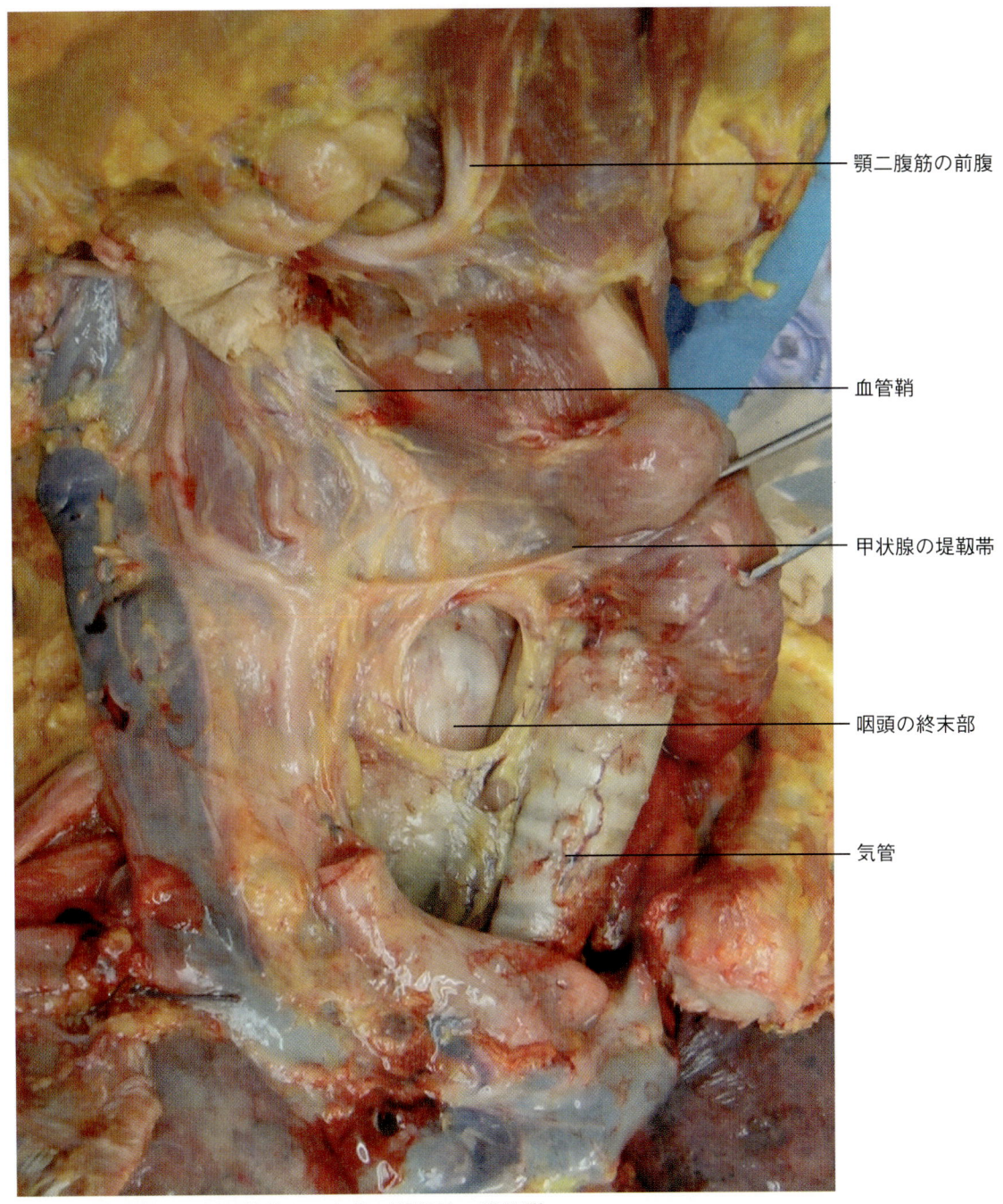

顎二腹筋の前腹

血管鞘

甲状腺の堤靫帯

咽頭の終末部

気管

図 6.5. 甲状腺を一側に移動させた後の頸部腔の臓器群.
　数々のコラーゲン束が, 内臓鞘と腺鞘の両方に血管鞘を結合する. 類似の連結が, 各体幹分節の 3 つの o-f 単位のあいだに存在する. 3 つの鞘は 3 つの o-f 単位を分割し, 独立した運動を可能にするが, 一方でコラーゲン束は 3 つの o-f 単位を統合し, その場での固定をする. これらの連結はまた, 伸張を経て自律神経節へのフィードバックを確かなものとする.

マニピュレーション (Fascial Manipulation for Internal Dysfunctions：FMID) において, 徒手的な働きかけは, 引張構造の論理に基づいている. 換言すれば, FMID は, 内部臓器の干渉を排除するために「容器」の正しい緊張を再構築することを目的とする.

　患者は, 機能障害を起こすのが, どの o-f 単位なのかを明確にするために, 常に十分な情報を提供されるわけではない. しかしながら, セラピストは, 正確な情報がない場合でも, その筋緊張を正常化するために, 引張構造に従って働きかけることができる. 正常化は, 機能障

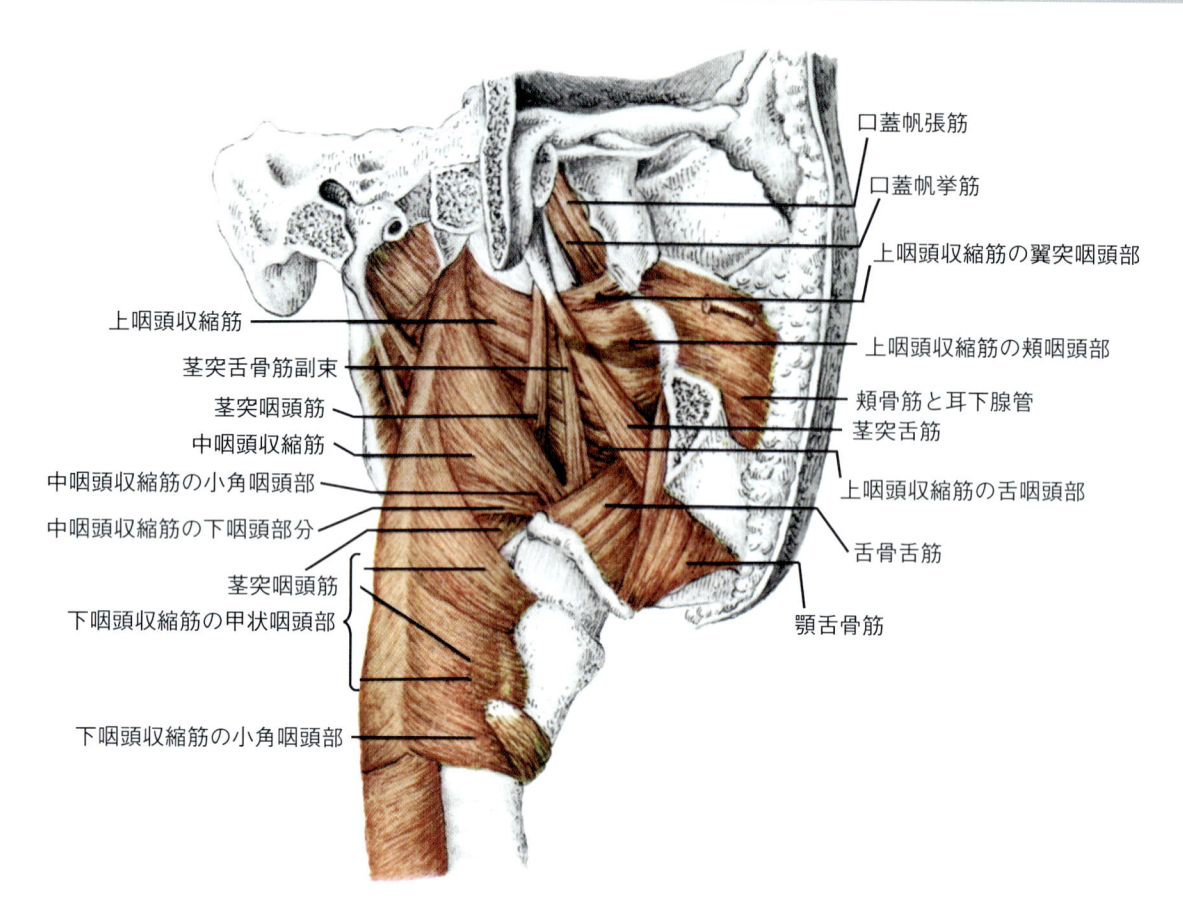

口蓋帆張筋

口蓋帆挙筋

上咽頭収縮筋の翼突咽頭部

上咽頭収縮筋

茎突舌骨筋副束

茎突咽頭筋

中咽頭収縮筋

中咽頭収縮筋の小角咽頭部

中咽頭収縮筋の下咽頭部分

茎突咽頭筋

下咽頭収縮筋の甲状咽頭部

下咽頭収縮筋の小角咽頭部

上咽頭収縮筋の頬咽頭部

頬骨筋と耳下腺管

茎突舌筋

上咽頭収縮筋の舌咽頭部

舌骨舌筋

顎舌骨筋

図 6.6. 右側と後方から観察される咽頭筋群（from V. Esposito et al., op.cit.）.

害を起こした *o-f* 単位が，正しい蠕動運動と機能を再獲得することを可能にする（**図 6.4，5**）.

頸部の内臓 *o-f* 単位

内臓-頸部（vi-cl）の *o-f* 単位の筋膜

　咽頭の筋系は，おそらく全身で最も複雑である（**図 6.6**）.

　もし咽頭筋群のすべてが随意調節を受けるならば，運動皮質は他に行うための時間がなくなってしまう.

　幸いにも，咽頭と喉頭周囲の内臓鞘[1]が，さまざまな喉頭筋群とその異なる部分を協調する.

　咽頭筋膜は，筋内膜と喉頭筋の筋紡錘に連結する. この構造配置が，随意調節を必要とせずに，咽頭筋群の協調を可能にする. 咽頭筋群は，骨に停止せず筋膜に停止し，筋膜はオーケストラの指揮者のように働き，それらの活性化を導く. 咽頭筋膜は，頸部筋膜に多数の中隔や腸間膜にて固定されている. これらの中隔の最も重要な作用は，矢状面の延長部で，内臓鞘を左右側の前椎骨筋膜に固定することである.

　舌骨筋群の筋膜へ延長した横中隔も存在し，胸鎖乳突筋膜に続いている.

　過度に固く結びつけずに，矢状面と横中隔は鞘を支持構造に固定する. これらの中隔は，内臓鞘を支持し，バネのような方法で働く（**図 6.7**）. このように，内臓鞘は食物（食塊）の通過時にも適応し，同時に伸張を単一の筋に伝達する.

　各内部臓器は，身体の支持構造に固定させる必要がある.

—横断方向は，内側の崩壊を防ぐ

—近位方向は，重力の引力に対抗する

—遠位方向は，動作による過度な上方への移動に対抗す

1：気管と食道を囲む内臓鞘は，外膜袖で薄くびっしり詰まった層状結合組織によって形成される. それは咽頭筋膜を取り囲み，頬咽頭筋膜としても知られている. 2つの矢状面拡張部がこの内臓鞘の後角部から延長し，椎前筋膜に合わさる. これらの延長部は，内臓を脊柱に結びつけ，臓器に対する懸垂要素として機能を結びつける（Testut L.,1997）.

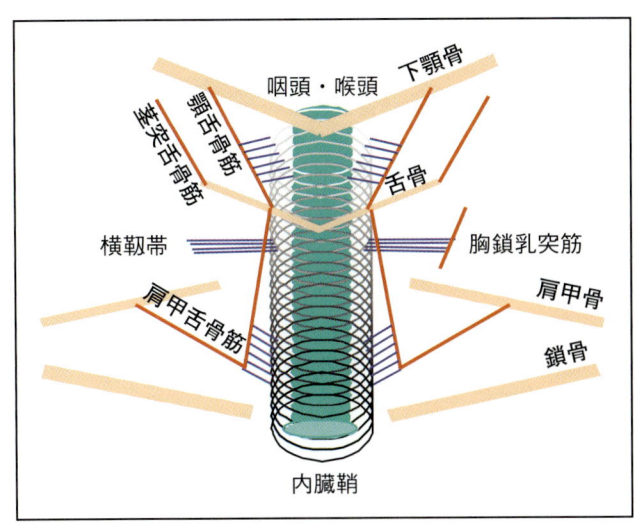

図 6.7. 内臓鞘の懸垂筋膜.

る.

　咽頭脳底膜は，咽頭を頭蓋底に付着させる．どの腱膜にも共通するように[2]，この膜は，内在性で伸長しがたいコラーゲン線維で，筋に対する挿入部を与える．また，咽頭被覆筋膜に連結するコラーゲン線維を有している．

　咽頭周囲の筋膜は，頬側[3]と口蓋帆筋群と連続している．この連続は，咽頭と口と頸部の筋群[4]のあいだに起こる不随意運動の調整を助ける．

　軟口蓋（帆）は，筋-粘膜層で，硬口蓋の後方部を完結させている．軟口蓋の支持部は，硬い線維状の薄層で口蓋腱膜[5]とよばれるものから構成される．咽頭脳底膜と同様に，口蓋腱膜は協調筋膜と腱膜として両方ともに働く．口蓋帆張筋，口蓋帆挙筋および口蓋垂筋は，すべてこの膜から挿入部を取る．

　耳管は，鼻咽頭の外側部分に通じている．

内臓-頸部（vi-cl）の *o-f* 単位の機能

　上記の筋膜は，嚥下[6]と呼吸時に咽頭喉頭部すべてを協調する.

　吸気時に，横隔膜と胸郭筋群の活動は陰圧を生じさせ，上気道にもまた伝達していく．これらの気道壁内の筋収縮が，管腔破裂を防いでいる.

　嚥下が行われる際に，食塊は咽頭へ下降し，同時に鼻咽頭と喉頭咽頭入口部が閉鎖する．喉頭咽頭入口部の閉鎖は，軟口蓋の緊張と挙上（口蓋筋膜によって協調される）と上咽頭収縮筋の収縮（咽頭頭底板によって協調される）によって保証される．喉頭開口部の閉鎖は，喉頭蓋の下制にて実施される．同時に，喉頭は，顎舌骨筋，甲状舌骨筋および前方顎二腹筋の収縮により引っ張り上げられる（咽頭筋膜と甲状膜の膜によって調整される）．後者の活動は，口腔底の収縮と咽頭隆起（一般的にのどぼとけとして知られる）の上昇を伴う.

　嚥下の最初の部分は随意的である．そのため，咽頭は随意筋として横紋筋の随意収縮筋と直接結合している.

　上咽頭収縮筋は，すべてが正中咽頭縫線に由来する4つの部分から形成される.

—翼突咽頭部で，この縫線が翼突結節に及ぶ
—頬咽頭部で，翼突下顎縫線に及ぶ
—顎咽頭部で，下顎骨の顎舌骨筋線に及ぶ
—舌咽頭部で，舌根まで及ぶ.

　上咽頭収縮筋が収縮する際，それは2つの骨を一緒に近づけることはしない．代わりに，他の筋に連結している筋膜を緊張させる.

　収縮筋の4つの部分は，連続してこの内側咽頭（翼突-下顎-舌）縫線に停止する．舌の運動は，順番にこの縫線に覆われる筋紡錘を活性化する．運動のこの末梢性の協調は，皮質制御が欠如している状況でも嚥下が行われることを可能にする[7].

　開口していると，嚥下が不可能であることは一般的な

2：咽頭は，頭蓋底に付着している．ここでは，その結合組織要素のすべてが咽頭脳底膜に合流する．この硬い膜は後頭骨の咽頭結節に強固に付着している．そして頸動脈管の外側開口部と蝶形骨の翼状突起に向かって伸びる．このように膜は鼻後鼻孔の外側部周囲に付着する（Benninghoff A., Goerttler K., 1986）.
3：外側に，咽頭周囲の筋膜は，傍咽頭（下顎咽頭）の腔に対応する．前方に，両側で，咽頭周囲の筋膜は，頬咽頭筋膜に続き，頬骨筋を被う（Benninghoff A., Goerttler K., 1986）.
4：咽頭筋は，緩く咽頭と周囲の構造を結びつける外膜の結合組織（咽頭周囲の筋膜）の一層によって覆われる（Benninghoff A., Goerttler K., 1986）.
5：軟口蓋の軸の部分は硬い，線維質板と口蓋腱膜によって形成され，それは軟口蓋の骨膜の延長と考えられている．軟口蓋の咽頭表面を覆う呼吸粘膜は，背側部でこの腱膜に付着する（Benninghoff A., Goerttler K., 1986）.

6：嚥下の初期相のみ随意運動のもとで行われる．これは口峡の峡部への食塊の通過を含む．食塊が峡部の屋根に到着した際，その過程は即座に反射と不随意運動となる（Benninghoff A., Goerttler K., 1986）.
7：嚥下の開始時のみ随意制御である．残りは，不随意的に起こり，死を迎えるときにすらみられるような機能的なパターンである．この機序を支配する中枢神経は，延髄（脳幹）でみられる．嚥下は無脳症患者でさえも存在している（Benninghoff A., Goerttler K., 1986）.

経験である[8]．これは，骨および筋膜構造のあいだの張力関係がよく平衡が取れているときのみ，嚥下反射が活性化できるからである．このシステムの一部で，もし張力が変化してしまったら，開口時に頬骨筋膜が伸長され，口蓋と咽頭周囲の筋膜の弛緩を引き起こす．もし筋膜があまりにも緩かったら，咽頭周囲の筋の筋紡錘は活性できず，筋線維は収縮できない．

内臓-頸部（vi-cl）の *o-f* 単位の機能障害

頸部の内臓 *o-f* 単位の機能障害は，一般的に咽頭痛（咽頭炎），鼻詰まりおよび鼻呼吸困難，鼻漏（一般的な鼻炎），前頭部の膨満感（副鼻腔炎），嗄声（喉頭炎），のどの渇き，嚥下障害および喉のしこりの感覚（喉咽頭異常感症）で，喉をしばしば清潔にする刺激の必要がある．

夜間咳等の徴候，食後や背臥位での症状悪化および気管支拡張薬の使用にかかわらず症状が十分に制御されないときは，喉で感じられる呼吸障害や灼熱感が胃食道逆流による場合であることを示唆している．

頸部の血管 *o-f* 単位

血管-頸部（va-cl）の *o-f* 単位の筋膜

多数のコラーゲン束が，頸動脈と頸静脈外膜から血管鞘壁へ，そしてここから隣接した筋の筋膜まで延長している．これは血管筋膜が，周囲の臓器や筋群から単に血管を分離しているだけではなく，より多くの作用があることを示している[9]（**図6.4**）．

中間部で2つの血管鞘を連結する中隔によって形成された翼状筋膜は，最も重要な靱帯である．この中間靱帯または中隔は，筋収縮が側方に引く際にはいつでも，2つの鞘の管腔の開通性を維持する．加えて，血管鞘は，後部方向にて2つの鞘の管腔と関連する血管を保持している別の中隔により，椎前筋膜と結合されている．椎前

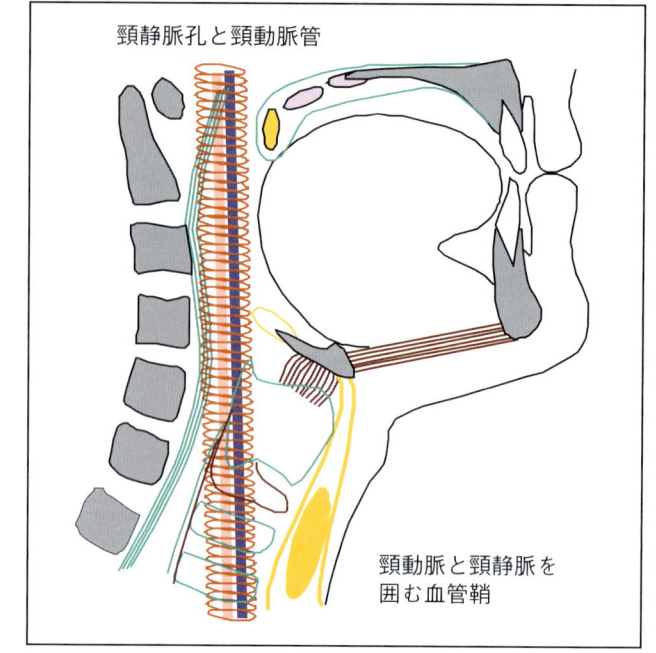

図6.8. 頸部の血管鞘.

筋膜[10]は，項部と中間の頸部筋膜と連結する．Platzer（1979）は，肩甲舌骨筋が中間の頸部筋膜の張筋であるという事実を強調している．その役割は呼吸の際に側方で血管の開口を維持することである．

Testut（1987）も，中隔について述べ「横行頸静脈筋膜」とよんでいる．この中隔は血管鞘から外頸静脈に及ぶ．

上方では，血管鞘は頸静脈孔と頸動脈管周囲で頭蓋に強固に付着し（**図6.8**），上方にて顔面（内臓頭部）筋膜と頭部（神経頭部）筋膜に続いている．

下方では，血管鞘は縦隔血管に続き，それから大動脈[11]に入り，後方胸壁（椎前筋膜[12]）に付着する他の血管と結合する．

内頸静脈は胸鎖乳突筋の後方を走行し，肩甲舌骨筋の中間腱にて交差する．それは，気管前葉（頸筋膜の気管前葉）に付着し，この静脈の線維性骨格として働き，頸部の屈曲時にその管腔の開存性を維持する．

8：嚥下は反射活動を介して呼吸の抑制をも含む．声門の閉鎖は食物が気道に侵入するのを防ぐ．不可能ではないが，開口したまま飲み込むのは難しい（Baldissera F., 1996）.

9：頸部筋膜の研究は，頸部でのいくつかの内臓と神経血管束を囲む鞘の筋膜を必然的に含む．これらの鞘は，中間と深頸部筋膜層のあいだに挿入される間質結合組織からなる．鞘と近くの頸部筋膜のあいだにはいくつかの連結を見ることができる（Chiarugi G., 1975）.

10：内側で，血管鞘は内臓鞘と連結するが，その側部は頸筋膜の気管前葉と接続する（Testut L., 1987）.

11：総頸動脈の鞘は，大動脈弓の鞘まで続いている（Testut L., 1987）.

12：側方に向かって，椎前筋膜は腋窩鞘を構成する．上部ではそれは，頭蓋底に挿入し，下部に延長し，長い頸筋群の前方に続き，前縦靱帯に合流する上縦隔に達する（Gray H., 1993）.

血管-頸部（va-cl）の *o-f* 単位の機能

　総頸動脈が内側と外側の頸動脈に分かれる部分で，圧受容器を有し圧の変化を感知することが可能な頸動脈洞とよばれる膨隆部が存在する．これらの圧受容器は頸動脈小体（糸球）を形成する．それらは，とくに血管壁[13]の伸張に反応して，血管の外膜の層の範囲内に位置する自由神経終末である．血管鞘が，圧受容器に圧の変化を感知させるために完璧な弾力性があることは，非常に重要である[14]．頸動脈糸体は，すべての四足動物でみられる．これは，四足動物では，心臓に対して頭部はより高い位置にあるという事実による．したがって，血流を頭部へ確保するために必要な血圧は，四肢や腹部で必要とされるものよりも高くなる．高血圧でこの糸球を有している場合では，心臓の活動はゆっくりとなり血管拡張が起こる．低血圧の場合では，この糸球から発生するインパルスは，心臓のリズムの増加と血管収縮を引き起こす．

　もし頸動脈糸球の周囲の頸部筋膜の硬化や高密度化が起こってしまったら，血圧の上昇，とくに頭部に対して，圧受容器が不適切な自律インパルスを発生させることになる．

血管-頸部（va-cl）の *o-f* 単位の機能障害

　もし頸部の血管 *o-f* 単位が機能障害を生じた場合，血圧の変化が頭部痛（頭痛），めまい感（めまい），記憶喪失（健忘）および顔面の浮腫（リンパ液停留）を引き起こす可能性がある．頭痛[15]は，循環要素（硬膜動脈，硬膜静脈洞，軟膜静脈など）を含んで，異なる頭部の侵害受容器の要素の結果である可能性がある．

　頸部の筋膜の点への治療は，しばしば筋緊張を調和させることができ，結果として，血圧調整の手助けとなる．

頸部の腺 *o-f* 単位

腺-頸部（gl-cl）の *o-f* 単位の筋膜

　甲状腺と副甲状腺は，頸部腔内に位置する内分泌腺である（図 6.9）．

　気管前の筋膜鞘は，甲状腺とその被膜（甲状腺被膜）を被う．被胞から内部に伸びる中隔は，腺の実質組織を小葉に分割する．各小葉は，小胞として知られる球状単位によって形成される．

　甲状静脈と動脈の鞘[16]は，甲状腺を血管鞘の側方に固定する．

　甲状腺の挿入筋膜（気管前の鞘）は，以下の外側喉頭筋群によって張力をかけられる．

―胸骨甲状筋（胸骨から甲状腺の膜まで）

―甲状舌骨筋（甲状腺の膜から舌骨まで）

―輪状舌骨筋（前述の筋から連続し，甲状腺の鞘の線維肥厚である外側甲状舌骨靱帯に挿入する）．

　副甲状線もまた，甲状腺の鞘内に位置している[17]．

腺-頸部（gl-cl）の *o-f* 単位の機能

　甲状腺は，甲状腺刺激ホルモン（thyroid stimulating hormone：TSH）コントロールのもとに，サイロキシン（thyroxine：T4）を産出する．TSH は，脳下垂体（または下垂体として知られる）にて産出される．

　甲状腺も，機械的刺激に反応する．甲状腺分泌物の細胞外の蓄積は，嚥下に関係する運動に反応して，循環系に入り込むかもしれない．この仮説は，甲状腺の鞘が内臓鞘に直接の連結をしているという事実によって支持される．

　加えて，初期の脊椎動物では，甲状腺は消化管へその

13：外膜の層（たとえば，頸動脈）において，圧の変化に対してよりも血管壁の伸張に対してより反応する自由神経終末が存在する（Baldissera F., 1996）．

14：頸動脈壁周囲に伸張性がない構造が配置されると，管腔内圧の変化はもはや受容器のインパルスの修正を誘導することができなくなる（Baldissera F., 1996）．

15：頭痛は次の要素から起こる可能性がある．頭蓋の内部と外部の動脈の腫脹，牽引または拡張，脳神経の圧迫，牽引または炎症，頭部筋群の攣縮など（Harrison T.R., 1995）．

16：甲状腺鞘周囲の鞘は，甲状腺周辺の線維組織の融合によって形成される．この線維組織は甲状腺動脈を伴い，甲状腺の脚に沿って確実に甲状腺を固定し，その付着を強化する側方外側靱帯の形成に関与する．これらの靱帯は真の線維状隔膜を示し，輪状舌骨軟骨と気管に付着する正中靱帯と一緒に働く．正中靱帯は，甲状腺周囲の鞘の限局性線維肥厚でもある（Testut. L., 1987）．

17：副甲状腺は，胚の鰓性器官発生部位に由来した内分泌機能を有した小さな臓器である．それらは，甲状腺の近くでみられるが，胸腺との直接の関係から，より大きくまたは小さく前縦隔に変移する可能性もある（Testut. L., 1987）．

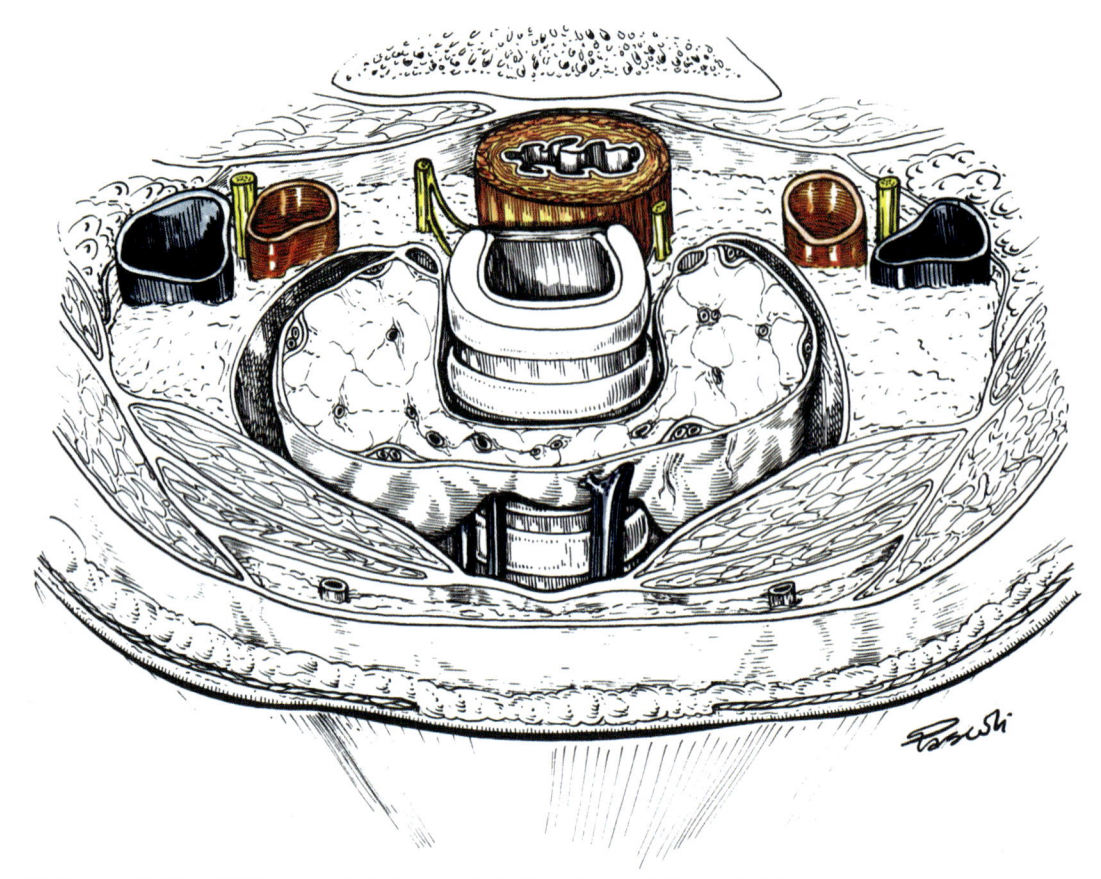

図 6.9. 甲状腺の筋膜の相対的な独立性を強調している頸部の横断面（from V. Esposito et al., op.cit.）.

分泌物を直接放出する[18].

サイロキシンは，身体の代謝を制御する（サイロキシンの増加で代謝が加速される）.

加えて，甲状腺[19] は体温調節の恒常性を制御するための主要な腺である[20].

気管前筋膜に直接停止する筋群は，生理学的張力によってこの筋膜を維持する．もしこれらの筋群が過度に緊張していたら，一種の止血帯を甲状腺の周囲に作り，囊胞が臓器の周囲に主要な空間を維持するため，臓器の実質組織として発達する原因になるかもしれない．これ

らの囊胞は，筋膜の制限への一種の反力を作り出す支持物として作用する.

副甲状腺はカルシウムレベルの変化に対して感受性があり，副甲状腺ホルモンの放出を介してそれらのレベルを修正することができる．それゆえ，副甲状腺ホルモンの分泌は，血清カルシウムのレベルの変化によって調整される．この調整は，負のフィードバックループ・メカニズムに関係する.

腺-頸部（gl-cl）の *o-f* 単位の機能障害

甲状腺の機能障害は以下の3つに分類することができる.

—甲状腺機能亢進：食欲亢進にかかわらず体重減少，被刺激性[21]（グレーヴズ病，別名バセドウ病），振戦，動悸を特徴とする

18：ナメクジウオ属の海産動物の鰓下のヒダで，そしてヤツメウナギの咽頭下部に位置するいくつかの細胞は，消化管へ放出されるヨウ素を蓄積する（Kent. G., 1997）.

19：代謝的な化学反応のすべては，体温に直接関連がある．安静時の代謝過程の消費エネルギーは，熱という形で失われる．もし身体が冷えると，甲状腺および交感神経系の活動が増加する．そして，代謝および熱産生を増やす傾向がある（Baldissera F., 1996）.

20：身体活動または体温調節と関連する心臓の働きの変化によって動脈圧を変化させることができる．調節された方法で，異なる神経終末に対する適切な刺激を増やし分配するために，さまざまなシステムが活性化される（Baldissera F., 1996）.

21：甲状腺は，頸部の前下部に位置する蝶形の臓器である．サイロキシンを産出し，このホルモンはヨウ素も含み，代謝を制御する（Medical Guide, 1994）.

表 1.1　体節とそれらの省略語を示すのに用いられる用語.

日本語省略語	原著省略語	ラテン語	英語
手指	di	Digiti	fingers
手根	ca	Carpus	wrist
肘	cu	Cubitus	elbow
上腕	hu	Humerus	shoulder
肩甲骨	sc	Scapula	scapula
頭部	cp	Caput	head
頸部	cl	Collum	neck
胸郭	th	Thorax	thorax
腰部	lu	Lumbi	lumbar
骨盤	pv	Pelvi	pelvis
股	cx	Coxa	thigh
膝	ge	Genu	knee
距骨	ta	Talus	ankle
足趾	pe	Pes	foot

〔訳注：『筋膜マニピュレーション　実践編』（医歯薬出版，2011）より掲載〕

表 1.2　3面の運動を述べる新旧の用語と省略語.

前額面	
外方運動 (Lateromotion)	内方運動 (Mediomotion)
外方 (LA)	内方 (ME)
外転 (Abduction)	内転 (Adduction)
矢状面	
前方運動 (Antemotion)	後方運動 (Retromotion)
前方 (AN)	後方 (RE)
屈曲 (Flexion)	伸展 (Extension)
水平面	
内旋運動 (Intrarotation)	外旋運動 (Extrarotation)
内旋 (IR)	外旋 (ER)
回内 (Pronation)	回外 (Supination)

〔訳注：『筋膜マニピュレーション　実践編』（医歯薬出版，2011）より掲載〕

—甲状腺機能低下：慢性疲労，徐脈，寒冷不耐性，動作時の疼痛が特徴．疲労は一般的で，粘液水腫がみられる場合がある

—甲状腺機能亢進は，腺の典型的腫脹で，甲状腺機能低下に変化するかもしれない（甲状腺腫，小節および甲状腺嚢胞）．

副甲状腺の機能障害を有した患者に報告される症状は以下を含む.

—副甲状腺機能亢進：疲労と一般的な疼痛と腎臓結石が特徴[22]

—副甲状腺機能低下：手と足の痙攣様攣縮ともろい皮膚と髪によって特徴づけられる.

頸部引張構造の治療

これらの治療的示唆を読むと，筋骨格機能障害に対する筋膜マニピュレーションの経験があるセラピストは，確実に治療点を認識するであろう．これらの治療点の正確な場所は，ここで使われる省略記号の説明と治療時に採用する正しい姿勢に関して，すべての読者は『筋膜マニピュレーション実践編』（Stecco & Stecco 2009）を参照すべきである〔訳注：同書日本語版（医歯薬出版，2011 年）より**表 1.1，2** を掲載する〕.

FMID では，重要性は，治療点にあるのではなく，それが活用できる状況とそれらの治療点がお互いにどのように関連することができるのかという点にある.

たとえば，患者が喉のしこり（咽頭しこり）の感覚を呈していたら，このような場合には FMID が有用である可能性があるとセラピストは認識する必要がある．したがって，筋膜マニピュレーションを実践するセラピストは，筋骨格機能障害に使われる治療点と比べて，関連する異なった治療点を含んだ臓器の機能障害の治療について認識しなければならない.

この徒手的治療は，咽頭のしこり，嚥下困難，持続的な喉の痰を取り除きたいという焦燥感，または喉の痰の感覚などのむしろ不明確な症状を示すこれらの o-f 単位の機能障害に，より容易に影響を与えることができる.

これらの感覚は，3つの頸部の o-f 単位の1つの障害に対して警報を鳴らす身体の唯一の手段である．症状は，筋膜の高密度化または o-f 単位に結合している内部筋膜に由来しているかもしれない.

もし筋膜セラピストがこれらの症状の原因に気づかない場合でも，「容器」の筋膜の触診検証が高密度化を明らかにすることができる.

触診検証では患者を背臥位（**図 6.10**）にして，セラピストは示指または中指を用いて頸部筋膜（表層と中間層）の変性を探す．一般的には，融合中心（CF）のみが本書の図と表で述べられているが，なぜならばこれらの治療点は引張構造の形成に大きな関与をもっているからである．しかしながら，近くの部位に位置している協調中心（CC）も本書では引用されている.

an-me-cl（前方-内方-頸部）の CF と an-cl の CC は，AP（前方-後方）張筋の一部であり，それらは胸鎖乳突筋を覆う筋膜の前方部に位置している．これらの2つの

22：副甲状腺は，骨成長の制御を手助けをする腺である．腎臓を透過する過剰な量のカルシウムは，腎臓結石の原因となる可能性がある（Medical Guide, 1994）.

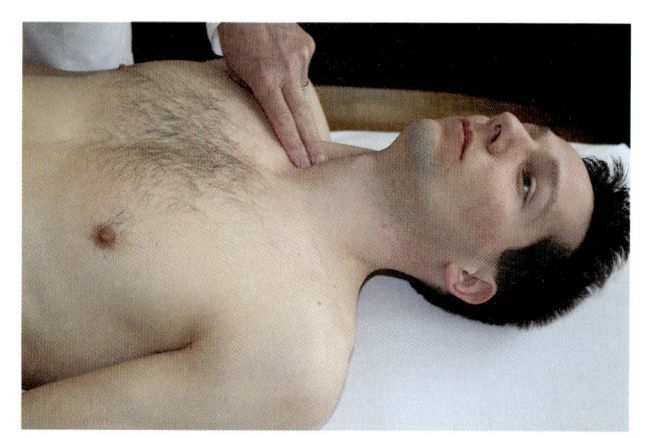

図 6.10. an-me-cl（前方-内方-頸部）（AP）の触診検証.

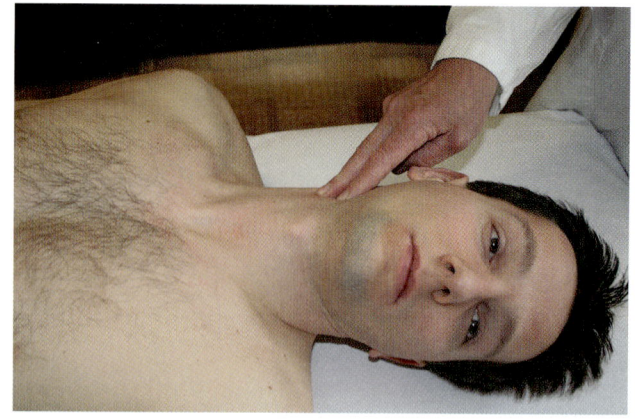

図 6.11. an-la-cl（前方-外方-頸部）（LL）の触診検証.

治療点は，常に一緒に触診される.

　前方張筋は，1 つの治療点のみで形成されるのではなく，an-cp3（前方-頸部 3）の CC と an-me-cp3 の CF が位置する顎まで延長する一種の「筋膜帯」で形成される.

　引張構造の前方の治療点は，後方の治療点と動筋と拮抗筋というよりも共同筋として働く. したがって，もし前方の要素が変形したら，共同する後方の治療点はしばしば同様に治療を必要とする（**図 6.13**，**6.15**）.

　AP 引張構造の後方の治療点は，re-me-cl（後方-内方-頸部）の CF と re-cl の CC（両側），re-cp3 の CC と re-me-cp3 の CF である.

　通常は，前方の治療点は患者を背臥位にして触診するが，一方で後方の治療点は患者を座位にしての触診と治療が可能である.

　触診検証が指先を用いて実施される. そして，圧は深筋膜に到達するように十分加えられなければならない. 指先はとても感受性が高くて，組織の変化に対してとても正確な知覚を与えることができる. 実際には，内部機能障害に対する触診検証は，骨格筋機能障害に対して使われるよりもさらに軽いものである. なぜならば，引張構造を阻害しているかもしれない「無症候性治療点」を検出しなければならないからである.

　LL（外方-側方）張筋は，触診すべき第 2 の張筋であるが，an-la-cl（前方-外方-頸部）の CF と la-cl の CC によって前方に形成される（**図 6.11**）.

　LL 張筋の近位治療点は，an-la-cp3 の CF と la-cp3 の CC（両側）である.

　頸部の後方領域では，この張筋へ両側性の固定点が，

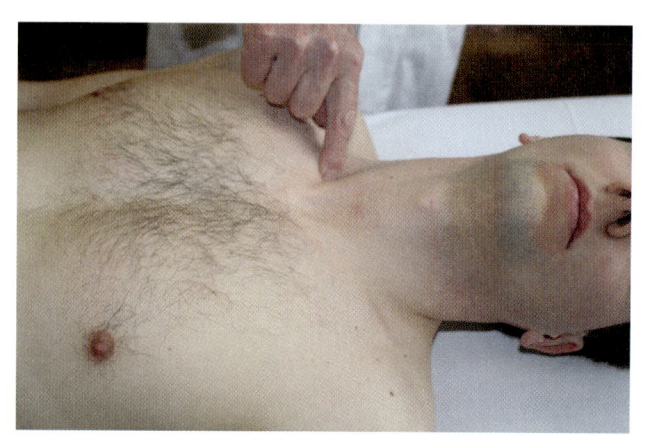

図 6.12. ir-cl（内旋-頸部）（OB）の触診検証.

上記に触れた前方 LL 張筋と共同し，re-la-cl と re-la-cp3 の CFs によって形成される.

　la-cl の CC は，後方の治療点に属するが，一方で，その解剖学的位置により，背臥位で治療しやすい.

　OB（斜方）張筋を次に触診する. 検査されるべき前方の治療点は ir-cl（内旋-頸部）の CC で，胸鎖乳突筋の 2 つの頭のあいだに位置していて（**図 6.12**），同時に，同側と反対側の ir-cp3 の CC を検査する.

　OB 張筋の後方固定点は，er-cl（外旋-頸部）の CC で肩甲挙筋の脊椎停止部上に位置するものと，er-cp3 の CC で乳様突起の下部に位置するものとがある.

　触診のあいだ，3 つの診断的治療点上（注意：AP は an-me-cl，LL は an-la-cl，OB は ir-cl）には同程度の圧を加え，患者がこれらの治療点のあいだで疼痛の違いを示すことができるようにするべきである.

　それぞれの引張構造の前方張筋群と後方固定点の配列を示した線図を，すべての体幹分節（頸部，胸郭，腰部および骨盤）に対して適切な章で提供する.

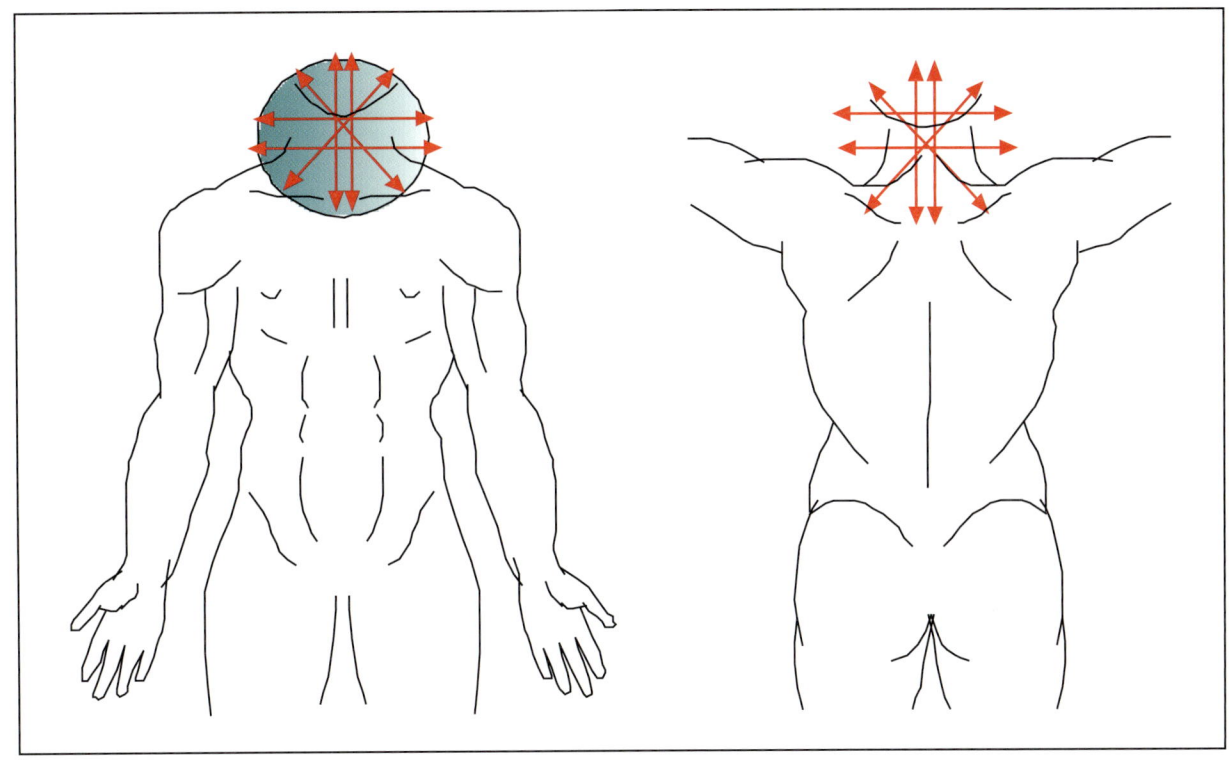

図 6.13. 頸部の張筋と固定点の全体図.

頸部の張筋（**図 6.13**）は，緑の円内に赤矢印で示されていて，頸部の前方張筋群と後方固定点のあいだのバランスが完璧であることが理解できる．頭側–尾側方向にある2つの矢印は，AP 張筋群を示している．近位の矢印頭は an-me-cp3 の CF を示しており，遠位の矢印頭は an-me-cl の CF を示している．横方向の矢印は，LL 張筋群（an-la-cl と an-la-cp3）を示している．これらの張筋は，それらの固定点（re-la-cl と re-la-cp 3）で後部に続く．OB 張筋は，一側から反対側へ斜めに交差する矢印によって示されており，近位の矢印頭は ir-cp3 より遠位の矢印頭は反対側の ir-cl の CC を示している．後方の OB 矢印頭は，er-cp3 と反対側の er-cl の CC を示している．

頸部の引張構造の治療点は，それらをより容易に局所化するために，筋群（**図 6.14**）とともに図に示している．頸部と頭部の AP にかかわる治療点は，青に色づけしている．LL の治療点は緑に，OB の治療点は赤に色づけしている．

比較触診が治療点の変性を検出したときにはいつでも，その点の治療を続け，触診検証を同じ張筋で連結する他の点で続けていく．もし，右側の an-me-cl が，たとえば高密度化を起こしており，より感受性が高い場合

に，この点の治療のあとで，他の AP 張筋の治療点を触診する（たとえば，an-cl, an-cp3, an-me-cp3）．

病的な状態では，対応する後方の治療点（**図 6.15**）は，同側，反対側，または両側の分節に広がって変性されているかもしれない．

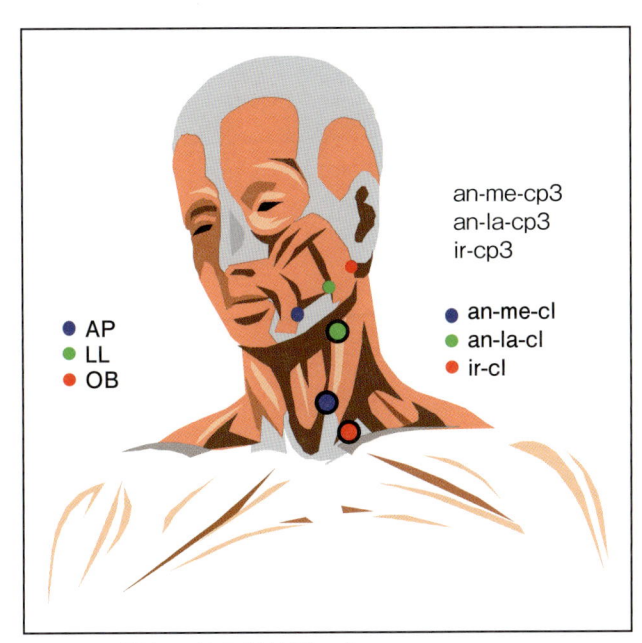

図 6.14. 頸部の前方張筋群の点.

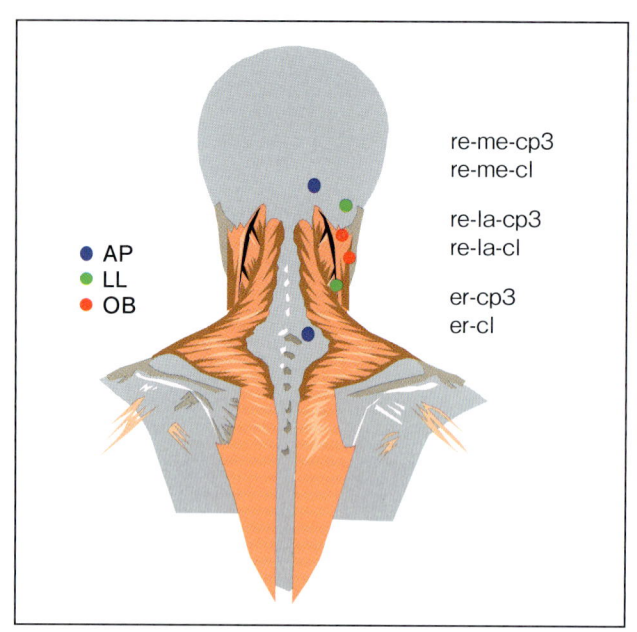

re-me-cp3
re-me-cl

re-la-cp3
re-la-cl

er-cp3
er-cl

● AP
● LL
● OB

図 6.15. 頸部の張筋群の後方固定点.

臨床症例検証

　臨床の場では，治療は，上記のすべての治療点のなかから 2 つの点のみに実施する場合もある．

　20 歳の男性で過去 2 カ月間，頸部痛が繰り返していた．彼は，また随伴性の乾性咳も有し，それは彼が使用しているどの薬でも抑えることができなかった．

　運動検証は，すべての 3 つの面での運動中に中等度の疼痛のみが証明された．触診検証は an-la-cl の両側のCFs の感受性を明白に記した．

　これらの治療中に患者は腕と頭部への関連痛を報告した．いったん，関連痛が和らぐと，喉の違和感の減少を報告したが，後頸部にかなりの緊張がみられた．それから，頸部の引張構造の対応する後方の治療点の触診を実施した．両側の re-la-cl の CFs の治療後の運動検証では，すべての 3 つの面において頸部の運動時に疼痛がまったくないことが示された．

第7章
胸郭引張構造

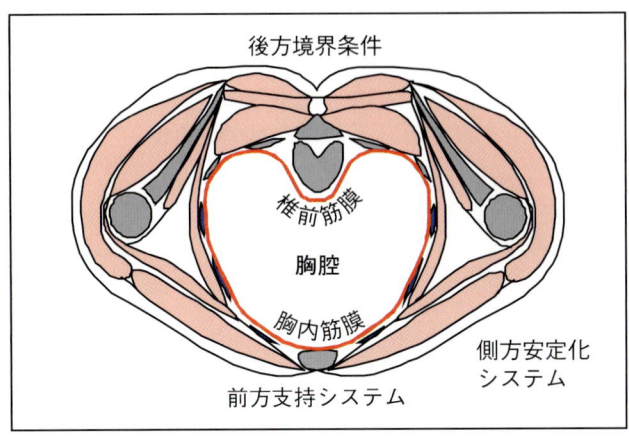

図 7.1. 外部引張構造.

胸腔（**図 7.1**）は，椎前筋膜と胸内筋膜のあいだの空間である．

この腔を形成する胸郭引張構造は以下からなる．

―胸骨と横隔膜の中間部を含む前方支持システム

―肋間筋群と横隔膜の末梢部により支持される斜方張力

―広背筋，大胸筋および前鋸筋により形成される側方安定化システム

―どのような前方運動にでも適応可能な反力を提供する後方境界条件．

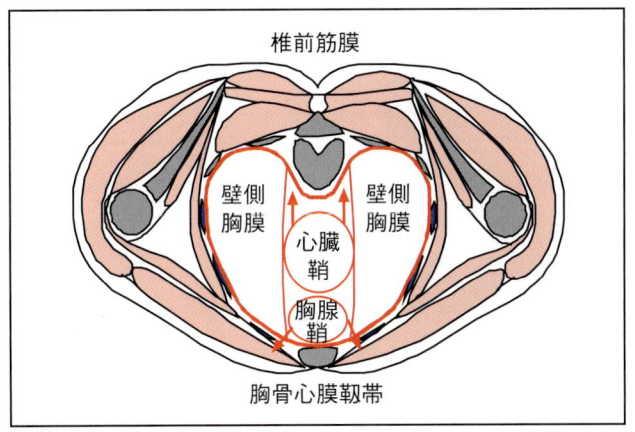

図 7.2. 内部鞘の挿入筋膜.

胸腔には，3つの挿入筋膜鞘が存在する（**図 7.2**）．これらの鞘は，以下の靱帯挿入によって胸壁に固定される．

―胸骨から椎前筋膜に及ぶ矢状靱帯（縦隔胸膜）

―壁側胸膜と内側では気管支心膜間膜によって形成される外方-側方靱帯

―横隔膜腱中心によって形成される斜方靱帯．

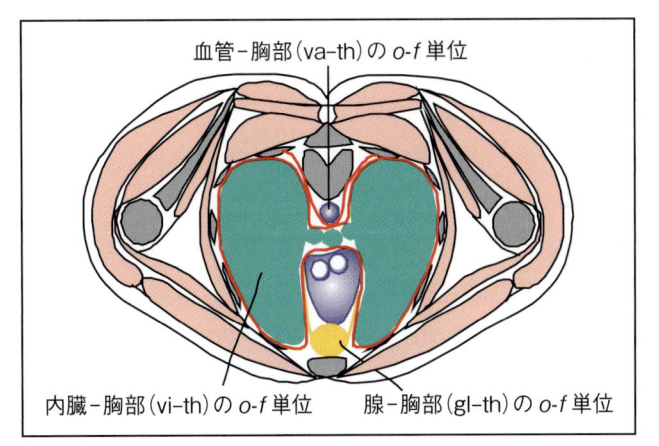

図 7.3. 胸郭 *o-f* 単位の被覆筋膜.

以下の *o-f* 単位の被覆筋膜（**図 7.3**）は，上述の挿入筋膜鞘内にある．

―内臓胸膜，前食道と気管周囲筋膜を含む内臓-胸郭（vi-th）の *o-f* 単位

―大動脈，心臓，そして肺（小）循環の血管を含む血管-胸膜（va-th）の *o-f* 単位

―心膜と胸腺と横隔膜へのその近位と遠位の靱帯の伸張を含む腺-胸郭（gl-th）の *o-f* 単位.

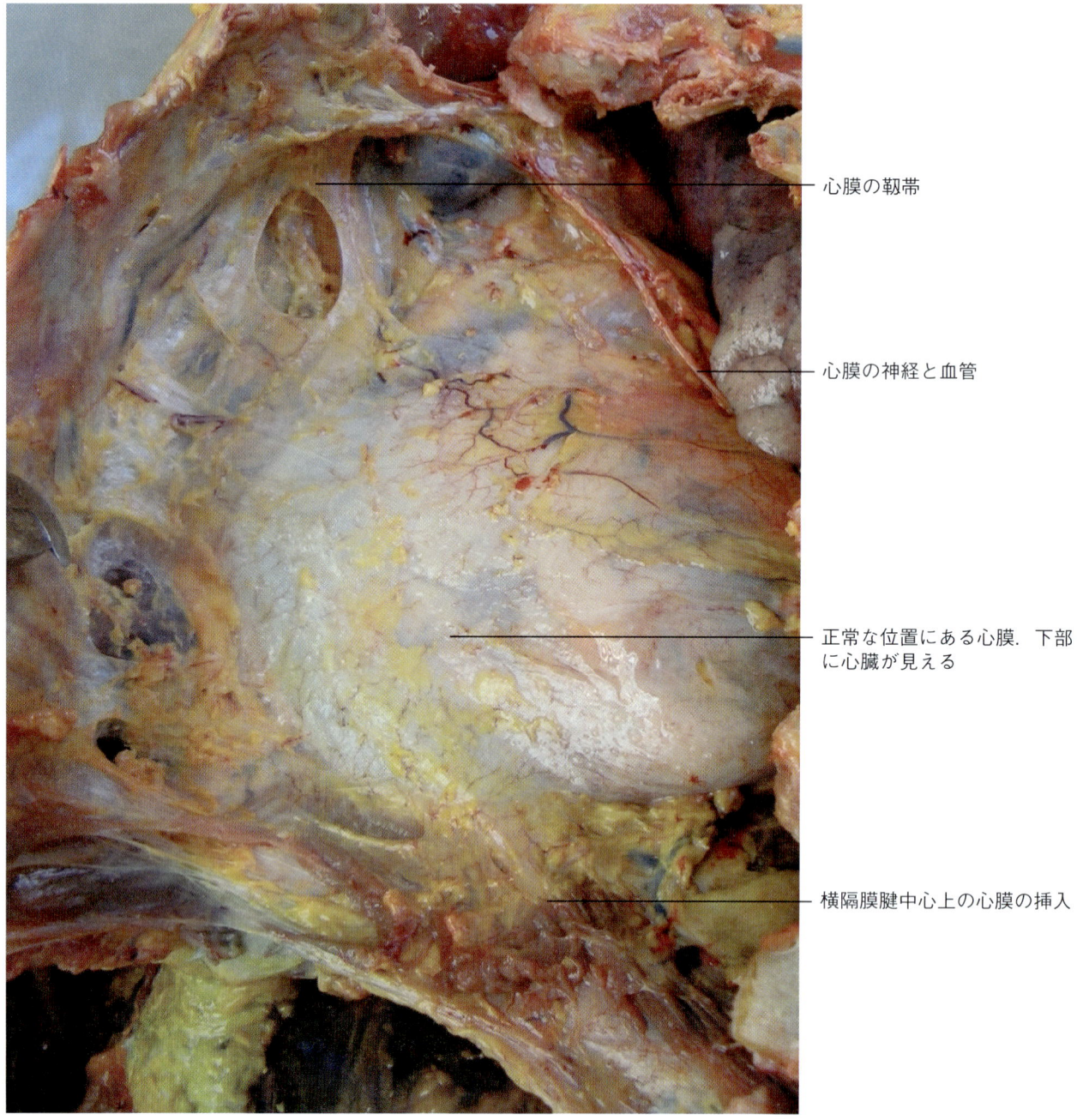

心膜の靱帯

心膜の神経と血管

正常な位置にある心膜．下部
に心臓が見える

横隔膜腱中心上の心膜の挿入

図 7.4. 心膜とその堤靱帯．胸郭は切開されていて，心膜とその堤靱帯を示すために左へ引っ張られている．心膜
は，胸膜や壁側腹膜とは外見が異なっており，体幹壁に付着する．後者の体腔漿膜は，心膜と同様の厚さや独立
性や血管支配をもたない．加えて，壁側腔漿膜は，体性神経に支配されるが，心膜は，迷走神経，横隔神経およ
び交感神経によって支配されている．

　肺は，内臓-胸郭（vi-th）の *o-f* 単位として主要な臓
器である．他の *o-f* 単位よりもさらに，vi-th は弾力性
とその容器（胸壁）の運動性可動性に依存してしまう．
　血管-胸郭（va-th）の *o-f* 単位は，大動脈の糸球を含
む．血圧制御は，糸球によって行われるように，もし縦
隔内の圧が中間の状況であるときのみ，適切に機能でき

る．
　腺-胸郭（gl-th）の *o-f* 単位は，心膜の筋膜と横隔膜
腱中心（**図 7.4〜6**）に関係していて，もしそれらの基
底張力が随意筋緊張によって阻害されないときのみ，正
しく機能することができる．

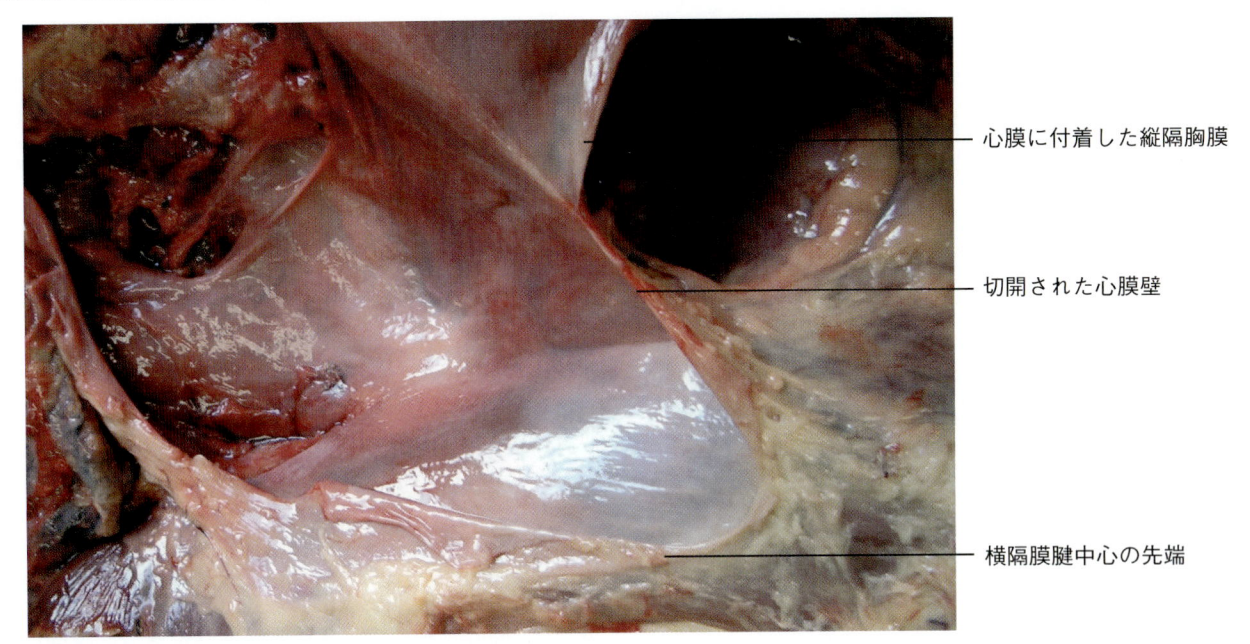

心膜に付着した縦隔胸膜

切開された心膜壁

横隔膜腱中心の先端

図 7.5. 胸郭が切開されていて，心膜は切除されている．
　壁側心外膜は，心膜の内面に付着する．心外膜からの分泌物は，心嚢に漿膜と似た要素を与える．

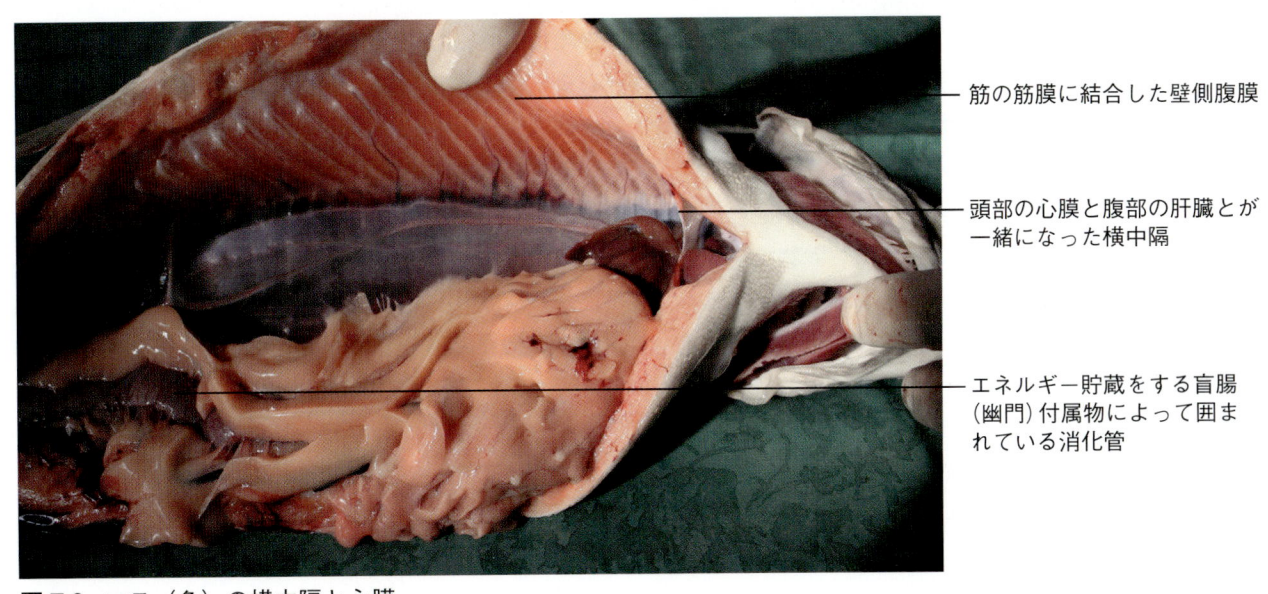

筋の筋膜に結合した壁側腹膜

頭部の心膜と腹部の肝臓とが
一緒になった横中隔

エネルギー貯蔵をする盲腸
（幽門）付属物によって囲ま
れている消化管

図 7.6. マス（魚）の横中隔と心膜．
　マスでは，体幹をえら（頸部と上顎を含む）と腹部（胸郭，腰椎および骨盤を含む）からなる 2 つの分節に分けることができる．

胸郭の内臓 *o-f* 単位

内臓-胸郭（vi-th）の *o-f* 単位の筋膜

　頸部の内臓鞘は，2 つに分かれて胸郭に入ってくる．気管部は縦隔中心に移動し，2 つの気管支に続く[1]．食道は，縦隔の後方部に移動し，そして横隔膜を通過する．直接，内臓鞘から胸膜[2]に及ぶ線維展開もある．

　壁側胸膜は胸内筋膜に付着する．肋骨骨折のような外傷や炎症（たとえば，胸膜炎）では，壁側胸膜に埋められている受容器は，侵害受容のインパルスを発生する．

1：頸部の内臓周囲の空間は，気管と食道周囲の縦隔に続く（Testut L., 1987）.

2：気管と食道を包む内臓鞘は，胸膜と連結する拡張部を有する（Chiarugi G., 1975）.

内臓由来の壁側痛は，筋膜に包埋されている神経終末によって知覚される[3]．

壁側胸膜（**図 7.7**）は，

—上部の胸膜頂を形成する[4]

—横隔膜に下部で付着する

—胸郭内の壁側胸膜を側方で形成する

—縦隔筋膜を内方で形成する．

縦隔胸膜は，横断線維状層板（胸膜間靱帯）[5]によって，内側に張力をかけられる．疎結合組織は，胸膜間靱帯を縦隔の臓器から分けるが，これらの臓器は堅固に心膜に付着する．壁部と臓側板は，2 つの気管支の門を囲い，そして肺間膜を形成するために下降する[6]．

内臓-胸郭（vi-th）の *o-f* 単位の機能

胸郭引張構造と内部臓器筋膜のあいだの関係をこれから検証する．胸膜頂は，上部で，脊椎胸膜靱帯と最小斜角筋によって，頸椎に付着する（**図 7.8**）．これらの構造の大部分は，立位の結果としてヒトに存在する[7]．それらの役割は，胸膜の下降を抑制することである．

外側壁側胸膜は，左右の胸壁につながる．それゆえ，胸膜は胸郭の拡張時には外側へ引っ張られる．縦隔胸膜は，椎骨（後方）と胸骨（前方）へ停止し，胸膜の前方-後方伸張を確かなものにする．横隔膜への胸膜の挿入は，斜方への肺の拡張を保証する．通常の安静呼吸時に，横隔膜の収縮は，横隔膜ドームが腹部のほうへ平坦になる原因となる．それは約 2 cm 移動する．強制的な深呼吸では，この偏位は最高 10 cm になる．したがって，胸郭容量は，通常の呼吸では 0.2〜0.4 *l* から，深呼吸では 2.0〜4.0 *l* まで増加する．同時に，外肋間筋の収縮は，肋骨が椎骨を軸に旋回することにより，肋骨の上

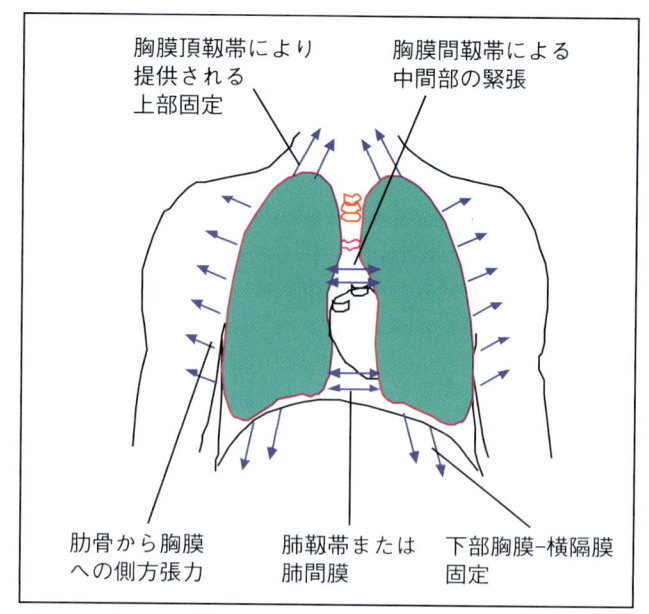

図 7.7. 肺の実質組織を生理学的緊張に保つ筋膜構造.

（図中ラベル）
胸膜頂靱帯により提供される上部固定
胸膜間靱帯による中間部の緊張
肋骨から胸膜への側方張力
肺靱帯または肺間膜
下部胸膜-横隔膜固定

方回旋を引き起こす．この動きは，胸郭の前後径と横径を増加させる．単一の物体で異なる方向に引っ張ることによって，胸郭を拡張し狭めるというこれらの反対の力を胸郭筋膜の特定の点が制御する．

気管は，頸部と胸郭につながっている．それはこれらの分節の両方の運動によっても影響を受ける[8]．突然の咳[9]は，肋間横隔膜の筋群と気管筋群の急速な収縮間の協調運動によって生じる．

咳は胸郭内圧を増加させ，気管の直径を減少させる．気管軟骨の圧縮により前額方向に，そして膜部の内屈によって矢状方向に管腔は狭くなる．

咳の協調運動は，随意運動によって，または自動的な反射によって活性化する．粘液線毛クリアランスが障害されると，これらの反射の 1 つを誘発する可能性がある．粘膜の産生と繊毛の運動性が正確に協調されない場

3：正常な状態では胸膜はほとんど感覚をもたない．胸膜の苦痛を有する患者が経験する鮮明な疼痛は，胸膜自体の内部の神経の不快刺激が起こるというよりも，多くは壁側板と連結した神経（肋間神経）の炎症によるものである（Testut L., 1987）．

4：胸内筋膜は，胸膜頂と横隔膜ドームに続く．それは胸骨の内面を覆い，後方では椎体の骨膜と合流し，前脊椎頸部筋膜の胸郭拡張部と連結する（Testut L., 1987）．

5：縦隔胸膜は，大動脈下部に 2 つの盲嚢を形成する．2 つの胸膜の盲嚢を結合する細胞脂肪組織は，これらの盲嚢が適所に固定を維持する線維性横断層板（胸膜間の靱帯）を形成するために厚くなる（Testut L., 1987）．

6：肺胸膜は，門の高さで壁側胸膜に連続する．反射線は，横隔膜に向かって延長し，前額面上に位置する肺靱帯を構成する肺間膜を構成する（Leonhardt H., 1987）．

7：胸膜頂は，他の哺乳類と比較すると，ヒトでより発達する靱帯によって，緊張が維持される（Esposito V., 2010）．

8：頭蓋のように，頭部の伸展と屈曲動作は，気管にも影響を及ぼすが，一方で肺容量の変化は胸郭で優性である．頭部の伸展時に気管は延長されるが，なぜならばそれは，咽頭と舌骨を介して下顎骨に，かつ喉頭を介して頭蓋底にも連結しているからである（Benninghoff A., Goerttler K., 1986）．

9：咳が起こった際に，以下の現象が気管気管支樹で誘引される．最初の吸気時に，声帯の閉鎖が，同時的な呼気筋の緊張増加と一緒に，胸腔の圧の増加を起こす．声帯の開口と一緒に，咳の速度は，気管支と気管の管腔の狭小化に伴いさらに増加する．気管の管腔は，気管軟骨の両側からの圧縮により前額方向に，膜性部分の内屈により矢状方向に狭小化する（Benninghoff A., Goerttler K., 1986）．

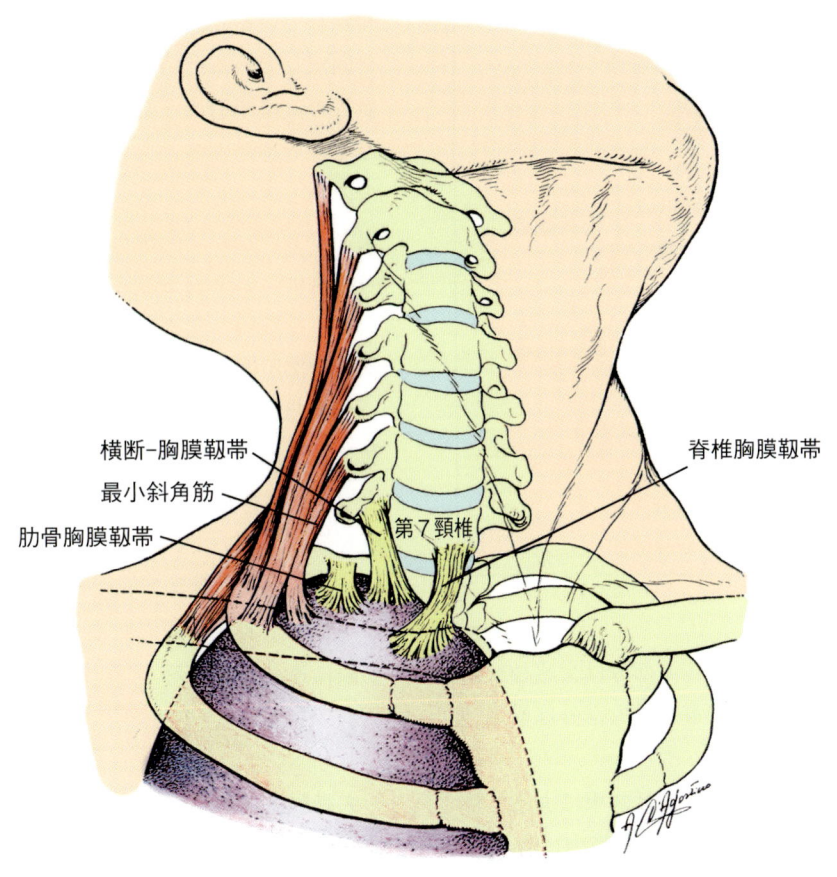

横断-胸膜靱帯

最小斜角筋

肋骨胸膜靱帯

脊椎胸膜靱帯

第7頸椎

図 7.8. 右側の胸膜頂の靱帯（from V. Esposito et al., op.cit.）.

合に起こる可能性がある．そして，粘膜の過剰な蓄積[10]または粘膜の不足のどちらかを引き起こす．

内臓-胸郭（vi-th）の *o-f* 単位の機能障害

正常な生理的状態では，壁側胸膜と肺胸膜は互いに滑走する．この種の関係によって，胸壁から発生する力を肺実質組織内に均一に分配させることができる．代わりに，2つの胸膜間に靱帯の接続があると，力の均一な分配は不可能であろう．胸膜と胸郭のあいだのどんな線維性瘢痕でも，内部運動の生理学における阻害要因となる可能性がある．

呼吸不全（呼吸困難），または明らかな原因のない持続的な咳は，内臓-胸郭の *o-f* 単位に機能障害が生じているときに，患者が最も多く訴える症状である．

ほかに，患者は，肋間痛，耳障りな咳，声の変化（慢性気管炎），または呼吸のしづらさを訴えるかもしれない．

肺気腫や反復性気管支炎のような慢性病的な症状さえも，内部機能障害への筋膜マニピュレーション（Fascial Manipulation for Internal Dysfunctions：FMID）からの恩恵を受ける可能性がある．

胸郭の血管 *o-f* 単位

血管-胸郭（va-th）の *o-f* 単位の筋膜

心臓壁は，心内膜，心筋および心外膜の3層から構成されている．心内膜は内側で，心外膜が外側で心筋を被っており，両者とも上皮性の膜である（**図 7.9**）．心外膜は2層に分かれており，1層は心筋（臓側板）に付着し，もう1層は心膜（壁側板）に付着する[11]．

10：喫煙者の肺で生じる，粘液線毛クリアランス障害は最初に発現する障害の1つである．上皮の繊毛は，段階的に杯細胞（粘液分泌）に置き換わっていく．それゆえ，粘液の輸送は困難さが増加して，持続性の咳が現れてくる（Medical Guide, 1994）.

11：心膜漿膜は，心膜の線維性嚢を作る閉鎖性の嚢である．心臓はこの嚢に陥入し，臓側板と壁側板を形成する．臓側板（心外膜）は，心臓と大血管を覆い，壁側板に反転し，心膜の線維性嚢の内部表面に付着する（Gray H., 1993）.

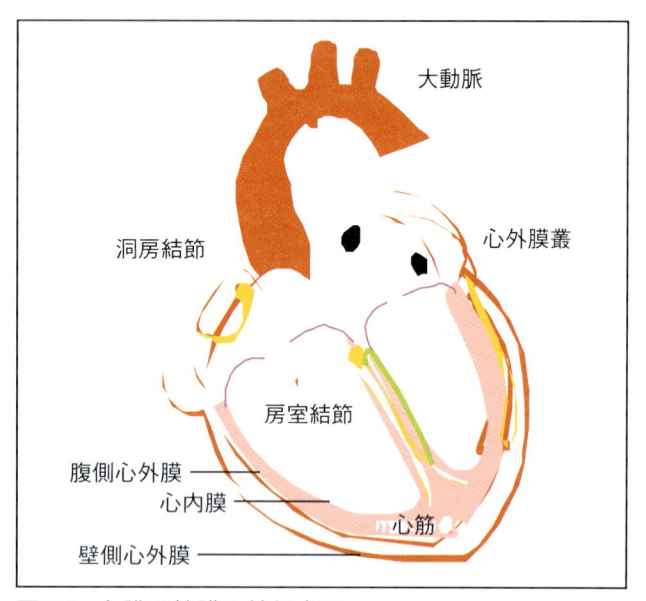

大動脈

心外膜叢

洞房結節

房室結節

腹側心外膜
心内膜
心筋
壁側心外膜

図 7.9. 心臓の筋膜と神経支配.

　心外膜[12] に連結される壁外叢は，大部分は交感神経系によって支配されている．心膜の叢は，大部分は横隔神経によって支配されている．

　壁内叢は，洞房結節[13] と房室結節とヒス束によって形成されており，これらの神経節と叢は心筋内に存在する．心臓の収縮によって伸長されるために，このような方式でこれらは配置されており，これらと同様の神経節と叢から神経インパルスの産生を引き起こす．

　結合組織は，心房筋を心室筋から分けている．この組織は，心臓の結合組織骨格の一部である．心房および心室筋の両方が，この膠原性骨格に付着しており，2 つの線維輪からなる．大動脈の線維外層構造に連結するこれらの 2 つの線維輪に，房室弁は埋め込まれている．

　大動脈と上大静脈の外膜は，椎前筋膜に連結していて，この方法で心臓を後方体幹壁に固定している[14]．

　解剖学の教科書は，しばしば血管が心臓を後方胸壁に

固定していると述べている[15]．外層筋膜（外膜）[16] が心臓を固定しているというのがより正確である．なぜならば血管の直接牽引はそれらのさまざまなリズムに障害をきたす可能性があるからである[17]．心内膜は，動脈と静脈の内膜と連続している．血管と神経に支持を与える心筋束とのあいだに，微細な結合組織性骨格が存在する．この骨格は，心外膜と心内膜を結合する．この結合組織要素は，線維輪と線維三角を形成するために厚くなり，房室接合部周囲での不可欠な役割を担う．

　血管は，胸椎や近位では鎖骨（たとえば，鎖骨下静脈）と頸部（たとえば，頸静脈と総頸動脈）のような強固な構造に固定されている．鎖骨下筋筋膜は，鎖骨烏口腋窩筋膜に続いている．

　後方では，大動脈裂孔[18] の高さの胸腹部大動脈の固定が，最も重要な構造である．横隔膜の脚は，脊柱起立筋筋膜に連続している．

血管-胸郭（va-th）の *o-f* 単位の機能

　大動脈弓の圧受容器系は，弓の外膜周囲に位置した自由神経終末からなる（**図 7.10**）．大動脈のこれらの上部と下部の傍神経節は，心膜内ではなく挿入筋膜内に位置している．したがって，それらは壁外神経節である．圧が増加したときにはいつでも動脈壁の弾性形状変化を起こし，これらの受容器終末は伸長される[19]．迷走神経に結びつく前に，この感覚神経枝は大動脈神経と結びつく．血管の被覆筋膜の完璧な緊張状態のみが，受容器が圧の些細な変化を知覚することを可能とし，結果として動脈圧の恒常性維持に作用する．大動脈弓の受容器は，

12：冠状動脈神経叢からの分岐部は，心外膜の結合組織に達するので，肉眼的に追跡することさえできる．この組織で，ある部分は心外膜（心外膜神経叢）に，ある部分は心筋に，ある部分は心内膜に及ぶ薄い線条からの神経叢を形成する（Chiarugi G., 1975）．

13：心筋の収縮を識別する刺激は，心臓自体（心臓自動性）で生じる．それらは，自発的に局所周期的刺激を生じる（Leonhardt H., 1987）．

14：大静脈は，交差性固定のシステムを介して心底を固定する．上大静脈は頸部と上腕筋膜に心臓を固定し，下大静脈は心臓を肝臓に固定し，肺静脈が心臓を肺に固定する（Leonhardt H., 1987）．

15：大動脈から出る血管は，血管袖とよばれる血管腱膜システムによって囲まれる．心臓は心底から出る大血管との連結により，定位置に保持される（Testut L., 1987）．

16：外膜は，多くの弾性線維と，さらに長軸筋細胞とともに結合組織により形成される．それは，弾力のある動脈で，釣り合ってより厚くなる（Benninghoff A., Goerttler K., 1986）．

17：疎性細胞脂肪組織の薄い層が，縦隔の異なる臓器を分け隔てている．これらの層は，心臓や大血管のような連続周期的運動性をもった臓器の運動や，食道や気管のような随意的な，より随時の運動性をもった臓器の運動を容易にする．これらの縦隔の臓器は，それらを分離し，互いに干渉するのを防ぐ疎性結合組織の正常な状態に頼った，連続的で複雑な運動を実行する（Testut L., 1987）．

18：後方の頸部腱膜（椎前筋膜）は胸郭まで延長している．下部には，後縦隔が，横隔膜弓を通して腹膜後隙に接続している．大動脈は，大動脈裂孔を通過し，前方でこの裂孔に強固に付着する（Testut L., 1987）．

19：大動脈受容器は，弓の外側縁に沿って分布しており，右の鎖骨下動脈が起こる場所までに達する．大動脈および頸動脈の受容器は，生理学レベル内で生じる圧の変化に対して最大限の感受性をもっている（Baldissera F., 1996）．

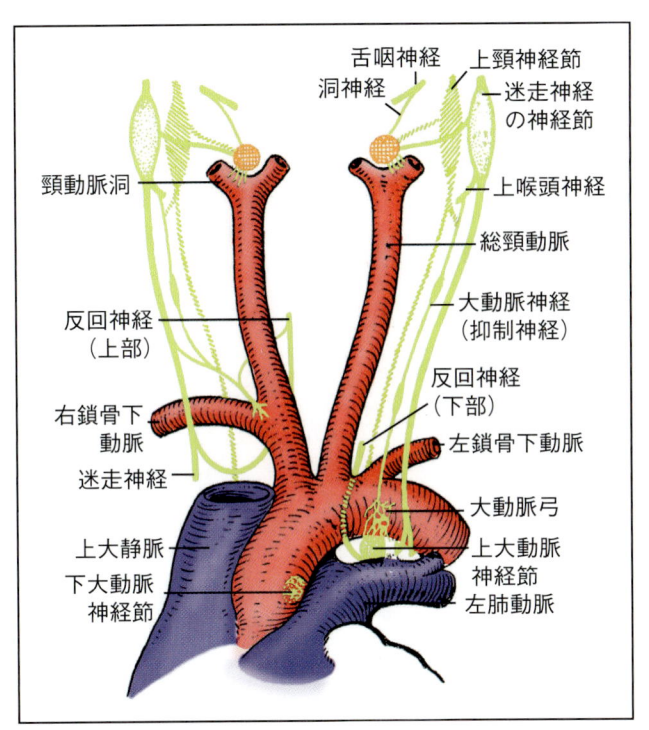

図 7.10. 頸動脈小体と上および下大動脈傍神経節（from V. Esposito et al., op.cit.）.

図中のラベル：
舌咽神経　上頸神経節
洞神経　迷走神経の神経節
頸動脈洞
上喉頭神経
総頸動脈
大動脈神経（抑制神経）
反回神経（上部）
反回神経（下部）
右鎖骨下動脈
左鎖骨下動脈
迷走神経
大動脈弓
上大静脈
上大動脈神経節
下大動脈神経節
左肺動脈

大循環（体循環）の冒頭に位置している.

これらの受容器に影響を及ぼすために，筋膜マニピュレーションは，とくに末梢筋膜に働きかける.

心拍出量は動脈圧を決定するが，神経の影響からまったく独立して，「平衡点」に対して常に傾き変化する[20]. 心臓は，血行力学の負荷に適応するポンプであり，収縮力は静脈還流に直接関係している. 拡張期に，末梢からより多くの静脈血を心臓が受け取れば，収縮期にはより多くの血液が送出される.

中心静脈の受容器（心肺受容器）は，心拍頻度での張力変化をもたらすことができ，血管収縮の張力を抑制する（心肺反射は，容量の変化を調節する）.

これらの受容器は，胸郭内の血流量のとても小さな変化を知覚することができ，これらの変化に反応して血管拡張反射を引き起こすことも可能である.

心房の機械受容器は，自由神経終末である. これらの神経終末は肺循環が心房と結びつく部分に枝を形成する.

心房に挿入された膨張可能なバルーンが付いたカテー

テルは，頻脈と尿排出の増加を誘発する人工的な刺激を起こす.

これらの緊張状態の変化を知覚するために，胸郭内の心循環器系の受容器のすべては，最適な基底張力で保持された筋膜に囲まれている必要がある.

血管-胸郭（va-th）の *o-f* 単位の機能障害

一般的には，頻脈と徐脈が自律神経系の機能亢進と機能低下に関係している. この種の不整脈は，自律神経インパルスが，受容体が埋め込まれている筋膜の影響を受けるという事実を考慮しなくても，自律神経インパルスと常に関係している[21].

FMID は，筋の筋膜を介して心臓リズムに影響を与えることができるが，それは，自律神経終末はこれら筋膜に埋め込まれていて，不随意の筋攣縮によって刺激を受ける可能性があるからである. 滝状（ドミノ）効果によって，これらの筋膜の弾力性が回復すれば，心律動を変えてしまうかもしれない不規則な自律的インパルスを中断することができる可能性がある.

解剖学的変性をもたないが，不整脈を有する数多くの患者は，FMID による恩恵を受けることができる.

もし患者が，リウマチでの線維性瘢痕により起こる弁の機能障害を有している場合，マニピュレーションは弁膜の線維化を変えることはできないが，激しい身体運動時に経験するかもしれない胸骨の圧迫感のような随伴性の症状をしばしば改善させることができる.

胸郭の腺 *o-f* 単位

腺-胸郭（gl-th）の *o-f* 単位の筋膜

心膜は，通常，体腔漿膜（胸膜または腹膜）と関係している[22]. しかしながら，著者が種々の魚に行った数々の解剖によると，腹膜腔の外側には一貫して心膜がみられる（**図7.6**）.

20：心臓を除神経された競走犬が活動するための内的制御は，正常な神経支配をもった動物に比べてわずかに劣るのみである（Baldissera F., 1996）.

21：縦隔構造を囲む疎結合性組織は，解剖学者によって一般的には考慮されてこなかった. しかしながら，それは病理学的観点からとても大きな重要性をもっている. なぜならば，より強固な筋膜形成によって区画を分割するからである. したがって，その組織は，多くの疾患の拡散のための経路を表しており，結果として，量と硬さに関して多様な変化をする. これらの変化が，囲んでいる数々の臓器の機能を変化させる可能性がある（Testut L., 1987）.

22：心臓，肺，消化管臓器のような，通常では容量が大きく変化する内部臓器は，心膜，胸腔，腹膜腔のような漿膜腔に位置している（Leonhardt H., 1987）.

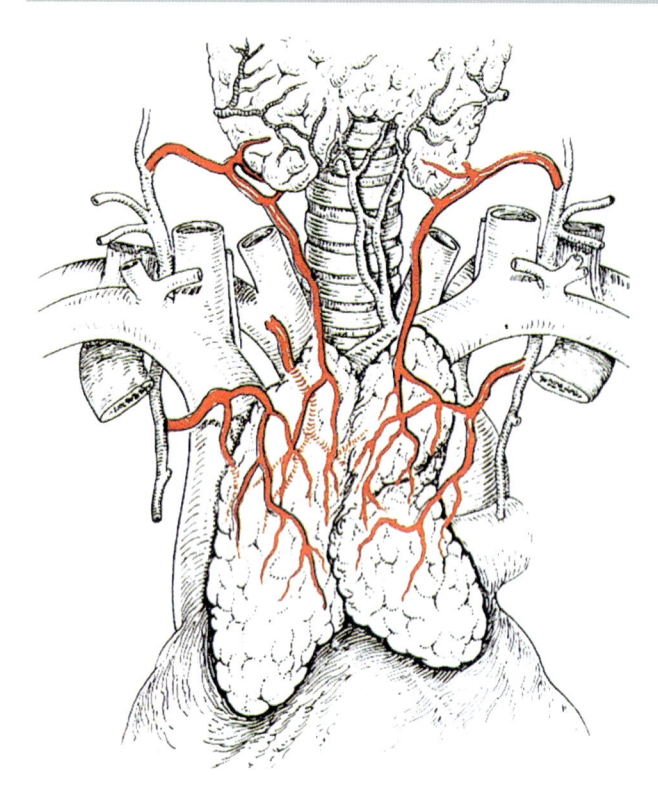

図7.11. 下部甲状腺の血液供給と胸腺への内胸動脈（from V. Esposito et al., op.cit.）.

心膜は，胸腺の筋膜と横隔膜腱中心に連続している[23]．これらの筋膜構造は，横中隔から生じている[24]．肝臓や胸腺を含むいくつかの腺が，この中隔から発達している．

胸腺は血管（**図7.11**）と総筋膜によって甲状腺に連結しており，そしてそれは右の横隔神経とも連結している[25]．頭側では，胸腺は甲状腺に近く，同時に，直接連結しているが，一方で，別の場合には，この頭部延長は結合組織帯によって置き換えられている．胸腺は心膜上に位置しているが，その機能は，思春期になって減少しても免疫に関する役割は果たす．

最近まで，思春期後に胸腺は完全な退化の過程を経ていくと考えられていた．しかしながら，Chiarugi は，限定された範囲で，胸腺[26]の実質組織は，人生を通して

---

[23]：心膜の線維嚢は，上方で胸腺と直接に結合していて，気管前筋膜に続いている（Gray H., 1993）.
[24]：4週目の胎児では，心臓は，原始的胸心膜の腔に位置しており，横中隔によって腹腔とは部分的に離されている（Sadler T.W., 1990）.
[25]：胸腺は，髄質部分に深く入り込む迷走神経，交感神経および横隔神経からの細線維によって神経支配を受ける．皮質部分の神経は実証されていない（Chiarugi G., 1975）.
[26]：高齢者でさえも，臓器実質に残った機能は，胸腺に取って代わる後胸骨脂肪組織でみられる（Chiarugi G., 1975）.

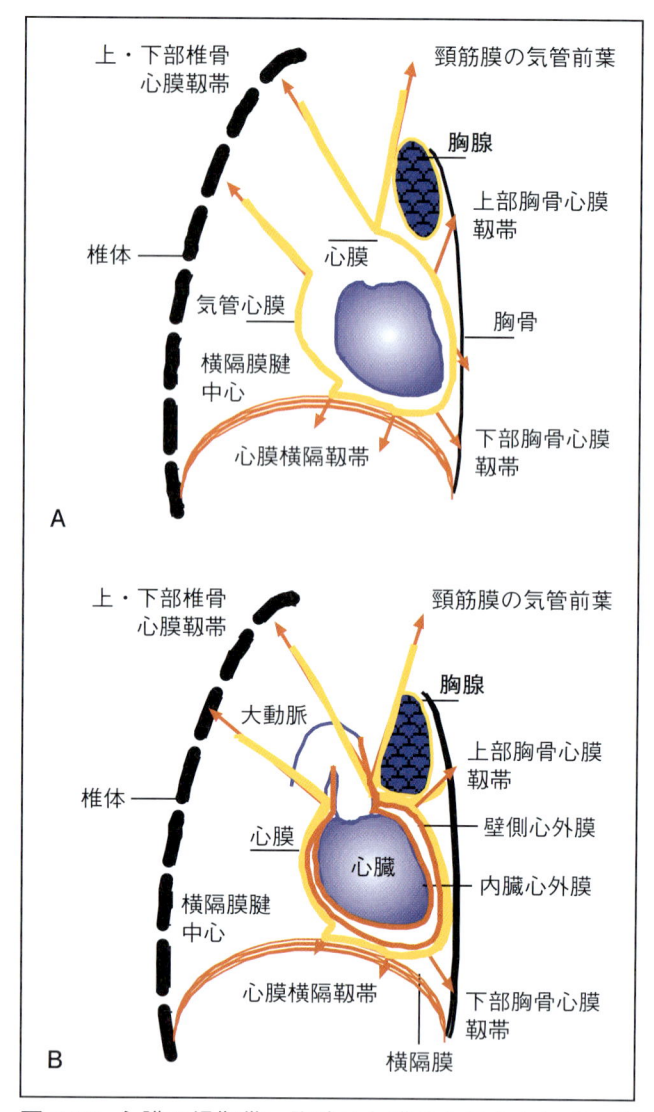

図7.12. 心膜の堤靱帯．胸腺は心膜の上に含まれていることに注意しなさい.

活動を続けることを証明した.

心膜底部は，横隔膜腱中心と同時発生し，心膜横隔靱帯によって付着する（**図7.12**）.

線維状の心膜嚢の拡張部は，縦隔の疎結合組織内に伸びており，心膜を胸骨（上および下部胸骨心膜靱帯[27]），そして脊椎（脊椎心膜靱帯）に付着させる．心膜の後方部は，気管支–心膜の形成に寄与する．この膜は，後方心膜壁から気管分岐部，横隔膜腱中心（後縁）および大

---

[27]：心膜錐体の頂は，心臓に入り出ていく大血管（動脈と静脈）を囲む．部分的にこれらの血管の外膜に，そして部分的に縦隔の上部の結合組織に結合する．心膜の上肢から，胸骨（堤胸骨心膜靱帯）の胸骨上（頸静脈）切痕に伸びる線維性中隔が，この特定の部分にみられる．細胞脂肪層が2つのあいだにあるので，縦隔胸膜が心膜に付着しないことに留意すべきは興味深い（Testut L., 1987）.

血管の外膜に及ぶ抵抗性線維束によって形成される．頸筋膜の気管前葉は，胸骨の高さで2つに分かれる．内側部は心膜に連続し[28]，一方で気管周囲の筋膜は気管支心膜に連続する．さらには，頸筋膜の気管前葉は，胸腺を囲む筋膜で縦隔の上部に連続する[29]．

通常は，心膜は心臓の漿膜として記述される（**図7.12A**）．しかしながら，それは非常に強固な筋膜で，頸筋膜の気管前葉，胸腺筋膜，気管支心膜および横隔膜腱中心と連結する．その内面から，漿液を分泌する心外膜の壁側板を伴う（**図7.12B**）．

腺-胸郭（gl-th）の *o-f* 単位の機能

胸腺[30]は，他の内分泌腺と相互作用し，同様に免疫系とも作用する[31]．胚では，副甲状腺は胸腺とともに発達し，同じ鰓（咽頭）嚢[32]に起源を有する．

左右の心膜横隔靱帯は，横隔膜と心膜を結合する．それゆえ，横隔膜転移は心膜が移動する原因になる．

気管支の動きも，気管支心膜を経て接続するため，心膜が移動する原因になる．この特別な関係は，急速な呼吸数と心拍数の増加を要求する突然の全力疾走のような状況での，心肺運動の同調に重要な役割をもっている．肺と心臓は，2つの異なるリズムをもっている．それにもかかわらず，一方のリズムが増加すると，もう一方のリズムも必然的にその変化に適応する．どのような身体運動の開始時にも，呼吸筋の活性化は移動のための筋群の活性化の同調に均整を取る．この種の同調性は，単に化学受容器の信号によって調整することはできない．たとえば，突然の全力疾走の場合には，低酸素症が出現する時間はなかった．しかしながら，外部-内部筋膜張力

が，この種の同調性を誘発することができる．

腺-胸郭（gl-th）の *o-f* 単位の機能障害

古代では，「胸腺」という言葉は，気分や人の精神に関するものであった．この用語は，感情，魂および愛情を意味するギリシャ語の"thumos"から由来している．

胸腺は，免疫系の正常発達に必要な，単なるリンパ系の臓器ではない．それはまた，他の内分泌腺と数々の関連性をもっていて，さまざまなホルモン類の活動に感受性をもっている．動物が副腎皮質ホルモンまたは下垂体性腺刺激ホルモンを投与されたときには，常に胸腺は相当に小さくなる．代わりに，性腺除去された動物では，それは肥大する．新生動物の胸腺除去は，身体の成長を遅らせ，骨折後の骨硬化は不完全となる．両生類の幼体への胸腺抽出物の投与は，相当な成長を引き起こすが，変態の完全な欠如となる．

上記のすべては，胸腺の内分泌機能を確認することができる．胸腺の活動は，甲状腺の活動の拮抗的なものとなる．甲状腺の過活動は両生類の早期変態を引き起こす．

胸腺の機能が低下した患者は，以下の症状を訴える．循環および呼吸の機能障害，強い感情的な出来事または突然の気温の変化に続く意識喪失．

心膜の機能障害は，横隔神経痛と同様の胸郭痛（慢性心膜炎）を発生させる，または，心拍障害（たとえば，動悸と頻脈）を起こす可能性がある．

最近の研究[33]では，心外膜と心膜の「脂肪」組織からの「ホルモン」生成も証明されている．

胸郭引張構造の治療

患者は常に胸郭 *o-f* 単位に明らかに関連する機能障害を示すわけではない．多くの場合，胸骨上の重量感や胸郭部周囲にきついベルトをしているような感覚を訴える．引張構造の筋膜要素の運動性を回復させることにより，治療では，関係する *o-f* 単位の正常な機能に必要な

28：胸郭の停止部のレベルで，頸筋膜の気管前葉は，頸部底にある大静脈へさまざまな弾力を拡大させる．さらに下部では，この筋膜層は上行大動脈へ拡大させる．これらの展開は，心膜まで達することができる（Testut L., 1987）．

29：前気管鞘は，非常に薄かったとしても甲状腺を囲む筋膜を提供する．それは輪状軟骨弓上に付着し，下甲状腺静脈とともに上縦隔に続く（Gray H., 1993）．

30：性ホルモンと副腎糖質コルチコイドの投与は，胸腺のサイズを大きく縮小する．対して，副腎不全と甲状腺亢進は，胸腺の容量を大きくする（Bortolami R., 2004）．

31：この集中的なリンパ球溶解は，とりわけ，自己アレルギーのリンパ球の除去が目的である．自己免疫疾患は明らかにこれらのリンパ球を破壊しないことが原因である．実際には，Tリンパ球に変化するのはほんの少数の胸腺細胞だけであると算出された（Benninghoff G., 1986）．

32：胎児の発達の5週目に，第3嚢の上皮が副甲状腺と胸腺に分化する．幼児において，胸腺は相当な部分を占めていて，心膜の前方に位置する（Sadler T.W., 1990）．

33：われわれの目的は，心臓手術を受ける患者で，インスリン抵抗性ホルモンのホルモン産出を行う心外膜の脂肪組織の役割を研究することである（Dremen J., 2006）．

高度な心血管危険因子を有する肥満患者では，心外膜細胞は多くの炎症促進性サイトカインを分泌し，貪食細胞（マクロファージ），リンパ球および好塩基性細胞によって侵潤される（Sacks H.S., 2007）．

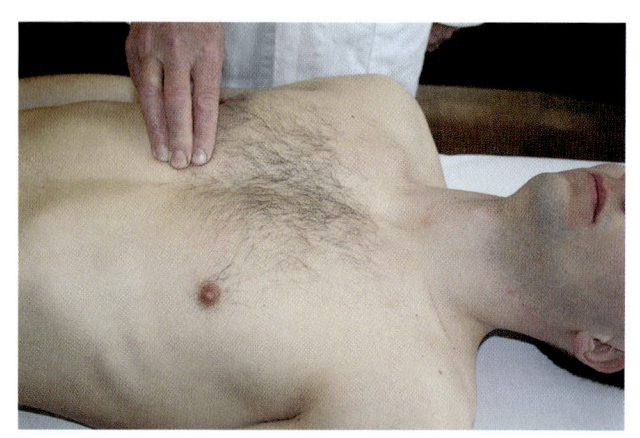

図7.13. an-me-th2（前方-内方-胸郭2）(AP) の触診検証.

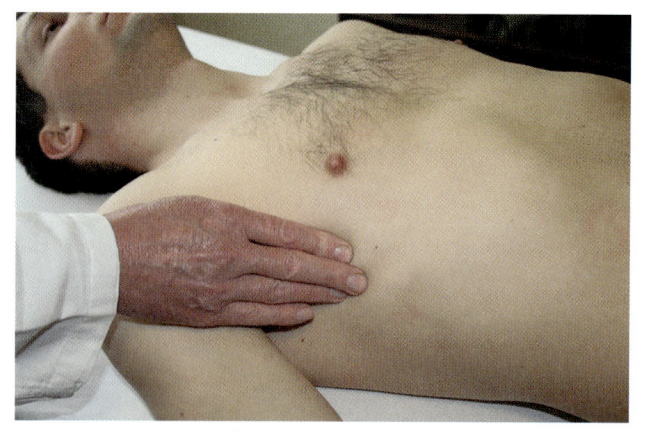

図7.14. an-la-th2（前方-内方-胸郭2）(LL) の触診検証.

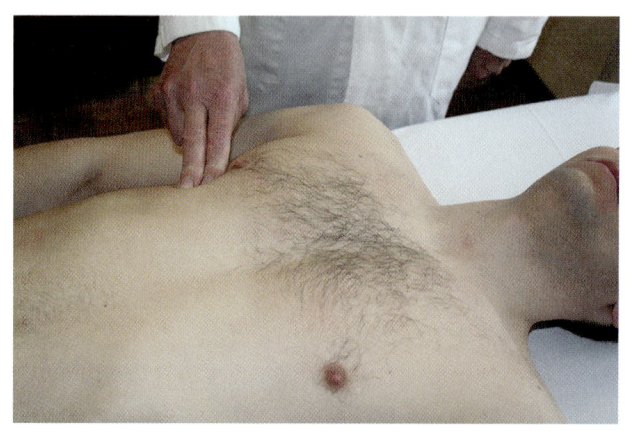

図7.15. ir-th（内旋-胸郭）(OB) の触診検証.

それらは前鋸筋上に位置している（**図7.14**）. 後部筋複合体のてこ作用を用いることによって, この筋は外側と上方への肋骨の移動に影響することができる.

　上記の3つの写真（**図7.13〜15**）では, セラピストは触診検証に指先を用いている. 無症候性の点を明らかにし, 患者が知覚する感覚を混乱させる可能性がある圧痛を引き起こさないように, 触診は慎重に実施されるべきである.

　この写真では, 触診検証は体の一側でしか示されていないが, 実際には体の両側を常に検証する.

　胸郭の張筋の略図（**図7.16**）が, 左右, 近位遠位, 斜方の力間の点の共同作用を強調している.

　前方筋群の図（**図7.17**）では, 触診検証に用いられる胸郭の点は太字で強調されている.

　これらの点は下層の *o-f* 単位の運動性により近く接触しているので, 損なわれた張筋を明らかにするのを助ける鍵となる点がある. これらは, より大きい張力がある部分にも位置する[34]. an-me-th2 の CF は, 胸骨の中間部に位置していて, この部分は呼吸の際の前方-後方の張力を受ける. ir-th の CC は, 水平面上で肋骨がより大きな移動をする部分に位置している.

　an-la-th の CF は, 外側方向に張力を最も受ける.

　肋骨は脊柱にも連結しており, 後方体幹で, ここの部分に外部引張構造の固定点が見つかる（**図7.18**）.

　re-me-th1, 2（後方-内方-胸郭1, 2）の CFs は, 第

不可欠な空間を再確立することが可能になる.

　比較触診検証は, AP胸郭引張構造の診断点であるan-me-th2（前方-内方-胸郭2）の CF（**図7.13**）から開始する.

　触診は, 近位点である an-me-th1 や, 結節点である an-me-th3 に応用することもできる.

　胸部では, 触診の順番を変更することも可能であるが, an-me-th から続けて真っ直ぐに ir-th（OB引張構造）に移行し, それから第3番点として an-la-th（LL引張構造）に移行する.

　ir-th（内旋-胸郭）の CC は, 胸郭での OB 張筋の診断点である（**図7.15**）. OB引張構造を形成する筋群は, 1つの分節から別の分節へ及ぶ. それゆえ, 機能障害が生じている状態では, 一側の ir-th と, 反対側の ir-sc（内旋-肩甲骨）の CC の治療が必要だということがわかる可能性もある.

　an-la-th1, 2 の CFs は, LL引張構造の治療点である.

34：吸気のあいだ, 呼吸運動は横隔膜の平坦化による垂直方向と, 肋骨の上昇による矢状面と前額方向への胸腔の増加に関係する. これらの外側への運動とともに, 下位肋骨は肋骨-横隔膜機構を構成する（Benninghoff A., Goerttler K., 1986）.

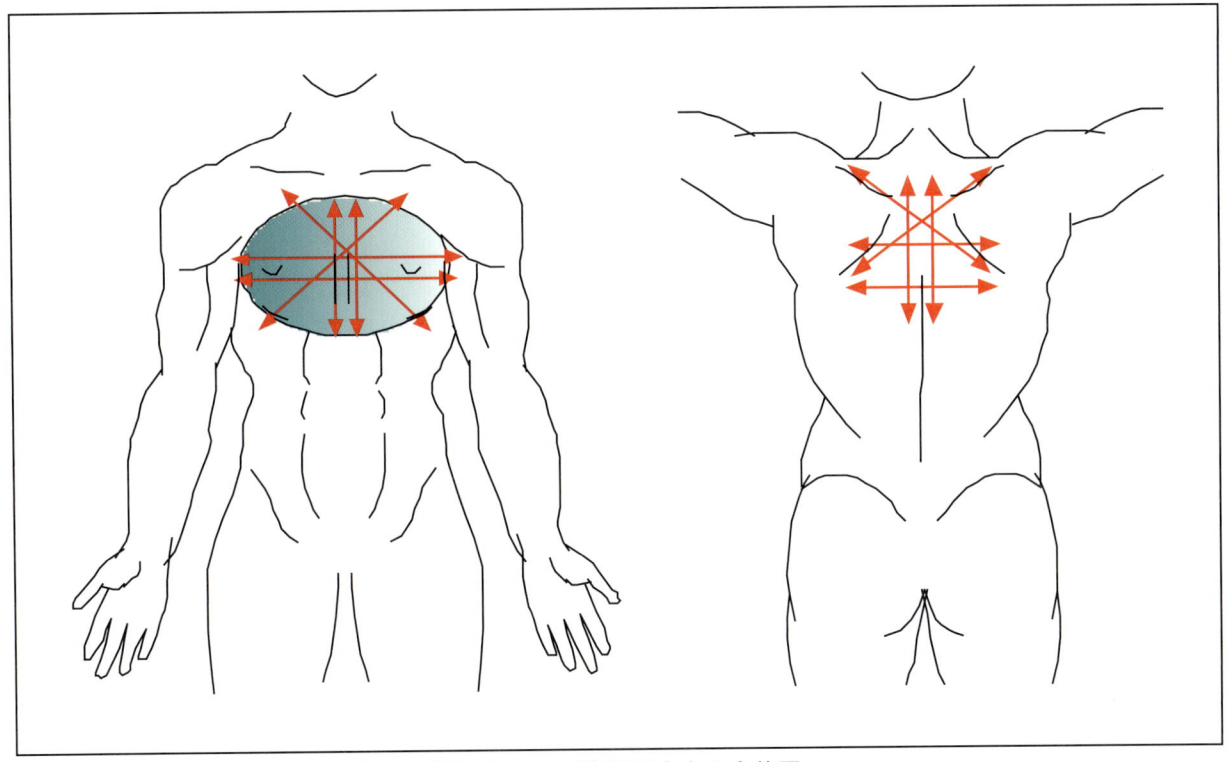

図 7.16. 胸郭外部引張構造の張筋群，結節点および胸郭固定点の全体図.

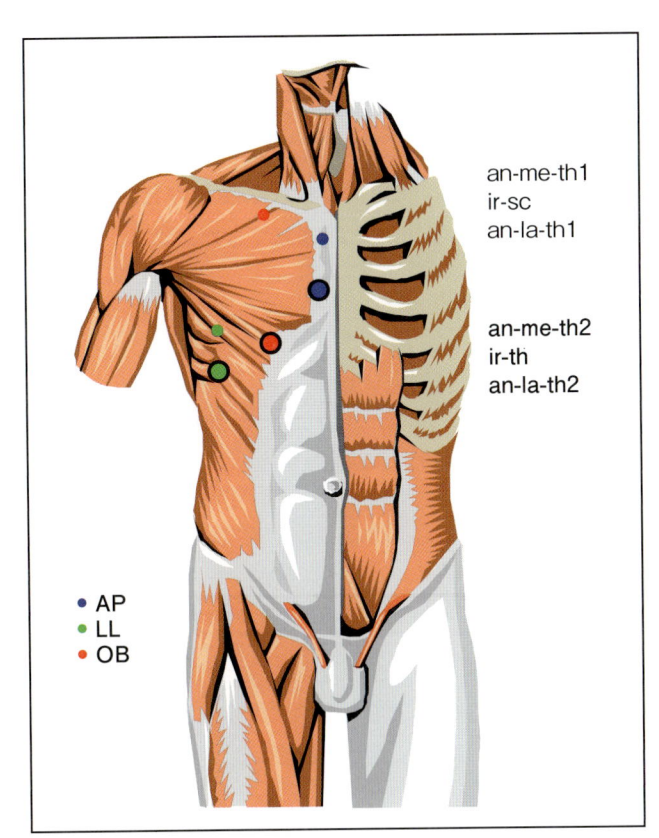

an-me-th1
ir-sc
an-la-th1

an-me-th2
ir-th
an-la-th2

- AP
- LL
- OB

図 7.17. 胸郭の前方張筋群の点.

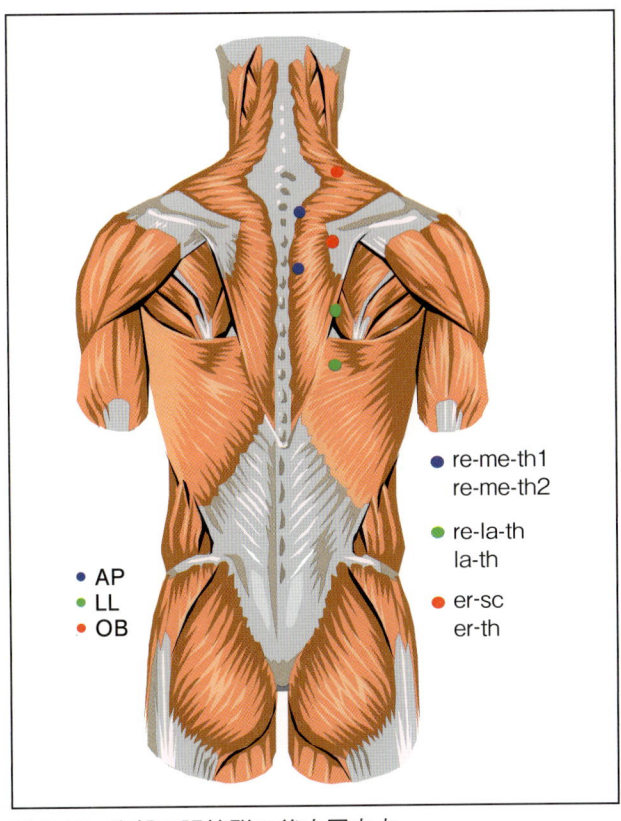

- AP
- LL
- OB

- re-me-th1
  re-me-th2
- re-la-th
  la-th
- er-sc
  er-th

図 7.18. 胸郭の張筋群の後方固定点.

2，4胸椎の棘突起側方に位置している.

　re-la-th の CF は，僧帽筋の下縁上に位置しており，la-th の CC は，この点のわずかに下方に位置している.

　胸郭，腰部および骨盤の引張構造では，la-th の CC は re-la の CF 群と共同して働き，3つの内部腔の外側軸を制御する.

　胸郭では，前方（an-me-th3）と後方（re-me-th3）の結節点が存在する. これらの点は，前方-後方，外方-側方または斜方の張筋群になるべく多く関連することができるような柔軟性がある. なぜならば，これらの点は多方向性筋線維の十字模様の部分に位置しているからである. たとえば，re-me-th3 の後方結節点は，第9，10胸椎棘突起の側方に位置しており，僧帽筋の下方腱膜[35]と同時に広背筋の上方腱膜と，さらに深部レベルでは脊柱起立筋筋膜に連結している.

臨床症例検証

　D.L. は 50 歳の男性で，筋膜マニピュレーションにて筋骨格系の問題の治療を複数回行っていた.

　電話があり，D.L. は，2呼吸困難感を伴った胸骨後部の疼痛が2日間続くと訴えてきた. 第1のアドバイスとして，彼の主治医に相談することを勧め，そして主治医は循環器専門医に早急に訪問するよう指示した. 心電図検査は陰性で，食道のわずかな灼熱感は別として，すべての症状はなくなった. 初回のエピソードから1カ月して，胸郭痛が再発した. 今回は，軽度の頻脈を伴った.

内科専門医を訪問したあと，食道炎からの反射痛の診断がなされた. 制酸薬は灼熱感を緩和したが，D.L. が深呼吸を行おうとした際に生じる困難感は緩和できなかった.

　この時点で，D.L. は筋膜マニピュレーションの治療を予約した.

　データは，肺と食道，心臓，心膜を含む *o-f* 単位の関与を示唆した. 胸郭のすべての3つの *o-f* 単位を含む気管支心膜の異常な牽引が仮説として考えられた. したがって，評価表にすべての3つの *o-f* 単位の機能障害を記録する代わりに，疼痛がある箇所のみを記録した：TTH（胸部引張構造）.

　前方-胸郭の点での触診検証では，前方結節点の an-me-th3 の著しい敏感さと，わずかな部分で an-me-th2 の CF への敏感さが明白となった. 第1点の治療が完全な解決をもたらし，第2点の点はさらなる治療を必要としなかった.

　患者が腹臥位になり，re-me-th2 の CF が治療され，続いて座位にて re-me-th1 の CF が両側に治療された. これらの点は，ともに触診時には敏感であった. 治療の直後に，D.L. は深呼吸が可能となり，胸骨後部の疼痛を感じることなく，胸郭を完全に伸展することが可能となった.

　1カ月後に，D.L. は頻脈の新たな症状の発現はなく，制酸剤の使用は中止したと報告してきた.

35：僧帽筋は短い腱膜線維の形で脊椎に付着する. さらに，四辺形腱膜がこの筋を後頭隆起に結合し（上方腱膜），半楕円腱膜層が第1胸椎に結合し（中間腱膜），小三角形腱膜が下部の停止部となる（下方腱膜）(Chiarugi G., 1975).

第8章
腰部引張構造

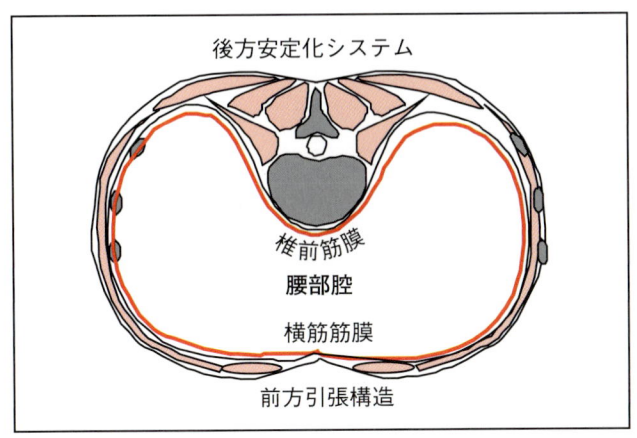

図 8.1. 外部引張構造.

腰部腔（**図 8.1**）は，椎前筋膜と横筋筋膜のあいだに位置する．

この体腔を維持している腰部引張構造は以下からなる．

—腹直筋の上臍帯部から形成される前方支持システム

—内・外腹斜筋によって与えられる斜方張力

—腹横筋と鋸筋下部によって形成される側方安定化システム

—前方運動に適応可能な反力を提供する後方境界条件.

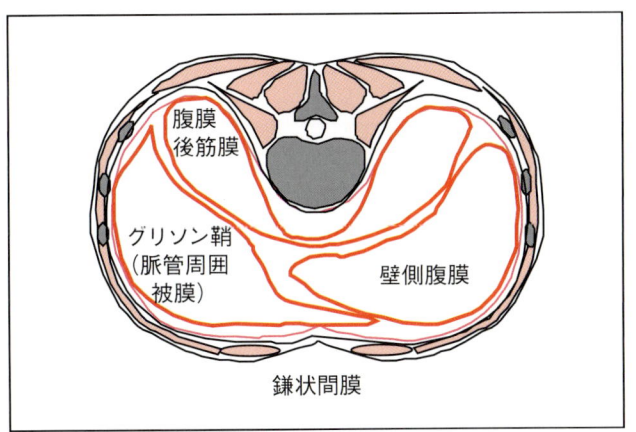

図 8.2. 内部鞘の挿入筋膜.

腰部腔には，3つの挿入筋膜鞘が存在する（**図 8.2**）．これらの鞘は，以下の靱帯挿入によって引張構造の壁に固定される．

—腎臓と腸間膜の鞘，腹膜後筋膜によって形成される矢状面

—右側（肝臓の三角間膜）と左側の壁側腹膜（横隔膜ヒダ）によって形成される側方

—横隔膜下部のさまざまな靱帯や腸間膜によって形成される斜方.

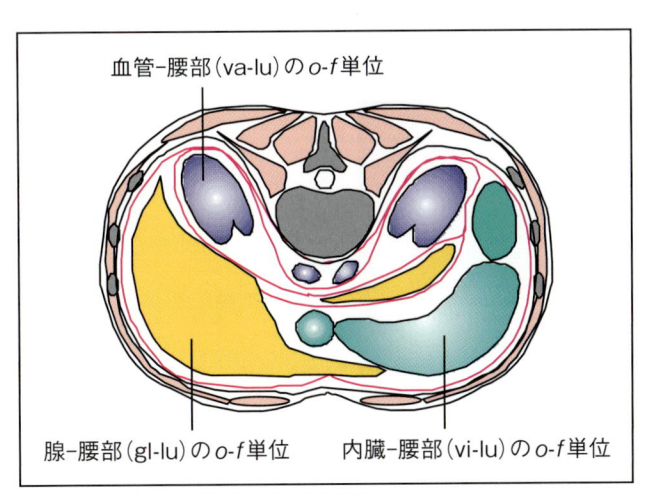

図 8.3. 腰部 *o-f* 単位の被覆筋膜.

以下の *o-f* 単位の被覆筋膜（**図 8.3**）は，上述の挿入筋膜鞘内にある．

—食道遠位部，胃および膵臓の外分泌部を有する十二指腸を含む内臓-腰部（vi-lu）の *o-f* 単位

—腹大動脈，腎臓および尿管を含む血管-腰部（va-lu）の *o-f* 単位

—肝臓，膵臓の内分泌部および副腎を含む腺-腰部（gl-lu）の *o-f* 単位.

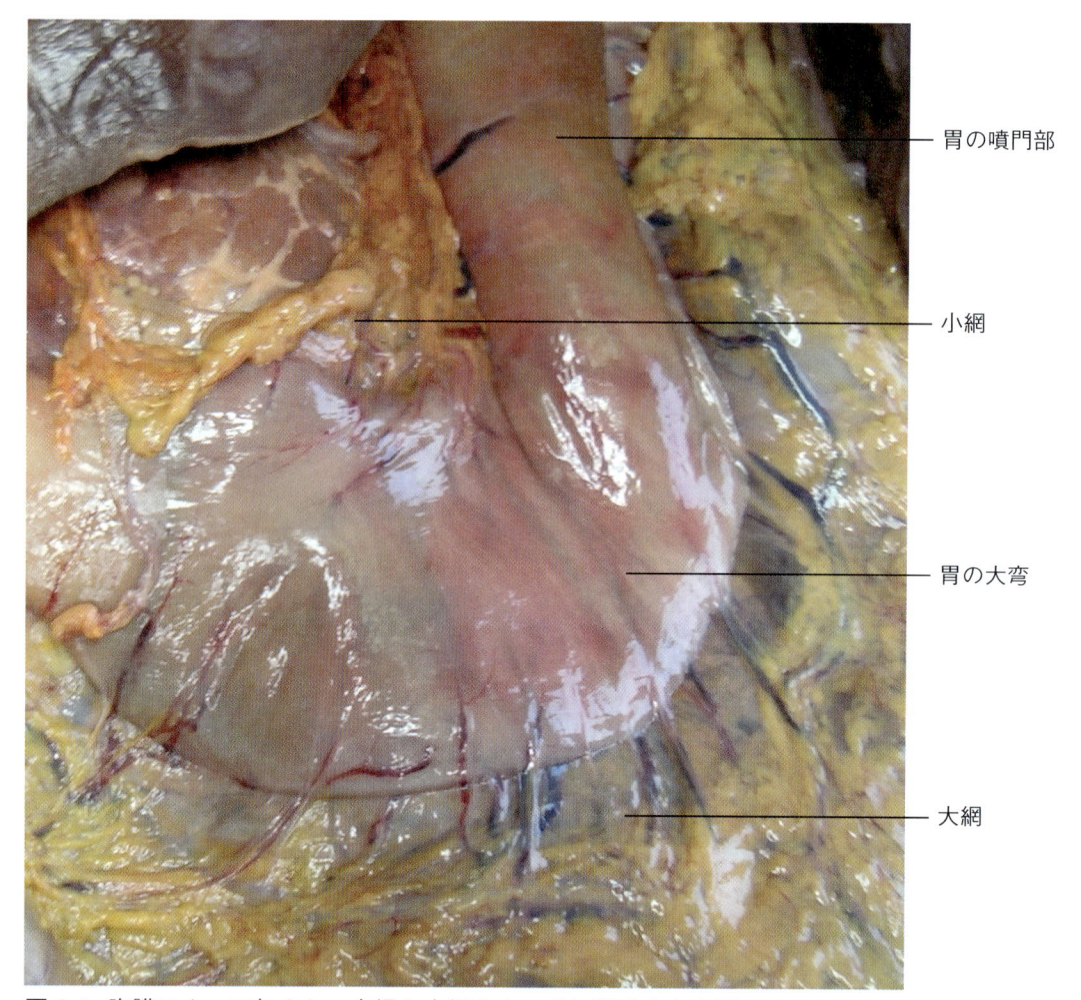

図 8.4. 腹膜によって包まれ，小網と大網のあいだに懸垂された胃.

胃の噴門部

小網

胃の大弯

大網

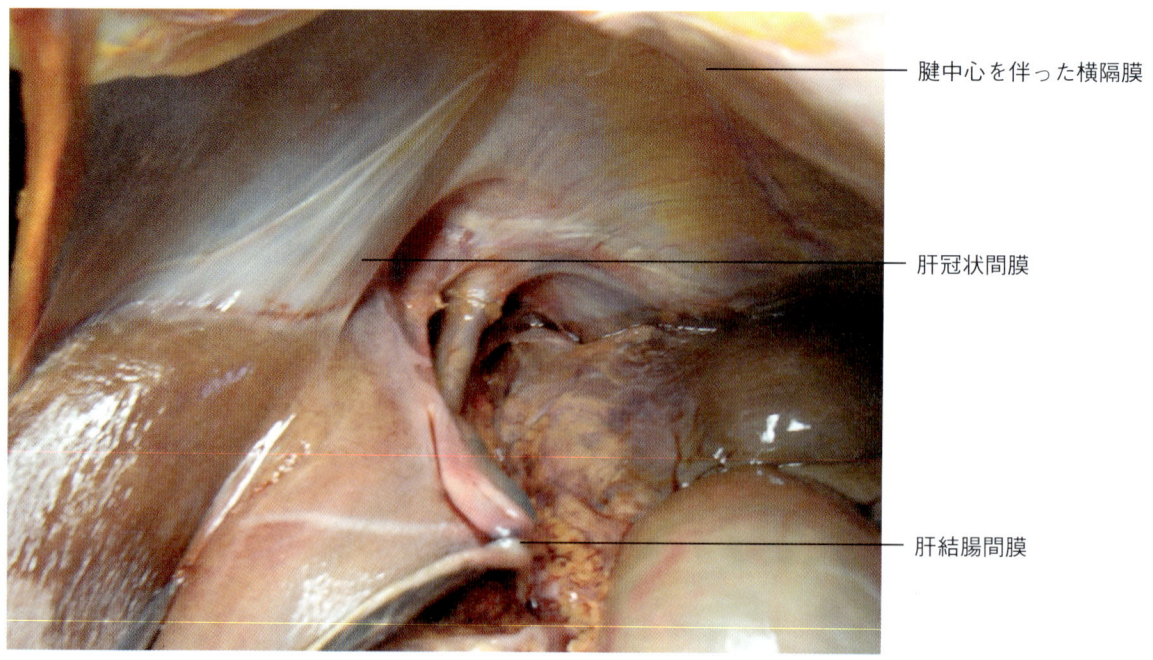

腱中心を伴った横隔膜

肝冠状間膜

肝結腸間膜

図 8.5. 肝臓の前後方面で横隔膜腱中心の下部にて冠状靱帯によって懸垂されている.

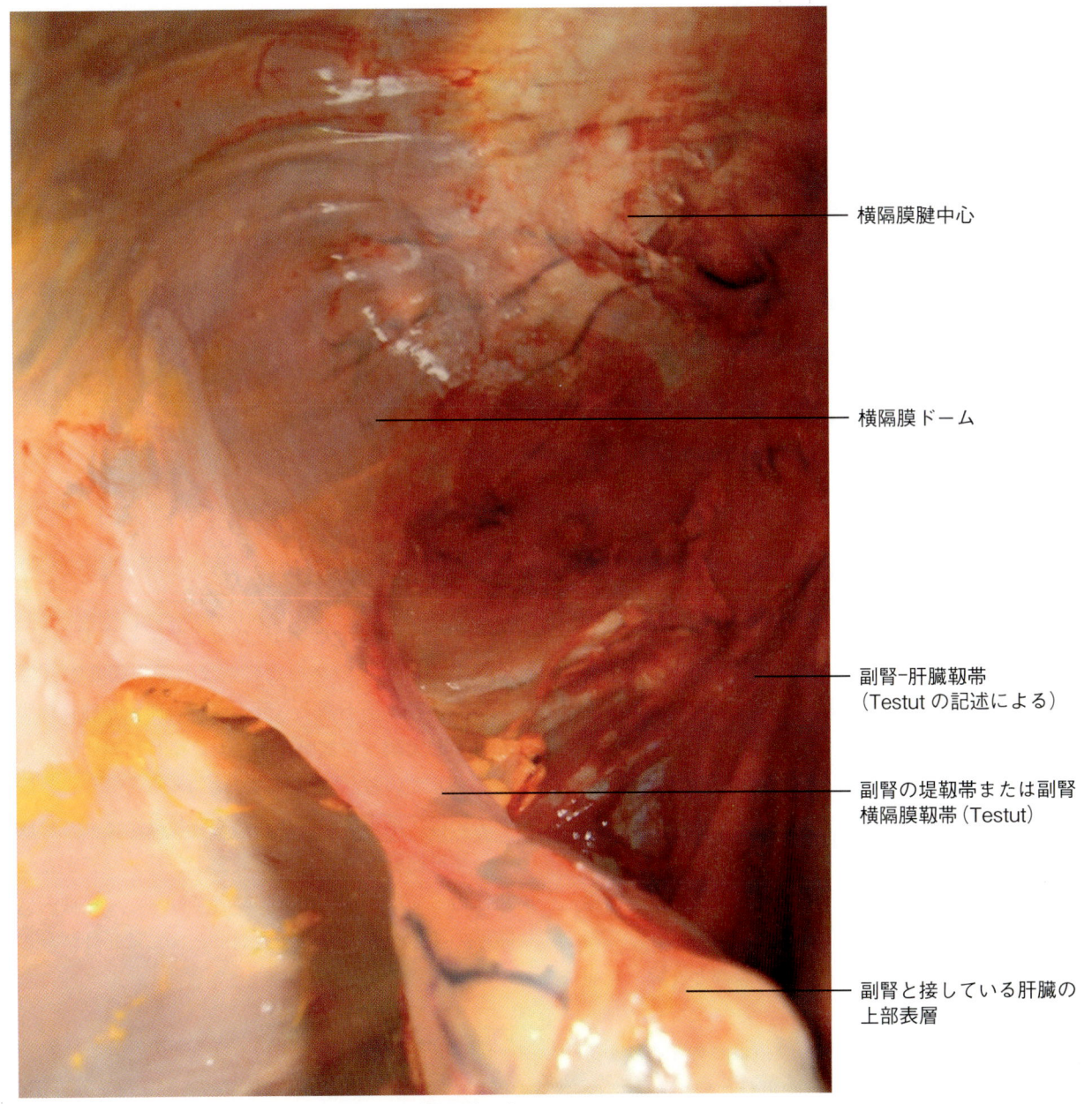

横隔膜腱中心

横隔膜ドーム

副腎-肝臓靭帯
（Testut の記述による）

副腎の堤靭帯または副腎
横隔膜靭帯（Testut）

副腎と接している肝臓の
上部表層

図 8.6. 副腎の堤靭帯を示しているヒトの横隔膜下部.
　この写真では，挿入靭帯が内部臓器を支持しているように見えるが，内部臓器は，腸間膜よりもむしろ腹壁の筋緊張によって支持されている．血管は，常に腸間膜を通過するわけではない．腸間膜は，臓器を適正な位置に維持し，壁外の自律神経節の刺激を可能にする．

　腰部の筋膜（図 8.4〜6）は，あたかも腹膜からのみで形成されているかのように，一般的には示されている．しかし，この部位の横断面を観察し（図 8.7），腰部の 3 つの *o-f* 単位を考慮すると，以下のことがわかる.
―胃と部分的に肝臓を包む腹膜筋膜（vi-lu）

―膵臓腹膜，肝十二指腸および肝膵臓靭帯[1]とともに，膵臓，脾臓および肝臓のあいだの連続性を形成する腹膜後（前膵臓）筋膜（gl-lu）

1：2 mm の人体の胚では，横中隔の背側縁は第 2 頸椎の高さにある．心臓が増大するにつれて，横中隔は尾側へ移動する．肝臓が発達すると，この中隔の腸間膜の一部は，冠状，三角および鎌状間膜の形成の前兆として伸長されていく（Gray H., 1993）.

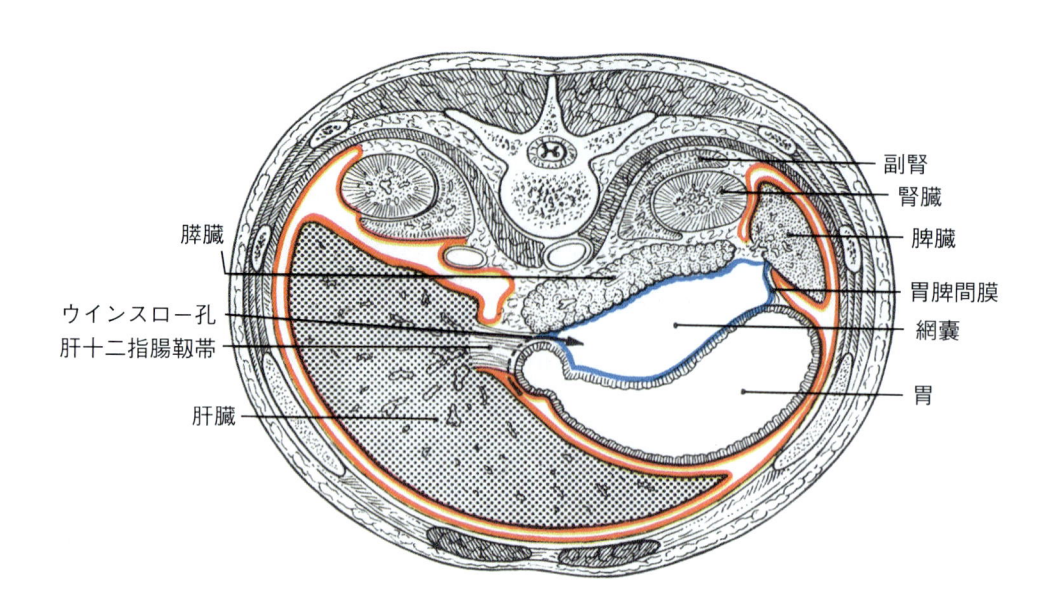

膵臓

ウインスロー孔
肝十二指腸靭帯

肝臓

副腎
腎臓
脾臓
胃脾間膜
網嚢
胃

図 8.7. 上結腸間膜での腹部の横断面（from V. Esposito et al., op.cit.）.

―内側部はトライツ筋膜[2]で，外側部はトルト筋膜[3]にて
　強化された後膵臓筋膜
―後方と前方筋膜から形成される腎筋膜（va-lu）.

腰部の内臓 *o-f* 単位

内臓-腰部（vi-lu）の *o-f* 単位の筋膜

　内臓-腰部（vi-lu）の *o-f* 単位は，横隔膜と横行結腸
間膜のあいだに位置し，食道の遠位部（噴門），胃，
十二指腸（幽門）および膵臓の外分泌腺部と肝臓（総胆
管）を含む.

　食道が横隔膜を通過するので，食道はこの筋[4]に密接
にかかわっている. もし横隔膜-食道膜に緊張があるな
らば，上方からの牽引または下方からの圧迫により食道
裂孔ヘルニアが容易に形成される可能性がある.

　胃は内臓-腰部（vi-lu）の *o-f* 単位の主要な臓器で，
腹膜の2つの膜のあいだに含まれる（**図8.8**）. これら
の2つの膜は，小網上（肝十二指腸間膜と肝胃間膜を介
して）と大網（胃結腸間膜または横行結腸間膜）の下部
に連続している.

　大網は，小束に配置された結合組織によって形成され
る. 平滑筋細胞，神経，血液およびリンパ管がこれらの
束に沿って広がる. 肥満被験者では，この組織内に脂肪
組織の蓄積がみられる. 大網はときには恥骨結合まで及
ぶ.

内臓-腰部（vi-lu）の *o-f* 単位の機能

　内臓-腰部（vi-lu）の *o-f* 単位のさまざまな構成物は，
互いにまったく異なったリズムをもちながら接触してい
る[5]. 輪状筋群の収縮により，胃のリズミカルな分節運動
が行われる. 加えて，縦走筋群の局所的な収縮による振
り子様の運動や，糜粥（消化粥）を撹拌し，それらを
先に推進するための波状に拡散する収縮による蠕動運動
が存在する. 著者は，正確な時間と間隔で起こるこれ
らの運動がホルモンによる反応[6]ではなく，筋膜構造によ

2：大静脈上に総胆管が位置しているが，トライツ筋膜の後膵臓筋膜によ
りこの静脈から分離されている. この線維性層は，総胆管が膵臓の後面
に対してその場所を保持している（Testut L., 1987）.
3：結腸領域では，前腎臓層は，トルト筋膜とよばれる特殊な結合組織の
層によって補強されている. この筋膜は，壁側腹膜とともに原始的結腸
間膜の融合または癒合により形成される（Testut L., 1987）.
4：線維性で弾性組織の薄い層が，食道開口部の端から延長し，食道自身
に停止し，その外層まで連続している. この横隔膜-食道膜は，それらが
収縮した際に食道を上方に持ち上げる食道の縦走線維の作用に拮抗する.
噴門の閉鎖を調節する機構は，食道と食道開口部の解剖学的配列に厳密
に関与している. この機構の不正確な機能は，噴門攣縮（食道無弛緩症）
や胃食道逆流（胃酸の逆流による逆流性食道炎）などの病的状態に関与
している. さらには，食道裂孔ヘルニアや逆流性食道炎は，さまざまな
面で相互関係している（Testut L., 1987）.

5：胃の外部筋層は，2つの曲線に沿って発達する. それは連続的ではな
く，角切痕の高さで中断する. このようにして，2つの機能的に異なる
分節（消化管と排泄管）が形成される（Benninghoff A., Goerttler K.,
1986）.
6：糜粥が十二指腸に入った際には，神経的かつホルモン的要素が関与す
る複雑な治療の対象となる（Baldissera F., 1996）.

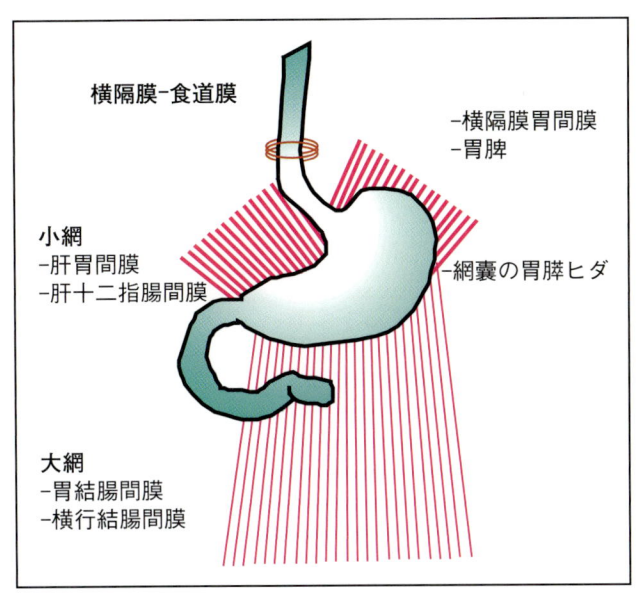

図 8.8. 内臓-腰部（vi-lu）の *o-f* 単位の挿入筋膜.

（図中ラベル）

横隔膜-食道膜

-横隔膜胃間膜
-胃脾

小網
-肝胃間膜
-肝十二指腸間膜

-網嚢の胃膵ヒダ

大網
-胃結腸間膜
-横行結腸間膜

り調節される可能性があるという仮説をたてている．噴門[7]を開くことに関与する自律運動は，大部分が筋膜によって活性化される．なぜならば，食塊の通過がこの組織を伸長し，埋め込まれた受容器からの自律的インパルスを発生させるからである．

食物が胃に到着すると筋層は弛緩する．胃が充満すると，1時間の時間差をおいて胃の運動性は増加する．食物が胃に残っている時間の長さは，その量と食物の内容によって変わる．水分の約1時間から肉製品の約4時間までさまざまである．

胃が蠕動運動を開始すると，その動きは，胃の後方に位置する[8]膵臓に伝達される．

蠕動波は自然に起こり，迷走神経支配から独立している．これらの波は，分離された組織の切片でさえも再産出することが可能である．

胃の近位1/3では，ペースメーカーの役割をする神経節が存在し，広範な脱分極の波を産出し，胃の内容物の排出を調整する．外部引張構造（腹腔容器）は，この種の神経節の機能に干渉するべきではない．

それらの基底張力によって，腹筋は内臓に対して，とても強固で弾性のある支持を構成する．これらの筋群は，排便，排尿と出産の際に腹部内圧を増加させ，吸気

の際には圧を減少させる．それらも，立位維持のために脊椎傍筋群と相互作用する．

内臓を含んで拘束する腹部筋群の容量は，同じ筋群の固定点[9]に依存する．もし外側被覆筋膜の一部が線維症になると，腹部臓器の自然な拡張への病的な反力が発現する．この制限は，とくに時間が延長していくと，筋層間神経叢の攣縮を引き起こす可能性がある．

内臓-腰部（vi-lu）の *o-f* 単位の機能障害

逆流性の胃・十二指腸の酸と呼吸気道間はどのように接触しても，喉頭炎，咳または喘息のような症状を引き起こすが，喘息が最も頻度の多い症状である．「胃・食道性逆流に関連した喘息」の主要な臨床症状は次のとおりである．食後や背臥位での悪化，夜間の咳，気管支拡張剤の使用にもかかわらず症状の不十分なコントロール．咳は，逆流を引き起こし，逆流にて咳が誘発される．逆流性の咳は通常は食後で，症状は，姿勢を変化させたときに増悪する．それは喀痰を伴う咳ではなく，咽喉刺激感を伴う可能性がある．

食後2時間以内のアルカリ性物質の摂取により症状が減少する場合は，分泌過剰の消化不良によって起こった胃炎が疑われる．

腹部腫脹を伴った空腹痛は，分泌過剰の消化不良をさらに示している．

げっぷと関連した緩徐性消化は，神経性消化不良に起因する呑気（空気嚥下症）による胃の膨張を意味する．

腰部で，横筋筋膜と壁側腹膜は，腹部内臓に対して収容する力を発している．もしこの力がわずかにでも増加したならば，患者は，腹部の膨大感または胃の満腹感のような不安な感覚[10]を経験する可能性がある．この感覚は，被覆筋膜の固さによるものもあれば，過剰な内圧として神経系に認識されたことによるものかもしれない．

7：食道の外層結合組織（被膜または外膜の筋膜）は，小さい束に結合した平滑筋線維を示す．食道から横隔膜裂孔まで及ぶ結合組織膜は，噴門の弛緩状態を維持する（Kahle W., 1987）.

8：十二指腸-膵臓複合体は，トライツ筋膜とともに前方を包囲して，後方に分離する腹膜に相互作用する（Testut L., 1987）.

9：腹横筋全体は，腹部内圧を増加させ，内臓を支持することができる．1つひとつの部位が特別な機能をもっている．上方部は肋骨を安定化させ，横部は胸腰筋膜に張力をかけ，そして下部は仙腸関節運動を補償する．斜筋群は，中隔にて分離される3つの部位に分けられる（Urquhart D.,2005）.

10：良性腫瘍は，臓器を正常な場所から移動するかもしれないが，その可動性が必ずしも制限されるわけではない．一方で，その潤滑性の性質から，悪性腫瘍は急速に臓器を固定し，よりそれらの典型的な可動性の質を失わせる原因となる．同様な現象が，内臓周囲の疎性結合組織の肥厚を引き起こすそれらの炎症過程でみることができる（Testut L., 1987）.

大網[11]と小腸，または大網と横筋筋膜の癒着は，胃の腹膜の異常緊張を引き起こす可能性がある．

腰部の血管 o-f 単位

血管-腰部（va-lu）の o-f 単位の筋膜

血管-腰部（va-lu）の o-f 単位は，腹膜後の血管，腎臓，腎盂および尿管のすべてを含む（**図 8.9**）．これらの臓器のすべては，腹膜後筋膜内に位置している[12]．

腎臓は循環系の濾過装置（フィルター）として働き，一方で心臓はポンプとして機能する．

血管 o-f 単位では，腎臓は横筋筋膜に挿入して後方に固定する[13]．

大動脈と尿管を包囲している鞘は，腹膜後筋膜の一部である．それは直腸後隙筋膜とともに下面で終わる[14]．

各腎臓は，線維性被胞とよばれる，より強固な線維性結合組織ケースによって覆われ，腎実質に付着する．この被膜の範囲内に，弾性線維といくつかの平滑筋線維がある．この被膜と腎盂は，感覚神経線維によって神経支配されている．

2つの腎臓は，脂肪組織の層によって囲まれて，次に腎筋膜によって囲まれる．腎筋膜は，上方では横隔膜に付着する（**図 8.10**）．

この筋膜の後方膜は，腰方形筋群に渡っており，椎体に付着する[15]．前方筋膜は，壁側腹膜の後方まで広がり，

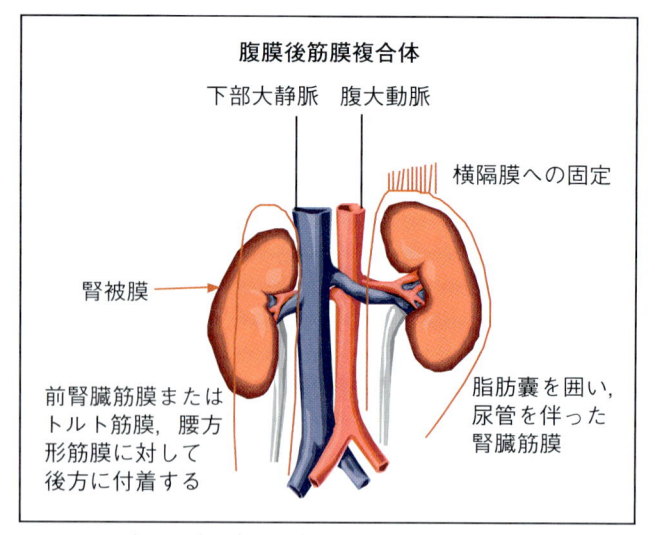

図 8.9. 血管-腰部（va-lu）の o-f 単位の挿入筋膜．左腎の筋膜がより側方にあるのに対して，右腎の筋膜は前後方向にある．

反対側の同じ筋膜を結合する[16]．

下部では，2つの膜は互いに混じり合わず，腰筋の筋膜に吸収される．腎臓周囲の膿（膿瘍）の貯留は，2つの膜のあいだを下方に移動し，大腿三角の高さでより視覚的に見えるようになる．

有意な体重減少の場合には，腎臓は下制している可能性がある（腎下垂）．そして，下位領域で，前・後方と腎臓膜を接続する薄い帯を分離する．

血管-腰部（va-lu）の o-f 単位の機能

横隔膜との密接な関係から，腎臓は部分的には，呼吸可動域運動に続いていく．深い吸気のあいだには，腎臓は下部に移動し，曲線状の軌道に続き，上端は外側に下端は内側に動く．尿管もこの運動に関係する[17]．立位では，両腎臓は，おおよそ1椎体の高さと同様の距離分を下方に動く．

腎臓の主要な機能は，塩分と水分のバランスの維持，窒素の老廃物（尿素）の排泄および酸の代謝である．

尿管は，まず最初に腎筋膜の脂肪組織に浸される．その後，壁側腹膜の後方に位置する疎性結合組織内を走行

11：防御機構は，局所と全体に分けることができる．炎症過程は，一般的に大網が関与して感染部を包むことによって（「清掃布効果」），限局的な癒着形成を伴うかもしれない．網は炎症反応が起こった場所にしばしばみられる．これは，炎症を起こした腸のループが麻痺しているからである．（蠕動と逆蠕動性運動によって）近接のループが動くので，それらは炎症を起こした領域に網を動かす（Benninghoff A., Goerttler K., 1986）．

12：腹部後壁の腹膜下結合組織は，筋腱膜壁と直接の接触をしていない．この腔の最下部に骨盤内臓器が位置しているが，一方で，腎臓，尿管および大きな腹部血管が上部を占めている（後腹膜腔）．腹膜下組織は，骨盤と腎臓部位で重要な膜（筋膜）を形成するために凝縮する（Testut L., 1987）．

13：右腎は肝弯曲によって適所に強固に固定される．左腎臓は右より1.5 cm 高位にあり，脾弯曲によって固定される．左右の腎臓筋膜は接続しており，それらが共通して呈する機械的病理を説明するのを助ける．各腎臓筋膜は，前葉と後葉に分けられる．前葉は，トルト筋膜にて補強される．副腎より上で融着する2つの層は，下方の横隔膜筋膜とも結びつく（Testut L., 1987）．

14：直腸後隙は，仙骨の陥没部に横たわる仙骨動脈の線維性シートと直筋筋系の後方に位置する直腸動脈の線維層と，外側では腸骨動脈の線維膜により境界線を引かれる．上部では，椎前腔と連続している（Testut L., 1987）．

15：後腎膜（別名ツッケルカンドルの筋膜）は，脊柱の前外側部に付着して連続しているため，腰方形筋と腸腰筋を覆う（Testut L., 1987）．

16：腎前膜は，壁側腹膜の順路に続き，結腸の高さでトルト筋膜として知られる結合組織層と結びつく．トルト筋膜は，原始的結腸間膜と壁側腹膜の融合によって形成される（Testut L., 1987）．

17：背臥位の被験者のX線撮影を用いることによって，呼吸可動域運動のあいだ，腎臓が下方へ動くことが知られている（Benninghoff A., Goerttler K., 1986）．

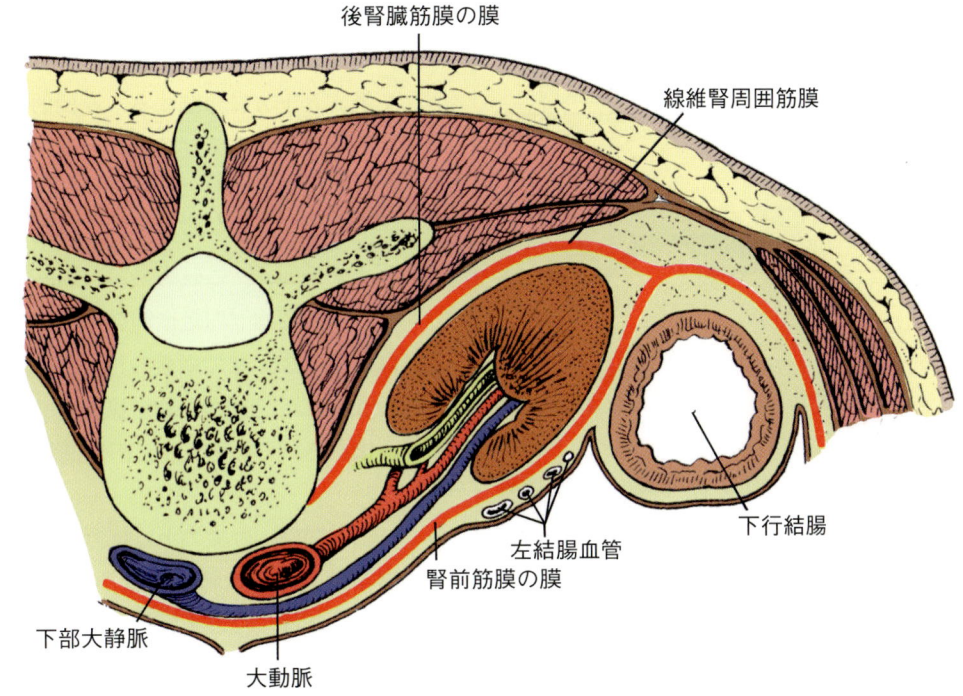

後腎臓筋膜の膜

線維腎周囲筋膜

下行結腸

左結腸血管

腎前筋膜の膜

下部大静脈

大動脈

図 8.10. 前方と後方の筋膜から形成された腎周囲の線維筋膜（from V. Esposite et al., op. cit.）.

する. 小骨盤と大骨盤のあいだで, 分界線（骨盤分界線）の高さで, 2 つの尿管はともに収束し, 膀胱の基底部（底）に続いていく. 尿管の管腔は, 腎石が動けなくなる 3 つの部位を示す. くさび型の腎石が尿の流れをせき止めている場合には, 尿管の筋活動が増加し, これが鋭敏な疼痛を起こす（腎疝痛）.

尿管の筋外層は, 縦方向に位置する平滑筋細胞の内側層と輪状方向に配置された外側層で構成される. 外膜（尿管鞘[18]）を形成する結合組織は, これらの筋束間を貫通する.

尿管の運動性は, 約 1 分間の規則的な蠕動波が互いに続くと, 同様の腸の蠕動運動に類似する.

神経支配は, おもに, 腹腔神経節, 小内臓神経, 隣接する交感神経鎖から生じる線維からである.

腎実質は, 神経支配をもたない. 急性腫脹のような腎盂に関係する病気の際には, 腎臓の線維性被膜を伸長することになり, 疼痛を引き起こす.

血管-腰部（va-lu）の *o-f* 単位の機能障害

腎臓機能障害の場合には, 患者は, 通常, 腎臓と同時に鼠径部, 生殖部および腸骨稜に広がる疼痛を訴える. この疼痛は, 腰筋と腎筋膜のあいだを走行する腸骨鼠径神経の病変が除外されない場合でも, 尿管に伴って存在する筋膜の分布に沿って位置している. 他の腎臓機能障害は, 尿の減少（無尿, 乏尿）にて特徴づけられる. 腎臓機能障害により最初に影響を受ける器官は, 高血圧や浮腫などの兆候を伴った循環器官である. これは, 血管配列として腎臓の関連を確認するものになる.

腎石（結石症）は, 横腹または背部から鼠径部および血管鞘に広がる激しい疼痛を特徴とする.

水腎症は, 腎臓の明らかな傾きと腎盂内での尿管の圧迫により尿の流れを遮断する. これは激しい腰部痛と排尿困難を引き起こす.

腰部の腺 *o-f* 単位

腺-腰部（gl-lu）の *o-f* 単位の筋膜

腺-腰部の *o-f* 単位は, 腰部の 3 つの腺, すなわち肝臓, 膵臓および副腎を含む. 靱帯（間膜）と他の筋膜構造は, これらの 3 つの腺を結合する.

18：外膜は, より多くまたは少なく続く線維性被覆筋膜で, 腎洞から膀胱に及ぶ直腸膀胱窩を通過する. その下端では, 外膜は膀胱由来の筋束を含み, いわゆる尿管鞘を構成する（Benninghoff A., Goerttler K., 1986）.

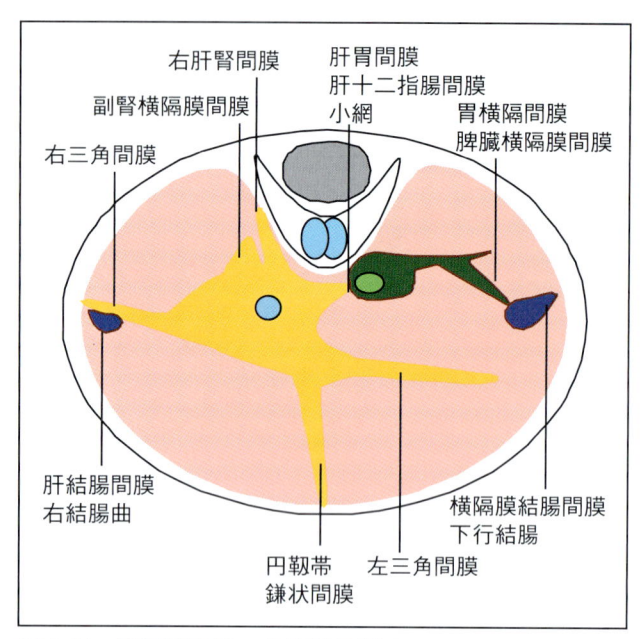

　右肝腎間膜　　　肝胃間膜
　　　　　　　　　肝十二指腸間膜
副腎横隔膜間膜　　小網　　　　　胃横隔間膜
　　　　　　　　　　　　　　脾臓横隔膜間膜
右三角間膜

肝結腸間膜
右結腸曲
　　　　　　　　　　　横隔膜結腸間膜
　　　　　　　　　　　下行結腸
　　　円靱帯　　左三角間膜
　　　鎌状間膜

図 8.11. 横隔膜下部への間膜の停止.

　肝臓は，臓器の実質組織と連続である内部ケース（グリソン鞘）によって囲まれる．肝臓はまた，臓器を固定する横隔膜下間膜[19]を形成する外側ケース（腹膜）も有している．横隔膜の外側壁は，肋間神経によって神経支配されており，横隔膜の下部表面に停止している多数の靱帯から発生する不規則な牽引に信号を送る（図8.11）.

　右三角間膜は，肝臓の右葉を支持し，左三角間膜は肝臓の左葉を支持する．鎌状間膜と円靱帯は，支持や固定の役割があるようにみえない.

　腹膜は，冠状間膜[20]に沿って終結しているので，肝臓を完全には囲んでいない．横隔膜腱中心は，この間膜の上部にあり，この配列は，横隔膜と心膜を結合する心膜横隔靱帯とほぼ完璧に対応している.

　胆嚢は，腹膜に部分的に覆われている．肝臓の肝内胆管は，左右の肝胆管で結束する．これらは総肝管を形成するために結合し，それから胆嚢管（胆嚢から）を接合する．胆嚢管は膵管と結びつく．そして，一緒にファーテル膨大部（十二指腸乳頭）を通じて十二指腸に入る．オッディ括約筋は，ファーテル膨大部を通じて，胆汁の

通過を調整する.

　膵臓は，横行結腸の根部の後方に位置していて，腹腔を上方と下方に分割する．原始的脊椎動物では，膵臓は2つの別々の腺から形成される．内分泌部は肝臓に近い部分に位置しており，外分泌部は腸に沿って位置している[21].

　まず最初に，これらの腺は別々の管をもつ．総膵臓腺は，羊膜動物（四足産卵脊椎動物）にのみ形をなし，それは腹膜後領域で網嚢の後方に位置している[22]．膵臓のように，下等脊椎動物の副腎もまた，2つの異なる腺から構成される．それは，内側髄質部と外側皮質部[23]である.

　副腎鞘は，腎臓の上に位置する．しかしながら，鞘と臓器は実際には疎性結合性組織によって分けられている．これは，たとえ腎臓が下降しても，副腎が肝臓下の位置に残ること[24]を意味している.

　副腎の堤靱帯は，右副腎を横隔膜の無漿膜野と連結する（図8.6）（副腎横隔膜靱帯）.

　副腎は，結合組織被膜に覆われており，臓器を一定の部分で貫通し，より薄い中隔を形成する.

　副腎腺の髄質部の除去は，実験動物の生存をそれでも可能にする．しかしながら，それは，緊急事態（恐れまたは戦闘の反応）に適切に対処することを妨げてしまう．髄質部は2つのカテコールアミン・ホルモンを分泌する．それは，アドレナリン（エピネフリン）とノルアドレナリン（後者は持続的に分泌される）である.

腺-腰部（gl-lu）の o-f 単位の機能

　肝臓の第1の機能は代謝である．そして，グリコーゲンと異なる蛋白質の生成を含む．実際，グリコーゲン合成に対する手段として，肝臓はおもに発達し，胆汁の合

19：肝臓は，2つの広がる被覆膜をもつ．それは，冠状および鎌状間膜を形成する腹膜によってできる表面のものと，グリソン鞘として知られる深部のもの（線維膜）である．後者の膜は，腹膜に強固に付着しており，肝臓を貫通し，門脈と胆管に分岐する鞘を形成する（Testut L., 1987）.
20：外側に，冠状間膜は三角間膜に起始する．左三角間膜は，一種の線維付着で終わる．右三角間膜は，鈍角を形成する．この下方部分は，肝腎ヒダとよばれている（Leonhardt H., 1987）.

21：成熟したヤツメウナギの内分泌膵臓は，胆管近くの別の部位にあり，腸に沿って延長する外分泌膵臓とは分離されている（Kenneth V.K. 2005）.
22：網嚢は，胃が滑ることができる空間を表す．その前壁は小網で形成され，後壁は膵臓と十二指腸に付着する壁側腹膜で形成され，下壁は横行結腸間膜にて形成される（Leonhardt H., 1987）.
23：皮質部は，泌尿生殖稜の体腔中胚葉に由来するが，一方で髄質部は交感神経節と同様に，神経堤の神経外胚葉に起源を有する（Benninghoff A., Goerttler K., 1986）.
24：副腎底部は，腎臓上に位置する．しかしながら，疎性結合性組織によって隔てられている．この2つの臓器には，厳密な関係性はない．腎臓がその自然な位置から偏位したときにはいつでも，副腎はそれに伴うことはなく，通常の位置を保持する．腎筋膜は，腎臓と副腎のあいだに中隔を広げる．この中隔は，とくに新生児で明らかである（Chiarugi G., 1975）.

成はより周辺的な役割のみである．進化過程の観点から
は，総胆管はあとで形をなし[25]，特定の動物のみに発達
している．

　代謝機能は，日常サイクルに従う．同化作用相にて食
物摂取後に始まり，午前2時ごろに最高点に達する[26]．
この相では，肝臓葉の中心にグリコーゲンが蓄積し，結
果として末梢へ広がる．胆汁分泌相は，末梢で開始し
て，異なる葉の中央へと広がる．代謝回路は，睡眠，体
温およびホルモンによって影響される可能性がある．

　ホルモン（サイロキシン，インスリン，エストロゲン
およびテストステロン）の破壊と異化作用は，肝臓のも
う1つの機能である．胆汁は，胆嚢の線維性層の収縮と
ホルモン刺激[27]により，胆嚢から胆嚢管まで流れる．

　胆膵管膨大部の括約筋（オッディ括約筋）は，総胆管
の尖周辺に位置する．胆汁は，オッディ括約筋への上流
を形成する圧によって，総胆管から腸へ流れる．

　腰部（副腎）の他の腺は，危険を感知した場合だけア
ドレナリンを分泌する．アドレナリンは，心拍出量を増
加させ，しばしば筋への血流を2倍にして，代謝活動を
増加させる．

腺-腰部（gl-lu）の *o-f* 単位の機能障害

　肝機能障害によって，右の季肋部（下肋部）に，鈍
痛，特定の食品への不耐性，湿疹やかゆみを伴う皮膚疾
患，右肩の不快感と食欲低下を引き起こす．

　総胆管は消化に関係していて，肝臓の外分泌を行う要
素を示す．

　胆石または攣縮による胆嚢のうっ血は，吐き気，黄疸
および急性痛の症状を呈する．

　脂肪浸潤（肝腫大，脂肪肝）は，脂肪，トリグリセリ
ド，リン脂質およびコレステロールによる肝細胞の浸潤
による．この退行状態は消化不良を引き起こす可能性が
ある．

　膵外分泌のどんな機能障害でも，消化障害（消化不
良）の原因を与える可能性がある．これは，げっぷ，腫

腫，吐き気，食欲消失，臍上部の疼痛を伴った胃で，満
腹感または重量感によって特徴づけられる．

　ときどき，消化不良は，顔面の紅潮，動悸および食後
すぐに経験する一般的な不快感を伴う可能性がある．血
管運動障害（顔面紅色症）とともに，胃または食道の攣
縮が現れる可能性もある．そして，自律神経刺激の変化
を示す．

　副腎機能障害は，機能低下または機能亢進で現れるこ
とがある．髄質の機能亢進を伴った患者（褐色細胞腫）
では，たとえ非常に些細なストレスでも，高血圧，発
汗，蒼白，散瞳，および高血糖によって特徴づけられる
発作性発作を引き起こす大量のカテコールアミンの放出
を生じる．副腎皮質の他の機能は，内分泌器官にて一緒
に検証される（第17章を参照）．

腰部引張構造の治療

　内部機能障害への筋膜マニピュレーション（Fascial
Manipulation for Internal Dysfunctions：FMID）にお
いて，腹壁の触診は外部引張構造の高密度化を明らかに
することを目的とし，胃，肝臓または腎臓機能障害を見
つけ出すことではない．筋膜の高密度化は，内臓，血管
および腺の運動性に干渉する可能性がある．

　触診は，最初の診断点であるan-me-lu2（前方-内方-
腰部2）から開始する．これはAP（前方-後方張筋）
引張構造の一部であり，臍帯と剣状突起のあいだの白線
の側に位置している（**図8.12**）．

　2番目の診断点は，an-la-lu2（前方-外方-腰部2）で
ある．これはLL（外方-側方張筋）引張構造の一部であ
り，an-me-luの外側で，腹直筋の外側縁上に位置してい
る（**図8.13**）．

　結腸間膜上腹部の範囲内の臓器は，横隔膜の下壁に固
定されている．それゆえ，胸郭の下縁に沿って近位点が
存在する．

－an-me-lu1は，剣状突起の下部に位置する
－an-la-lu1は，第8肋骨の高さで胸郭の下部に位置す
る．

　触診検証の3番目の診断点は，ir-lu（内旋-腰部）の
CCである．これは斜方引張構造の診断点で，第11肋
骨端の下部に位置する（**図8.14**）．斜方張筋の近位前方
点が第7肋間腔に位置しており，ir-th d（遠位の内旋-

25：総胆管壁は，発達し，かつ腸の筋系とは独立した自身の筋系を有す
　　る（Benninghoff A., Goerttler K., 1986）．
26：おおよそ午前2時に消化が終了する．最終段階では腸管吸収が行わ
　　れ，同化の相にて肝臓が，水分，蛋白質および炭水化物を取り込み，結
　　果として，肝細胞容積と同様に全体の臓器重量の増加が起こる（Benning-
　　hoff A., Goerttler K., 1986）．
27：胆囊排出も，神経下垂体ホルモン（血液を経て運搬される）とコレ
　　シストキニンによって調整される（Benninghoff A., Goerttler K., 1986）．

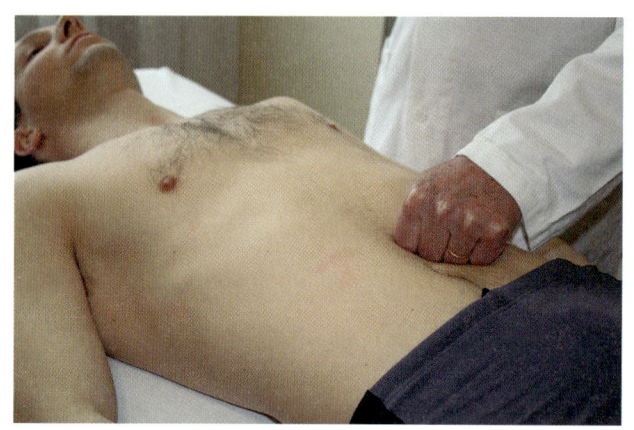

図 8.12. an-me-lu2（前方-内方-腰部2）の CF（AP）の触診検証.

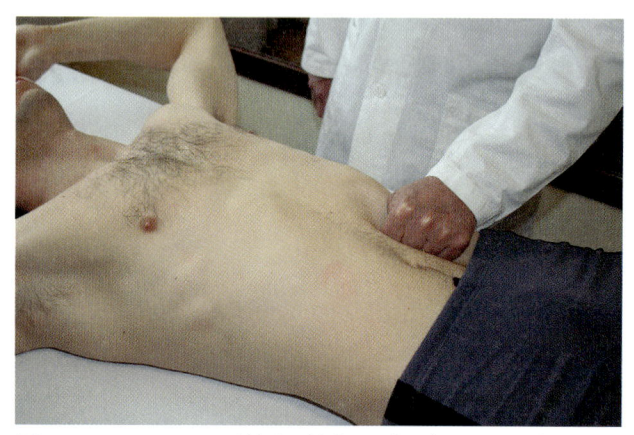

図 8.13. an-la-lu2（前方-外方-腰部2）の CF（LL）の触診検証.

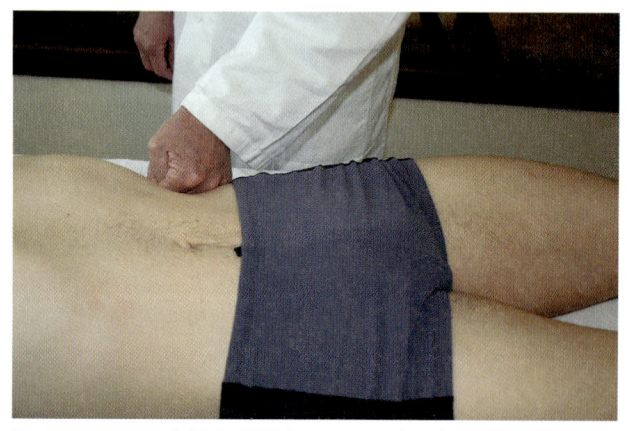

図 8.14. ir-lu（内旋-腰部）の CC（OB）の触診検証.

胸郭点）とよばれる.

　ir-lu の点は，患者を治療側の反対側を下にした側臥位にて，治療を行う.

　er-lu の CC（後方固定点，91 頁を参照）の治療もまた，治療側の反対側を下にした側臥位にて行う. ir-lu

と er-lu の点は，下部横隔膜壁の緊張を管理するために重要な役割を果たす.

　FMID を用いる際には，前体幹壁の触診検証が非常に重要である. 筋骨格系の治療の際には，運動検証により重要性が与えられていたが，後体幹壁には触診検証がより強調される.

　本書の第2部では，一連の器官が検証され，焦点は，腹壁の被覆（包含）機能に関してである.

　この第1部では，焦点は，腹壁の臍上部と臍下部の分離に関してである. この分離は，臨床的所見ならびに内部筋膜の分布によって確認される. 患者は，しばしば臍上部または下部いずれかに限局する不快な腹部膨隆で苦しむ. 内部的には，横行結腸間膜が腰腔を骨盤腔から分離する. この分離は，各分節の前方引張構造とそれに関連する後方固定点（**図 8.15**）に独立性を与える.

　ナックル（PIP 関節）は，常に前方の腰部引張構造を検証するために用いられる. これは，腹部脂肪層が深筋膜の高密度化の同定を阻害する可能性があり，ナックルはより貫通できる可能性があるから用いるのである.

　治療もまた通常はナックルにより遂行されるが，より屈強な患者の場合には肘頭も使用する.

　変性した診断点に連結した近位点も，同様に治療が必要な場合があることを注意しておくべきである（**図 8.16**）. この手順は，体の一側にのみ適用することもまたは両側に適用することもできるが，どの点が変性している（高密度化を起こしている）かによる.

　治療が一側なのか両側なのか，または後方体幹壁でさえ行うかを示すのは常に触診検証である. 後方固定点は，re-me-lu1, 2（AP），re-la-lu，la-lu（LL），er-th d，er-lu（OB）である（**図 8.17**）.

　前腹部壁では，臍帯部の直上に結節点が存在する. これは an-me-lu3 の CF に対応する. この点は，斜筋線維と腹直筋鞘の腱画[28]のあいだの交点と一致する.

　AP の前方縦走張筋（an-me-lu2,1）は，後方固定点（re-me-lu2,1）と持続的に均整を取らなければならない（**図 8.17**）.

　一側の LL 張筋（前方は an-la-lu1,2 で，後方は re-la-lu，la-lu）は，その反対側の LL 張筋に対して同様の

28：腹直筋鞘の腱画が線維鞘の前方膜と融合すると想定すれば，体幹の側屈の際に筋群が外側変移するのを防ぐことは可能である（Benninghoff A., Goerttler K., 1986）.

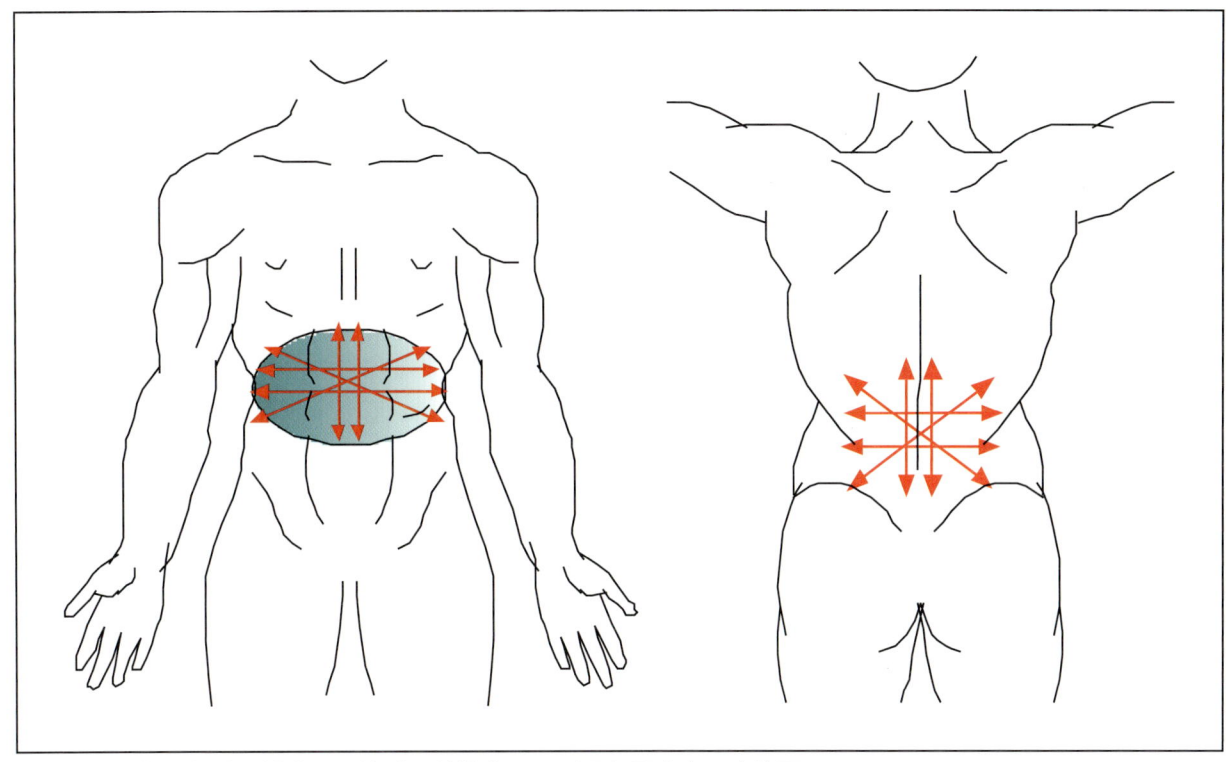

図 8.15. 腰部外部引張構造の張筋群，結節点および腰部固定点の全体図.

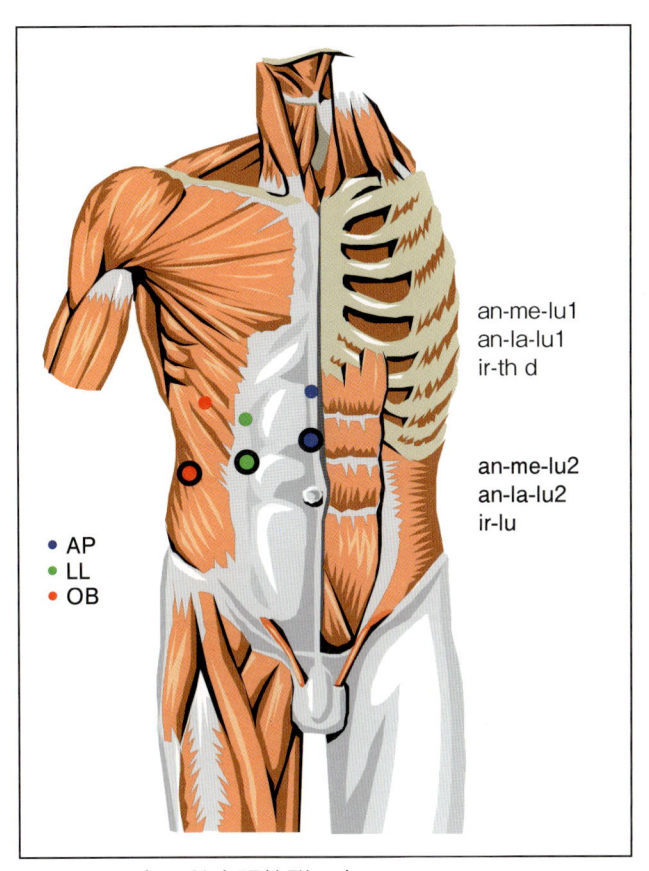

an-me-lu1
an-la-lu1
ir-th d

an-me-lu2
an-la-lu2
ir-lu

- AP
- LL
- OB

図 8.16. 腰部の前方張筋群の点.

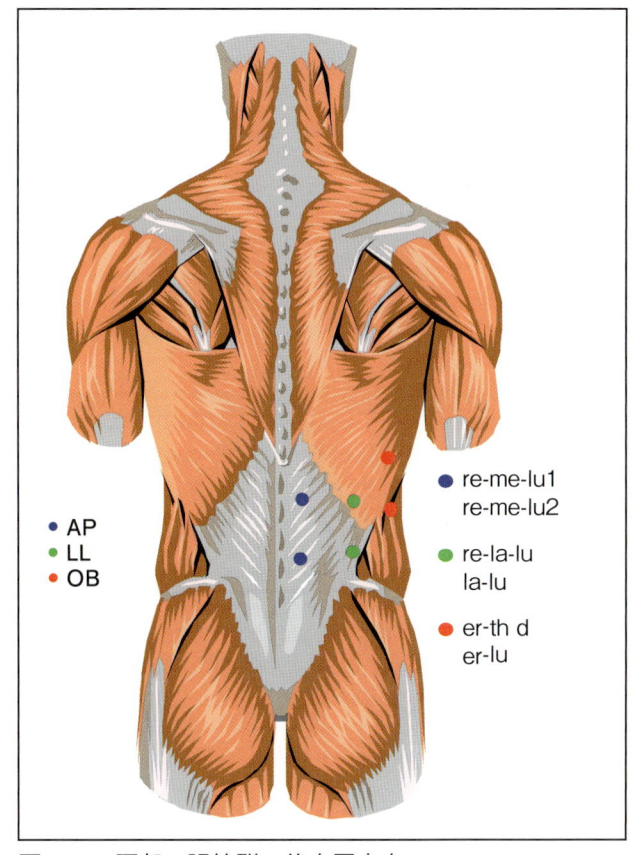

- AP
- LL
- OB

re-me-lu1
re-me-lu2

re-la-lu
la-lu

er-th d
er-lu

図 8.17. 腰部の張筋群の後方固定点.

張力をもつ必要がある．

　すべての前方 OB 張筋群は 2 つの分節と相互作用する．

—ir-cl は，ir-cp3 と相互作用する

—ir-th は，ir-sc と相互作用する

—ir-th d は，ir-lu と相互作用する

—ir-lu d は，ir-pv と相互作用する．

　この同様の配列は後方固定点でもみられる．

—er-cl は，er-cp3 と相互作用する

—er-th は，同側の er-sc と結合する

—er-th d は，er-lu と連続する．

臨床症例検証

　33 歳の妊娠 7 カ月目の女性が，40 日間継続する右の季肋部痛を示していた．直近の 7 日間は，彼女は右側肩甲骨間の疼痛も有していた．彼女を担当している婦人科医は，疼痛は単に妊娠によるものだと説明していた．

　この患者は，これまで肝臓や腸のどのような種類の機能障害も生じたことはなかった．

　触診検証において，右腰部のすべての OB 引張構造（ir-th，ir-lu，er-th および er-lu）は非常に感受性が高く，高密度化を起こしていることがわかった．胎児への障害を防ぐために，肋骨郭近くの 2 つのポイント（ir-th d と er-lu）に治療が開始された．これらの 2 つの点が改善されると，患者は右の季肋部下方の圧迫が軽減した感覚を報告した．

　胸郭の点と ir-lu の前方点を治療する前に，1 週間待つことになった．

　再診の際に，患者は，右の季肋部痛はなくなったが，肩甲帯間の疼痛が増強したと訴えた．

　治療はそれから，右の er-th の CC と er-sc に実施され，患者は即座に改善を報告した．

　ここでこの事例を示したのは，妊娠時でさえも筋膜マニピュレーションを実施できることを紹介するためである．

　妊娠時に起こる姿勢変化が，しばしば無症候性の筋筋膜の硬さを強調する可能性がある．これは，内部から原因があると思われる多くの障害は，内部の容量変化に容器（腹壁）の適応不足が実際の原因の可能性であることを示している．

第9章
骨盤引張構造

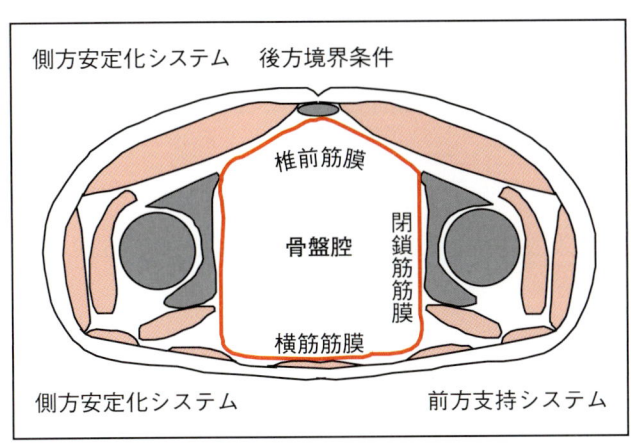

図 9.1. 外部引張構造.

骨盤腔（**図 9.1**）は，椎前筋膜と横筋筋膜，腸骨筋膜，閉鎖筋膜のあいだに位置する．体幹壁筋群とともに，これらの筋膜は骨盤引張構造を形成し，以下を有する．

—腹直筋の臍下部から形成される前方支持システム

—内腹斜筋群と外腹斜筋群にみられる斜方張筋群

—腹横筋と殿筋群によって形成される側方安定化システム．

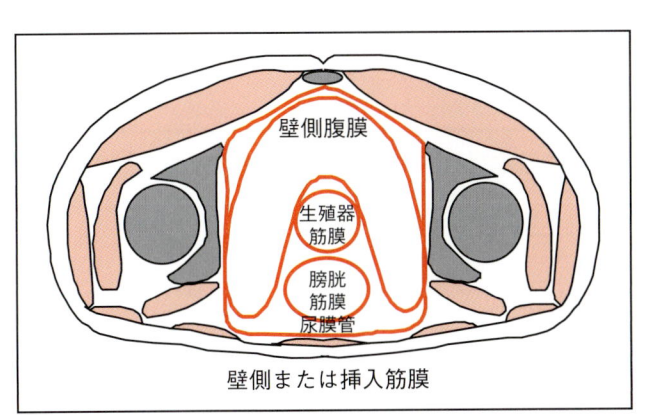

図 9.2. 内部鞘の挿入筋膜.

骨盤腔には，3つの挿入筋膜鞘が存在する（**図 9.2**）．

—壁側腹膜は，大骨盤内の下部筋膜（直腸膀胱窩）を覆う

—膀胱の壁側筋膜は，腹膜の下部にある

—男性では，前立腺と尿道球線とともに精嚢は膀胱の下にある．

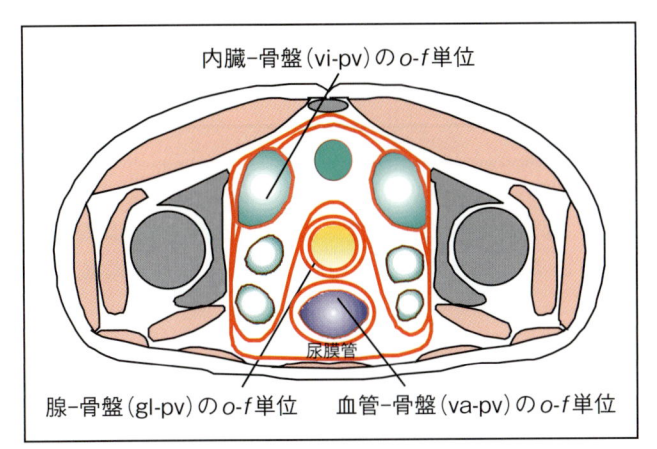

図 9.3. 骨盤 *o-f* 単位の被覆筋膜.

以下の3つの *o-f* 単位の被覆筋膜は，上述の挿入筋膜鞘内にある（**図 9.3**）．

—小腸と大腸，S状結腸と直腸を含む内臓-骨盤（vi-pv）の *o-f* 単位

—動脈，腹膜後静脈および尿道とともに膀胱を含むの血管-骨盤（va-pv）の *o-f* 単位

—生殖腺と，生殖腺に接続している構造体を含む腺-骨盤（gl-pv）の *o-f* 単位.

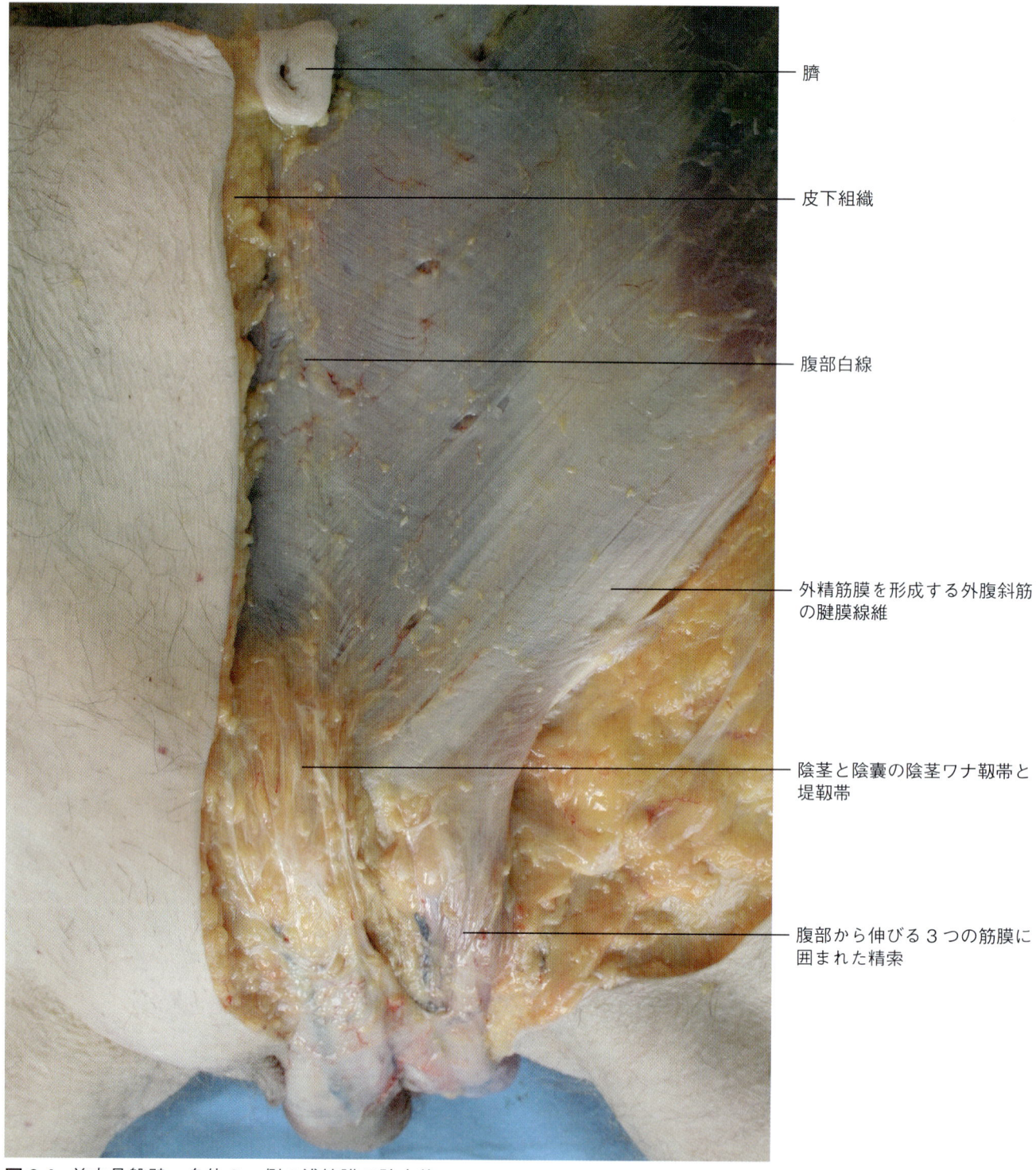

図 9.4. 前方骨盤壁，身体の一側の浅筋膜の除去後.
　陰茎や陰嚢筋膜とともに陰茎の堤靱帯の連続性により，男性では，骨盤皮下組織の変性や高密度化が陰茎や陰嚢（女性では，陰核，小陰唇および大陰唇）の疼痛を認識させる可能性がある．海綿体の筋膜白膜または白膜は，陰茎筋膜の下部にある．

　大骨盤（図 9.4，5）では，腸は被覆腹膜に囲まれており，腸間膜（挿入腹膜）にて脊椎に固定されている（図 9.6）.

　Chiarugi は，小骨盤のさまざまな筋膜について述べている（図 9.7）．*o-f* 単位の 3 つの筋膜鞘（内臓，血管および腺）に基づいて，小骨盤筋膜を次のように分ける

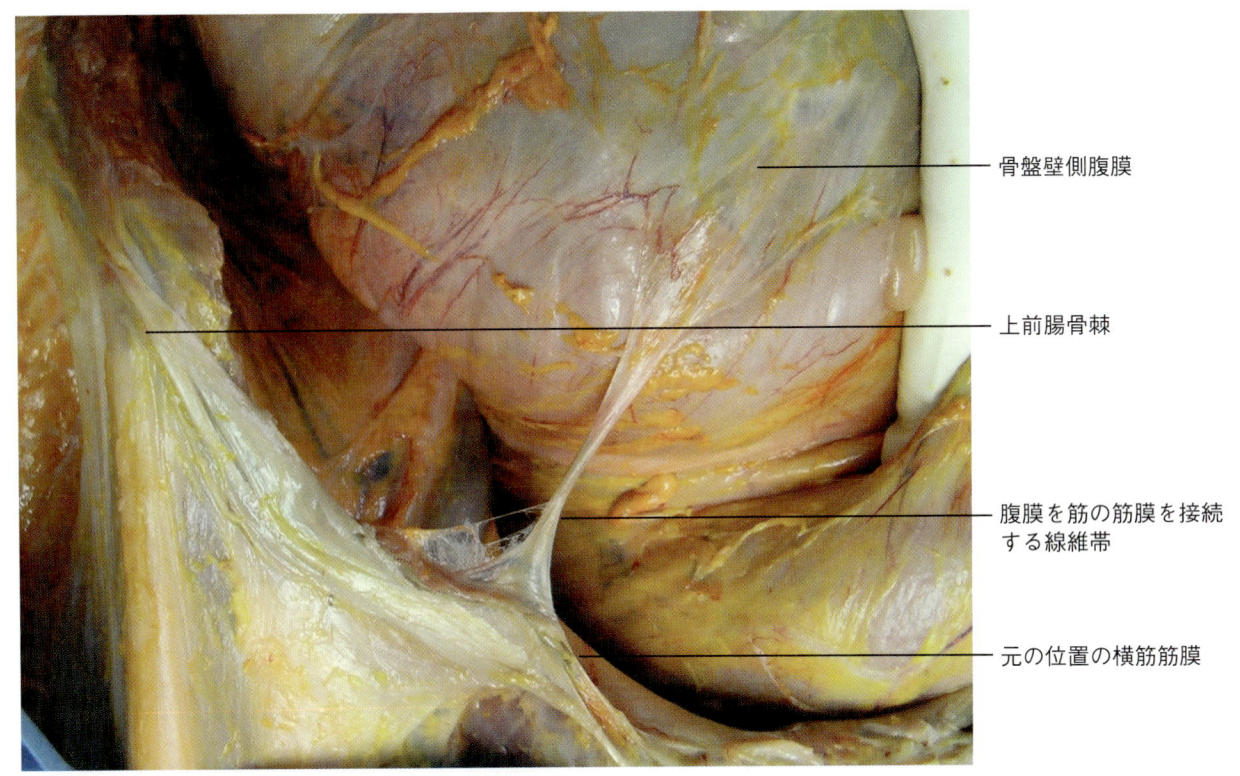

骨盤壁側腹膜

上前腸骨棘

腹膜を筋の筋膜を接続
する線維帯

元の位置の横筋筋膜

図 9.5. 筋の筋膜を除去したあとの骨盤壁側腹膜.

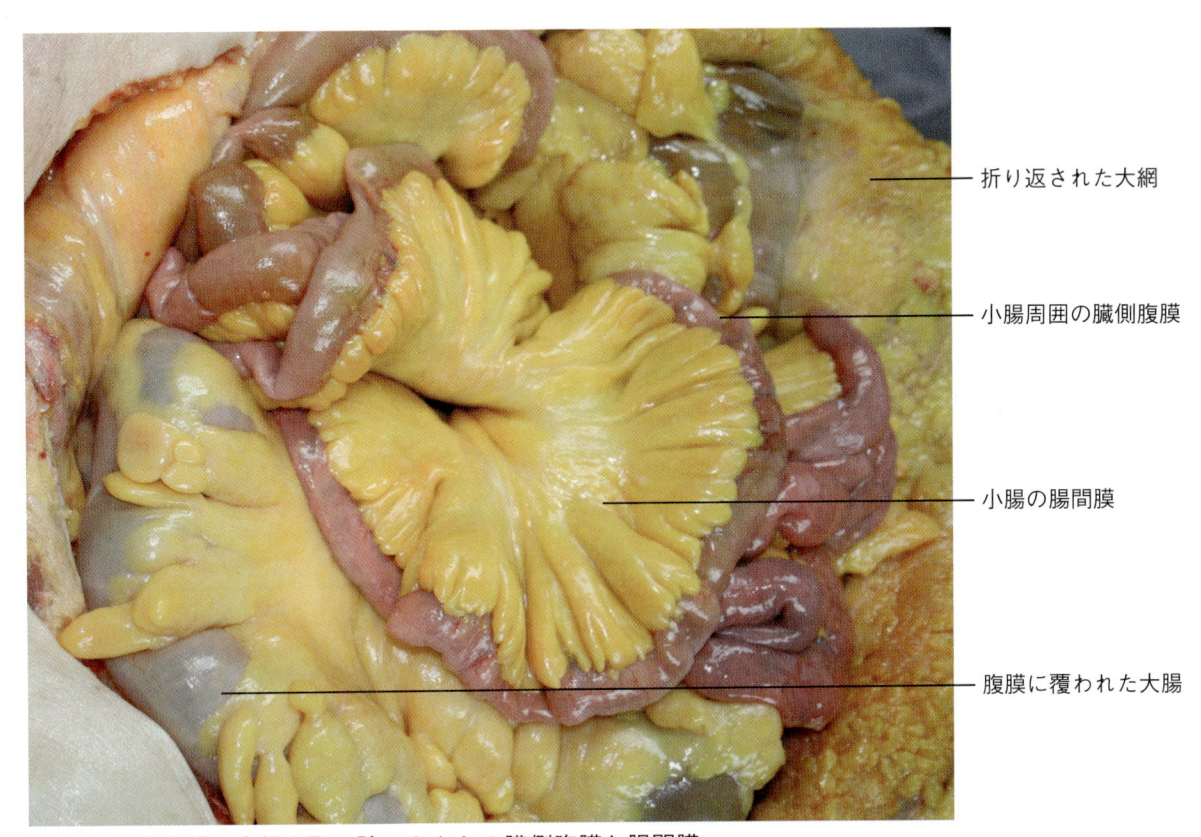

折り返された大網

小腸周囲の臓側腹膜

小腸の腸間膜

腹膜に覆われた大腸

図 9.6. 壁側腹膜と大網を取り除いたあとの臓側腹膜と腸間膜.

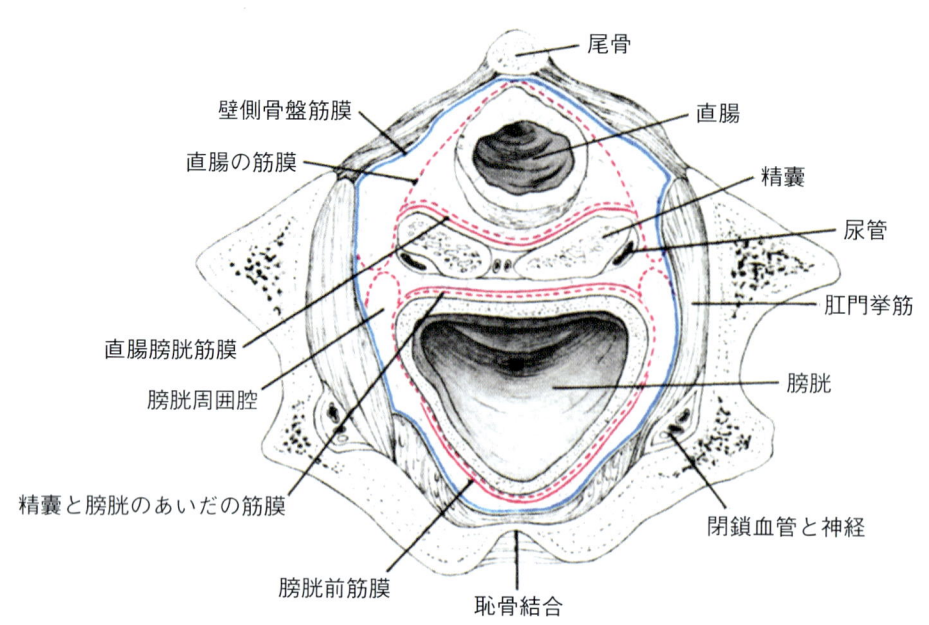

図 9.7. 男性骨盤の水平断（from G. Chiarugi, L Bucciante, op.cit）.

ことができる.

—直腸の筋膜で，内臓-骨盤（vi-pv）の *o-f* 単位[1] に関連する筋膜に連続している

—骨盤の腺 *o-f* 単位の筋膜で，男性では精嚢を，女性では子宮と卵巣を取り囲む

—膀胱筋膜で，腹膜後筋膜〔血管-骨盤（va-pv）の *o-f* 単位〕から連続している.

　図 9.7 では，3つの小骨盤筋膜は赤い破線で示されている．これらは3つの補強があり，連続した赤線で示されている.

—直腸筋膜は，直腸膀胱腹膜盲嚢の基底部の融合に由来した層により前方で補強される

—精筋膜は，精嚢の腹膜盲嚢の閉塞部から派生した層によって前部で補強される

—臍膀胱筋膜は，尿膜管と臍動脈を連結する膀胱前筋膜によって前部で補強される.

骨盤の内臓 *o-f* 単位

内臓-骨盤（vi-pv）の *o-f* 単位の筋膜

　壁側腹膜の膜は，腸骨筋膜を覆い，疎性結合性組織の層が2つの筋膜を分ける．上行・下行結腸の一部とS状結腸の腸骨部は，この層の中に位置しており，腹膜下結合組織ともよばれている．したがって，腹膜は，上行・下行結腸を後腹壁に連結する．腸間膜根は，後腹壁の正中領域でみられる．それは，十二指腸空腸曲から始まり，右の仙腸関節[2] の前に停止する回盲部に及ぶ．腸とつながる血管はすべて腸間膜を貫通する.

　横行結腸は左右の結腸弯曲[3] のあいだに位置していて，腰部と骨盤の内臓との境界線として作用する．肝結腸間膜は，上行結腸をその上角（肝弯曲）にて固定する．横隔結腸ヒダは，下行結腸をその左上角（膵弯曲）にて固定する．S状結腸間膜は，S状結腸をその場に強固に固定し，腸間膜根と類似した役割をもっている．この腸間膜は，第3仙椎の高さで，直腸で終結する.

内臓-骨盤（vi-pv）の *o-f* 単位の機能

　腸の蠕動運動リズムは，被覆筋膜の特別な形態によって認識されている.

—大腸は，結腸ひもと半月ヒダを有しており，緩徐性蠕動運動を生じる

—小腸の滑らかな壁は，蠕動波を誘発し，腸の大きな部

1：坐骨直腸窩は，外肛門括約筋と肛門挙筋を含む．これらの筋群は，下骨盤隔膜筋膜によって覆われる．内閉鎖筋の下部束が，外側にみられ，その筋膜にて覆われ，坐骨により囲まれている（Leonhardt H., 1987）.

2：小腸輪（空腸）の集団が存在し，それらは季肋部全体を占めて，小骨盤（回腸）に下行する腸間膜を有する一部分を占める（Chiarugi G., 1975）.

3：左結腸曲は，腹膜によって覆われている．腹膜のヒダである横隔結腸ヒダは，横隔膜の挿入束を経て，弯曲部を胸腹壁に接続する（Chiarugi G., 1975）.

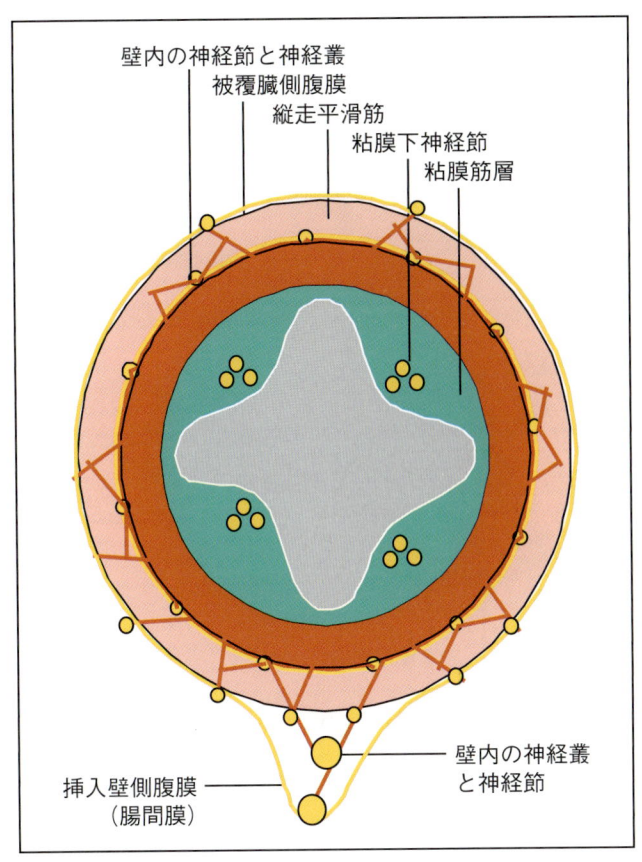

壁内の神経節と神経叢
被覆臓側腹膜
縦走平滑筋
粘膜下神経節
粘膜筋層

挿入壁側腹膜
（腸間膜）

壁内の神経叢
と神経節

図 9.8. 小腸の断面図.

位に沿って急速に波及する.

　小腸の断面図の考察（**図 9.8**）は，内臓の蠕動運動の機序を説明するのに役立つ．腸の内容物は，2 つの運動を受ける．第 1 は，局在的で分節的な撹拌運動で，第 2 は，速くて全体的な運動である．第 1 の分節相は，壁内の神経節と神経叢により制御され，環状筋層と関係がある．第 2 の種類の蠕動的収縮は，定期的に生じ，小腸に沿って急速かつ広範囲に広がる．この，より包括的な第 2 相は，壁外の神経節と神経叢により制御され，それは縦走筋層に放出する.

　壁内神経節は，1 つの神経叢から別のものへと走行するいくつかの自律神経線維によって，壁外神経節に接続されている．壁外神経節は，どちらかというと分節的な腸の収縮時に，ゆっくりと充電される電池や蓄電器のようなものである．壁外神経節がその活動電位閾値に達したとき，長い回転蠕動運動の波が誘発される.

　粘膜筋層内の粘膜下神経節は，腸絨毛の運動によってのみ活動的になる.

　各臓器－筋膜（*o-f*）単位において，相互作用が壁内と壁外の神経節のあいだにあるのと同様に，分節的な被覆筋膜と全体的な挿入筋膜のあいだにもある．蠕動波は，筋組織から生じる自然発生的なものである．それらは外部の迷走神経の神経支配からは独立している.

　回盲弁は，糜粥（消化粥）の大腸への通過を調整する．それは通常は閉鎖しているが，回腸の蠕動波により誘発されたときに一時的に開放する．弁開放部が蠕動波とともに調整されるという事実は，あらゆる糜粥の逆流を防ぐ．回腸内でみられる糜粥と比べて，結腸内の糞便物質は，より大きな密度と粘性を有する.

　分節的および推進的運動は，結腸内に存在する．数十秒間に，隣接する分節が相互に収縮して弛緩し，結腸内の内容物の撹拌と推進作用を発生する.

　撹拌と推進運動は，上行結腸にて顕著であり，約 5 cm/h の速度で起こる．横行および下行結腸では，収縮は毎日 1 ～ 3 回起こる．これらの収縮は，蠕動波と類似しているが，より長い時間持続する．それらは，糞便物質を直腸に向かって推進し，排便刺激を決定する.

　直腸は，外部では肛門括約筋で終結する [4]．排便時，腹部筋群の収縮は肛門括約筋の抑制に関連する．この抑制は，神経インパルスによるものではなく，さまざまな肛門筋群の活動を協調している筋筋膜の張力によるものである（**図 9.9**）.

内臓－骨盤（vi-pv）の *o-f* 単位の機能障害

　多くの要素が，排便を変化させる可能性をもっており，便秘や下痢のような症状の原因を，腸の一部だけにあると考えるのは適当ではない．低活動性腸症候群患者は，下痢と反復する便秘，白い苔舌，腹部膨大および食欲不足の症状をしばしば訴える.

　これらの症状で下される典型的な診断は，慢性腸炎，結腸炎および便秘症等である.

　腸骨窩領域の腹痛は，憩室症または過敏性大腸と関連している可能性がある.

　しかしながら，ポリープや憩室は，常に症状を有するわけではなく，結腸内視鏡検査の際にのみに発見される可能性がある.

4：2 つの括約筋は，肛門の閉鎖を維持する．1 つは，直腸の遠位部に位置する平滑筋の輪筋層によって形成され，もう 1 つは，肛門括約筋の横紋筋によって形成される．直腸膨大部が糞便で満たされると，平滑筋括約筋は弛緩し，横紋筋括約筋は収縮する．排便が起こらない場合，内括約筋はふたたび収縮して開口部は閉鎖し，膨大部の内容物に適応していく（Baldissera F., 1996）.

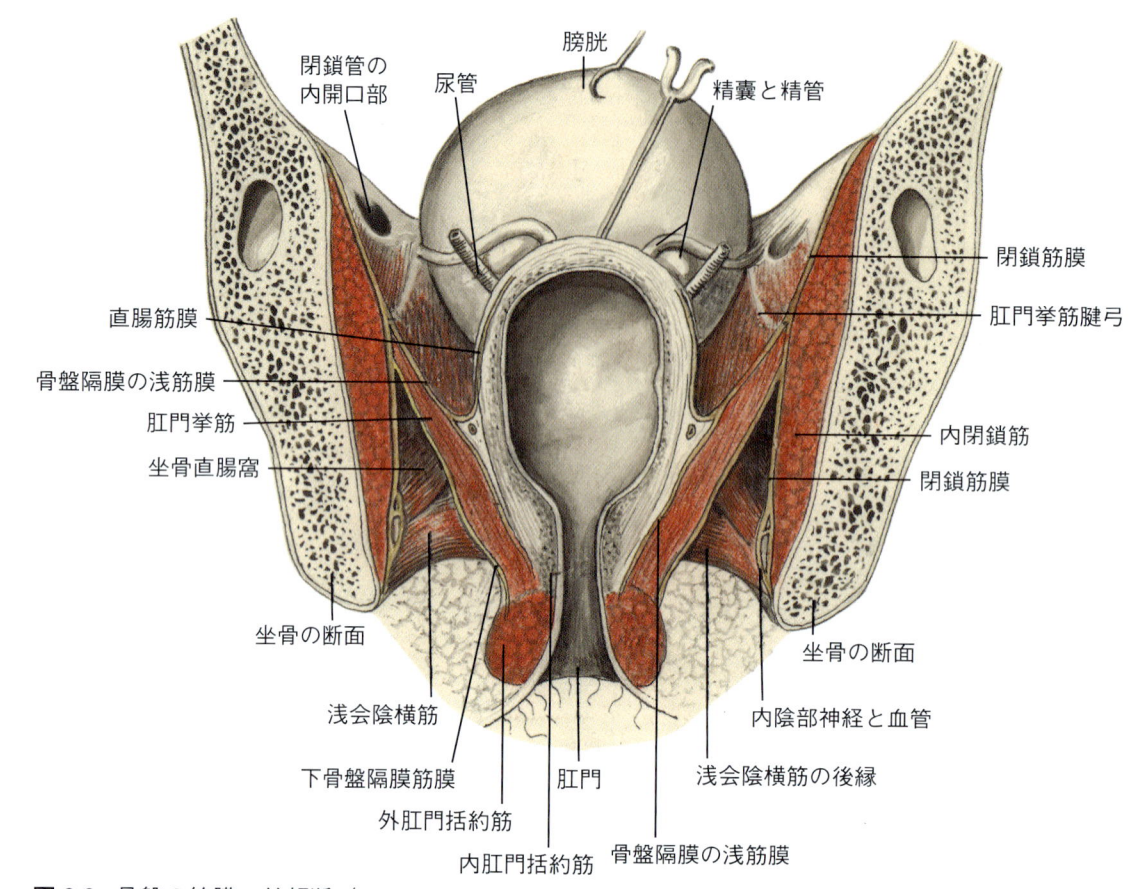

図 9.9. 骨盤の筋膜，前額断（from V. Esposito et al., op.cit.）.

腸蠕動運動が妨げられると，患者は腹部膨大感を訴えるかもしれない．これは，腸内の筋緊張の不足により，過度な細菌叢としばしば関連しており，腸運動の活動低下を引き起こす．

肛門部では，外肛門括約筋の攣縮，S状結腸の炎症および腫脹または炎症が直腸しぶり（直腸テネスムス）を生じる可能性がある（**図9.9**）．

鍼治療は，腸炎[5]，虫垂炎[6]および結腸炎[7]に対してさまざまな効能を与える．内部機能障害への筋膜マニピュレーション（Fascial Manipulation for Internal Dysfunctions：FMID）を用いる際には，明確に理解できないかもしれない病理学に注目するよりも，治療を開始す

る前に各患者の腹壁を分析するために触診を用いることが好ましいことが示唆される．

骨盤の血管 *o-f* 単位

血管-骨盤（va-pv）の *o-f* 単位の筋膜

骨盤筋膜は小骨盤を囲み，骨盤の骨，閉鎖筋膜および下部骨盤隔膜筋膜[8]に付着する．腹腔下腔は，3つの筋膜層により形成される．順番に，これらの層は小骨盤内に内臓を含む3つの隔膜を形成する．**図9.9〜11**は，小骨盤[9]にある筋膜を，前額断，矢状断，そして横断面で示している．

正中臍索（尿膜管に関連がある）と臍動脈索（胎児の

5：鍼は，腸炎と回腸炎に対して以下の点を提案している．三焦兪（BL22），胞肓（BL53），復溜（KI7）（訳注：原著では "K 17" になっているが，"KI 7" が正しいと思われる）（Manuale Agopuntra, 1979）．
6：鍼は，虫垂炎とS状結腸炎症に対して以下の局所点を提案している．天枢（ST25），府舎（SP13），三焦兪（BL22）（Manuale Agopuntra, 1979）．
7：鍼は，結腸炎に対して以下の点を提案している．小腸兪（BL27），魂門（BL47），志室（BL52），飛揚（BL58）（訳注：原著では "BLC8" になっているが，"BL58" が正しいと思われる）（Manuale Agopuntra, 1979）．

8：骨盤筋膜の上部筋膜と下部筋膜は，肛門挙筋が起始する部位で結合する．この場所から内側に骨盤筋膜の内臓膜が，骨盤隔膜の上部筋膜と混和する．恥骨膀胱靱帯は，骨盤筋膜を補強する小さな線維束である．骨盤筋膜は，梨状筋筋膜に連続している（Leonhardt H., 1987）．
9：一連の中隔は，腹膜下腔を第2腔に分割する．内腸骨動脈の仙骨-直腸-生殖器-恥骨靱帯（鞘）は，矢状面の配列を有している．臍膀胱前筋膜つまり，直腸の靱帯，男性の前立腺腹膜筋膜と女性の子宮広間膜は，前額面上に配列している．（Testut L., 1987）．

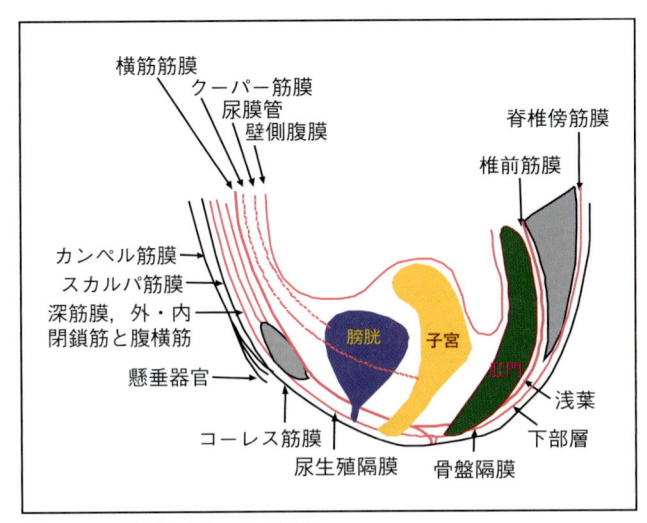

図 9.10. 骨盤筋膜，矢状断.

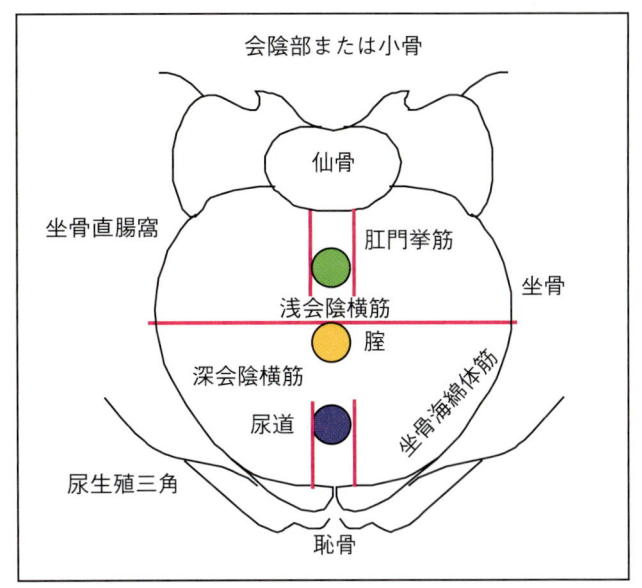

図 9.11. 小骨盤の横断面.

臍動脈の残余物）は，膀胱前筋膜と連続している．これらの線維のいくつかは，膀胱筋膜と結合する．膀胱は，直腸膀胱靱帯[10]によって後方に支持されており，それは腰筋膜に連続している．

遠位部では，膀胱は，恥骨前立腺靱帯（男性）または恥骨膀胱靱帯（女性）の前方に固定されている．これらの支持性靱帯は，上部を膨張および拡張[11]するために，前方または膀胱底部のいずれかに位置している．膀胱は，膜性で筋性の包含物であり，尿を蓄積し，同様に尿を放出するために収縮することが可能である．

膀胱を収容している腔は，前立腺腹膜腱膜（後方），肛門挙筋，内・外閉鎖筋（外側），恥骨膀胱靱帯（下部），および腹膜（上部）によって囲まれている．膀胱が満たされている際には，腹膜は上方へ押し上げられる．

血管-骨盤（va-pv）の *o-f* 単位の機能

膀胱の役割は，尿を集め貯蔵することである．そして，尿道の役割は，尿を放出することである．膀胱と尿道は，両方とも腹膜後臓器である．大血管は，腹膜後腔にも位置している[12]．膀胱は，球形をした体部と頸部からなる．尿は，2つの尿管を経て膀胱に入る．そして，それは1分間に約10回の収縮の蠕動性頻度を有する．尿の逆流を制限するために．膀胱と尿管のあいだの接合部（括約筋）は，尿管の蠕動波がその部分を覆ったときにのみ開放する．膀胱の筋層（排尿筋）と腹部筋系の共同収縮は，完全に臓器を空にする．したがって，腹壁の緊張は，排尿に介入する．尿閉または残尿は，被覆筋膜の高密度化に起因している可能性がある．

一度随意的に排尿が始まったら，尿道の外側部の感覚神経線維は，自動的に排尿を補助する．尿道の内側部は，平滑筋線維（排尿筋，内尿道括約筋）の束と，横紋筋線維（恥骨膀胱筋によって形成される外尿道括約筋）の束が存在する膀胱頸と隣接する．これらの筋が収縮するとき，尿道は塞がれる．

高位脊髄損傷（たとえば，脊髄損傷者）の場合には，膀胱の膨張は強い心循環器系の反応（血圧の上昇や頻脈）を誘引するが，その原因は明白でない．膀胱筋膜と循環器官のあいだの連続性の理解は，この現象を説明する手助けとなる可能性がある．

10：膀胱の他の付着部は，一定の量の平滑筋線維（直腸膀胱筋）と直腸膀胱靱帯を含む．これらは直腸筋膜から前立腺の被膜に及ぶ（Benninghoff A., Goerttler K., 1986）.

11：膀胱が満杯の際には，膀胱はほとんど臍の高さに達するまで拡張することができる．これらの状況では，腹膜は恥骨膀胱腔を形成するために，腹壁と膀胱のあいだに収まる（Benninghoff A., Goerttler K., 1986）.

12：骨盤の腹膜下脂肪組織は，多数の平滑筋線維を含む．これらの線維は，おもに血管周辺に配列されており，それによって線維膜血管層を形成する．これらの平滑筋線維は，それらの行き先の血管に伴っており，腱の滑液包を構成するために，異なる構造や内臓周辺で血管とともに拡張する．これらの鞘は，内臓を支持するために重要な臓器である（Testut L., 1987）.

血管−骨盤（va−pv）の o−f 単位の機能障害

尿道に付着している靱帯の小さな変位でさえも障害になる場合がある．たとえば，尾骨の前方屈曲は，会陰筋線維を弛緩させ，括約筋活動を低下させ，失禁に帰着する[13]．

膀胱機能障害患者は，下腹部の重量感，持続的な排尿や排便の訴え，および/または，鼠径部，会陰部および肛門部の疼痛を訴えるかもしれない．これらの症状は，通常，膀胱炎に起因している．そして，治療の最初の選択肢は，通常は抗生物質の投与からなる．しかしながら，同様の症状が再発する可能性もある．再発は，被覆筋膜の弾力性の欠如によるかもしれない．たとえば，腹部筋膜の硬さは，膀胱が半分しか満たされていない場合でさえも，排尿の必要性を誘発する可能性がある．筋膜のみが，安定した特徴を有しており，この種類の内部問題に光を当てることができる．

この領域に関連した機能障害を検討するとき，患者はしばしば恥ずかしがってしまうことがあるので，以下のように限定した質問を事前に作成しておくことが望ましい．

—あなたは，排尿をしたいという突然の切迫感と，ときにはそれに伴って，疼痛，灼熱感，圧迫または攣縮を感じることはありますか？

—排尿が終わった際に，あなたはまだ膀胱がいっぱいである，または残尿感がありますか？

骨盤の腺 o−f 単位

腺−骨盤（gl−pv）の o−f 単位の筋膜

この o−f 単位の解剖は，骨盤腺，とくに生殖腺を固定し，被覆している構造のすべてを含む．

生殖器は以下に分類することができる．

—生殖のための臓器（陰茎，腟）

—受精のための臓器（卵巣，睾丸，精嚢）

—妊娠のための臓器（子宮）．

女性生殖器が最初に検討される．腹膜と子宮広間膜は

小骨盤の上部（腹膜下腔）を閉鎖し，一方で上骨盤隔膜筋膜がこの腔の底部を形成する．

広間膜[14]は，膀胱上の腹膜の範囲内で発達する．卵管は，この間膜の付着していない縁に沿って走行する．

左右の広間膜は，子宮から卵巣に，そして骨盤外壁に及び，横方向に子宮の上部を固定する．

卵巣は以下によって位置を保持している．

—堤靱帯（卵巣を骨盤外壁に付着する）

—卵巣間膜（2つの腹膜の膜を融和させる）

—固有卵巣索（子宮の広間膜から生じ，連続的である）．

ファロピウス管（別名，卵管）は，子宮の広間膜の一部である卵管間膜によって適切な位置に固定される．子宮頸部は，基靱帯（男性の前立腺筋膜と同等[15]）によって固定されている．

尿生殖三角の浅層部（**図9.11**）は，前会陰部に位置しており，坐骨海綿体筋と浅会陰横筋により形成される．より深層では，この三角は，尿生殖器隔膜を形成する深会陰横筋を含む．

後方会陰部では，坐骨直腸窩の関係は，側部に大殿筋，内側に外肛門括約筋，そして深部に肛門挙筋を含む．

円靱帯は，子宮の上外側角から生じる．それは鼠径管内を下行し，大陰唇の外側部に停止する．

矢状面では，恥骨膀胱，膀胱子宮および子宮仙骨靱帯が子宮頸部を固定する．

腟は，一連の線維中隔，すなわち膀胱腟中隔，尿道腟中隔および直腸腟中隔によって，周囲の臓器に結合される．

女性の外性器は，大陰唇を含み，それは男性の陰嚢と小陰唇に対応する皮膚構造であり，それは陰核包皮で終結する．陰核は，それ自身の堤靱帯によって恥骨結合に付着している．

男性生殖器は，以下の筋膜と接触している．

—弾性層板で，遠位に陰茎の陰茎ワナ靱帯と陰嚢の懸垂器官を形成して連続する腹部の浅筋膜．この浅葉は，平滑筋線維を含んでおり，肉様膜を構成する．

13：慢性泌尿生殖器疼痛症候群は不明の点が多い．この領域の疼痛は，患者にとって恥ずかしいもので，症状は，他の家族や彼らの医療提供者によってしばしば隠される．多数の泌尿生殖器疼痛症候群の病因学は，不明の点が多いままである．それゆえ，治療はしばしば経験的である（Wazzelman U., 1999）．

14：広間膜は，子宮の横幅を囲む腹膜ヒダである．それは横断的に，子宮のそれぞれの側から外側に延長する．この鞘は，壁側腹膜に連続している骨盤壁に達する（Chiarugi G., 1975）．

15：前立腺腹膜筋膜は，精嚢と精管を囲む．外側に若干の線維束と連続し，直腸，膀胱内，坐骨結節の近辺，内閉鎖筋と骨盤挙筋の腱膜に伸びていく（Testut L., 1987）．

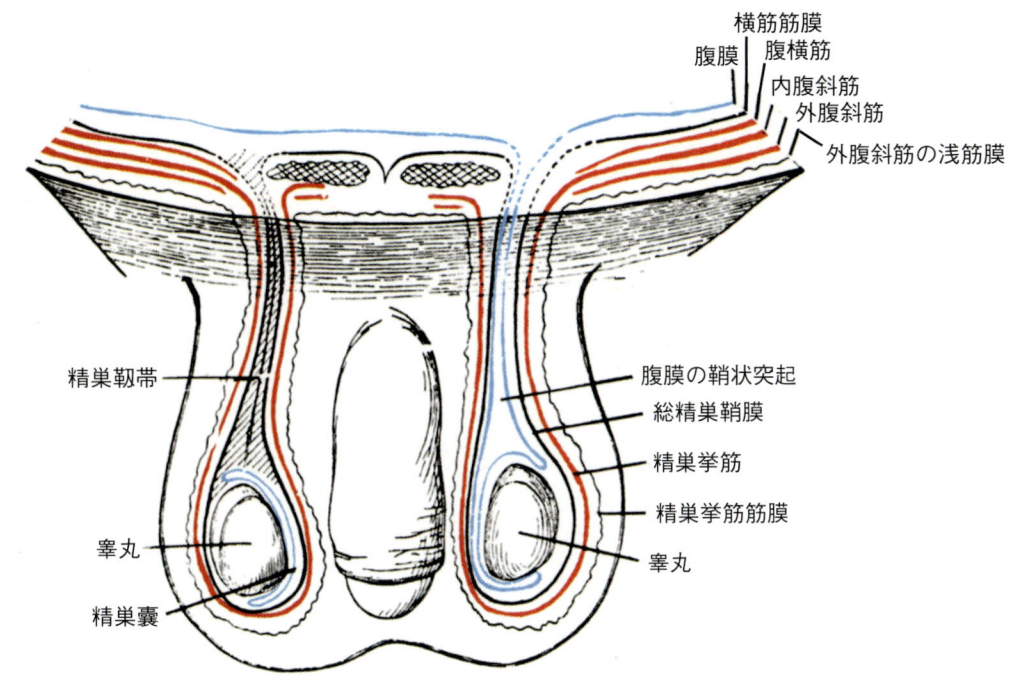

横筋筋膜
腹膜　腹横筋
内腹斜筋
外腹斜筋
外腹斜筋の浅筋膜

精巣靭帯

腹膜の鞘状突起
総精巣鞘膜
精巣挙筋
精巣挙筋筋膜
睾丸

睾丸
精巣嚢

図 9.12. 精索と睾丸筋膜 （from G. Chiarugi, L. Bucciante, op.cit.）.

—深筋膜の浅葉は，陰茎の堤靭帯を形成する．この靭帯は，海綿体の外白膜の下部に付着する．

　精索と睾丸[16] を包む筋膜は以下となる（**図 9.12**）.

—精巣挙筋筋膜で，外腹斜筋筋膜から連続したものである

—外精巣挙筋で，内腹斜筋筋膜から連続したもので，睾丸上へ展開する

—総精巣鞘膜（内精筋膜）で，腹部の横筋筋膜から連続したものである．それは，精索と睾丸を囲む．

—真の精巣鞘膜で，壁部と臓側板の２つの層の腹膜に由来する．

　睾丸は，陰嚢の範囲内で，それ自身の重みによって適切な位置に保持されている．ときどき，強い筋攣縮や病的な要素が，陰嚢の範囲内で睾丸を持ち上げることがある．

　尿道の骨格筋線維は，前立腺の腹側表面に結びつく．前立腺にも，恥骨前立腺靭帯を経て恥骨結合との関係がある．前立腺の外側面は，肛門挙筋と接触している．結合組織鞘は，前立腺を後方外側に覆っている．この鞘

は，骨盤壁側筋膜に由来する骨盤壁側筋膜と連続的である．尿道では，２つの射精管と前立腺小室がすべてこの鞘を交差させる[17]．精嚢は，前立腺と近い接触をしている．それらは精管（輸精管）につながる２つの腺である．そして，それらの分泌物は精液の一部を形成する．

腺–骨盤（gl–pv）の *o–f* 単位の機能

　陰茎は，外皮と陰茎筋膜で覆われている．この線維性–弾性層は，勃起体（２つの海綿体と尿道海綿体）を囲み，その白膜に深部で固定されている．球海綿体筋の収縮は，勃起の際に陰茎の筋膜を伸長する．部分的には，これらの同じ筋は，陰茎の筋膜自体にも停止している．このように，筋膜は深背部静脈を圧迫し，勃起体内の血液の集結に寄与する[18]．これらの接続は，勃起不全の場合に筋膜が有するかもしれない重要性を強調している．

　射精は，精液を外尿道に向かって押し出す，連続した坐骨海綿体筋と球海綿体筋の一連の律動性収縮からなる．

　内分泌物と精液構成要素は，睾丸（精巣）で共存す

16：睾丸と精索は，４つの膜により覆われる．1. 外腹斜筋筋膜の連続である精巣挙筋筋膜，2. 内腹斜筋筋膜の連続である外精巣挙筋，3. 腹部の横筋筋膜の連続である総精巣鞘膜，4. 臓側腹膜に由来する真の精巣鞘膜（Benninghoff A., Goerttler K., 1986）.

17：前立腺小室は，正中部に位置する不均等な嚢状構成であり，したがってそれは男性子宮であると考えられる（Benninghoff A., Goerttler K., 1986）.

18：血管の形成とその緊密な関係によって，陰茎筋膜は勃起の機序で特定の役割をもつと考えられる（Benninghoff A., Goerttler K., 1986）.

る．前者は，間質細胞（テストステロンを産出するライディッヒ細胞）からなり，後者は精上皮（生殖細胞の栄養状態を支配するセルトリ細胞）からなる．

女性の腺 *o-f* 単位の機能は，月経と妊娠時のあいだ，卵巣と子宮の活動に関連がある．

子宮筋層は，子宮の筋層を形成する．平滑筋線維は，疎性結合組織の間質に浸かっており，それらを滑走させる．子宮筋層は，妊娠，出産（強い収縮を起こす）および月経（より適度な収縮で月経液を放出する）の際に活発になる．月経前期には，結合組織がうっ血し，筋細胞は肥大する．

子宮の筋線維は，螺旋パターンで配置している．妊娠後4カ月では，これらは互いに分離し始め，胎児の成長に適応する．これは，筋線維と子宮を支持する靱帯を取り囲む結合組織がすべて完璧に弾性があるときのみ可能となる．

腺-骨盤（gl-pv）の *o-f* 単位の機能障害

女性は，子宮，卵巣または腟に関与する一連の機能障害の影響を受ける可能性がある．腹痛は，最も頻度の多い月経異常である[19]．月経困難は，下腹部の疼痛と，腰部および，または大腿の再発する疼痛の特徴がある．女性はまた，異常に重い延長した月経期（月経過多症），または腟からの頻回な白い分泌物（白帯下）で苦しむ場合もある．

筋膜の線維症は，子宮靱帯の異常な牽引を起こす可能性がある．これは，過剰な組織増殖または嚢胞の形成（子宮内膜過形成，類線維腫，卵巣嚢胞および子宮筋腫）によって部分的に代償されるかもしれない．筋膜の退縮は，子宮の偏位（たとえば，子宮後屈）に帰着する可能性があり，妊娠する期間の女性の能力に影響を与えてしまうかもしれない．

腟の機能障害は，大陰唇のかゆみ，小潰瘍形成（外陰炎，外陰部発疹），湿疹および骨盤底と外陰腟筋の疼痛を伴った収縮（腟痙，外陰痛）という特徴をもっている．

男性では，機能障害は，前立腺，睾丸または陰茎に及ぶだろう．

前立腺の障害は，排尿困難，会陰部の重量感および頻尿のような症状を引き起こす．尿道周囲と正中尿道腺の増殖により，しばしば，前立腺過形成または良性腺腫の診断を受けるかもしれない．

明らかな原因がない場合，勃起不全は，海綿体の筋膜内における線維性組織の浸潤または循環系の問題が考えられる．

鼡径部，大腿部および会陰部の疼痛は，しばしば会陰筋膜の異常な牽引に関係している．

骨盤引張構造の治療

引張構造の点は，自発的な疼痛をめったに示さない．したがって，直接の触診によってのみ障害が明らかになる．高密度化を起こしている場所のみを見つけ出すために，同じ量の圧をすべての点に用いて触診を行うことは重要であり，それにより，治療時間と不要な患者の不快感を減らすこともできる．

骨盤の引張構造の触診は，an-me-pv2（前方-内方-骨盤2）の CF から開始する．この点は，内側に位置し，恥骨結合と臍の中間で白線のちょうど外側である（**図9.13**）．

次に触診するのは，an-la-pv2（前方-外方-骨盤2）の CF で，恥骨結節の上方で腹直筋鞘の外側に位置している（**図 9.14**）．患者には，これらの2つのポイントのどちらがより感受性が高いかを尋ねる．

患者がまだ背臥位でいるあいだに，検証すべき次の点

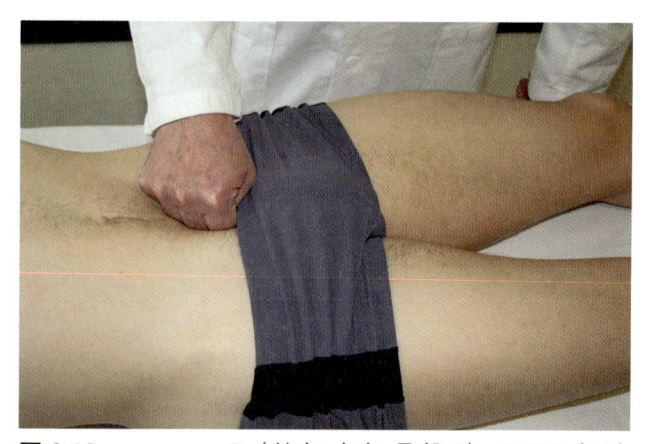

図 9.13. an-me-pv2（前方-内方-骨盤 2）の CF（AP）の触診検証.

19：子宮は，二重神経支配を受けている．身体は，女性に月経時疼痛を経験させる，腰背領域から生じるいくつかの線維をもつ．確かにこの場合，筋膜は最大に合わさった状態であり，月経性うっ血という単純な事実が疼痛を引き起こすのに十分である．子宮の頸部は，下腹神経叢によって支配されており，数cm拡大したときに，激痛となる（Pauletti S., 2002）.

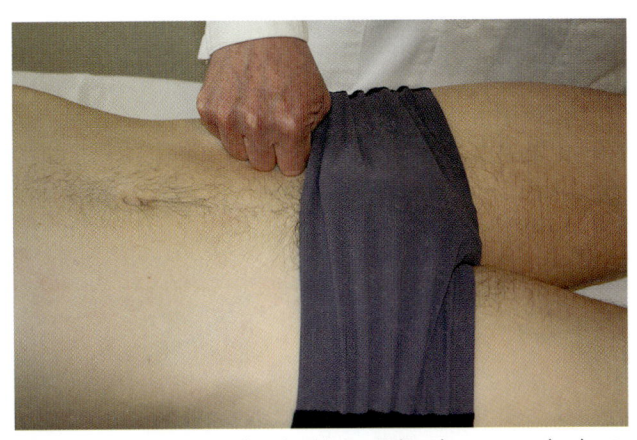

図 9.14. an-la-pv2（前方-外方-骨盤 2）の CF（LL）の触診検証.

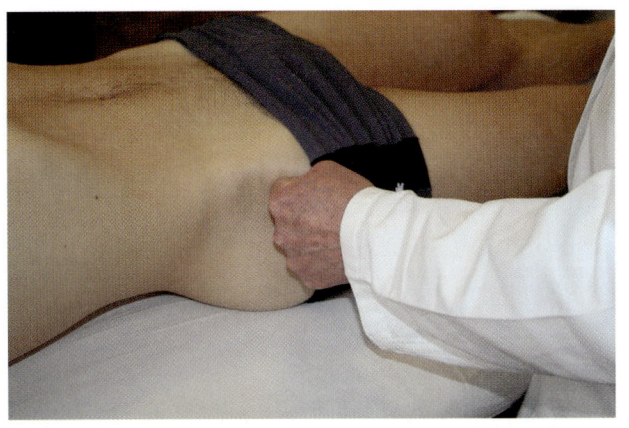

図 9.15. ir-pv（内旋-骨盤）の CC（OB）の触診検証.

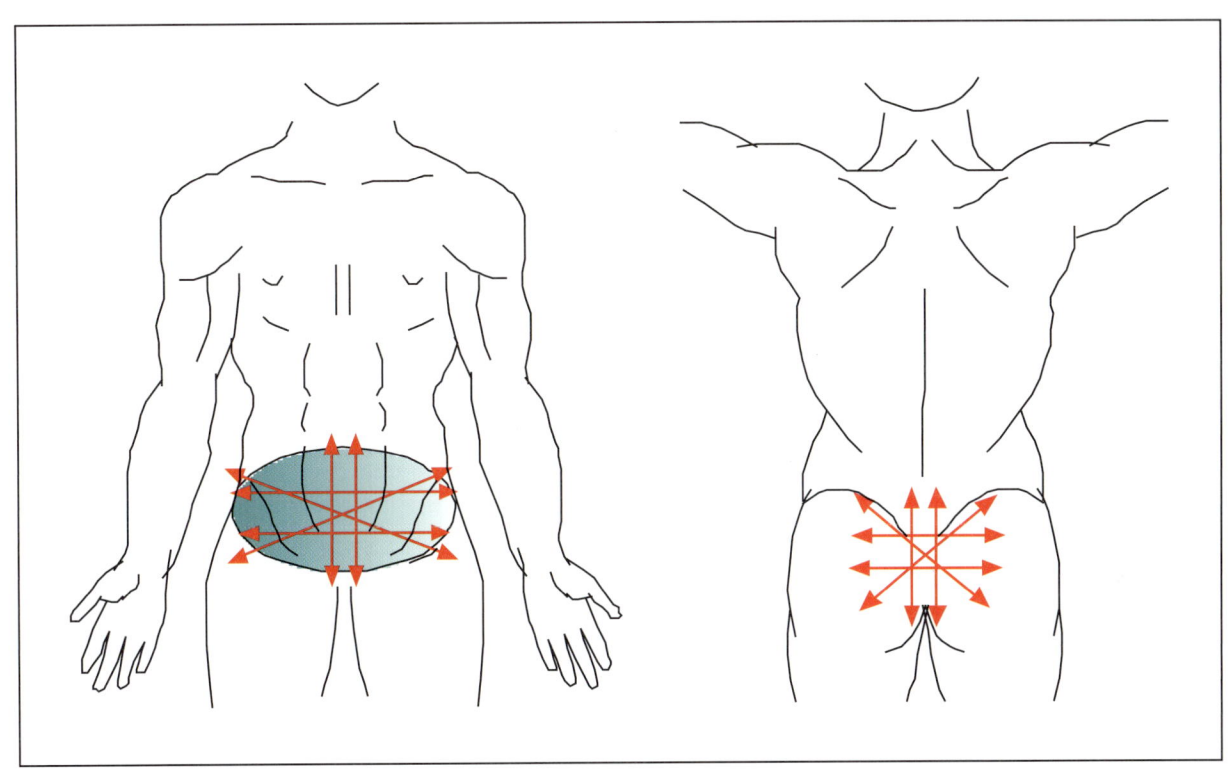

図 9.16. 骨盤外部引張構造の張筋群，結節点および骨盤固定点の全体図.

は ir-pv（内旋-骨盤）の CC であり，これは小殿筋の筋腹上に位置している（**図 9.15**）．患者は，点の疼痛程度を識別するように求められる．

たとえば，ir-pv の CC が最も痛い場所だと判断したら，次の段階は，腸骨稜のすぐ上方と第 11 肋骨下端の方向に存在している ir-lu d（遠位の内旋-腰部）の CC を触診することである．この点は，女性生殖器の挿入筋膜が連続している場所である．

いったん，機能障害がある張筋が見つかったら，an-me-pv3（前方-内方-骨盤 3）の前方結節点を調べるこ

とも必要である．この点は，外側部では外腹斜筋の脚間線維と腹直筋腹部鞘の縦走線維が交差する領域に一致する．内側では，小骨盤筋膜[20]の腹膜と一致する．

セラピストは，治療の際に引張構造の組織（**図 9.16**），左の点と関連する右の点の徒手操作，そして遠位の対照物との関連性を有する近位の点について常に頭に考えて

20：小骨盤の腹膜下の脂肪組織は，多数の平滑筋線維を含んでおり，少数の血管結合組織層と線維鞘を形成する．これらの層は，以下の中隔または靱帯とまったく同様である．仙骨-直腸-生殖器-恥骨靱帯，外側直腸），ダノンビリエーの前立腺後筋膜，子宮広間膜，膀胱臍の血管を含む臍膀胱前筋膜（Tesutut L., 1987）．

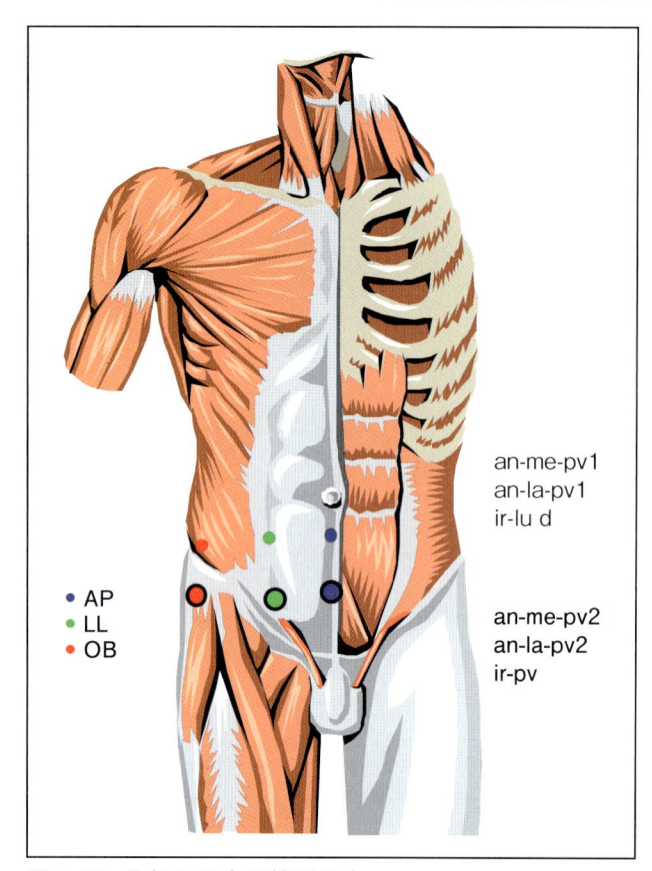

図 9.17. 骨盤の前方張筋群の点.

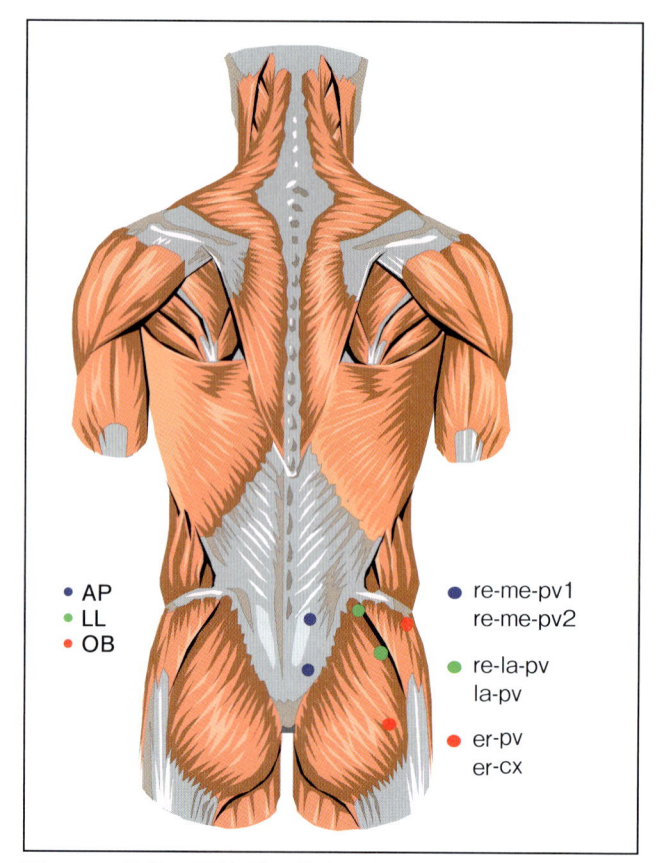

図 9.18. 骨盤の張筋群の後方固定点.

おくべきである. 当然, それらが筋膜の感受性および, または弾性の変性を示している場合だけ, これらの点は治療される.

図 9.17 は, 骨盤引張構造の前方点の場所を図示している.

後方固定点は, 以下の場所に位置している (**図 9.18**).

—re-me-pv1 (後方-内方-骨盤1) は, 第1仙骨孔上の領域にわたる筋膜上にある

—re-me-pv2 (後方-内方-骨盤2) は, 第3仙骨孔上の領域にわたる筋膜上にある

—re-la-pv (後方-外方-骨盤) は, 上後腸骨棘周辺に位置する殿筋筋膜上にある

—la-pv (外方-骨盤) は, 大殿筋筋膜上にあり, この筋の上縁に対応する領域にある

—er-pv (外旋-骨盤) は, 中殿筋筋膜上にあり, 腸骨稜の最上縁の直下にある

—er-cx (外旋-股) は, 大転子の後方にあり, 梨状筋筋膜の方向にある.

最初の3つの固定点は, 患者を腹臥位にして治療し, 続けての3点では患者を側臥位にて治療する.

臨床症例検証

45歳の女性は, 再発する腰痛により, 過去10年間にわたって年に2回の筋膜マニピュレーションを受けていた. 最後の治療の際に, 内部臓器の問題に関連することを尋ねる時間が取られた. 驚くことに, 彼女は, 腰痛が起こっている2週間に, 排便をするためには常に下剤を使わなければならなかったが, 以前はこのようなことが起こらなかったと報告した. 彼女は, 腰痛の随伴症状として現れた左鼠径部の数回の緊張を除けば, 以前は腹痛がなかったとも報告した.

矢状面での運動のあいだに, 側胸痛が強調され, 運動検証とはむしろ矛盾していたので, 触診検証を評価の基本とすることが決定された.

筋骨格器官の機能障害が, 内部臓器の機能障害と同じ重度で存在しているときには, より強力な後方筋群からよりは, むしろ腹壁 (引張構造) から触診を始めることが好ましい.

骨盤の診断点の触診にて, 両側の an-la-pv1 の CF と, 左の an-la-pv2 に強い感受性があることがわかった. こ

れらの3つの点は，患者を背臥位にして治療した．これ
ら点の治療が終了した際に，患者はふたたび立ち上がる
ように指示された．非常に驚きながら，腰痛の明らかな
改善を報告した．

　患者が腹臥位になり，両側の re-la-pv の CF と両側
の la-pv の CC にもマニピュレーションを行うことで，
骨盤の引張構造のバランス調整を実施した．これらの点
は，すべて高密度化を起こしており，触診時に疼痛を起
こしていた．

　いったん治療が終了したら，患者は，後方点のみに注
目していた前回のセッションに比べて，健康に関してよ
り良好な感覚を報告した．

第 10 章
頭部引張構造

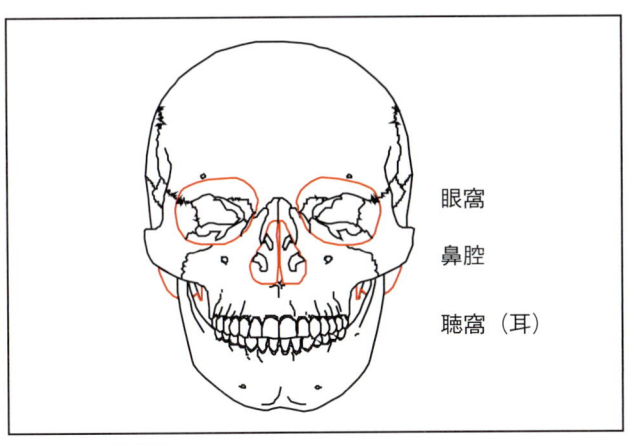

図 10.1. 頭蓋腔.

頭部の引張構造は骨腔を有し，以下の骨により形成される（**図 10.1**）.

—前頭骨，蝶形骨，頬骨，上顎骨，口蓋骨，篩骨および涙骨の辺縁と壁から構成する眼窩

—上顎骨と口蓋骨から構成する辺縁で，口腔から分離する鼻腔．篩骨と蝶形骨稜が鼻中隔の骨部分を形成する

—3つの別々の腔から形成される聴窩（耳）．外耳道，鼓室（耳小骨が位置する場所）および内耳である.

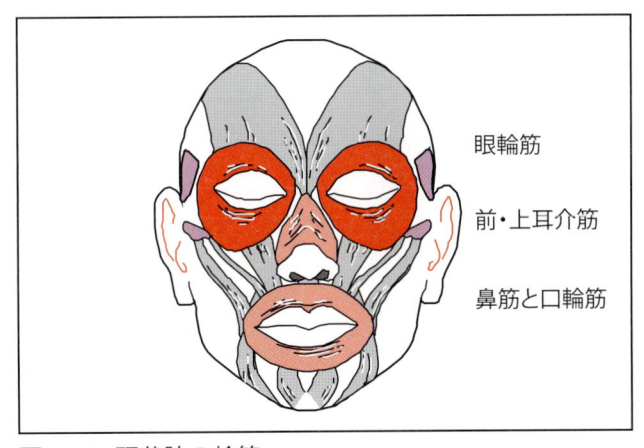

図 10.2. 頭蓋腔の輪筋.

浅筋膜の範囲内に含まれる筋群は，頭蓋腔の外側にある（**図 10.2**）. これらの筋群は頭蓋腔筋膜に以下のように関係している.

—眼輪筋は，テノン筋膜（眼球鞘）と結合する

—前・上・後耳介筋は，耳の耳介に張力をかける

—鼻筋は，鼻孔に張力をかけ，口輪筋は，唇に張力をかける.

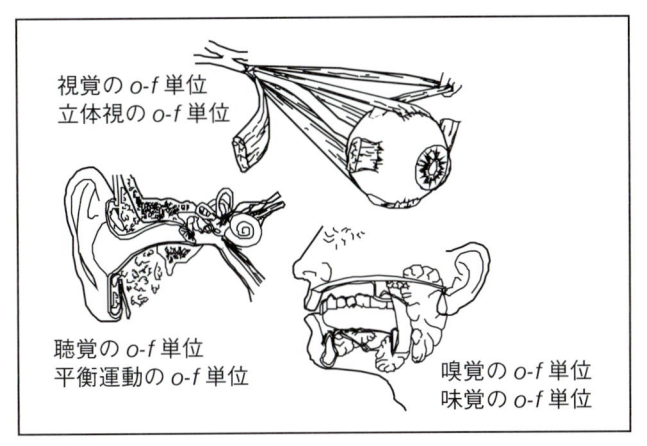

図 10.3. 頭部の臓器−筋膜単位.

以下の *o-f* 単位の被覆筋膜が，挿入筋膜鞘内にある（**図 10.3**）.

—視覚と立体視のための *o-f* 単位は，眼窩腔（眼窩）内に位置している

—聴覚と平衡運動のための *o-f* 単位は，耳腔内に位置している

—嗅覚（匂い）のための *o-f* 単位は，鼻腔内にある．そして，味覚のための *o-f* 単位は，口腔内にある.

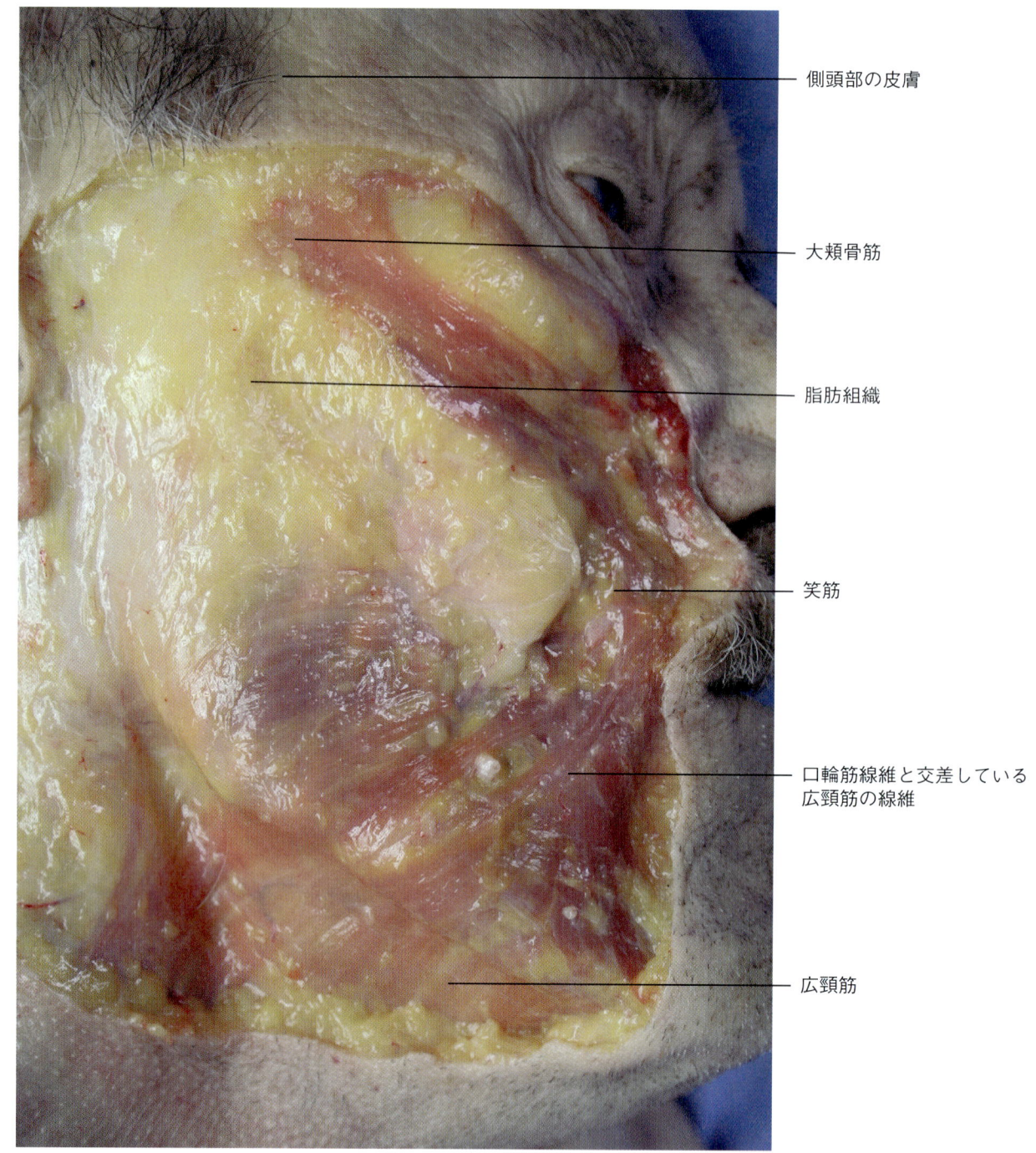

側頭部の皮膚

大頬骨筋

脂肪組織

笑筋

口輪筋線維と交差している
広頸筋の線維

広頸筋

図 10.4. 顔面，表層筋腱膜システム（superficial musculoaponeurotic system：SMAS）の外側部.
　Platzer（1979）によると，口輪筋は 4 つの部分，眼輪筋は 3 つの部分（眼窩部，眼瞼部および涙嚢部）か
らなる．これらの筋群は，骨というより，むしろ異なる靭帯に付着している．これらの靭帯は，筋膜の補強部
以外の何物でもない.

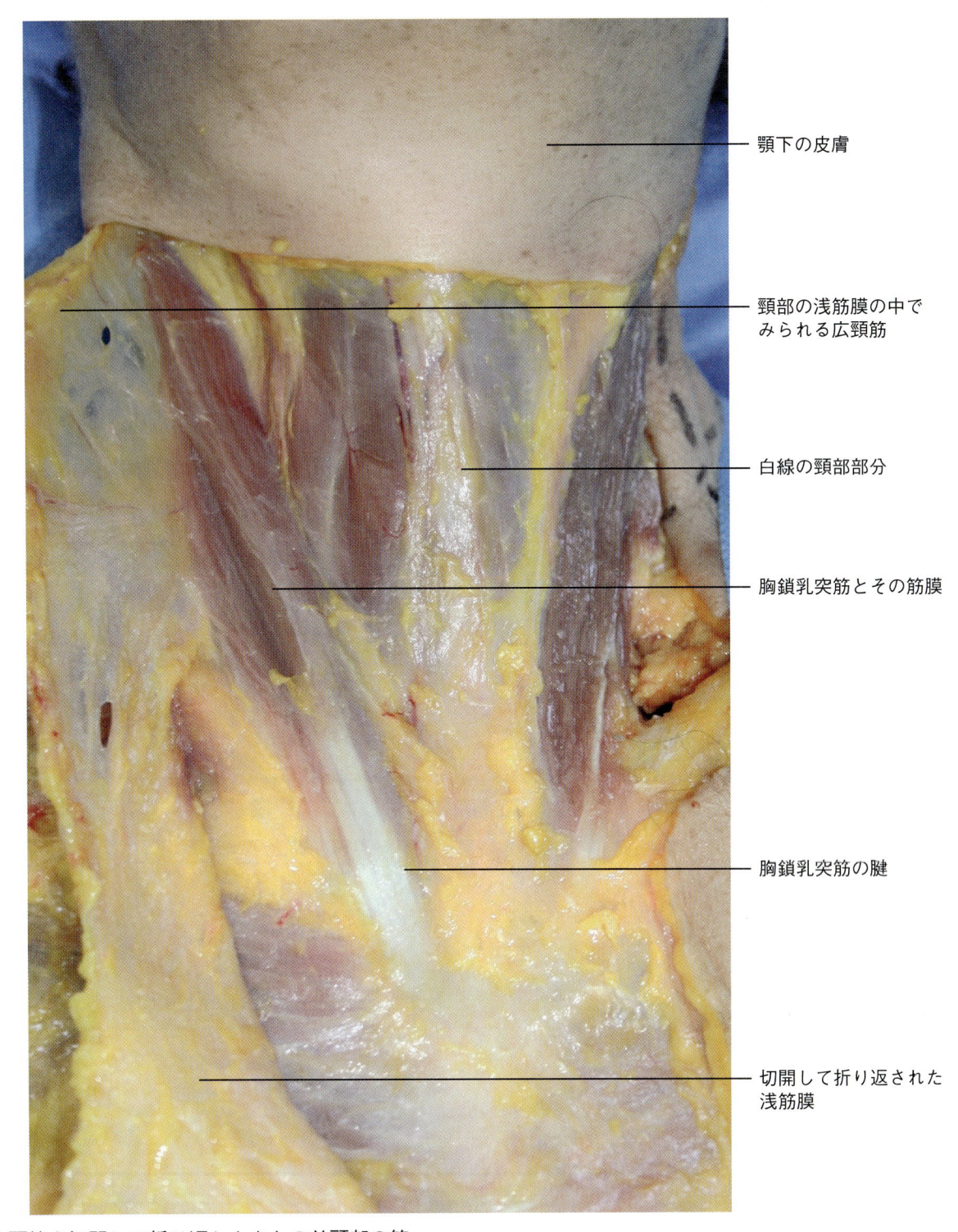

顎下の皮膚

頸部の浅筋膜の中で
みられる広頸筋

白線の頸部部分

胸鎖乳突筋とその筋膜

胸鎖乳突筋の腱

切開して折り返された
浅筋膜

図 10.5. 広頸筋を切開して折り返したあとの前頸部の筋.
　頭部引張構造は，広頸筋（前方）と僧帽筋（後方）によって遠位に張力をかけられる．頭部と頸部の引張構造は，明らかに相互依存している．　器官の治療の際には，これらの 2 つの分節は，しばしば一緒に治療される.

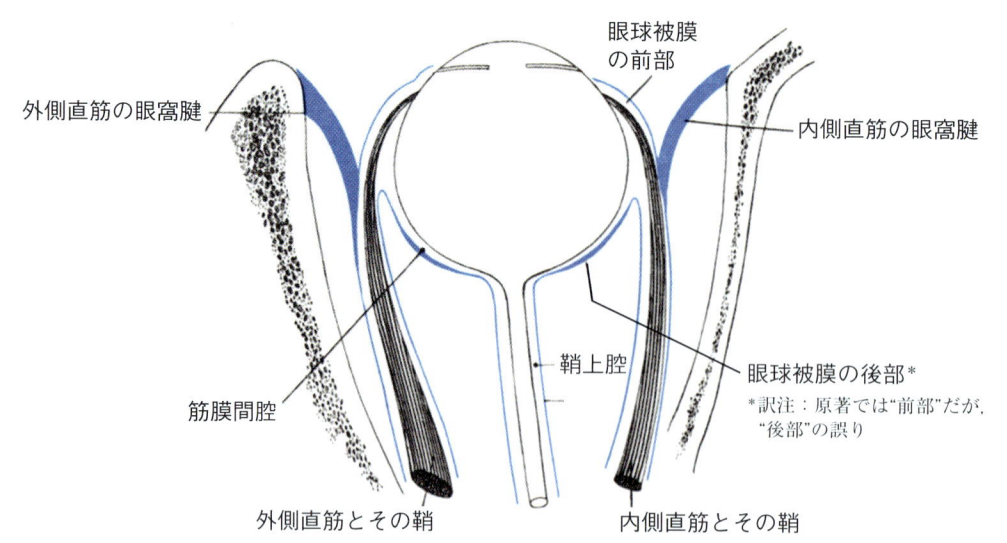

図10.6. 水平断での眼球筋膜（テノン嚢）(from G.Chiarugi, L. Bucciante., op.cit.).

頭部の *o-f* 単位は，さまざまな臓器から構成される（図10.4, 5）．これらの *o-f* 単位は組になって，以下の器官を形成する．

—光受容器（apparatus, photoreceptor：APR）は，光に対して感受性をもつ器官である．これは視覚と立体視の *o-f* 単位により形成されている

—機械受容器（apparatus, mechanoreceptor：AMR）は，音の振動やリンパの動きに感受性をもつ器官である．これは聴覚の *o-f* 単位および平衡運動の *o-f* 単位を含む

—化学受容器（apparatus, chemoreceptor：ACR）は，鼻（嗅覚の *o-f* 単位）および舌（味覚の *o-f* 単位）に接触する要素を含んだ化学反応に感受性がある器官である．

視覚の *o-f* 単位

視覚の *o-f* 単位の筋膜

線維性被膜，血管被膜，角膜，水晶体および網膜は，視神経と眼球（または球）を連結する筋膜をすべて形成する．これらの構造のすべてが協働して，われわれは物を見ることができる．

眼球筋膜（テノン嚢または眼球鞘）は，2つの部位に分けることができる（図10.6）．

—凹側で，眼球[1] および視神経を含んだ結合組織の構成

—末梢部で，眼の運動筋群を含んだ層状の構成．

眼球筋膜は，眼球結膜に前方で付着し，角膜の端で停止する．

その内側凹面では，この筋膜は強膜には付着しない．しかしながら，2つの膜のあいだには，強膜周囲のリンパ腔が存在する．そして，それは結合組織の細い束で横断される筋膜間隙である．

眼球筋膜の部分によって，異なる発達の程度を示す．ある部分では，それは厚い線維性であるが，別の部分ではそれは比較的薄い．それは，後方眼窩領域で眼球を眼窩脂肪体から分け隔てる．

眼球筋膜と視神経鞘で強固に付着している部分が存在する．

視覚の *o-f* 単位の機能

眼球は，随意的統制下ではない一連の反射活動を行う．眼は，観察された物体の光度と距離の変化を補正しなければならない．それゆえ，隔膜（虹彩）および水晶体系は，連続的に変化しなければならない．感光性反射は，毛様体脊髄中枢によって支配される．そして，それは交感神経鎖の頸神経節と関係がある．虹彩散大筋を神経支配する線維は，ここから生じる．

水晶体およびその懸垂システム，毛様体および脈絡膜

1：眼球被膜は，眼球に直接接している筋膜の部位にとって適切な名称である（Chiarugi G., 1975）.

は，遠近調節[2]を行うためにすべて協働する．それゆえに，それらは「遠近調節の臓器」として考えることができる．至近距離から見ることは，毛様体筋の収縮を必要とする．その縦走線維は，長い小帯線維（遠近調節時に，水晶体を適所に懸架する線維）の起始部を前方に引く．そして，水晶体がより球形になり，短距離の焦点に適応させる．

視覚の *o-f* 単位の機能障害

上頸神経節からの頸部交感神経線維の切除は，眼瞼の平滑筋（上瞼板筋）の麻痺を引き起こす．この種の麻痺は，ホルネル症候群またはベルナール−ホルネル症候群とよばれる．

顔面神経の末梢部が損傷を受けた際には，眼輪筋の麻痺が起こる．

上記の神経病変は別として，より単純な機能障害を引き起こす数多くの中程度の損傷がある．たとえば，良性本態性眼瞼痙攣は，眼の周囲の眼輪筋の不随意および持続性収縮を生じる．当初は眼瞼の攣縮が起こり，次第に制御不能の眼瞼に至る可能性がある．

本章では，各 *o-f* 単位のいくつかの機能障害だけを検討する．この問題は，本書の第2部で受容器器官について取り上げ，ふたたび詳細に述べる（第18章を参照）．

立体視の *o-f* 単位

立体視の *o-f* 単位の筋膜

立体視は，視覚的に深度（奥行）を知覚する能力といえる．これは深度の両眼視としても知られていて，われわれが画像を3次元で見ることを可能にしている．両眼視は，外部の眼筋の協調を通して，深度に対する感覚を与える．それぞれの眼は，脳が三次元的に処理するためのわずかに異なる場面を提供する．

三次元的に空間を定義するためには，眼は，上方，下方，左，右および回旋方向にも動く必要がある．これらのわずかな運動のあいだに，割合が定義される．

ほとんどの場合，眼筋は眼球筋膜（テノン嚢）の後部

区画の中に伸びる．強膜にその筋群が付着するために，それらはこの被膜（嚢）を最初に貫通しなければならない．

貫通部位では，被膜は各筋の近位方向で後方に反転し，各筋を完全に囲む管状の筋膜鞘を形成する．

各筋と貫通部位のいくらか後方の筋膜鞘のあいだに，近接して付着する．この付着は，筋と鞘のあいだの機能的結束を決定する．

眼筋のほかに，被膜は，上眼瞼挙筋上にも類似の鞘を形成する．

眼球筋膜は，眼窩骨膜まで靱帯の展開を広げる．Chiarugi は，誤ってこれらの展開を「直筋群の腱」とよんでいる（図10.6）．

立体視の *o-f* 単位の機能

医学では，立体視は通常は視力と関連づけられている．しかしながら，この2つは実際には別々の機能である．たとえ，われわれの眼が動かなくても世界を見ることはできる．しかしながら，奥行知覚，距離および立体視は，2つの眼の収束[3]および随意，外眼筋の機能により調整される．

ある意味では，立体視の *o-f* 単位は，視力よりも半規管と頸部の緊張性反射により関係している．実際に，眼球を3つの空間平面に動かす筋群は，眼窩の骨膜と連結しており，頭部引張構造の深筋膜との連結を形成する．図10.6では，Chiarugi は，外・内側直筋の筋膜および周囲の骨膜間の接続を強調している．これらの筋筋膜の挿入は，頭部の運動に眼球運動を同期させる．実際に，頭部を後方へ傾けると同時に下方を見ることや，その逆はほぼ不可能である[4]．

2：遠近調節反射の経路は，まだ完全にはわかっていない．視神経は，求心性部位と考えることができる．遠心性部位は，毛様体筋の神経支配をしているエディンガー・ウエストファル核の尾側部分から始まっている（Kahle W., 1979）．

3：2つの眼を近づけて物体を観察する際に，内側直筋が2つの眼球の内転を引き起こす．このように，視線は最初は平行であるが，互いに交差し始める（Kahle W., 1979）．

4：特定の細胞の集団が，前庭の複合体および眼筋の運動核のあいだを連結するために重要な役割を果たしていると考えられている．半器官から刺激を受ける神経単位の群は，1つの眼筋の神経支配を行っている細胞の特定の群と，多分関係があるだろう．これは，前庭器官，眼および頸部筋のあいだに存在する正確な協調性を説明する唯一の方法である（Kahle W., 1979）．

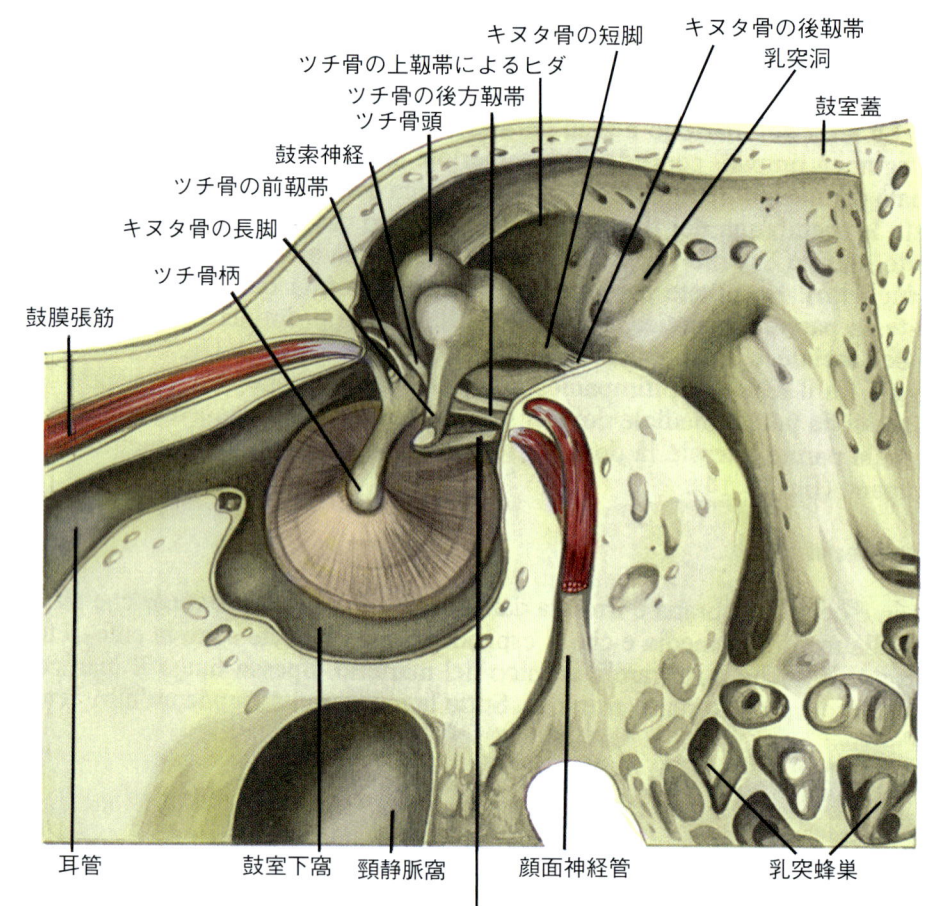

ツチ骨の上靭帯によるヒダ
ツチ骨の後方靭帯
ツチ骨頭
鼓索神経
ツチ骨の前靭帯
キヌタ骨の長脚
ツチ骨柄
鼓膜張筋
キヌタ骨の短脚
キヌタ骨の後靭帯
乳突洞
鼓室蓋
耳管
鼓室下窩
頸静脈窩
顔面神経管
乳突蜂巣
アブミ骨筋の腱

図 10.7. 中耳の靭帯（from V. Esposito et al., op.cit）.

立体視の *o-f* 単位の機能障害

　両眼の輻輳は，立体視が起こることを可能とする[5].

　斜視は，眼球運動の制限および麻痺筋の活動分野での複視（二重視）によって特徴づけられる特定の機能障害である．

　この麻痺が先天性の場合，逸脱した眼から受け取られた画像の抑制により，同じ物体への複視は存在しない．

聴覚の *o-f* 単位

聴覚の *o-f* 単位の筋膜

　聴覚の *o-f* 単位は，外耳，内耳および中耳内に含まれる臓器によって形成される．鼓膜は，外耳と内耳のあい

だに位置する．

　鼓膜は，鼓室の外側壁の大部分を構成する．その縁部分は，線維軟骨輪による鼓室小骨の鼓膜溝中に固定されている．この膜の主要部は，硬く張力がかけられており，音波が入ってきた際に振動することを可能にする．

　膜は，3 つの重層からなる．

―外側の皮膚層

―中間の線維層または結合組織膜

―内側または粘膜層.

　中間層のコラーゲン線維は，外耳道の骨膜に続いている．

　コラーゲン性の肥厚部は，中耳の骨膜から広がり，以下の靭帯を形成する（**図 10.7**）.

―ツチ骨の頸部を鼓室の壁に付着させる外側靭帯

―ツチ骨頭を鼓室の頂部に付着させる上靭帯

―ツチ骨を錐体鼓室裂（グラゼル裂）に結合させる前靭帯.

　キヌタ骨体は，上および後靭帯から懸架されている．

5:弱視は，収束の変調（斜視）による，片眼の視覚消失である．それは，眼筋の機能障害に起因する．筋性斜視が，動物で人工的に誘発されるときはいつでも，視覚皮質の両眼神経単位は消失する（Baldissera F., 1996）.

卵円窓（前庭窓）の骨膜によるアブミ骨の接続は，輪状靱帯を形成する.

聴覚の *o-f* 単位の機能

卵円窓上に鼓膜および小骨を経て伝達される音波は，外リンパの変化を引き起こす. これらの振動は，コルチ器に達して興奮するまで，前庭階に沿って伝導される. この臓器は，蝸牛の尖のほうへ螺旋で広がる.

聴覚情報は，蝸牛神経を経て脳に伝達される.

鼓室（中耳）の神経は，以下を含む.

—アブミ骨筋を神経支配する顔面神経からの運動分枝

—鼓膜張筋を神経支配する三叉神経からの運動分枝

—頸動脈神経叢からの交感神経線維.

聴覚の *o-f* 単位の機能障害

アブミ骨のモビライゼーションは，ある種の耳硬化症および慢性癒着性中耳炎に対して用いられる外科的処置で，迷路液への音の伝達を防ぐ.

良好な術後経過でも，しばしば強直という結果に発展する可能性がある.

急性および慢性の化膿性中耳炎は，鼓膜の硬化症，小骨の強直，癒着性瘢痕または小骨の連結を不動にする線維帯の形成を引き起こす可能性がある. これらは，さまざまな程度の難聴を引き起こす可能性がある.

平衡運動の *o-f* 単位

平衡運動の *o-f* 単位の筋膜

内耳内に位置する第2の *o-f* 単位は，球形嚢，卵形嚢および半規管によって形成されるものである. 一緒に，これらの臓器は平衡運動の *o-f* 単位を形成する. そして，それは平衡感覚や，言い換えれば，頭部の動きと位置の認知に関与している.

これらの構造は，内耳の膜部を構成する. 球形嚢に卵形嚢を結合させる内リンパ管は，前庭水管を通り抜ける. 管は，硬膜下部で錐体の側頭部後面に位置する内リンパ嚢で停止する. 「小管のシステムは，硬膜を貫通するためにこの嚢の異なる部分から派生する. これらの管は，髄膜のリンパ腔への内リンパのドレナージのための管として考えるべきである（Testut).」

硬膜は，いくつかの部分で頭蓋骨膜と融合し，多数の筋の筋膜が頭蓋骨膜に挿入している.

平衡運動の *o-f* 単位の機能

前庭神経節は，内耳道の外側端にある. この神経節の上双極ニューロンは，突起を上部および外側半規管まで伸ばす.

同じ神経節の下位神経単位は，後半規管と球形嚢斑点の一部に神経を分布する. 蝸牛神経と共通の鞘を共有する前庭神経（それらはともに内耳神経を形成する）は，平衡運動の情報を脳へ伝導する.

平衡運動の *o-f* 単位の機能障害

バランス障害を有する多くの患者は，メニエール病と診断される. この状態は，浮腫または内リンパ水腫（内耳の過剰液体）が関係し，聴力低下，めまいおよび耳鳴りの3つの症状に特徴づけられる.

前庭系の解剖学的および機能的状態は，以下を経て確認することができる.

—筋緊張の非対称性を明らかにすることができる前庭検査[6]

—内リンパの流体力学を変更させる迷路機能障害に対する検査

—半器官を検証するための角加速度と，耳石器に対する直線加速度を得られる前庭反射に対する検査.

嗅覚の *o-f* 単位

嗅覚の *o-f* 単位の筋膜

外鼻の皮膚の薄い皮下組織層は，表情筋と線維膜を含む. この膜（筋膜）は，外鼻の膜性骨格を形成する異なる軟骨を結合させる. それは，密になった弾性の原線維マトリックスを有する結合組織からなり，骨膜と軟骨の軟骨膜と連続的である. 鼻孔の高さでは，この膜（筋膜）は鼻の内側に続いており，粘膜性上皮が付着するコラーゲン層を形成する.

内側では，鼻は鼻孔の近くでは皮膚に覆われ，残りの表面は，呼吸および嗅覚粘膜に覆われる.

解剖学の教科書では，通常は，鼻と口の粘膜のみにつ

6：筋緊張の非対称性は，指数テスト（index test）と，直立位での静的バランス検査（ロンベルグ試験）などで検出することができる（Testut L., 1987).

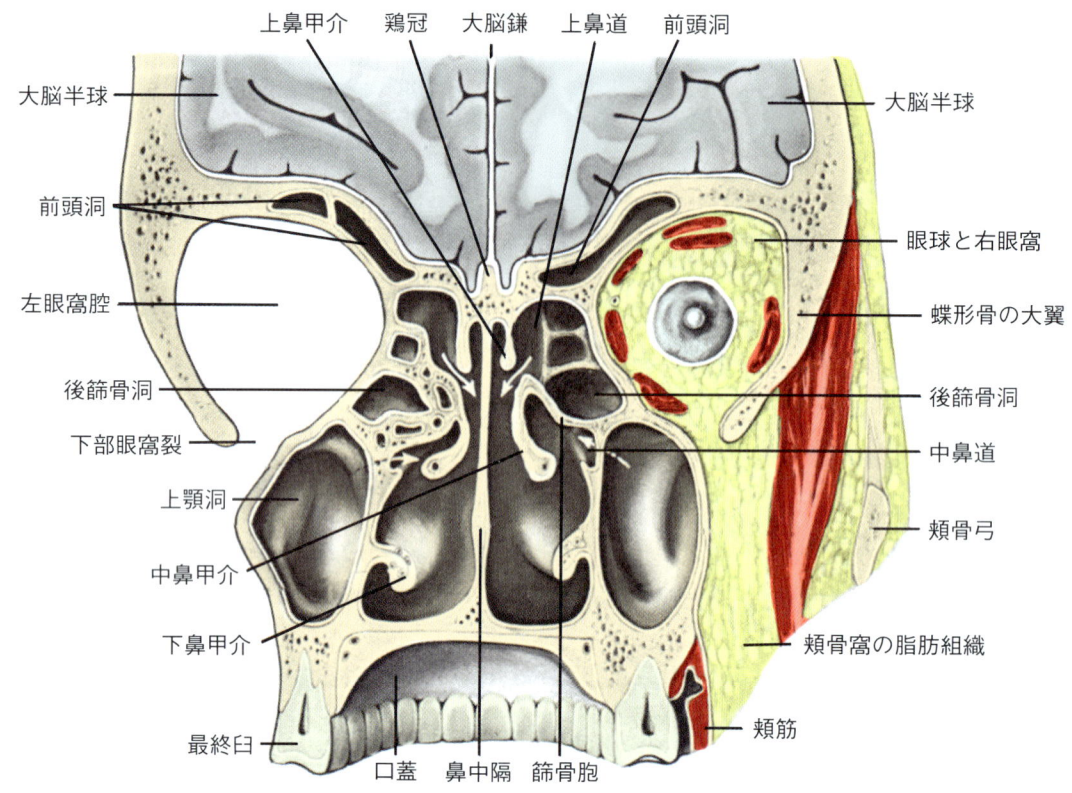

図 **10.8.** 鼻腔の前額断（from V. Esposito et al., op. cit.）.

いて述べられているが，それは，漿膜層のみについて述べられている腸と類似している．しかしながら，これらの上皮層はその下部にある筋膜層[7]と連続しているという事実を無視している．

　鼻の内側の嗅覚区域は，鼻腔の上部壁，上鼻甲介および篩骨の篩板からなる（図 10.8）.

　呼吸区域は，中鼻道，下鼻甲介，下鼻道および鼻中隔下部と関係がある．

嗅覚の *o-f* 単位の機能

　嗅覚の *o-f* 単位の主要な機能は，匂いを知覚することである．この機能は，すべてのヒトで加齢とともに低下する．実際は，出生時に鼻の嗅受容器の機能が100％としたら，20歳時にはその割合は80％まで，60歳時には40％未満まで低下する．

　退化の同様の過程が，味覚に関与する神経終末にて起こる．

嗅覚の *o-f* 単位の機能障害

　ポリープが発達する可能性がある増殖物の形成で，甲介の粘膜と中鼻道が，表面の不規則化を起こす粘膜下の結合組織の反応性浮腫に関係している可能性がある．その場合，粘膜の肥大とポリープ症が，呼吸鼻狭窄，膿を伴った鼻炎，咳，くしゃみ，耳管の閉塞による聴覚低下および音声障害のような現象を引き起こす可能性がある．

　中鼻道は，慢性鼻炎にしばしば関係している．

　鼻炎は，副鼻腔炎に発展する可能性がある．なぜならば，鼻粘膜の殺菌作用を受けない副鼻腔に細菌がたまるからである．

味覚の *o-f* 単位

味覚の *o-f* 単位の筋膜

　味覚の *o-f* 単位を形成する臓器は以下のとおりである．
—味蕾とともにある舌
—口蓋と喉頭蓋
—味覚神経と粘膜．

　頬粘膜は，頬の内部表面を覆う．それは，皮脂腺と平

7：粘膜：外部に開放している中腔臓器と体の内腔を覆う膜．基底膜に載る上皮層および結合組織層からなる（Taber C., 2007）.

滑筋を含むことできる重層扁平上皮によって形成され，唇，舌および口蓋の粘膜と連続している．

舌の粘膜は，味覚受容器を有する味蕾を含む角質化した重層扁平上皮である．

味覚の *o-f* 単位の機能

味覚は，匂い（嗅覚）に関係している．なぜならば環境に存在し，われわれの身体に接触してくる化学物質の認識に関与しているからである．たとえば，悪臭は，口の中に不快な味覚を残す可能性が高い．もう1つの例は，鼻閉（鼻づまり）が認められる場合，食物の味覚を識別することがより困難であるということである．

味覚の *o-f* 単位の機能障害

筋膜マニピュレーションにて改善する可能性がある，味覚のより一般的な機能障害は，唾液の分泌に関するものである．唾液は，アルカリ性の液体で，科学的溶媒として食物に存在する物質を分解する働きをし，味の区別を確かなものにすることに留意する必要がある．

高密度化した被覆筋膜が，唾液腺に血流を制限した際に，患者はしばしば唾液分泌[8]を減少させる．

過剰な唾液分泌は，嚥下される空気量を増加する結果となり，その結果として呑気（空気嚥下症）とげっぷが起こる．

別のときには，唾腺石[9]または周囲の筋膜の固さによる管の狭小化によって，唾液管がふさがれる可能性がある．

頭部引張構造の治療

帽状腱膜（頭部の浅筋膜）は，顔面の表層筋腱膜システム（superficial musculoaponeurotic system：SMAS）と連続している．これら2つの筋膜を連結する *o-f* 単位は，筋膜が正しく張力をかけられている場合のみ，適切に機能する．

頭部引張構造の触診検証のあいだ，患者は背臥位となり（**図 10.9**），セラピストは，頭部筋膜のいかなる高密度化でも見つけ出すために示指と中指を用いる．

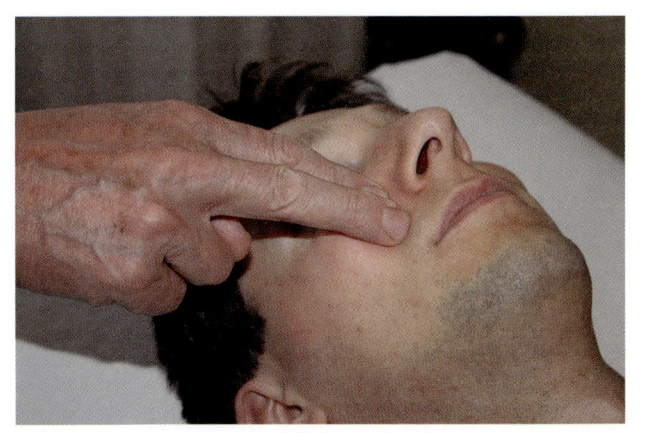

図 10.9. an-me-cp1,2（前方-内方-頭部 1，2）（AP）の触診検証.

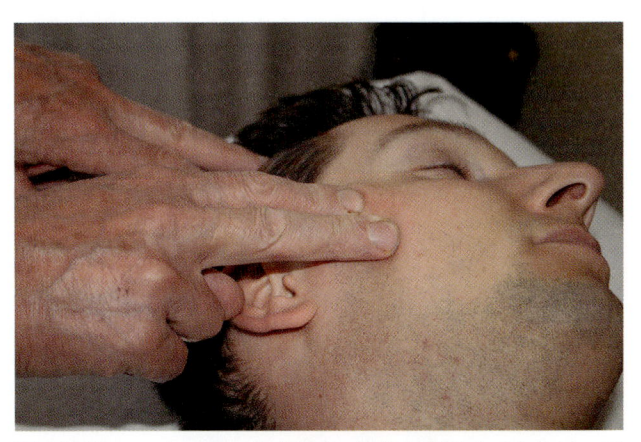

図 10.10. an-la-cp1,2（前方-外方-頭部 1，2）（LL）の触診検証.

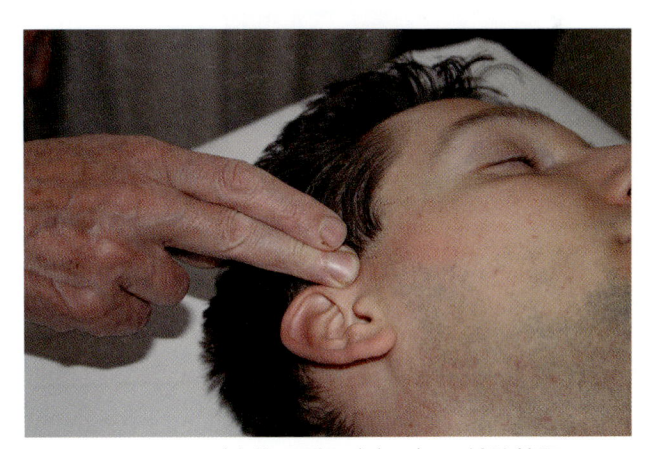

図 10.11. ir-cp2（内旋-頭部 2）（OB）の触診検証.

触診検証は，鼻翼の底部に位置している an-me-cp1（前方-内方-頭部 1）（AP 張筋：前方-後方張筋）から開始する．

CF の触診は，この部分からすぐ下部で，an-me-cp2（前方-内方-頭部 2）の触診が同時に実施できる．an-

8：耳下腺の腫脹は，口腔内の脱水により認識することができ，多数の細菌の増殖を支持する（Manuale Merck, 1990）．

9：唾石症（唾液腺内の結石の形成）は，顎下腺にしばしば発症する．結石は，マニピュレーションまたは手術により除去することができる（Manuale Merck, 1990）．

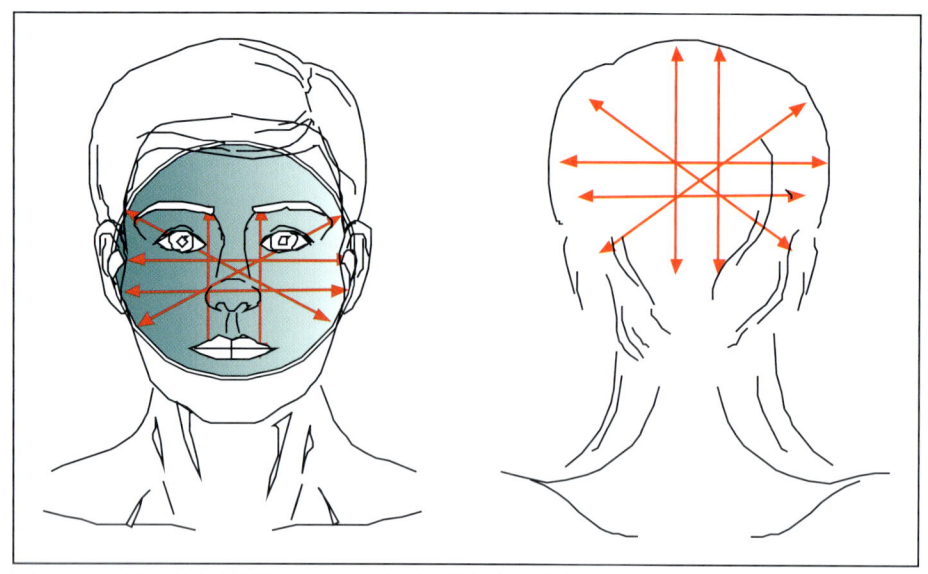

図 10.12. 頭部外部引張構造および頭部固定点の全体図.

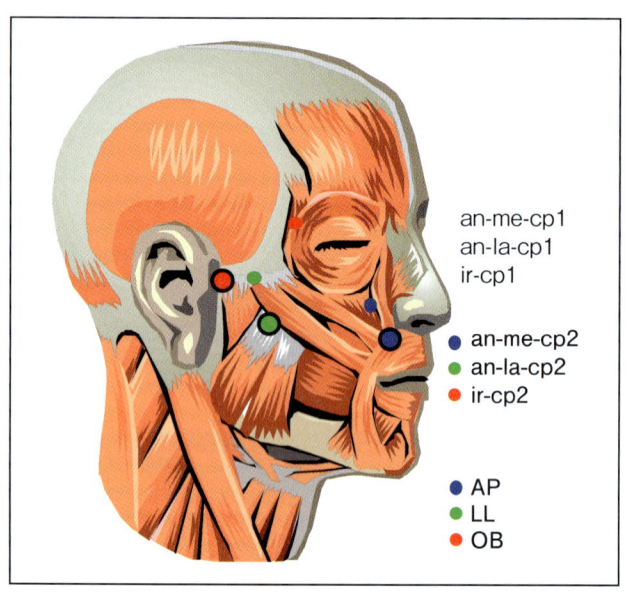

図 10.13. 頭部の前方張筋の点.

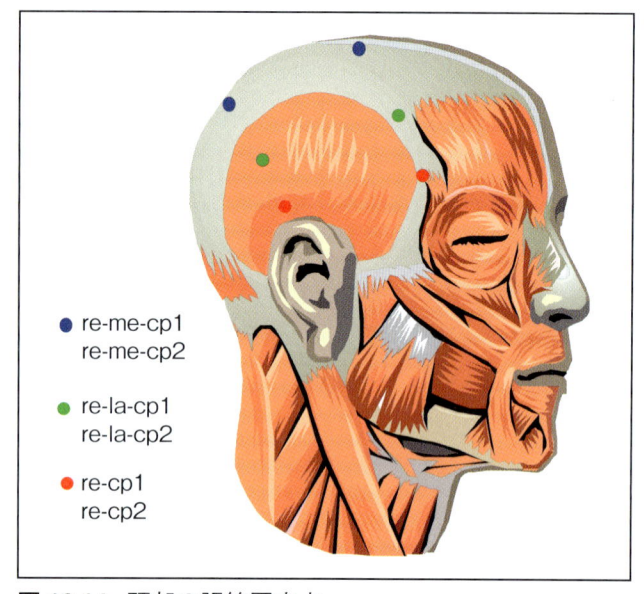

図 10.14. 頭部の張筋固定点.

me-cp2 は，鼻唇溝の中間に位置している．

　次に触診する CF は，an-la-cp2（前方-外方-頭部 2）（LL 張筋：外方-側方張筋）で，頬骨下縁のすぐ下部に位置している．頬骨の上縁上に位置する関連する an-la-cp1（前方-外方-頭部 1）の CF に触診を延長することもできる（**図 10.10**）．触診のあいだ，鼻により近い点か，または頬骨弓周囲の点のどちらがより感受性が高いかを患者に尋ねる．

　中指は，第 3 の診断点であり，OB 張筋（斜方張筋）の状態を示す ir-cp2（内旋-頭部 2）の CC を触診するために使われる．この CC は，耳珠の前上方に位置して

おり，耳輪の根部分により近い部分にある（**図 10.11**）．OB 張筋の他の CC は，ir-cp1 で，眉毛の外側端に位置している．これは OB 張筋に対する「回転点（ピボット点）」の対の 1 つである（第 17 章を参照）．

　一般的に引張構造では，内旋の CC は，常に身体の反対側にある（**図 10.12**）．生理学的にこれは正しいが，機能障害が発現した場合，筋膜の高密度化は身体の一側のみに存在する可能性がある．そのため，すべての 3 つの診断点の触診は，最初は身体の一側で行われ，それから反対側で行われる．

　頸部引張構造の近位の点（第 6 章を参照）は，すべて

下顎骨の高さ（an-me-cp3，an-la-cp3 および ir-cp3）に位置することに注意すべきである．点との関連性は，頸部 *o-f* 単位の多くの機能（嚥下，発声など）は，下顎骨の動きと関係があるという事実で決定される．

　同じ種類の組織構成が，後方張筋にみられる．ここで，すべての頸部筋群は，後頭骨と乳様突起骨に付着する．したがって，頸部と，re-me-cp3，re-la-cp3 および er-cp3 の点のあいだには共同作用がある（第6章68頁を参照）．

　その代わりに，頭部引張構造については，おもに，眼腔，耳腔，鼻口蓋腔内に含まれる *o-f* 単位に関連する点が考慮される（**図 10.13**）．

　問題のある前方引張構造が見つかり治療したあとに，2つの関連する後方点の触診検証を実施する（**図 10.14**）．これらの点は，感受性が高く高密度化を起こしている場合のみ治療する．

臨床症例検証

　先日，ある青年が治療に訪れた．彼は，頭部外傷に続いて発現した軽度の斜視を有していた．彼は，よく知っている場所を動き回るにはまったく困難ではないのに，新しい環境にいるときには，他の物体との距離を認識するのが困難であると訴えた．この障害に関係している明らかな筋の点は la-cp1 であったが，この CC に対してはすぐには治療を行わなかった．その代わりに，触診検証にて明らかになった頭部引張構造の点のみに治療が行われた．これらは，彼が経験した外傷により影響を受けていた点である．それは，左側の an-la-cp1 と右側の re-la-cp1,2 であった．

　マニピュレーションの直後に，青年は，離れたところにある物体に対してより集中することができるようになったと報告した．2週間後には，一定の努力が必要ではあったが，以前より集中することができると報告してきた．

内部機能障害への筋膜マニピュレーション：
分節的機能障害への適応

　本書の第1部で報告した症状は，通常，体幹壁と頭部分節に分布している（**表 10.1**）．これらの感覚は，体幹腔と頭腔内の臓器の機能障害を模倣することができる．たとえば，胃炎にかかっていると訴える患者は，食後の臍上部の膨満感について不満を訴える．しかしながら，腹腔容器の硬さが，この種の感覚を引き起こすことがあり，内部臓器からでないことがありうる．この理由から，セラピストは，どの臓器−筋膜（*o-f*）単位が，蠕動運動の機能障害を有しているか正確には知らない場合でも，5つの引張構造に対して働きかけることができる．患者が報告する症状は，しばしば，特定の臓器の機能障害に関係しているのではなく，1つの分節に分布した異常感覚のよりわかりやすい指標となる．

表 10.1. 内部機能障害への筋膜マニピュレーション：分節的機能障害への適応.

引張構造	患者が訴える感覚	*o-f* 単位
頸部，TCL	喉のしこりの感覚（咽喉頭異常感症），嚥下困難，嗄声，喉をしばしば洗浄したい生理的要求，など	vi-cl，va-cl，gl-cl
胸郭，TTH	胸郭の膨大感，胸骨上への重量感，肋骨を縛り上げるような感覚，異常な動悸，など	vi-th，va-th，gl-th
腰部，TLU	臍上部の膨大感，胸やけ，胃炎，胃下垂，など	vi-lu，va-lu，gl-lu
骨盤，TPV	充満した膀胱の感覚，左または右の腸骨窩の刺痛，臍下の緊張，など	vi-pv，va-pv，gl-pv
頭部，TCP	重いか，詰まったか，または混乱した頭部の感覚，側頭部の刺痛，かすみ目，聴力低下，など	視覚，聴覚，味覚

第2部
器官-筋膜 (a-f) 配列

第2部では，器官およびそれに関連する筋膜について詳細に検討する．単一の機能に関して共同する異なる臓器により器官は形成され，内部の筋膜配列が，単一の器官に属する臓器を互いに連結している．器官の筋膜には以下のものが含まれる．

—内臓配列を形成するために，呼吸器（胸膜）および消化器（腹膜）を囲む体腔筋膜

—血管配列を形成するために，循環器（血管鞘および外膜）と泌尿器（腎臓鞘および膀胱鞘）を結合する腹膜後筋膜

—腺配列を形成するために，造血腺および内分泌腺の被覆被膜の起源となる，胚横中隔に由来した筋膜

—受容器配列を形成するために，3つの頭部の器官（光受容器，機械受容器および化学受容器）を連結する表層筋腱膜システム（superficial musculoaponeurotic system：SMAS）の筋膜．

これら4つの筋膜配列（内臓，血管，腺および受容器）によって，各配列を構成する臓器-筋膜（o-f）単位の協調を保証する壁外の腸神経叢の活動が同期する．

中枢神経系（central nervous system：CNS）からの刺激は，脳神経，内臓神経，横隔神経，および迷走神経を経て，この腸内システムの協調を調整することができる．

体幹壁は，内臓，血管，および腺の筋膜配列に対する単一引張構造として作用する．この大きな引張構造には，上肢帯と骨盤帯に回転中心があり，遠位の張筋はこれらの回転中心から生じる．この大きな引張構造の外膜には，懸垂線（カテナリー）と類似した牽引が加わっている．懸垂線は，2つの端からぶらさがる，非常に柔軟で密度が一様な，伸張しない「ケーブル」によって理論上形成される曲線である．体幹の1本の懸垂線が，四肢に位置するその遠位の張筋としっかりバランスが保てない場合，後にこの不均衡は，内部の器官に広がる可能性がある．この場合，患者は，1つの分節機能障害を伴う漠然とした障害を訴えるのではなく，たとえば，随伴性呼吸困難，消化不良，高血圧，排尿障害およびホルモンや血液の検査レベルでの変化など，あらゆる器官の明確な機能障害に言及するだろう．

こうした症状がみられるとき，内部機能障害への筋膜マニピュレーション（Fascial Manipulation for Internal Dysfunctions：FMID）治療は，体幹壁および四肢に重点を置いて実施される．その目的は，特定の内部の筋膜配列内で，自律神経節の過剰な刺激を生じているあらゆる張力の不均衡を取り除くことである．

第 11 章
器官-筋膜（*a-f*）配列の解剖学

第2部では，種々の器官を形成するために臓器-筋膜（*o-f*）単位を互いに結合する内部筋膜について検討する．

内部の筋膜配列の構成は，筋骨格系の筋膜（myofascial：mf）配列のそれと類似している．筋膜配列（**図11.1A**）では，筋外膜が運動単位を筋膜単位に結合させ，深筋膜が一方向性の筋膜単位を接続して調整する．

内部の器官（**図11.1B**）では，被覆（内臓）筋膜は臓器壁と直接接しているので，*o-f*単位の臓器を調整する．挿入（壁側）筋膜は，同じ生理作用に関与する*o-f*単位を接続して，器官-筋膜（apparatus-fascial：*a-f*）配列を形成する．

体腔にある3つの*a-f*配列（内臓，血管，および腺）は，共通した機能にかかわる*o-f*単位を同調させる．同様に，特異的な*o-f*単位によって形成される，受容器を接続する受容器配列も，頭蓋腔内にある．

配列と張筋

筋膜配列は，正しく張力がかけられている場合にのみ，隣接した筋膜単位を調整することができる．さらに筋膜配列は，生理的アライメントにしたがって伸張される場合にのみ，求心性神経の正確な方向性を伝えることができる．筋膜単位内のあらゆる筋膜の高密度化が，この調和を阻害しうる．

臓器の不可欠な空間が保護され，かつ，臓器壁の正常な緊張の変化が制約なく生じる場合に限って，*a-f*配列は*o-f*単位の蠕動を調整することができる．内部の筋膜配列の張力の変化は，多数の自律神経叢を活性化し，それは器官全体を刺激する．

体幹壁（腹腔容器）に弾力性がある場合にのみ，このすべてが可能である．

筋膜単位の機能障害は，筋骨格系内に広範囲の不均衡を引き起こしうる．同様に，*o-f*単位の機能障害も，器官の生理機能および*a-f*配列に不均衡を引き起こしうる．たとえば，胃食道逆流が胃領域〔内臓-腰部（vi-lu）

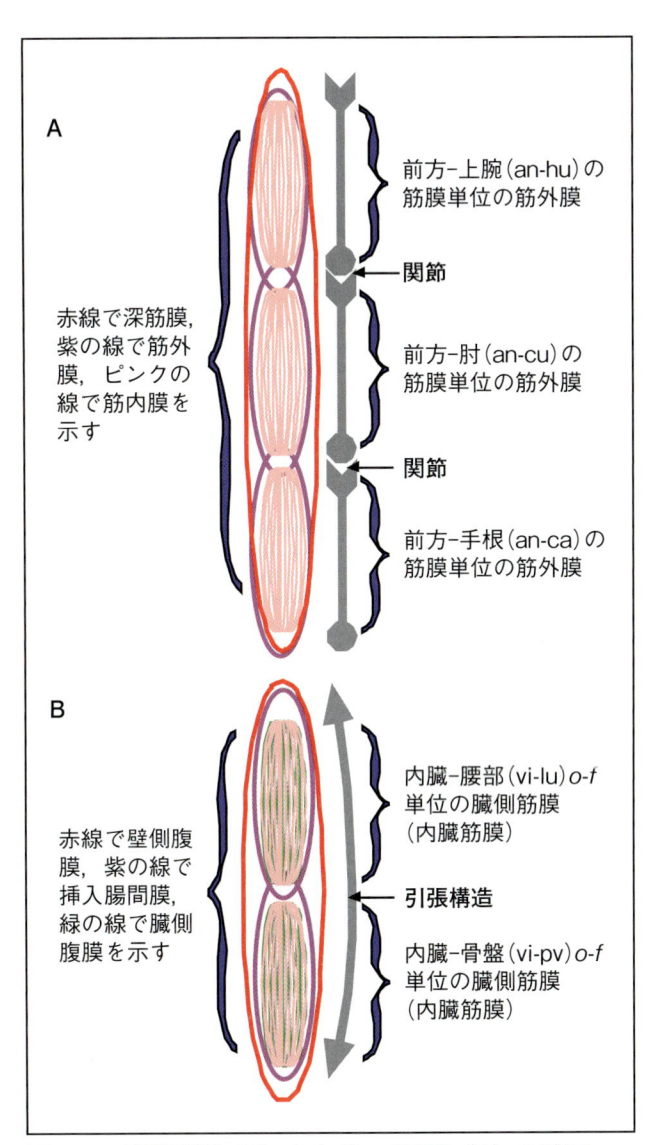

図 11.1. 筋膜配列（A）および*a-f*配列（B）の略図.

の*o-f*単位〕の灼熱感として最初に発現し，のちに咽頭〔内臓-頸部（vi-cl）の*o-f*単位〕へと広がる可能性がある．その後，咳（呼吸器）および食欲不振（消化器）を引き起こす可能性があり，徐々にすべての内臓配列に影響を及ぼす．

内部の器官の機能障害に対する不十分な治療は，腹腔容器への張力の増大を引き起こす可能性がある．

この種の内臓身体の補正は，無計画に広がらない．それは，特定の懸垂線に沿って，かつ特定の遠位の張筋に沿って広がる．

器官-筋膜（*a-f*）配列

解剖学者たちは，器官を定義するために[1]，同じ胚葉に由来する臓器ごとに分類している．

—内胚葉由来：呼吸器および消化器
—中胚葉由来：循環器および泌尿器
—外胚葉由来：内分泌器および造血器の一部．

内部の筋膜が，内臓，血管，および腺とともに体幹内で発達していることから，筋膜マニピュレーションの研究においては，器官の機構を理解するために，内部の筋膜にとくに留意している．

体幹の内部の筋膜は，以下のような起源となる（**表11.1**）．

—内臓配列で，呼吸器を構成するために頸部と胸郭の内臓（vi-cl，vi-th）*o-f* 単位と結合する胸膜によって形成されるものと，消化器を構成するために腰部および骨盤の内臓（vi-lu，vi-pv）*o-f* 単位と結合する腹膜によって形成されるもの

—血管配列で，循環器および泌尿器を構成するために頸部，胸郭，腰部，骨盤の血管（va-cl，th，lu，pv）*o-f* 単位と結合する椎前筋膜および腹膜後筋膜によって形成されるもの

—腺配列で，造血器および内分泌器を構成するために頸部，胸郭，腰部，骨盤の腺（gl-cl，th，lu，pv）*o-f* 単位と結合し，横中隔に由来する筋膜によって形成されるもの．

頭部では，受容器配列が，感覚器によって形成される3つの器官を接続する（**表11.2**）．

頭部外壁の浅筋膜および深筋膜は，この受容器配列を形成する．中枢神経系（CNS）と関係がある他の筋膜（髄膜）が，頭部内にある．

頭部の *o-f* 単位すべてに，受容器の機能がある．

—視覚にかかわる *o-f* 単位および立体視にかかわる *o-f* 単位は，光に関する情報を知覚する：共同して光受容器を形成する

表11.1. *o-f* 単位，器官および内部配列.

o-f 単位	器 官	略 語	配 列
内臓-頸部（vi-cl） 内臓-胸郭（vi-th）	呼吸器	ARE	内臓
内臓-腰部（vi-lu） 内臓-骨盤（vi-pv）	消化器	ADI	
血管-頸部（va-cl） 血管-胸郭（va-th）	循環器	ACI	血管
血管-腰部（va-lu） 血管-骨盤（va-pv）	泌尿器	AUN	
腺-頸部（gl-cl） 腺-腰部（gl-lu）	内分泌器	AEN	腺
腺-胸郭（gl-th） 腺-骨盤（gl-pv）	造血器	AHE	

表11.2. 頭部の *o-f* 単位，器官および配列.

o-f 単位	器 官	略 語	配 列
視覚 立体視	光受容器	AFR	受容器
聴覚 平衡運動	機械受容器	AMR	
嗅覚 味覚	化学受容器	ACR	

—聴覚にかかわる *o-f* 単位と平衡運動にかかわる *o-f* 単位は，機械的情報を知覚する：共同して機械受容器を形成する

—嗅覚にかかわる *o-f* 単位と味覚にかかわる *o-f* 単位は，化学的情報を知覚する：共同して化学受容器を形成する．

内臓配列

呼吸器および消化器を結合させる内臓配列は，体腔膜[2]（胸膜および腹膜）から発達する（**図11.2～4**）．個々の *o-f* 単位に関する分節的な考え方には限界がある．これらの筋膜のより全体的な展望をもつことによってのみ，*a-f* 配列全体の共同作用を理解することができる．たとえば，咳および排便といった機能に関しては，頸部，胸郭，腰部および骨盤の腔間の共同作用が不可欠である．

1：各器官は，主として1つの胚形成層から発生する．消化器は，大部分が内胚葉由来である．しかし，その臓器には，中葉（腹膜）由来，あるいは外胚葉（神経）由来の部分もある（Fazzari L. 1972）．

2：腹膜は，身体（体腔）の原始腔を被覆する中胚葉由来の漿膜である．体腔は，初期には単一腔であり，後に2つ（上方すなわち胸膜，および下方すなわち腹膜）に分かれる（Benninghoff A., Goerttler K., 1986）．

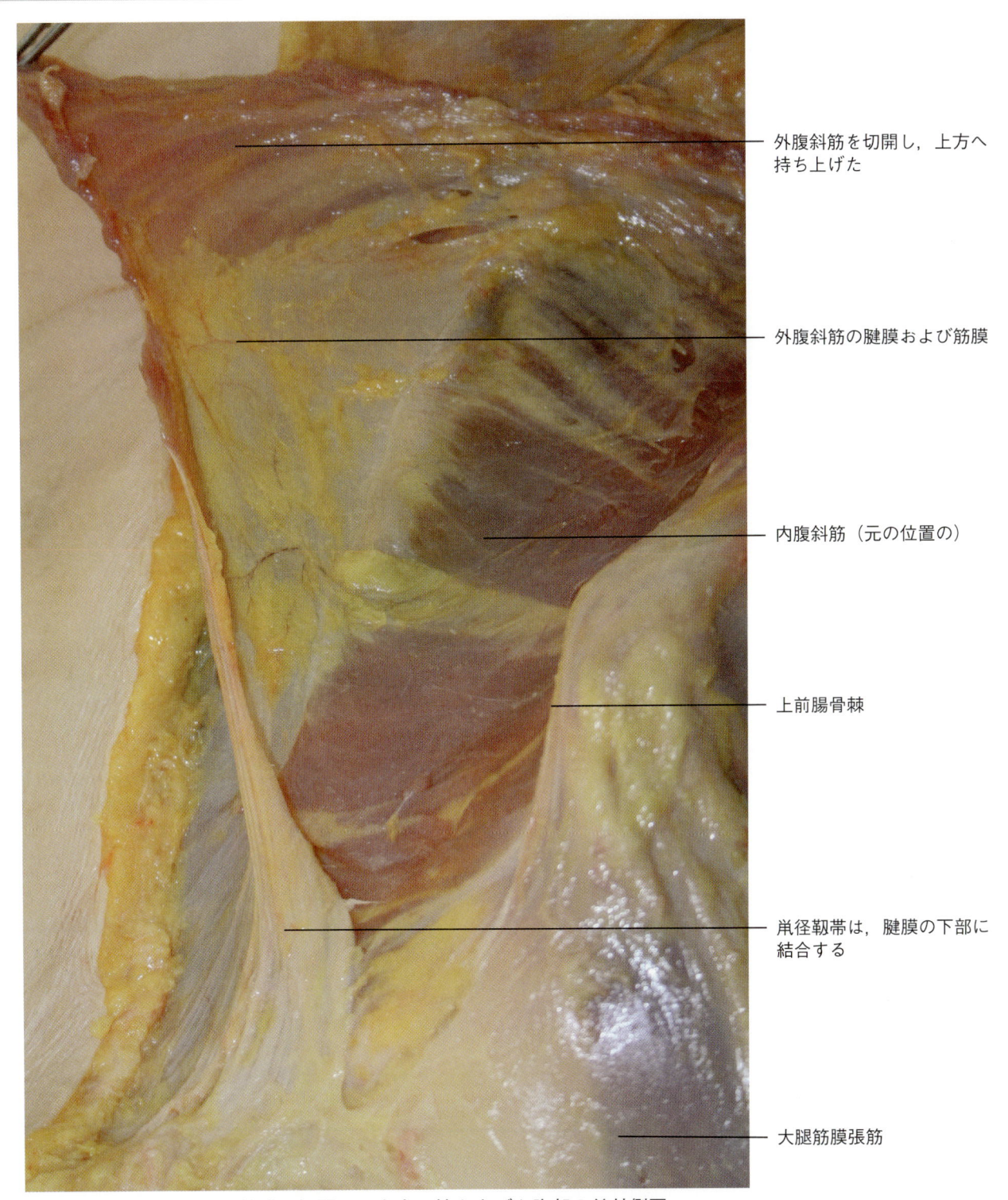

外腹斜筋を切開し，上方へ
持ち上げた

外腹斜筋の腱膜および筋膜

内腹斜筋（元の位置の）

上前腸骨棘

鼡径靱帯は，腱膜の下部に
結合する

大腿筋膜張筋

図 11.2. 外腹斜筋とその筋膜を切開して上方に持ち上げた腹部の前外側図.

　外腹斜筋および内腹斜筋の腱膜間にある疎性結合組織には，2 つの筋の間で独立した滑走を可能にする多数の脂肪細胞が含まれる．肥満対象者では，この層の脂肪細胞は増加しないが，皮下および腹腔内の脂肪細胞の総数が増加する.

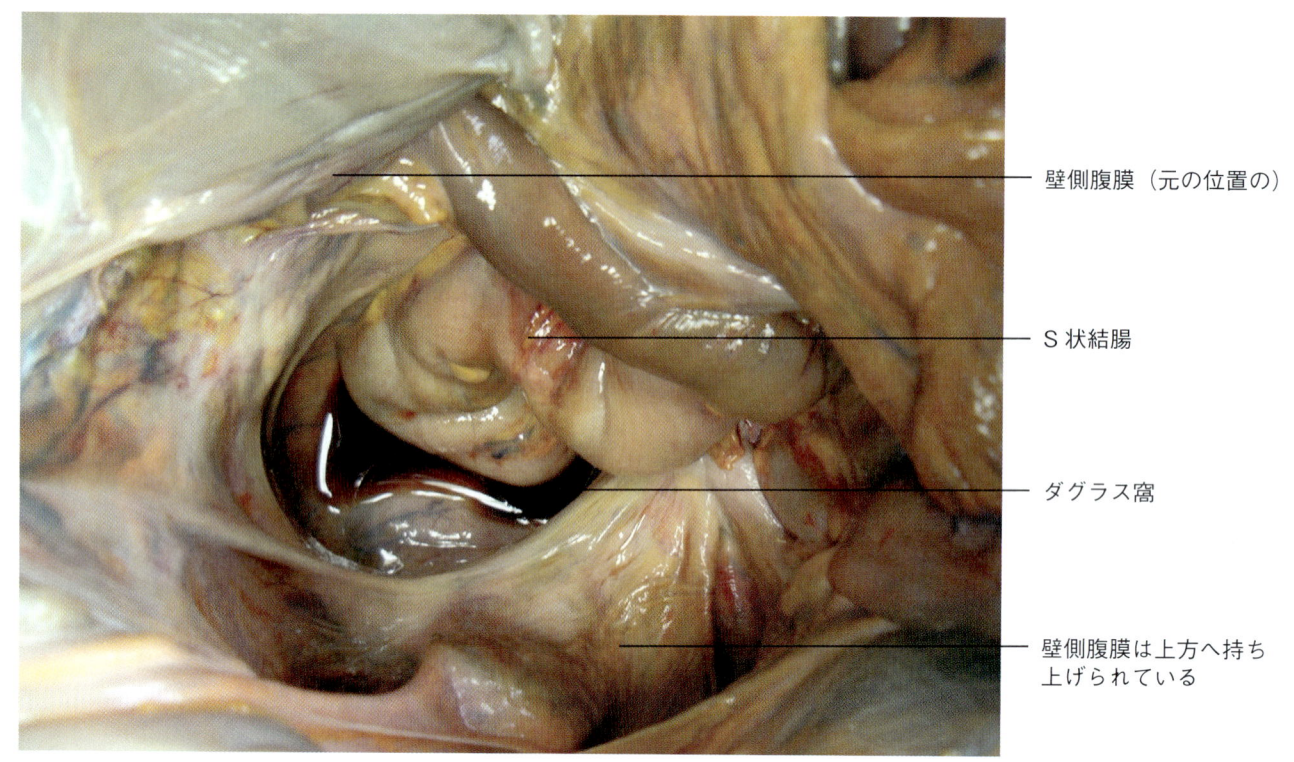

壁側腹膜（元の位置の）

S 状結腸

ダグラス窩

壁側腹膜は上方へ持ち
上げられている

図 11.3. 元の位置にある腸とダグラス窩.

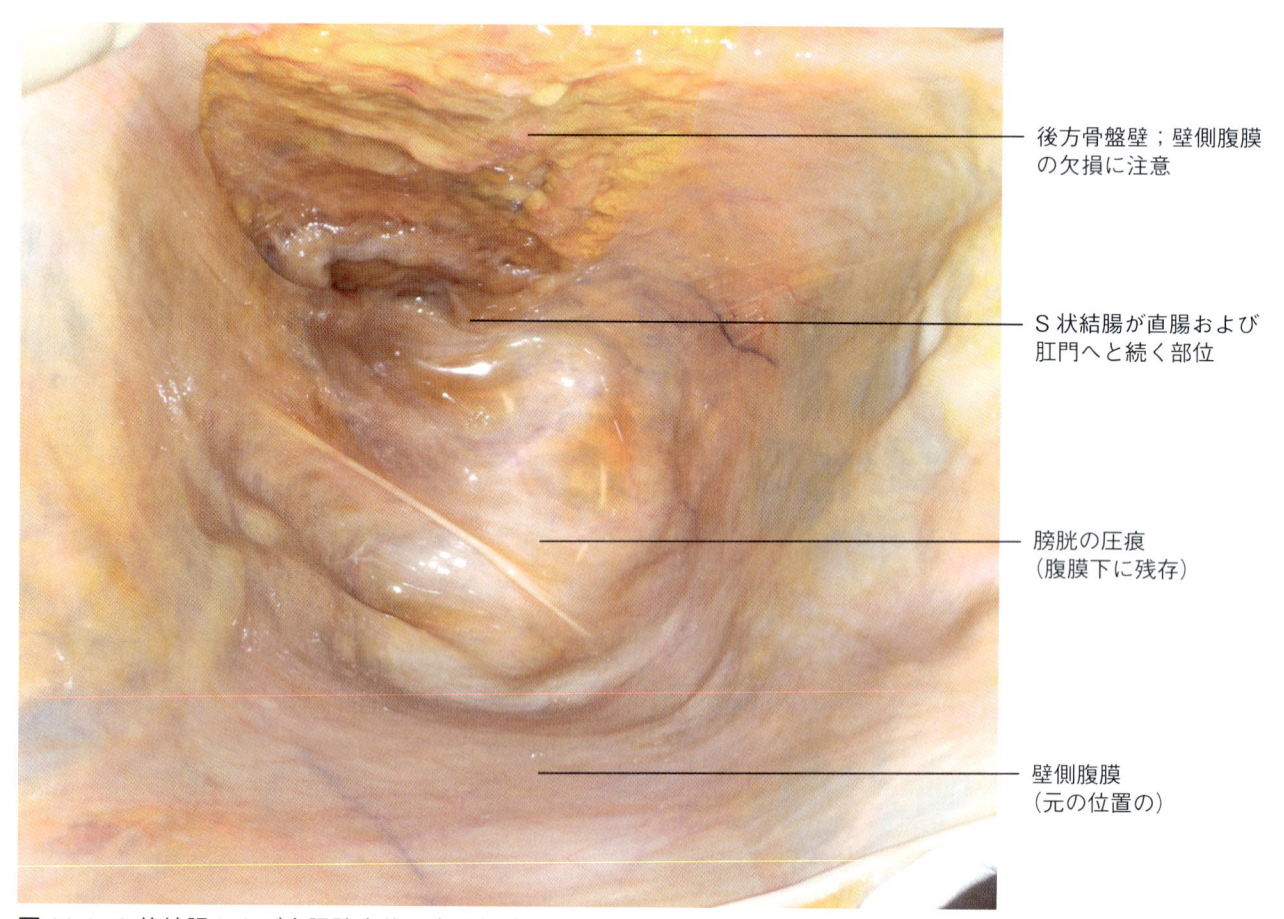

後方骨盤壁；壁側腹膜
の欠損に注意

S 状結腸が直腸および
肛門へと続く部位

膀胱の圧痕
（腹膜下に残存）

壁側腹膜
（元の位置の）

図 11.4. S 状結腸および直腸除去後の小骨盤腔.

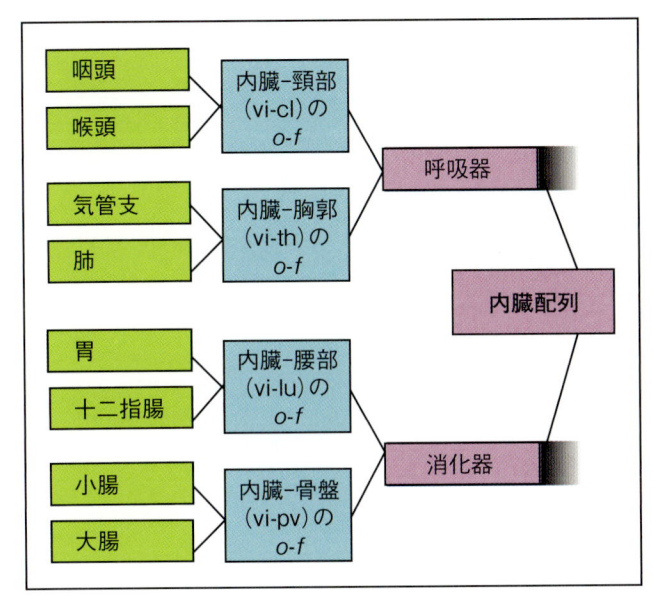

図 11.5. 単一臓器から内臓配列まで.

にもかかわらず，単一の *o-f* 単位を研究することは，1つの分節，あるいは体幹の引張構造の治療における局所的な機能障害を解釈するのには有用である.

以下の章では，すべての生理的過程が行われる *o-f* 単位がどのようにして互いに連結するかということを，さまざまな器官の分析から明らかにする. たとえば，呼吸を行うために，肺（vi-th の *o-f* 単位）は，喉頭および鼻（vi-cl の *o-f* 単位）と必ず関連している（**図 11.5**）. 同じことが，消化器を形成する *o-f* 単位に関してもいえる.

本書の第1部で説明したように，進化を通じて，酸素（呼吸）および食物（消化）を吸収する器官は単一の管から発生してきた. 消化管の場合は，特定の機能に特化したさまざまな臓器を形成するために，さらに分化している.

さらに体腔は，初期には単一の腔であったが，呼吸器（respiratory apparatus：ARE）および消化器（digestive apparatus：ADI）の形成に伴って2つに分割され，胸膜と腹膜を形成している.

次に，これら2つの漿膜は，徐々に発達する多数の臓器のための，多くの異なる「容器」へと分かれた.

横行結腸間膜[3] は，消化に関与する臓器のための上結腸間膜区画（vi-lu の *o-f* 単位）と，吸収に関与する臓器のための下結腸間膜区画（vi-pv の *o-f* 単位）への腹

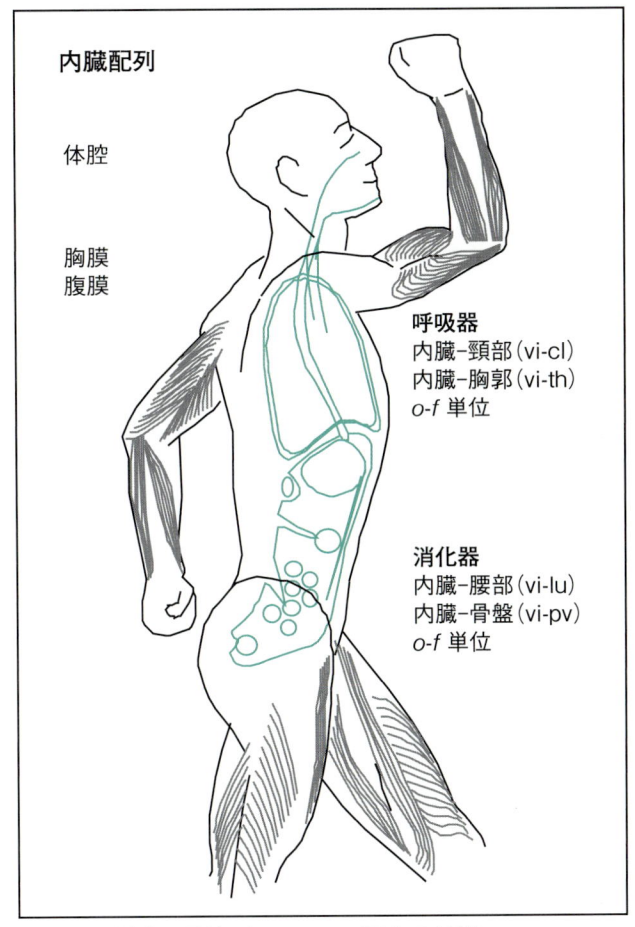

図 11.6. 消化に関与する2つの器官の筋膜.

腔の分割に必須であった.

単一の筋膜がある程度独立して，単一の *o-f* 単位の活動を調整させるためには，この分割が必要不可欠であった.

ヒトにおいて，肺の周期的運動は食道の運動と異なり，食道の運動は胃の運動と異なり，小腸の蠕動は大腸などの蠕動と異なる. それゆえ，筋膜は，その異なる周期性および機能に基づいて臓器群を隔てている.

腹膜の，種々の構造の配列が，腸神経叢の興奮を伴う，それらの律動を決定する. 臓側腹膜は，これらの神経叢と密接に関係がある[4].

全消化管に沿った消化過程の時間調整など，同じ生理機能にかかわる *o-f* 単位間に存在する共同作用は，以下の章でも分析される（**図 11.6**）. *a-f* 配列の連続性は，

3：腸間膜が付着する横行結腸は横断面上で腹腔を，上結腸間膜区画と下結腸間膜区画にそれぞれ定義され，上下2つの区画にさらに分割する（Benninghoff A., Goerttler K., 1986）.

4：肋間神経，腸骨下腹神経および腸骨鼡径神経からの線維は，壁側腹膜を神経支配する. 腸間膜の根部に加わる牽引には，かなりの疼痛を伴う. これに反して，腸壁は外科手術中に痛覚を伝達しない（Benninghoff A., Goerttler K., 1986）.

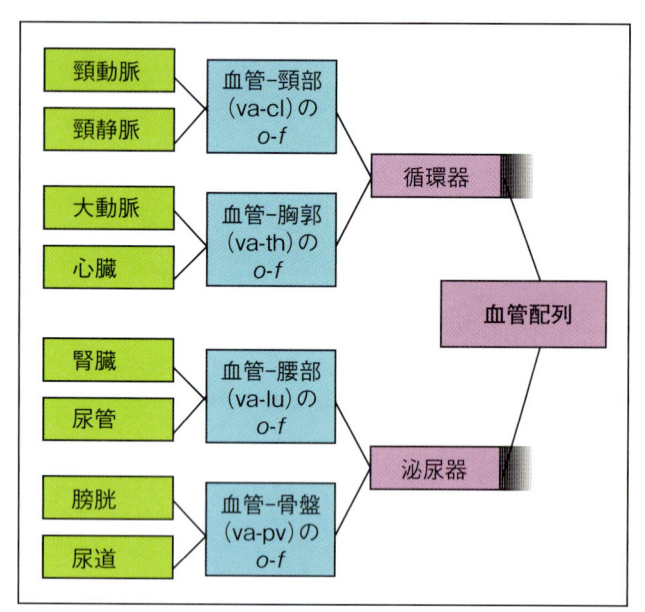

図 11.7. 内部の血管配列の略図.

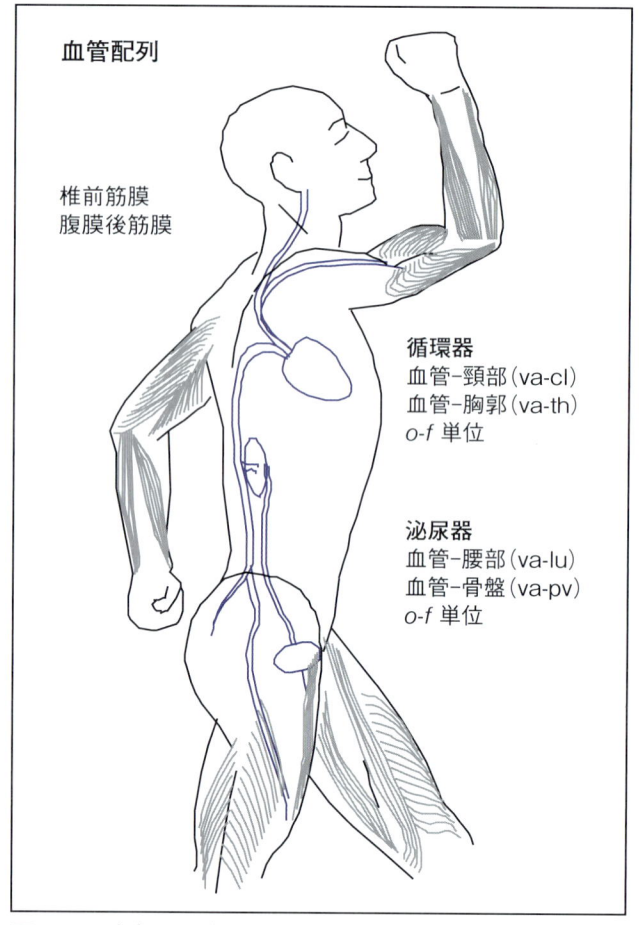

図 11.8. 内部の血管配列の筋膜.

これらの共同作用の管理における重要な要素である.

　さらにより明確な共同作用が，呼吸器と消化器とのあいだに存在する．臓側筋膜は，2つの器官を結合し，それらが共同することでいくつかの重要な機能を発揮しうる．一例として，くしゃみあるいは咳の場合の，すべての腹腔内容物にかかる圧，および腹部の排便圧上昇を目的とした排便中のいきみ[5]があげられる．これらの2つの器官を接続している筋膜によってのみ，近位器官の活動と遠位器官の活動が同期可能となる.

血管配列

　血管配列は，体幹腔内に含まれる4つの血管の*o−f*単位からなる（図 11.7）.

　血管の*o−f*単位は，血液を循環させる構成要素（心臓および小［肺］循環）と，血液を濾過するその他の構成要素（腎臓および膀胱）を含む.

　血管配列の治療について記述した章（第16章を参照）では，大循環（体循環）についても取り上げている.

　内部の血管配列は，椎前筋膜および腎筋膜によって循環器（circulatory apparatus：ACI）および泌尿器（urinary apparatus：AUN）を伴う．そして，それはす

べて腹膜後筋膜である，

　頸部および胸郭の椎前筋膜は，頸部の血管鞘（va-clの*o−f*単位）と，心臓へ下行する大動脈鞘（va-thの*o−f*単位）とを結合する.

　腰部では，腎筋膜が腎臓を被覆し，尿管とともに，膀胱まで下方へと続く（図 11.8）.

　疎性結合組織は，膀胱を小骨盤の臓器から隔てる．前方に膀胱前立腺の筋膜，後方に前立腺腹膜の筋膜を形成するために，この組織は血管周囲で厚くなる．これらの筋膜は，大腿内側で内転筋管に向かって下行する血管と連続する.

　大動脈と大静脈を脊柱に拘束する筋膜は，通常，四肢へと続く血管を被覆している鞘上にまで伸びる．このように，内部の血管筋膜配列は，末梢血管あるいは大循環と連続する.

　大循環内の血液は，心臓の高さで左心室から出て大動脈に入り，その後すべての動脈に分配される．血液はその後，静脈を経由して毛細管から右心房に戻る.

5：排便には，腹筋の収縮および声門の閉鎖が必要である．気道の閉鎖により，腹筋力が腸の内容物に集中することが保証され，より遠位の内容物が肛門の開口部を通して排泄されるようになる（Baldissera F., 1996）.

本書は筋膜の説明に焦点を絞っているため，頭部および身体の他の部位の血管に関する詳細な説明が省略されている点に留意しなければならない．

上肢の末梢血管は，鎖骨烏口腋窩筋膜と前鋸筋のあいだにある腋窩の腱膜鞘から始まる[6]．鎖骨下動脈は，大胸筋（腋窩前壁）の下縁から腋窩動脈に，その後は上腕動脈に名前を変える．

下肢では，大腿鞘が大腿部の血管の前方に位置する横筋筋膜の拡張部からなり，後方には腸骨筋膜の延長部がある．大腿鞘には3つの区画がある．外側区画には大腿動脈があり，中間区画には大腿静脈，そして内側区画（大腿管）にはリンパ管がある．大腿鞘は，膝窩筋膜に終わる腱膜の通路である内転筋管と下方で連続する．

原始動脈壁は，単純な内皮層板からなる．毛細血管のレベルで，この層板は，静脈の内部の同様の層板表面と連続している．間葉性要素，すなわち外膜，中膜および内膜は，逐次この原始内皮層板に付着する．中膜は基本的に平滑筋細胞で構成されている．外膜は，内膜と同程度の厚みか，場合によってはより厚い．それは，周囲の構造の結合組織に連続する結合組織で構成される．内部の血圧により，動脈壁は経時的かつ循環的な緊張の影響を受ける．さらには，身体運動により動脈に伝達される緊張を引き起こす[7]．そのため，通常は，動脈は関節の屈筋側を走行する．このように動脈は，関節の屈曲運動中には圧縮されないが[8]，もし関節の伸筋側にあれば，圧縮されていただろう．

動脈の発達途上で，最初は内皮層板によって静脈が形成される．その後，コラーゲン（膠原）線維，エラスチン（弾性）線維および平滑筋細胞の起源となるこの層板表面に間葉性要素が付着する．

静脈壁にも3層（内膜，中膜，および外膜）が存在する．静脈壁は動脈壁より薄くて，柔らかく，かつ伸張性がある．

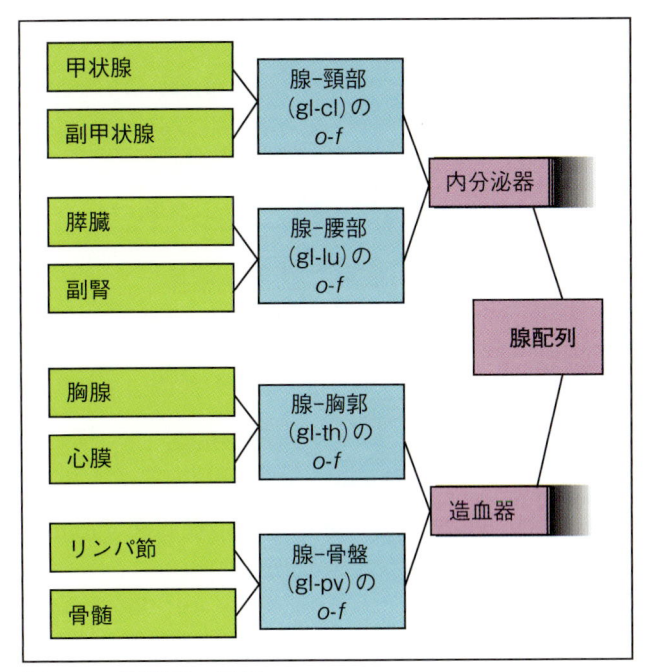

図 11.9. 腺配列の略図.

腺配列

横中隔に由来する筋膜は，腺配列を伴う．これらの筋膜は，内分泌器および造血器を構成する腺を被覆する（図 11.9）．

内分泌器（endocrine apparatus：AEN）は，腺-頸部（gl-cl）の *o-f* 単位（甲状腺，副甲状腺，下垂体，および松果体）と，腺-腰部（gl-lu）の *o-f* 単位（副腎，膵島および生殖腺の内分泌部）からなる．

下垂体前葉（腺下垂体）[9]が頬咽頭膜の間葉由来であるので，腺-頸部（gl-cl）の *o-f* 単位は下垂体を含む．

腺-腰部（gl-lu）の *o-f* 単位が，生殖腺の内分泌の一部を含むことに留意すべきである．この理由は，胚において生殖腺は，初期には腰部にあるが，その後，骨盤へと下行するからである．

造血器（haematopoietic apparatus：AHE）（血液を意味するラテン語の Hemo から）は，細胞および他の血液構成要素の形成に関与する腺（胸腺，肝臓，脾臓，骨髄およびリンパ節）を含む．

腺-胸郭（gl-th）の *o-f* 単位は，胸腺，腋窩リンパ節

6：腱膜鞘は，腋窩動脈の近位部を腋窩静脈とともに被覆する．この鞘は，深頸筋膜の椎前層板と共に上行する（Gray H., 1993）.

7：膝窩動脈は，膝関節伸展中に，約50％の緊張増加の影響を受ける（Benninghoff A., Goerttler K., 1986）.

8：関節の屈筋側で，動脈は（相当する静脈および神経とともに）変形可能な脂肪組織に埋没している．この組織は，関節の伸展相では血管に対する一種の緩衝材となる（Leonhardt H., 1987）.

9：口咽頭膜断裂に先立ったプラコード周囲の間葉組織の増殖により，下垂体の陥凹を形成する原基，あるいは下垂体前葉の原基が生じる（Gray H., 1993）.

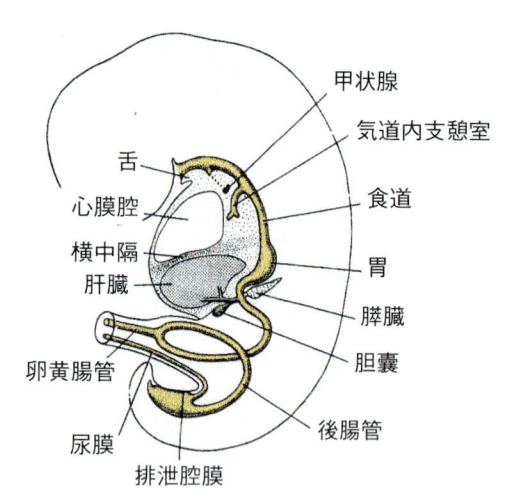

図11.10. 約36日齢の胚の断面の模式図（from T.W. Sadler）.

の機能と，胸骨および肋骨の骨髄の機能を関連づける．

腺-骨盤（gl-pv）の*o-f*単位は，乳び槽の鼡径リンパ節の機能と，椎骨および骨盤の骨髄の機能を連結する．

胸腺や肝臓などの多くの腺は，内分泌器と造血器両方の側面をもつ．

内腺を伴う筋膜は，腸管の腹側表面から鰓嚢まで及ぶ間葉組織である横中隔[10]由来である（**図11.10**）．胚において，頭部のヒダの形成後，横中隔の一部は心膜および胸肋部の横隔膜の形成に関与する．肝臓の冠状間膜[11]は，横隔膜の腱中心の下部に付着する．肝臓のグリソン鞘（脈管周囲被膜）は，横中隔から直接生じる．

後方では，横隔膜腱中心の筋膜は副腎筋膜へと続く．その後，それは膵筋膜と腎筋膜のあいだにある後腹膜筋膜[12]へと連続する．

原始動物では，膵臓は腹膜内にあって，外分泌腺としてだけ機能しており，消化管に酵素を分泌している．膵臓は，内分泌活動（インスリン産生）を始めると，位置を変え，膵後筋膜（Treitz筋膜）と接するようになる．

尾側では，同じく横中隔由来の大静脈ヒダが，後角および前角を呈する．後角は，生殖腺および副腎に隣接する，腸管および中腎隆線の後腹膜へと続く[13]．魚類およびヒトの胚では，生殖腺は，副腎の近くに位置する後腹膜臓器である．精巣および卵巣は，ヒトの場合は妊娠2カ月の終わりに小骨盤へと下行し始める．中腎堤の間葉細胞は，線維筋性の帯状組織である導帯の起源となる．精巣，精索および精巣挙筋を覆う筋膜は，導帯から発生する．

精巣が下行すると，精巣の鞘膜[14]などの，腹膜と接続する筋膜構造は精巣とともに引っ張られ，それによって鞘状突起が形成される．精索と関連がある鞘状突起は，陰嚢および鼡径管の高さで消失し，場合によっては完全に萎縮した線維性痕跡が残る．

胚において，横中隔は鰓嚢に達するまで上行し，発達過程の下垂体および甲状腺と結合する（**図11.11**）．

甲状腺は，原始咽頭の底部（咽頭弓）にて発達し，下垂体は咽頭の蓋部[15]に生じる．咽頭弓の粘膜内にある下垂体の腺様組織は，いわゆる咽頭下垂体を形成する．

出生前には，頭蓋底の下垂体窩に到達するために，頭蓋咽頭管は開き，蝶形骨体を通って上行する．この管は，腺下垂体の原基が頭蓋内部に移動するのに用いられる．この頭蓋咽頭管の痕跡は成人には通常存在しないが，茎突舌骨筋を覆っている筋膜と咽頭の中咽頭収縮筋とのあいだに若干の接続が残存する．

上記の筋は，舌骨下筋群と，甲状腺，胸腺および心膜を被覆する筋膜が生じる部位から起こって舌骨上縁へと付着する．心膜もまた，横隔膜腱中心へと付着する．

したがって，成人では，内腺を伴う筋膜は，気管前筋膜から起こり，胸腺，心膜，横隔膜腱中心，肝臓のグリソン鞘，副腎および生殖腺に接続する血管へと下行する（**図11.12**）．

横筋筋膜は，横隔膜の筋膜と，子宮および卵巣の靱帯が付着する腸骨筋膜とのあいだの連続要素である可能性

10：発生学において，横中隔は，臍上部の腸管の腹側表面から心膜の頭側部にまで及ぶ間葉組織を示す．背面では十二指腸にまで及び，大静脈ヒダの形成に関与している（Gray H., 1993）．

11：5週間目の胚において，胃は正中線上にあり，横中隔によって心膜から区別される．肝臓は，前小腸腹側の空洞の嚢状膨出として発達する．それは，横中隔内で頭側に発達する．この領域は，以前は腸間膜部として認知されていたが，現在は腹側胃間膜として理解されている（Gray H., 1993）．

12：壁側腹膜および横行結腸間膜は，後腹壁に対して膵臓を固定する．膵臓の後方にて，その2つの原始胃間膜の壁側腹膜への付着により生じる膵後筋膜，すなわちTreitz層板が膵臓の位置を保つ（Testut L., 1987）．

13：肝臓の一部，より小さい腹膜嚢およびいくつかの腸間膜の発達に横中隔が関与すると考える研究者もいる（Gray H., 1993）．

14：腹膜鞘は両精巣に付随して下行し，腸骨窩に隣接した腹膜は鞘状突起において下方へ引かれる（Gray H., 1993）．

15：初期の4つの咽頭嚢は，頭蓋尾部の部分に発生する．それらの内胚葉は，鰓溝の外胚葉と接しており，閉鎖膜の形成を可能にしている．後鰓体は，第四鰓裂の外胚葉から分離して，甲状腺の傍濾胞細胞，すなわちC細胞の起源となる．これらの細胞は，すべての哺乳類においてカルシトニンを産生して，分泌する（Gray H., 1993）．

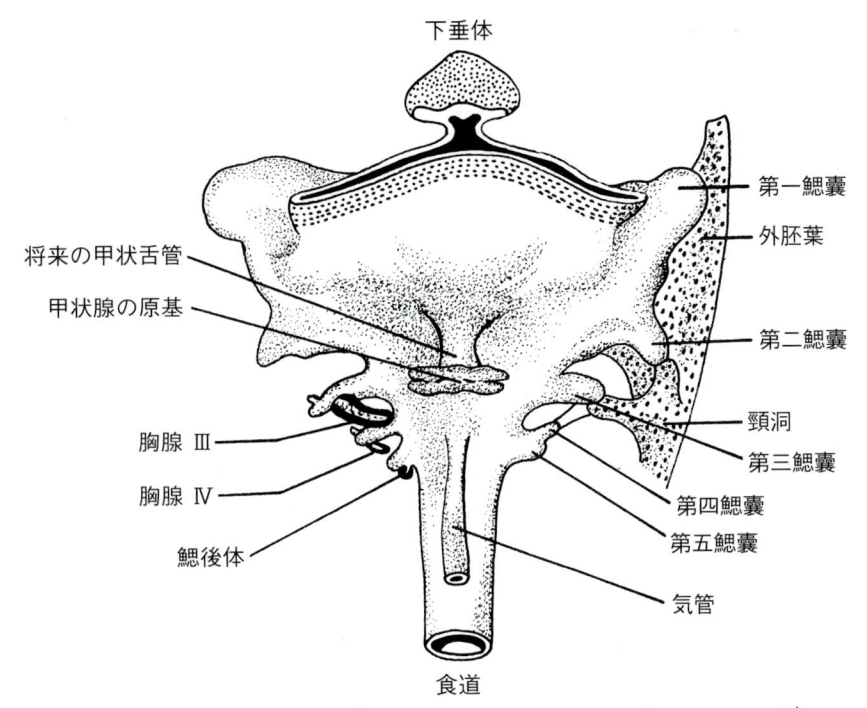

図 11.11. 胚の鰓嚢，腹側面（from G. Chiarugi, L. Bucciante., op. cit.）.

がある.

　この横断方向の筋膜の連続性に加えて，矢状方向の連続性も存在する．横隔膜腱中心の前方で，臍膀胱前筋膜が連続する部位から臍まで，肝鎌状間膜および円靱帯（肝円索）をたどることができる[16].

　実際に，臍膀胱前筋膜は下行し，臍動脈の前を通過する．それにより，これらの動脈は前方腹膜壁に付着している．この筋膜は，膀胱尖部に達すると，その臓器を被覆して，骨盤底に停止し，内閉鎖筋の筋膜と結合する.

　通常は，腺の内分泌機能は重要視されるが，2つの腺の融合の結果であるパラクリン機能は見過ごされる．しかしながら，パラクリンの信号は，より即時的なフィードバック機構をもたらすうえに，2つの腺の融合はどこにでもみられる.

—下垂体は，下垂体前葉（腺下垂体）と下垂体後葉（神経下垂体）の結合によるものである

—甲状腺は，拮抗作用をもつ副甲状腺と結合する

—副腎は，髄質部および皮質部によって形成される

—膵臓は，外分泌を行う腺房およびランゲルハンス島の

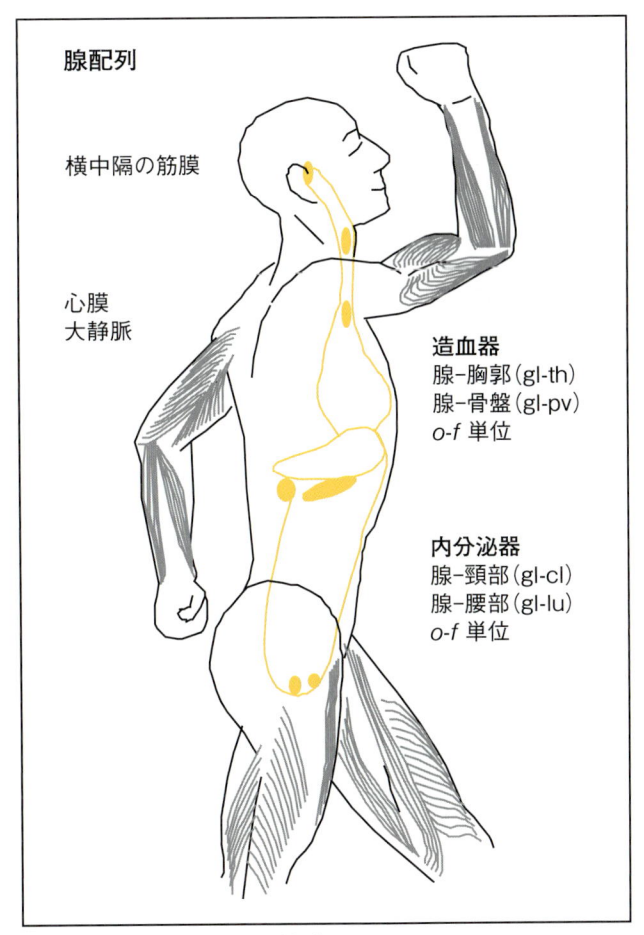

腺配列

横中隔の筋膜

心膜
大静脈

造血器
腺–胸郭（gl-th）
腺–骨盤（gl-pv）
o-f 単位

内分泌器
腺–頸部（gl-cl）
腺–腰部（gl-lu）
o-f 単位

図 11.12. 横中隔由来の筋膜.

16：臍動脈を伴う線維膜は，垂直方向に臍から骨盤底にまで及ぶ．その形態学的起源は現在も議論中であり，Testut の臍膀胱前筋膜，Charpy の膀胱前膜，Delbert らの尿膜筋膜といった，さまざまな名前でよばれている（Testut L., 1987）.

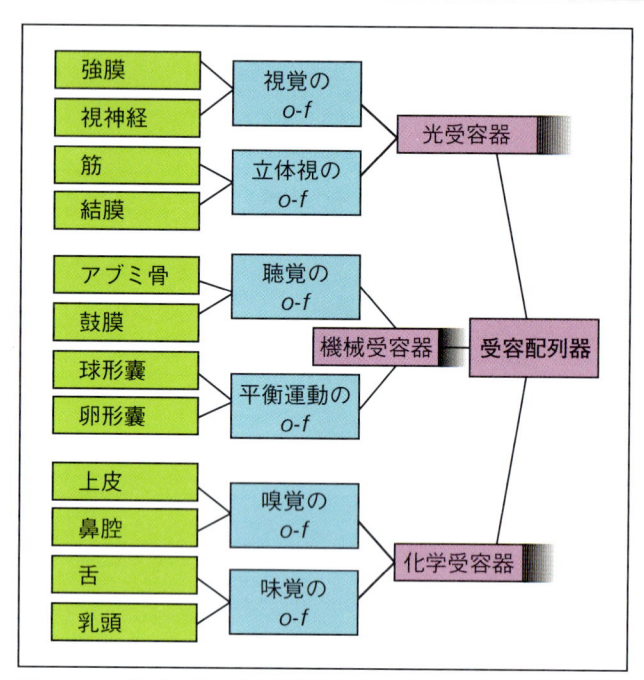

図 11.13. 受容器配列の略図.

内分泌細胞によって形成される

—精巣は，精細管および，テストステロン（卵巣におけるエストロゲンとプロゲステロン）を分泌するライディッヒ細胞によって形成される．

　原始動物において，これらの腺は別々である．より進化した動物においては，これらの腺は横中隔によって結合する．これによって，パラクリン情報をより高速処理するのに有利となる．

受容器配列

　ヒトは，以下に示すものにより感覚情報を知覚することができる．

—皮膚にある自由神経終末（外受容）
—浅筋膜にある被包性神経終末（感覚小体）
—深筋膜に分布する自由神経の展開（固有受容）
—内部の内臓，血管および腺筋膜内にある感覚神経（内受容）
—頭部にある感覚器内の受容器（感覚細胞）．

　頭部の感覚器を除いて，神経終末により伝達される情報の形式は，それが位置する筋膜によって異なる．たとえば，パチニ小体は常に圧受容器であるにもかかわらず，外受容器，固有受容器あるいは内受容器の役割を果たすことができる．頭部の受容器[17]は 3 群にまとめられる（図 11.13）．

—視覚にかかわる眼球と，立体視に関係する筋複合体で構成される光受容器（photoreceptor apparatus：AFR）
—膜迷路（平衡運動）と，聴覚にかかわる器官により形成される機械受容器（mechanoreceptor apparatus：AMR）
—味覚にかかわる器官（舌，口蓋）と，嗅覚にかかわる器官で構成される化学受容器（chemoreceptor apparatus：ACR）．

　眼筋は通常，眼球に対する単純な「発動機」と考えられるが，他の機能も併せもっている．その眼筋の役割は，遠近調節作用，すなわち近距離および遠距離での焦点合わせに限定されている．これは，水晶体曲線の特定の機能である．そして，それは毛様体筋によって調節される．毛様体筋は，哺乳類においては，反射路を経由して作用するが，爬虫類および鳥類においては，随意調節下にある横紋筋である．このように，単眼視の動物は眼輪筋の収縮からではなく，これら毛様体筋の収縮から得られる情報により距離を知覚することができる．

　ヒトにおいて，眼筋は，立体視（奥行感覚）を行う．医学分野では，この能力は通常，両眼が離れているために 1 つの対象物に対してわずかに異なる像を各眼が形成することから説明される．

　種々の運動性眼筋を必要とする遠近調節作用は，主として立体視に関与する．特定の体節に由来する各筋群[18]の正確な 3 次元運動が，対象物の形状と 3 次元の方向を規定するのに役立つ．

　耳小骨と耳筋[19]は，異なる咽頭弓に由来する．

　哺乳類の舌は，舌骨弓間葉，顎弓間葉，第三弓間葉および腺様組織から生じている 4 つの異なる構成要素からなる．舌全体に，臓器の大半を構成する鰓弓下筋組織が広がる．

　受容器は，第一咽頭弓に共通の起源をもつことから，

17：最初期の脊椎動物にさえ，（側線から得られる）機械受容器系，光受容器系および化学受容器系が存在する（Kent G., 1997）．
18：眼筋の構成に関して，視神経交叉前方の 3 つの頭部体節が特定された．一対の第Ⅲ脳神経（動眼神経）は，第一体節由来の筋を神経支配する．第二体節由来の筋は第Ⅳ脳神経（滑車神経），第三体節由来の筋は第Ⅵ脳神経（外転神経）により神経支配される（Stefanelli A., 1968）．
19：第一咽頭弓に由来する鼓膜張筋は第Ⅴ脳神経により神経支配される．第二咽頭弓に由来するアブミ骨筋は第Ⅶ脳神経により神経支配される（Kent G., 1997）．

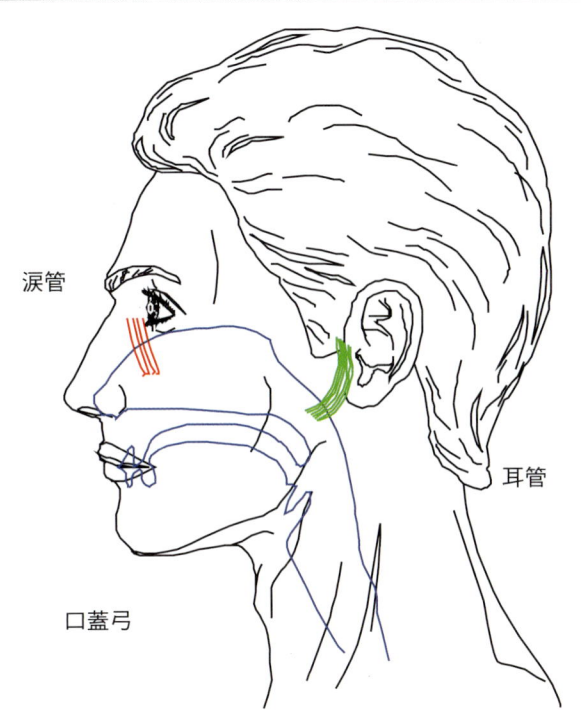

涙管

耳管

口蓋弓

図 11.14. 受容器配列の連絡.

単一の配列にまとめられる．3つの受容器間に管類が存在することが，受容器相互の連絡を多少なりとも裏づける（**図 11.14**）．

—眼は，鼻涙管まで続く涙管を経由して鼻腔と連絡する

—耳は，耳管を経由して口と連絡する

—鼻は，口蓋弓を経由して口と連絡する．多くの動物において[20]，味覚と嗅覚は，分けることができないといってよいほどに互いに重なり合う[21]．

　ヒトも，フェロモン[22]として知られている化学因子を分泌する．これらの化学物質は，他の動物でさらに顕著である．それらは腋窩と鼠径部にある特異的な外分泌腺から分泌され，伝達の一形態として機能する．それらは嗅球により知覚されて，性的活動および縄張り行動に影響する．

20：多くの魚類には，体表全面にわたって味覚嗅覚器が存在する．より進化した魚類では，嗅覚受容器は，鼻囊とよばれる2つの裂溝にある．両生類には，口の前方部を外鼻孔と連絡する2つの裂溝がある（Kenneth K., 2005）.

21：魚類の嗅上皮は，結合組織により被覆される．それは，水分に溶解している物質からの刺激を受けるために，口と連絡している．四足類において，嗅上皮は空気の流れを制御しており，それゆえに独立した臓器（Jacobson の鋤鼻器）としての形態をとる傾向がある（Kent G., 1997）.

22：フェロモン；同種の動物間での化学的情報伝達手段を構成する物質．おそらく嗅覚により認識され，成熟，生殖および／または他者の行動に影響するようである（Taber C., 2007）.

第12章
器官-筋膜（*a-f*）配列の進化

本章では，3つの内部の筋膜配列およびそれらの自律神経支配の進化について取りあげる.

第2章では，脊椎前神経節および脊椎傍神経節の形成前に臓器壁内で壁内システム[1]がどのように発達し，迷走神経，内臓神経および横隔神経がこれらの神経節にどのように広がったかについて論じた. それによると，実際には，腸神経系が，発達[2]に必要な第1の自律神経系（autonomic nervous system：ANS）である. 腸神経系は，内臓壁，血管壁および腺壁の平滑筋に興奮性刺激を伝達する. これら内部の筋膜壁にみられる構造の多様性により，これらの刺激（インパルス）は変動するが，その他の点では，他のあらゆる神経刺激と同様に「全か無」の法則に従う.

a-f 配列および中枢神経系からの神経

種々の神経叢が，*o-f* 単位の壁外の自律神経支配を形成する. 通常は，これらの神経叢には *o-f* 単位と同じ名称がつけられている. *o-f* 単位はほかから孤立した存在ではない. それら個々の活動性は，常に器官を形成している他の *o-f* 単位と統合される.

この広範囲にわたる，統合された活動性は，中枢神経系（central nervous system：CNS）ではなく，消化管，血管全体に沿って位置する筋膜配列，および腺と接続する筋膜配列によって調整される.

神経学において，内部臓器の神経支配は，通常，CNSから生じる神経と関連づけて考えられる. とくに，迷走神経は交感神経支配と関係がある. しかしながら，これらのCNSとの関係は，円口類などのより原始的な動物には存在せず，ヌタウナギ（メクラウナギ）科において初めて形をなす. これらの魚類では，腸管の頭部は迷走神経により神経支配されるが，尾部は脊髄神経により神経支配される. 交感神経鎖の神経節[3]は硬骨魚類でみられるが，内部臓器への二重神経支配はまだ存在しない.

したがって，発達の初期には以下のものが存在する.
―消化管の周囲に位置し，副交感神経系を形成する壁外の神経叢および神経節
―血管および腎臓の周辺に位置し，交感神経系を形成する壁外の神経叢および神経節
―腺の周辺に位置し，腺交感神経系を形成する壁外の神経叢および神経節.

腺交感神経（adenosympathetic）は，腺を意味する接頭語の「adeno」と接尾語の「sympathetic」によって形成される造語であり，すべての自律神経節に対して用いられる. それは，本章の最後（140頁を参照）に論じる自律神経系（ANS）の新しい機能的な解釈を表す.

組織学的に，3つの *a-f* 配列の神経叢と神経節は，すべて同様である[4]. 唯一の違いは，それらを包埋する筋膜である.

CNSから生じている神経は，発達の後期に，内部の3つの筋膜配列の神経叢を形成し始めるだけである. これは，内部臓器の自律性，および臓器が迷走神経切断後あるいは交感神経切除後であっても機能し続ける根拠を説明するのに有用である可能性がある. CNSの神経の役割[5]は，感覚器によって得られた，外部環境からの入力に従って腸神経叢の自律神経機能を調整することである（図12.1〜4）.

1：脊椎動物の先祖の神経系は，互いにほとんど接続しない2つの部位で構成されていた. 1つは，外部刺激に反応する，表在的で組織化されていない構造の集合体であった. もう1つは，消化器および内部臓器の周辺に位置し，それらが外部環境からの刺激に反応することを可能にする細胞および線維の網状組織であった（Romer P., 1996）.
2：腸内システムは，すべての種類の脊椎動物に存在する. それは多数の神経細胞（おそらく，中枢神経系に存在するのと同数の神経細胞）で構成される（Kenneth V. K., 2005）.

3：軟骨魚類および硬骨魚類には，交感神経節の連鎖があるが，この交感神経鎖は線維を脳神経に送らない. 迷走神経はかなり発達しており，心臓にいたる分枝もあるが，心臓にはそれに拮抗する系が存在しない（Kenneth V. K., 2005）.
4：末梢の神経叢における，交感神経と副交感神経の線維をそれぞれ区別することはできない（Chiarugi G., 1975）.
5：脳から起こり，迷走神経により伝達される刺激は，消化管固有の運動性を調整することが可能である（Chiarugi G., 1975）.

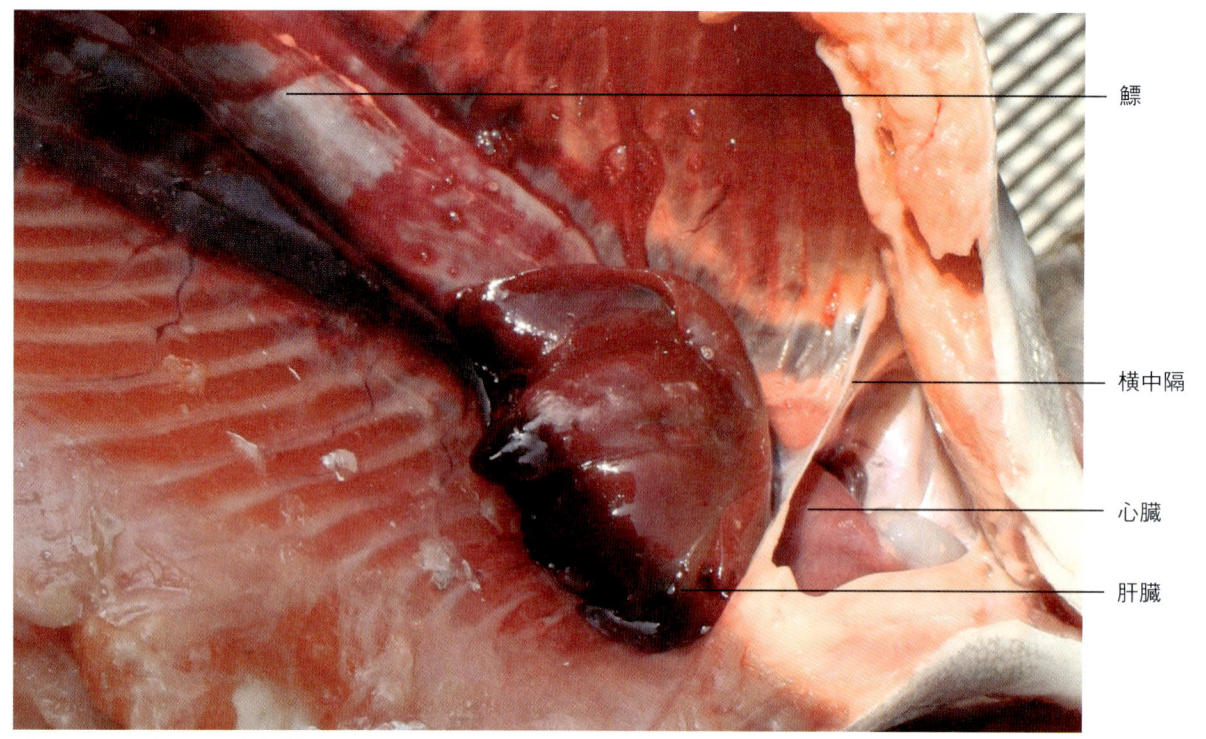

図 12.1. ニジマスの内部臓器.

鰾

横中隔

心臓

肝臓

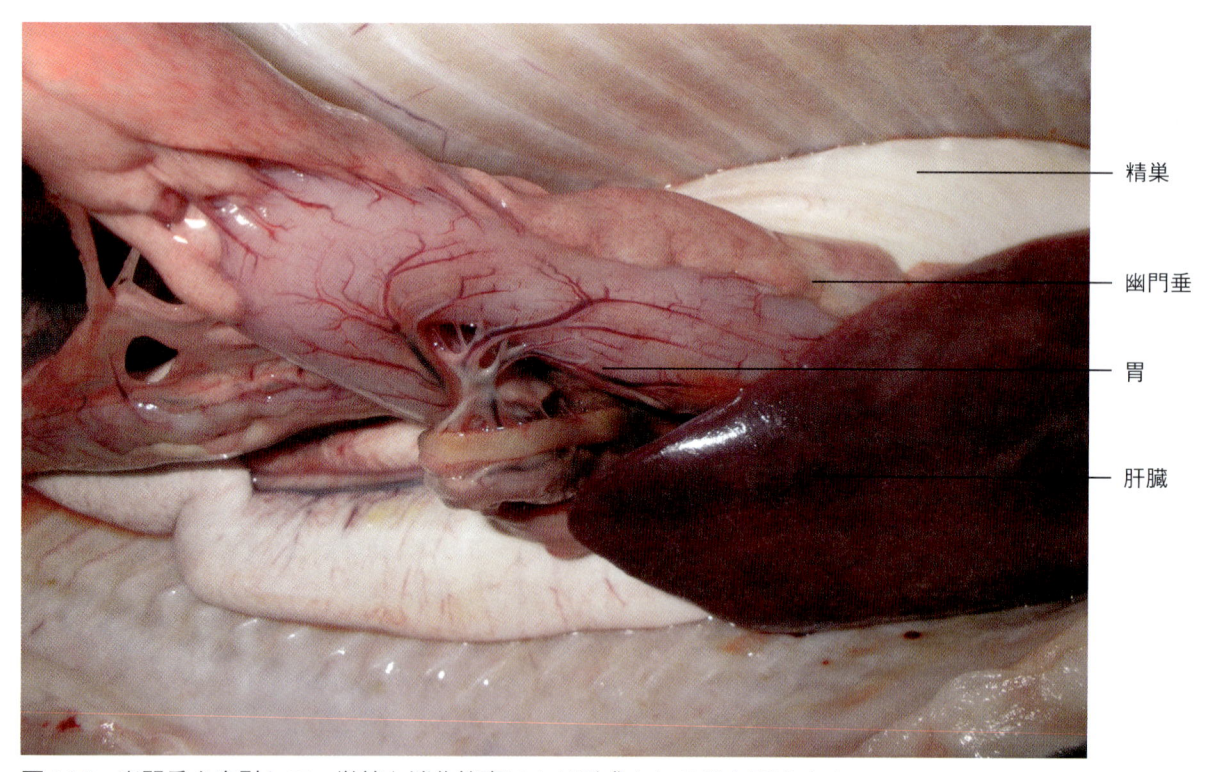

図 12.2. 幽門垂を牽引して，単純な消化管嚢により形成される胃を露出する.

精巣

幽門垂

胃

肝臓

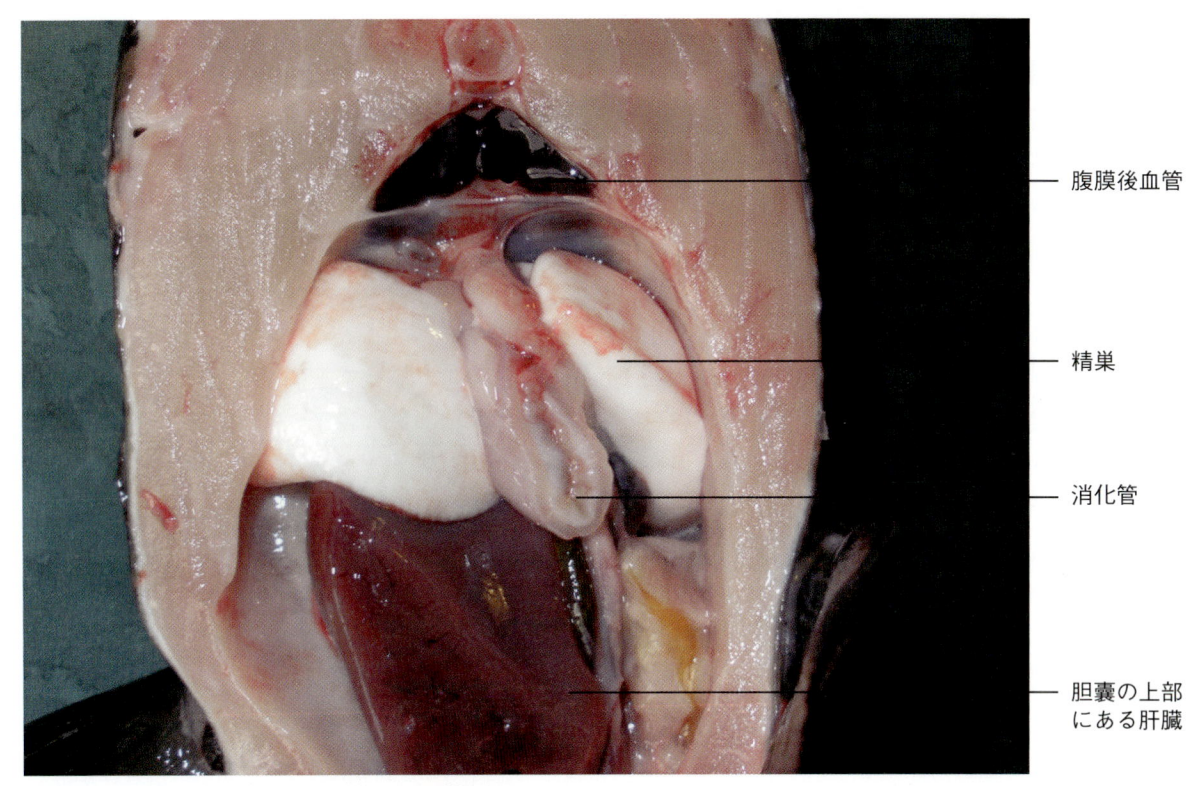

— 腹膜後血管

— 精巣

— 消化管

— 胆嚢の上部
　にある肝臓

図12.3. 内臓が自然位にある雄マスの横断面.

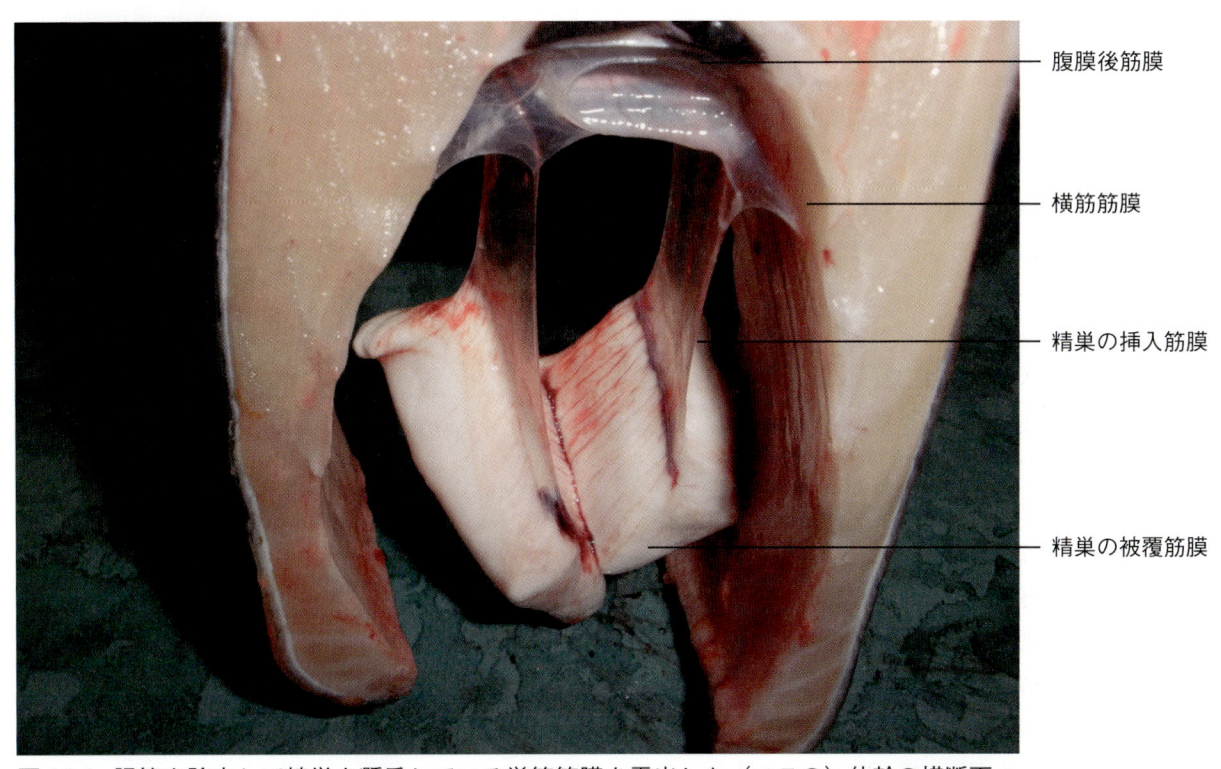

— 腹膜後筋膜

— 横筋筋膜

— 精巣の挿入筋膜

— 精巣の被覆筋膜

図12.4. 腸管を除去して精巣を懸垂している挙筋筋膜を露出した（マスの）体幹の横断面.
　上の写真では，体幹壁を形成する筋の基底緊張によって内部臓器が所定の位置に固定されている点に留意する.
　精巣の筋膜と肝臓の筋膜は横中隔の延長であるが，下の写真では，精巣は背側の筋膜と結合する.

3つの内部の筋膜配列の進化

　環形動物において，体腔とよばれる腔は，中胚葉内で発達する（**図12.5A**）．この腔は，ヒトの胚においても臓側中胚葉と壁側中胚葉のあいだにみられる．体腔は，左右対称に発達を促進する．

　体腔は最初，背側および腹側の腸間膜によって隔てられる左右1つずつ，計2つの体腔嚢で形成される（**図12.5B**）．続いて，腹側の腸間膜は消失し，2つの体腔嚢はつながって1つの腹膜腔を形成する．脊索動物において（**図12.5C**），中胚葉は2つの部分に分かれる．背側部は，体節を形成する．腹側部は，前方の体幹筋（壁側板）および消化管の筋（臓側板）[6]に発達する膜組織を形成する．

　脊椎動物の胚の縦断面において（**図12.6**），その上部では血管配列を確認でき，中部では内臓配列，そして下部では腺配列を確認できる．配列間での初期の相互浸透もみることができる．

　動脈は腸管に血液を供給し，腺は血流にホルモン類を分泌する．

　3つの配列は，以下のようにして結合する．
—大動脈および心臓の筋膜区画は，心膜と結合するために下行する
—肝臓の区画は，腎臓の区画に向かって後方へ移動する
—前方にある生殖器の筋膜は後方へ移動して，膀胱の筋膜に近づく．

　3つの内部の筋膜配列間のこの相互浸透には，順番にさらなる変化が生じる．発生学的な発達の最初期に，腰部の臓器は，以下のような配置を呈する（**図12.7A**）．
—肝臓は，腹側に位置する
—消化管は，中央に位置する
—腎臓および血管は，背面に位置する．

　肝臓が右側へと位置を変え，胃が左側へ回転しながら移動して，3つの配列のこうした原始配列はゆっくりと変化する（**図12.7B**）．

　胃の回転は，膵臓の体部と尾部を含む盲嚢（網嚢または大網の後腔）の形成をもたらす．大囊は，エプロンの

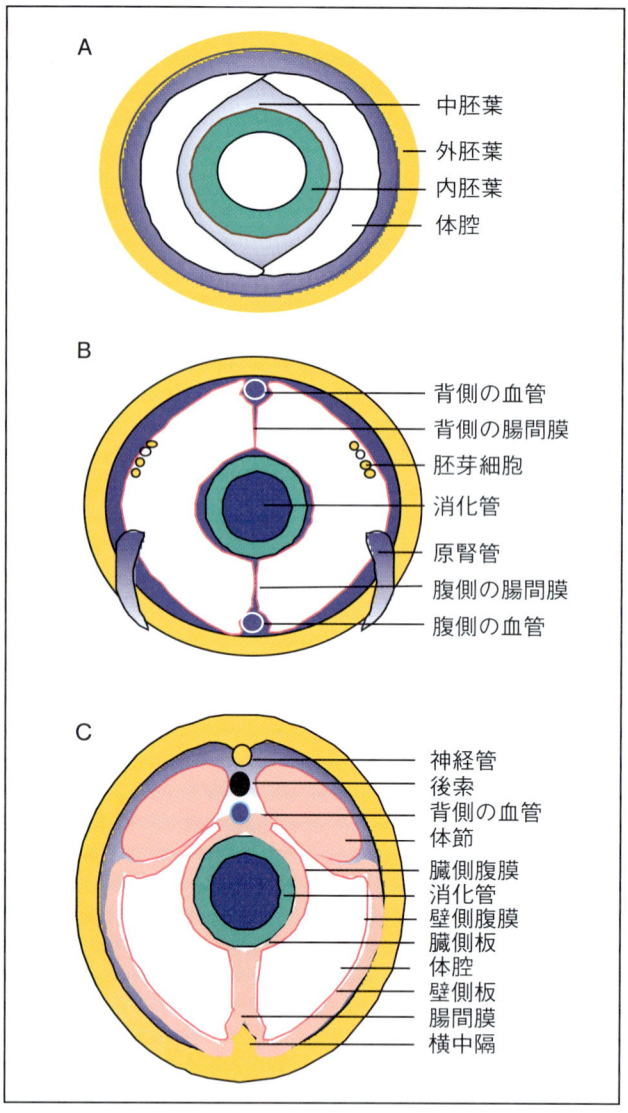

図12.5. 環形動物から脊索動物まで.

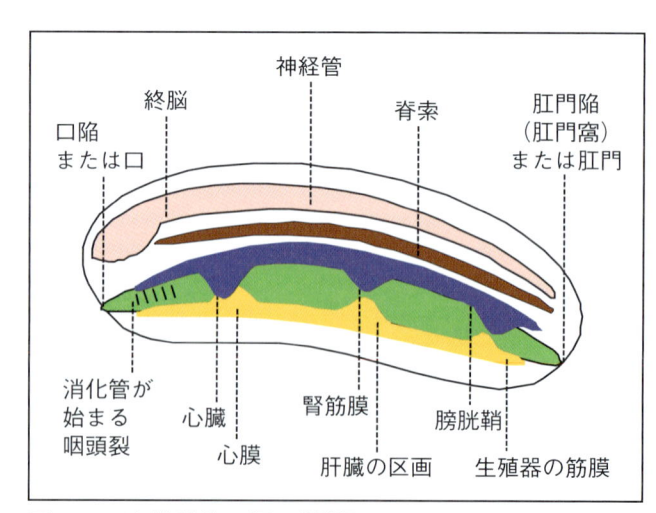

図12.6. 脊椎動物の胚の縦断面.

6：臓側板は，中皮および平滑筋組織を形成する．それらは，食道より頭側の部位で消失する（Stefanelli A., 1968）.

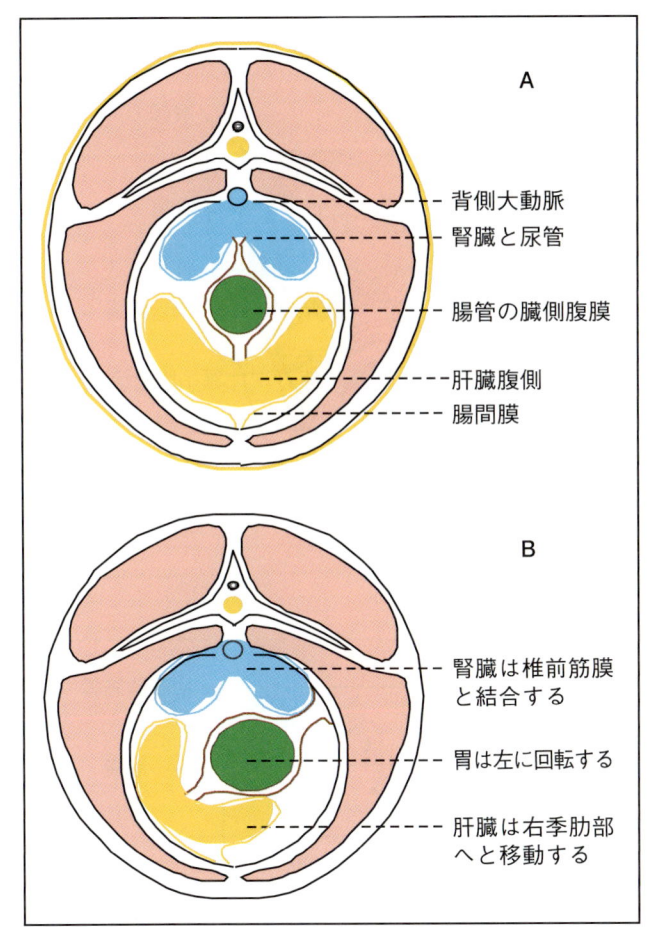

図 **12.7.** 哺乳類の胚，日齢 2〜3 日の横断面（from C.G. Kent）.

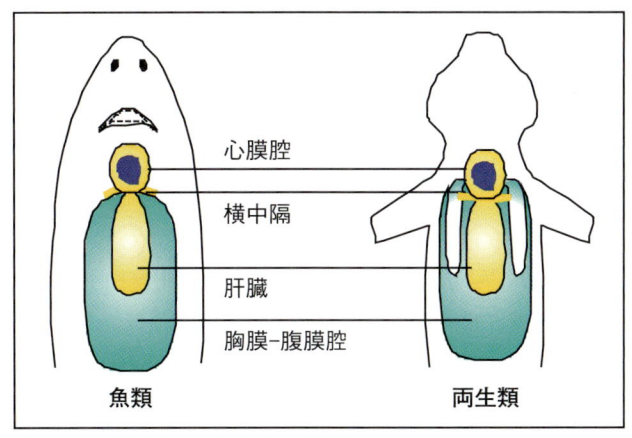

図 **12.8.** 横中隔に由来する構造.

横中隔の進化

　解剖学の教科書では，腹膜（内臓配列）および外膜（血管配列）のことを必ず取り上げるが，横中隔についての論及は省略されることが多い．したがって，内分泌腺と肝臓との結合に焦点を当てるために，横中隔についてより詳細に説明する．

　横中隔は，初期には頸部[8]で鰓囊と接している中胚葉からなる.

　マスでは（**図 12.1**），横中隔は鰓器官の高さに位置する．一部の教科書では，魚類がえらで呼吸を行っていても，横中隔を「横隔膜」とよんでいる.

　魚類では，心臓を被覆する心膜と，横中隔の下部にある肝臓とのあいだに横中隔が位置する（**図 12.8**）．肝臓は，横中隔に由来するグリソン鞘によって被覆される．肝臓が体腔を下行すると，腹膜がこの臓器と被膜を被覆する.

　両生類では，腹膜腔（原始肺囊）の 2 つの付属器官は，胸腔の形成とともに発生する.

　図 12.9A は，マスにおける内部の筋膜配列を表す．精巣および肝臓は，横中隔（えら後方の赤い垂直線）から生じて，この構造と密接なつながりを保つ．消化管（緑の太線）は，横中隔を横断する．血管（青線）は，脊柱と接しながら横中隔上を通る.

　精巣，腎臓および腸管は，かなりの大きさがあるの

形に似た胃から下行し，横行結腸および小腸を被覆する.

　肝臓の鎌状間膜の 2 枚の漿膜は，横隔膜下の付着部のあたりで互いに分かれる．これにより，肝臓の一部が横隔膜（肝臓の無漿膜野）と直接接触するようになる[7].

　ヒトにおいては，以下ことを含むさらなる変化も生じる.
—原始腸係蹄の回転
—右腸骨窩への盲腸の移動
—後方の体幹壁に対する上行結腸および下行結腸の付着
—横行結腸間膜の形成.

7：腹膜は，横隔膜の凹面上に続く．正中矢状面で，それは肝鎌状間膜を形成する．肝臓の後面は，横隔膜（無漿膜野）に付着する．よって，横隔膜の腹膜は，肝臓上へ反転し，前方に配列する冠状間膜を形成している（Chiarugi G., 1975）.

8：約 2mm のヒトの胚において，横中隔は第 2 頸髄に位置する．胚が成長して心臓が大きくなるにつれて，横中隔は尾側方向に移動する．横中隔が第 4 頸髄レベルに到達すると，この中隔内で横隔神経および関連する筋節部位が発達して，横中隔に付随して移動する（Gray H., 1993）.

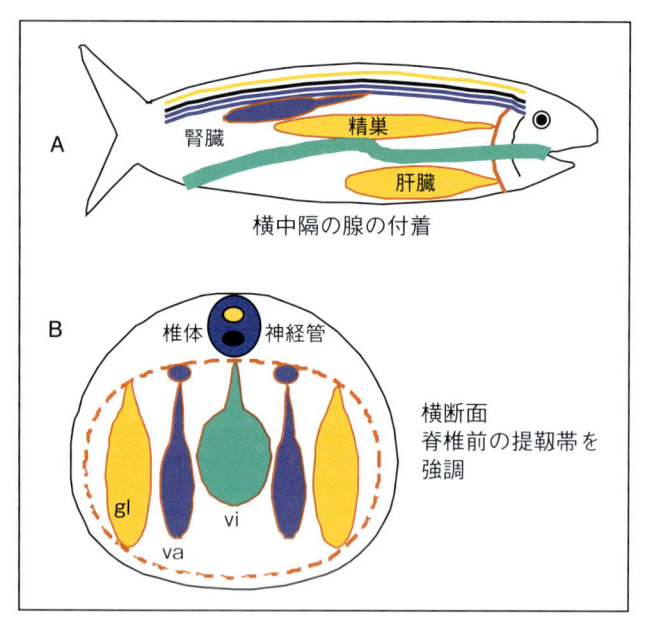

図 12.9. マスの 3 つの内部の筋膜配列の配置.

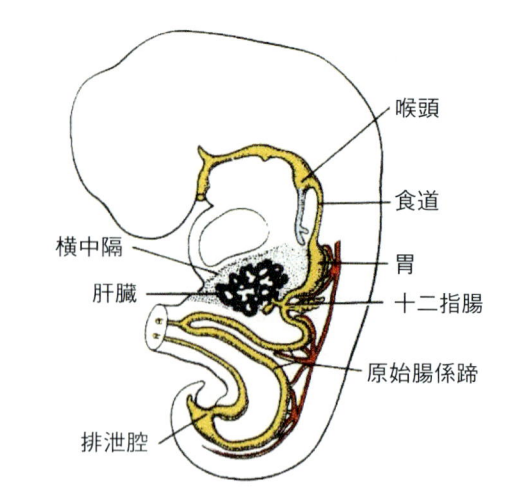

図 12.10. 胎生 32 日のヒトの胚の横断面（from T.W. Sadler）.

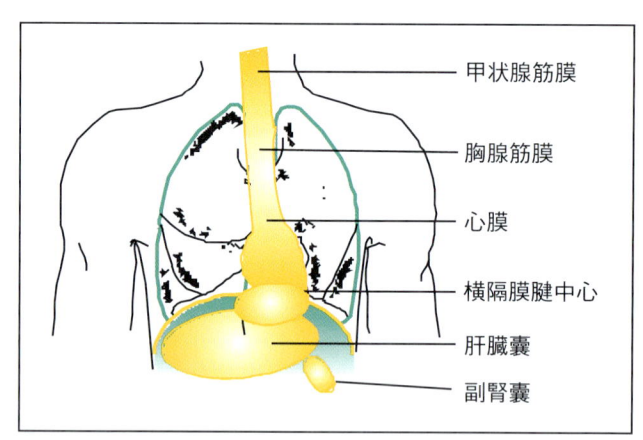

図 12.11. 腺筋膜配列.

で, 椎前筋膜上への付着が必要である（**図 12.4**, **図 12.9B**）.

　胎生 32 日のヒトの胚では（**図 12.10**）, 心膜, 横隔神経および横隔膜とともに, 横中隔は腰椎の高さへとすでに下行している.

　この発達段階で, 横隔膜腱中心は, 心膜と肝臓の無漿膜野（冠状間膜）間の分離要素および結合要素の両者として作用する.

　心膜が横中隔の背頭側部で発達する一方で, 肝臓は横中隔の腹尾側部で発達する[9]. 心膜および肝臓がホルモン産生に関する役割[10]も果たすといういくつかの根拠がある.

　横中隔は大静脈ヒダとも接触し[11], その大静脈ヒダは次に副腎および生殖腺と接触する. その後, 生殖腺は, 神経堤から起こる間葉性組織によって結合する小骨盤に向かって下行する[12].

　ヒトにおける腺配列は, 以下に示す筋膜が連続している. そして, すべては横中隔に由来する（**図 12.11**）.

—頸部：腺下垂体（下垂体前葉）[13]および甲状腺[14]の腺筋膜

—胸部：胸腺[15]の筋膜, および心膜と横隔膜腱中心[16]の線維性構成要素

—腰部：提靱帯を伴う肝臓のグリソン鞘, および副腎の

9：肝臓は, 横中隔内で発達し, この段階で, 横隔膜および前腹壁上に広範囲に渡って付着する. これらの付着は冠状間膜, 三角靱帯および鎌状間膜形成の前兆である（Gray H., 1993）.
10：下垂体の制御下で肝臓は, 蛋白質合成を促進するソマトメジンを産生する. 哺乳類の心臓の動脈壁は, 血圧および腎排泄の調節に関与するペプチドホルモンを産生する（Kent C.G., 1997）.
11：横中隔は, 大静脈ヒダの形成に関与する. 大静脈ヒダの後角は, 生殖腺と副腎の付属物である後腸間膜および中腎隆線に連続する（Gray H., 1993）.
12：体腔の空洞形成は, 胚の頭側端および尾側端, すなわち, 口腔前庭, 肛門管下位 1/3, 腟路および泌尿器下部のレベルではみられない. ここでの派生構造は, 神経堤が多くの場合関与する混合体性内臓間葉内にある（Gray H., 1993）.

13：胚の腺下垂体（下垂体前葉）は, 口陥蓋上皮の陥入部から起こる. その場合でも, 一部の魚類の成魚では, 腺および口咽頭腔を接続している管が残っている可能性がある（Kent C.G., 1997）.
14：原始甲状腺は, 鰓弓から生じる. それは心膜腔の頭側壁内で尾側方向に発達する（Chiarugi G., 1975）.
15：多くの哺乳類において, 頸部の胸腺は, 鰓嚢に由来するのではなく, 胚の頸部外胚葉の内屈に由来する（Stefanelli A., 1968）.
16：横中隔の頭側部は, 心膜の洞房領域を含む. 心膜が増大するにつれて, 心膜の線維漿膜性の横隔面を形成するために肥厚する中隔の間葉組織がそれに伴って生じる. 中隔の間葉組織の中間層は, ほとんどの場合, 横隔膜胸肋部の構造に関与する（Gray H., 1993）.

筋膜

―骨盤部：生殖腺の下行に付随する筋膜.

3つの自律神経系（ANS）の進化

　進化を通じて，CNSからの特定の神経は，3つの内部の筋膜配列およびそれらの自律神経構成要素と接続している.

―迷走神経および仙骨神経[17]は，内臓配列の壁内と壁外の神経節を含む副交感神経系と接続する

―胸腰神経は，血管配列の筋膜に付着する壁内と壁外の神経節を含む交感神経系と接続する

―横隔神経[18]と，おそらく舌咽神経は，腺配列の筋膜に付着する神経叢と神経節を含む腺交感神経系と接続する.

　迷走神経，横隔神経および胸腰神経は，3つの筋膜配列に接続する器官の機能を修正する脳からの刺激を伝達する．これらの刺激は，外部環境から遠隔受容器によって得られる入力に従って，腸蠕動，腺分泌あるいは血液循環を増加させる（**表12.1**）．遠隔受容器とは，遠方からの感覚刺激を得ることができる，眼を始めとする臓器のことである.

　視床は，*a-f*配列を神経支配する神経に，興奮性刺激を伝達するだけである．神経は「全か無」の刺激を伝達することしかできないので，神経節に対する抑制性刺激は存在しない[19].

　それらの化学媒介物質（神経伝達物質）に基づくと，脳から起こる神経線維はすべてコリン作動性である．異なる神経伝達物質は，脊椎前神経節の後方にのみ存在する[20]．したがって，迷走神経が副交感神経であり，胸腰神経が交感神経性であると述べるのは誤りである．副交

表12.1. *a-f*配列と自律神経系.

内部配列	器官	胚葉 ANS	CNSからの神経
内臓	呼吸器 消化器	内胚葉 副交感神経	迷走神経 仙骨神経
血管	循環器 泌尿器	中胚葉 交感神経	胸腰神経
腺	内分泌器 造血器	外胚葉 腺交感神経	横隔神経

感神経，交感神経および腺交感神経とよぶことができるのは，3つの筋膜配列に接続している神経節だけである.

副交感神経系

　副交感神経系を形成する神経節および神経叢を**図12.12**に示す（咽頭，食道，胃，十二指腸および腸など）．迷走神経[21]および仙骨神経は，これらの神経叢と接続する.

　消化管に沿って分布する神経叢には迷走神経終末にのみ神経支配されるものがある[22]が，他は，脊椎前神経節の介入を受けながらではあるが，胸腰神経からの分枝に支配される.

　仙骨神経には，直接内臓配列（直腸）に向かうものがあるが，他は，種々の自律神経性刺激を受信および送信する神経節と接続する．これらの脊椎前神経節については，本書の第3部で詳細に述べる.

　頭部では，顔面神経が受容器の副交感神経節と接続する.

交感神経系

　腹膜後方の血管の*o-f*単位の鞘に沿って分布する神経節および神経叢は，交感神経系を形成する（**図12.13**）.

　脊椎前神経節および脊椎傍神経節は，通常交感神経系と関係がある腹膜後筋膜にもある．それらは，本書の第3部で詳細に述べる.

　神経は胸腰部から出て，直接血管配列の神経節に向かうが，迷走神経の分枝が内臓配列に接続するのとほとん

17：消化器に対する主要な自律神経系は副交感神経であるが，交感神経系は血管系に対する主要な自律神経系である（Kenneth V. K., 2005）.

18：心膜の神経は，横隔神経および迷走神経の分枝と交感神経系で構成される．横隔神経は，頚部から起こる多数の神経の組合せからなる．微細な神経節が，肝臓の被膜に散在している．（腹腔神経叢でシナプス形成後の）迷走神経からの分枝，さらには（肝神経叢を経由する）胸腰交感神経の分枝と同じく，横隔神経からの分枝はこれらの神経節と接続する（Chiarugi G., 1975）.

19：交感神経系は，血管が拡張する原因にはならない．交感神経系は，すでに生じている活動性を増加させることだけが可能である（Chiarugi G., 1975）.

20：最近の研究により，節後線維はコリン作動性およびアドレナリン作動性だけではないことが証明された．他の種類の神経伝達物質も存在する（Stedman's Medical Dictionary, 1995）.

21：迷走神経の内臓線維は，神経支配される内臓の近傍あるいはその壁内のいずれかに位置している終神経節を通過する（Basmajian J.V., 1984）.

22：右結腸に関与する副交感神経線維は迷走神経からのみ起こるが，他方では下腹神経叢からの線維が左結腸を神経支配する（Testut L., 1987）.

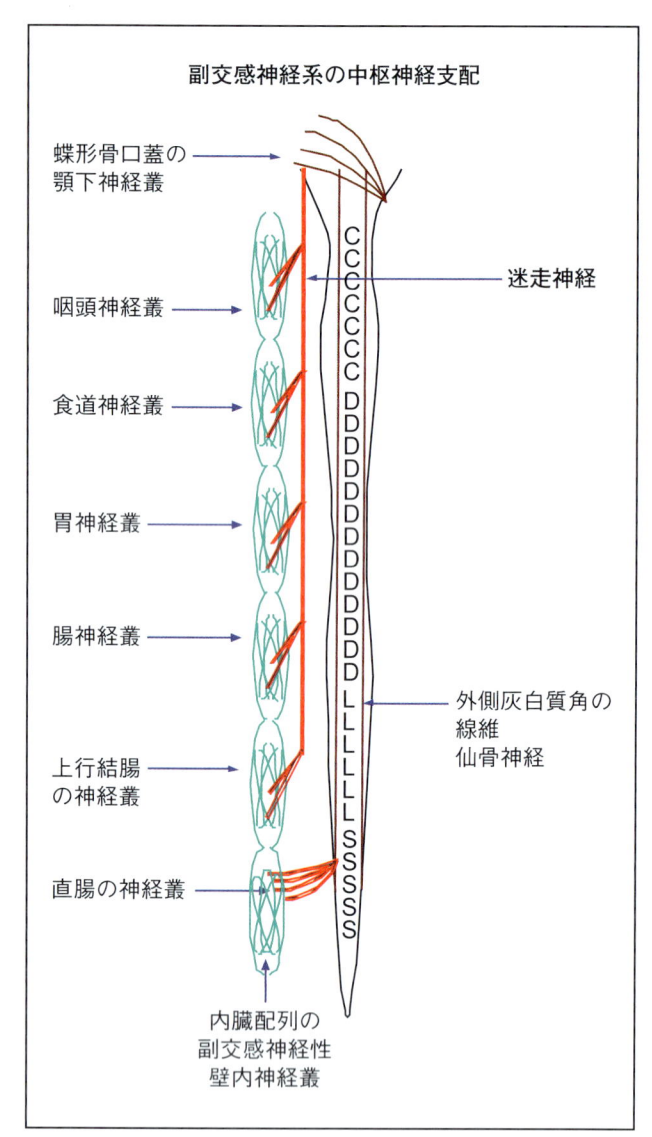

図 12.12. 内臓配列神経叢の中枢神経支配.

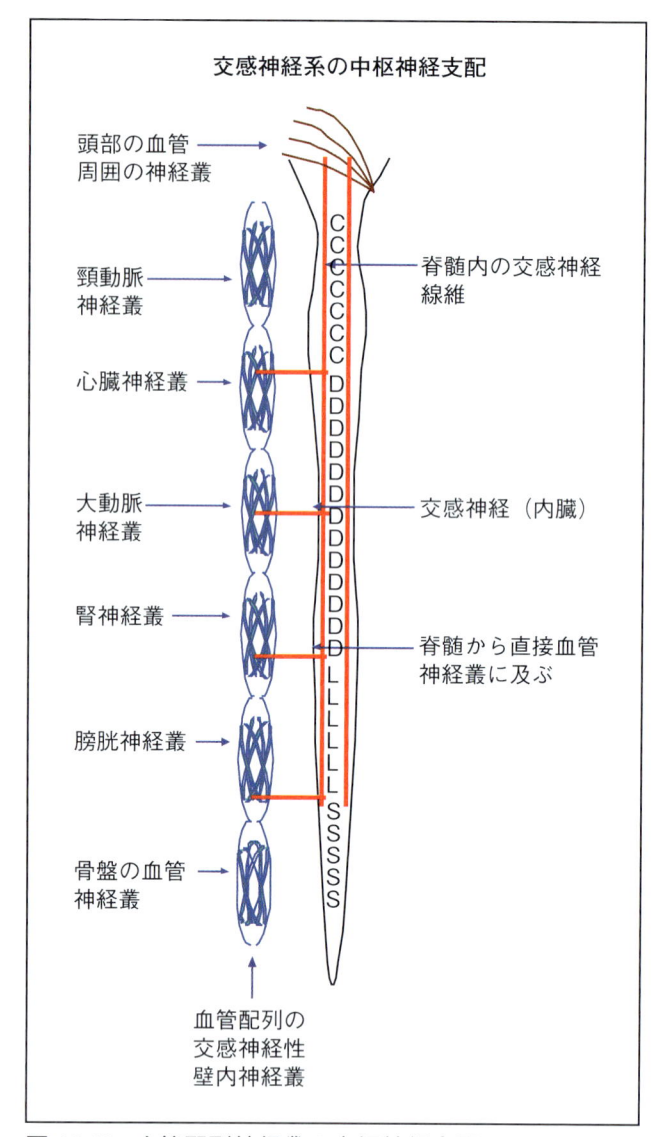

図 12.13. 血管配列神経叢の中枢神経支配.

ど同様である．神経節からの内臓の距離に基づいて行われる，副交感神経系と交感神経系の識別は，もはや意味がない[23]．

3 種類の遠心性の交感神経性の胸腰神経がある．
—脊椎傍神経節あるいは脊椎前神経節でシナプスを形成しない，脊髄の中間外側部（外側灰白質角）から（たとえば大動脈および腎臓[24]）壁内神経節に及ぶもの
—脊椎傍神経節でシナプスを形成するもの

—脊椎前神経節の他の神経との接続があるもの．

3 つの筋膜配列すべてにおいて，内臓神経[25] の一部は，あらゆる内部臓器からの侵害受容性求心性線維となる，求心性の胸腰神経である．

腺交感神経系

通常は，ANS の拮抗構成要素に主眼をおく[26]．しかし

23：交感神経節は，脊柱の近傍に位置している（脊椎傍神経節および脊椎前神経節）．それに対して副交感神経節は，内臓近傍あるいはその壁内のいずれかに位置する（壁内神経節）（Benninghoff A., Goerttler K., 1986）.
24：多くの腎神経は，小内臓神経および腹腔神経節から直接起こる（Testut L., 1987）.

25：内臓神経は，遠心性線維と求心性線維を有する．遠心性線維は，脊椎傍神経節でいかなるシナプスも形成することなく，交感神経幹を通過する．それよりもそれらは，多くの線維がシナプスを形成する脊椎前神経節に連続する．他の線維は壁内システムの神経節に停止する（Benninghoff A., Goerttler K., 1986）.
26：自律神経系の 2 つの構成要素をお互いの拮抗要素とみなすことを正当化する根拠はまったく存在しない．両系は，興奮性刺激か抑制性刺激かを問わずに発することが可能である（Bortolami R., 2004）.

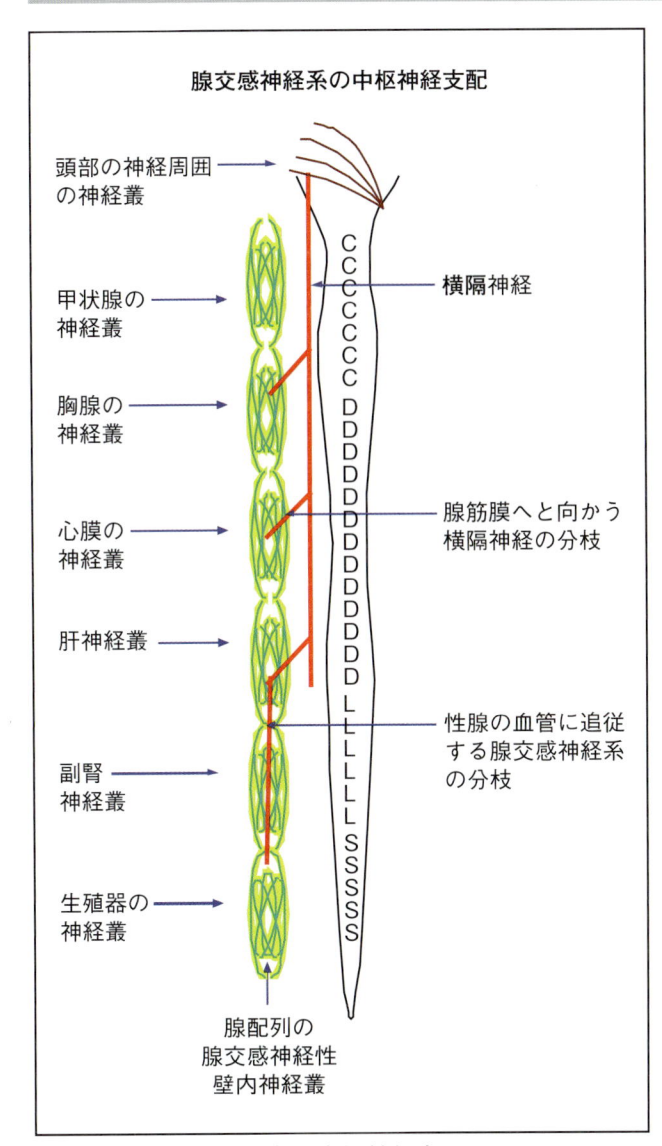

図 12.14. 腺配列神経叢の中枢神経支配.

ながら，ANS に対するこの双極性の解釈に捉われなければ，そのときは第三の系である腺交感神経系を ANS に含めることができる．横中隔に由来する筋膜内に分布する神経節は，腺交感神経系を形成する（**図 12.14**）.

　換言すれば，腺の被膜を囲むすべての神経叢は，腺交感神経系を形成する．分節の機能障害を取り上げる本書の第 1 部において，単一の *o–f* 単位内でのこれらの神経叢の役割を分析した．この第 2 部では，横中隔に由来する筋膜によって形成される連続体を通して，より包括的な観点から神経叢を分析する．腺筋膜配列内では，自律神経叢までもが互いに連結し，腺交感神経系とでもよぶべき 1 つの相互作用的な系を構成する.

　腺配列は，横隔神経を経て CNS に接続する．この神

経は，胸腺[27]，心膜[28]，横隔膜腱中心，および肝臓[29] の筋層間神経叢の神経支配に関与する.

　横隔神経は，C3 および C4 神経根から起こり，鎖骨下動脈の前で胸郭に入り，心膜上を下行するが，肝臓と接続するために，そこへは多数の線維が送られ，横隔膜腱中心を神経支配し，横隔膜を貫通する．この経路は，横中隔に由来する腺筋膜配列にしっかりと付着する（**図 12.15**）.

　横隔神経が自律神経機能をまったくもたず，純粋に横隔膜における運動神経だけであれば，そのときはそれが交感神経と吻合したり[30, 31]，あるいは，腹腔神経節および副腎神経節で終わる理由がないということになる.

　これらすべての側面は，横隔神経が迷走神経および内臓神経と類似していることを表している．しかし，横隔神経が ANS の一部であるとみなされることは決してない.

　おそらく横隔神経は，CNS を腺配列と接続する，唯一の神経でもなければ，腺の壁外の腺交感神経系でもないのだろう.

　たとえば，副甲状腺と扁桃腺は，「副交感神経」線維を含んでいる混合神経といわれる舌咽神経によって神経支配される．迷走神経からの線維も同じ腺を神経支配するので，これらの自律神経線維は腺交感神経であるといえるだろう．このことから，これらの腺が，異なる 2 つの神経からの「副交感神経」線維によって支配される必要があるのはなぜかという疑問が浮かび上がる.

　腹腔神経節から下行する腺配列の自律神経は，生殖腺を神経支配する．よって，腺交感神経系は，すべての腺を神経支配する．もしこれが誤りであるとするならば，そのときは，それらが骨盤部に下行するにつれて，生殖

27：心臓神経叢，大血管近傍の神経叢および横隔神経からの分枝による交感神経系と，迷走神経によって胸腹は神経支配される（Chiarugi G., 1975）.
28：横隔神経および迷走神経から起こる微細な分枝は，交感神経系からのものと同様に，壁側心膜を神経支配する（Chiarugi G., 1975）.
29：横隔神経からの神経線維は，直接肝臓に向かう（Gray H., 1993）.
30：横隔神経は必ず 2 つの重要な吻合を呈する．a）下顎神経節からの細線維は横隔神経と接続する，
　　b）横隔神経の細線維は交感神経性の横隔神経叢の形成に寄与して，腹腔神経節に停止する（Chiarugi G., 1975）.
31：鎖骨下ワナは胸膜上面としっかりと接しており，通常，横隔神経と吻合する．これらの吻合が横隔神経へ線維を送るのか，あるいは，横隔神経から線維を受けるのかについては確認されていない.
　　内乳動脈を伴う鎖骨下筋神経叢の延長部には，横隔神経からの分枝が接続する（Gray H., 1993）.

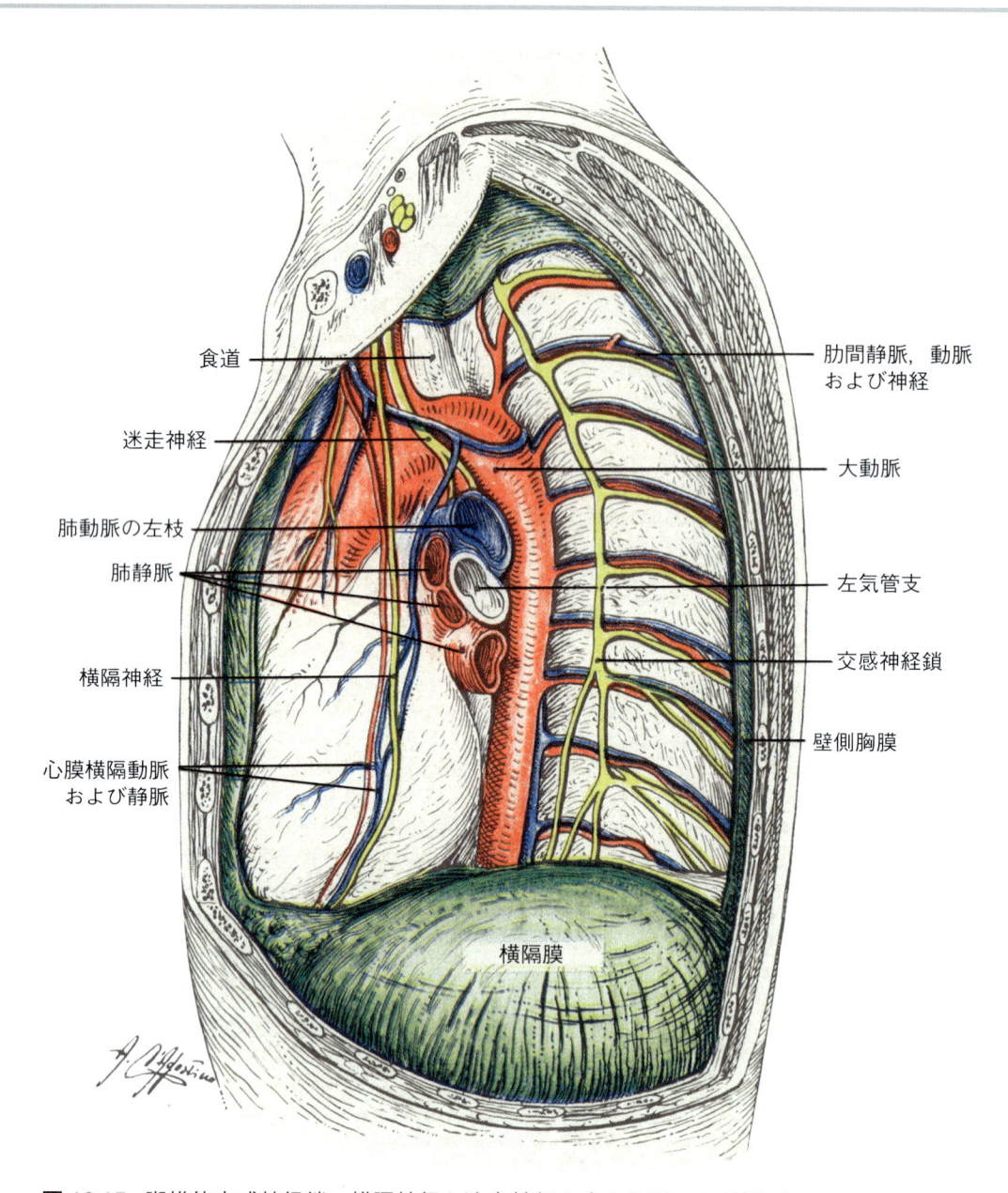

食道

迷走神経

肺動脈の左枝

肺静脈

横隔神経

心膜横隔動脈
および静脈

肋間静脈，動脈
および神経

大動脈

左気管支

交感神経鎖

壁側胸膜

横隔膜

図 12.15. 脊椎傍交感神経鎖，横隔神経と迷走神経を含む胸郭の矢状断（from V. Esposito et al., op.cit.）.

腺が腰部で初めに受けている自律神経支配[32] は維持され
ないだろう.

32：線維は，副腎神経叢から分岐して，生殖腺動脈に沿って下行し，そ
れらは生殖腺血管に分布する（Mazzocchi G., 1996）.

第13章
懸垂線（カテナリー）および遠位の張筋

人体は，その柔軟な筋膜のネットワークによって，外傷および緊張を軽減するように外力を吸収および分散することができる．このネットワークの一部が硬いあるいは変形しない場合，牽引力および張力は必然的にこの硬い領域に収束するであろう．その代わりに，筋膜系全体に弾性がある場合には，負荷は体全体を通して均等に分布するであろう．

治療は，それらの弾性が低下している小領域に対してのみ実施されるべきであるということは，当然であるように思われる．このように，外傷およびストレスは，身体の調整可能な引張構造および張筋を通して適切に分散するであろう．

内部の筋膜配列の生理学

体腔内には，自律神経節-神経叢の3つの連鎖によってもたらされる3つの筋膜配列がある（**図13.1**）．

—腹膜後血管配列は，身体の内方領域に位置する $o-f$ 単位（心臓，大動脈，腎臓および膀胱）によって形成される．これらの $o-f$ 単位の挿入筋膜内に包埋される神経節および神経叢の連鎖は，交感神経性の自律神経系を構成する

— 胸膜および腹膜内では，内臓配列が，外方に位置する $o-f$ 単位（肺，胃，結腸）によって形成される．副交感神経性の自律神経系を構成する神経叢は，これらの $o-f$ 単位の挿入筋膜内にみられる

—腺配列は，横中隔に由来する筋膜内に付着する $o-f$ 単位によって形成される．これらの $o-f$ 単位の挿入筋膜（心膜，横隔膜腱中心，肝冠状間膜，子宮広間膜）は，水平面上に位置し，腺交感神経系の神経叢を包含する．

これらの3つの内部の筋膜配列は，それらが関係する $o-f$ 単位の相対的な機能を調整させる．この共同作用は，脳あるいは筋骨格系のいずれかからの抑制性刺激によって中断されるまで，しっかりと作用する．

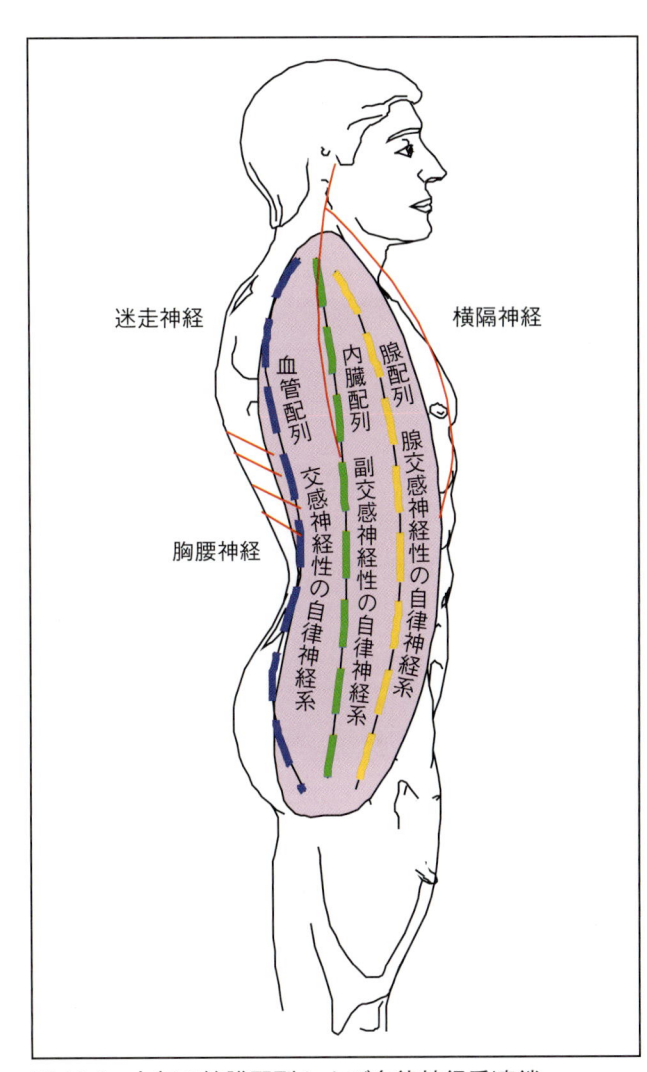

図13.1. 内部の筋膜配列および自律神経系連鎖.

脳からの刺激（インパルス）は，以下に示すものを経て，これらの配列の基本的な生理的リズムを妨げることができる．

—交感神経節の活動を促進し，血管において脈拍数に影響を及ぼしている胸腰神経

—副交感神経節の活動と内臓の蠕動運動を促進する迷走神経

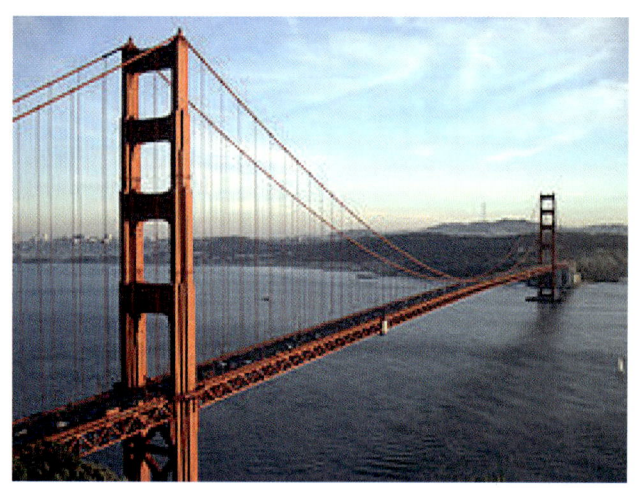

図 13.2. サンフランシスコ橋.

人体には，以下に示す型の懸垂線が共存する.

主ケーブル（懸垂線）からの垂直ケーブルが，水平構造（橋桁）を懸架する吊り橋の懸垂線に類似した懸垂線が存在する．両端の鉄塔が懸垂線を支持する．懸垂線の下で，橋桁は中央を通過する.

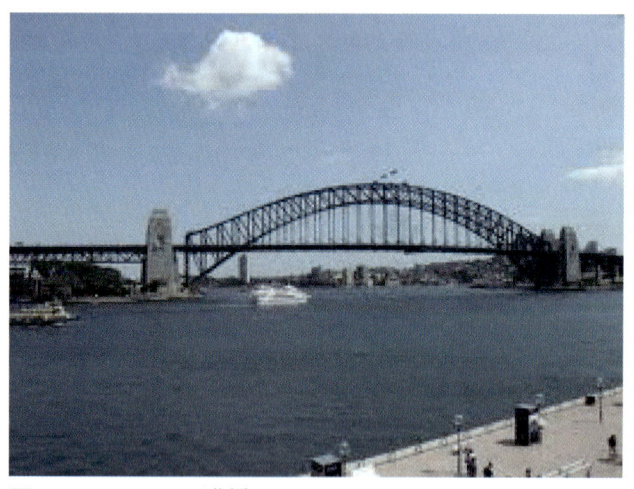

図 13.3. シドニー港橋.

この例では，テンションロッド（張力棒）あるいはケーブルによる逆懸垂線が橋桁を支持する．橋の骨格は，等距離のテンションロッドで固定される．テンションロッドおよびケーブルは，たわみやすいが伸びることはない.

その骨格は，中央部分を通過する橋桁に対して垂直である.

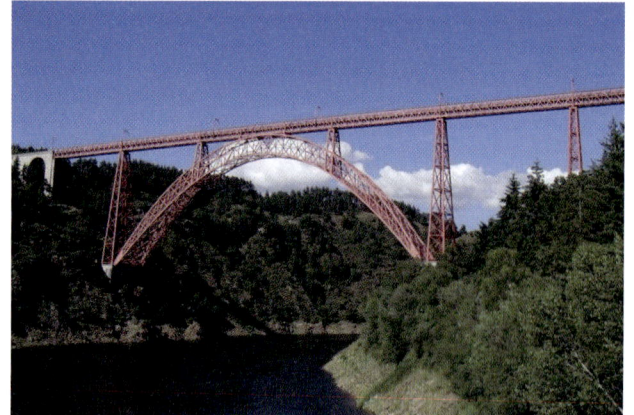

図 13.4. ポルト橋.

この例では，橋桁は懸垂線の頂点上に載っており，強固な垂直要素（支柱，鉄塔）で支持される.

そり返った懸垂線は，あらゆる部分で一様な圧縮力を受ける.

吊り橋の骨格は，たわみおよびねじれの 2 種類の動揺にさらされる.

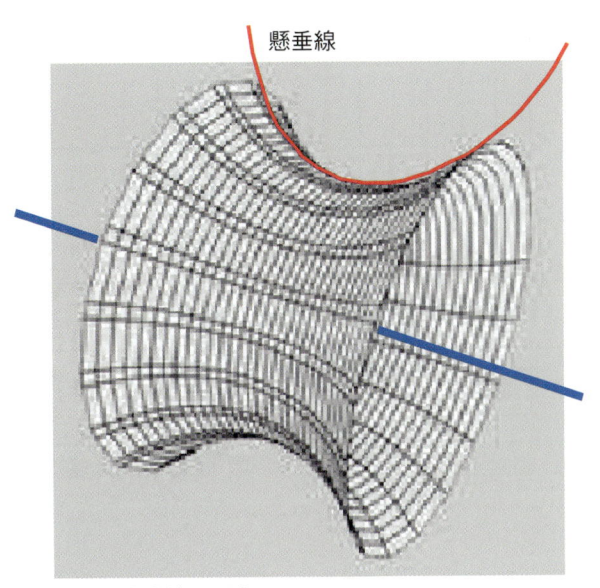

懸垂線

図 13.5. 懸垂線の回転.

18 世紀の有名な数学者である Leonhard Euler は，懸垂線（擬縁膜）の曲線を研究した．彼は 1744 年に，懸垂線の軸回りの回転により，2 つの等しい円周を境界にもつ極小曲面が生じることを証明した．懸垂線においては張力と圧縮力がつりあい，それによって安定性が得られる．

ガリレオは誤って，懸垂曲線は放物線であると考えたが，それは厳密には同じものでない．

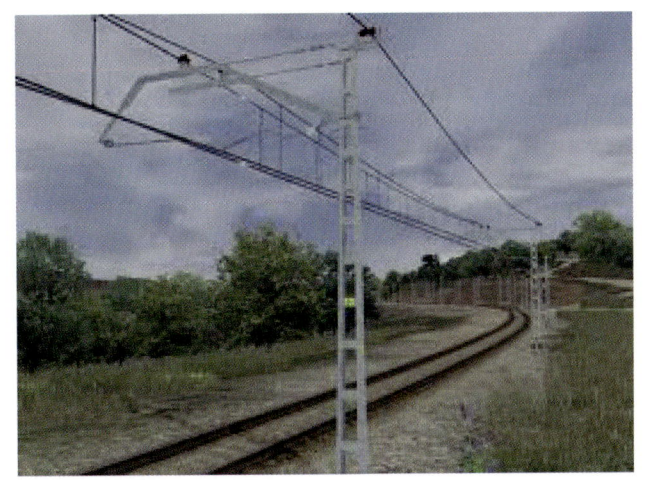

図 13.6. 電車の接触方式.

懸垂線という用語は，パンタグラフを経由して電気機関車および路面電車上に電力を供給する電線にも利用される．パンタグラフは，トロリ線と電気的接触を維持して，トロリ線から牽引ユニットへ電力を搬送する装置である．

この接触方式により，牽引ユニットと線路間の距離を一定に保つことが可能となる．

懸垂線から垂れるケーブル（軌道鋼索）が，牽引ユニットを支持する．

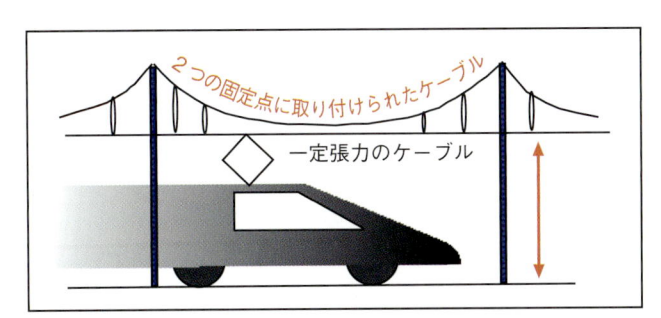

2 つの固定点に取り付けられたケーブル

一定張力のケーブル

図 13.7. ケーブルと線路間の一定距離.

懸垂線は，2 つの固定点に取り付けられるが，そうすることによって電線を地面から一定距離で保持することが可能となる．懸垂線がきつすぎると，電線は地面から高すぎてしまうし，緩すぎると，ケーブルはたわんでしまう．

人の体において，腹壁の筋は，恥骨，腸骨棘，肩甲骨などに固定点をもつ．これらの固定点には，腹壁とその内容物のあいだに一定の距離を保つ役割がある．

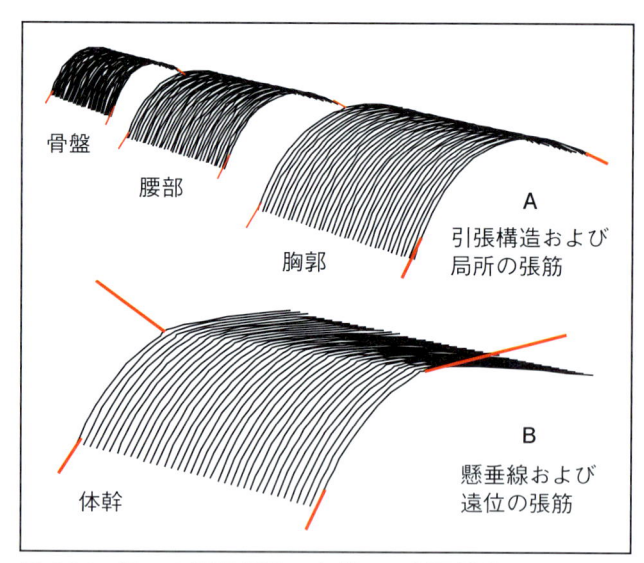

図 13.8. 個々の引張構造から単一の引張構造へ.

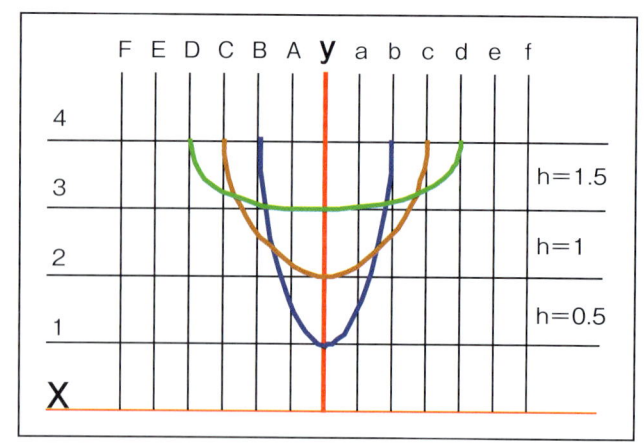

図 13.9. 固定点間の距離増加により，鎖の弯曲は減少する.

―腺交感神経節の活動を促進し，（たとえば副腎からの）ホルモンの分泌に関与している横隔神経.

　抑制性要素はそのほかに，筋骨格系から得ることができる. 本章では，これらの要素について取り上げる.

　本書の第1部では，1つの体幹分節の体壁における変化がどのようにその分節内にある *o-f* 単位の機能を阻害しうるかについて述べた（**図 13.8A**）.

　第2部では，体幹領域全体（**図 13.8B**）の内部にある器官の機能について詳細に述べる.

　体幹前壁には，弾性点（筋膜と筋）および不動の固定点（骨と関節）があるので，単一で広範な引張構造のようである. これによって，吊り橋の懸垂線と同等の線形の張力分布が決定される.

　引張構造の観点から人体を解釈することによって，セラピストは主症状に基づく治療を立案することができる.

　引張構造は，テンションロッドと接続した硬い支持要素を備えている. 遠位のテンションロッド（遠位の張筋）および外部の膜組織の張筋のあいだの張力は，常に完全な平衡状態でなければならない.

　人体において，体幹壁の3つの懸垂線（前方-後方：AP，外方-側方：LL，斜方：OB）の遠位の張筋は，上下肢に位置する. これらの遠位の張筋の局所解剖学上の位置は，特定の四肢の筋の解剖学的付着と一致する.

懸垂線

　懸垂線は，外観上は放物線と類似し，懸垂した鎖の形状をもつ弯曲した双曲平面である. この鎖は，両端が定点に固定され，均質でたわみやすいが，伸張しないものでなければならない. もしぶらさがっていれば，その鎖は自重によって懸垂線とよばれる超越曲線を形成する.

　懸垂線の総重量は，その線に沿った任意の与点で一様に分布する. この種の曲線によって構築される構造物には，吊り橋（**図 13.2**）の支持ケーブルの場合のように牽引力がかかるか，あるいは逆懸垂線の形状をもつ構造物（**図 13.4**）の場合のように圧縮力がかかるかのいずれかである.

　グラフ上へ懸垂線の概略図を書き加えていくことによって（**図 13.9**），固定点間の距離が変化すると，懸垂線の長さが一定のままであるにもかかわらず，その懸垂線の弯曲が少し変わることを理解することができる. これらの変化により，懸垂線と基線，すなわち横軸とのあいだの距離（X軸から h = 0.5）が変化する.

　曲線の反転部位は，懸垂線の中心（グラフ中の赤い垂直線）に一致する.

　固定点を正中線から遠ざけるにつれて，懸垂線の弯曲は徐々に減少するが，2つの半曲線は縦軸（Y，赤い垂直線）に関して対称である.

　デカルトの直交系に関して，横座標軸（X）は，縦座標軸（Y）に比例して動く. つまり，2つの固定点の縦軸（Y）からの距離は，横軸（X）と曲線の頂点とのあ

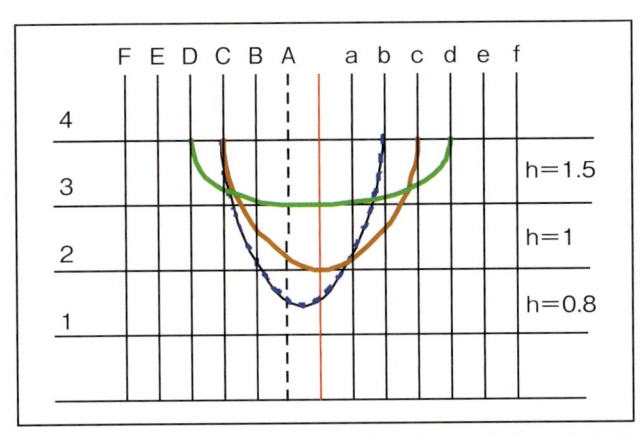

図13.10. 1つの固定点だけを動かすと，弯曲の中心は正中線には存在しない.

いだの距離に比例する.

　2つの固定点を正中線から等距離遠ざける場合のみ，懸垂線の中心は正中線上にとどまる.

　1つの固定点のみを正中線から遠ざける場合は，その中心も同方向に移動し，その結果，弯曲は変化する（**図13.10**青線）.

　人体では，最初の平衡状態が張力変動の影響を受ける可能性もある. たとえば，一肢の慢性的な偏位は，体幹の懸垂線をこの肢のほうへわずかに偏位させ，体幹の内容物への干渉の原因となりうる.

　懸垂線は吊り橋の主要な支持ケーブルである. 人体の懸垂線については，例としてこうした機械構造を用いて説明することができる.

　吊り橋の懸垂線の両端が鉄塔あるいは塔にしっかり固定される場合，その弯曲は同じ位置を維持することだけは可能である（**図13.11**）. 単径間橋では，中央にある2つの懸垂線は，ケーブルすなわち遠位の張筋によっても同様に向こう側につなぎ留められている鉄塔にしっかり固定される.

　鉄塔は圧縮力がかかる構成体であり，橋桁はニュートラルな状態で保持される構成体，そして懸垂線は張力下にある構成体である. 懸垂線の中央あるいは中心は2つの支持鉄塔から等距離であり，その中心の左右に同じ数だけ垂直ケーブルがある. こうした対称性から，安定性にとって平衡状態の保持がいかに重要かがうかがえる. 人体に作用する力に関しても同じことがいえる.

　4つの体幹分節の引張構造を個々に考えたときには（第4〜10章），外部の膜組織（体幹壁）を各分節に限定していた. それゆえに，外部の膜組織の張筋が膜自体お

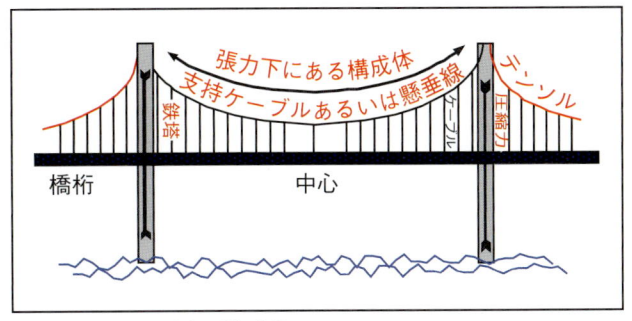

図13.11. 吊り橋の構成体.

よびその周辺部にある後方の固定部位に存在するテントに，各分節をたとえることができた.

　その代わりに，体幹壁を全体として考える場合は，「テント」の寸法が大幅に増大する. 膜組織が裂けることなくその張力を保持するためには，主となるケーブルには強度が必要となり，それゆえにケーブルは真の懸垂線となる.

懸垂線および体幹の引張構造

　体幹前壁については，とくに肥満体の対象者では，逆懸垂線にたとえることができる（**図13.12**）. この懸垂線の下には，橋桁に該当するものをしっかり固定するテンサーロッド（張力棒）またはケーブルがある. 人体の場合は，それは体幹前壁に相当する. 実際には，ヒトにおいて，体幹前壁（橋桁）が懸垂線の上に置かれているか，下に掛かっているか，あるいは中央にあるかについて立証することは困難である. テンサーロッドは，外部の膜組織（体幹壁）をニュートラルな状態に保持する融合中心（centre of fusion：CF）に相当する.

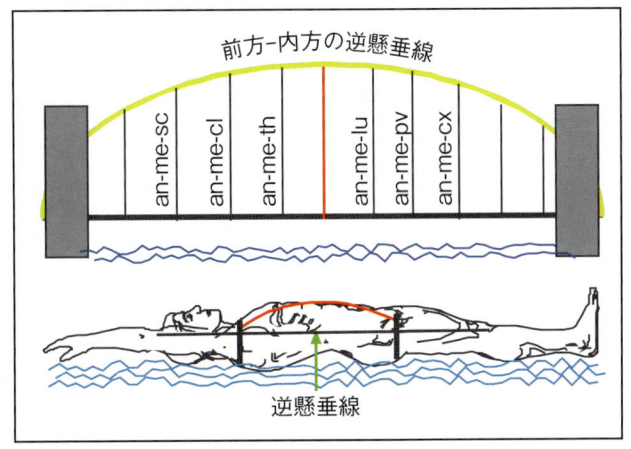

図13.12. 人体と対比した逆懸垂線.

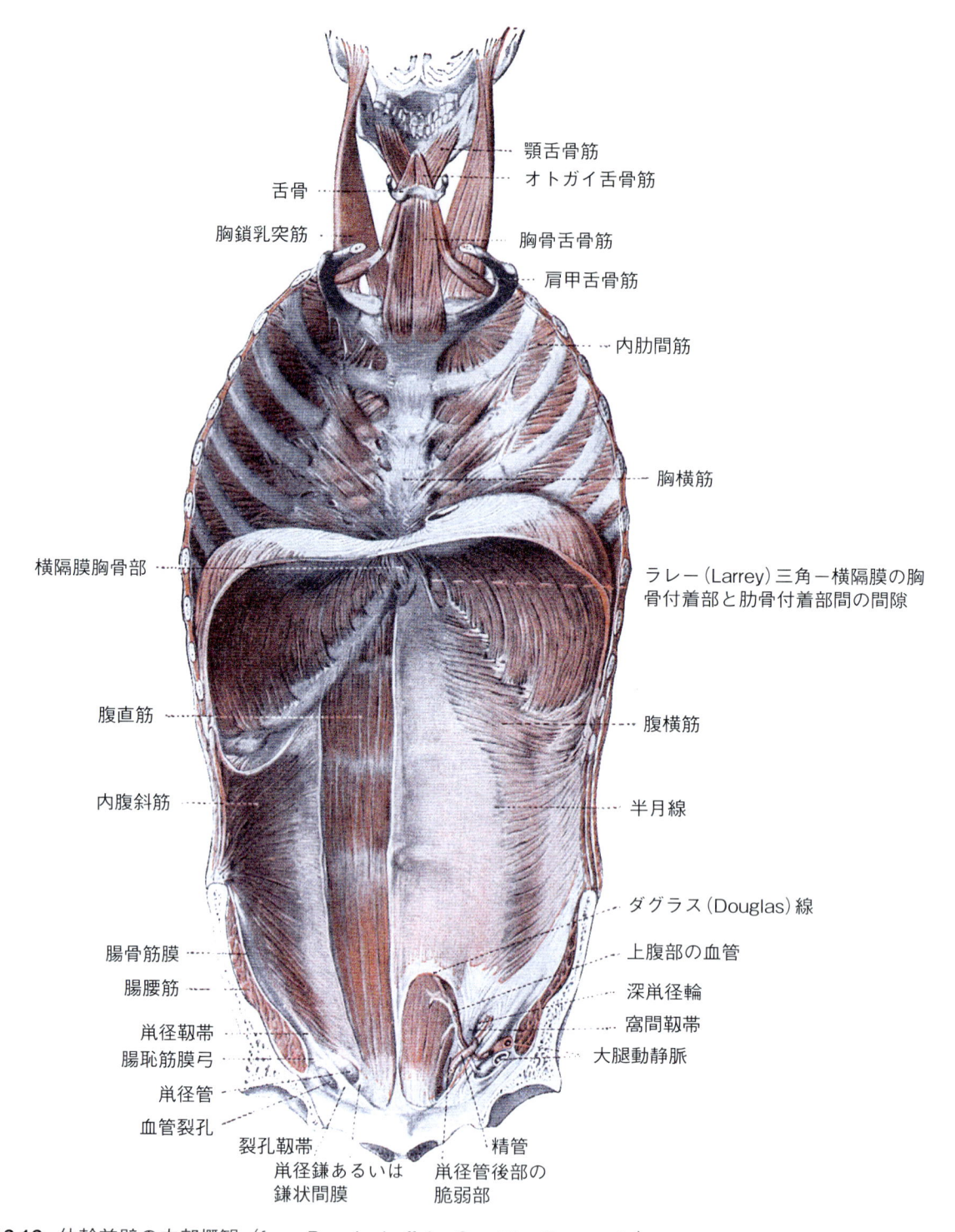

顎舌骨筋
オトガイ舌骨筋
舌骨
胸骨舌骨筋
胸鎖乳突筋
肩甲舌骨筋
内肋間筋
胸横筋
横隔膜胸骨部
ラレー（Larrey）三角－横隔膜の胸
骨付着部と肋骨付着部間の間隙
腹直筋
腹横筋
内腹斜筋
半月線
ダグラス（Douglas）線
上腹部の血管
腸骨筋膜
深鼡径輪
腸腰筋
窩間靱帯
鼡径靱帯
大腿動静脈
腸恥筋膜弓
鼡径管
血管裂孔
裂孔靱帯
精管
鼡径鎌あるいは
鎌状間膜
鼡径管後部の
脆弱部

図 13.13. 体幹前壁の内部概観（from Benninghoff A., Goerttler K., op. cit.）.

　体幹前壁は，その内側面から見ると（**図 13.13**），横隔膜によって半分に分割される大きい鞍形の引張構造を形成する．

　この大きな空洞は，第 1 肋骨および上肢帯の上面，および骨盤帯の下方でしっかり固定される．

　頸部の空洞は，頭部の受容器の空洞にとくに密接に関係している．

　的確な力線をもたらす筋により，体幹の外部の膜組織が形成される．

　—縦方向には，腹直筋，および上方に胸横筋：これらの

筋は，内方の線の左右両側に，前後方向の懸垂線を形成する．白線および胸骨筋は，これらの2つの懸垂線の中央に位置する

―体幹の前外側部に，腹横筋および肋間筋によって形成される外方力線がある；腹筋の3枚の筋膜-腱膜は，腹直筋の外側縁上で融合する．

その結果，単一の引張構造の前方-後方（antero-posterior：AP）張筋群が直列に配置されており，頸部の白線から恥骨に及ぶ前方-内方（an-me）の懸垂線を形成する．

外方-側方張筋群（latero-lateral：LL）は，左右の鎖骨上窩〔前方-外方-肩甲骨（an-la-sc）〕から腸骨窩〔an-la-cx（股）〕に及ぶ前方-外方（an-la）の懸垂線を形成するために，直列に連結する．

斜方張筋（oblique：OB）は，体幹の外部に位置する．後方の斜方張筋は，螺旋において前方の斜方張筋とつながる．斜方張筋については，第17章でより完全に検証する．

全体的な引張構造の前方の懸垂線が，上肢帯から骨盤帯に及ぶとすると，単一の引張構造に関与していた後方固定点はもはや直接は関係しない．

全体的な引張構造では，後方の力も，以下のものを形成するために，縦方向に配置される．

―脊柱起立筋の走行に沿って，頸部から尾骨に及ぶ2つの懸垂線．棘上靭帯は，2つのan-meの懸垂線と共同して作用する，これらの2つの後方の懸垂線のあいだにある．

―棘上窩から大坐骨切痕に及ぶ2つの後方の懸垂線．これら2つの懸垂線は，脊柱起立筋を被覆する筋膜の融合線と平行である．それらは，an-laの懸垂線と共同して作用する．

懸垂線および遠位の張筋

体幹の対角線は，外部の膜組織（体幹壁）の懸垂線を形成する．これらの対角線は，筋骨格系ではすでに取り上げられているが，ここでは，体幹壁全体を支持している種々の張筋を接続する懸垂線としてのそれらの役割について詳細に述べる．これらの懸垂線は，引張構造の遠位の張筋を形成する四肢の対角線と接続する．

種々の懸垂線をそれらの適切な基底長で維持するため

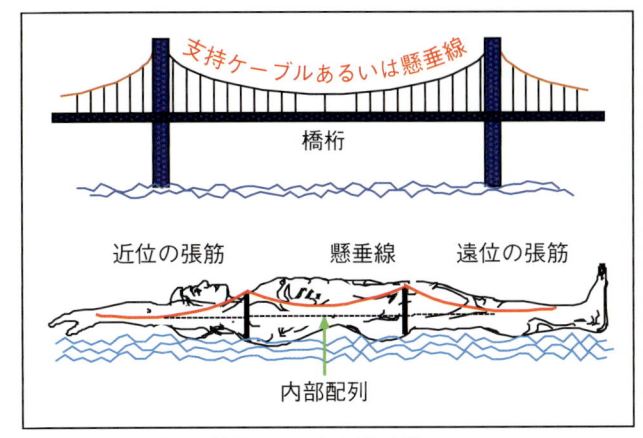

図 13.14. 人体と対比した垂下懸垂線．

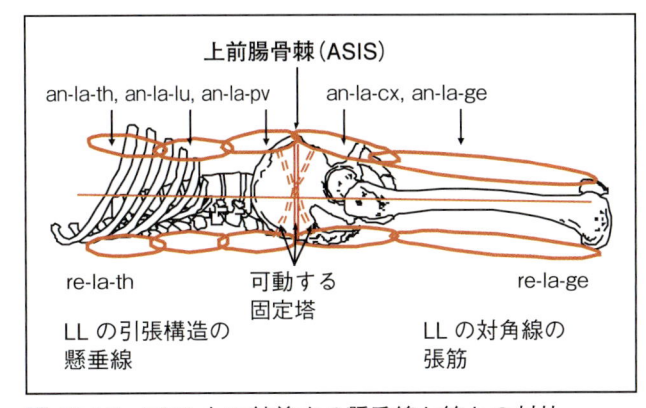

図 13.15. ASIS 上に付着する懸垂線と筋との対比．

に，四肢の筋群の基底緊張は，体幹壁のそれと平衡状態になければならない．

吊り橋の懸垂線の張力調整部とは異なり，四肢を動かすことは可能である．四肢は地面に固定されていない．四肢の筋群の基底緊張により，可動性の遠位の固定点をもつ張筋が得られる．体幹の懸垂線内の張力は，多くの場合，四肢の張筋に沿って伝わることが可能であり，末端に終わる．このことから，内部機能障害の場合に，疼痛およびほかの障害を，足部および手部に感じることがある理由を説明できる．

体幹の種々の懸垂線および四肢にあるそれらの遠位の張筋を詳細に検証するのに先立ち，人体と吊り橋構造とのあいだでさらに対比する（**図 13.14**）．体幹筋群は，吊り橋の鉄塔（塔）に相当する上肢帯および骨盤帯にしっかり固定され，四肢の筋群はこれらの鉄塔から起こる張筋を形成する．

吊り橋の構造を背臥位になっている対象者と対比すると（**図 13.15**），骨盤の上前腸骨棘（anterior superior iliac spine：ASIS）は，支持鉄塔に相当する．体幹のan-laの懸垂線は，この骨性構造の頭側上に付着し，その尾側へは下肢のan-laの張筋が付着する．これらの2つの力は，脊柱および大腿にのみ作用するように思われる．しかし，吊り橋の懸垂線がそれらの垂直張力調整部（ロッド，ケーブル）によって安定した位置に橋桁を維持するのと同じように，それらも内臓を圧迫することなく収容しなければならない．

人体において，支持鉄塔は可動する．そのため，腸骨棘が頭側に変位すると，前方の懸垂線の短縮と後方の懸垂線の延長が生じる．

同様に，前方の懸垂線の長さのあらゆる動的変化に対して，後方の懸垂線および下肢の張筋の適応が起こる．

これらの変化は，生理的な長さの範囲内で必然的に起こる．過剰な変化は，身体の本来の長さに変異をもたらす．たとえば，腹膜炎によって腹筋群に攣縮が生じると，その後に股関節は屈曲して，体幹の懸垂線を代償するために遠位の張筋の張力を減少させる．

懸垂線に沿った点の単純な高密度化が，その後に遠位の張筋に沿って代償する張力に対する主患部になりうる．この場合，内部の問題に加えて，四肢の末端に疼痛，あるいはほかの障害も生じているだろう．

各張筋は，近位方向および遠位方向に作用する．すなわち，懸垂線と張筋は，体幹から四肢へ，四肢から体幹へと張力を伝達する．内部器官の機能障害が四肢に疼痛を引き起こすことはありうるし，遠位の筋膜の慢性的な硬さを近位方向で代償し，結果として内部臓器の機能障害を生じることもありうる．これらの2つのタイプの代償例として2つの症例を提示する．

第1症例：母親が，12歳の娘を治療のために診療所に連れてきた．女児は，その左足部の内側に，足を引きずる原因となる疼痛を呈していた．X線による検査および専門医受診をすべて行い，あらゆる基礎病理は除外されていた．詳細な問診により，女児は足部の疼痛より以前に，おそらく卵巣の障害あるいは軽度の結腸炎（大腸炎）発作のいずれかによる左腸骨窩の疼痛を抱えていたことが明らかになった．そのため，前方-外方-骨盤1（an-la-pv1）のCFに重点をおいて治療した．この点における疼痛と高密度化が改善するにつれて，女児は足部内側の疼痛が軽減したと話した．治療後，女児はまったく疼痛を感じることなく足部に体重をかけることができ

るようになった．

第2症例：40歳の女性は，足関節に疼痛と腫張を呈し，数年間悩まされていた．彼女に内部機能障害を患っているか質問すると，そのような問題はまったくないと答えた．したがって，足関節に重点をおいて治療し，その治療後，患者はある程度の疼痛軽減を報告した．20日後，足関節の問題が完全には解消していなかったので，患者はふたたび来院した．そして，夜尿症で苦しんでいて，去年からずっと夜間はおむつを使用しなければならなかったが，この症状は足関節の治療を受けてから消失していることを，かなり当惑しながら打ち明けた．

対角線は，懸垂線および遠位の張筋と同じ経路をたどるが，それらに同じ機能はない．にもかかわらず，内部の問題と筋あるいは関節の疼痛のあいだの相互作用を説明するのに，この連続性を用いることができる．そして，それはよくみられる臨床所見である．機能的には，懸垂線および遠位の張筋は，体幹壁全体と四肢のあいだの張力の相互作用を調整するが，対角線は運動のパターンをもたらすために2つの筋膜配列間の相互作用を調整する．これは，器官から起こっている問題は，懸垂線内のその器官自体に現れるが，筋筋膜の代償だけは配列に沿って分布することを意味する．

上肢帯および骨盤帯におけるその固定が定常な場合，大きな体幹腔は正常状態のままである（図13.16）．

それに加えて，2つの肢帯上に付着する四肢の筋群が，過度で持続的な牽引力を生じなければ，2つの肢帯は完全なアライメントを保つ．

四肢の前方の対角線（前方の遠位の張筋）が体幹の懸垂線と交差する点は回転中心とよばれ，以下のとおりである．

—an-meの懸垂線は，上肢の同名の対角線も起始する胸骨から起こり（an-me-sc，小胸筋および烏口突起），下肢の対角線が起始する恥骨部（an-me-cx）に停止する

—an-laの懸垂線は，鎖骨上窩（an-la-sc）に起始し，下肢のan-la対角線が始まるASISで停止する．

同様に，後方の点は，以下のとおりである．

—後方-内方（re-me）の懸垂線は，上肢の後方-内方の対角線も起こる，頸部と肩甲棘のあいだの部位（re-me-sc）に起始する．この懸垂線は，下肢のre-meの対角線が起始する尾骨レベル（re-me-cx）で停止

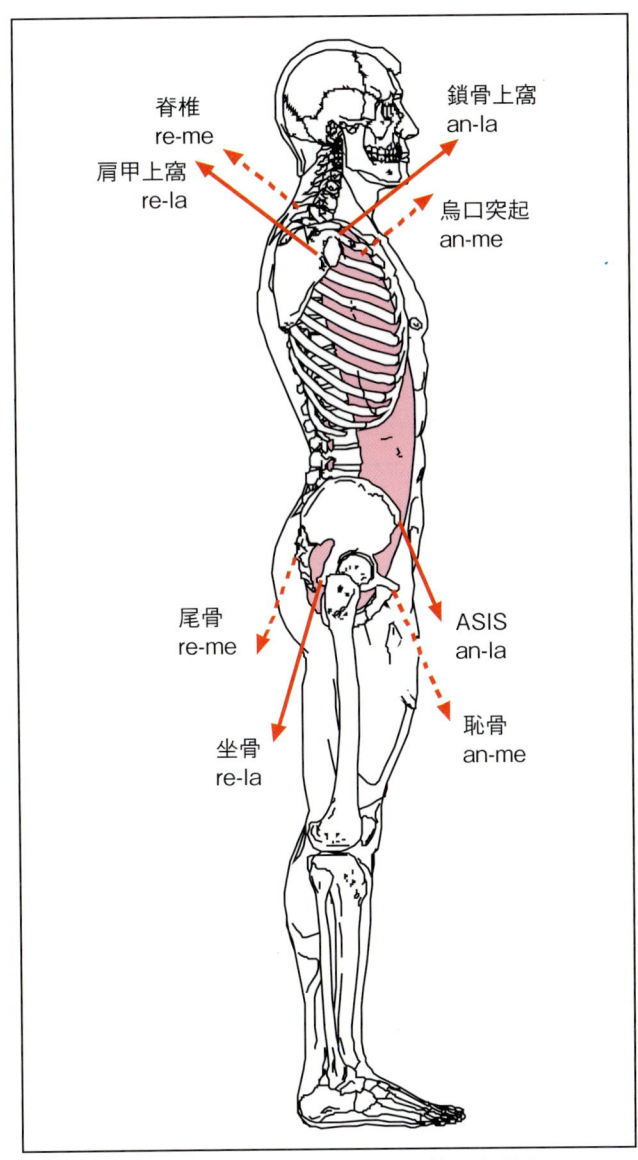

脊椎
re-me

鎖骨上窩
an-la

肩甲上窩
re-la

烏口突起
an-me

尾骨
re-me

ASIS
an-la

坐骨
re-la

恥骨
an-me

図13.16. 回転中心あるいは遠位の張筋の起始部.

する

—後方-外方（re-la）の懸垂線は，上肢の同名の対角線が起こる肩甲上窩（re-la-sc）に起始する．この懸垂線は，下肢の re-la の対角線が起始する坐骨レベル（re-la-cx）で停止する．

上肢帯と骨盤帯を回転させることによって，四肢の遠位の張筋は，体幹腔内の空間の縮小あるいは拡張に関与することが可能である．

半導体と圧電気

これまで，体幹の懸垂線と四肢の遠位の張筋のあいだの解剖学的連続性（対角線）について，詳細に記載してきた．

これらの構造に沿った力の機械的伝達に加えて，一種の生体電気伝達の可能性が，仮説として取り上げられている．

器官の機能障害によって，張筋に沿った筋筋膜の連続性に関心が集まる傾向がある．たとえば，健常者は，頭部を前方に屈曲するときに腰部に突っ張り感を感じたりはしないし，下肢を挙上するときに踵部に伸張感を感じたりはしない．また，坐骨神経痛あるいは腰痛の場合など，腰部に炎症が生じていると，こうした症状は非常に顕著になりうる．健常者は，通常は上腕内側筋間中隔に張力を感じないが，心臓発作の場合は，こうした筋筋膜の張力が明らかに顕著になりうる．

これらの所見は，筋膜配列に沿った機械的伝達が，圧電効果（圧電気とは圧力から生じる電気を意味する）により，配列内に生体電気性電位を発生させうるという仮説を支持する．圧縮力および牽引力といった，加えられた機械的負荷に反応して，一部の結晶結合面で生じる電荷蓄積が，圧電効果[1]に関与する．結晶が機械的負荷の影響下におかれるかぎり持続する電気分極は，加えられた力に比例する．ストレスが，牽引力から圧縮力に渡る場合，誘導電荷は極性を逆転しうる．

筋膜は半導体[2]として説明されている．その伝導性は，偶然ではない．それは，筋膜が受ける力線に沿って広く伝播する．筋膜内部のコラーゲン線維は，これらの線に沿って，たとえば，白線，棘上靱帯，腸脛靱帯およびその他に沿って配置される．これらの線は，懸垂線および遠位の張筋に対応する．吊り橋の懸垂線は平行で，かつ遠位の張力調整部と連続しているが，同様の構造が人体にもみられる．

これらの力線は，電荷に変換される振動波を発生する．これらの電荷は，半導体として機能する懸垂線に沿って伝播する．半導体は，金属導体と優れた絶縁体の中間の電気的性質をもつ結晶構造である．導体とは異なり，半導体の伝導性は，温度上昇に伴って，および／または少量の不純物（ドーパントとよばれる）を追加することによって増大する．絶対零度付近の温度では，半導体は絶縁体として機能する．環境温度が摂氏約27°に上

1：マトリックスを通して広がる機械的振動波は電場を発生したり，消失したりする（Lindsay M., 2008）.
2：すべての筋膜構成要素は，半導体である．それらは集積回路のように振動性情報を伝導することが可能であり，エネルギーのある形態をもう1つの形態に変換することが可能である（Lindsay M., 2008）.

表13.1. 器官の評価チャート.

データ

内部機能障害		呼吸困難

	o−f 単位，器官，系	LOC.	SIDE	CHRON.	REC.	PaMo	VAS
Pa. Max	ARE（呼吸器）	th, cl	Bi	2 y	1 xw	重力下での呼吸困難	7
Pa. Conc							

Previous illness	Surgery	Examinations
肋骨３本骨折，右　10	６歳のときに扁桃摘出術	気管支鏡検査―陰性

Caput/Head	Digiti/hand	Pes
	右示指の痙攣	

HYPOTHESIS

治療計画：この患者のおもな問題はなにか？　均衡状態を再形成するためには，どこに働きかける必要があるか？
呼吸機能障害は，胸郭（肋骨骨折）および咽頭（扁桃摘出術）の筋膜に関連している可能性がある

PALPATION VERIFICATION

２つの外部膜組織の張筋の選択	遠位の張筋による確認	回転中心による確認	体幹後壁
an-la-th rt**	la-di rt *	an-la-sc1 bi **	
			la-sc bi **, la-th bi*

TREATMENT

Date	Points treated	Outcome after 1 week
	an-la-th rt, an-la-sc1 bi, la-th bi, la-di, +	

昇すると，価電子帯[3]に存在する電子は電気を伝導する．

半導体における電流伝導は，電場にさらされた電荷担体[4]の流れによって生じる．これは金属における電流伝導と同様である．この機序の他に，金属にはあてはまらない第２の機序が存在するが，この機序は拡散に関連しており[5]，生体組織に適している．

拡散効果は筋膜の基質内で起こりうるが，最大の緊張を受ける筋膜の膠原束に沿って広がる．この仮説は，骨組織が主として大荷重線に沿って沈着するという，ウォルフ（Wolff）の法則に基づく．

3：電気伝導が起こるためには，一部の電子が，価電子帯を形成する最高のエネルギーレベルから伝導帯を形成する空のエネルギーレベルまで通過するのに十分なエネルギーを蓄積することが必要である〔あるレベルから他のレベルまでの通路をギャップ（gap）とよぶ〕（Enciclopedia Medica It,1988）．

4：半導体には，負電荷担体（伝導電子）と正電荷担体（正孔）の存在に関連した，２つの伝導機構がある．これらの電荷担体はそれぞれ，異符号の電荷１単位（q）を運搬する（Enciclopedia Medica It, 1988）．

5：Fick の第２法則は，ある環境下にある液体の拡散過程を説明しており，経時的な体積濃度の変動率を予測する．濃度の変動は，時間および空間の関数である．種々の温度での拡散係数は，一般に許容される誤差の範囲内でしばしば定義できる（Enciclopedia Medica It., 1988）．

器官の評価チャート

器官の機能障害の評価チャートの編集は，*o−f* 単位に使われるものと少し異なる．上記の例（**表 13.1**）に関して述べる．

—Pa Max（最大疼痛）には，機能障害を呈していると思われる器官を記録する（呼吸器：ARE）

—LOC. には，患者が訴える疼痛の局在を記録する．器官の機能障害では，この症状はたいてい複数の分節にわたって分布する（胸郭，頸部：th, cl）

—SIDE には，疼痛あるいは機能障害が身体の左右どちらにあるかを記録する．上記の例では，疼痛が両側にあった（両側：Bi）

—CHRON. には，症状の持続期間を記録する（２年：2 y）

—REC. には，症状が現れる頻度を記録する（週１回：1 xw）

—PaMo（疼痛を伴う運動）には，患者が訴える症状を，できるかぎり患者自身の言葉を使って記録する（重力

下での呼吸困難）.

　器官の機能障害の原因となっている代償を明確にするためには，以下の因子が重要である.

—Previous illness（既往歴）：上記の症例では，患者は，呼吸に関連するいくつかの問題を引き起こしている可能性がある肋骨骨折を呈していた

—Surgery（手術の既往）：単純な扁桃摘出術であっても，それに伴う呼吸困難とともに筋スパスムを引き起こしている可能性がある

—四肢の感覚異常および疼痛：示指の痙攣は，LL の懸垂線での代償を仮定するための根拠となる可能性がある.

　こうした情報は，HYPOTHESIS（仮説）を明確にして，治療計画を立案するのに役立つ.

　PALPATION VERIFICATION（触診検証）は，体幹の懸垂線から始め，遠位の張筋および回転中心へと進める.

　体幹後壁および四肢の触診検証と TREATMENT（治療）を，1 回の治療機会で実施することもあるし，2 回の治療機会に分けて実施することもある.

　問題が，器官内に分布するにもかかわらず，セラピストが，単一の引張構造に関する治療において推奨されたのと同様に，横断方向での触診検証を実施し続けることは頻繁にみられる. これが完全に誤っているというわけではないが，セラピストは器官の機能障害は，懸垂線に沿って分布する単一の分節に限局されないことを知っている必要がある. したがって，たとえ症状が 1 つの分節だけにみられるとしても，3 つの体幹分節（胸郭，腰部，骨盤）すべてに触診検証を実施する必要がある. 触診検証により 2 つあるいは 3 つの分節で高密度化した点が確認される時はいつも，張力の不均衡が引張構造に沿って分布するのではなく，縦方向の懸垂線に沿って分布するということを意味する.

　こうした場合，四肢あるいは頭部にある遠位の張筋へも対象を広げて触診検証を実施する. たとえば，臍上部の腫脹および消化機能障害を呈する患者の場合，腰部の引張構造の触診だけではなく，胸郭および骨盤の分節の触診も考慮して仮説を立てるべきである. 触診によって複数の分節に高密度化した点が認められた場合，患者の問題が単に腰部の引張構造 1 つだけに関連しているのではなく，消化器に関連していることを示している.

第14章
遠位（末端）の関連痛

　内部臓器には，ほとんど侵害受容器がない．もしそうでなければ，正常な蠕動運動によりほぼ恒常的に疼痛信号が出力され，疼痛はもはや警報装置としての意味をなさなくなるため，これはかえって好都合である．疼痛があると，手を当てることで疼痛を軽減できる部位に自分の手をもっていくように思われる．それでもやはり，鑑別可能な臓器疾患の場合，手を当てることでは内部の状態を直接修正することはできない．外部へのマニピュレーションが，内部臓器の機能障害に作用するときは，常に，張力の変化が体幹壁で起こる傾向にある．たとえば，腹壁が胃容量の変化に適応できない場合，腹壁をマニピュレーションすることによって，通常は随伴する膨張感を軽減することができる．

　通常，内部痛を論じるときは，侵害受容性求心路を伝導する感覚神経について言及する．この解釈は，筋膜が，臓器炎症によって引き起こされるあらゆる伸張と同様に，臓器の膨張を感知できるように配置された神経支配を有する組織であるということを無視している．

分節性の疼痛から多分節性の疼痛へ

　関連する個々の筋膜に基づいて，以下のように内部の関連痛（**図 14.1**）を分類することができる．
—被覆筋膜から直接生じる疼痛．「内臓痛」という用語は一般的に用いられるが，たとえば，大動脈あるいは前立腺被膜の膨張に起因する疼痛には不適切である．したがって，それに関しては被覆筋膜由来の疼痛とよぶのが望ましい．この種の疼痛は，壁外神経節と厳密に関係し，発汗，悪心，頻脈あるいは徐脈，低血圧および過呼吸といった種々の症状と関連する
—挿入筋膜に由来する疼痛．この種の疼痛は，体幹壁上に付着する壁側筋膜から生じる．壁側筋膜が体性求心性神経によって神経支配されるため，より局在性の疼痛である．この種の疼痛は，咳あるいは体幹壁の強い収縮により悪化しうる

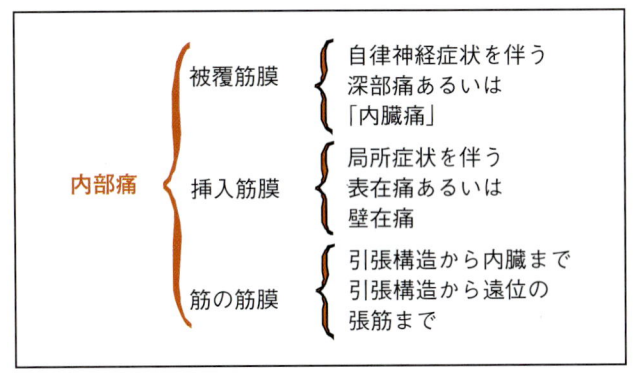

図 14.1. 内部の関連痛の略図.

—筋の筋膜の高密度化に由来する疼痛．この種の疼痛は，内部機能障害の症状に類似していることがある．その場合は，患者に疼痛部位を動かすことを促すようにして，体幹壁の硬さによって蠕動運動が損なわれることを回避する．

　引張構造の筋膜の弾性が，マニピュレーションによって回復しないかぎり，身体は，別の部位にある，高密度化した硬い組織を代償する傾向がある．

　筋の筋膜は，識別可能な筋膜（myofascial：mf）配列および筋膜対角線に配置される．内部の変化は，おもに筋膜対角線に沿って分布する．これは，内部の筋膜が，白線および体幹筋の筋膜の融合線に沿って付着するからである．これらの線は，体幹の筋膜対角線の経路と一致する．

　たとえば，患者が，肝機能障害によって肩に，心機能障害によって上腕に，あるいは腎仙痛によって大腿内部に感じる遠位の疼痛は，神経経路に続く反射痛ではない．それは，包埋された神経終末の二次的な異常興奮で，局所の筋膜の伸張に起因する（**図 14.2～4**）．

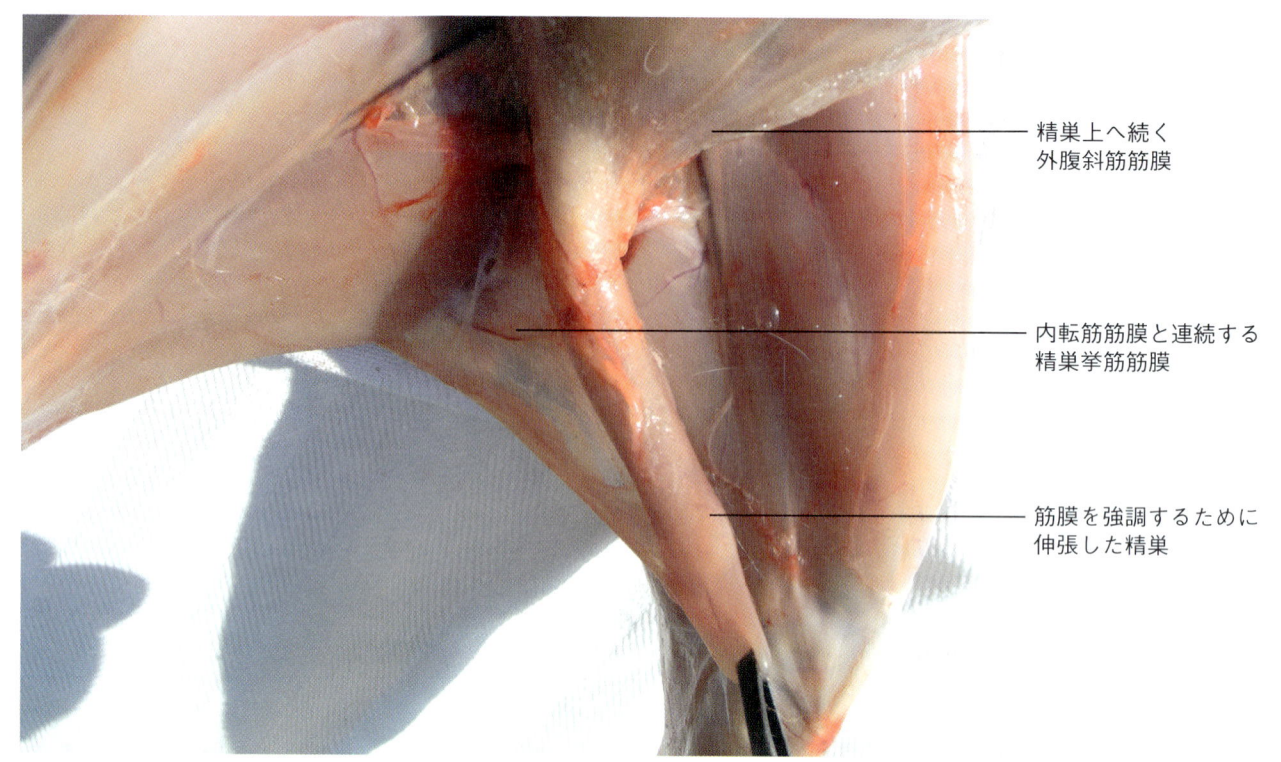

精巣上へ続く
外腹斜筋筋膜

内転筋筋膜と連続する
精巣挙筋筋膜

筋膜を強調するために
伸張した精巣

図 14.2. 下方に伸張したウサギの精巣.

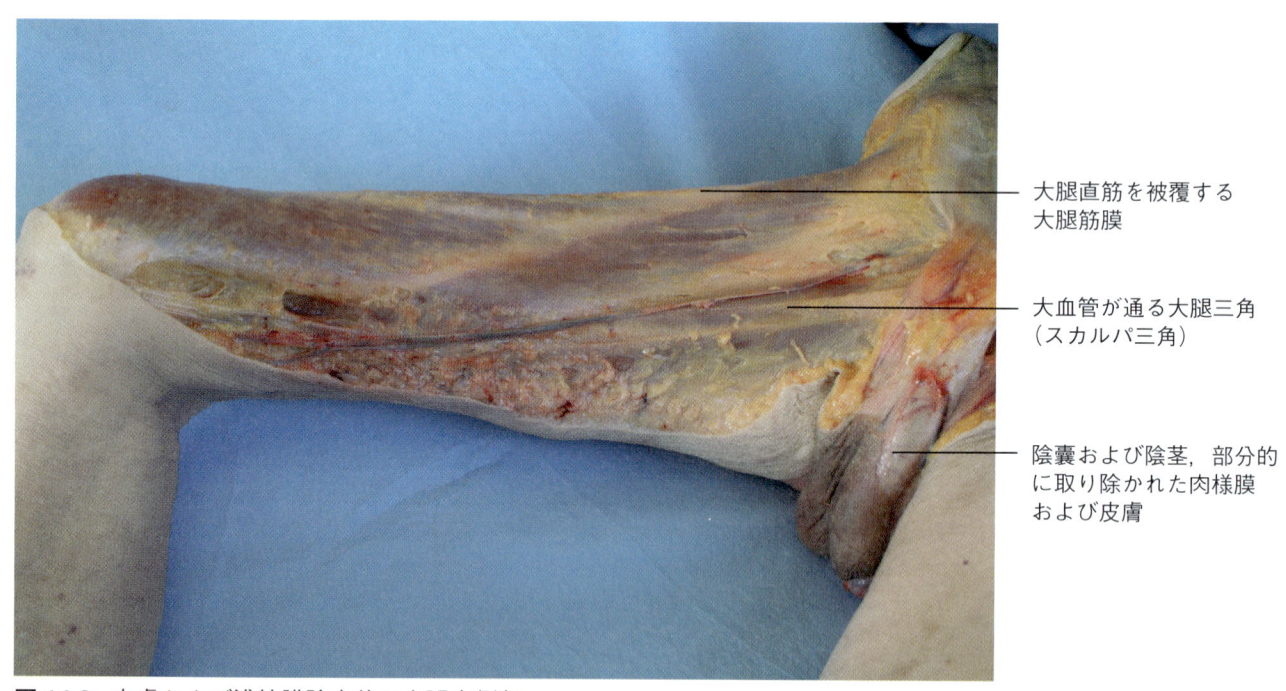

大腿直筋を被覆する
大腿筋膜

大血管が通る大腿三角
（スカルパ三角）

陰嚢および陰茎，部分的
に取り除かれた肉様膜
および皮膚

図 14.3. 皮膚および浅筋膜除去後の大腿内側部.
　肉様膜筋は，陰嚢の皮膚に包含される平滑筋線維によって形成される．より低い温度にさらされると，ゆっくり収縮する皮筋であり，熱および加齢により弛緩する.
　精巣挙筋は内腹斜筋から下行する横紋筋であり，精索に付随する．大腿内側部への刺激は，精巣挙筋反射を経てこの筋のすばやい収縮を誘発する.

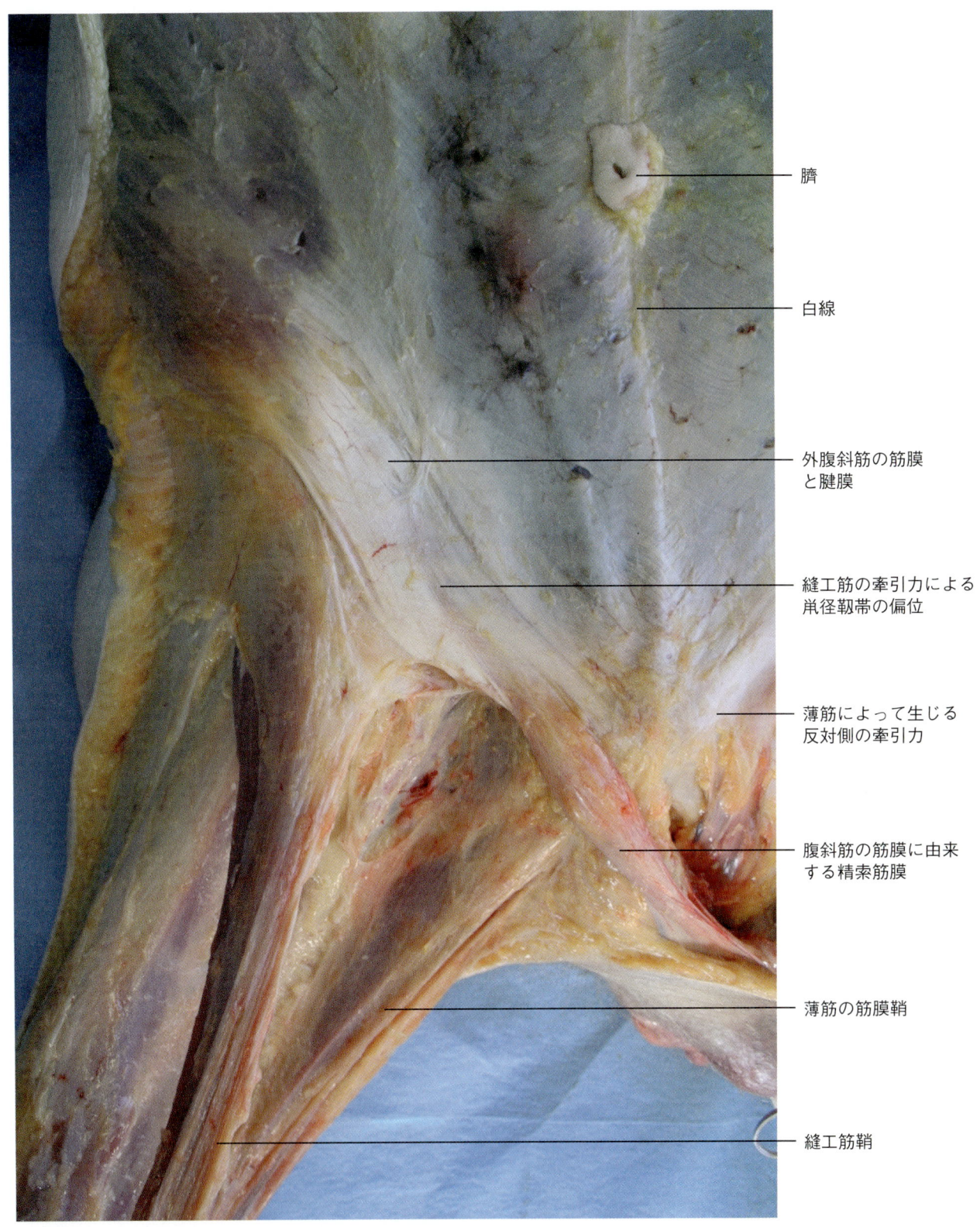

臍

白線

外腹斜筋の筋膜
と腱膜

縫工筋の牽引力による
鼡径靭帯の偏位

薄筋によって生じる
反対側の牽引力

腹斜筋の筋膜に由来
する精索筋膜

薄筋の筋膜鞘

縫工筋鞘

図 14.4. 下肢筋群に起因する腹部筋膜における牽引力.
　骨盤の浅筋膜は陰嚢に続き，肉様膜（皮下組織の平滑筋）の起始となる.
　腹部の深筋膜 3 層は，精索および精巣を被覆する 3 つの筋膜を形成する.

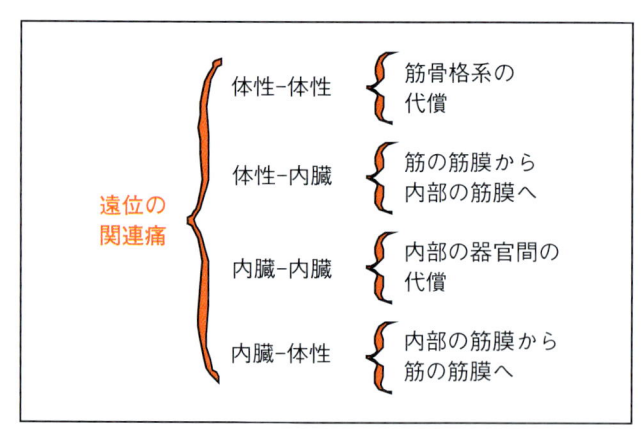

図 14.5. 遠位の関連痛の 4 つの経路.

遠位の関連痛の 4 つの経路

それが内部由来であるか，それとも筋由来であるかに
かかわらず，遠位の代償は，4 つの異なる経路で広がる
可能性があり，関連痛を生じることがある（**図 14.5**）.

—筋の筋膜に由来し，筋膜配列に沿って代償が生じる，
腰部および頸部神経根痛などの広範囲にわたる関連痛
の原因となる体性−体性の疼痛

—徐々に内部の筋膜の弾性を代償できなくなる筋膜配列
の硬さに起因し，結果的にはすべての器官の正常な生
理機能を阻害する体性−内臓の疼痛. この場合，筋膜
の高密度化が最初は足部にあったとしても，上行性の
代償が内部の筋膜に向かって起こる原因となりうる

—内部の筋膜の小領域の変化が，すべての器官の正常な
生理機能を代償できなくなる主患部になるときに生じ
る内臓−内臓の内部痛. たとえば，虫垂切除後の癒着
形成は，経時的に発生する消化の問題，慢性便秘症お
よびその他の障害の原因となりうる

—内部器官内の障害あるいは張力を，四肢の筋膜対角線
に沿って代償する場合，内臓−体性の疼痛が生じうる.
たとえば，慢性便秘症由来の張力により，下肢に下行
性の代償が起こりうるが，その結果，足部に疼痛が生
じる.

これら 4 種類の遠位の関連痛に対しては，局所の引張
構造を修正するだけでは不十分であるため，体幹の懸垂
線と，同時に遠位の張筋を，治療によってふたたび調整
することが必須である.

外部の代償

筋膜マニピュレーションを，筋骨格系のある部分に適
用すると，治療している点から少し離れた領域の内部痛
あるいは筋の疼痛を悪化させることがある. たとえば，
右手関節の疼痛を有する患者に外方−手根（la-ca）の協
調中心（centre of coordination：CC）を治療中，胃領
域の既存の疼痛が強くなることがあった. 別の患者にお
いては，大腿部痛に対する外方−股（la-cx）の CC の治
療によって，足関節痛が再発することがあった.

これらの 2 症例では，筋の筋膜への刺激は，既存の遠
位の障害を悪化させる可能性が十分にある.

このことから，そうしたかなりの距離を隔てた疼痛の
伝達がどのように可能となるのかといった疑問が生じ
る. 生理学の教科書では，こうした現象を説明するのに
神経の反射弓[1] について言及している. しかし最新の知
見によると，一種の「ドミノ機構」が筋膜配列内に介在
するようである[2].

CC あるいは融合中心（centre of fusion：CF）をマニ
ピュレーションするときはいつでも，すべての筋膜配列
に沿って攣縮が生じうるが，その作用が及ぶのは，筋膜
組織に別の変性がみられる部位までである.

体性−体性の関連痛

筋膜配列は，一方向に身体を動かすすべての筋膜単位
（myofascial units：mf 単位）によって形成される. そ
れぞれの筋膜配列は，可動性のリンクによって形成され
る機構に似ており，各リンクはその配列内の関節に相当
する. それぞれの筋膜単位は，深筋膜上へ付着する腱の
展開により次の筋膜単位と連結する. たとえば，後方−
膝（re-ge）の筋膜単位内では，半腱様筋と大腿二頭筋
の一部の線維は膝窩レベルで下腿筋膜上へ挿入する. 同
じ下腿筋膜[3] に起始をもつ腓腹筋線維の一部は，隣接す
る後方−距骨（re-ta）の筋膜単位の要素である. これら

1：交感神経幹から脊髄神経に戻る交感神経線維は，末梢神経内を皮膚の
ほうへ走行するが，そこでは末梢神経が，対応している皮膚節にある血
管および腺を神経支配する. 内臓疾患の場合，疼痛はこれらの皮膚領域
に生じることがある（Kahle W., 1987）.
2：関連痛は，筋運動の連鎖に沿って，共同する筋群に広がる（Dong-
Gyun H., 2009）.
3：筋からそれを覆っている筋膜にまで広がっている小さい腱の展開を，
16 遺体の解剖で確認した（Stecco A., 2009）.

の付着部は，局所レベルで機械的な力を伝達する役割を担うことができるが，各筋膜配列の一部として考えると，特定の方向に生体電気を伝達することができる（第13章151頁を参照）．

体重を持ち上げるなどの肉体作業を行うとき，これらの筋筋膜の連結は筋膜配列内のすべての筋膜単位の同期を保証する．

基底筋緊張により，睡眠中であっても覆っている筋膜は基底緊張を維持する．この「半覚醒」状態によって，その系はいつでも，どんな要求にも反応することが可能となる．たとえば，腰部の筋膜が硬くなると，この硬さは，包埋された自由神経終末への不適切な牽引により，前屈時に，腰痛を誘発しうる．そして復位するときには，硬い筋膜は筋よりゆっくり短縮することになり，神経終末をふたたび刺激しうる．腰部の筋膜の基質が，その正常な流動状態[4]に回復しない場合，その後の張力の代償が同じ筋膜配列に沿って生じる可能性がある（**図14.6**）．

ときに疼痛は，遠位の筋膜単位（たとえば，腓腹部の後方にある re-ta）に自発的に生じるかもしれないし，あるいは，近位の筋膜単位〔たとえば腰部の後方にある後方-腰部（re-lu）〕の CC に圧を加える場合にのみ生じるかもしれない．患者は治療以前に，遠位の疼痛を一度も感じたことがないかもしれないので，こうした遠位の関連痛（体性-体性の疼痛）に驚くことがある．この関連痛は，前述した「ドミノ機構」と類似している．実際に，re-lu の筋膜単位内での疼痛抑制を目的とした筋収縮により，隣接した後方-骨盤（re-pv）の筋膜単位の筋紡錘が賦活し，それが re-ge および re-ta の筋膜単位の筋線維を順に収縮させる．遠位の筋膜単位がとくにこうした不均衡の影響を受けやすいのには2つの理由がある．

—四肢の遠位にあるため，筋膜単位は，さらなる代償を起こすことができない
—筋膜単位の筋膜は，過去の外傷[5]あるいは過用症候群

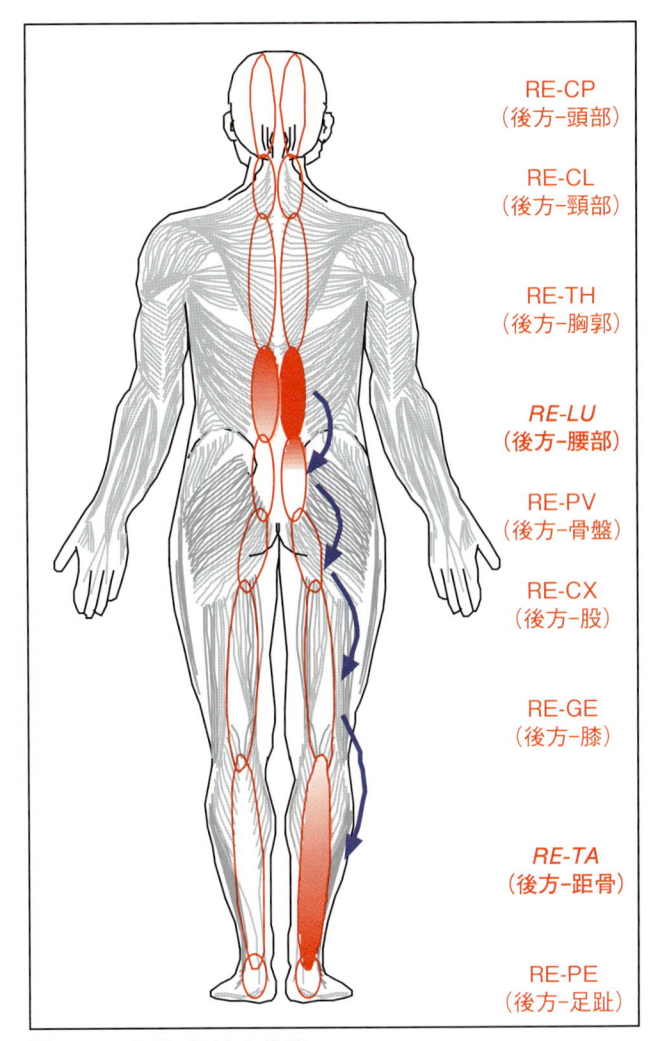

図14.6. 体性-体性の代償.

により高密度化しうる.

体性-内臓の関連痛

人体はまず，内部機能障害が生じる前に，筋膜配列内の筋張力のバランスを取り戻そうとする．しかし，この戦略は必ずしも功を奏さず，その場合，正常な内部の生理的張力に支障をきたしながら，筋配列の張力を内部の筋膜[6]に沿って代償する可能性がある．腸の ANS は，張力のごくわずかな変化にも過敏である．結局のところ，ごくわずかな筋膜の変化であっても，内部の張力の変化あるいは ANS の刺激強度の変化のいずれかを引き起こしうる．

たとえば，内方運動の筋膜配列内の異常な張力は，腎

RE-CP
(後方-頭部)

RE-CL
(後方-頸部)

RE-TH
(後方-胸郭)

RE-LU
(後方-腰部)

RE-PV
(後方-骨盤)

RE-CX
(後方-股)

RE-GE
(後方-膝)

RE-TA
(後方-距骨)

RE-PE
(後方-足趾)

4：筋膜に圧を加えることにより，この組織の温度を上昇させ，その正常な生理的流動性を回復し，その硬さを軽減することが可能となる（Oschman J., 1994）.
5：食道の下部を拡張するために小さなバルーンを使用することにより，深部の胸骨後面痛が上腕痛の発生とともに誘発されることを Jones が発見した．仮肋の切除により上腕痛（自発痛およびバルーンを拡張させることに起因した上腕痛ともに）は消失した．後者の影響はその後，胸骨後方の不快感のみとなった（Enciclopedia Medica It., 1988）.

6：外部の筋骨格系の症状の内臓症状への移行は，悪化を意味する（Manuale di Agopuntura., 1979）.

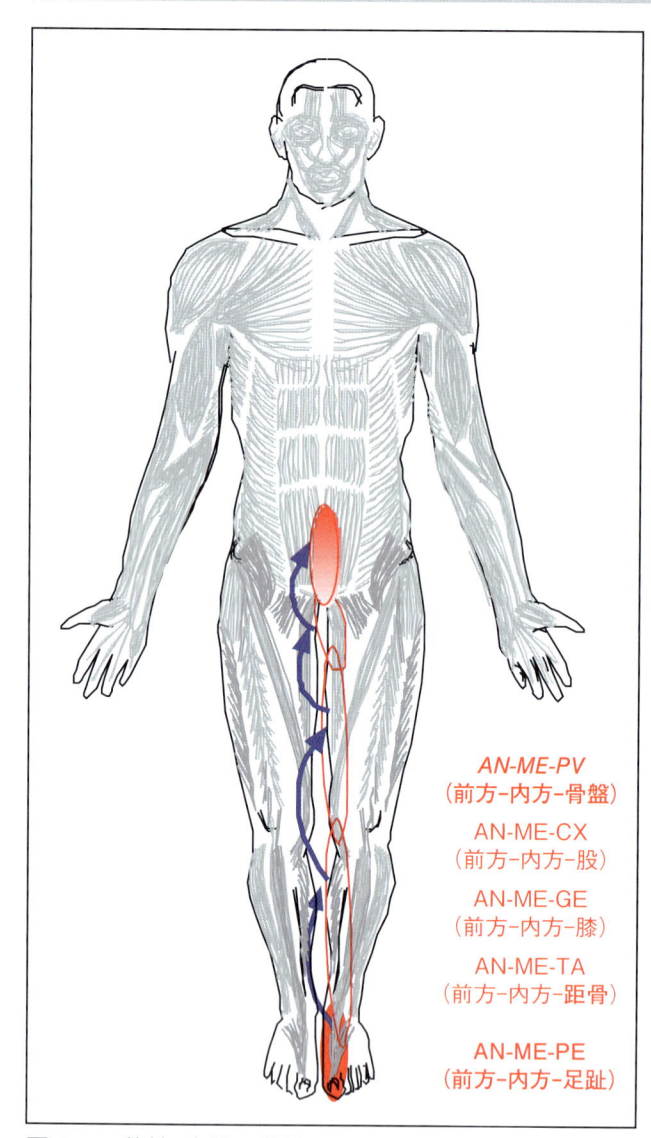

AN-ME-PV
（前方-内方-骨盤）

AN-ME-CX
（前方-内方-股）

AN-ME-GE
（前方-内方-膝）

AN-ME-TA
（前方-内方-距骨）

AN-ME-PE
（前方-内方-足趾）

図 14.7. 体性-内臓の代償.

筋膜へと上行しうる（**図 14.7**）．この張力の起源は，内方-足趾（me-pe）の筋膜単位の要素である，足部の母趾外転筋にあるかもしれない．こうした異常は，内方-距骨，膝，股（me-ta, ge, cx）の筋膜単位（下肢の内方運動配列のすべての部分）内の不規則な収縮の連鎖を引き起こす可能性があり，患者は下腿の内部に沿って，わずかな痙攣様の感覚を感じるかもしれない．この異常な張力が腎筋膜にまで及ぶと，尿道を被覆している筋膜および筋のスパズムが尿の流れを妨げる可能性がある．

　ときに患者は，足部の過去の外傷あるいは疼痛について報告しないことがある．しかし患者は，たとえば排尿障害によって生じる尿の停滞に起因して頻発する膀胱炎を呈しているかもしれない．

　そのような場合，遠位の張筋と内部の筋膜配列のあい

だに連続性を認識している筋膜のセラピストは，足部の筋膜を検査することを考えるだろう．高密度化した点が触診されるとき，患者が，その領域の過去の外傷あるいは一時的な疼痛でさえも思い出すことは一般的によくあることである．

内部の代償

　内部の筋膜の高密度化は，内部の３つの配列自体の範囲内で，あるいは外部の筋膜配列に沿って代償されうる．たとえば，一部の患者は軽度の外傷後であっても，手部および足部に疼痛性ジストロフィー（complex regional pain syndrome：複合性局所疼痛症候群）を発症する[7].

　患者の内部機能障害の既往について質問することにより，これら末端のみに対象を限定した治療では十分な結果を得ることができないかもしれない理由を，セラピストは理解することができる．

　内部機能障害からの疼痛は，その領域を直接触診しないかぎり感知されないことがよくある．したがって，触診によって簡単に高密度化を検出できるように，懸垂線およびその張筋の経路を知っていることは重要である．

内臓-内臓の関連痛

　内部の器官は筋膜配列とは異なり，３次元空間上の平面に基づいては配列されていない，３つの *a-f* 配列を伴う．*a-f* 配列は，同一機能に対して共同する *o-f* 単位を結合する．

　横隔膜は，*a-f* 配列の連続性を部分的に遮断する．つまり，この筋は２つの配列の器官を隔てている．

—横隔膜より上方の呼吸器および下方の消化器を含む内臓配列

—上方の心循環器系器官および下方の泌尿器を含む血管配列

　横隔膜は，腺配列を遮断することはない．

　a-f 配列内の疼痛（内臓-内臓の疼痛）の伝播を説明するために，腎仙痛の例をここにあげる．

7：複合性局所疼痛症候群（CRPS）の生理病理学は，まだ十分に解明されておらず，議論の余地がある．いくつかの研究により，末梢性（炎症，異常な交感神経作用など）および中枢性（神経性および認知性）の両方の機序が関係することが立証されている（Mrabet D., 2012）.

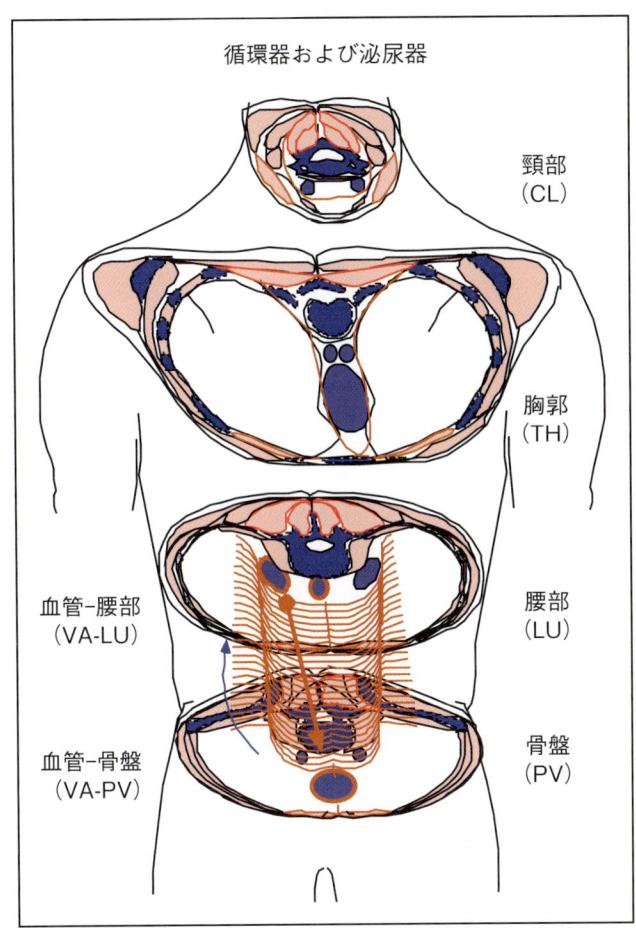

循環器および泌尿器

頸部
(CL)

胸郭
(TH)

血管−腰部
(VA-LU)

腰部
(LU)

血管−骨盤
(VA-PV)

骨盤
(PV)

図 14.8. 内臓−内臓の代償.

腎筋膜は，腎臓を尿管および膀胱に接続し，腎臓「結石」によって生じる疼痛信号はこの筋膜の経路に沿って移動する．もっと正確にいえば，腎臓結石は，収縮性の腎盂壁および尿管壁を圧迫し，腎筋膜内の受容器を伸張して疼痛を引き起こす．

したがって，この種の内臓−内臓の疼痛は腰部に起こるが，鼡径部[8]および膀胱レベルで感知される．この疼痛の分布は，包埋された自律神経節によって内部の筋膜の経路に続く（**図 14.8**）.

神経の反射弓の機序では，この内部痛の伝達を十分に説明できない．しかし，自律神経節の伸張による，筋筋膜の攣縮および生体電気の伝達の観点からそれを理解することができる．これらの要素がともに，生体電気の張力ネットワークを形成する[9].

この要素間の連携は，生理活動中の器官の o-f 単位間での正常な共同作用に役立つが，機能障害の場合は異常な攣縮によって生じる疼痛の伝達経路になる．

内臓−体性の関連痛

o-f 単位の機能障害により，関連する a-f 配列内に含まれる壁外神経節への，一種の機械的刺激が生じる．a-f 配列の内臓筋膜は，腸間膜あるいは堤靱帯によってその壁側筋膜と接続する．その壁側筋膜は，筋の筋膜と連結する．

たとえ疼痛が内部に起源をもつとしても，末端へと広がる筋膜配列の疼痛を抑える攣縮を誘発することがある[10]（内臓−体性の疼痛）．たとえば，前述した腎仙痛は，足部（**図 14.9**）に伝播しうる．実際に腎筋膜は，大腿管上を通過すると，大腿筋膜および下腿筋膜の内転筋管に続く腸骨筋膜と連結する．

腎盂の攣縮は，内転筋管を被覆している内側の大腿筋内での収縮の原因にもなりうる．これらの筋は me-ge の筋膜単位の要素であり，攣縮が継続する場合，この影響は足部にまで広がりうる．この張力の代償は，末端を越えることができない．そして，これが，内部臓器の機能障害と関連する感覚領域が，多くの場合足部にみられる理由である．

内部の筋膜の外形寸法が変更されればされるほど，内部の筋膜配列と外部の筋膜配列のあいだに一種の短絡が生じる．たとえば，軽度の心機能障害により胸骨後部に局在する疼痛が誘発されることがあるが，心臓発作によって生じる疼痛の場合は，たいてい頸部および上肢全体の内側部へと伝播する[11].

この内臓の関連痛は，局所の侵害受容器によって感知されるものであり，自律神経線維によって伝導されることはない．Baldissera（1996）は，以下のように述べて

8：糸球体腎炎および腎盂腎炎といった腎臓病変では，実質組織の腫脹は，被膜の拡張による関連痛を誘発し，腎臓より頭側の領域（肋骨脊柱角）に著明な圧痛を生じる．腎盂および／または尿管の拡張による関連痛は対側に生じ，同側の腸骨窩内と，多くの場合大腿内側部への放散を伴う（Manuale Merck., 1990）.

9：神経線維は，それ自身の細胞によって，あるいは，その経路に沿って加えられる機械的，熱的，化学的および電気的な刺激によって活性化されうる．伝達のために必要とされるエネルギーは，神経線維自体から，およびその鞘を形成する組織から得る（McDonald C.J., 1968）.
10：呼吸器の機能障害により，ときには手部および足部の爪が変形することがある．痛風は，結晶化した尿酸の沈着により，大部分は母趾の関節に現れる（Enciclopedia Medica It., 1988）.
11：収束の理論は，内臓の求心性線維が体性線維と同じ中枢神経細胞にすべて収束するという考えに基づく．これは分節自体の反射性疼痛を説明することはできるが，末端の関連痛を説明することはできない（Dong-Gyun H., 2009）.

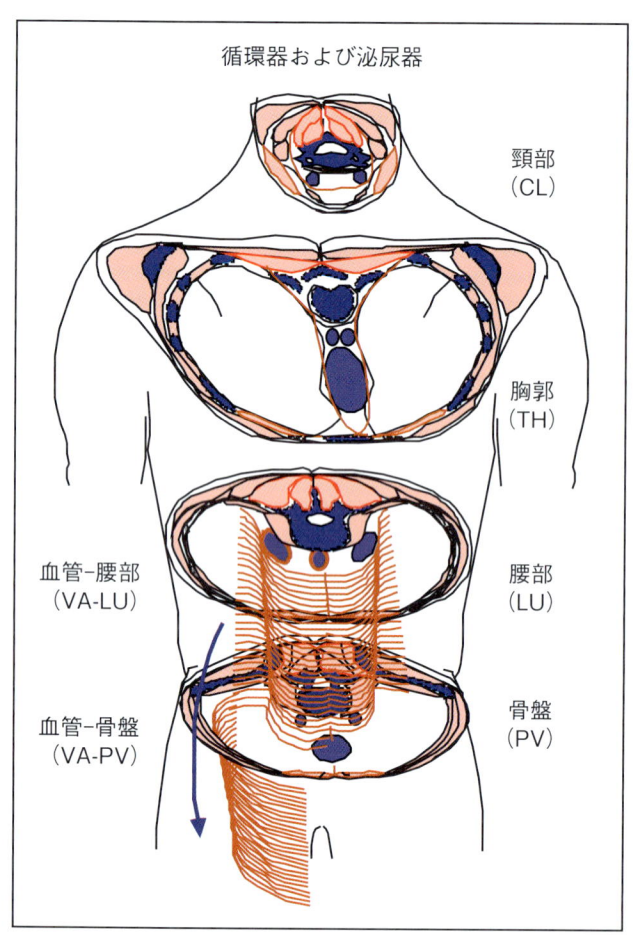

循環器および泌尿器

頸部
（CL）

胸郭
（TH）

血管–腰部
（VA-LU）

腰部
（LU）

血管–骨盤
（VA-PV）

骨盤
（PV）

図 14.9. 内臓–体性の代償.

いる.「狭心症および心筋梗塞による疼痛は，心臓神経叢によって感知され，続いて交感神経節へと伝達される．それはこれらの神経節から交通枝を経由して移動し，後根を通って脊髄神経節にいたる．ほかの疼痛感受性の神経細胞が頸神経節と接続して，ここから三叉神経神経節，および上腕と前腕の尺骨神経へと進むかもしれない」.

それゆえに Baldissera は，迷走神経ではなく[12],「自律神経系」内臓神経が侵害受容性求心路となり，遠心性刺激が，運動刺激ではなく痛覚を末梢へと伝達すると述べている．Head ら[13] も同意見である（**図 14.10**）．この仮

説は，脊髄から出ていくのは遠心性（運動）刺激のみで，求心性（感覚）刺激は出ていかないという一般的な理論に反する.

さらには，内部の神経節内あるいは脊髄回路内の疼痛刺激の伝播により，すべての人において身体の両側で同程度に感知される疼痛が生じる．そのかわり，症候性心機能障害があるときは，ある人は胸骨後面痛を感じ，別の人は季肋部に疼痛を感じ，さらに別の人は頸部あるいは上腕などに疼痛を訴える.

これらの関連痛の局在の多様性は，内部の筋膜の攣縮の代償を妨げ，包埋された神経終末への刺激の原因となる特定の筋の筋膜の硬さによる可能性が高い.

狭心症を思う 2 症例において，疼痛が最初は局所的に感知されたが，上腕の筋膜の弾性が変化した場合に限って，後にこの部位へと広がる理由を示した Cohen の研究[14] は，この仮説を支持する.

高密度化した末端の筋膜を，その弾性が回復するまでマニピュレーションすると，その後，関連痛は消失する．Foerster[15] による研究は，筋の筋膜内に包埋される受容器の状態によって，関連する内臓痛は増減することを証明する.

関連痛の領域に麻酔をかけると，その後，内臓痛は消失するようである．これは，この種の関連痛が，筋の筋膜に局在する侵害受容器への刺激によって生じ，同じ組織内の神経終末によって感知されるという考えをさらに支持する[16].

すべての医学書は，肝臓の疼痛の場合は右肩に放散し，脾臓の疼痛の場合は左肩を放散すると報告している．これらの 2 つの臓器の神経支配の大部分は，中枢に位置して両臓器に特有の腹腔神経叢[17] からのものである.

12：内臓痛の神経線維はすべて，交感神経系あるいは仙尾骨の副交感神経線維に属する．頭部副交感神経および迷走神経は，求心性線維を有するにもかかわらず，Cannon による生理的実験から立証されたり，外科医によって確認されるような疼痛線維をもたない（Enciclopedia Medica It., 1988）.
13：神経の反射弓の求心性線維（内臓–感覚性）は，それらが通過する神経節でシナプスを形成することなく，内臓神経とともに脊髄に入る．脊髄で，これらの求心性線維は，皮膚の領域（頭部の領域）に内臓痛を伝える皮神経線維（体性–感覚性）と回路を形成する．その現象の解剖学的根拠はいまだ不明である（Esposito V., 2010）.

14：Cohen は，最初は上腕への放散がまったくなく発作が起こる狭心症の 2 症例について述べている．上腕の疼痛は，1 例では上腕骨骨折後に，もう 1 例では，大きな水疱の形成した左肘への湿布の使用後に出現した（Enciclopedia Medica It., 1988）.
15：Foerster により報告された 1 症例では，強い疼痛を伴う膿瘍が D6 皮膚節領域に生じて潰瘍性疼痛が再発したとき，その患者の胃潰瘍はすでに治癒していた．後者の疼痛は，膿瘍が治癒すると最終的には消失した（Enciclopedia Medica It., 1988）.
16：関連痛を認める皮膚領域への局部麻酔により，疼痛は軽減あるいは消失する．これは，関連領域が真の疼痛信号発信部位であることを示す（Mazzocchi G., 1996）.
17：脾臓の神経は，腹腔神経叢から起こる．肝臓の神経は，腹腔神経叢，左迷走神経と右横隔神経から起こる．この後者の神経支配によって，右肩への肝臓の疼痛の放散が説明される．この放散は，肝疾患の診断においてかなり重要である（Testut L., 1987）.

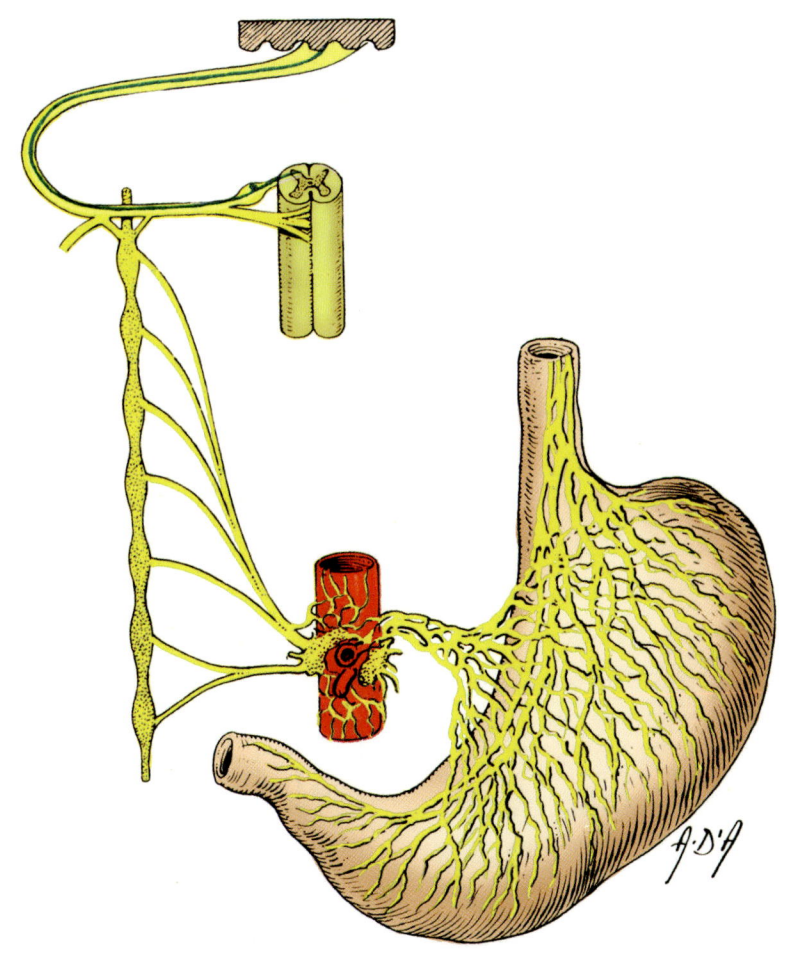

図14.10. 胃の反射痛の略図（from V. Esposito et al., op. cit.）.

　肝臓の疼痛の伝達が通常，横隔神経と関係があるのに対して，脾臓の疼痛の左肩への放散をどのように説明することができるかという問題が生じる．おそらく，筋膜配列の連続性がその答えである．

鍼治療との類似点

　数千年もの経験から得た知識を背景に，中国医学の専門家は機能障害の経絡を同定することを目的とした，体幹壁の触診を含む多様な評価手技を利用している．一旦経絡が同定されると，次のステップは多くの場合，治療のために同じ経絡に沿った両手両足の点を選択することである（イタリア語原著の英訳者注：本章では，鍼体系に関するイギリスの命名法を使用する．「エネルギーの下位循環路」「絡穴群」「集合点」といった用語は，Helms J., Acupuncture Energetics (1995) からの引用である）．

経絡と内部臓器の名称

　内臓-体性の疼痛の分布は，種々の経絡の名称に影響を及ぼしているかもしれない．たとえば，心筋梗塞に由来している関連痛の分布は，通常，胸骨後部に始まり，頸部に向かって上方へ広がり，その後，上肢の内側部にまでいたる．内部の手の少陰心経は，心臓に始まり，眼に向かう分枝と心臓から肺へと向かうもう1つの分枝がある．外部の手の少陰心経は，腋窩から第5指へと向かう．心臓の関連痛とこの経絡の経路との，こうした重複から，中国人はこの経路を手の少陰心経と名づけているのかもしれない．

　泌尿器に由来している関連痛は，おもに下肢の内側および後方部に局在する．これらの下肢の経路と，足の少陰腎経および足の太陽膀胱経が関連するならば，こうした知見がそれらの経絡の名称に影響を及ぼしているかもしれない．

さらにまた，肝臓の疼痛あるいは胆石仙痛は，通常，腹部の外側および肩の最上部にも分布する．足の厥陰肝経と足の少陽胆経の一部は，これらの共用領域に局在する．

３つのエネルギーの下位循環路

中国医学によると，体内のエネルギーは，３つのエネルギーの下位循環路を循環する[18]（**図 14.11**）．

—１つ目は手の太陰肺経（Lung meridian：LU）から始まり，続いて鼻孔外側まで手の陽明大腸経（meridian of the Large Intestine：LI）をたどり，そこで足の陽明胃経（Stomach meridian：ST）と接続した後に足の太陰脾経（Spleen meridian：SP）に終わる

—２つ目は，手の少陰心経（Heart meridian：HT）から始まり，手の太陽小腸経（Small Intestine meridian：SI）をたどり，頭部で足の太陽膀胱経（Bladder meridian：BL）と接続して，足の少陰腎経（Kidney meridian：KI）へと続く

—３つ目は，手の厥陰心包経（Pericardium meridian：PC）から始まり，続いて頭部まで手の少陽三焦経（Triple Energizer meridian：TE）をたどるが，そこで循環路は足の少陽胆経（Gallbladder meridian：GB）へと続いた後に，足の厥陰肝経（Liver meridian：LR）で終わる．

上記の下位循環路と *a-f* 配列のあいだに類似点を見い出すことができる．

—第１の下位循環路は，手の太陰肺経，足の陽明胃経，手の陽明大腸経および足の太陰脾経を含み，それらはすべて**内臓配列**に属する

—第２の下位循環路は，手の少陰心経，手の太陽小腸（および腸間膜）経，足の太陽膀胱経および足の少陰腎経を含み，それらはすべて**血管配列**に属する

—第３の下位循環路は，手の厥陰心包経，手の少陽三焦（San Jiao：SJ）経，足の少陽胆経および足の厥陰肝経を含み，それらは**腺配列**に属する．

鍼師は，経絡の内部経路の特徴も説明している．

—足の陽明胃経，足の太陰脾経，手の陽明大腸経および

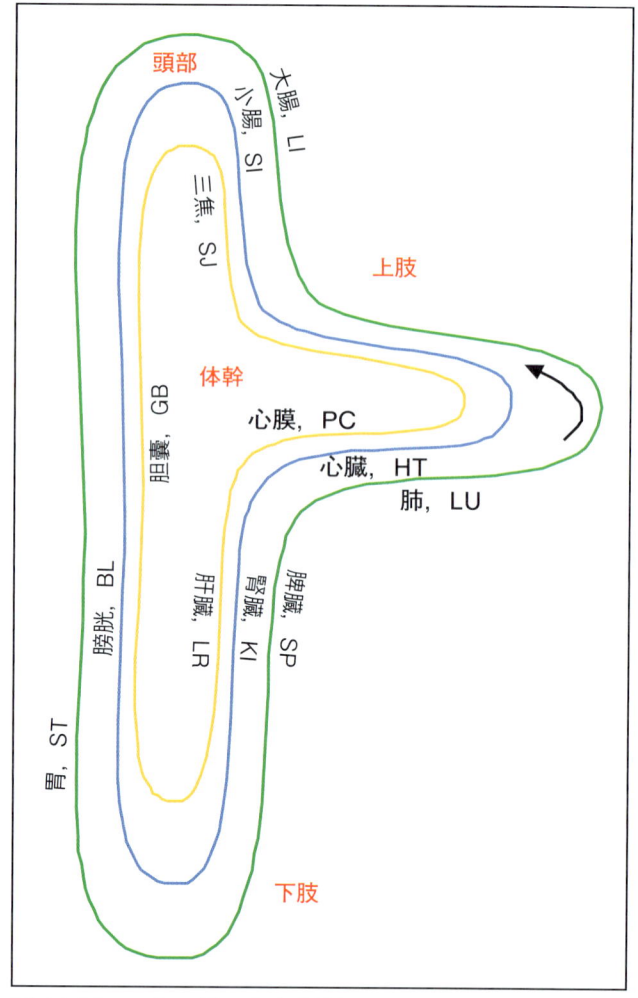

図 14.11. エネルギーの大循環．

手の太陰肺経の内部経路[19]は，内胚葉由来の臓器と関連しているが，鎖骨上窩を横断して，胸膜と腹膜（内臓配列）への分布に続く

—関連する臓器（心臓，膀胱，腎臓[20]，および小腸の腸間膜の血管）が中胚葉由来の４つの経絡は，腹膜後筋膜（血管配列）の分布と一致した内部経路を有している

—関連する臓器（三焦[21]，心膜，肝臓および胆囊）が外

18：エネルギーの大循環は，上下肢レベルの集積点近傍，および第二の内部経路近傍で互いに接続する正経の組合せからなる（Manuale Agopuntura., 1979）．

19：手の太陰肺経の経路は，体腔の中央部に始まり，下行して大腸と接続する．それから，関連する器官である肺に接続するために，それは横隔膜（噴門）を通過する．それは，肺と咽頭のあいだの部分に終わる（Manuale Agopuntura., 1979）．

20：その関連する器官である腎臓に接続し，かつ膀胱と連絡するために，足の少陰腎経の内部経路は，脊柱へと向かう（Manuale Agopuntura., 1979）．

21：手の少陽三焦経の内部経路は鎖骨上窩から入り，胸郭内で分枝して，心膜と連絡していく．それからそれは下行して，横隔膜を通過し，続いて体腔の上部，中部および下部を接続する（Manuale Agopuntura., 1979）．

表 14.1.　筋膜マニピュレーションの点と対比される経筋の集合点.

部　位	筋膜マニピュレーションの点	鍼治療の経穴	鍼治療の特性
恥骨部	an-me-pv3	CV 2（曲骨）	陰の集合点 LR, SP, KI
腋窩	an-me-hu	GB 22（淵腋）	陰の集合点 PC, LU, HT
顔面	an-la-cp3	SI 18（顴髎）	陽の集合点 GB, ST, BL
側頭	ae-la-cp1	GB 13（本神）	陽の集合点 TE, LI, SI

訳者補足：

LR（Liver meridian，足の厥陰肝経），SP（Spleen meridian，足の太陰脾経），KI（Kidney meridian，足の少陰腎経），PC（Pericardium meridian，手の厥陰心包経），LU（Lung meridian，手の太陰肺経），HT（Heart meridian，手の少陰心経），GB（Gall Bladder meridian，足の少陽胆経），ST（Stomach meridian，足の陽明胃経），BL（Bladder meridian，足の太陽膀胱経），TE（Triple Energiser meridian，手の少陽三焦経），LI（Large Intestine meridian，手の陽明大腸経），SI（Small Intestine meridian，手の太陽小腸経）

　　胚葉由来の経絡は，横中隔に由来する腺配列の筋膜に続く内部経路を有している.

体幹の点と遠位の点

　鍼治療において，四肢の付け根（肩，骨盤）は，通常は経筋が結合する領域を表す. これらの領域は，体幹と四肢の対角線が 1 カ所に収束する CF に相当する. たとえば，恥骨部は，体幹の内方配列，前方配列，および前方-内方-骨盤（an-me-pv）を含む対角線が上方から収束し（**表 14.1**），下肢の内方運動の配列，内旋運動の配列および an-me の対角線が始まる. 鍼治療において，任脈 2（the second point of the Conception Vessel：CV 2）は，足の三陰経筋の集合点（LR, SP, KI）である.

　上肢の対角線と手の三陰経筋（PC, LU, HT）の集合点は，腋窩（an-me-hu）で一致する. 足の三陽経筋（GB, ST, BL）は顔面〔前方-外方-頭部 3（an-la-cp3）の CF〕に結合し，手の三陽経筋（TE, LI, SI）は側頭の前部〔後方-外方-頭部 1（re-la-cp1）の CF〕に結合する. とくにこれらの点は，受容器と関係がある症状を示す点に対応する.

　足の太陰脾経，足の厥陰肝経および足の少陰腎経の経路は，下腿の内側縁上を通り，an-me の筋膜対角線に類似する. 脛骨内側部にある絡穴群の SP 6（三陰交）には，これらの三陰経筋が結合する（**表 14.2**）. 筋膜マ

表 14.2.　運動体系における筋膜マニピュレーションの点と対比される絡穴群.

部　位	筋膜マニピュレーションの点	鍼治療の経穴	鍼治療の特性
脛骨内側	an-me-ta	SP 6（三陰交）	陰の絡穴 LR, SP, KI
腓骨後方	re-la-ta	GB 39（懸鍾）	陽の絡穴 GB, ST, BL
手根屈筋	an-me-ca	PC 5（間使）	陰の絡穴 PC, LU, HT
手根伸筋	re-la-ca	TE 8（三陽絡）	陽の絡穴 TE, LI, SI

表 14.3. 下肢の筋膜マニピュレーションで症状を示す点と対比される奇経八脈の開放点.

部　位	筋膜マニピュレーションの点	鍼治療の経穴	鍼治療の特性
外果下方	re-la-pe3	BL 62（申脈）	開放点 陽蹻脈
第 4 中足骨と第 5 中足骨のあいだ	an-la-pe2	GB 41（足臨泣）	開放点 帯脈
内果下方	re-me-pe3	KI 6（照海）	開放点 陰蹻脈
第 1 中足骨内側	an-me-pe3	SP 4（公孫）	開放点 衝脈

ニピュレーションでは，この点も診断上重要である. それは an-me-ta の CF に対応し，an-me の対角線に沿って機能障害があるときには過敏になる.

　an-me-ta の外側には，足の三陽経筋を結合する絡穴群の経穴 GB 39（懸鍾）がある. それは，距骨分節の後方-外方-外旋（re-la-er）の運動体系（re-la-ta の CF）に対応する.

　手関節前方の近位には，手根の an-me-ir（内旋）の運動体系（an-me-ca の CF）に対応する絡穴群（PC 5：間使）がある. もう 1 つの絡穴群（手関節後方の近位にある TE 8：三陽絡）は，手根の re-la-er の運動体系（re-la-ca の CF）に対応する.

　ときには内部臓器の不均衡が，（たとえば対角線に沿った）末梢の 3 つの経絡が結合する点で出現する可能性があることに，鍼師が常に留意していることを，上記の絡穴群は示唆する.

　下肢の 4 つの筋膜対角線と鍼治療のあいだのより明確な類似点を，融合点（開放点）にみることができる（表

表14.4. 上肢の筋膜マニピュレーションで症状を示す点と対比される奇経八脈の開放点.

部　位	筋膜マニピュレーションの点	鍼治療の経穴	鍼治療の特性
第5中手骨の遠位端	re-me-di	SI 3（後渓）	開放点督脈
尺骨と橈骨のあいだ	re-la-ca	TE 5（外関）	開放点陰維脈
尺骨前面の溝に沿って	an-me-ca	PC 6（内関）	開放点陽維脈
橈骨前面の溝に沿って	an-la-ca	LU 7（列欠）	開放点任脈

14.3). これらの点は奇経八脈と関係があり，これらの点への刺激は広範囲にわたる機能障害に影響を及ぼしうる．融合点と筋膜対角線とのあいだの同様の対応を，上肢にもみることができる（**表14.4**).

　手関節，手部，足関節および足部に位置する点は，内科系病理に対する治療のための鍼治療でよく用いられる.

　四肢の点は，内部機能障害への筋膜マニピュレーション（Fascial Manipulation for Internal Dysfunctions：FMID）でも用いられる．しかしながら，これらの点の選択は，触診および筋膜対角線の解剖学的連続性に基づく．たとえば，体幹の症状を示す点の触診においてan-me の対角線の高密度化が明らかな場合，触診は an-me-ta の点へと進め，必要であれば，an-me-ge および an-me-pe へと進める．最初に CF を触診し，次にそれらの関連する CC を触診する．たとえば，an-me-pe が過敏でかつ高密度化している場合は，次に an-pe および an-me の CC の触診も実施する.

鍼治療と耳介療法

　耳介療法[22] は，多くの機能障害を治療するために，耳介または外耳の特定の領域に乾燥穿刺かマニピュレーションのいずれかを実施することである.

　耳介にある身体の代表区が，診断と治療の両方を目的に用いられる．Nogier（1977）が精巧に作り上げた耳介療法の分布図では，対輪の領域に交感神経系が，耳甲介の領域に副交感神経系（迷走神経）が描かれ，耳垂に

22：内部臓器あるいは身体の他の部位に病理学的変化があると，圧痛，形態学的変化あるいは反応点が外耳の種々の部分に現れるかもしれない（Manuale Agopuntura., 1979).

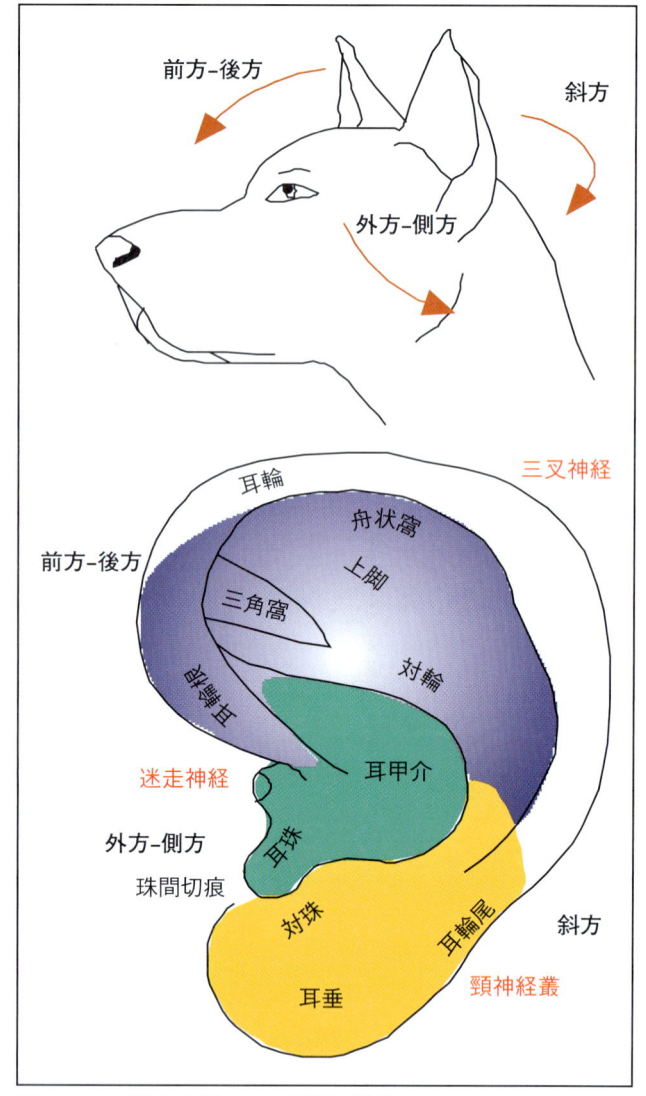

図14.12. 耳介療法および引張構造.

頸神経叢が関連づけられる．この神経叢は，横隔神経と接続し，それゆえに，腺交感神経系と接続する（第12章140頁を参照）．仮説として取り上げられたこれらの自律神経系の接続によって，内部の3つの筋膜配列に関する治療効果が得られる可能性がある.

　筋膜マニピュレーションの理論では，筋膜配列および筋膜対角線による外部の生体電気の連続性も同様に仮説として取り上げる．実際に，イヌのような四足動物を観察することによって（**図14.12**），その耳介を前方-後方，外方-側方および軽度斜め方向に動かすことが可能であることに気づく．前後方向に作用する筋は，an-me および re-me の対角線と接続する．側方の耳介筋は，an-la の対角線および re-la の対角線，そして斜方引張構造の力がかかる回旋筋と接続する.

　耳介筋，後頭前頭筋および顔面筋による張力がかかる帽状腱膜は，頭部を保護している一種の引張構造を形成する．帽状腱膜が体幹および四肢の筋膜配列と連続して

いるとすると，耳介への刺激が筋骨格系に作用するかもしれない[23].

23：耳鍼法（徒手刺激，レーザーあるいは電流による）のおもな適応には，筋骨格系の器官痛，脊柱症候群および，感情的あるいは身体的な依存症が含まれる（Hermann H.C., 1999）.

第15章
内臓配列

本章では，内臓配列とくにこの配列を形成する2つの器官である呼吸器および消化器の機能と機能障害を取り上げる．

これらの器官の機能障害は，それらの *o-f* 単位間の共同作用の欠如に起因しうる．たとえば，呼吸器の機能障害は，喘息になる可能性があり，頸部（たとえば，喉頭痙攣）の内臓の *o-f* 単位と胸郭の内臓の *o-f* 単位とのあいだの非同期性に起因しうる．

治療は，体幹前壁および四肢にある多数の点の触診から開始する．次に，変性した（高密度化した）いくつかの前方の点を，それらが関連する後方の点とともにマニピュレーションする．

内臓配列の解剖

被覆筋膜（臓側腹膜）と挿入筋膜（腸間膜および支持靱帯）は，*o-f* 単位の形成に関与する．

主として体幹壁と接触している筋膜は，器官-筋膜（apparatus-fascial：*a-f*）配列を形成する．

壁側胸膜および壁側腹膜は，内臓配列を形成する（**図15.1**）．

胸膜の形状は，胸郭の外側壁との密接な関係を表している．

壁側胸膜の炎症は，胸壁内に局所の疼痛および関連痛を誘発する．局所の疼痛は，壁側胸膜に神経を分布する胸神経を経て伝達される．関連痛は，肩あるいは腹部のいずれかに出現しうる．医学書では，この種の肩の疼痛の伝達は，胸膜を神経支配する横隔神経によるものとされているが，腹痛の原因として考えられるものについては記載されていない[1]．

しかしながら，反射弓ではなく筋膜の観点から関連痛

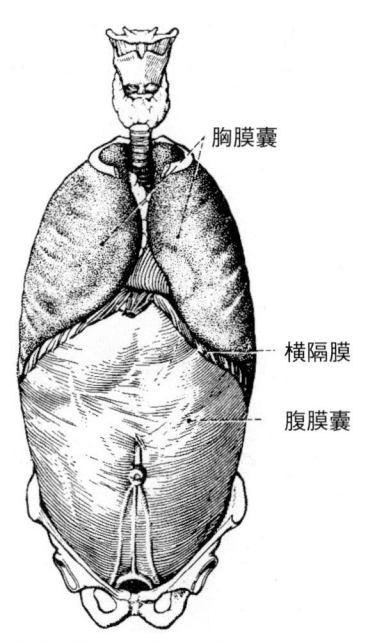

図15.1. 内臓配列の壁側筋膜（from Benninghoff A., Goerttler K., op. cit.）．

の分布を考えると，説明が容易になる．肩の疼痛は，堤靱帯（鎌状間膜）上にある胸膜頂から生じる牽引力と関連しうる．腹膜囊の反射性攣縮によって，腹痛が起こりうる．咳，排便，嘔吐時，およびすべての内臓配列の筋膜の共同作用が必要とされるあらゆる事象において，胸膜囊と腹膜囊は協力する（**図15.2〜5**）．

これらの2つの囊のあいだの共同作用は，腹膜の病変が認められる場合にも同様に観察されうる．実際に，腹膜に炎症が生じると，横隔膜の反射性収縮が息切れおよび肩の関連痛の原因となる[2]．

1：肋間神経が壁側胸膜を神経支配すると仮定すると，壁側胸膜からの疼痛は通常，炎症領域で局所的に感じられるが，その疼痛は少し離れた領域（肩および腹部）に波及する可能性がある．横隔胸膜炎は，横隔神経支配によって肩の最上部に波及する疼痛を生じる可能性がある（Manuale Merck., 1990）．

2：腹膜の炎症は，憩室炎の場合のように局所的なこともあるし，消化性潰瘍の場合のように拡散することもある．腹膜炎を患っているとき，しゃっくりおよび肩の疼痛は横隔膜の病変を表す（Manuale Merck., 1990）．

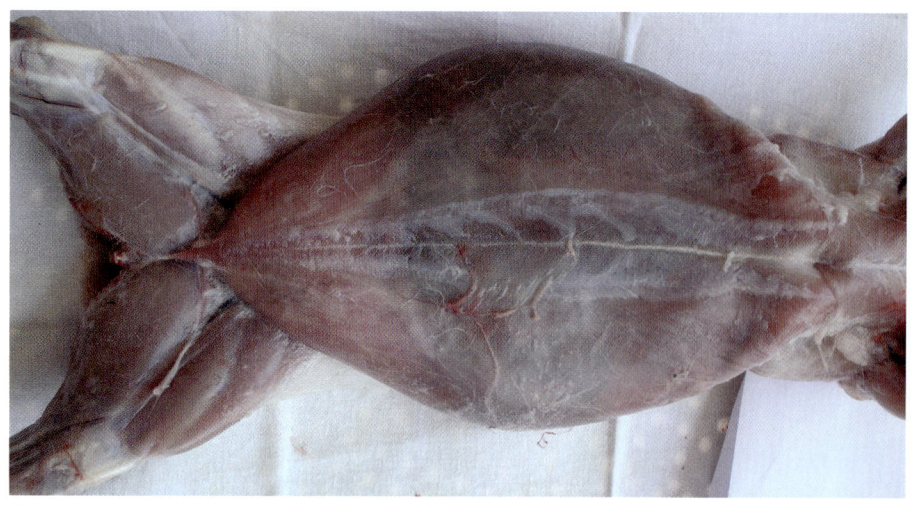

屠殺したばかりのウサギの腹壁は，基底筋緊張の消失により，空気を抜いたバルーンのようである．

図 15.2. ウサギの腹壁．白線がどのように胸骨上に連続するかに留意する．

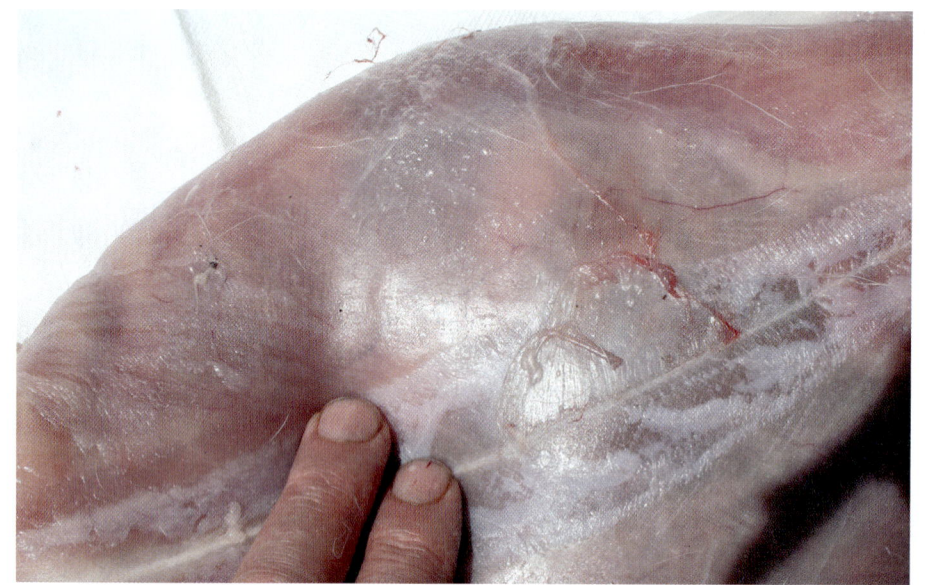

腹壁に圧を加えると，その深部にある内臓は移動する．それゆえに，特定の内臓筋膜を直接マニピュレーションすることは困難である．

図 15.3. 圧を加えると，ウサギの内臓はその元の位置から移動する．

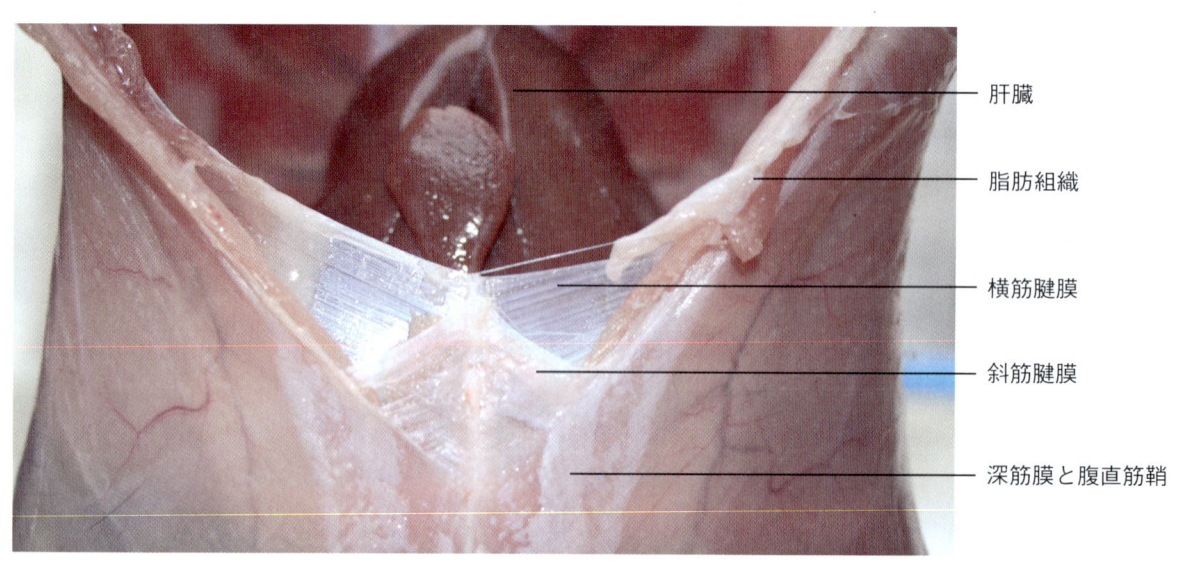

肝臓

脂肪組織

横筋腱膜

斜筋腱膜

深筋膜と腹直筋鞘

図 15.4. ウサギの腹壁の断面．

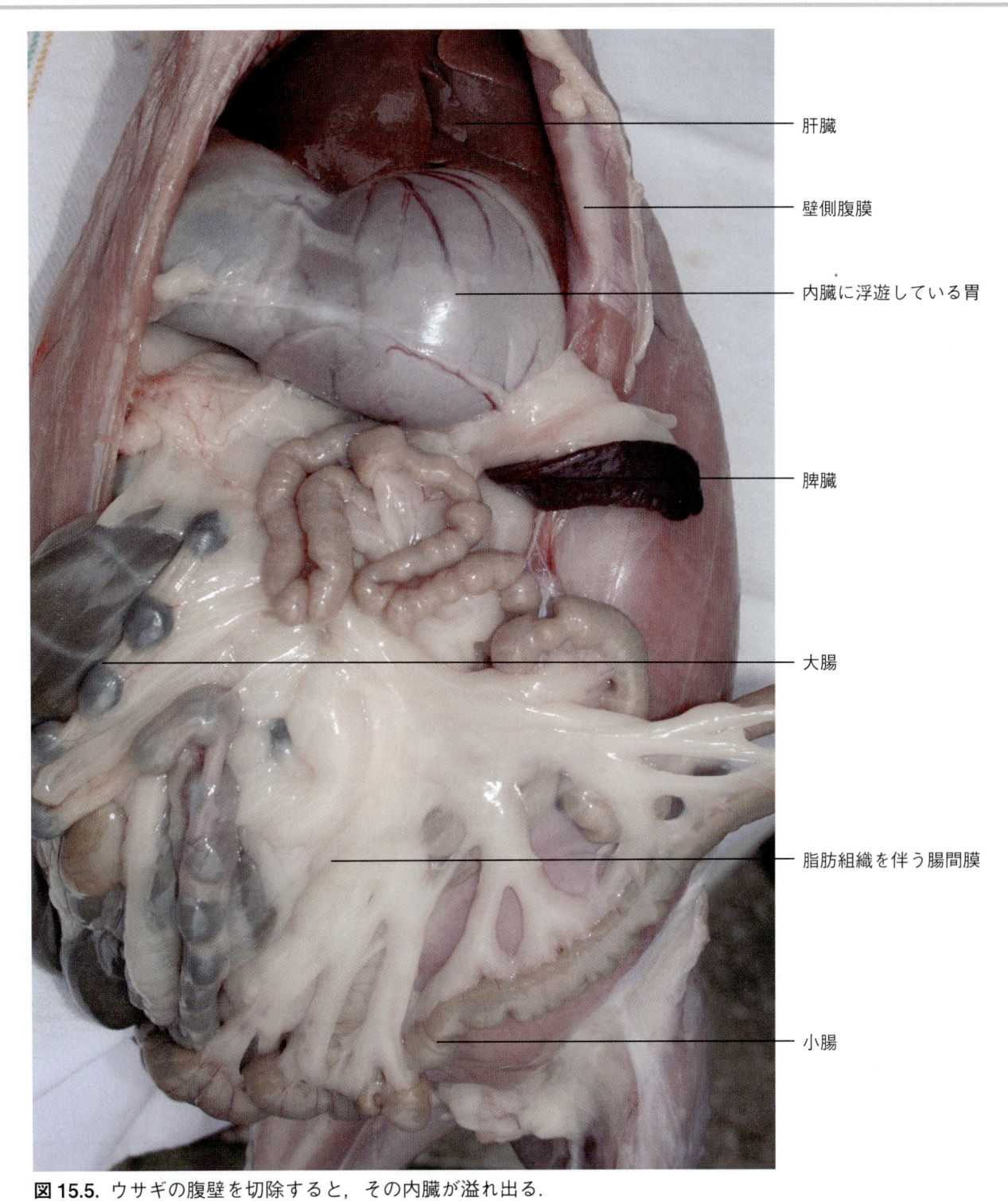

肝臓

壁側腹膜

内臓に浮遊している胃

脾臓

大腸

脂肪組織を伴う腸間膜

小腸

図 15.5. ウサギの腹壁を切除すると，その内臓が溢れ出る．
　ウサギの皮膚および毛皮の除去後，浅筋膜および深筋膜がすぐに見え，脂肪組織がないことは明らかである．多くの毛皮獣においては，その腹部自体の内部に脂肪組織の蓄えがある．

呼吸器（respiratory apparatus：ARE）

内臓の *a-f* 配列の頭側の部分は，呼吸器を形成するために，頸部（喉頭）の *o-f* 単位と胸郭（肺）の内臓の *o-f* 単位を接続する．

呼吸器の機能

呼吸器の生理学に関して，本書では筋膜の機能のみに焦点を絞って記載する．筋膜により，咽頭筋と喉頭筋は同期する．壁外と壁内の神経節と神経叢が全身にわたって同じように神経刺激を伝達すると想定すると，筋膜の配置が別の器官の蠕動運動のリズムを調節することができるというのもうなずける．

舌筋の大部分が，実際には咽頭の筋の筋膜から懸垂されているという事実は，発声器複合体の協調が，なぜ部分的には中枢神経系（central nervous system：CNS）の直接の制御下にあるのかを説明する（**図 15.6**）．

解剖学の教科書では，通常，これらの筋の筋膜による被覆あるいは，それらの筋間に存在する筋膜の連結[3]を除去した状態で，これらの筋を図示する．その結果，これらの筋間に生じる相互的な伸張機序，およびこの領域に起こる末梢神経性の運動協調性を理解することは困難となる．

舌筋は，咽頭筋[4]および喉頭筋と相互接続され，この相互的な伸張機序の重要性を示している．その固有舌筋には，横走筋，垂直舌筋および縦走筋がある．これらの筋は，外来舌筋（オトガイ舌筋，舌骨舌筋および茎突舌筋）と連続している．

咽頭収縮筋は，下顎骨，舌，舌骨，甲状腺および輪状軟骨と接続する．この筋の収縮が，直接的な随意的制御を受けるだけなら，嚥下および発声に関与する身体部分のすべての上に付着することは必要ではないだろう．

軟骨の位置の変化によって，一方の筋の短縮ともう一方の筋の延長により，筋長の変化が包埋される筋紡錘の

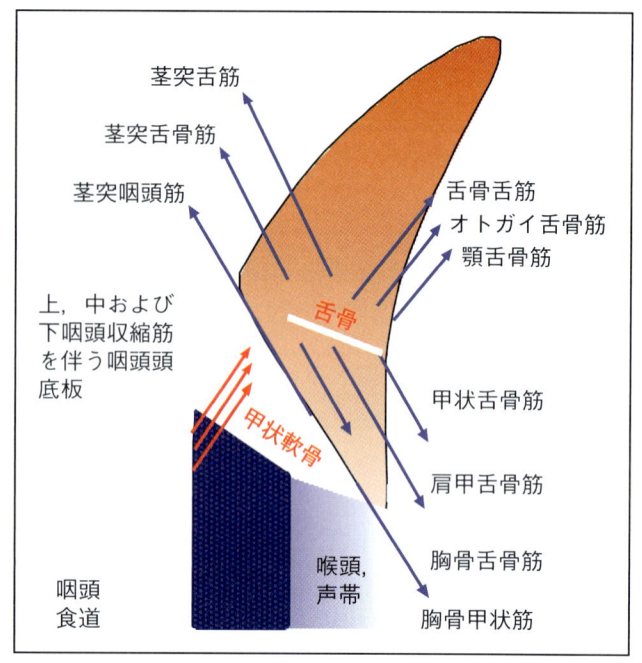

図 15.6. 舌提筋.

続発性の活性化を引き起こすため，これらの接続は必要である．これらの筋は，恒常的に筋長変化の影響を受ける．そして，この種の筋膜配列によって，これらの筋の恒常的な CNS 制御の必要性は低下する．

呼吸器の機能障害

呼吸困難の場合，患者はたいてい正しく呼吸することができていないという印象がある．あらゆる心疾患あるいは肺実質への損傷が除外される場合，潜在的な筋筋膜性の原因を探るべきである[5]．筋力の発揮を妨げる疼痛，あるいは臥位になっているときの胃食道逆流症の併発が，激しい運動中の呼吸困難を助長しうる．呼吸困難の患者は，短く，速い呼吸（多呼吸），あるいは緩徐な努力性呼吸（緩徐呼吸）を呈する可能性がある．

胃食道逆流症による呼吸困難の場合，咳を呈する場合もあり，セラピストは消化器および呼吸器と関連する筋膜の点に注意を払う必要がある．腹筋および上肢帯に付着する筋は，深呼吸にも関与している（**図 15.7**）．このことから，内部および外部のすべての体幹筋膜が，呼吸機能障害に潜在的に関与することの理由がわかる．

3：外膜の結合組織層（咽頭周囲の筋膜）は，外見上咽頭筋を被覆し，その咽頭をその周囲の構造に緩く接続する（Benninghoff A., Goerttler K., 1986）．

4：上咽頭収縮筋は，下顎骨および舌上に付着する．中咽頭収縮筋は，舌骨小角および舌骨大角上に付着する．下咽頭収縮筋は，甲状腺および輪状軟骨上に付着する．その収縮筋群は，咽頭および喉頭を狭くして，舌骨を挙上する（Helmut L., 1987）．

5：胸膜の漿膜下の被膜は，多くの弾性線維と若干の平滑筋細胞との網状組織を含む疎性結合組織で構成される．それは，胸内筋膜を形成する部分で，強健かつ線維質になる．腹膜腔と同様に，炎症過程後には胸膜腔で癒着が形成されうる．これらの層状の癒着あるいは胸膜肥厚は，動きが一番大きな方向で生じる（Benninghoff A., Goerttler K., 1968）．

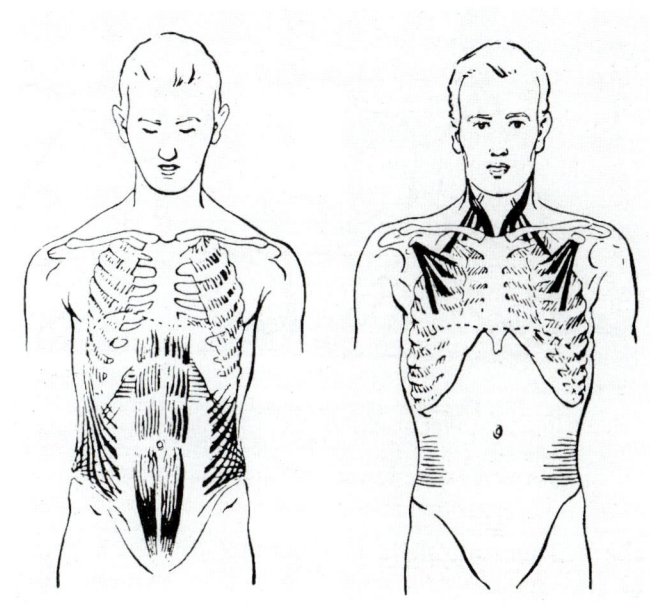

図 15.7. 呼息筋および吸息筋（from Benninghoff A., Go-erttler K., op. cit.）.

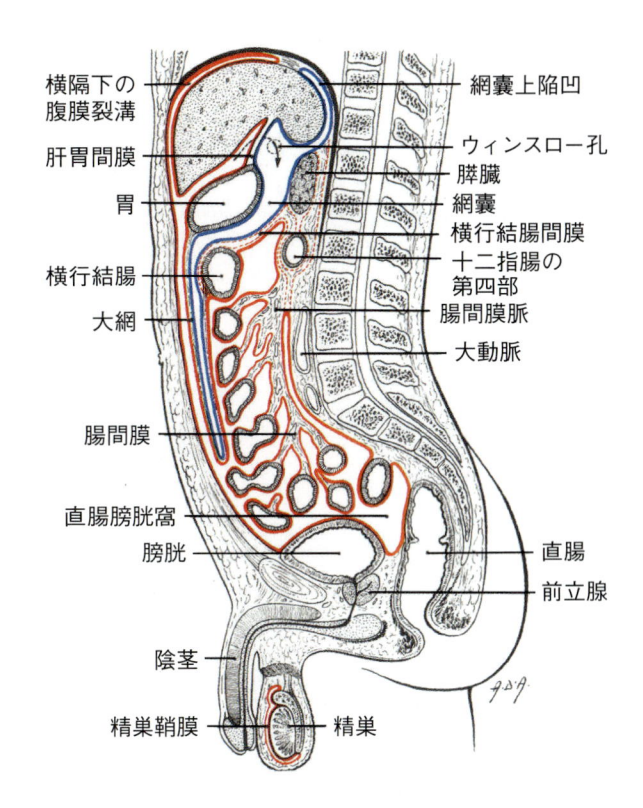

図 15.8. 内臓および壁側腹膜を示している腹部の正中矢状断の略図（from V. Esposito et al., op. cit.）.

喘息は多くの場合，慢性気管支炎，気管支拡張および肺気腫の結果である．大気汚染および喫煙もまた，これらの症状を悪化させる．喘息を誘発する機序は，まだ不明である．しかしながら，気道径の自律神経性調節機能の不均衡が，仮説として取り上げられている．気管支閉塞は，気管支壁の筋攣縮（気管支収縮），気管支壁の肥厚（水腫）あるいは内壁による大量の粘液産生（分泌過多）に起因しうる．

　喘息患者は，「空気不足」感を感じると，頸部，胸部，腹部および肩の筋すべてを緊張させる傾向がある．この緊張状態が持続すると，筋の筋膜，とくに上肢帯の筋の筋膜において，一連の線維変性が発生しうる．上肢帯の筋の弾性欠如は，呼吸に対するそれらの貢献を低下させて，それによって症状を悪化させる．こうした場合，マニピュレーションは，上肢帯および上肢の筋群を弛緩させるために，それらの筋膜を解きほぐすことを目的とすべきである．胸郭の可動性を回復することによって，胸郭を円滑に拡張したり弛緩したりすることが可能となる．

　咳は，閉じた声門に対する一連の急激な努力性呼気であり，肺から空気を急激に排出することにより声門を開く．咳は，マイナス面（乾燥および刺激）もあれば，プラス面（痰の喀出）もある．

　咳を誘発する機械受容器は，喉頭および気管後壁にあり，化学受容器は二次気管支にある．気管支への刺激は

最初，受容器を伸張して咳反射を引き起こす気管支収縮を誘発する．

消化器（digestive apparatus：ADI）

　内臓の *a-f* 配列の尾側の部分は，腰部（胃）の内臓 *o-f* 単位と骨盤（腸）の内臓 *o-f* 単位を接続する．

　図 15.8 に腹腔筋膜の矢状断を示すが，その矢状断では，内臓が脊柱から懸垂されるようにみえる．しかしながら，前額断で同じ筋膜を観察すると（**図 15.9**），胃，上行結腸および下行結腸が腰部および骨盤の体腔側面に付着しているという印象を受ける．

　実際には，小腸の腸間膜が椎前筋膜と結合する内臓配列の唯一の部分である[6]．腸へ，および腸から血液およびリンパを輸送する血管およびリンパ管はすべて，この腸間膜を通過する．この接続によって，足の少陰腎経

6：腸間膜の特性：小腸（空腸，回腸）を包囲して，それを後方の腹壁に接続する腹膜ヒダ．さらにまた，他の器官にも腸間膜は付随する．動脈，静脈，遠心性（乳び管）および求心性（リンパ節へと向かう）のリンパ管は，腸間膜の2層のあいだにある細胞組織内に含まれる（Taber C., 2007）.

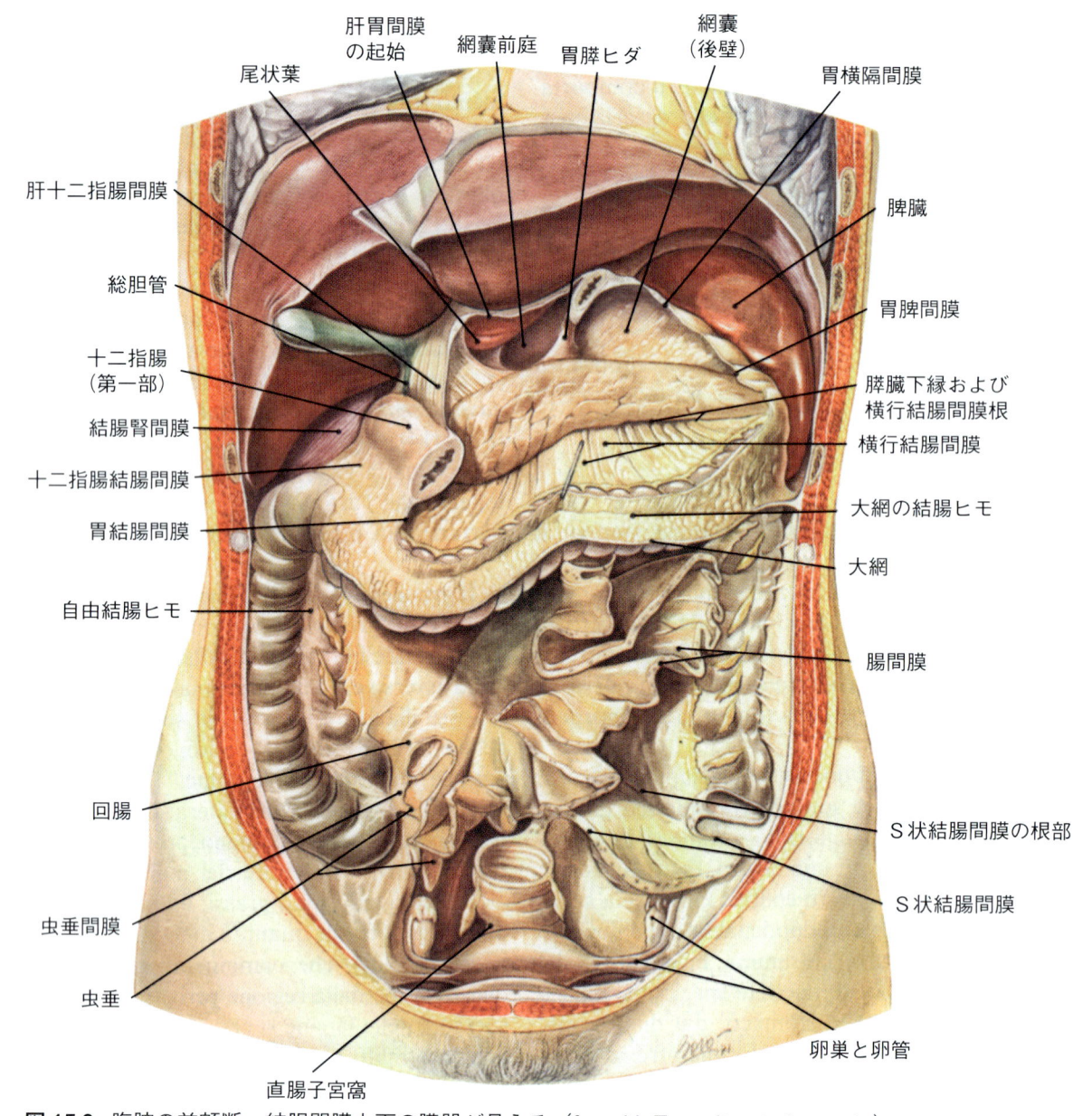

図 15.9. 腹腔の前額断．結腸間膜上下の臓器が見える（from V. Esposito et al., op.cit.）.

（KI），足の太陽膀胱経（BL）および手の少陰心経（HT）の大循環路に手の太陽小腸経（SI）を含めることを，古代中国の学者が納得するだろう．

消化器の機能

　消化器に関するこの簡潔な分析において，筋膜が，とくに括約筋周辺で腸の律動を変更することに関して果たす役割が明らかにされるだろう．

　進化論および発生学の研究が，筋膜が正常な括約筋の生理機能に干渉するという仮説を裏づけている．第1に，たとえば原始動物では，膵臓は，腹膜内に位置し

て，消化に関係している唯一の外分泌機能を有する．膵臓は，その内分泌機能が発達すると移動して，横中隔に由来する腹膜後筋膜と接触するようになる（**図 15.9**）．膵臓がこの位置にあると，腹膜筋膜の伸張により膵酵素の分泌を活性化することが可能となるが[7]，他方では，副

7：腸内に食物があると，粘膜下神経叢の神経細胞に由来する仮定的化学受容器の神経終末が刺激される．後者は，筋層間神経叢の運動ニューロンを刺激し，それが次には，膵ホルモンを分泌するために腸粘膜の特異的な細胞を刺激する．これらのホルモンは，肝門脈を経て肝臓を通過することによって血液循環に入り，心臓の右側，肺，心臓の左側の部分および大動脈にいたる．それらは，動脈を経て，栄養素のための酵素を生成するために，それらが外分泌細胞を刺激する部位である膵臓に最終的にはいたる（Elias H., 1983）.

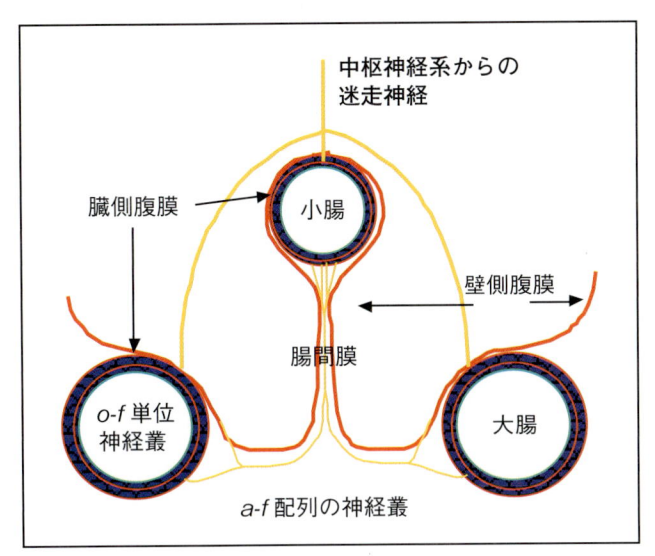

図 15.10. 腹膜の連続性.

腎および肝臓の筋膜の伸張により，インスリンなどの膵ホルモンの分泌を活性化することが可能となる.

　第2に，壁内のニューロンが互いに直接接触しない[8]ということが，内部の協調に関する筋膜の役割を判断する指標となる．刺激および情報をやりとりするために，壁内の神経細胞は必然的に，それらをともに接続する筋膜に依存する[9].

　第3に，あらゆる所定の *a-f* 配列内におけるそれらの連続性は，とくに腹膜において顕著にみられるが，蠕動運動に関して筋膜が有するかもしれない重要性を裏づけている（**図15.10**).

　この筋膜の連続性により，食物塊が消化管の中を進むとき，それが各 *o-f* 単位内にとどまる時間を調整することが可能となる．この時間調整のあらゆる機能障害は，たとえば，食物を摂取し終わった直後の便意切迫といった，消化管障害の原因となりうる.

　嚥下は，一連の不随意収縮を誘発する随意運動から始まる[10]．これらの収縮は，食物塊を口から胃まで押し進

める.

　嚥下の口腔相において，食物塊は舌によって硬口蓋に持ち上げられ，その後，中咽頭へと押し進められる．軟口蓋は，同時に持ち上げられ，鼻部への通路が閉鎖される.

　咽頭周囲の筋膜[11]は，咽頭と，口筋および頸部筋とのあいだに生じる自動的な運動を組織化することに関与する多くの線維帯を有する．この膜組織は，協調筋膜として作用するので，咽頭基部にある膜組織と類似している．次に示す筋は，この膜組織上に付着する.

—頭蓋底，耳管壁および翼突鉤から起こる口蓋帆張筋

—側頭骨の錐体部および耳管軟骨から起こる口蓋帆挙筋

—鼻棘から口蓋垂の尖部にいたる口蓋垂筋.

　輪状食道筋，気管食道筋および気管支食道筋[12]は，食道の筋層上に付着する．食道の外膜は，食道を被覆している咽頭周囲の筋膜および，一部は横隔膜の筋膜と連続する.

　吸気中に，横隔膜の収縮は，噴門洞の圧迫を引き起こす．結果的に，横隔膜上の嚢状膨出（横隔膜より上の食道の部分）の排出は，呼吸の呼気相のあいだにのみ起こりうる.

　消化中にも，横隔膜の張力と下部食道括約筋の開口とのあいだに完全な同調性がなければならない．この協調が完全でない場合，噴門は正しく閉じず，胃食道逆流症の症状を引き起こしうる.

　食道では，約10秒の通過時間を有する[13]（**図15.11**).胃では食物を撹拌するために約3時間かかり[14]，その後，十二指腸の活動が，幽門，膵管および総胆管の開口から始まる．その後の，大腸に移動前の8時間にわたって，

8：壁内神経叢は，平滑筋および腺細胞を神経支配する．電子顕微鏡観察の研究により，神経細胞の分枝間の連続性の存在は否定されている．興奮の伝播もおそらく，平滑筋細胞間に確認される接触によると思われる（Kahle W., 1987).

9：網様結合組織鞘は，近接細胞間に一種の結合を構築している各平滑筋細胞を被覆する．多くの内臓の平滑筋細胞は，1つの細胞からもう一つの細胞まで電流（活動電位）の伝達を可能にするギャップ結合によって相互に接続している．平滑筋組織の神経支配は，神経筋接合部を介しては起こらない．その代わりに，神経節後の交感-副交感神経性の神経終末は，細胞の筋線維鞘のすぐ近くに位置している（Bortolami R., 2004).

10：嚥下は，橋網様体にある中枢性調節機構の領域の制御下にある自動的な現象である．横紋筋が関与する場合であっても，嚥下の開始だけは随意的な活動である（Baldissera F., 1996).

11：咽頭の結合組織構成要素はすべて，頭蓋底において，咽頭基部にある硬い膜組織になる．この膜組織は，後頭骨の咽頭結節に付着し，頸動脈管の外口と蝶形骨の翼状突起のほうへと向かう．このようにして，咽頭基部にある膜組織は，鼻部の後鼻孔の外側面上に付着する（Benninghoff A., Goerttler K., 1986).

12：種々の筋が一つになって食道壁の筋層となる．これらは，気管（気管食道筋），左気管支（気管支食道筋），縦隔胸膜（胸膜食道筋），および横隔膜（横隔食道筋）の後面からの筋束を含む（Chiarugi G., 1975).

13：筋原性機序あるいは神経原性機序によって，食物塊の移動のための圧力の増加は，遠位食道の蠕動運動の減速，遠位食道の内圧の増加，食道の直径増大，および遠位食道括約筋のより大きな開口を誘発する（Ren J.L., 1991).

14：生体外において，胃を3つの異なる部位へ解剖学的に区分することにより，各部位に対する，3つの異なる収縮に関する生理学的モデルが生成された（Lüdtke F.E., 1991).

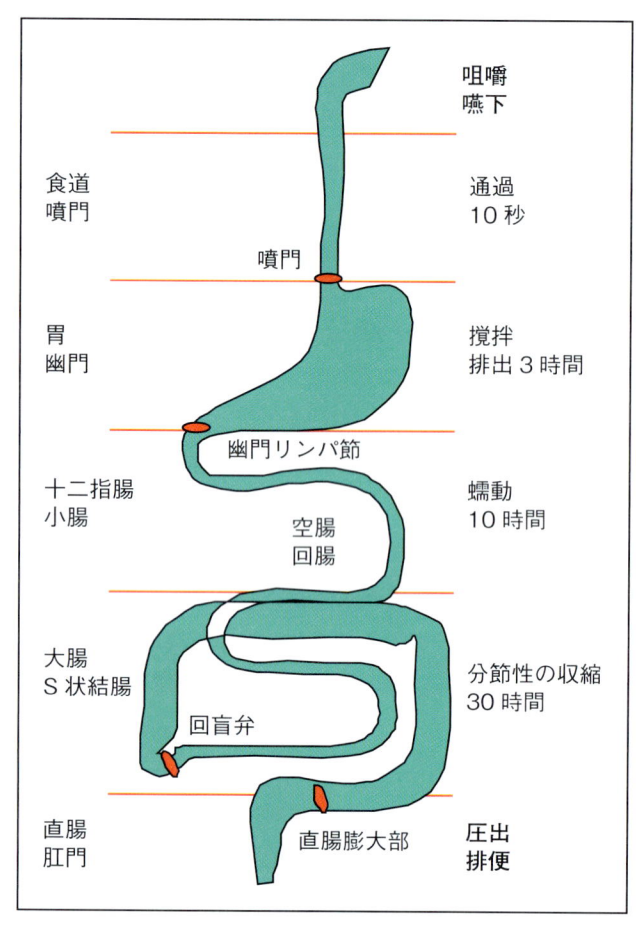

咀嚼
嚥下

食道
噴門

通過
10 秒

噴門

胃
幽門

撹拌
排出 3 時間

幽門リンパ節

十二指腸
小腸

蠕動
10 時間

空腸
回腸

大腸
S 状結腸

分節性の収縮
30 時間

回盲弁

直腸
肛門

直腸膨大部

圧出
排便

図 15.11. 内臓配列の消化器.

び汁は小腸にとどまり[15]．大腸には約 30 時間とどまる．

　糞便は，数日間も S 状結腸にとどまることがある．

　一方の *o-f* 単位からもう一方の *o-f* 単位への移行部には，筋膜の肥厚（括約筋）がある．それらの役割は，2 つの *o-f* 単位間で蠕動運動のリズムを変更することである．消化器には，口咽頭，胃食道，胃十二指腸および回腸盲腸の移行部といった，蠕動運動のリズムを変更する 4 つの主要な部位がある．

　一方の区画からもう一方の区画への連続性を維持しているあいだは，消化管のこれらの特異的な部位において，その補強された筋膜構造による，異なる蠕動運動間の統制が可能となる．

消化器の機能障害

　消化器の機能障害には，すべての内臓の *o-f* 単位の

15：び汁が大量に小腸に入ると，胃腸反射が生じる．この反射は，壁内神経叢を介して十二指腸から胃まで上行して，結果として蠕動運動を抑制する（Guyton A.C., 1980）．

種々の律動的な動きが関与し，症状としてはおもに便秘，逆流，胃炎（vi-lu），腸炎および結腸炎（vi-pv）を含む．

　これらの障害は通常，消化不良および便秘という名称で分類されるが，消化器の非常に多くの領域に影響を及ぼす一連の機能障害全体を包括する場合が多い．

　患者は，上腹部あるいは下腹部いずれかの重苦しい感じを訴えるかもしれない．第 1 に，食後にとくに頻繁に起こるが，第 2 に，より持続的な形態を呈することがある．重苦しい感じは，多くの場合，膨張感あるいは鋭い疝痛型疼痛と交互に起こる．顔面発赤，ほてり，頸部と頭部の緊張，および四肢の腫脹も関連する．

　機械的な原因による食道性嚥下困難は，とくに頻繁に起こる消化器の機能障害の 1 つである．この障害は主観的な嚥下困難によって特徴づけられ，胃のほうへ下行するにつれて食物が「動けない状態」になっているような感じを患者は訴える．この機能障害には，食道の平滑筋組織が関与する．とくに，食道周囲の神経節の螺旋型の賦活を調整する筋膜が関与する．この障害によって生じる関連痛は，食道の筋膜の張力を変化させるために，どの部位の治療が必要かを示唆する（**図 15.12**）．患者は通常，背部に持続性の関連する重苦しさを伴った，嚥下時の胸骨後方の胸焼け（嚥下痛）を訴える．疼痛は，多くの場合，頸部および肩の外側部にまで波及する．

　こうした肩の外側部の関連痛に関しては，僧帽筋および胸鎖乳突筋を被覆する頸筋膜との食道の筋膜（内臓鞘）の連続性によって説明できる．これらの筋の筋膜は，三角筋筋膜で連続する．

　大部分の過敏性腸症候群患者はむしろ胃腸運動障害を有することが，臨床所見により示唆される．結腸炎は，結腸の蠕動運動の機能障害を誘発する腸の通過時間の緩徐化による可能性がある．排便障害に関係がある便秘の場合，患者は直腸しぶり，残便感および会陰の重苦しい感じを呈することがある．

内臓配列の治療

　引張構造を治療するときに，どの *o-f* 単位が機能障害を起こしているかを厳密に把握していることはそれほど重要でないが，外部の膜組織の，どの張筋が硬いかを同定することは必須である．

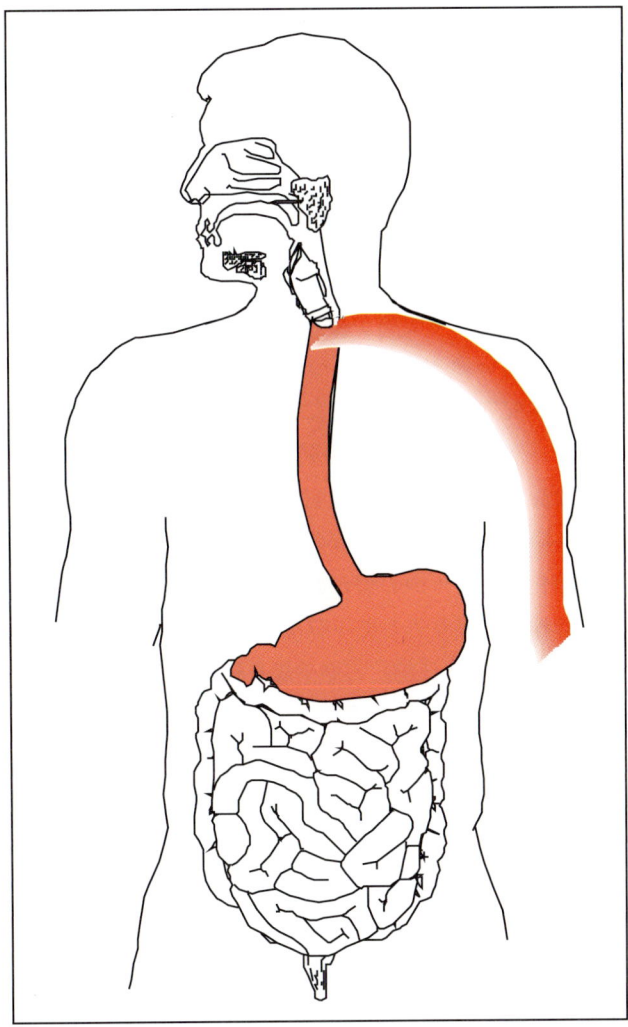

図 15.12. 食道および胃の障害は，上腕および肩の外側部の疼痛に関連しうる．

配列と懸垂線のあいだに一定の関係が得られているので，*a-f* 配列を治療するときに機能障害の原因を知っていることは重要である．

機能障害を呈する器官から関連する *a-f* 配列まで追跡し，仮説を進展することができる．たとえば，患者が呼吸器あるいは消化器に関連する症状を呈する場合，セラピストは内臓配列および，この配列と関連する主要な懸垂線の機能障害を仮説として取り上げるだろう．

問診とデータ

器官を治療するとき，セラピストは，ただ最大疼痛の部位に注意を集中させるのではなく，むしろ末端の反射性疼痛を調べることのほうが重要である．それゆえに，上下肢に沿った，あらゆる疼痛あるいは異常感覚について質問することが必要である．患者はこれらの症状が自分の内部の問題に関連しうることを必ずしも認識しているとは限らないので，セラピストは，患者に手部あるいは足部と関連するあらゆる障害を思い出すように促す必要がある．

視診も活用できる．たとえば，呼吸器に関連する問題を扱うときに，患者が胸部および腹部の筋を使って呼吸するか，それとも機能障害を示唆する頸部および上肢の筋の関与もみられるかを観察することができる．

仮説

仮説を立てるために，セラピストは，機能障害を呈する 1 つの器官から関連する内部配列までさかのぼらなければならない．

初期のデータが収集され次第，体幹の特定の懸垂線および四肢の特定の張筋に沿って，疼痛（あるいは障害）部位が分布するかどうかについて，セラピストは考える必要があるだろう．

各 *a-f* 配列には，体幹局所の点および，四肢および頭部にある末端の点が存在することに留意することは重要である．触診検証は常に，各配列と関係がある点で始めるべきであり，すべての懸垂線を比較触診する．触診により，仮説として取り上げられた配列と関連がある懸垂線以外において，過敏でかつ高密度化した点が明らかになる場合，その時点で仮説は棄却される．たとえば，呼吸困難の場合，過敏な点が血管配列に関して確認されるなら，その時点でこれは，呼吸器系疾患（ARE）ではなく循環不全（ACI）によって生じる呼吸困難を示唆し，血管配列の治療を続いて実施する．

多くの内臓配列の機能障害において，体幹の局所症状は外方−側方（LL）の部位に位置しており，末端の反射性疼痛は一肢，二肢あるいは四肢の外側部に分布する可能性がある．この種のデータ間の相関により，セラピストは内臓配列内で正しい蠕動運動の回復を目的とする治療を計画できる．

触診検証

患者を背臥位にして，体幹の懸垂線〔胸郭，腰部および骨盤の分節の前方−外方（an-la）の CF〕の触診検証を行い，体幹の他の 2 つの懸垂線との比較触診を続いて行う．LL の懸垂線が，より過敏でかつ高密度化していることが判明した場合は，その時点でこの懸垂線の遠位

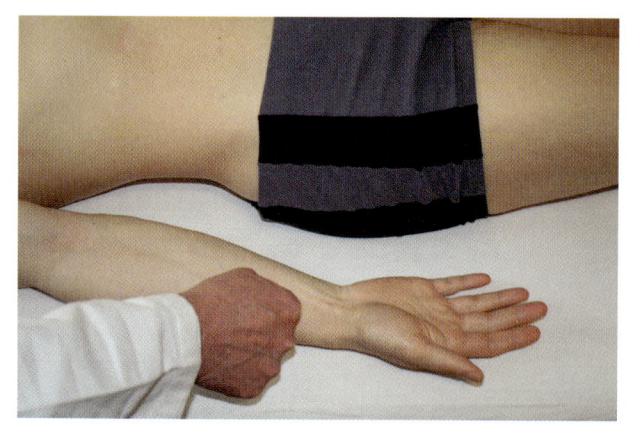

図 15.13. 遠位の張筋の点の触診：an-la-ca.

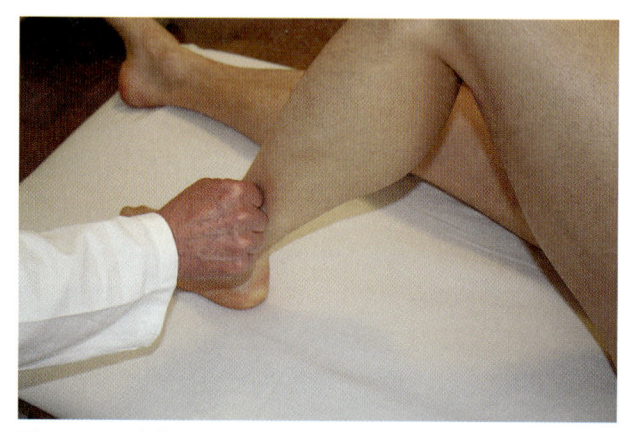

図 15.14. 遠位の張筋の点の触診：an-la-ta.

の張筋の触診検証を実施する.

　受容器の引張構造（頭頸部の分節）に関連する懸垂線の触診検証を，四肢の遠位の張筋の点の検査前あるいは検査後のいずれかで実施することがある. この検査は，四肢近位部の回転中心から始まり，上肢（**図 15.13**）および下肢（**図 15.14**）の遠位の張筋の症状を示す点で終了する.

　ときには，症状を示す点〔たとえば，an-la-ta（距骨）〕は触診においてはわずかに過敏なだけで，近位の点〔たとえば，an-la-ge(膝)3〕のほうがより過敏で変性しているかもしれない.

　触診検証によって，体幹では1つ以上の点が同定され，四肢ではいくつかの点が同定されるか，あるいは1つも同定されないかもしれない. 体幹の高密度化した点は，身体の一側のみにある場合もあるし，同じ分節の両側や異なる分節にある場合もある.

　変性した遠位の張筋の点は，通常変性した体幹の点と同側にある. しかし，それらは対側肢に存在する場合も

あり，腹壁の収縮とバランスをとっている.

　代償は，体幹に始まって四肢にまで及ぶことがあるが，ときには，対側に起こることもある.

　データおよび仮説から特定の *a-f* 配列の治療に対して明らかな適用が示唆されても，場合によっては，過敏な点が懸垂線およびこの懸垂線と関係する張筋に，触診ではまったく見つからないことがある.

　これは主として配列が相互に依存していることが原因である. 言い換えれば，3つの内部配列は相互依存しており，各配列には他の配列による寄与が必要である. たとえば，多くの消化器系の問題を抱えている患者では，原因は腺配列であり，内臓配列ではないことがある. 実際に，膵酵素および胆汁液の不十分な分泌によって生じる，消化不良の1つの型がある. この場合，セラピストは触診検証を繰り返して，腺配列および腺交感神経系と関係がある斜方（OB）の懸垂線を検査する必要がある.

　要約すると，特定の障害に対する特定の点は存在せず，配列および個々の点の集まりに関する機能障害のさまざまな組合せを呈している可能性がある個々の患者がいるだけである.

治療

　全般的な指針として，セラピストが触診検証と治療の関係を完全に理解しているかどうかにかかわらず，触診検証によって選択される点を必ず治療しなければならない.

　たとえば，呼吸困難が認められる場合，すべての腹壁が横隔膜運動と同調することは忘れられていることが多いため，胸郭の点だけを触診する傾向がある. この理由から，触診はすべての懸垂線に沿って実施されるべきであり，骨盤などの他の領域に高密度化をみつけたとしても驚くほどのことではない（**図 15.15**）.

　触診しなければ，筋膜の高密度化が疼痛を伴ったり，過敏であったりすることはまれである. 疼痛あるいは過敏性が少なくとも50％に減少するまで，それらの治療を続けなければならない. 治療は体幹の点から始め，体幹と，四肢の遠位の点のあいだを行き来しながら続ける（**図 15.16**）.

　前方の点を治療後，後方の点を治療する. 先立ってマニピュレーションした前方の懸垂線と直接関係する後方の懸垂線のみを触診する. それゆえに，内臓配列に関し

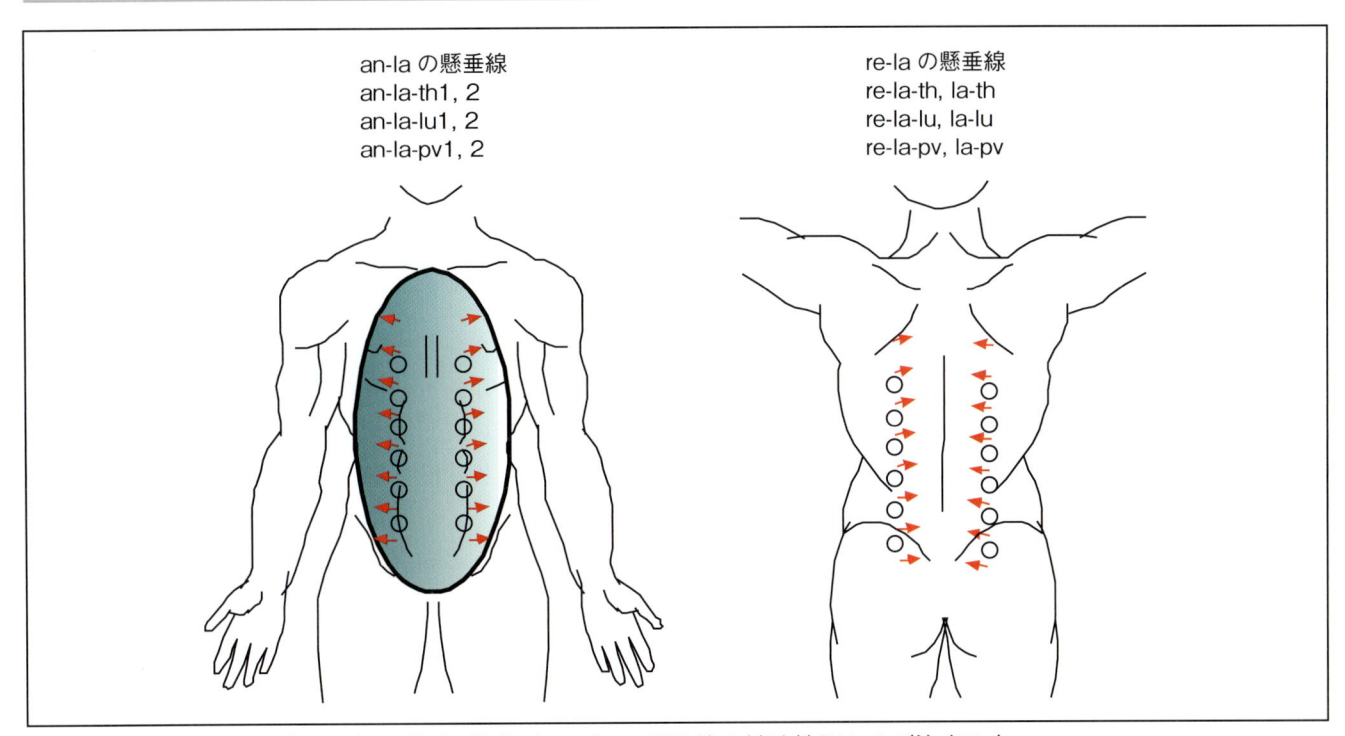

an-la の懸垂線
an-la-th1, 2
an-la-lu1, 2
an-la-pv1, 2

re-la の懸垂線
re-la-th, la-th
re-la-lu, la-lu
re-la-pv, la-pv

図 15.15. 　前方–外方（an-la）と後方–外方（re-la）の懸垂線の触診検証および治療の点.

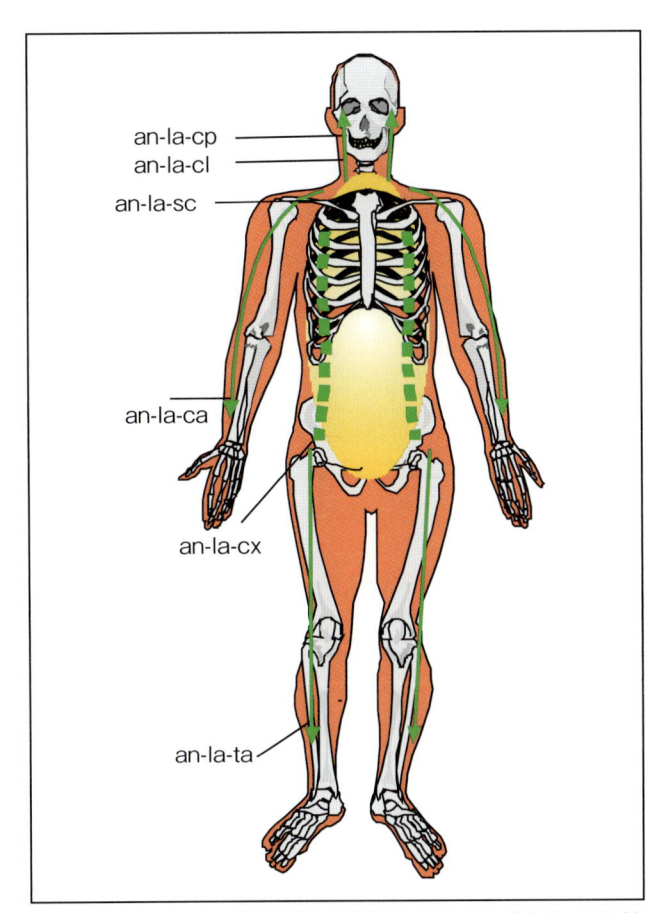

an-la-cp
an-la-cl
an-la-sc
an-la-ca
an-la-cx
an-la-ta

図 15.16. an-la の懸垂線の回転中心および遠位の張筋の点（緑線）.

て，右の an-la の懸垂線を治療した場合にのみ，続いて次に，右の後方–外方（re-la）の懸垂線を触診する．re-la の懸垂線は，外方–胸郭（la-th），la-lu（腰部），la-pv（骨盤）の CCs と，re-la-th，re-la-lu，re-la-pv の CFs によって形成される（**図 15.17**）．

体幹後壁を治療するときであっても，同様の症状を呈する別の患者と一連の点は異なる，一連の点がそれぞれの患者で選択されることがある．たとえば，障害が起きた後方の懸垂線は前方の懸垂線に対して反対側の場合があるが，両側の後方の懸垂線が変性する場合もある．それぞれの懸垂線に沿って，多数の高密度化した点を見つけることができるが，ときには 1 つしか見つけることができないこともある．

臨床症例検証

30 歳の女性は，20 日前に発症した右肩痛を呈していた．

運動検証ではとくに，すべての運動面における軽度の疼痛のみを示した．内部の問題について質問すると，その女性は，胃炎，および左側の「結腸炎」を患っていると報告した．より詳細に質問すると，15 年間患っていて，ときに左腸骨窩部の鋭い疼痛を伴う，左季肋部に生じる持続性の重苦しい感じと膨張感について訴えた．

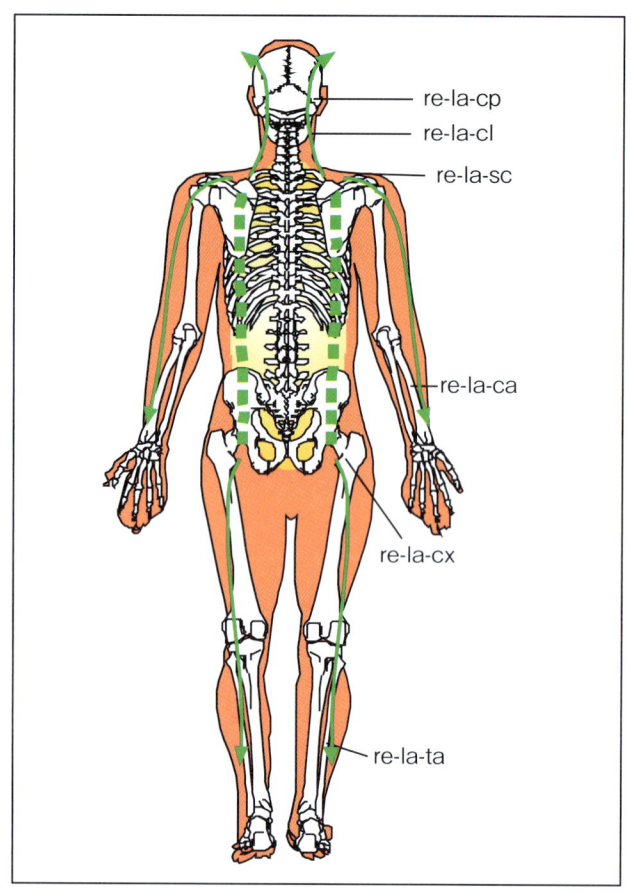

図 15.17. re-la の懸垂線の回転中心および遠位の張筋の点（緑線）.

数回の専門医受診により，消化器および呼吸器に関するあらゆる異常は除外されていた.

右の an-la-hu（上腕）の CF の触診により，著明な過敏性が示されたが，それはただの代償であるという仮説を立てたので，この点の治療を一時的に後回しにした．左季肋部の慢性的な緊張を代償するために，右肩部の収縮が生じている可能性があったためである.

それゆえに，腰部および骨盤分節の前方の症状を示す点の比較触診を実施した．左側の an-la-lu2 および an-la-pv2 の CF は，他の前方の点よりかなり過敏であったので，治療はこれらの点から始めた．治療開始直後に，左鼡径部から左膝蓋骨下方の領域にまで波及している疼痛を患者が訴えた．同時に患者は，左腸骨窩に鋭い疼痛が生じていたときは，その後いつも，股関節から下肢を前方へと振り出すことが困難であったことも思い出した.

それから，左の an-la-ge3 の CF を治療することにしたが，患者が驚くほど，著しく疼痛が強かった.

高密度化した前方の点をすべて治療後，患者を腹臥位にして，後方の点の治療を始めた．触診により，re-la-lu および re-la-pv の CFs の明確な過敏性を確認した．続いて，これらの点を，re-la-ge2 の CF とともに治療した．re-la-ge2 の CF は，an-la-ge3 の CF と張力のバランスをとるために選択された.

これらの点をすべて治療後，立ち上がって，治療前の運動検査を再度行うよう患者に指示した．肩自体をマニピュレーションしていないにもかかわらず，肩の動きはすべて全可動域で完全に可能となり，かつ疼痛を伴わなかった．an-la-hu の CF の触診検証を再度実施したが，その点はもはや疼痛を伴わなかった.

第 16 章
血管配列

血管配列は，循環器および泌尿器を含む．これらの器官は，血管，心臓（ポンプとして作用する），腎臓，および膀胱（ともに濾過装置として作用する）の組合せからなる．

骨盤隔膜の筋膜は，自動制御機序，とりわけ泌尿器の自動制御機序の管理において重要な役割を果たし，下肢の筋膜対角線から上行する張力を受ける．

血管配列の解剖

内臓配列において，被覆筋膜（臓側腹膜）と挿入筋膜（壁側腹膜）を区別することは比較的容易である．

血管配列において，被覆筋膜（外膜）と挿入筋膜（腹膜後筋膜および椎前筋膜）を区別することは非常に難しい．しかし，縦隔および腹膜後領域内の臓器および血管の位置を観察することによって（図16.1），それらの筋

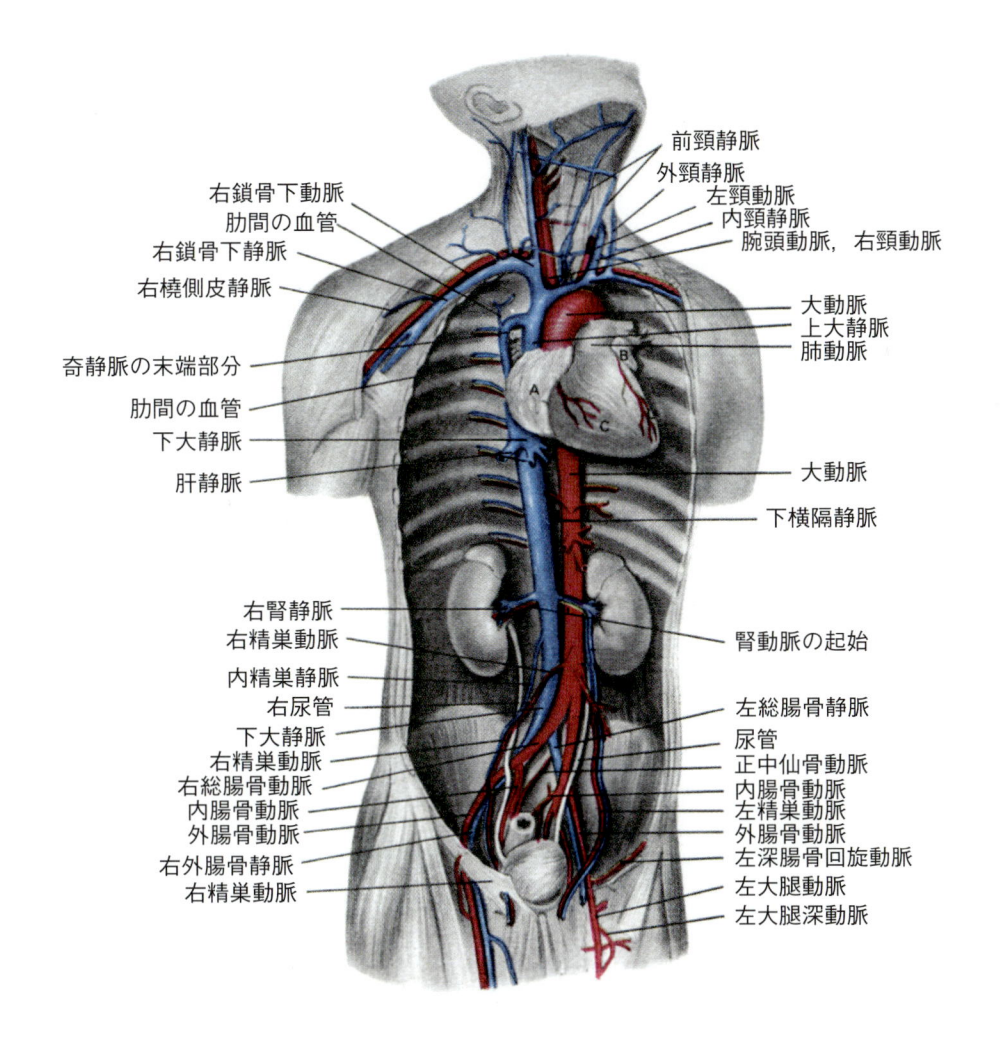

図 16.1. 縦隔および腹膜後領域内の血管配列（from G. Chiarugi., L. Bucciante., op. cit.）．

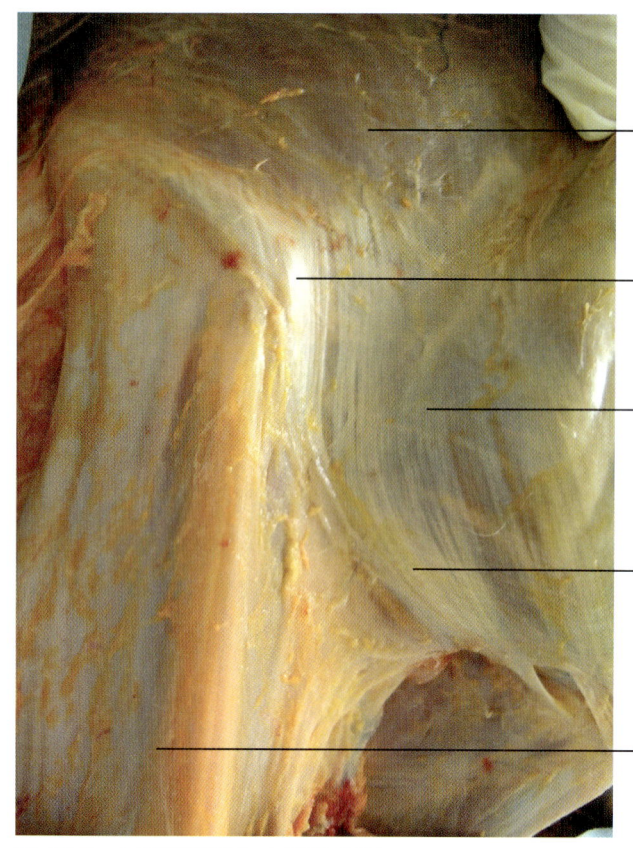

皮下脂肪組織除去後に露出された腹部深層の筋膜

上前腸骨棘：この部位に収束する豊富な筋膜組織に留意すること

腹斜筋の腱膜によって被覆される腸骨窩

鼡径靭帯で，一部は外腹斜筋の腱膜によって形成される

大腿筋膜張筋

図16.2. 上前腸骨棘および腸骨窩.

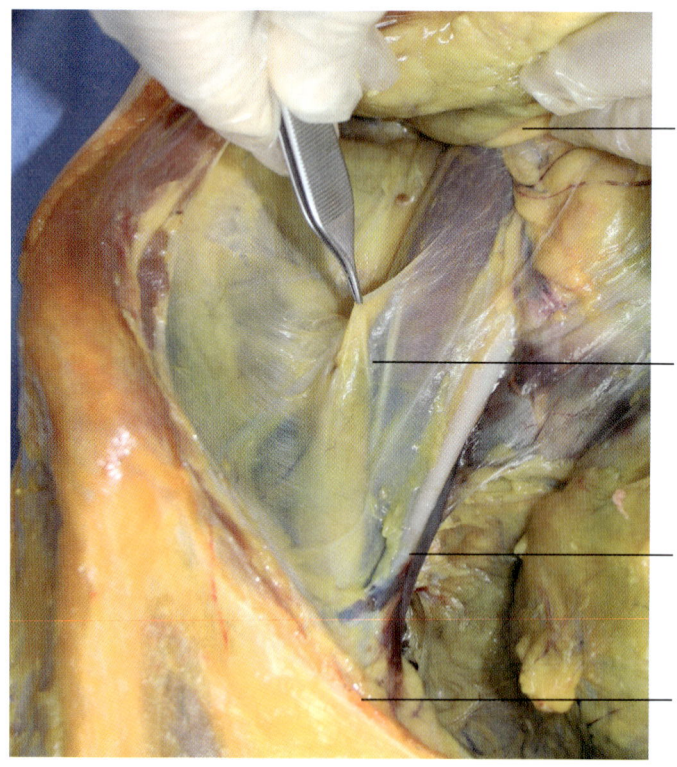

内臓と一緒に持ち上げられた壁側腹膜

引っ張り上げられた腸腰筋の筋膜：その厚さおよび血管鞘との連続性に留意すること

腰筋の内側縁に位置している腸骨動脈と静脈

鼡径靭帯に沿った腹壁の切開

図16.3. 腹壁除去後の腸骨窩：前後像.

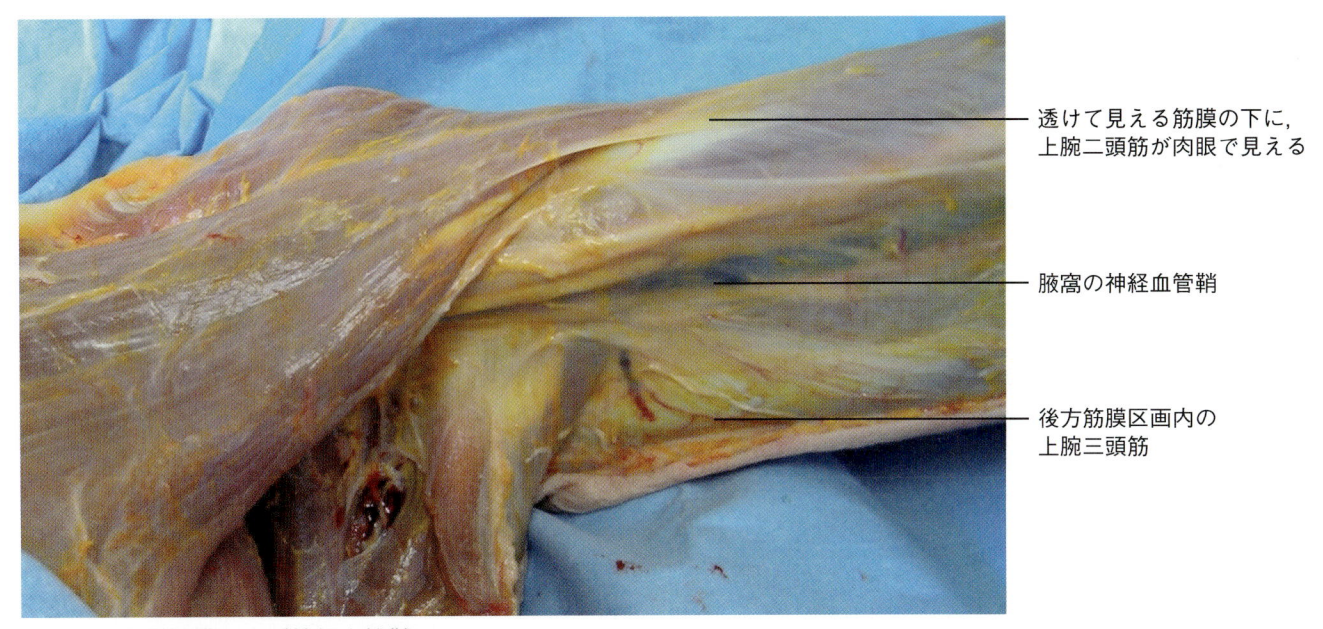

図 16.4. 腋窩筋膜および神経血管鞘.

　大胸筋は，体幹の深筋膜の，分離した浅層内に包まれる.

　この筋は，筋外膜によってのみ被覆されるが，上腕では，深筋膜が上腕二頭筋および上腕三頭筋の筋外膜を覆う一種の鞘を形成する.

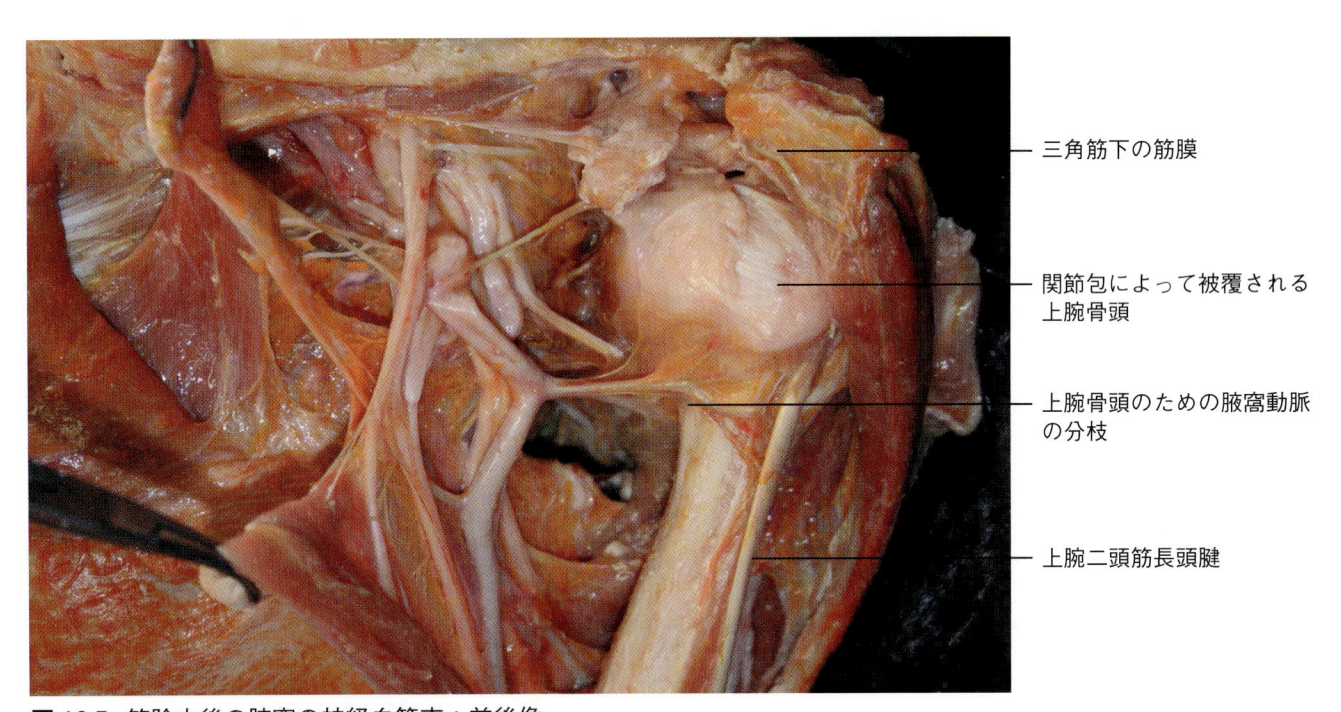

図 16.5. 筋除去後の腋窩の神経血管束：前後像.

　腕神経叢の分枝および腋窩の血管をよく示すために，大胸筋および小胸筋は除去されている.

膜の連続性を理解することは容易に可能である（**図16.2～5**）.

　血管配列の挿入筋膜は，背側の脊柱起立筋の筋膜と直接接触している（**図16.12**）. この種の配列は，血管活動と筋活動の直接的な，分離できない関係を構築する. 実際に，内臓配列は，外部の筋の収縮によって阻害されることなく機能することが必要だが，血管配列は，背筋群からの需要に基づいて実際には機能する. 後方運動の筋膜配列と血管配列のこの密接な関係は，治療に影響を及ぼしうる. 体幹後壁の治療は，循環器および泌尿器の機能障害においてとくに重要な役割を担う.

　血管機能障害によって起きる疼痛は，通常，背側領域[1]（多くの場合は脊柱に沿って），および体幹壁の前方-内方（an-me）部に限局される.

　大動脈弓症候群[2]あるいは心筋梗塞に起因する遠位の関連痛は，多くの場合，上肢の内側部に分布する.

　泌尿器の機能障害から生じている局所の関連痛は，骨盤の an-me 部，ときには仙骨に集中する傾向がある.

　泌尿器から生じている遠位の関連痛は，大腿および下腿の内側壁の筋膜に沿って分布する.

循環器（circulatory apparatus：ACI）

　筋骨格系における関節痛は，疼痛が知覚される関節内よりもむしろ，筋の筋膜に原因があることが多い.

　同様に循環器内では，血管の機能不全の原因は，機能障害が認められる部位にはあまりなく，たいていは症状がない，少し離れた部位にあることが多い.

循環器の機能

　血管配列は，壁内刺激および壁外刺激の影響を受ける. 血管外膜内には，局所的に筋組織を刺激する自律神経叢がある. 身体のいたるところで血圧を調整する主要な糸球（たとえば，頸動脈小体，大動脈小体）が，血管

鞘に沿って位置する[3].

　血管壁は，局所の必要性に応じて異なる構造を有している. 血液の輸送および血液の分配のために動脈がある. 大規模な輸送を行っている動脈（大動脈，肺動脈，頸動脈および鎖骨下動脈）の中膜は，多くの弾性線維で構成される. 動脈壁内の受動的な弾性組織と能動的な平滑筋線維のあいだには，一定の比率がある.

　頸部および体幹の血管周囲神経叢（動脈周囲神経叢）から広がっている神経線維は，内臓および頭部の動脈を神経支配する. 自律神経系（autonomic nervous system：ANS）の胸腰部（交感神経性）からの分枝は，これらの血管周囲神経叢を供給する[4].

　ヒトにおいて，末梢神経によって管理される自律神経の分枝は，四肢の血管を神経支配する[5]. これらの自律神経の分枝は，血管収縮および血管拡張に関する刺激といった，2つの異なる末梢への刺激を伝達する[6].

　心臓に向かう静脈血の動きは，血液を一方向に動かし続ける半月弁によって強化される. 心臓へ血液が戻るのを補助する動静脈の結合として知られている別の機序もある. 通常は，2つの静脈は，結合組織によって動脈壁にしっかりと結びつく. 四肢の横断面の図において（**図16.6**），血管は明確にみられるが，血管を被覆している筋膜鞘は正確に描かれていない.

　筋膜鞘は，2つの静脈および動脈を被覆する. 各拍動で，動脈からの圧力は静脈に及び，それによって静脈還流を補助している（**図16.7**）. 筋膜鞘の構造は緩すぎてはならず，さもなければ，この「圧送（ブースティング）」機序が効率的に作用しない. また，一種の止血帯作用を生じるので，それは堅すぎてもならない.

　一般的な筋膜鞘内に被覆される大血管には以下のもの

1：胸郭内の動脈瘤は，咳，呼吸困難および，胸部脊柱のびらんに起因する疼痛といった症状をもたらす. 疼痛は，胸骨後部，あるいは背部のいずれかに限局されうる. 疼痛が腰部にある場合，動脈瘤は，通常，腹部にある（Manuale Merck., 1990）.

2：身体運動中，とくに腕を頭上に挙げた肢位で活動するときに，激しい痙攣性の疼痛，感覚異常，およびしびれが上肢に出現しうる（Manuale Merck., 1990）.

3：皮膚の糸球は，体温を調節する. それらが活性化すると，皮膚の毛細血管床への血流は遮断され，結果として血液の冷却を制限する. 大動脈の糸球（大動脈小体）および頸動脈の糸球（頸動脈小体）は，化学受容器としての機能を果たす糸球である（Benninghoff A., Goerttler K., 1986）.

4：交感神経系の神経節後線維（神経節細胞の軸索）は，血管周囲神経叢を形成するために隣接した血管上に直接いたるか，あるいは，末梢で小血管に分布するために脊髄神経と結合する（Lockhart R.D., 1978）.

5：中枢の血管周囲神経叢は，上肢でみられるのと同様に，下肢に沿った短い範囲にだけ及ぶ. 実際に，大腿動脈を被覆する線維は，鼠径靱帯の直下に停止する（Lockhart R.D., 1978）.

6：交感神経線維の興奮が血管収縮を誘発するが，血管拡張は，単に低下した交感神経の影響だけではなく，胸髄からも起こる血管拡張神経の活動にも起因する. これらの線維は，自律神経系の胸腰部から生じるという事実に反して，機能的な観点から，副交感神経と考えられる（Lockhart R.D., 1978）.

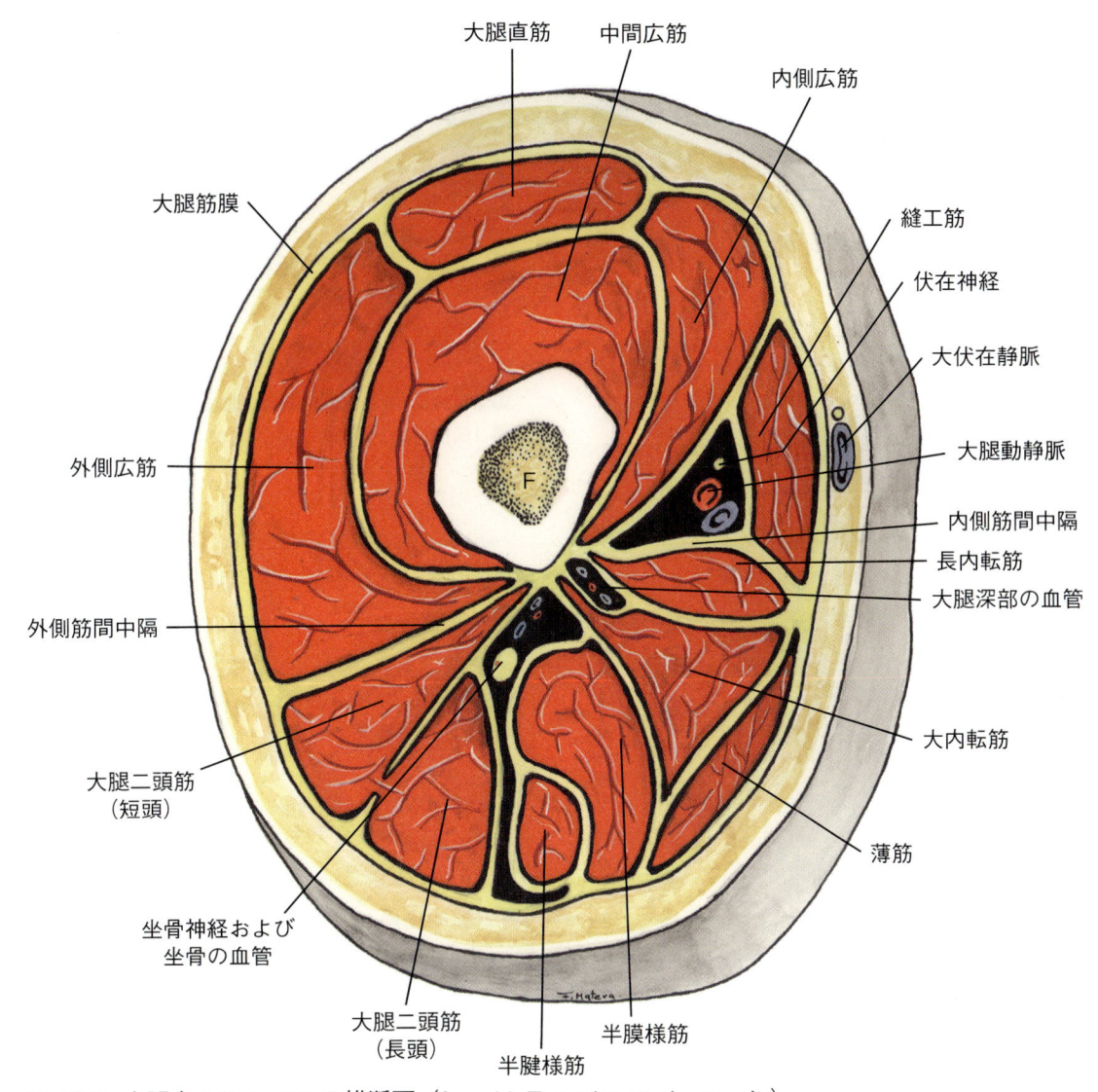

図 16.6. 大腿中 1/3 レベルの横断面（from V. Esposito et al., op. cit.）.

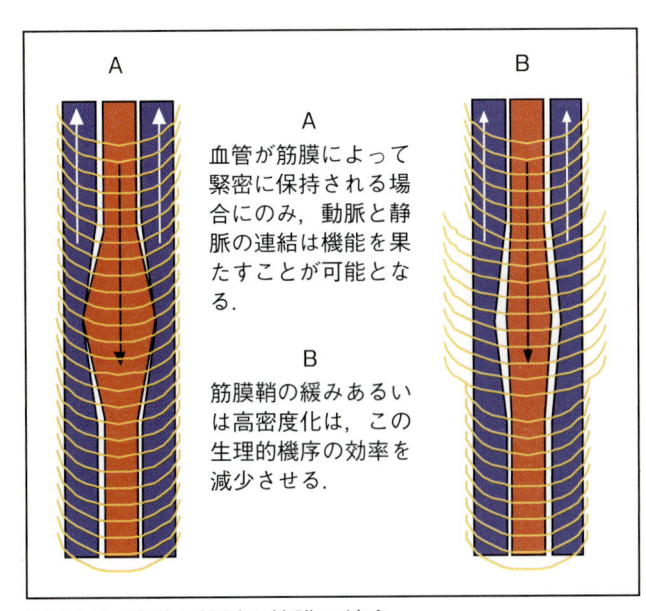

図 16.7. 動脈と静脈の筋膜の結合.

A
血管が筋膜によって緊密に保持される場合にのみ，動脈と静脈の連結は機能を果たすことが可能となる．

B
筋膜鞘の緩みあるいは高密度化は，この生理的機序の効率を減少させる．

が含まれる.

—頸部では，頸動脈および頸静脈が頸部の血管鞘内に包含される

—大腿では，大腿動脈および大腿静脈が大腿部の血管鞘内に包含される[7]

—腋窩では，腋窩動脈および腋窩静脈が神経血管束内に包含される[8].

末梢の静脈は，血液還流を補助するために筋ポンプ機構を利用するので，筋間の区画内および筋内の間隙内に

7：大腿動脈鞘は，スカルパ三角から出ると同時に，内側広筋の腱膜によって形成される内転筋管壁に沿って進む（Chiarugi G., 1975）.
8：腋窩動脈は，それ自身が一部分である神経血管束の構成要素との重要な関係がある．とくに尺骨神経とは密接である．一部のリンパ節は，血管の走行に沿って位置している．鎖骨肩峰腋窩筋膜は，前方で神経血管束を被覆する（Chiarugi G., 1975）.

ある[9].

　呼吸中に胸郭に生じる陰圧は，静脈を拡張させて，血流を増加させる．この機構は，頸静脈の降下および虚脱を防ぐ頸部の筋膜によっても可能となる．

　他の臓器と同様に，心臓は壁内（腸管）神経叢を有する[10]．この神経叢は循環血液量を感知する．外部からの刺激を感知する壁外神経叢もある．

循環器の機能障害

　本書では，筋膜マニピュレーションにより改善することができる循環器の末梢機能障害についてのみ説明する．

　低緊張の静脈疾患は，慢性静脈不全の第1期に相当する．代表的な症状には，疼痛および，長時間の立位保持や暑い天候によって増悪するピリピリ感を伴った下腿の重苦しさがある．

　低緊張の静脈疾患のあと，次に示すような変性期が展開しうる．

—拡張された毛細血管が最初に生じる，毛細血管拡張症（クモ状静脈瘤）．それらは，皮内の網状の静脈瘤へと発展し，後期には，冠静脈拡張症（くるぶしの発赤拡大）に発展しうる

—直径3ミリメートルより大きい，蛇行性の皮下静脈瘤（図 16.8）

—足部および下腿の皮下組織の体液容量の増加による浮腫

—血栓，塞栓および動脈攣縮による動脈内腔の閉塞に起因する虚血．

　表在性静脈不全は毛細血管を変性させ，結果的に血液と周囲の細胞での代謝交換の低下をもたらす．その後，皮膚の菲薄化，白色と黄色のむらがある不規則な色素沈着，および圧痛のある小さな結節といった，皮下組織および皮膚に関する問題が発生しうる．

　より重篤な変性期では，後毛細血管のレベルで静水圧の増大が生じる．この不均衡は間質組織に蓄積する浸出

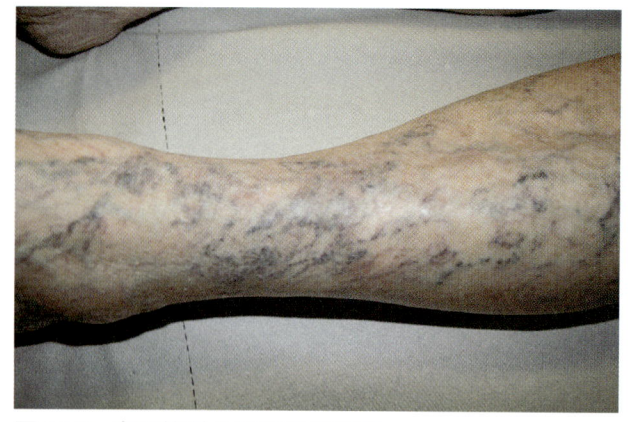

図 16.8. 皮下静脈の静脈瘤様腫脹.

液の増加を引き起こす．そして，組織の排出能力の限度を超えると，浮腫にいたる．毛細管周囲のレベルで，血漿蛋白質が豊富な滲出液の増加がみられる．血漿蛋白質の1つであるフィブリノゲン（線維素原）は，毛細血管周辺でフィブリン・カフスを形成するために重合する．これらのカフスは，拡散障壁として作用し，酸素および他の栄養素が周囲の組織へ移動するのを妨げて，結果として次のようになる．

—色素沈着，すなわち，足部および下腿の茶褐色への変色（図 16.9）

—下腿の皮膚の，紅斑性，小嚢性，浸出性あるいは落屑性の発疹

—脂肪皮膚硬化症，すなわち，皮膚，皮下組織および筋膜の線維性硬化

—皮下組織炎，すなわち，強度の発赤を伴う皮膚の急性炎症

—「白色萎縮」，すなわち，皮膚の白みがかった，萎縮性の，周囲より低温な領域

—静脈性潰瘍，すなわち，自然治癒することは不可能な

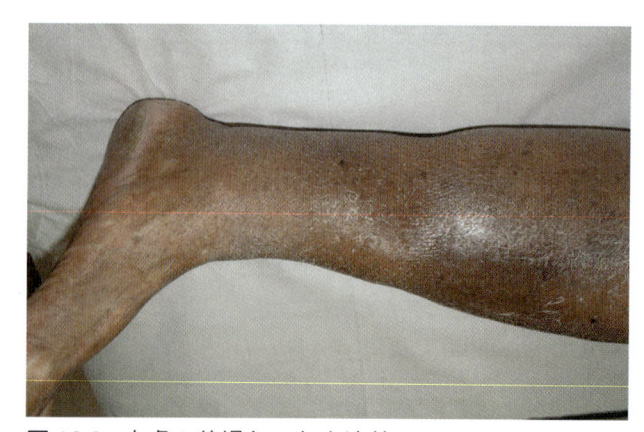

図 16.9. 皮膚の茶褐色の色素沈着.

9：縦方向の筋張力は，外部から動脈に影響を及ぼしうる．たとえば膝関節伸展時，膝窩動脈は約50％の張力増加を受ける（Benninghoff A., Goerttler K., 1986）.

10：心臓が自動的に収縮するにもかかわらず，筋性の刺激伝導により，まだ心臓神経の影響を受ける．洞房結節および His の房室結節には，多数の腸神経細胞がある．交感神経性および迷走神経性の心臓神経は，心臓神経叢を形成する．そして，線維は冠動脈に続くことによってこれらの神経叢から心臓まで走行する（Benninghoff A., Goerttler K., 1986）.

慢性的な皮膚の変性.

　吻合静脈および深部静脈の循環が，浮腫形成を防止するのに十分なほど効率的に機能することができるまで，これらの病理の一部は代償されうる．徐々に，状態は相互代償期へと移行する．この期を通して，範囲が変動する浮腫が下肢において生じるが，それは一晩休息すると消失する．浮腫が夜間の休息でも消散しないと，全体的な代償不全の段階にいたるだけでなく，静脈血栓症の発症によって病状が悪化する可能性がある．

泌尿器（urinary apparatus：AUN）

　泌尿器は，すべての腹膜後血管および，排尿（前立腺，尿道）にかかわる生殖器の血管部分である．血管-腰部〔va-lu（腎臓）〕および血管-骨盤〔va-pv（膀胱）〕の *o-f* 単位を含む．

泌尿器の機能

　骨盤底筋組織（会陰）の解剖学的構造により，いくつかの泌尿器の機能を説明することができる．

　2つの隔膜が，骨盤底を形成する．上方の隔膜である骨盤隔膜は，横筋筋膜，閉鎖筋膜および腸骨筋膜で連続しており，尿生殖隔膜（図 16.10）は下方の隔膜である．

　2つの三角（三角形）によって，これらの2つの隔膜を図示することができる．

—尾骨〔後方-内方-股（re-me-cx）〕と坐骨〔後方-外方-股（re-la-cx）〕のあいだにあるより深層の後方三角（坐骨直腸）

—恥骨〔前方-内方-骨盤（an-me-cx），前方-内方-股（an-la-cx）〕と腸骨のあいだにあるより浅層の前方三角（尿生殖）．

　肛門は，坐骨直腸三角内にある．血管配列と関係がある尿道は，尿生殖三角内にある．

　大殿筋および腹斜筋といった浅層筋は，深層筋（肛門挙筋，深会陰横筋）と同様に，これらの三角形に作用する．

　その深層筋は，筋膜（内閉鎖筋筋膜）および靱帯（鼡径靱帯）とも接続する．

　これらの隔膜を通過する2つの括約筋（肛門および尿道）の至適機能は，これらすべての構成要素間の張力の完全な相互作用に依存している．

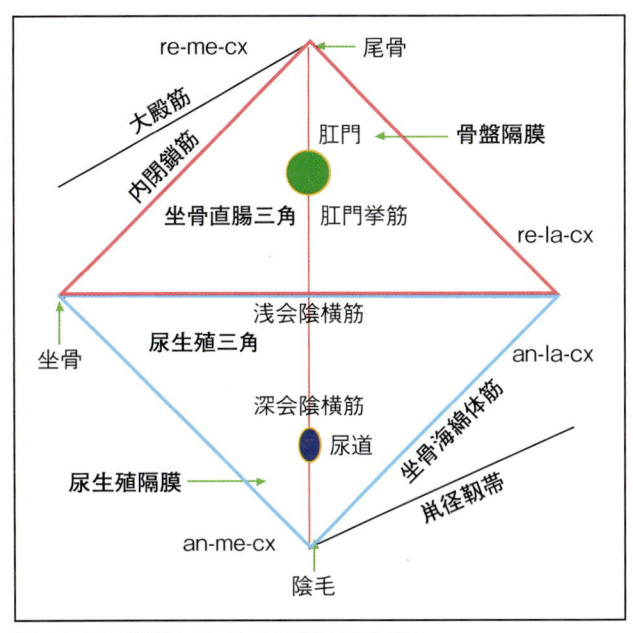

図 16.10. 男性における骨盤底の隔膜.

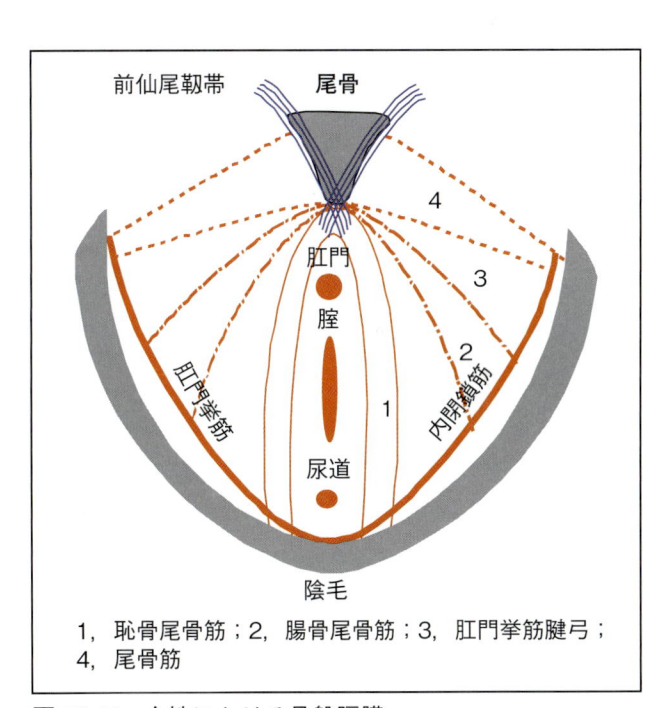

図 16.11. 女性における骨盤隔膜.

　骨盤隔膜の張力の相互作用に関して（**図 16.11**），肛門挙筋およびその筋膜が骨盤筋膜腱弓，閉鎖筋膜および腸骨筋膜の外側に付着することに留意する必要がある．

　内側では，肛門挙筋およびその筋膜は外肛門括約筋と密接に関係する．この筋は，肛門の前後で交差する線維を有する（肛門球状縫線および肛門尾骨筋縫線）．この線維の配列は，両側の線維間での相互刺激を可能にし，

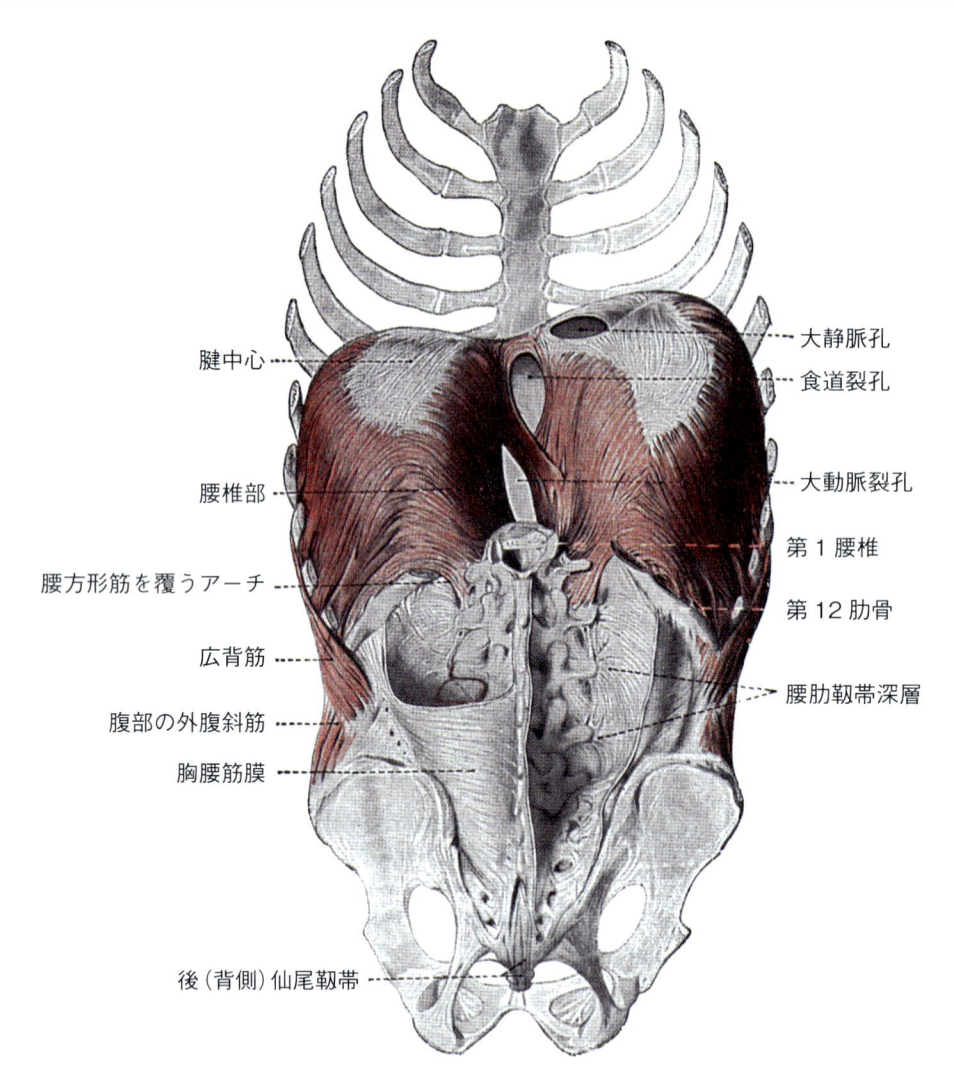

腱中心

腰椎部

腰方形筋を覆うアーチ

広背筋

腹部の外腹斜筋

胸腰筋膜

後（背側）仙尾靱帯

大静脈孔

食道裂孔

大動脈裂孔

第 1 腰椎

第 12 肋骨

腰肋靱帯深層

図 16.12. 脊柱伸筋の筋膜区画および横隔膜背側の概観（from Benninghoff A., Goerttler K., op.cit.）.

完全な肛門閉鎖を保証する．単一の輪筋が肛門括約筋を形成する場合には，それは不可能であろう．

　この消化管の最終部分の筋の付着は，逆行性フィードバック交換を可能にするような方法で配置されるので，消化管の最初の部分のそれらと類似している．閉鎖筋膜は，腸骨尾骨筋，恥骨尾骨筋および恥骨直腸筋によって形成される肛門挙筋の終末部を接続して，協調させる．

　肛門挙筋は，骨盤のすべての骨（腸骨，恥骨および坐骨）上に付着することを考えれば，周囲壁の正確な位置に基づいて，その収縮を調整させることが可能である．たとえ1つでもこれらの固定点が完全に配列されない，あるいは張力をかけられない場合には，自動性運動回路の抑制が生じることがある．

　下肢の4つの対角線は，骨盤の骨にしっかり固定され

る．したがって，変性した遠位の張筋は，内部の内臓，血管および腺の機能に影響を及ぼしうる．

泌尿器の機能障害

　内部機能障害への筋膜マニピュレーション（Fascial Manipulation for Internal Dysfunctions：FMID）　は，自律神経節の異常興奮の原因である骨盤筋膜の異常張力に起因する，それらの機能障害に影響を及ぼしうる．

　ヒトの泌尿器では，随意神経線維も壁内の腸管線維と接続する．これらの随意線維は，排尿の開始に関与する[11]．筋膜は，他の膀胱活動の協調に関与する．尿が尿

11：副交感神経線維は，第2〜4仙髄から生じる．それらは，引き続いて骨盤神経叢に移行し，膀胱壁にある腸神経細胞に停止する．副交感神経の興奮が排尿を引き起こす（Benninghoff A., Goerttler K., 1986）.

管から膀胱にかけて空になった直後に，尿生殖三角の筋組織は収縮し，尿管口閉鎖が起きる[12].

　尿管および膀胱の筋膜は，胸腰筋膜の深層と連続する腸骨筋膜上に付着する（図 16.12）.

　筋の筋膜および膀胱を懸垂する腸間膜は，高密度化して滑走が低下すると，次のような機能的病理の，直接的あるいは間接的な原因となりうる.

—膀胱周囲の筋膜の制限に起因する尿頻度の増加（頻尿）

—膀胱周囲の筋膜の緩みに起因する尿量の減少（乏尿）

—尿管周囲の筋膜の制限に起因する排尿不能および断続的な排尿（排尿障害）

—筋筋膜性括約筋の緩みに起因する不随意な排尿（失禁）

—膀胱壁における筋筋膜の不十分な緊張に起因する，感染の危険性を伴う膀胱内の尿貯留（膀胱炎）

—尿の変色（血尿）あるいは尿の化学組成の変化（蛋白尿，乳び尿）.

　尿道，膀胱および尿管の機能は，泌尿器の終末部でしかない. そして，それは血管配列全体のほんの一部分である（図 16.13）.

　体液環境（容量，化学組成，イオン電荷，および分布）における特異的な特性の維持は，微調整された調節機構を必要とするが，その大部分は腎臓によって構成される.

　この機序の変化は，浮腫の形成の原因となりうる. この種の3つの例の機能障害を次に示す.

—濾過するための腎臓への血流の減少を招く心不全に起因する，毛細管の静水圧の増大

—尿中の大量の蛋白質（蛋白尿）の二次的損失を伴う腎臓病理に起因する，血漿の膨張（浸透コロイド）圧の減少

—リンパ管閉塞に起因する，間質液の膨張圧の増大.

　陰茎および陰核の勃起は，血管配列内での血液循環と尿生殖器の機能の密接な関係を例証する. 男性が勃起にいたり，それを持続する能力の欠如は，陰茎海綿体の血管新生不良にしばしば関連している. 骨盤底筋群内の筋

12：膀胱三角の交代性筋原性の機序は，神経刺激によって自動調整される. 結果的に，それは現在の圧力状態に連続的に適応している. 多数の小さい腸神経節細胞は，この三角の範囲内に存在する（Benninghoff A., Goerttler K., 1986）.

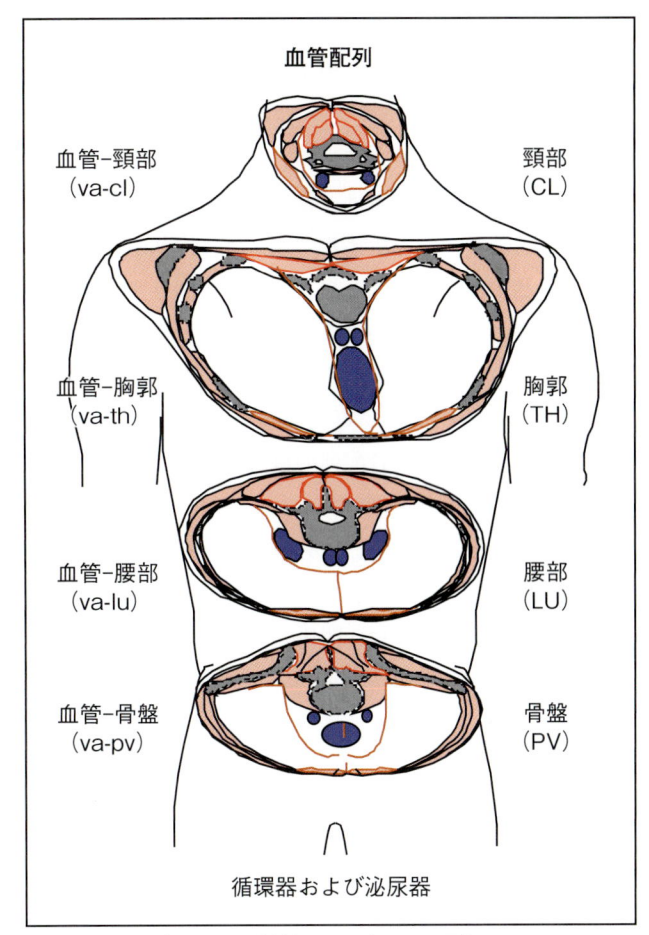

図 **16.13.** 血管の *o–f* 単位および *a–f* 配列.

筋膜の張力の増大により，海綿体に血液を供給する血管周囲で，一種の止血帯が形成されることがあり，結果として勃起不全になる.

血管配列の治療

　筋膜マニピュレーションが，特定の病理に関する標準化されたプロトコルを提供することはない. 1人ひとりの患者の要求に適応できる指標を，実際に提供する. 評価チャートをまとめることは，個々の症例における最も適切な治療を判断することへと向かう基本的な手順である.

問診とデータ

　データ収集および問診は，血管配列のどの器官（ACIあるいはAUN）が主として機能障害を呈しているかを明らかにするかもしれない. 疼痛部位を，患者が言うとおりに，2列目（152 頁を参照）に記録する（たとえば，

pv an-me）．すでに内臓配列で記載されているのと同じように，他の既往歴をまとめる．

仮説

　場合によっては，患者は，特定の内部配列を示唆するのに十分明確な症状を訴える．通常は，症状が不透明である．たとえば，患者は，複数の器官が関与する障害を含む，漠然とした腹側の疼痛を呈することがある．この場合，遠位の関連痛の症状を調べることが基本となる．

　患者が下腿の内側部に疼痛あるいは痙攣を訴える場合，この情報から，血管配列の機能障害を仮説として取り上げることは十分可能である．

　遠位の張筋と *a-f* 配列とのあいだの相互関係によって末端の関連痛の症状を理解することができるので，セラピストは常にそれらの相互関係，すなわち，

—前方-外方，後方-外方（an-la，re-la）の張筋：内臓配列

—後方-内方，前方-内方（re-me，an-me）の張筋：血管配列

—後方-外方（外旋），前方-内方（内旋）〔re-la（er），an-me（ir）〕の張筋：腺配列

に留意しなければならない．

触診検証

　血管配列の触診検証は，体幹の an-me の懸垂線から開始する．前述したように，血管，腎臓および膀胱の筋膜はすべて，脊柱起立筋の筋膜にしっかり固定されている（図 16.12）．したがって，re-me-th（胸郭），re-me-lu（腰部）および re-me-pv（骨盤）の CFs の触診検証をただちに実施することも非常に重要である．

　続いて下肢，おもに re-me-ta（距骨）の CF について，触診検証を進める（図 16.14）．

　体幹の 1 つ以上の点と下肢の 1 点とのあいだの相互関係により，治療へ進むことは十分可能であるが，上肢の遠位の張筋の点の触診〔re-me-ca（手根）の CF，図 16.15〕によって，より完全な患者像を得ることができる．

　循環器機能障害に対しては，病的な状態にある血管自体に沿っての触診検証を実施しないことになっている．正反対にある懸垂線を検査することのほうが，多くの場合より有用である．

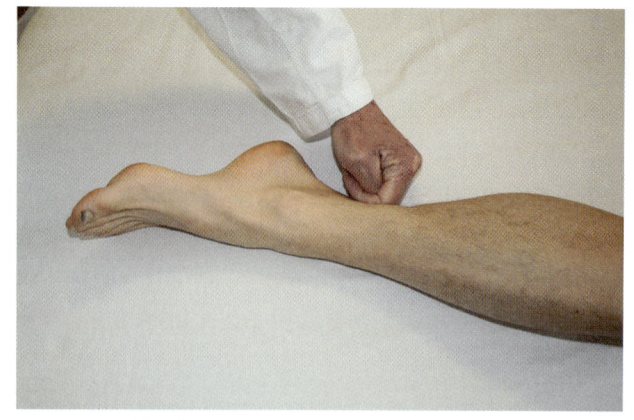

図 16.14. 触診検証および治療，re-me-ta の CF.

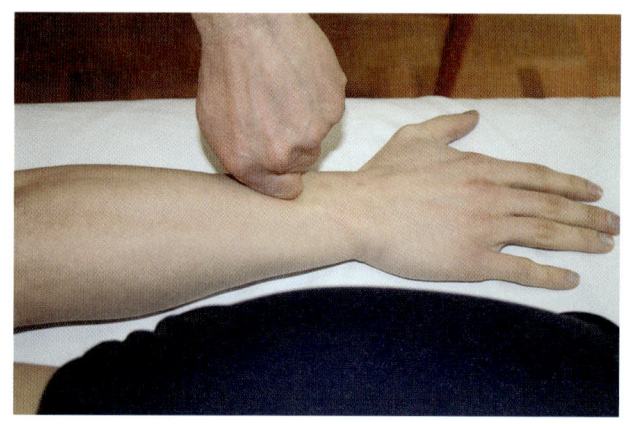

図 16.15. 触診検証および治療，re-me-ca の CF.

　血管鞘は，正常な張力状態の筋の筋膜内に包含される場合にのみ，血液還流を補助することができる．したがって，CF の検査だけではなく，筋腹上にある，関連する CC の検査も触診検証に含めるべきである．

治療

　触診検証によって，懸垂線に沿った遠位の張筋の中で，変性した点が同定され，かつ明確になっているならば，これらの点の治療を実施することができる（図 16.16）．正中の懸垂線と血管配列とのあいだの関係は，遠位の関連痛の分布および *o-f* 単位の接続によって決定される．

　殿筋筋膜の re-me 部は，仙尾靱帯と連続する．したがって，この靱帯上の回転中心である，re-me-cx の CF のマニピュレーションは，排尿筋および会陰の括約筋機能に影響を及ぼしうる（図 16.17）．

　re-me-sc（肩甲骨）の CF の位置は，通常，大動脈瘤および他の心疾患に起因する疼痛部位に相当する．こ

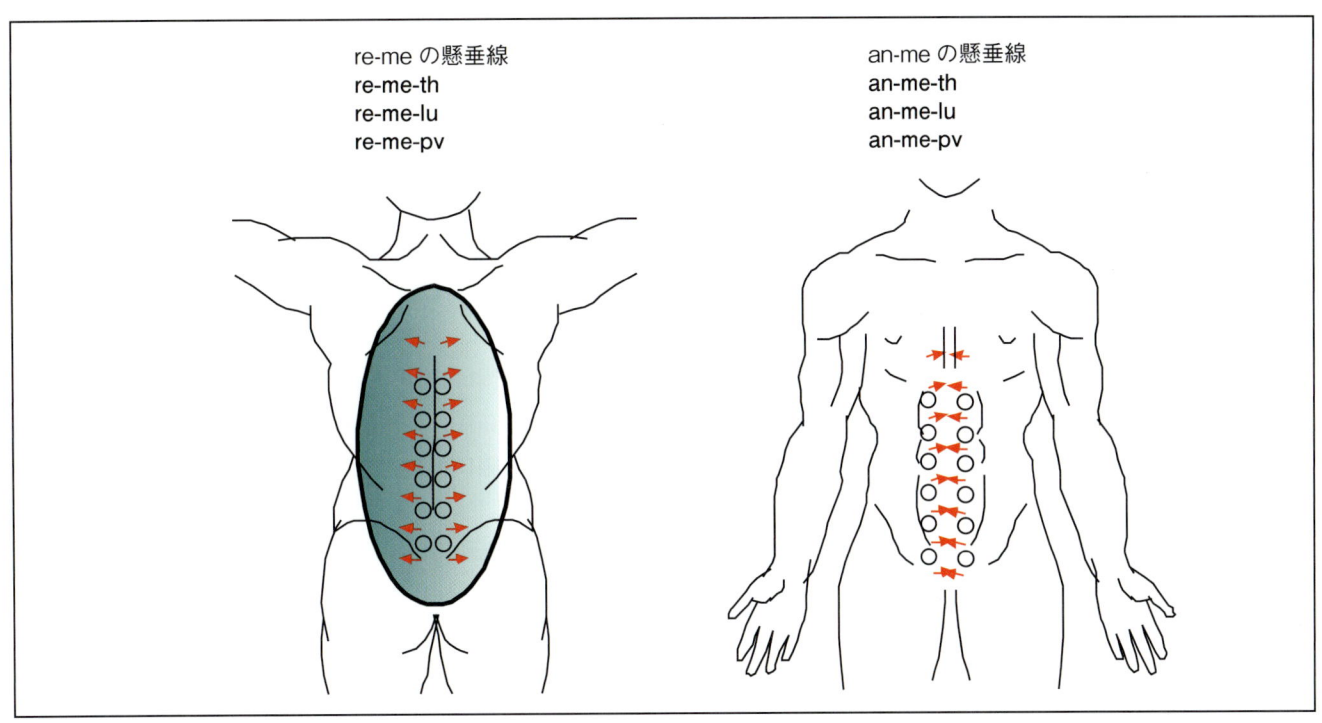

図 16.16. 後方–内方（re-me）と前方–内方（an-me）の懸垂線の触診検証および治療の点.

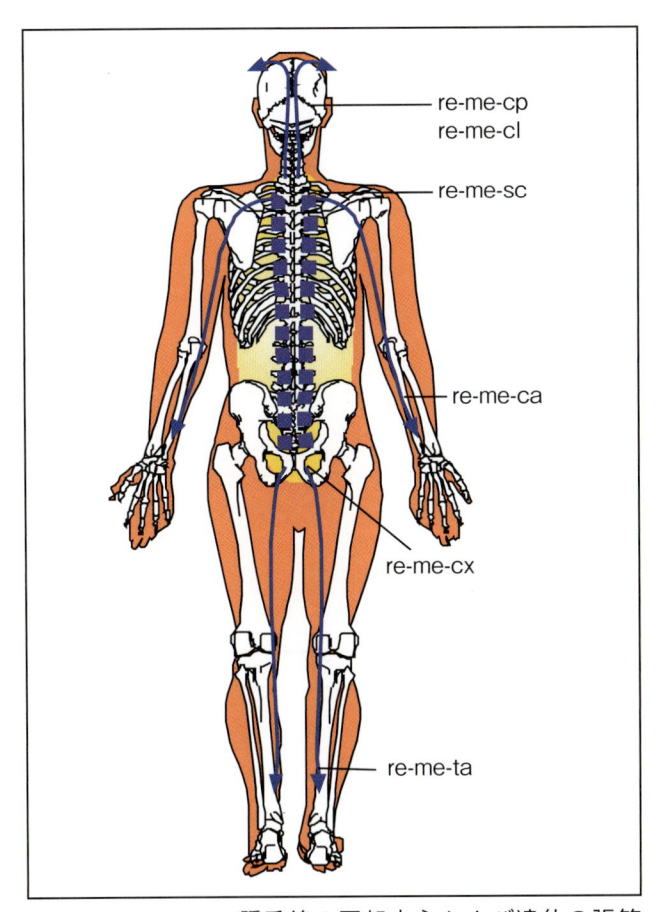

図 16.17. re-me の懸垂線の回転中心および遠位の張筋の点（青線）.

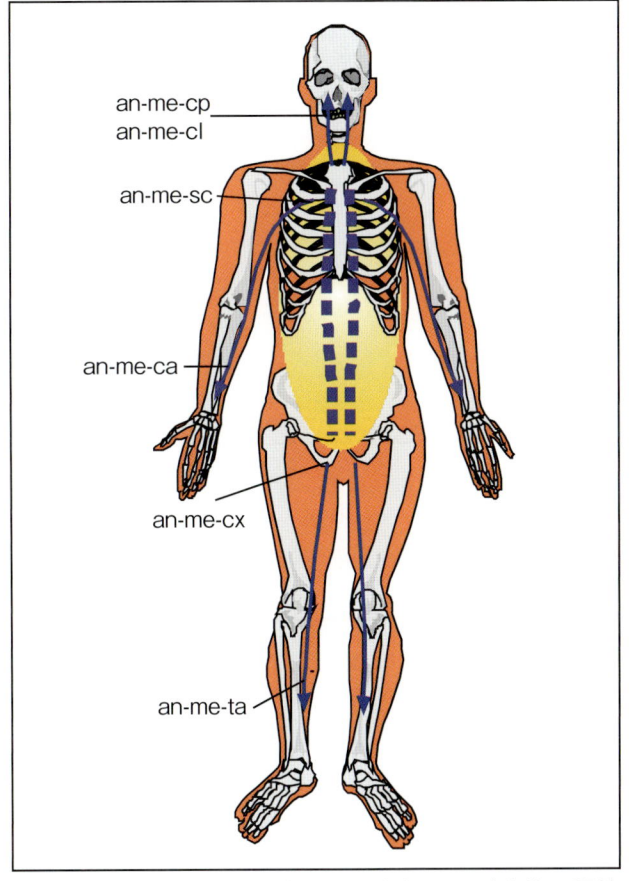

図 16.18. an-me の懸垂線の回転中心および遠位の張筋の点（青線）.

の点のマニピュレーションは，これらの2つの内臓（大動脈，心臓）のパフォーマンスを妨げている可能性がある張力の軽減をもたらすことが可能である．鍼治療では，この領域は心兪穴および厥陰兪穴に相当する．

上肢前方の遠位の張筋の回転中心〔an-me-sc および an-me-hu（上腕）〕は，鎖骨下部および腋窩の血管鞘と関係がある．これらの点は，心臓および上肢（**図16.18**）でおもに循環系の問題に影響を及ぼしうる．

下肢前方の遠位の張筋の回転中心（an-me-pv および an-me-cx）は，尿管の筋膜と関係がある．これらの点は，泌尿器と関連する問題に影響を及ぼしうる．

臨床症例検証

40歳の男性は，下腿後部にまで下行して広がった，骨盤底の疼痛を呈し，足底の感覚異常も伴っていた．

これらの症状は3カ月前に起こり，著しい疼痛を伴った泌尿器感染が続発していた．そのため，患者の骨盤底筋群および下腿の内部に防御性収縮が生じていた．抗生物質により，その問題は部分的に解消したが，まだ患者は，排尿時に時々灼熱感を感じていた．患者は，泌尿器感染と同時に，陰茎勃起を持続するのがかなり困難になり始めていることも訴えた．

運動検証では，矢状面上の運動に伴った，広範囲にわたる疼痛が明らかになった．

患者を背臥位にして実施したan-meの懸垂線およびその遠位の張筋の触診検証では，過敏な点はまったく明らかにならなかった．

体幹のre-meの懸垂線の触診検証では，re-me-luのCFおよびそれに対応している症状を示す遠位の張筋の点（re-me-ta）に，著明な過敏性が明らかになった．

この対角線に沿った近位方向への触診では，re-me-ge（膝）2のCFの過敏性も明らかになった．これらの3つの点を両側性に，すべてを行き来しながら治療した．患者は，この3カ月間持続的に収縮していた骨盤部の即時の良好な緩和を報告した．

1週後に患者は，腰痛と足部の感覚異常が有意に減少し，感染前のように，排尿および陰茎勃起が正常に戻っていたことを報告した．re-me-pe（足趾）のCFと，re-luおよびre-taのCCsに対して，両側性にマニピュレーションを実施して，治療を完了した．

第 17 章
腺配列

腺配列は，内分泌器および造血器を含む.

内分泌腺は，内分泌器を形成する．そして，それは上生体または松果体，脳下垂体または下垂体，甲状腺，副甲状腺，膵臓，副腎，卵巣および精巣を含む.

造血器は，血液の細胞構成要素（赤血球および白血球，血小板）を生成する体内の腺および臓器で構成され，骨髄，肝臓，胸腺，脾臓，およびリンパ節を含む.

腺配列の解剖

腺配列を効果的に治療する方法を理解するためには，筋の筋膜と，横中隔に由来する筋膜が共通して付着する点を考慮する必要がある（図 17.1）.

頸筋膜の中間層は，鎖骨上に付着する．この層は，甲状腺筋膜および胸腺の筋膜と連続している．内旋-頸部（ir-cl），外旋-頸部（er-cl），外旋-肩甲骨（er-sc）の協調中心（Centres of Coordination：CC）は，これらの筋膜の近傍上あるいは内に位置している.

横隔膜は，副腎を経由する内分泌器と，そして肝臓を経由する造血器と接続する．横隔膜は，内旋-胸郭（ir-th）および内旋-腰部（ir-lu）のCC が前方に位置して，

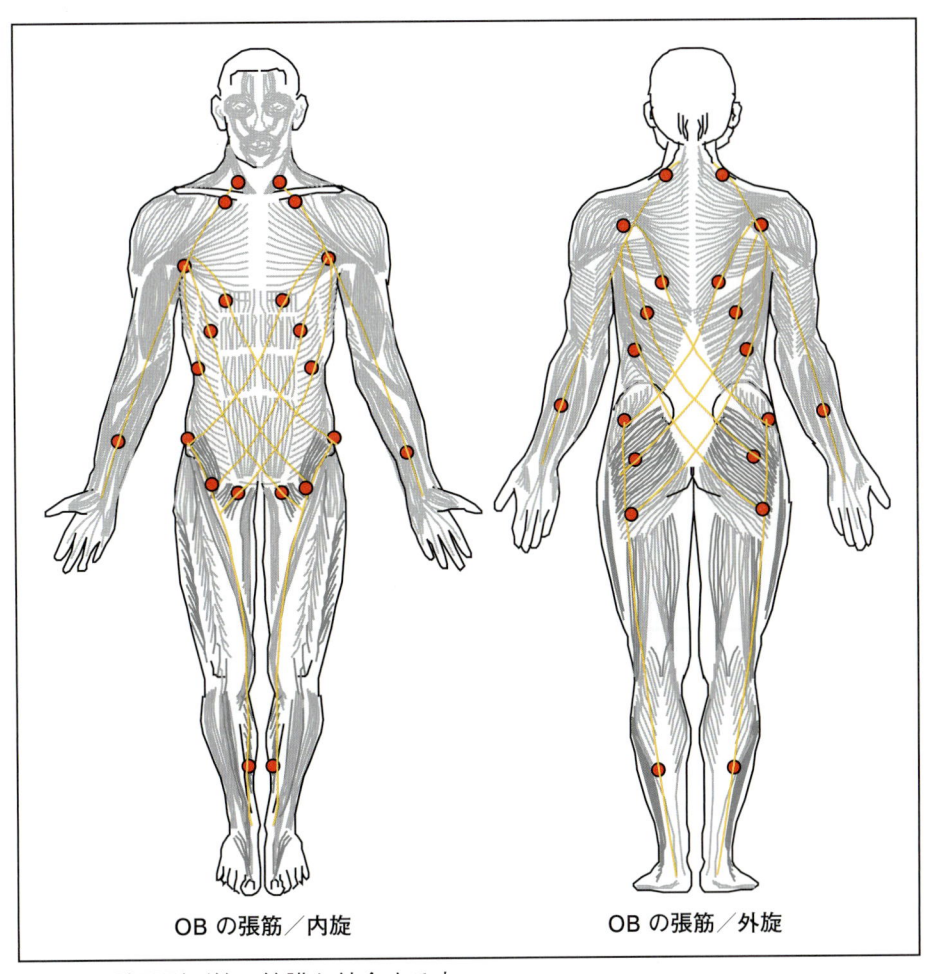

OB の張筋／内旋　　　　OB の張筋／外旋

図 17.1. 腺配列が筋の筋膜と結合する点.

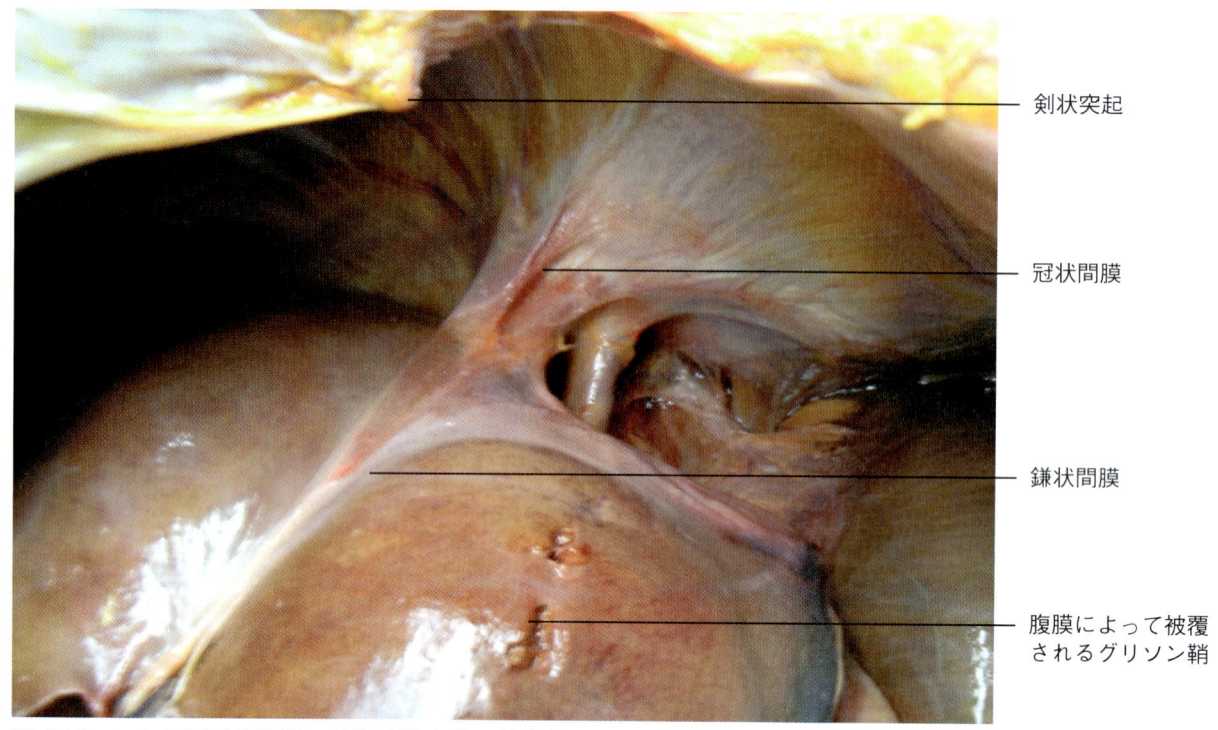

剣状突起

冠状間膜

鎌状間膜

腹膜によって被覆
されるグリソン鞘

図 17.2. ヒトの肝冠状間膜，前腹壁除去後，前後像.

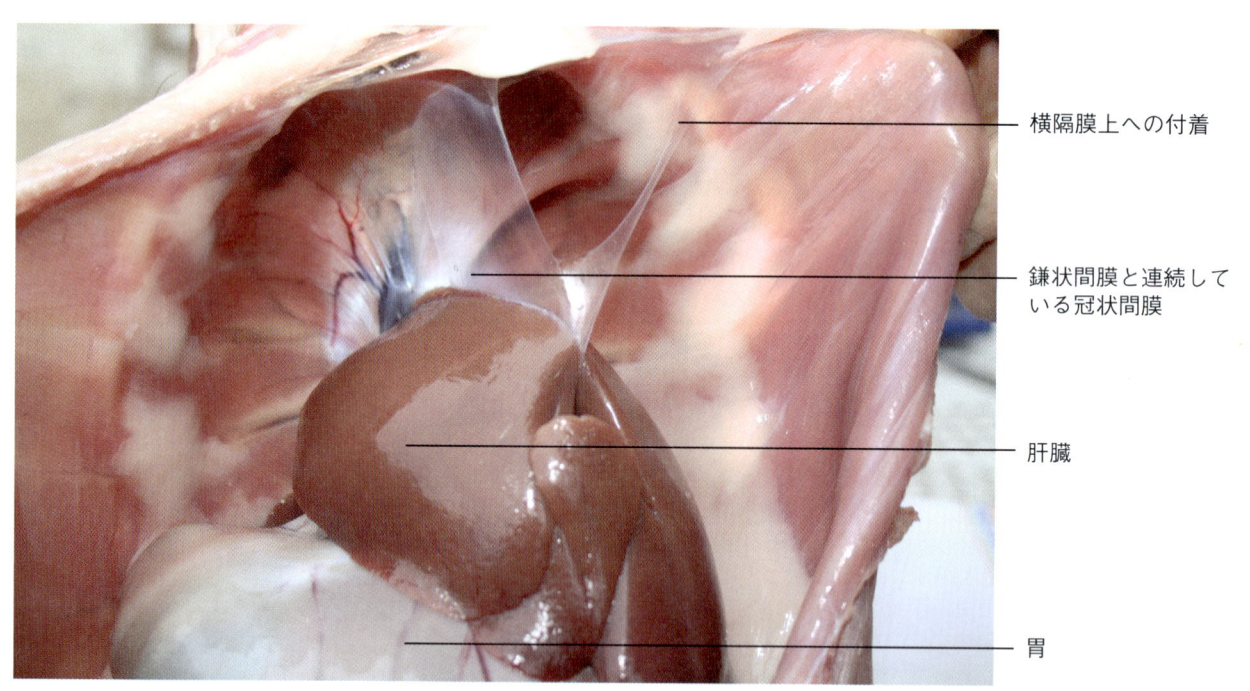

横隔膜上への付着

鎌状間膜と連続して
いる冠状間膜

肝臓

胃

図 17.3. ウサギの肝冠状間膜.

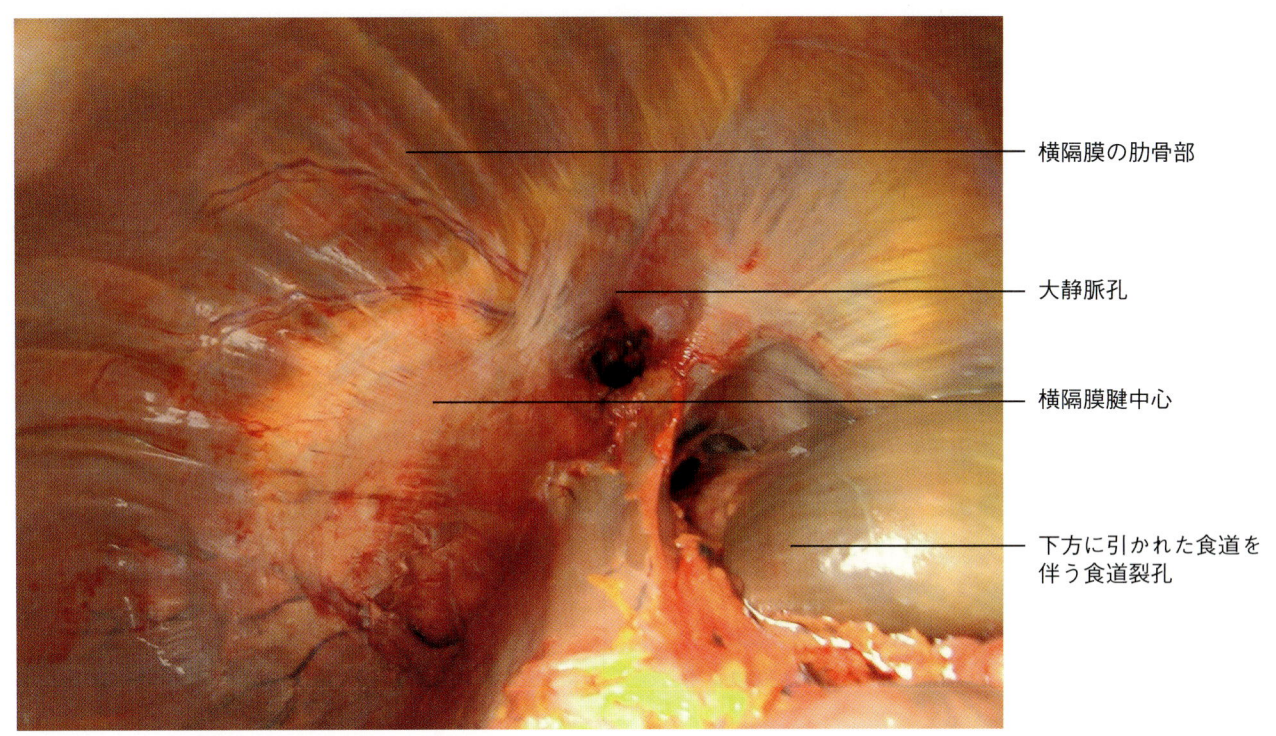

横隔膜の肋骨部

大静脈孔

横隔膜腱中心

下方に引かれた食道を
伴う食道裂孔

図 17.4. ヒトの横隔膜下方の概観，肝臓除去後.

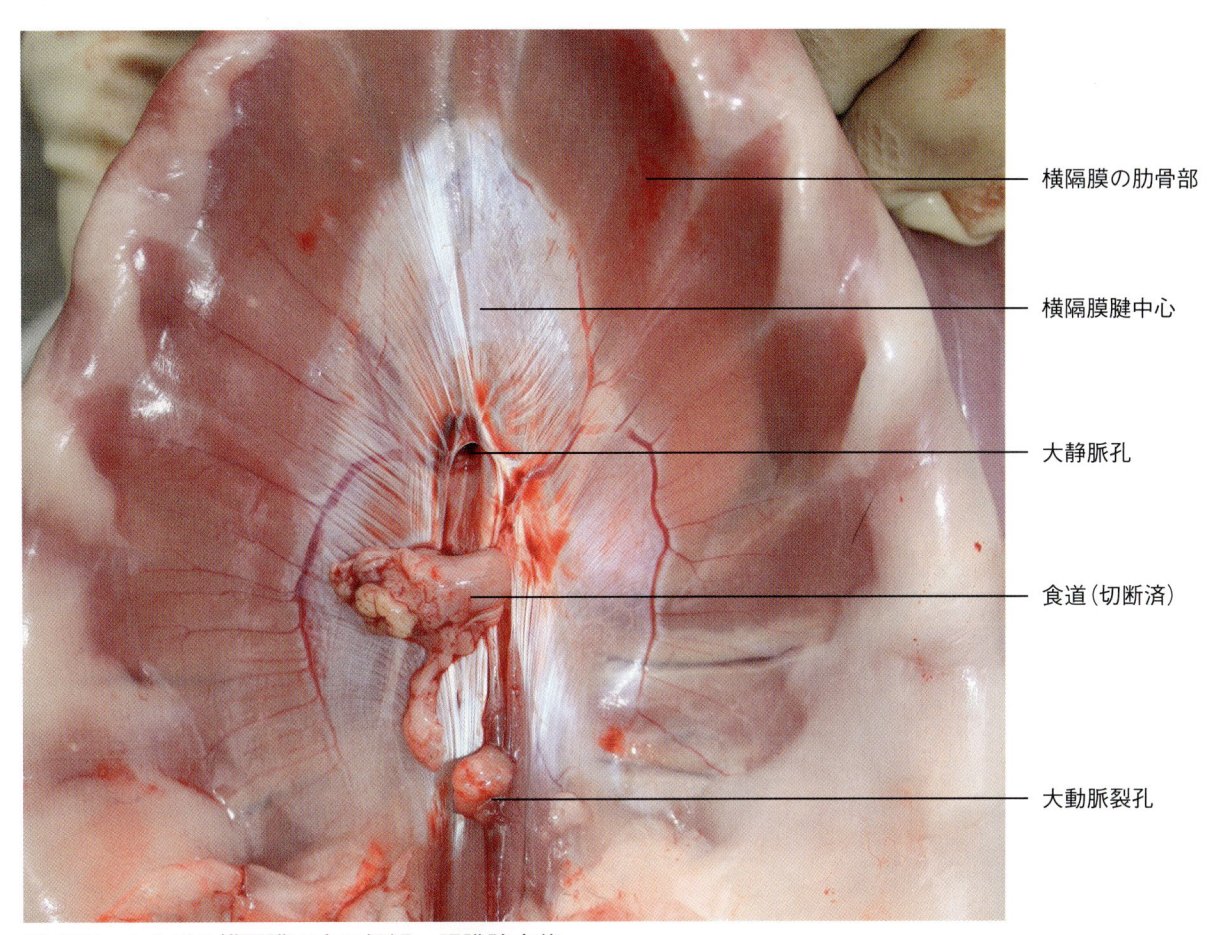

横隔膜の肋骨部

横隔膜腱中心

大静脈孔

食道（切断済）

大動脈裂孔

図 17.5. ウサギの横隔膜下方の概観，肝臓除去後.

外旋-胸郭〔er-th d（d：distal つまり遠位）〕および外旋-腰部（er-lu）の CC が後方に位置する胸郭の下縁周辺に付着する.

　前方および後方表在の体幹筋（たとえば, 腹斜筋, 広背筋）の腱膜は, 身体の一側から他側に渡る. 腹斜筋および広背筋は, 腸骨稜上に付着する. 内旋-骨盤（ir-pv）, 内旋-股（ir-cx）および外旋-骨盤（er-pv）の CC は, これらの付着部付近に位置する（図17.2〜5）.

　子宮広間膜は腸骨筋膜に付着し, 横筋筋膜は精巣の筋膜と連続している.

　上記筋膜の点は, すべて腺配列と接続しており, 多数の OB 張筋から成り立つ懸垂線を形成する. この懸垂線は OB の引張構造に似ているが, これらの OB の張筋は一分節に限局されていない. その代わりに, それらはいくつかの分節に関与している. さらにまた, 胸郭から骨盤まで点をつなげることによって, あたかも体幹壁を交差するおのおのの懸垂線を形成するかのように, それらが整列しているのがわかる.

　鼡径靱帯に沿って位置している懸垂線は, 下肢の前方-内方（an-me）張筋に収束する. an-me-ta（距骨）の融合中心（Centre of Fusion：CF）は, この懸垂線に関する遠位の症状を示す点であるが, ir-ta の CC を同様の目的に利用することもできる. 胸郭の OB の懸垂線は, an-me-hu（上腕）の CF に向かって収束する. この懸垂線の末端の症状を示す点は an-me-ca（手根）の CF であるが, ir-ca の CC で代用することもできる.

　後部では, 腸骨稜に沿って位置する懸垂線は, 後方-外方-股（re-la-cx）の CF に収束し, 遠位では, re-la-ta の CF に収束する. これらの CF はそれぞれ, er-cx および er-ta の CC に非常に近い. 実際に, 骨盤後方の懸垂線は, re-la の張筋に収束する. そして, それは er の筋膜配列と平行である.

内分泌器（endocrine apparatus：AEN）

　ホルモンは, 生命過程にとって不可欠である. それらは, 細胞および器官の代謝過程を調整する（図17.6）. 多くのホルモンは, 特定の種類ではないので, 動物からヒトまで投与することができる.

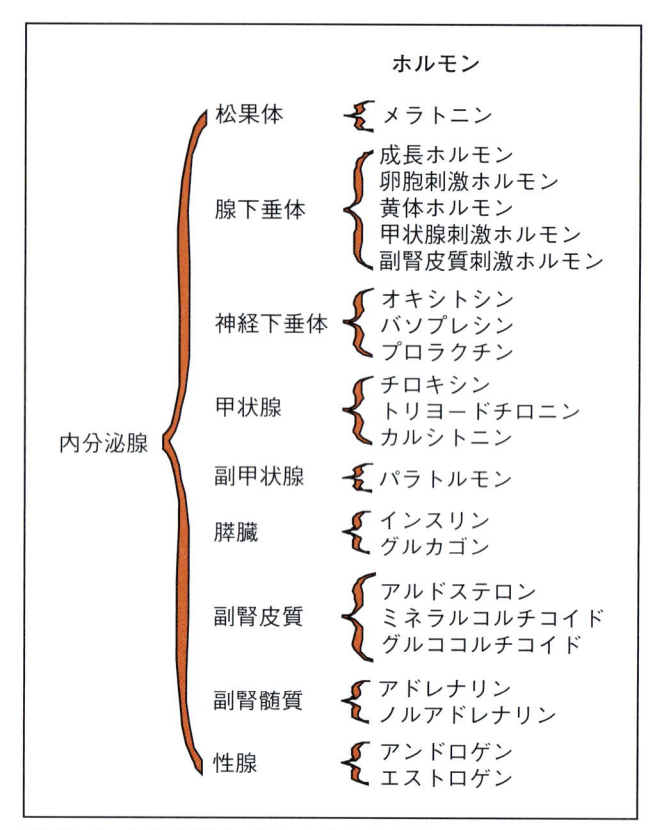

図17.6. 内分泌腺と対応するホルモン.

内分泌器の機能

　ホルモンの血中濃度の調整は, 以下に示すフィードバック機構によって決定される. ホルモンの濃度が血中で減少する場合, このホルモンを産生する腺はその産生を増大させる. 逆に, その各ホルモンの血中濃度が増大する場合, 腺はその産生を減少させる. 壁内神経叢[1] および壁外神経叢[2] は, 腺の被膜に位置する.

　腺配列と関係する神経および神経叢はすべて, 腺交感神経系という名前で1つのグループに分類されるが, それは本書に示されている自律神経系（ANS）の「新しい」解釈の一部である（第12章133, 140頁を参照）.

　原始動物は, 神経節あるいは内分泌腺をもたない. その代わりに, 二重作用をもつ少数の播種性神経内分泌細

1：腹腔（太陽）神経叢の分布は, 横隔神経叢, 肝神経叢, および精巣（卵巣）動脈神経叢などを含む多数の二次的な神経叢によって形成される（McDonald C.J., 1968）.

2：交感神経および副交感神経の原線維は, 甲状腺の被膜において神経叢を構成する. 無髄線維は血管に付随するためにこの被膜神経叢から生じ, その後, 甲状腺濾胞の表面で神経叢を形成する（Chiarugi G., 1975）.

胞（クロム親和性）だけが認められる[3].

　これらの細胞の多くを，出生時の人体の後壁に沿って，現在でもみつけることができる[4]. この播種性神経内分泌系には，クロム親和性細胞，小型強蛍光性細胞（small intensely fluorescent：SIF）細胞，およびペプチドを産生する細胞が含まれる.

　腺配列に付随する筋膜は，ホルモン軸に沿った相互接続によって一種の選択的経路となりうる. これらの軸は，生命のそれぞれの相において活性がある.

—成長ホルモン軸（下垂体性成長ホルモン，胸腺）は，小児の発育相において活性がある

—成熟期あるいは性成熟の次に続く相において，黄体形成軸（下垂体，副腎，生殖腺）は活性がある[5]

—卵胞刺激軸は，交配期あるいは生殖相において活性がある

—妊娠および分娩時，ならびに出産後においては，他のホルモン軸が活性化する.

　横中隔に由来する筋膜が種々の腺間の接続にとって重要でありうるという仮説が，精巣の神経支配を観察後に，初めて明確に述べられた（**図17.7**）. 胎児において，精巣は，陰嚢に下行する前に，まず腰椎の高さに位置する. 精巣は，下行するにつれて，副腎の自律神経の神経支配[6]を精巣とともに囲み，副腎との接続を維持している筋膜を引っ張る.

　血管配列（大動脈神経叢）あるいは内臓配列（腸間膜動脈神経叢と仙骨神経叢）と関係がある自律神経は，他

の骨盤臓器に伝達のための経路を供給する.

内分泌器の機能障害

　ホルモン・バランスの変化を，内分泌腺を被覆する筋膜の過剰な牽引力と関連づけることが可能である. たとえば，頸筋膜が甲状腺を圧迫すると，腺は必要以上に多くのホルモンを分泌する可能性があり，需要と供給のあいだの正常で，精密なフィードバック制御を阻害する.

　内分泌器の機能障害は，局所痛あるいは関連痛のいずれかを引き起こしうる.

　にもかかわらず，身体のすべての筋膜は，正常な生理的弾性を有していれば，気候の変化あるいはホルモンの変化に適応することが可能である.

　月経困難症はおそらく，内分泌の配列に関連する，ごくありふれた疼痛を伴う障害である. 症状には，下腿の内部にまで波及しうる腹痛および腰痛が含まれる[7]. しかしながら，月経困難症では，変性した筋膜がホルモン変化を引き起こすのではなく，むしろ月経周期の正常なホルモン変化が，疼痛の原因となっている筋の筋膜内の高密度化および硬さを引き起こすのである. 疼痛は，患者に異常な状態を自覚させ，患者がその対応を捜し出すのに役立つ. 女性は，骨盤筋膜の弾性変化が，妊娠中に骨盤が必然的に呈する正常な姿勢適応を妨げやすいことを知っておく必要がある. 興味深いことに，月経困難症を患っていない女性は一般的に，妊娠中少ししか疼痛を呈しない.

　卵巣嚢胞の発生[8]は，腺周囲の必要不可欠な空間を，適切な緊張状態に維持することの重要性を示す例である.

　卵巣は，子宮広間膜（**図17.8**）を共同で形成する一連のより小さな靱帯によって，小骨盤内で懸垂される. たとえこれら小さな靱帯の1つだけにしか，正常よりも大きな張力が生じていないとしても，卵巣嚢胞は発生し，異常な牽引力を補正したり，緩和したりするため

3：背部大動脈に沿って，かつ交感神経節付近に分布する細胞群は，カリウム塩でただちに染色するので，クロム親和性細胞とよばれる. それらは，とくに軟骨魚類において関係しうる交感神経節と発生学的には同一なので，「傍神経節」ともよばれる. 哺乳類においては，クロム親和性細胞は副腎髄質の起源となる（Romer P., 1996）.

4：内臓神経系，播種性神経内分泌系および内分泌系は，古典的に別のものとして考えられている. しかし実際には，それらはまとまって，身体の代謝活動および内部環境の神経内分泌調整の1つの系となる（Gray H., 1993）.

5：その生殖腺によって産生される性ホルモンは，副腎皮質ホルモンと非常に類似した化学組成を有するステロイドである. これらの2つの腺のあいだの相互関係は，ホルモンの産生部位としてのそれら個々の役割を区別することがきわめて困難なほどである. 副腎皮質は少量の性ホルモンを産生することができるし，逆もまた同様である. さらには，男性および女性の生殖腺でさえ，完全には分化していない. 精巣はエストロゲンおよびアンドロゲンを産生し，逆もまた同様に，卵巣は一部のアンドロゲンを産生することができる（Romer P., 1996）.

6：交感神経幹の胸腰部は，精巣に伝達のための経路を供給する. これらの臓器のより高度で，より原始的な部位との相互関係において，それらを供給するために設定された節前線維は，第10胸髄から起こる. これらの線維は小内臓神経を経て腹腔神経叢にいたり，続いて大動脈および腎神経叢を通過する. それらは最終的に，精巣に神経を供給する精巣動脈神経叢を構成する（Chiarugi G., 1975）.

7：原発性あるいは機能性の月経困難症に起因する疼痛は概して痙攣様で，下腹部に限局されるが，それは持続痛である可能性もあり，腰部および下腿に放散するかもしれない（Manuale Merck., 1990）.

8：卵巣嚢胞は多くの場合，無症状である. しかし，その嚢胞によって生じる圧力は，疼痛あるいは重苦しさの原因となりうる. 子宮内膜症は，神経終末の直接的で，局所的な刺激に起因する疼痛およびうずきを誘発する. 疼痛は通常，月経の数日前および月経出血中に増悪する. 一部の患者は，周期の次の排卵後すぐに，下腹部に疼痛を呈しうる（Manuale Merck., 1990）.

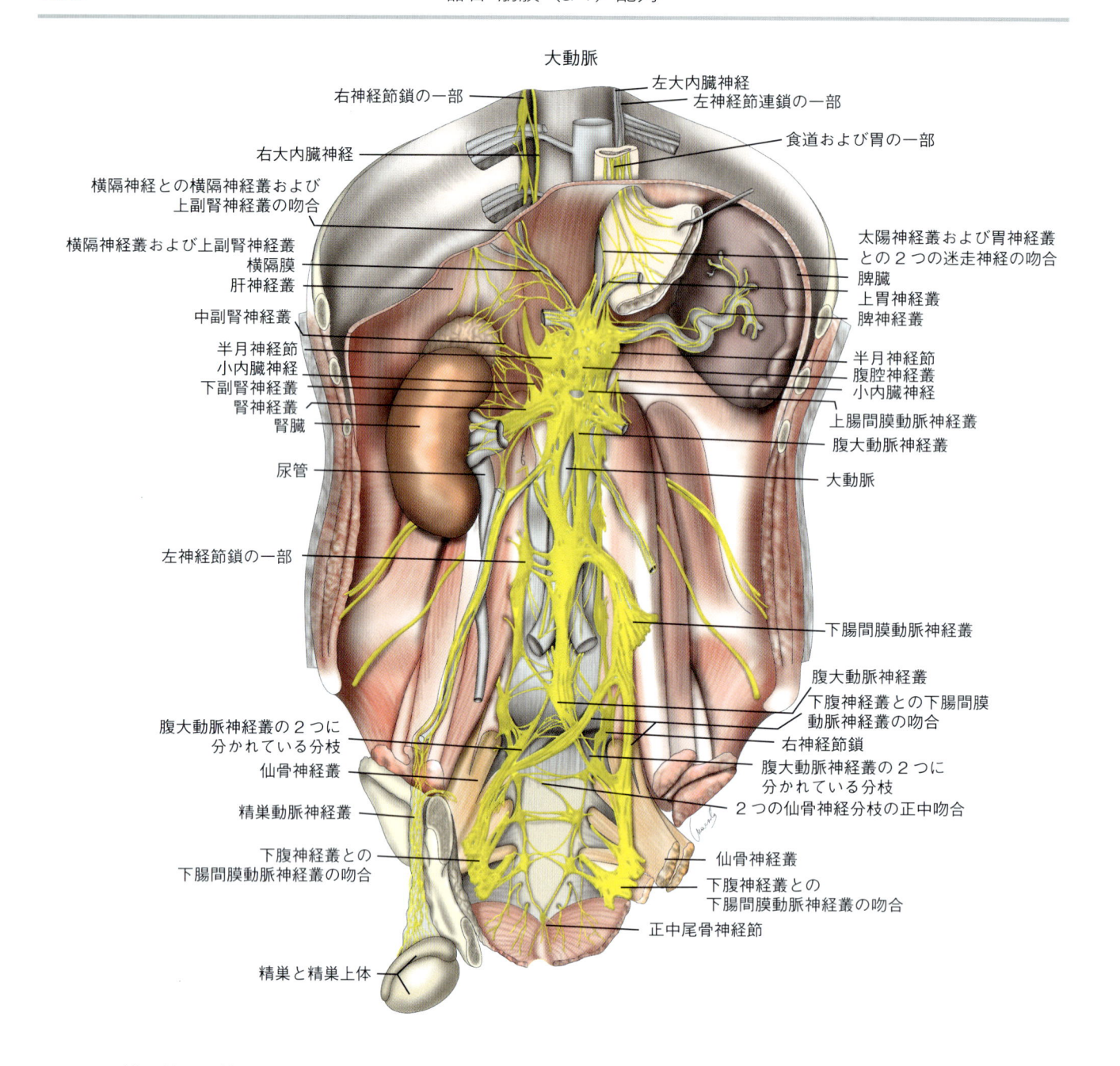

図 17.7. 横隔神経，横隔神経叢，副腎神経叢および精巣動脈神経叢における自律神経系の連続性（from V. Esposito et al., op. cit.）.

の，一種の支柱として作用する．

　この仮説は，臨床所見によって示唆される．内部機能障害への筋膜マニピュレーション（Fascial Manipulation for Internal Dysfunctions：FMID）治療後の超音波の再検査で，治療前に診断された囊胞の縮小を示したと，卵巣囊胞患者の多くが報告している．

　糖尿病性神経障害は，内分泌腺機能障害と関係があるもう一つの障害である．この疾患は，おもに下肢（たとえば糖尿病足病変），大腿の外側部および手部に影響を及ぼす．糖尿病性神経障害において，変容した糖代謝は，求心性神経の正常な栄養摂取に影響を及ぼす．

　筋膜マニピュレーションは，確定した臓器病理に由来する内分泌機能障害を緩和することはできない．しかし，臓器病理の発症前に生じるかもしれない機能亢進あるいは機能低下に関与している機能障害に作用することは可能である．それは単なる局所の機能障害でないかも

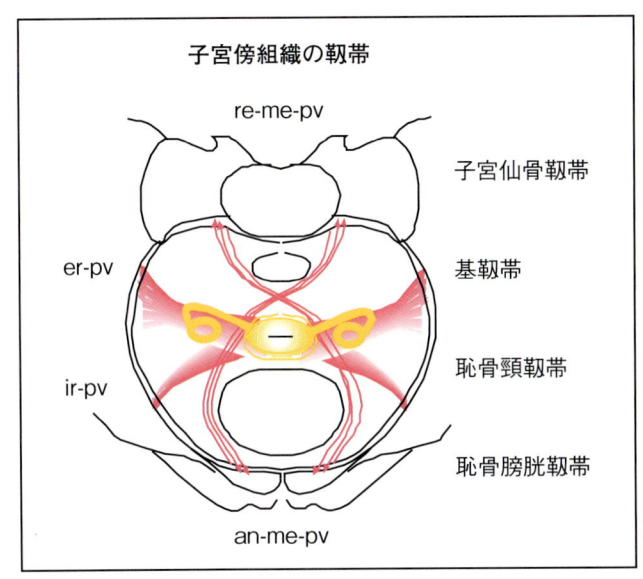

図 17.8. 卵巣の提靭帯.

図中ラベル:
子宮傍組織の靭帯
re-me-pv
子宮仙骨靭帯
基靭帯
er-pv
恥骨頸靭帯
ir-pv
恥骨膀胱靭帯
an-me-pv

しれないので，不安定な腺活動の原因をよく考えることは常に重要である．それは，同じ腺軸に沿って，機能障害を呈した他の腺を代償するために生じているのかもしれないからである．

造血器（haematopoietic apparatus：AHE）

腺配列内には，造血器と内分泌器のあいだの相互接続を明らかに示す 2 つの腺がある．

第 1 の腺は，血球（T リンパ球），さらにはホルモン（リンパポエチン，サイモシン）も分泌する胸腺である．第 2 は，胚の血球新生において最も重要な臓器の肝臓である．成人期を通して，それは血液浄化および古くなったホルモンの破壊にも関与する．

心膜は，胸腺および甲状腺と肝臓および脾臓を接続する（図 17.9）．横中隔に由来する筋膜のこの連続性により，腺の機能は促進され，同調することが可能となる．

たとえば，ヒトが走るときには[9]，呼吸数の増加および横隔膜の偏位がみられ，横隔膜腱中心の動きを生じている．

—上方へは，心膜の伸張を引き起こして，胸腺（リンパ球を放出する）および甲状腺（活動性を増大させる）に影響を与える

—下方へは，冠状間膜（ヘマトクリットを増加する），副腎[10]（コルチゾールを放出する）および脾臓（血液を放出する）を経て肝臓に関与する．

内分泌器を含むため，腺配列は，器官と系とのあいだに一種の「境界域」を形成し，代謝系および体温調節系と関係がある多数の機能を有する造血器を結合する．そして，免疫系およびリンパ系と同様の多くの機能を有する．

造血器の機能

血液は，液体要素（血漿）および細胞構成要素（赤血球，白血球，血小板）からなる．

「血球新生（haematopoiesis）」という語は，血液を意味する「haima」と産生を意味する「poiesis」の 2 つのギリシア語の単語に由来する．血球新生は，「幹」あるいは「多分化能」として知られている単細胞から始まる．

進化の観点からすると，無顎類（円口類）の血球新生は，腎臓で起こり，骨髄では起こらない．硬骨魚には，リンパ球，形質細胞およびマクロファージが生じる胸腺および脾臓が認められる．

真骨類では，免疫組織は腸管および生殖腺の周辺領域に局在する．より進化した動物では，造血腺は骨髄へと移動する[11].

ヒトの胚形成のあいだは，肝臓は血球形成の主臓器であり，脾臓および胸腺がそれに加わる．妊娠 7 カ月ごろから，骨髄組織（赤色骨髄）およびリンパ組織（リンパ節）が血球形成のおもな供給源になる．病的状態下では，成人でも，血球新生が依然として肝臓で起こりうる．

5 歳になると，長骨の赤色骨髄は，脂肪組織が豊富な黄色骨髄と置き換えられる．

20 歳までに，赤色骨髄は，椎骨，胸骨，肋骨，鎖骨，骨盤および頭蓋骨だけでみられる（図 17.10）.

血液循環内へ放出される細胞数は，肝臓が除去する細

9：身体運動が，その運動の種類および強度に応じて，白血球の再分配を起こすことは知られている．脾臓は T リンパ球を放出する…強度のランニングを 1 回実施後，血中の T リンパ球量は増大することが確認されている．運動と関連するアドレナリン作動性機序によって，この作用を説明することができる（Kruger K., 2008）.

10：アドレノメデュリンは，主として心循環器系および副腎髄質によって分泌されるホルモンである．それは，種々の機能を有する．降圧効果および血管拡張効果は，より重要なものである．組織の伸張は，分泌の主要な制御因子である．その他のホルモン（アンギオテンシン）あるいは代謝因子（低酸素，虚血，および高血糖）も，分泌を調節する（Eto T., 2003）.

11：骨髄は，結合組織線維，神経線維および脂肪組織の網状組織からなる．薄い結合組織膜は，骨内膜として知られているが，骨髄腔の内側を覆う．骨内膜は，骨膜と類似した，多くの側面をもつ（Kent G., 1997）.

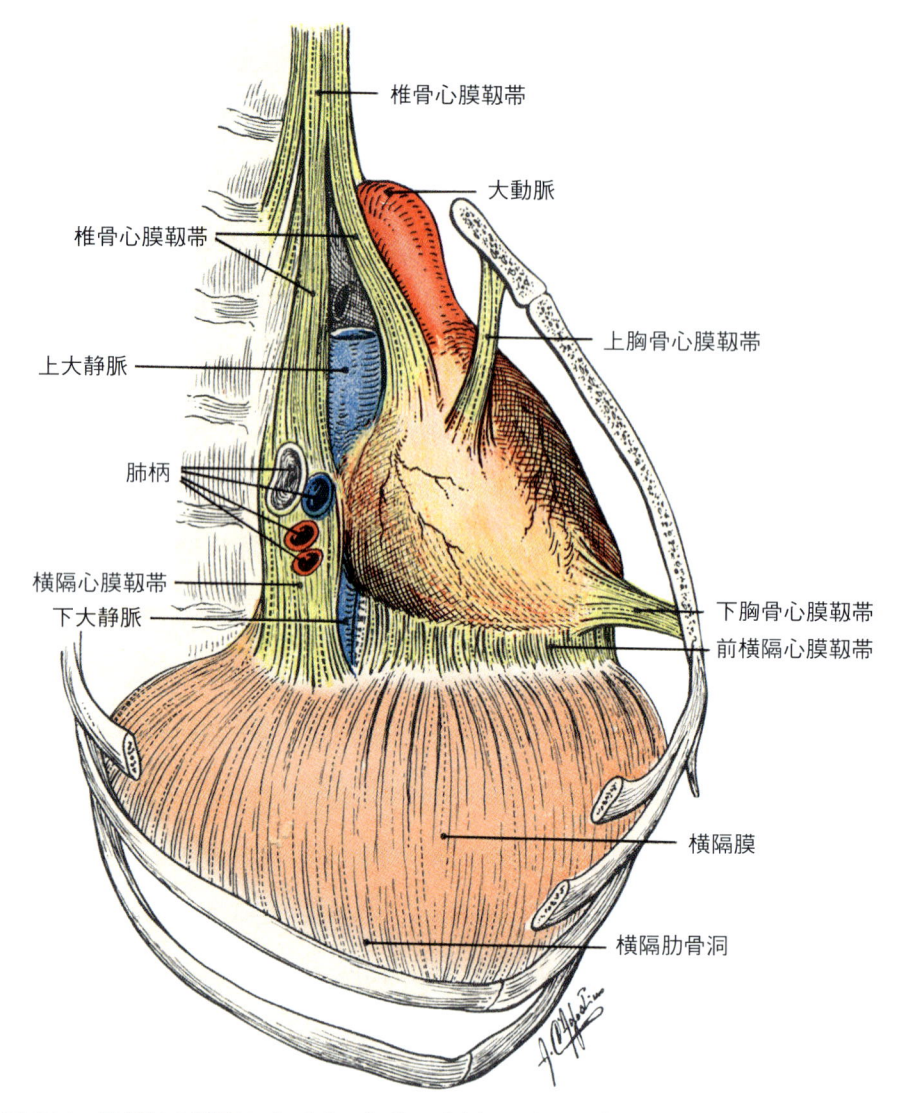

図 17.9. 線維性心膜嚢およびその靱帯，右側面の概観（from V. Esposito et al., op.cit.）.

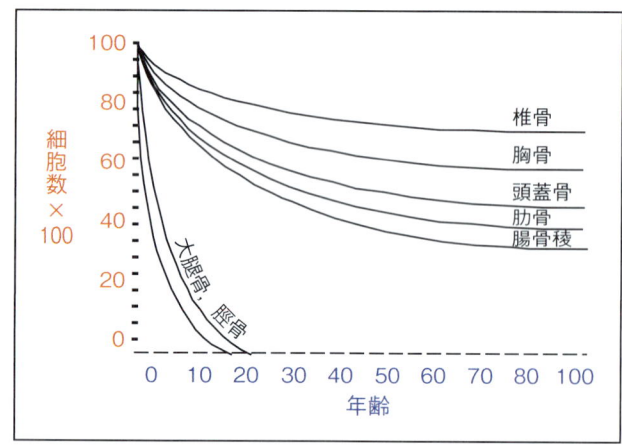

図 17.10. 年齢と骨髄造血の関係.

胞数によってバランスがとられる.

　赤血球生成（赤血球の産生）は，生体の腎組織および他の部分によって合成される蛋白質のエリスロポエチンによって活性化される.

　多くのホルモン[12]が，血球新生量に影響を与えうる. 内分泌器と造血器は，両者とも横中隔内に形成されるが（腺配列），その両者の関係を，病的状態においてもみることができる[13]. たとえば，内分泌不全症（アディソン

───────────

12：ほかの多くの要素により造血量は変更されうるが，それには甲状腺ホルモン，成長ホルモン，アンドロゲン性のステロイドおよびその他のホルモンが含まれている（Gray H., 1993）.
13：非常に多くのホルモン（チロキシン，グルココルチコイド，テストステロン，成長ホルモン）が，ヒト赤血球の生体外増殖に影響を与える（Harrison T.R., 1995）.

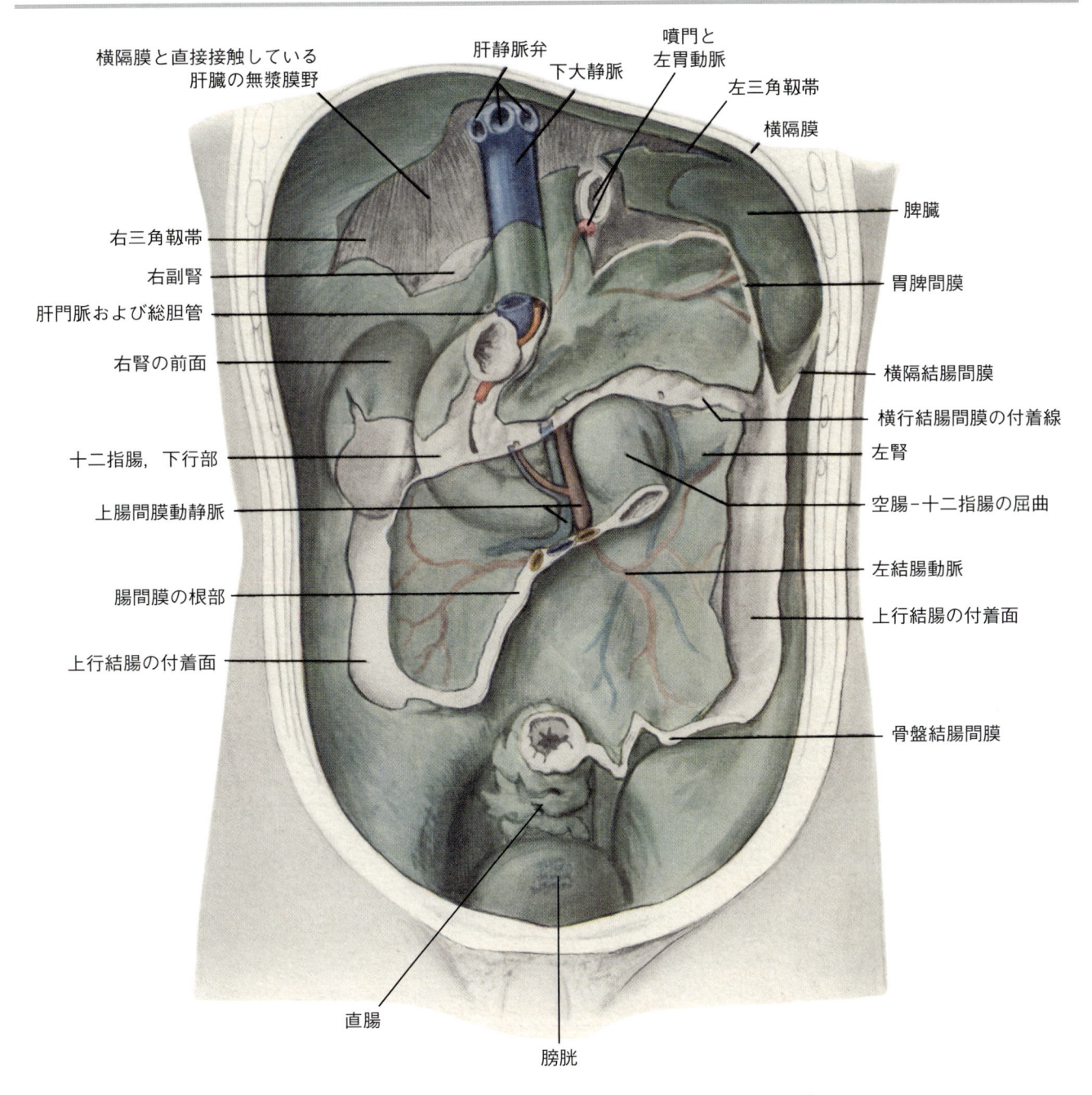

横隔膜と直接接触している肝臓の無漿膜野

肝静脈弁

下大静脈

噴門と左胃動脈

左三角靱帯

横隔膜

脾臓

右三角靱帯

右副腎

肝門脈および総胆管

右腎の前面

胃脾間膜

横隔結腸間膜

横行結腸間膜の付着線

左腎

十二指腸, 下行部

上腸間膜動静脈

空腸−十二指腸の屈曲

左結腸動脈

腸間膜の根部

上行結腸の付着面

上行結腸の付着面

骨盤結腸間膜

直腸

膀胱

図 17.11. 後腹壁の壁側腹膜：肝冠状間膜の広範な, 横隔膜下の無漿膜野を示す (from V. Esposito et al., op. cit.).

病, 甲状腺機能低下症, 生殖腺機能低下症など) の多くの症例において, 正赤血球性貧血は一般的である.

さらに, 肝機能障害患者[14] は常に正赤血球性貧血を呈する.

肝臓と横隔膜とのあいだには, 腹膜後腺の筋膜と同様に, 広範な付着領域があるため (**図 17.11**), 肝臓は, 消化器よりも多少, 内分泌器および造血器により関連することが可能である. 肝臓は, いくつかのホルモン機能[15] を果たすだけではない. それは, 血漿および血液蛋白質のおもな供給源でもある. 横隔神経からの神経線維

14：貧血は, 肝機能が低下すると持続するが, 肝機能が回復すれば消失しうる (Harrison T.R., 1995).

15：下垂体の制御下で, 肝臓は, 蛋白質合成を促進するホルモンであるソマトメジンを産生する (Kent C.G., 1997).

は，肝臓に伝達のための経路を供給する．この神経は腹腔神経叢にも他の線維を送り，肝神経叢[16]，副腎神経叢，精巣動脈神経叢，および卵巣動脈神経叢を形成する神経がその腹腔神経叢に由来する．

胸腺[17] は元々，他の多くのリンパ節と同様のリンパ器官である．この腺は逐次，神経堤および肝臓から生じている細胞によって浸潤される[18]．

胸腺は，末梢のリンパ臓器を活性化するホルモン因子を産生する．

リンパ管経路に沿って挿入されるリンパ節とは対照的に，脾臓は循環器系内に含まれるリンパ臓器である．脾臓の顕微鏡的構造は，収縮するたびに血液を放出する働きをする平滑筋組織を含む，線維性被膜を示す．胎生期のあいだ，脾臓は，すべての血液細胞構成要素の産生に関して肝臓と共同し，「ヘモ・リンパ新生」機能を担っている．その後，骨髄期に入ると，脾臓は（胸腺のものと同様の）Tリンパ球と（骨髄からのものと同様の）Bリンパ球を生成する．

成人において，骨髄は血球新生のための主要な臓器である．2種類の骨髄がある．

—体幹の骨内にみられる赤色骨髄は，血球を産生する
—大部分が脂肪組織からなる黄色骨髄は，四肢の長骨内にみられる．

造血器の機能障害

血球は定数および一定の割合を維持されなければならず（**表17.1**），さもなければ機能障害および疾患が生じる可能性がある．

血球不足が，変形を引き起こすまでに造血性臓器をどのように活性化しうるかについて説明する2つの例をあげる．

—地中海貧血症（サラセミア）：下顎骨と頭蓋骨の異常な骨構造は，骨髄細胞の需要の増加により生じうる
—種々の形態の白血病：未分化細胞の増殖が肝腫大，脾腫およびリンパ節腫張を引き起こしうる．

表17.1.　血中の各細胞の割合.

細　胞	割　合	平均寿命
赤血球	450〜500万/μl	120日
血小板	20〜25万/μl	7〜10日
白血球	6,000〜8,000/μl	数カ月および数年だが，顆粒球のみ数時間

訳注：原著ではmlだが，μlが正しいと思われる

循環細胞数の変化と関係がある一部の血液疾患には以下のものがある．

—赤血球の病理：赤血球減少症，赤血球増加症，貧血症[19]，地中海貧血症，真性赤血球増加症および溶血
—白血球の病理：白血球減少症，白血球増加症，白血病および顆粒球減少症
—血小板の病理：血小板減少症[20] および血小板増加症．

その他にも存在するが，これらの病理の一部は先天性である．

骨膜が高密度化すると，骨髄と循環血液のあいだの細胞交換が妨げられる．全身性か局在性かにかかわらず，骨の疼痛は骨膜筋膜の動態化に対する徴候を示すかもしれない．

小児では，3つの層が骨膜を形成する．
—第1層は，骨組織形成において作用する細胞である骨芽細胞を包含する
—第2層は線維性で，さらには弾性線維を包含する
—第3層は結合組織で構成され，外膜とよばれる．それは血管および神経を包含して，筋の筋膜と連続している．

成人では，骨膜の層は外部の外膜層および中間の線維層の2層に減少する．外層は，骨へと付着する内層を交差する多数の血管を有しており，フォルクマン管およびハバース管へと入り込み，それゆえに，骨髄へと深く入り込む．内層は，骨折後の修復過程に関与している．

腺配列の治療

腺配列は，内分泌腺と造血腺の2種類の腺からなる．これらの腺に作用するための2つの異なる方法がある．

16：神経は，腹腔神経叢を通過したあとに，肝臓にいたる．横隔神経からの一部の原線維も肝臓で停止する（Chiarugi G., 1975）.
17：胸腺は他の内分泌臓器の活動に感受性がある．迷走神経，交感神経系および横隔神経はすべて胸腺を神経支配する（Chiarugi G., 1975）.
18：すべての脊椎動物において，胸腺は咽頭嚢の上皮層の肥厚から起こる．逐次，神経堤，造血部位および，胎生後期の肝臓からの細胞が上皮細胞間に入り込む（Kent C.G., 1997）.

19：貧血症には，循環しているヘモグロビン量の減少が関係する．これは，赤血球産生の減少，もしくは産生量を上回る赤血球の消失（たとえば出血）のいずれかに起因しうる（Manuale Merck., 1990）.
20：血小板数の減少は，急性感染症，アナフィラキシーショック，出血性疾患，および貧血症の場合にみられる（Taber C., 2007）.

—内分泌腺に関しては，鎖骨，横隔膜および骨盤と接続
している横中隔筋膜が対象になる

—造血腺の焦点は，体幹扁平骨の骨膜である．

　生殖腺，副腎および甲状腺小葉といった，一部の内分
泌腺は対になっているが，膵臓，松果体および下垂体と
いったその他のものは対になっていない．

　それらの筋膜の連続性がなければ，これらの腺の大部
分は，その解剖学的局在によって実際には機能できなく
なる．甲状腺鞘は，心膜および横隔膜腱中心へと下方に
連続する．この腱中心より下では，横隔膜筋膜は後方に
下行し，肝臓，副腎の被膜，および膵臓を被覆している
筋膜と接合する[21]．横隔膜筋膜の付着は，腹斜筋筋膜の
付着と一致する（**図 17.12**）．

　腹斜筋は，体幹の回旋運動に関与している．それゆえ
に，腺配列の懸垂線は，斜方経路も有する．しかし，腺
機能障害の触診検証においては，病理が生理的状態の大
変動によって特徴づけられるので，変性した点が必ずし
もこれらの斜方（OB）懸垂線に沿って整列していると
は限らない．

　体幹の前方斜方の懸垂線は，下肢および上肢の内側部
の要素に連続する（**図 17.13**）．

　それゆえに，前方斜方の懸垂線の遠位の張筋は，内旋
運動の筋膜配列に並列な，an-me の筋膜対角線に相当
する．

　後方斜方の懸垂線の遠位の張筋は，外旋運動の筋膜配
列に並列な，後方-外方（re-la）の筋膜対角線に相当す
る．

問診とデータ

　所定の医学的診断（たとえば，甲状腺機能低下症，貧
血症など）により，セラピストは内分泌器（AEN）あ
るいは造血器（AHE）の機能障害のいずれかのほうへ，
言い換えれば，OB 懸垂線の治療のほうへ目を向けるこ
とができる．しかし，その他の可能性をまず除外すべき
である．

仮説

　腺配列を対象にする場合の治療計画は，触診を筋の筋

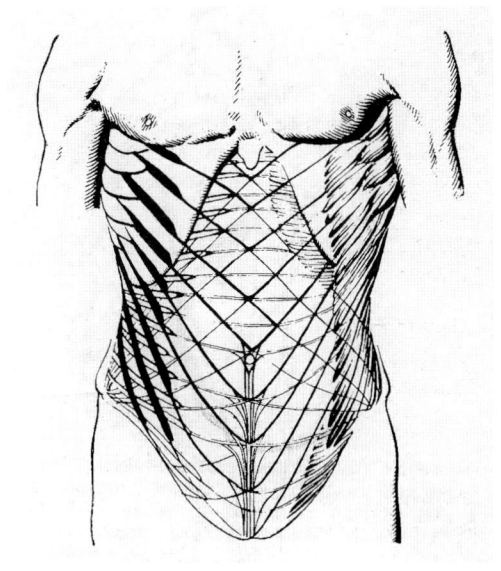

図 17.12. 腹斜筋の骨組み（from Benning-
hoff A., Goerttler K., op. cit.）.

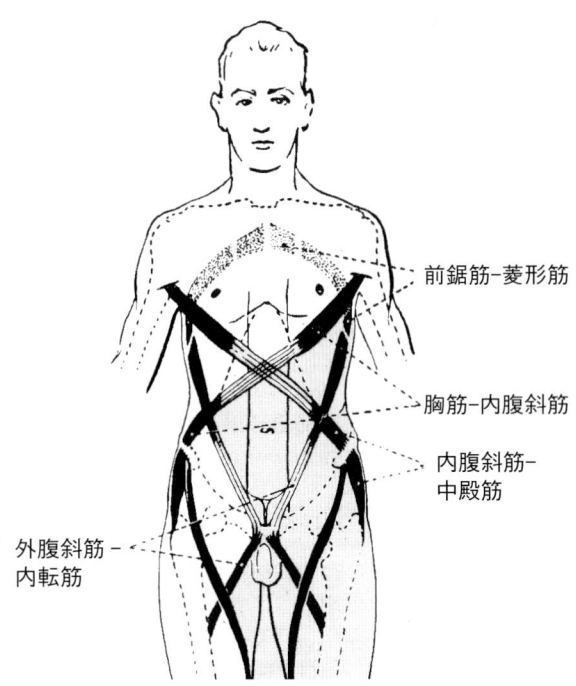

図 17.13. 体幹と四肢の筋筋膜の連続性（from Ben-
ninghoff A., Goerttler K., op. cit.）.

膜上の OB 懸垂線（AEN）に沿って実施すべきか，あ
るいは，骨膜の筋膜上の OB 懸垂線（AHE）に沿って
実施すべきかどうかの選択に限られている．セラピスト
の最終的な目的は，腺に正常な分泌を再確立させるため
に OB 懸垂線（筋性あるいは骨膜性）に接続される筋膜
に弾性を回復することである．

21：膵臓の前面は腹膜に覆われる．後面は，総胆管，副腎静脈などと関
係をもつ Trietz 膵後筋膜に覆われる．これらの種々の構成物の存在によ
り，膵臓は横隔膜とも接触している（Testut L., 1987）.

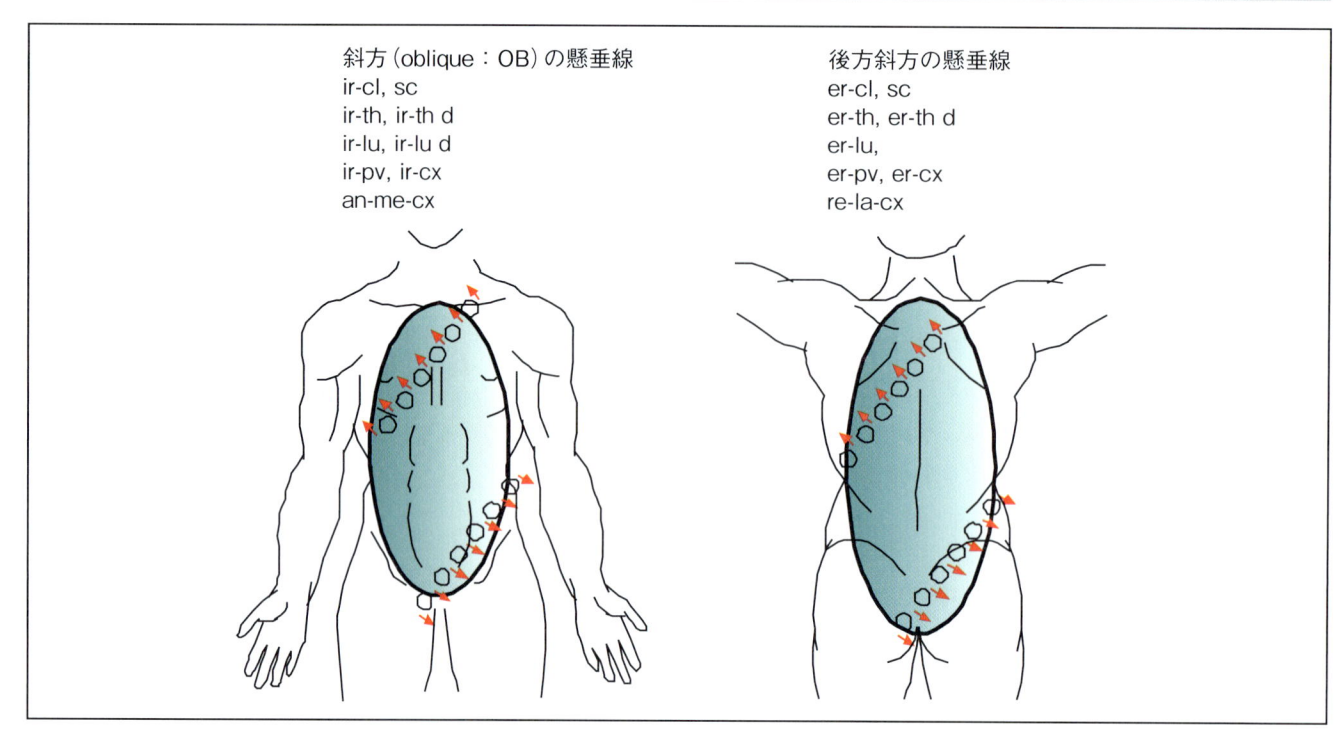

斜方（oblique：OB）の懸垂線
ir-cl, sc
ir-th, ir-th d
ir-lu, ir-lu d
ir-pv, ir-cx
an-me-cx

後方斜方の懸垂線
er-cl, sc
er-th, er-th d
er-lu,
er-pv, er-cx
re-la-cx

図 17.14. 体幹の OB 懸垂線の触診検証および治療の点.

触診検証

　触診検証を通して，セラピストは疼痛点だけではなく，たとえばうっ血，硬さあるいは索状線維といった，総称的には「筋膜の高密度化」と称される，より客観的な組織変性も探索する.

　触診検証は逐一比較しながら実施されるため，患者は過敏性のあらゆる相違を明確に識別することができる.

　所見は評価チャートに記録される.

　腺配列の触診検証を，3つの要素に要約することができる.

—どの懸垂線に治療が必要かを鑑別するための，体幹の3つの懸垂線の触診

—とくに過敏あるいは変性した懸垂線の遠位の張筋の触診

—体幹のとくに変性した懸垂線と接続される，頭部の受容器配列の懸垂線の触診.

治療

　内分泌の機能障害の治療には，触診検証の実施中に同定された，高密度化して過敏になった筋の筋膜の小さな領域のマニピュレーションが含まれる.造血性の機能障害の治療には，過剰な骨形成に対する骨膜のモビライ

ゼーションが含まれる[22].これらの領域は，通常，治療される点の上に厳密にはないが，ごく近くにある.これらの場合，正確にこれらの領域を限局するために，骨自体の上にまで範囲を広げて触診すべきであり（**図17.14**），「筋膜のセラピスト」は，深部組織のマニピュレーションを実施するというよりもむしろ，骨膜の浅層をモビライゼーションすることを図る（**図 17.14**）.

　マニピュレーションを必要とする体幹扁平骨の小さな領域は，胸郭および骨盤の，CC あるいは CF の近くにあり，以下に示すように取り組まれる.

—内旋-肩甲骨（ir-sc）の CC の治療は，胸骨と鎖骨の骨膜筋膜を含むので，これらの骨のほうへ範囲を広げる

—ir-lu（腰部）の CC の治療は，腸骨稜の骨膜上にまで範囲を広げる

—前方-内方-胸郭（an-me-th）の CF の治療は，胸骨の骨膜筋膜の直上にまで範囲を広げる

—an-me-pv（骨盤）の CF の治療は，恥骨の骨膜上にまで範囲を広げる

22：機械的な刺激は，骨髄間葉細胞（mesenchymal cells：MSCs）の成長およびパフォーマンスに重要である.これらの機械的な刺激を加えることは，特定の細胞応答を誘発することにおいて非常に重要な役割を果たすようである.本研究は，適切な機械的伸張はヒト MSCs の増殖能を促進することができることを証明する（Song G., 2007）.

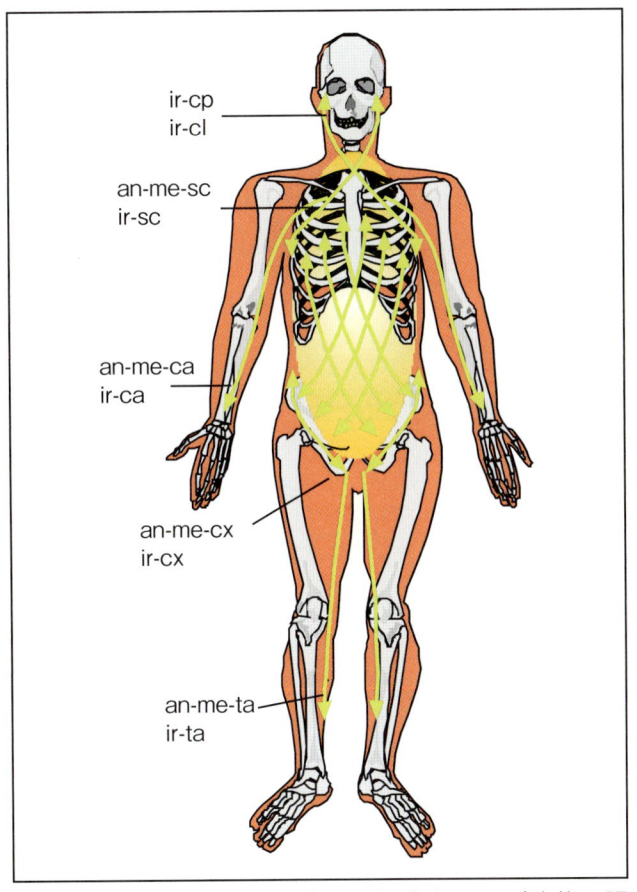

図 17.15. 前方斜方の懸垂線の回転中心および遠位の張筋の点（黄線）.

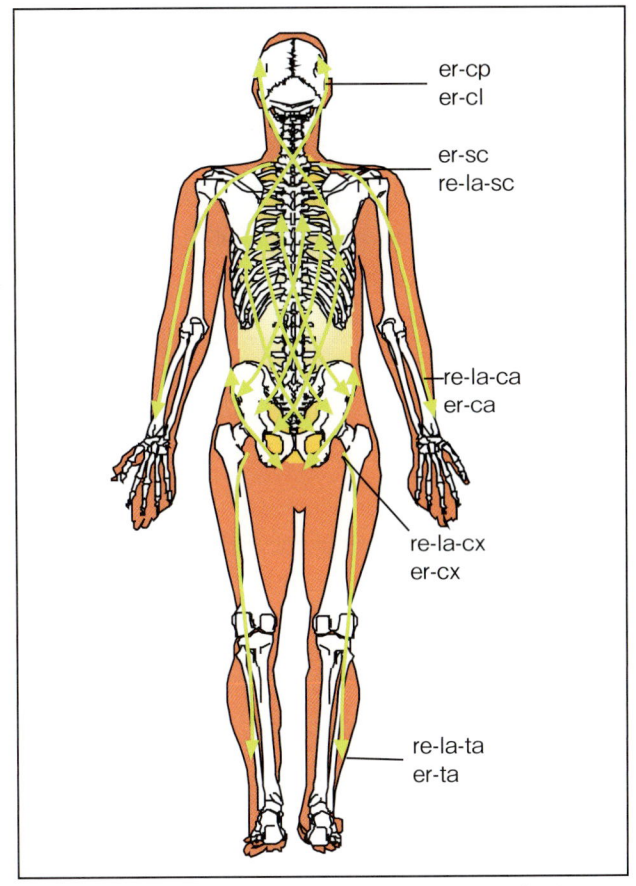

図 17.16. 後方斜方の懸垂線の回転中心および遠位の張筋の点（黄線）.

—ir-th の CC の治療は，肋間隙ではなく肋骨の骨膜に重点をおく

—外旋-胸郭（er-th），er-lu，er-pv の CCs の治療は，筋腹ではなく筋の骨付着部に対して行われる.

　前方の四肢遠位の張筋点を，体幹の前方斜方の懸垂線点とともに治療する（**図 17.15**）. 同様に，体幹および四肢の後方の点に対しても適用する（**図 17.16**）.

　選択された点の治療が完了した時点で，セラピストは，治療結果を検証するために，患者に立ち上がるように指示することがある. 立位をとる時点で，患者にはいかなる疼痛も残存していないはずである. さもなければ，同一点にさらなる治療が必要なことは明らかである.

　一度，十分にマニピュレーションされていれば，病的状態を再発するのに数カ月要する深筋膜とは異なり，骨膜が永続性のある変化を起こすためには複数回の治療が必要であるかもしれない. そのことを，「筋膜セラピスト」は考慮しなければならない.

臨床症例検証

　60 歳の男性は，約 5 カ月間持続している両足関節の疼痛を呈していた. その患者は，随伴性疼痛はまったくないこと，過去にいかなる手術も一度も受けたことがなく，いかなる薬剤も服用していないことを報告した. 続いて，疼痛を増強する特定の面があるかを確かめるために，運動検証を実施した. つま先歩行，踵歩行，および足部外側縁での歩行をするように依頼すると，3 つの運動すべてにおいて，患者は同程度の疼痛を感じると報告した. さらにその他の障害について質問すると，患者は 4 カ月前に測定された全血球計算値で若干の異常値を示したことに言及した. この情報の結果，初期の治療アプローチは，距骨分節を対象とした局所的な治療から，体幹の突出した骨の全体的な検査へと修正された.

　胸郭および骨盤の症状を示す点の触診検証では，ir-th および ir-pv の CCs に著明な過敏性が認められた. これらの点を約 5 分間マニピュレーションしたあとに，an-me-ta および ir-ta の点を交互に，さらに 5 分間，

両側性に治療した.

　遠位の点は, 体幹の点ほど過敏ではなかった. しかし,「足関節痛を解消するために何かすること」を患者が強要するので, それらを治療した.

　an-me-cx の CF あるいは, より正確には, 鼡径リンパ節周辺の触診は, いかなる異常も示さなかったので, 治療は体幹後方の点に対して継続した.

　後方‑外方‑肩甲骨（re-la-sc）の CF および er-pv の

CC はとくに過敏で, かつ高密度化していて, 約6分間治療を行った.

　治療終了後, 患者は足関節痛の軽度改善を報告し, 次の週の1週間かけて, 疼痛は徐々に減少した.

　治療の1カ月後, 血液の再検査は, すべての数値が正常値に改善したことを患者は電話で報告した.

第18章
受容器配列

体幹腔内の3つの内部配列に加えて，受容器配列とよばれる，もう1つの配列が頭部にある.

この配列は，体幹腔外にあるので，別途提示される. しかし，この配列を形成する3つの受容器おのおのに対する局所の張筋，および四肢に位置する遠位の張筋も存在する. 四肢の筋における恒常的な張力は，受容器の正常な生理機能に干渉するように，遠位から近位の方向に伝播しうる. 内部筋膜の張力も，頭部のほうへ代償することが可能である. この種の代償の1つの例には，内臓損傷に続いて起こる眼の虹彩の変異がある[1].

頭部のある器官の障害は，多くの場合，他の器官に影響を与える. たとえば，結膜炎[2]は鼻腔の閉鎖および聴力障害の原因にもなりうる.

受容器配列の解剖

顔面および帽状腱膜の筋によって広範な引張構造を形成している頭部の器官は，表在性の筋膜により結合する. この引張構造によくみられる症状に対する一般的な治療適応を，本書の第1部に示した（第10章を参照）.

本章では，頭部の張筋が頸部の張筋と連続していることについて取り上げる. この連続性は，前方–後方（antero-posterior：AP）および外方–側方（latero-lateral：LL）の懸垂線の基礎を形成する（図18.1）.

顔面の筋は，その基本的な役割が自分の心理状態あるいは気分を表出することであるのは明らかなので，表情筋とよばれる.

懸垂線の概念に従ってこれらの筋の解剖学的配列を観察することにより，それらが特定の連続性を担うことに気づくことができる. たとえば，上唇方形筋は口輪筋を

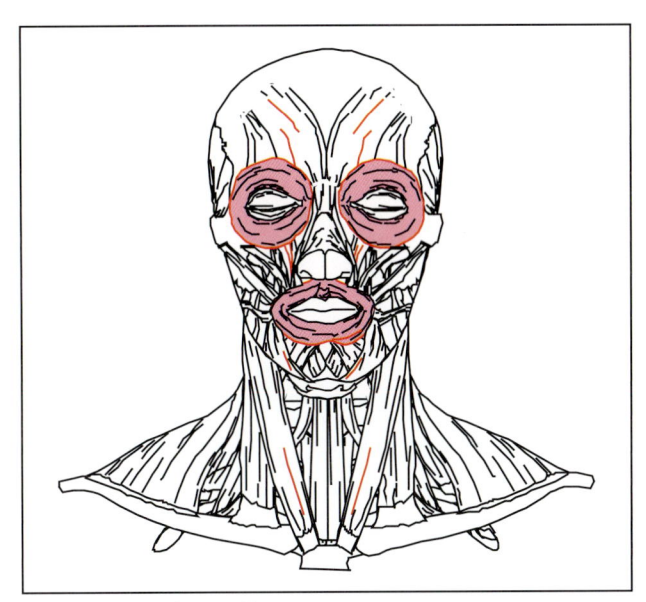

図 18.1. 頭頸部の張筋.

眼輪筋と接続する. 次に，前頭筋は眼輪筋に上方への張力をかけ，広頸筋は口輪筋に下方への張力をかける. 前頭筋は，帽状腱膜を経て後頭筋と連続している. この筋の連鎖により，頭部のAPの懸垂線が形成される.

大頬骨筋との耳介筋の連続性により，頭部のLLの懸垂線が形成される. 頭部では，斜方（oblique：OB）の張筋は，2つの基本的な懸垂線と考えることができ，APおよびLLの懸垂線内に包含される（図18.2, 3）.

それゆえに，各受容器の基底緊張は，受容器配列の機能障害に対する内部機能障害への筋膜マニピュレーション（Fascial Manipulation for Internal Dysfunctions：FMID）治療において焦点となる，特定の懸垂線によって維持される.

光受容器（photoreceptor apparatus：APR）

光知覚に関与する光受容器は，視覚に関する o-f 単位および立体視に関する o-f 単位で構成される（図18.4）.

網膜は，眼の主要部である. それは物理的刺激（光）

1：内臓反射の場合，求心性刺激が生じる臓器は，遠心性刺激を受ける臓器とは異なり，かなり離れていることがある. たとえば，身体の同側の腹部内臓損傷に続いて片眼に出現しうる片側性の反射性瞳孔散大がこれを立証している（Benninghoff A., Goerttler K., 1986）.
2：眼瞼結膜は，鼻涙管の粘膜と連続しており，それゆえに，鼻腔の粘膜と連続している（Gray H., 1993）.

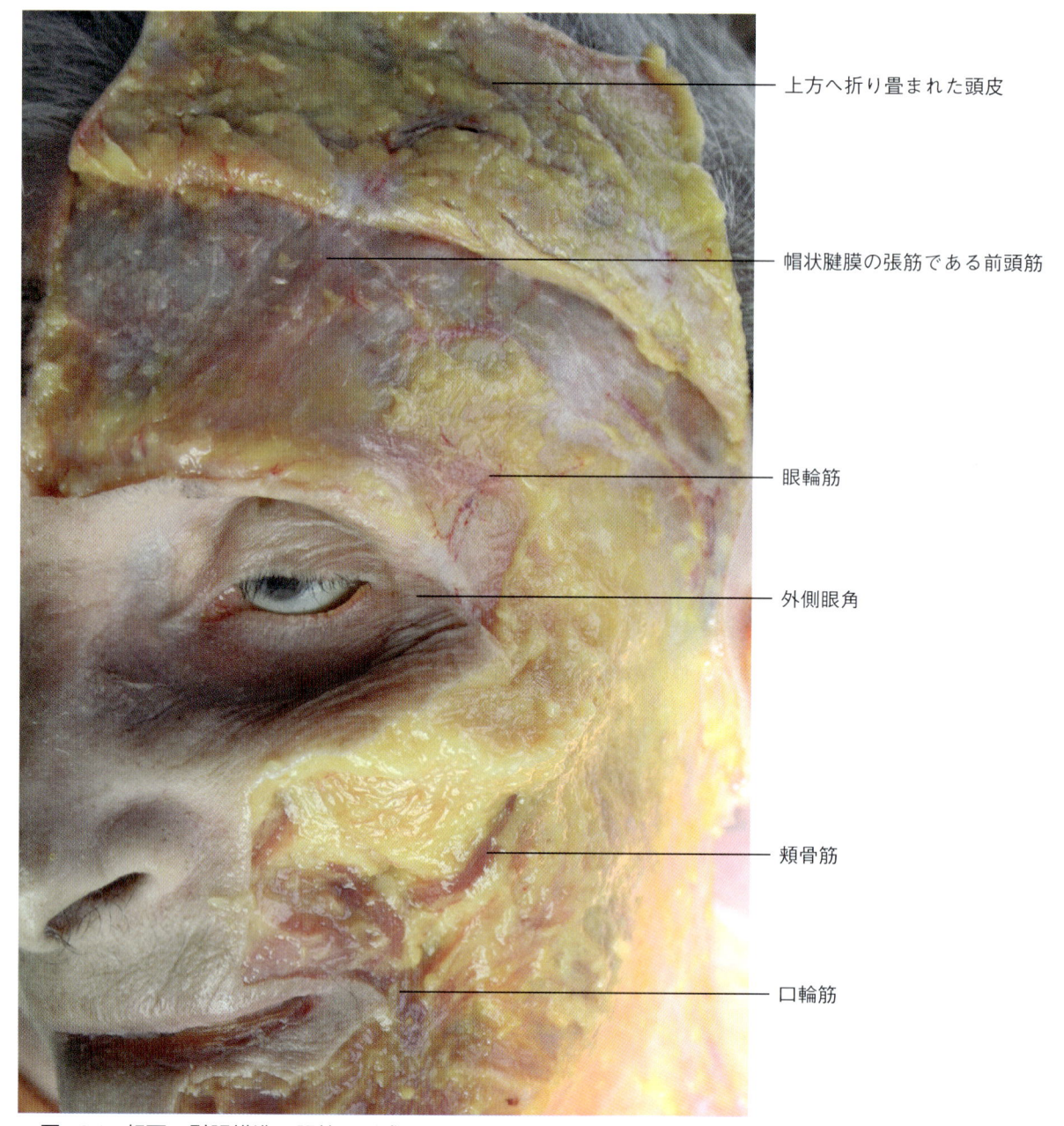

上方へ折り畳まれた頭皮

帽状腱膜の張筋である前頭筋

眼輪筋

外側眼角

頬骨筋

口輪筋

図 18.2. 顔面の引張構造の張筋を形成する，表在性の筋膜に包含される筋.
　顔面の一部の部位では，表層筋腱膜システム（superficial musculoaponeurotic system：SMAS）を形成する表情筋は皮膚に付着する．疎性結合組織は，滑走しやすくするために筋線維間に位置する.

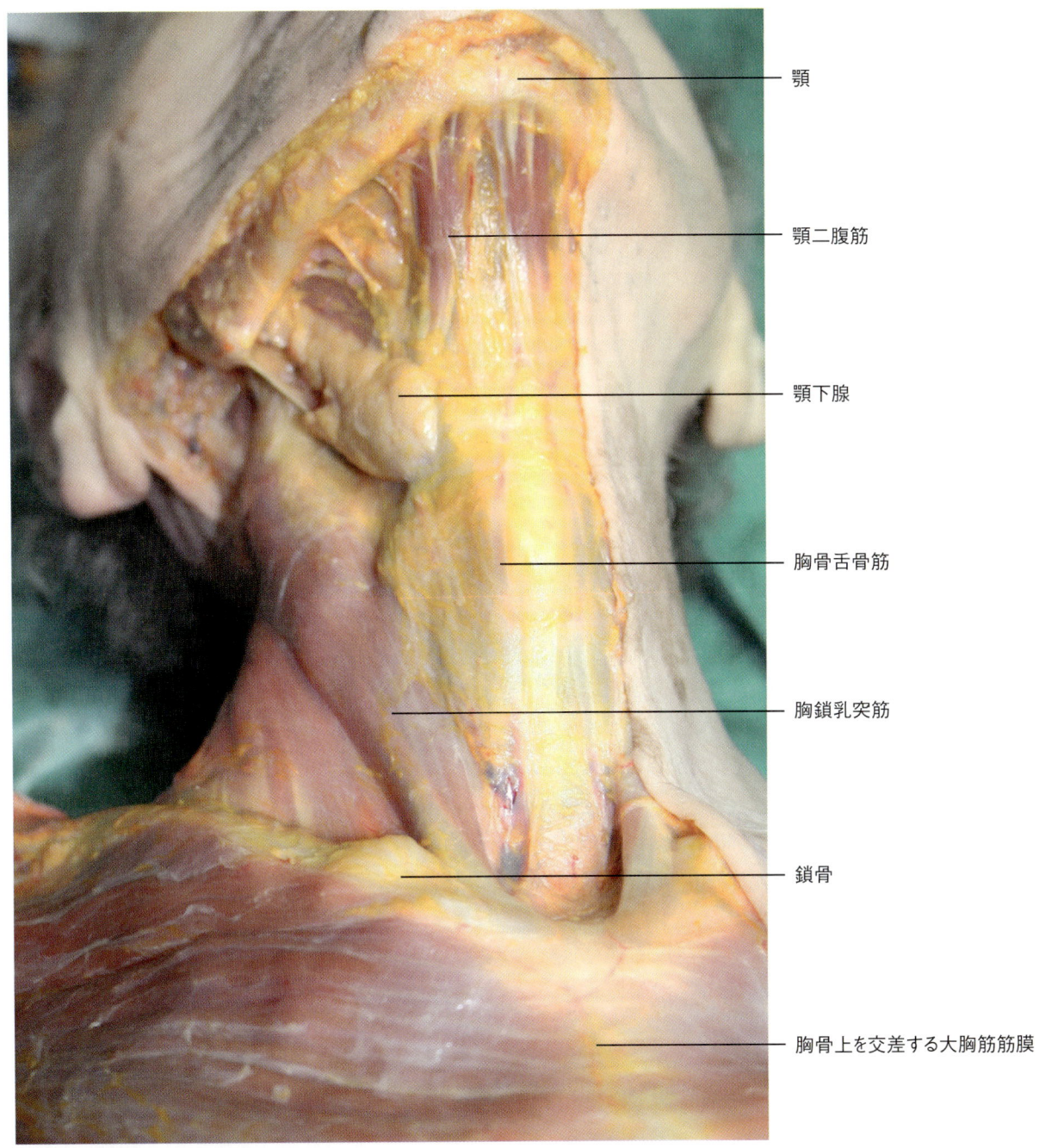

顎

顎二腹筋

顎下腺

胸骨舌骨筋

胸鎖乳突筋

鎖骨

胸骨上を交差する大胸筋筋膜

図 18.3. 頸部の引張構造の筋は，顎上への付着により顔面筋から隔てられ，かつ，鎖骨および胸骨上への付着により胸郭の筋から隔てられている．

　頸部の白線は，深頸筋膜の表層および中間層にある膠原線維の補強によって形成される．頸部の白線は，上方へは顎に続き，下方へは，左右の大胸筋間の正中線と連続する．

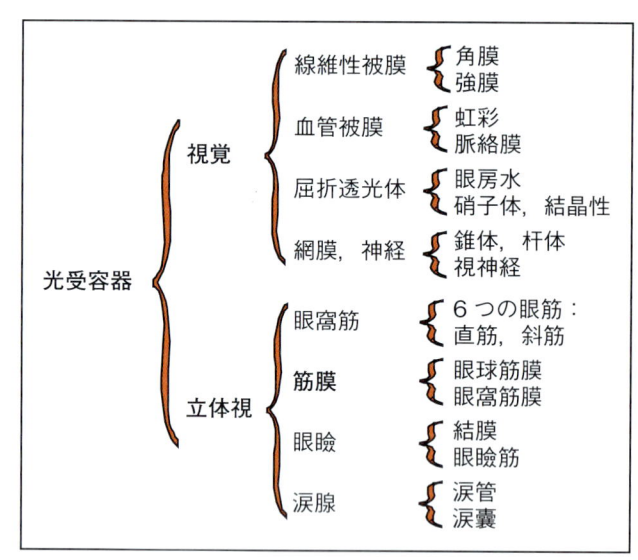

図 18.4. 光受容器およびその *o-f* 単位.

を，視神経の神経終末を刺激可能な要素に変換する.

　物体からの距離を算出して，その外形（立体視）を規定するために，眼窩の筋は，焦点を合わせるという，微細な運動を行わなければならない.

　上記の活動は，適切な眼球の潤滑性を維持する機能などの自律機能によって可能となる. 涙液（涙）を産生する涙腺は，上眼瞼の外角上を覆う. 上眼瞼挙筋の腱はこの腺を，眼窩部と眼瞼部に分ける. 過剰な涙液，飛散物および細菌は眼から涙小管を介して排出し，鼻の近くで涙嚢に移る. ここから，液体は鼻涙管経由で鼻腔へ排液する.

　すべての内部臓器の場合と同様，光受容器の筋膜は重要な役割を果たす. それは，視神経鞘から起こり，視覚に関する臓器すべてと接続する[3].

光受容器の機能

　本書の第1部では，*o-f* 単位の解剖，生理機能および機能障害と，それら各々の引張構造について言及した.

　この第2部では，器官全体の機能および機能障害について，複数の *o-f* 単位の機能および機能障害を一緒に言及する. 治療では，腹壁を発生源とする漠然とした感覚ではなく，検査に基づいた器官の特定機能を対象とする.

　光受容器では，テノン筋膜により視覚および立体視の

o-f 単位が結合する. この筋膜は視神経鞘から起こり，その後，2つの部分に分かれる.

—眼球および，この被膜上に付着する眼筋の腱を被覆する眼球筋膜（テノン嚢あるいは眼球鞘としても知られている：ラテン語では vagina bulbi）. この筋膜は，眼球を眼窩脂肪から隔てている.

—眼の骨格筋の筋外膜を形成して，周囲の骨上に付着する眼窩筋膜[4].

　眼窩脂肪は眼球筋膜と眼窩筋膜のあいだに包含され，眼窩隔膜はその前縁を形成する. この隔膜の後方の広がりは，眼球提靱帯および外側・内側制動靱帯の形成に関与する.

　上眼瞼挙筋の筋膜は部分的に，上瞼板の平滑筋と連続しており，かつ，一部は眼瞼自体と連続している. そして，結膜上皮が上に載る線維性組織層を形成する. 上眼瞼挙筋の挙筋腱膜は扇形であり，眼窩隔膜の辺縁前方，瞼板および皮下組織内に付着する. 挙筋腱膜の内側隆起および眼瞼筋膜は，眼輪筋に対する拮抗筋である. このつながりは，涙を排液する機構において重要である. 内側では，挙筋腱膜が上斜筋の滑車を被覆している筋膜上に付着するが，外側では，涙腺の被膜の眼窩葉に組み込まれる.

　結膜，すなわち眼の粘液を分泌する膜組織[5]は，眼瞼に付着している壁側部分と，強膜および角膜に付着する臓側部分を有する.

　眼球筋膜の靱帯状の拡張部分は，眼窩壁に付着し，筋の筋膜と密接な関係がある. 外眼筋が収縮するとき，これらの靱帯状の拡張部分は眼球への張力伝達を制限するが，さもなければ眼球は，絶えず圧縮され，傷つけられる. これらの筋膜の張力が病的状態下で増大すると，眼球は外側へと押される（眼球突出）. 反対に，被膜の張力が緩すぎると，眼球の後方偏位が起こる（眼球陥入）.

光受容器の機能障害

　多くの機能障害が，眼に影響を及ぼしうる. 本節では，それらの機能障害のなかで，FMIDによって改善す

3：眼球筋膜（テノン嚢）は，神経の出口周辺で視神経鞘と結合し，前方では強膜と結合する. 眼窩筋の腱は，各腱上で後方に反転するこの筋膜を穿孔し，管状の鞘に入る（Gray H., 1993）.

4：眼窩周囲の筋膜は，骨に緩く付着する眼窩骨膜によって形成される. 後方では，この筋膜は，硬膜および視神経鞘と連続している. 前方では，それは涙嚢筋膜を形成する（Gray H., 1993）.

5：結膜は，眼瞼の内面を覆っている透明な，粘液を分泌する膜組織である. それは，強膜および角膜の先端上で折り返され，そこで角膜上皮と接続する（Gray H., 1993）.

ることができるものだけを対象とする.

マイボーム腺脂肪肉芽腫としても知られている霰粒腫^{さんりゅうしゅ}は，マイボーム腺が詰まって炎症を起こすことが原因の，眼瞼の外部あるいは内部の嚢腫である．それは一般に慢性的であるが，疼痛は伴わない．

外麦粒腫は眼瞼，とくに睫毛胞の，急性かつ有痛性の感染症である．

眼瞼炎は，結膜および睫毛腺まで及びうる眼瞼縁の炎症である．刺激物（たとえば，塵，化粧品）あるいは微生物が原因となって起こる．

眼瞼下垂は，上眼瞼の後天性下垂である．種々の原因で起こりうる．

—動眼神経の限局性障害を伴う外傷

—眼瞼を挙げる筋（挙筋および Müller 筋）の弱化あるいは眼瞼の重苦しさに起因する筋性.

結膜炎は，微生物（たとえば，細菌，菌類およびウイルス），アレルゲン（たとえば，花粉）あるいは他の刺激物が原因となって起こる結膜の炎症である．結膜炎に対して，筋膜のマニピュレーションは抗体の排出および流入を促進するかもしれない．

緑内障は，眼房水（角膜と水晶体のあいだにある）および硝子体液（水晶体と網膜のあいだにある）の産生増大，あるいは同液体の排泄減少のいずれかが原因となって起こる．

羞明（まぶしがり）^{しゅうめい}は，眼の過敏性に起因する光線不耐性によって特徴づけられる．結膜の発赤および疼痛が，多くの場合関連する．

幻視は，眼の外科的切除に起因する視覚喪失の後，あるいは小手術の後にもみられる．シーイング像に影響を与える現象である．患者は，幻像および／または眼球の疼痛を感じるかもしれない．

主要な 4 種類の屈折異常は，FMID によって改善することができるが，若年患者あるいは初期の場合に限る．

—乱視：水晶体の弯曲と適合しない角膜の異常弯曲．各構造はのちに，1 点に収束していない，それぞれの焦点を形成する

—遠視：眼の欠陥（たとえば，眼球が短すぎる）に起因する視覚障害．像は網膜後方の一点で焦点が合うので，近い物体に焦点を合わせることに障害が生じる

—老視（老眼）：遠視と類似しているが，老眼は水晶体の弾性低下に起因する

—近視：光は網膜の前方で集束し，結果として近視眼になる．

機械受容器 (mechanoreceptor apparatus：AMR)

機械受容器は動きを感知することができ，聴覚と平衡運動に関する o-f 単位によって形成される．聴覚に関する o-f 単位は音に関する振動を知覚し，平衡運動に関する o-f 単位は半規管内の体液（内リンパ，外リンパ）の変動を知覚する（**図 18.5**）.

機械受容器は，皮下組織の機械的圧迫あるいは伸張に反応する触覚受容器（ルフィニ小体，パチニ小体，ゴルジ受容器）を含む．これらの受容器に影響を及ぼしうる筋膜の変性については，それらの各治療とともに，皮膚体系に関する章で言及する（第 24 章を参照）.

アブミ骨筋および鼓膜張筋は，両者とも鼓室内にある．アブミ骨筋はアブミ骨上に付着し，鼓膜張筋は耳管の軟骨壁から起始してツチ骨柄に停止する．

口蓋帆張筋，鼓膜張筋および口蓋帆挙筋はすべて，耳管（Eustachian tube：エウスタキオ管）の軟骨上に付着する．この軟骨は，これら 3 つの筋の筋膜と連続している．それゆえにその軟骨は，それら 3 つの筋の活動を調整するのに関与する．

エウスタキオ管は，中耳に鼻咽頭を連結する複雑な管である．口蓋帆張筋はこの管にとって重要な遅筋であり，嚥下あるいは欠伸時にその開口を補助する．

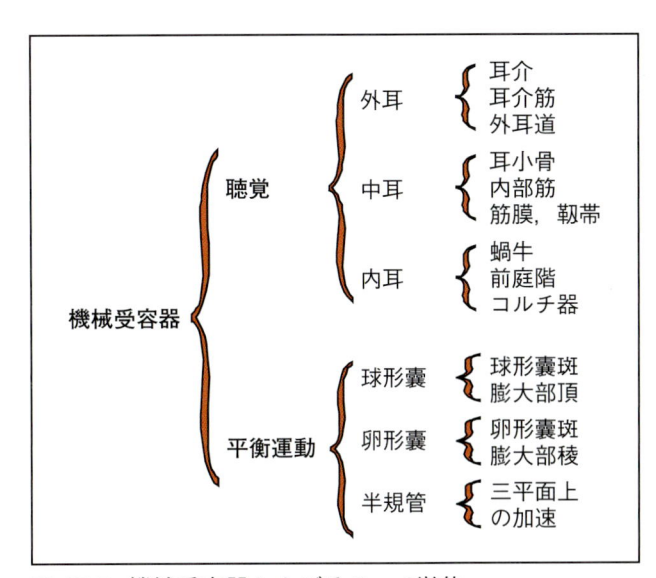

図 18.5. 機械受容器およびその o-f 単位.

機械受容器の機能

外耳および中耳は集音して，それを内耳に伝達する．ここで，機械的刺激は神経刺激へと変換されて，蝸牛神経を経由して脳に伝えられる．

内耳の三半規管は，前庭系の一部を形成しており，平衡状態の制御に関与する．

中耳のエウスタキオ管は，以下のことに関与する．

—外気と中耳間の圧力均等化

—通常は管の粘膜面上にある粘液の排水

—正常な体内音（呼吸，心臓拍動，嚥下など）を鼓膜に伝達しないこと．

おそらく以下に示すことによって，持続的な「耳閉塞」感を，機能障害を呈するエウスタキオ管に関連づけることができる．

—管の開閉調整機序に関する筋筋膜の機能不全

—下顎頭の位置異常に起因する，耳管と下顎頭とのあいだの不適合

—嚥下を制御する筋間の不均衡．

機械受容器の機能障害

中耳炎は，口蓋帆張筋の非効率的な収縮，エウスタキオ管軟骨の弾性の極小化を呈し，発達が不完全な Ostmann 脂肪パッドをもつ幼児に，とくによくみられる．Ostmann 脂肪パッドは，エウスタキオ管の下外側面に位置しており，鼻咽頭の分泌物の逆流から耳管と中耳を保護することが可能である．

これらの変性は結果として，中耳の換気減少をもたらすとともに，感染した分泌物が鼻咽頭から中耳に入ることでより大きなリスクになる．

耳鳴りは，一方または両方の耳あるいは頭部の種々の雑音（鳴り響く雑音，鋭い金属音，騒音，振動など）の知覚である．

Tyler（2000）は，10 人中 1 人は耳鳴りを患っている，あるいは患ったことがあると述べている．聴覚不全症患者も含めると，この割合は 50％ まで上昇する．

耳鳴りを，2 つのカテゴリーに細分することができる．

—聴覚性：蝸牛あるいは聴神経路の損傷と関連がある

—非聴覚性：耳の血管，筋および可動部位の病理あるいは機能障害に由来している[6]．

平衡とは，内耳，眼，および頸部と四肢の筋から生じる神経刺激間の相互作用，およびそれらの協調の結果である．これらの刺激間のあらゆる協調不能は，眩暈の主観的感覚，あるいは冷汗，悪心，および嘔吐と関係があるかもしれない不安定性を引き起こすことがある．

メニエール病は，内耳液の圧力増大によって生じる症状を伴う．それは難聴，眩暈，悪心，嘔吐および耳内部の圧迫感の発症によって特徴づけられ，多くの場合，発汗と眼振を併発する．症状は運動で悪化しうる．この疾患の正確な原因は不明であるが，おそらく，以下に示すような原因の組合せによると考えられる．

—高密度化した頸部の筋膜に起因する求心性情報の遅延

—非同調性の自律神経刺激

—内耳の内リンパ管内の圧上昇．

血管性眩暈は，高密度化した外膜の筋膜による血管のスパスムに起因する．通常，それは急に発症し，断続的である．老化に伴い，筋膜は厚くなり，弾性はより低下し，内耳構造への進行性の，緩徐な血流の減少に伴って血管の部分遮蔽を引き起こす．

化学受容器（chemoreceptor apparatus：ACR）

化学受容器は，空気および唾液中に含まれる化学元素と相互に作用する，嗅覚および味覚の *o-f* 単位によって形成される（**図 18.6**）．

嗅覚の *o-f* 単位は，以下のことを考慮することなく，通常，味覚の *o-f* 単位とは別々に考えられる．

—味覚は，嗅覚と相補的に，味（甘い，苦い，酸っぱい，塩からい）を知覚する

—鼻炎，副鼻腔炎および鼻腔に関するその他の問題は，味覚を変化させうる

—口内炎，歯肉炎あるいは口腔に関するその他の問題は，嗅覚に変化を起こしうる．

化学受容器配列の筋膜構成要素は，咽頭周囲隙の輪郭

6：非聴覚性の耳鳴りを呈する多くの患者は，眼，頭部，頸部，下顎骨あるいは肩の運動あるいはマニピュレーションによって，雑音の周波数および強度を調整することが可能である．体性の耳鳴りの高い有病率は，聴覚路と，頭部，頸部，肩と眼を神経支配している他の感覚-運動系のあいだに存在する複雑で多様な相互作用を例示するのに役立つ（Simmons L.，2008）．

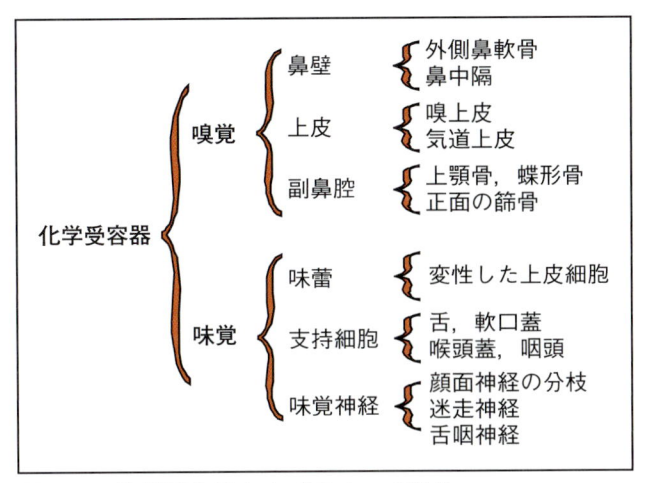

図 18.6. 化学受容器およびその *o-f* 単位.

を描く内側翼突筋筋膜および咽頭頭底板を含む. 口蓋帆張筋の筋膜はこの間隔を, 耳下腺の最深葉を含む前外側区画と, エウスタキオ管の軟骨部を含む後内側区画に分ける.

　副鼻腔は, 骨膜組織に密に付着する密性結合組織の深層によって内面を覆われる.

　篩骨洞の内面を覆っている粘膜は, 鼻粘膜の延長である. それには, 粘膜下の結合組織 (筋膜), 神経および血管が付随する.

化学受容器の機能

　化学受容器は, 嗅覚および味覚に関する *o-f* 単位の粘膜と接触する化学元素に反応する. 2 つの *o-f* 単位の相違は, 嗅覚の *o-f* 単位はかなり遠いところであっても匂いを知覚することができるので, 遠隔受容器の一種とみなすこともできる. これに反して味覚は, 物質 (たとえば, 食物) がそれらと直接接触するときのみ反応する味蕾あるいは味覚の副蕾とよばれる感覚臓器を通して知覚される.

　各鼻窩の内壁は鼻甲介によって, 鼻道 (上, 中, 下) とよばれる空間に細分される. 副鼻腔 (前頭洞, 上顎洞, 篩骨洞および蝶形骨洞) は, これらの鼻道に通じている.

　鼻部の内壁は, 上皮粘膜および嗅上皮によって覆われる. 後者は, 嗅神経細胞および他の支持細胞で構成される.

　多くの動物において, 嗅覚によるフェロモンの知覚は, それらの繁殖能力に影響する.

化学受容器の機能障害

　各副鼻腔は, 開口部を介して鼻部と連絡する. これらの開口部は, 呼吸器の保護および, その適切なパフォーマンスの保証にとって重要である. それらは, 嗅知覚も高める. これらの小さい開口部内の圧力は, 外部の圧力と等しくなければならない.

　外部と内部の連絡が遮断されると, その後は呼吸が困難になり, 副鼻腔炎に特有の症状が出現しうる. 副鼻腔炎は人口の 3～10% に発症する可能性があると推定される.

　鼻粘膜の慢性炎症は, 鼻ポリープ発生の原因となりうる. ポリープは, 粘膜下の結合組織の腫脹および原線維組織の増殖を伴う鼻粘膜の浮腫によって特徴づけられる.

　嗅知覚の機能障害を, 嗅覚鈍麻 (低下した知覚), 嗅覚消失 (知覚の欠如) および嗅覚錯誤 (歪曲した知覚) に分けることができる.

　味覚の部分的あるいは完全な消失は, 味覚脱失とよばれ, 末梢性あるいは中枢性の病変に起因しうる.

　口内乾燥症 (唾液の産生不足による口渇に関する主観的な訴え) の場合には, 外部のマニピュレーションによる唾液腺への機械刺激が, 唾液分泌の有意な増加をもたらしうる.

　口臭を伴う口腔内の味覚障害は, 以下のものに依存する可能性がある.

—歯肉 (歯槽膿漏) あるいは歯間 (齲歯, 虫歯) に堆積する食物粒子あるいは細菌

—副鼻腔感染

—肺膿症

—糖尿病 (アセトンによるケトアシドーシス)

—腎臓病理 (アンモニアの口臭).

　口腔カンジダ症などの細菌感染症による粘膜の炎症が関与する歯肉炎, 舌炎 (舌の炎症) および口内炎を含む口腔の炎症には, さまざまな型がある.

受容器配列の治療

　体幹の懸垂線に用いられるのと同じ手順が, 受容器配列に対しても適用される. 最初に, セラピストは, 前方-内方-頭部, 前方-内方-頸部, 前方-外方-頭部 (an-me-cp，an-me-cl，an-la-cp）のCFs，および内旋-頸部，内旋-頭部（ir-cl，ir-cp）のCCsの比較触診検証を行う．最も過敏でかつ／あるいは高密度化した懸垂線を確認したら，光受容器，機械受容器および化学受容器と関係がある特定の点の触診検証へと進む．

問診とデータ

　患者は医学的診断（たとえば，結膜炎）を受けることができるが，症状は多くの場合，光受容器（APR）内の一連の不均衡の最終的な発現形態になりうる．それゆえに，より明確にAPRに生じている問題を示すために，以下のようにデータを記録する．

―機能障害の部位：外側あるいは内側：左眼あるいは右眼，または両眼

―どれくらいの期間，症状が続いているのか：日数，月数

―障害の頻度：1日1回（once a day：1 x d）再燃，あるいは持続性

―症状の種類（PaMoの下に記録）：発赤，灼熱感．

仮説

　仮説により，1つひとつの器官および1人ひとりの患者に合わせて修正される治療計画を念入りに作成するためのデータを，互いに関連させることができる．

触診検証

　上述したように，受容器配列の触診検証は，頭部前方のCFと，頸部前方の回転中心により形成される懸垂線を比較することから始める．次の段階は，遠位の張筋の触診である．一般に，これらの点は多くの場合，触診の前には無症候であるため，問題があっても，患者は遠位の張筋について訴えることはない．

　触診されるべき遠位の張筋は通常，高密度化されて，頭部の触診時に過敏であることが確認された懸垂線と一致する．まれに，異なる張筋による代償であることがある．そのような場合，この張筋の治療については，次回の治療まで後回しにすることになっている．

　体幹の内部配列の回転中心が上肢帯および骨盤帯に位置し，遠位の張筋点は，腹腔およびその内容物に相互作用する強力な四肢筋群の支帯に位置することに留意する．

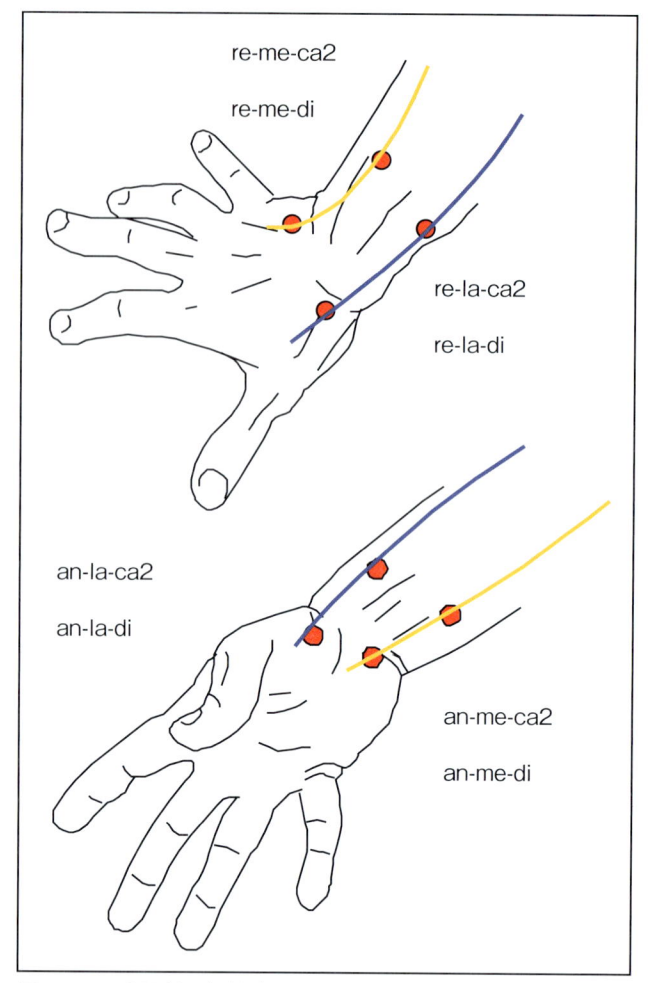

図18.7. 手関節（手根）および指（手指）の支帯の触診検証および治療のための遠位の張筋の点．

　受容器配列の回転中心は頸部のCFであり，遠位末端の点は手部および足部周辺の支帯にある（**図18.7, 8**）．

　頭部の懸垂線は，小さい眼球運動および微細な音波振動に感受性がある器官を含むので，強力な，肢帯および四肢の筋群から独立していなければならない．同時に，手部および足部からの知覚が頭部で，器官からの知覚を補足するので，頭部の懸垂線は四肢からの知覚と連絡してなければならない．

　指（手指）には各張筋に対して1つのCFがある．それゆえに，手根のCFおよび／あるいは指のCFと関係があるCC触診することは妥当なやり方である．たとえば，an-la-di（手指）のCFの軽度の変性があるときには，la-diおよびan-diのCCsも触診することがある．

　遠位の点が過敏でもなく高密度化もしていない場合，その後の治療は頭頸部の点に限定される．

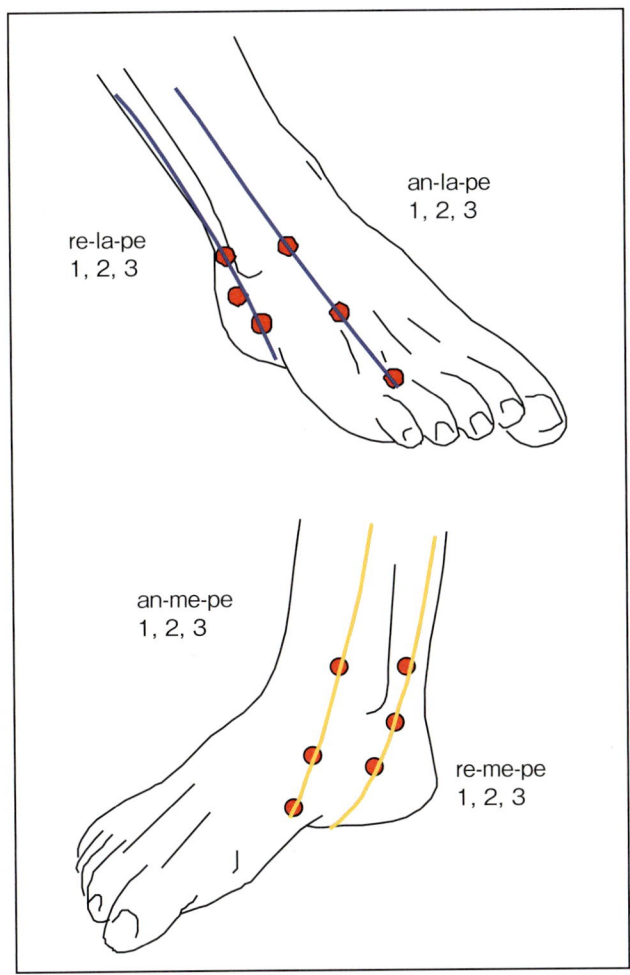

図18.8. 足部の支帯の触診検証および治療のための遠位の張筋の点.

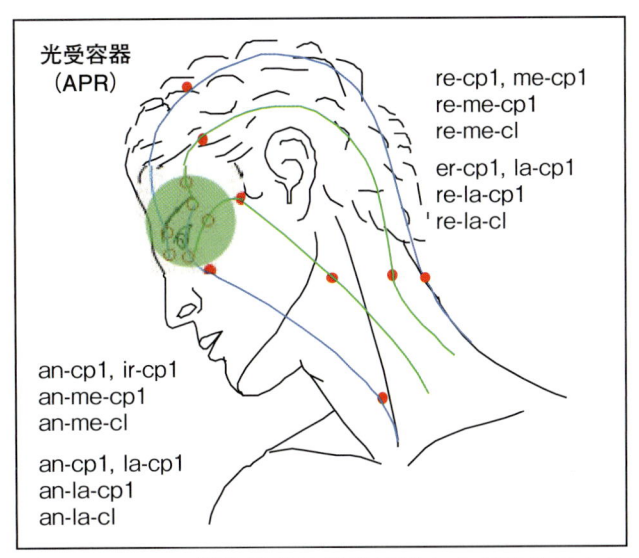

図18.9. APRの機能障害の触診検証および治療のための頭頸部の点.

治療

　患者が**光受容器**の機能障害を呈するときは必ず，頭部の3つの懸垂線を触診することから触診検証が始まる．次の段階は，眼周囲のCCs〔後方-頭部1，外旋-頭部1，内旋-頭部1，外方-頭部1，前方-頭部1，内方-頭部1（re-cp1，er-cp1，ir-cp1，la-cp1，an-cp1，me-cp1）〕を触診することである.

　たとえば，an-me-cpの懸垂線が最も過敏であると認められる場合，その後は，関連するan-cp1およびme-cp1のCCsへと触診を続ける．治療は，とくに過敏かつ変性したそれらの点に集中的に実施する（**図18.9**）.

　後方の懸垂線〔後方-内方-頭部，後方-内方-頸部（re-me-cp，re-me-cl）〕を，その1回の同じ治療時，あるいは次回の治療時のいずれかで，触診および治療することがある.

　たとえば，最初の触診検証によりan-la-cpの懸垂線がとくに過敏なものと確認される場合，その後は，an-cp1およびla-cp1のCCsへと触診を続ける.

　後方-外方-頭部（re-la-cp）および後方-外方-頸部（re-la-cl）の後方の懸垂線の変性がみられることは頻繁にある.

　3つの懸垂線の比較触診検証により，ir-cpとir-clのCCs，およびan-me-clのCFの過敏性が明らかになる場合は，その後に，ir-cp1およびer-cp1の触診検証が必要であることが示唆される.

　患者が**機械受容器**の機能障害を呈するとき，触診検証は，3つの懸垂線から始め，その後に，耳周囲に位置するCCs（ir-cp2，la-cp2とer-cp2），およびその関連するCFsへと続ける（**図18.10**）.

　化学受容器の機能障害は，他の器官と同様に治療されるが，3つの懸垂線の比較触診後，鼻および口の周囲の点（an-cp3，an-me-cp3，la-cp3，an-la-cp3）を触診する（**図18.11**）．通常，これらの点は，それら個々の筋膜単位の第3の下位単位，あるいはそれぞれ個々の懸垂線の第3のCFに相当する.

　頭頸部の高密度化した点を改善した後，その次には，遠位の張筋の点（症状を示す点）に関して，まだ過敏かどうかを確認するために再検査を実施する．良好な結果を導くための基本的なことであるが，それらがまだ過敏である場合，それらをマニピュレーションしなければならない（**図18.12**）.

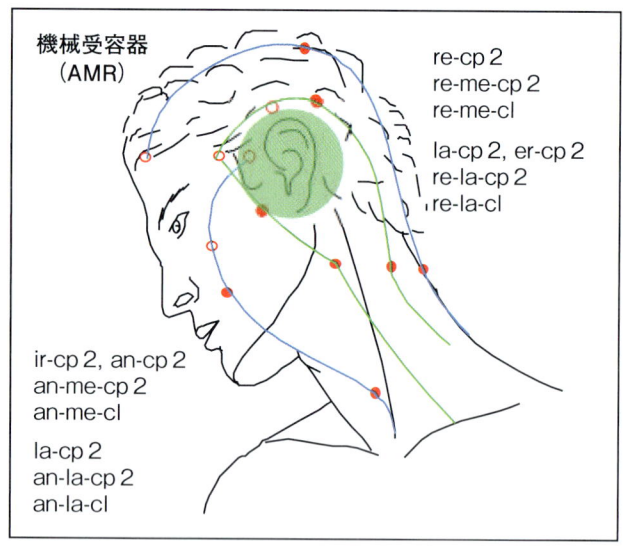

図 18.10. AMR の機能障害の触診検証および治療のための頭頸部の点.

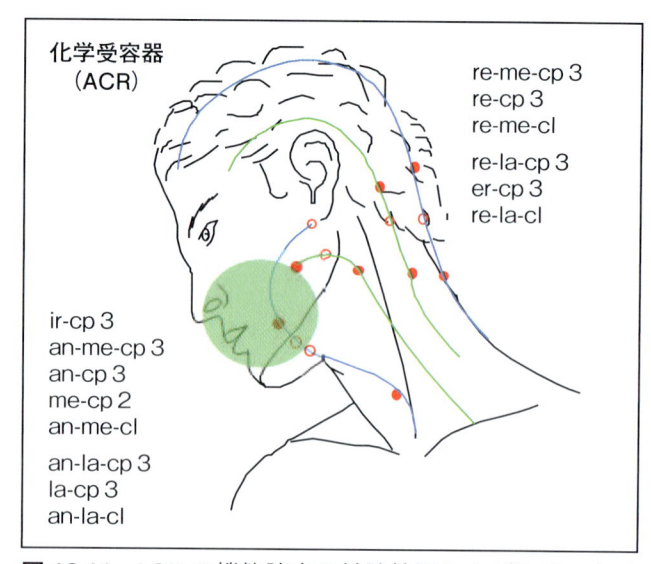

図 18.11. ACR の機能障害の触診検証および治療のための頭頸部の点.

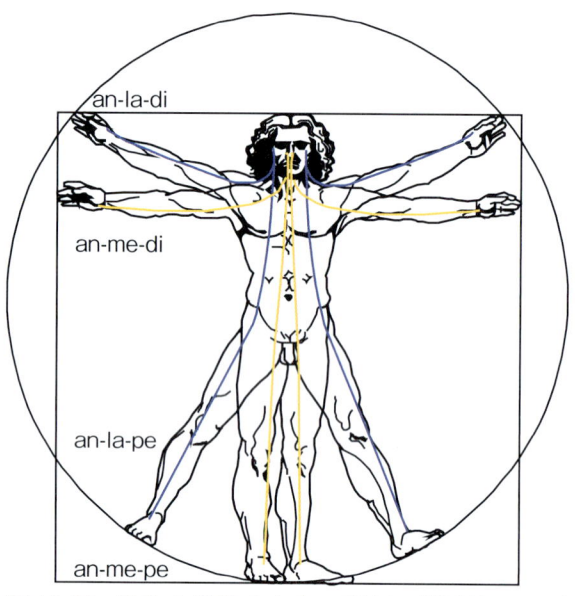

図 18.12. 遠位の張筋の点と，頭部の懸垂線および受容器配列の前方の遠位の張筋の経路.

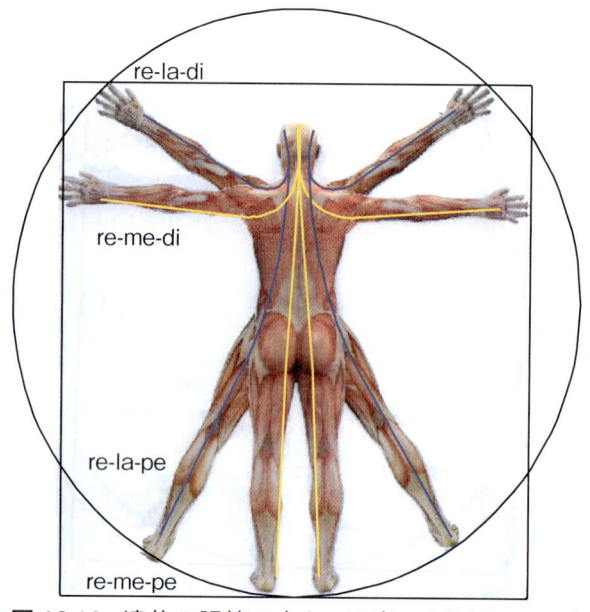

図 18.13. 遠位の張筋の点と，頭部の懸垂線および受容器配列の後方の遠位の張筋の経路.

　遠位の点，頸部の回転中心および頭部の懸垂線の点の治療のあいだを行き来することも可能である．この戦略によって，患者はより適切に治療を継続することができ，それは懸垂線および遠位の張筋の緊張を同時に軽減することができる．

　前方の点の治療が完了し次第，後方の点を治療するために，患者に腹臥位あるいは座位になるよう指示する．当然ながら治療は，高密度化および過敏性を認めるそれら後方の点にのみ実施される（**図 18.13**）．

　2 回目の治療は，1 回目の治療の 1 週間後に実施され

る．1 回目の治療により得られる結果を，次のように記録する．患者が，1 回目の治療での症状の強度を，たとえば，VAS スケールで 8 と評価し，2 回目の治療の最初に 5 と報告する場合，この結果を評価チャートに 8-5 と記録する．状態が変化していない場合，結果の部分に，最初の評点をもう一度記入する．

受容器配列の共同作用

　頭蓋骨を，以下のように分けることができる．
　―内臓頭蓋，すなわち鰓由来の骨格部分

―神経頭蓋，すなわち脊柱と連続している骨格部分.

　受容器配列の3つの器官は，これらの2つの骨構造間の境界線上に位置する.

―光受容器（APR）には，前頭骨（神経頭蓋）によって形成される眼窩上部と，頬骨および上顎骨（内臓頭蓋）によって形成される眼窩下部がある

―機械受容器（AMR）は，側頭骨（神経頭蓋）と鼓室小骨，下顎骨（内臓頭蓋）とのあいだで構成される

―化学受容器（ACR）には，下顎骨および上顎骨（内臓頭蓋）によって形成されるその前部と，前頭骨洞と蝶形骨洞および椎骨（神経頭蓋）によって形成される後部がある.

　3つの受容器が骨の境界線を共有することを考えると，それらの骨構成に関するこの簡潔な関係が，これらの器官がなぜ同じ受容器配列の要素であるかについて，部分的に説明する.　さらにまた，前述した種々の内部管は，これらの3つの器官間の連絡手段となる.

　体幹懸垂線の機能障害も，受容器配列およびその懸垂線を代償不能にしうる.　これらの場合，以下の手順を適用することがある.

―体幹の an-me および re-me の懸垂線が治療を必要とすることが確認されている場合，an-me-cp1, 2 と re-me-cp1, 2, 3 の CFs を触診することによって，触診検証を受容器配列の同じ懸垂線にまで広げることができる

―an-la あるいは re-la の懸垂線によって体幹に変化があると確認されている場合，頭部の同じ懸垂線（an-la-cp1, 2, 3 および re-la-cp1, 2, 3）を触診することができる

―OB 懸垂線の過敏性および高密度化を伴って，腺の不均衡が体幹にある場合，頭部の内旋運動および外旋運動の点の触診を実施することができる.

臨床症例検証

　35歳の大学の研究者は，5カ月前のランニング後に発症した足関節の疼痛を抱えていた.

　疼痛の原因に関する徴候は，報告されたデータからは明らかにならなかった.　患者が，忘れてしまっているあらゆる出来事を思い出せるように，その後は，より具体的な質問を実施した.

　筋膜マニピュレーションの治療を受けている患者は，徒手療法が内部機能障害にも作用しうることを知らないので，筋骨格系以外に存在する問題を必ずしも報告するとは限らない.

　それでも，このことを強調することによって，患者は，かなり強い眼精疲労感が彼の足関節痛と同時に生じていたことを思い出した.　加えて，彼は数時間のコンピュータ作業後に，かすみ目を伴う頸部痛および前頭部痛を呈していた.

　2つの障害が同時に生じたということは，おそらく偶然ではない.　このことを患者に示すために，光受容器から治療を開始した.

　患者を背臥位にしての頭部の点の触診により，an-cp の CC および an-me-cp1 の CF の著明な過敏性が明らかになった.　頸部および足関節の点の触診検証により，an-me-ta（距骨）2 はもちろん，両側の前方-頸部（an-cl）の CCs の高密度化が示された.

　1回目の治療では，頭頸部の点だけを治療することにした.　その後，患者にふたたび立ち上がって，足関節に何か変化があったかを確かめるよう求めた.　患者は，体重をかなり支持することができ，両足ではさらに安定していると感じた.

　その次に，患者を座位にしての頭頸部後方の点の触診により，右の re-cp3 の CC および両側の re-cl の CCs の過敏性が明らかになった.

　re-cl の CCs の治療時に，患者は，自分がふくらはぎによく痙攣を起こすことを思い出した.　患者が事前にこの重要な項目を報告してなかった理由に関して尋ねると，頸部の点の治療によって，ふくらはぎに軽度な痙攣の感じが誘発されたので，痙攣を思い出したと答えた.

　1週間後，2回目の治療のためにふたたび来院した.患者は，過度の眼精疲労を呈することなくコンピュータ作業を行うことができたが，依然として走行時には足関節に疼痛があると訴えた.　これは，頭部の小さな筋に四肢からの張力が容易に影響しうるのに比べて，その逆は，一般的にはあまりみられないことを裏づける.

　そのときは，両側の re-ta および an-ta の CCs を治療することにした.　1週間後，足関節痛についても著しい改善がみられたと患者は電話で報告した.

内部機能障害への筋膜マニピュレーション：包括的な機能障害への適応

　器官の機能障害の存在を示す特定の症状を患者が呈するときは（**表18.1**），セラピストは，常に，その器官を包含する適切な内部の筋膜配列に器官を関連づけるべきである．治療は，器官上に横たわる懸垂線を対象としており，器官を形成する単一の*o-f*単位ではない．懸垂線の基底緊張は，四肢にある遠位の張筋の基底緊張と同期して維持される．

　表18.1に，以下の情報を示す．
— 1列目には，典型的な主症状
— 2列目には，これらの症状の原因となりうる器官
— 3列目には，共同する2つの器官と結合する，内部の筋膜配列
— 4列目には，この配列と関係がある，懸垂線および遠位の張筋．

表18.1. 器官の機能障害における徴候.

症　状	器　官	配　列	懸垂線，張筋
呼吸困難，咳，胸膜炎あるいは気管支炎の後遺症	呼吸器 （ARE）	内臓	an-la-, re-la-, la-
嚥下困難，食物不耐症，便秘，下痢	消化器 （ADI）		
不整脈，高血圧，低血圧，狭心症など	循環器 （ACI）	血管	an-me-, re-me, re-
遺尿症，膀胱炎，尿閉，脱出症など	泌尿器 （AUN）		
糖尿病，黄疸，無月経，勃起不能症，甲状腺機能亢進症	内分泌器 （AEN）	腺	ir-, an-me, er-, re-la
白血球減少症，白血球増加症，赤血球減少症，血小板増加症	造血器 （AHE）		
近視，緑内障，結膜炎，白内障など	光受容器 （APR）	受容器	an-cp 1, 2, 3, re-cp, など.
耳鳴り，聴覚低下，メニエール症候群など	機械受容器 （AMR）		
歯肉炎，舌炎，唾液分泌亢進，副鼻腔炎など	化学受容器 （ACR）		

第3部
システム（系）

システム（系）は，浅筋膜と特定な関係がある．浅筋膜を含む皮下組織の層は，リンパ-免疫系（lymphatic-immune system：SLI）のリンパ節，脂肪-代謝系（adipose-metabolic system：SAM）の脂肪細胞，皮膚システムの腺および神経-心因系（neuro-psychogenic system：SPS）に関連する受容器を含む.

浅筋膜は，皮下に広がる単純で均一な組織ではなく，身体のさまざまな部位で厚さや硬さが異なる組織である．さらに，皮膚支帯のコラーゲン線維が補強されることで，浅筋膜は四分円（quadrants）に分割される．各四分円は，特定の皮神経に支配されるため，特定の自律神経終末に支配される.

これらの神経終末は，脊椎傍神経節から起こり，随意（身体）神経を経て末梢に到達する.

末梢の自律神経への刺激は，交感神経と腺交感神経の線維が関与している．いったん，自律神経の刺激が末梢に到達すると，交感神経の線維が血管を刺激し，さらに腺交感神経の線維が末梢の腺を刺激する（たとえば，発汗や汗腺）.

血管への神経刺激が過剰あるいは不足すると，リンパ-免疫系（SLI）の機能が局所的および全身的に及ぶ可能性がある．汗腺活動が過剰あるいは不足した神経刺激は，体温調節システムの機能不全を引き起こす可能性がある．脂肪組織への血流不足は，末梢神経終末が埋め込まれている環境を調節しうる皮下組織の厚みを決定する可能性がある.

全身性機能障害を有する患者において，広範囲にわたる症状は身体のさまざまな部位に影響する可能性がある．これらの症状には，特発性漏出，暑い環境下でさえも生じる冷感，種々の外用薬による皮膚アレルギーおよび身体認知の変化が含まれる.

内部機能障害への筋膜マニピュレーション（Fascial Manipulation for Internal Dysfunctions：FMID）は，自律神経系の末梢構成要素から，あるいは自律神経系の末梢構成要素へ，生理学的に正しい情報の流れを再確立するための浅筋膜四分円に対する徒手的なモビライゼーションを利用する.

第 19 章
システム（系）の解剖

アングロサクソン語を使用する国々と，ラテン語に基づいた言語の国々とでは，「system〔システム（系）〕」と「apparatus（器官）」の用語の使用法が異なっている．たとえば，米国で出版された辞書では，「システム」と「器官」の両者を指して「システム」という語を使用している．フランス語とイタリア語の医学辞書では，両語は以下のように定義されている．

—器官：同じ機能で一体化された異なる臓器群（たとえば，消化器，呼吸器，循環器，泌尿器）

—システム：同様の形式で発生し，全身に広がっている解剖学的構造の組合せ（たとえば，神経系，免疫系，体温調節系，代謝系）．

システムと浅筋膜

システムは，浅筋膜（図 19.2〜5）と特異的な関係をもつ解剖学的構造である．

本書で用いる「浅筋膜」という語は，皮下組織の異なる部分のすべてを含む[1]．

「深筋膜」という語も，筋外膜，筋周膜および筋内膜を含み，いくらか包含する範囲が拡大されている．

各システムは，浅筋膜における構成要素だけでなく，体内に位置する内部の構成要素をもつ．浅筋膜が全身に広がっているとすると，システムもいたるところに存在する（図 19.1）．

反対に，臓器-筋膜（organ-fascial：o-f）単位と器官は，明確な解剖学的位置を有し，各体幹の分節には，3つの o-f 単位がある（内臓，血管，腺）．

頸部と胸郭の内臓 o-f 単位は，呼吸器（respiratory apparatus：ARE）を形成する．腰部と骨盤の分節における内臓 o-f 単位は，消化器（digestive apparatus：ADI）を形成する．内臓の筋膜配列は，呼吸器と消化器

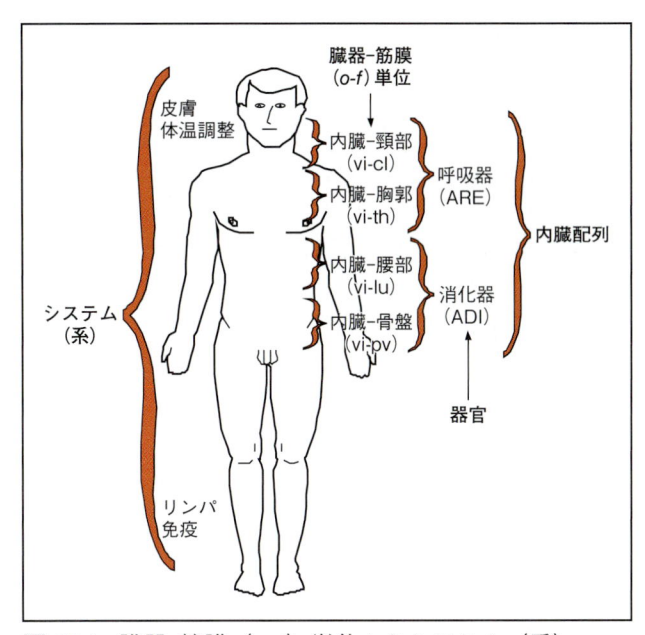

図 19.1. 臓器-筋膜（o-f）単位からシステム（系）へ．

を連結する．

血管の筋膜配列は，循環器と泌尿器を連結する．腺の筋膜配列は，内分泌器と造血器を連結する．

o-f 単位と内部筋膜配列は，それぞれ独立した運動性を有する．この分野の先駆者は Jean-Pierre Barral[2] であり，内部および臓器周囲における運動性の再構築[3]の重要性について，初めて関心を示した人物である．

解剖学用語（2011）によると，「筋膜」という語は解剖によって切離することができる膜，層，あるいはその他の形態の結合組織を示すために使用できると示されている．

ここでは，浅筋膜とそのさまざまな部位の構造について，組織学標本（図 19.6）と Chiarugi のイラスト（図

1：深筋膜は皮下組織の下に位置し，浅筋膜と同様に知られている（Moore K., 2008）.

2：健康な臓器または内臓は，生理的な運動をもつ．この運動は，臓器を包む漿膜と，残りの有機体と結合する筋膜，靱帯およびその他の生体組織によって相互に依存している（Barral J.P., 1998）.

3：生理的運動は，以下の2つの構成要素に分類できる．（1）内臓可動性（随意運動または呼吸による横隔膜運動に応答する内臓の動き），（2）内臓運動性（内臓自体の固有の運動）（Barral J.P., 1998）.

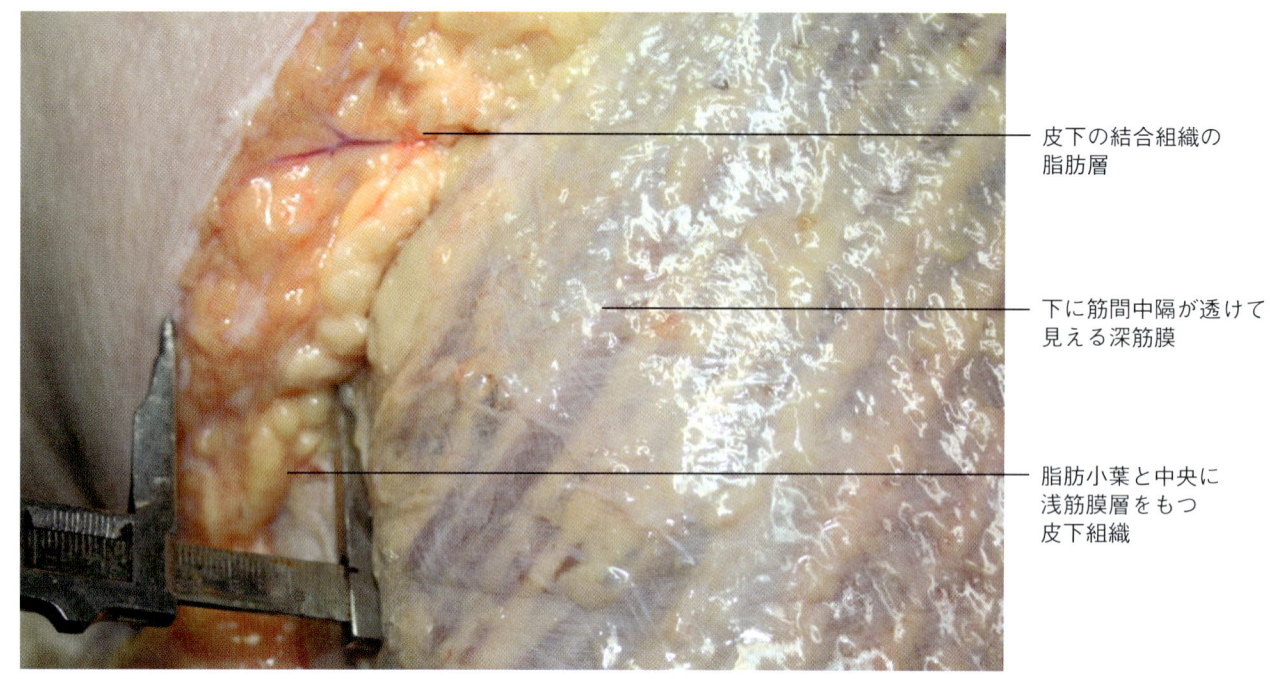

図 **19.2.** 殿部における浅筋膜全厚の外観.

皮下の結合組織の脂肪層

下に筋間中隔が透けて見える深筋膜

脂肪小葉と中央に浅筋膜層をもつ皮下組織

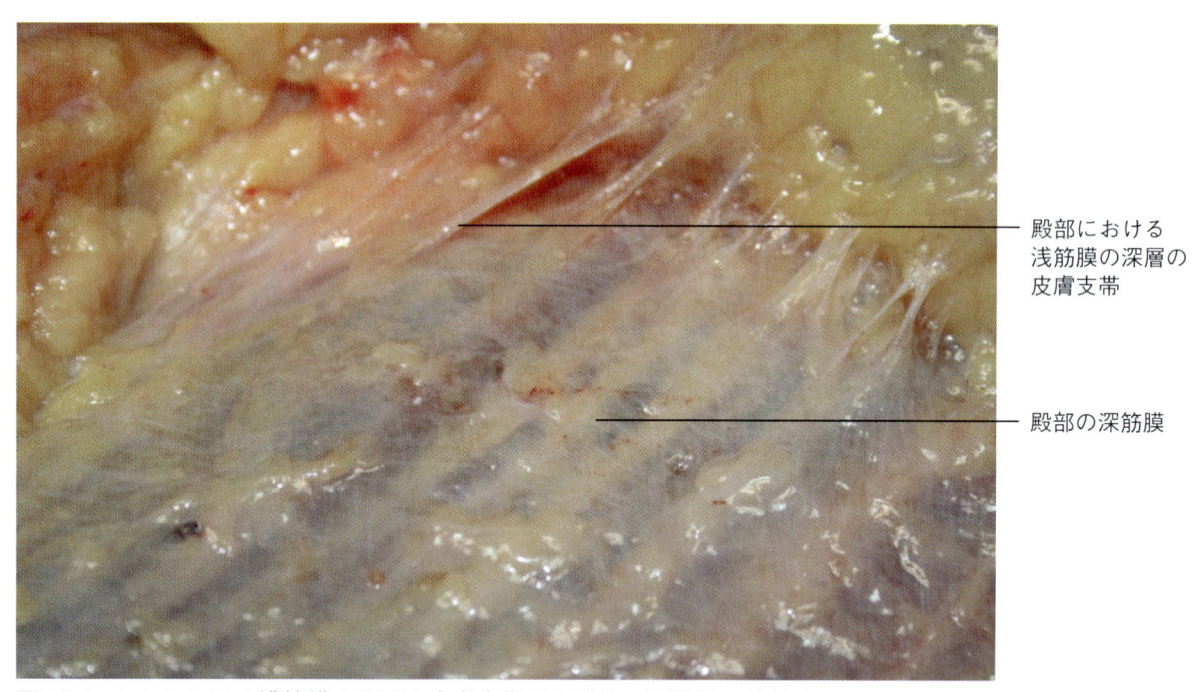

図 **19.3.** ヒトにおける浅筋膜の深層の皮膚支帯が大殿筋の深筋膜に付着する.

殿部における浅筋膜の深層の皮膚支帯

殿部の深筋膜

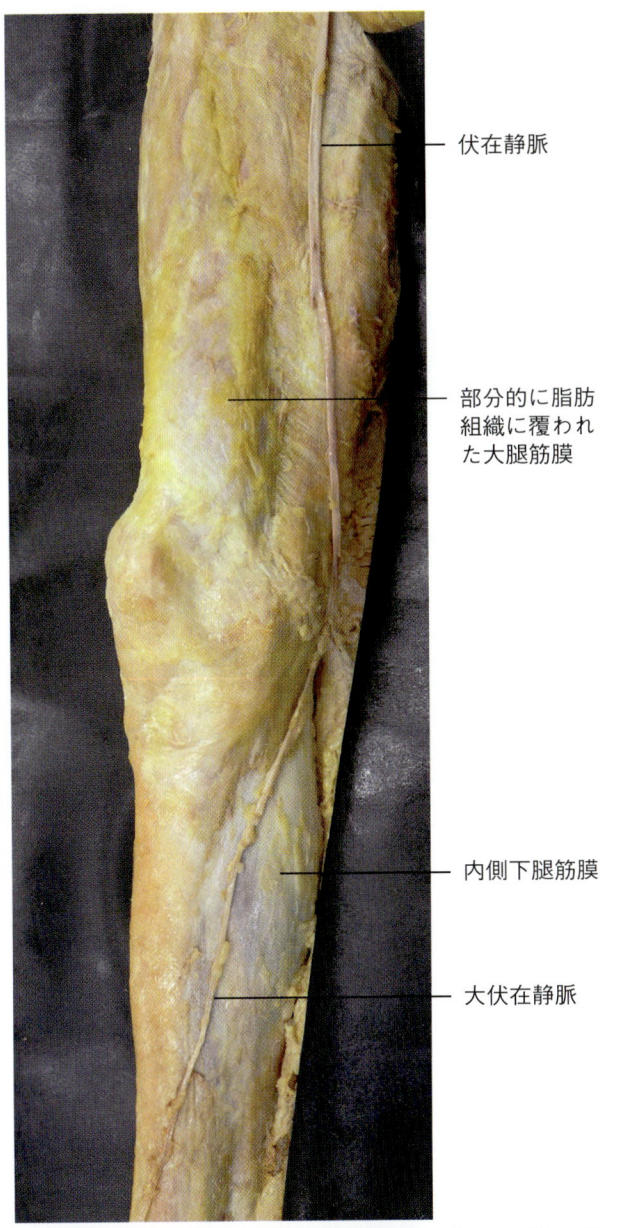

伏在静脈

部分的に脂肪
組織に覆われ
た大腿筋膜

内側下腿筋膜

大伏在静脈

図 19.4. 下肢内側の外観．浅筋膜は，伏在静脈の周
囲から取り除かれている．伏在静脈の外膜と浅筋膜
の連続性は，静脈壁に緊張を与え，内腔の開通性を
維持するのを助ける．静脈が筋膜から切り離される
と，静脈環流が困難になる可能性がある．

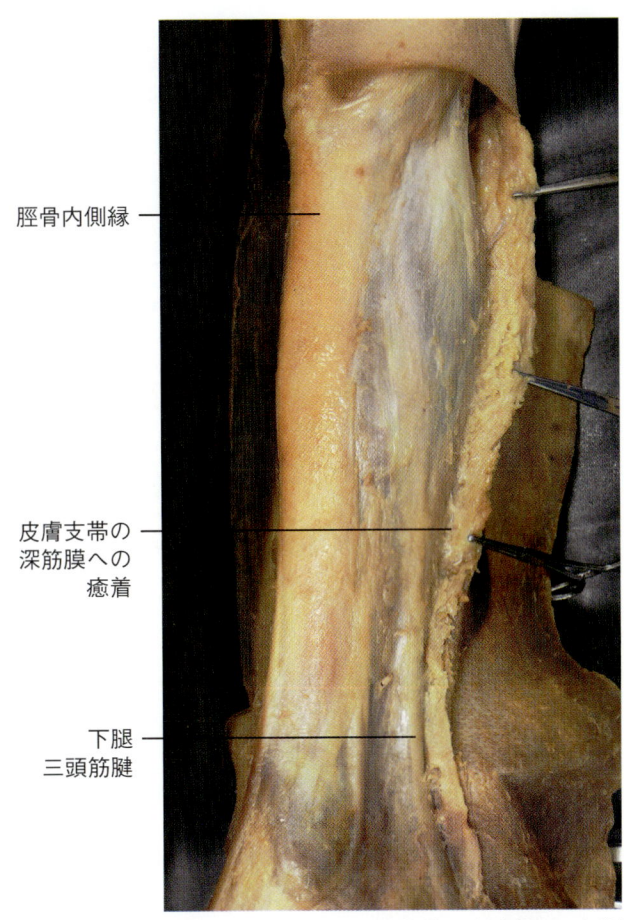

脛骨内側縁

皮膚支帯の
深筋膜への
癒着

下腿
三頭筋腱

図 19.5. 浅筋膜の皮膚支帯は，腓腹筋の外側頭と内側
頭のあいだの溝に沿って深筋膜に侵入する．鉗子によっ
て強力に牽引しているにもかかわらず，皮膚支帯が癒
着していることに注目（右側）．

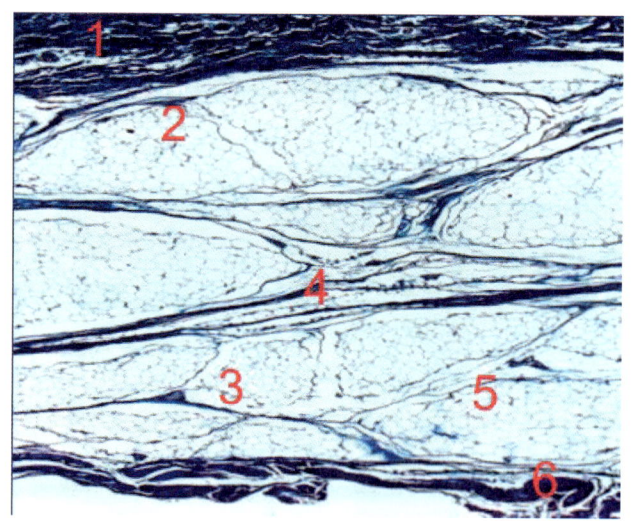

図 19.6. 足背部における浅筋膜（アザン–マロリー染色, 25 倍）.

19.7）を参考に定義する．**図 19.6** において，1）は表皮と真皮からなる皮膚，2）は浅層の皮膚支帯からなる浅層の皮下組織，3）は深層の皮膚支帯からなる深層の皮下結合組織，4）は浅筋膜，5）は皮下組織と深筋膜のあいだにある脂肪小葉と疎性結合組織，6）は深筋膜を表している．

深層の皮下結合組織は，2 つの筋膜（浅筋膜と深筋膜）の独立性にとって重要な役割を果たしている．深層の皮膚支帯のごく一部のみが深筋膜に付着している．

皮膚支帯層の皮下組織の支帯（別名：皮膚支帯）は，以下の様式で配置されている．

—浅層の支帯は，ほぼ垂直の配置で，真皮から浅筋膜に及ぶ

—深層の支帯は，斜めの配置で，浅筋膜から深筋膜に及ぶ．

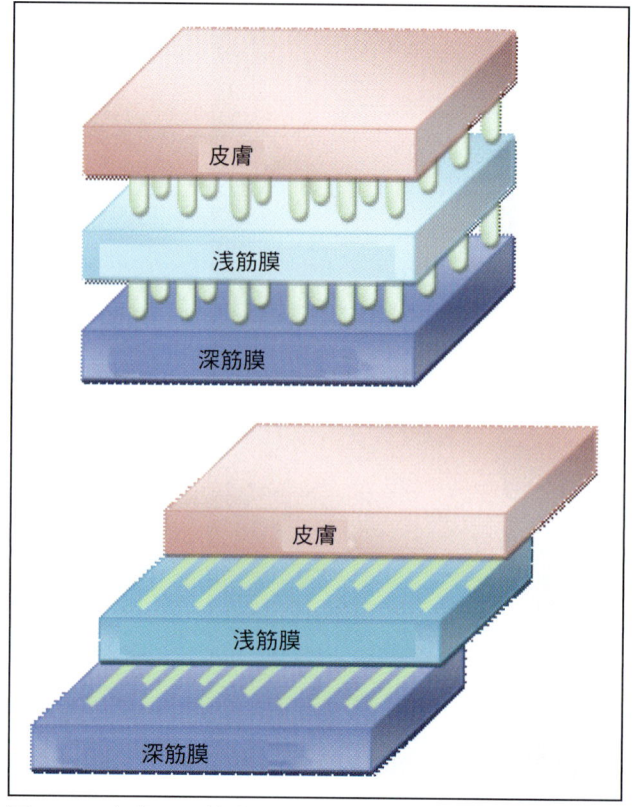

図 19.8. 皮膚と深筋膜のあいだの滑走および皮膚支帯の伸張.

このような線維の配置は，深筋膜からの皮膚の独立性を保証する．そして，筋はこのようにして，反対側にある皮膚を引っ張ることなく収縮することができる．同時に皮膚は，皮膚の下にある深筋膜の知覚や運動機能を損なうことなく，一定の範囲を可動することができる（**図 19.8**）.

組織像では，浅筋膜のいくつかの構成要素を観察できるが，神経終末，汗腺およびシステムにおけるその他の末梢構成要素については強調されていない．Gray（1993）

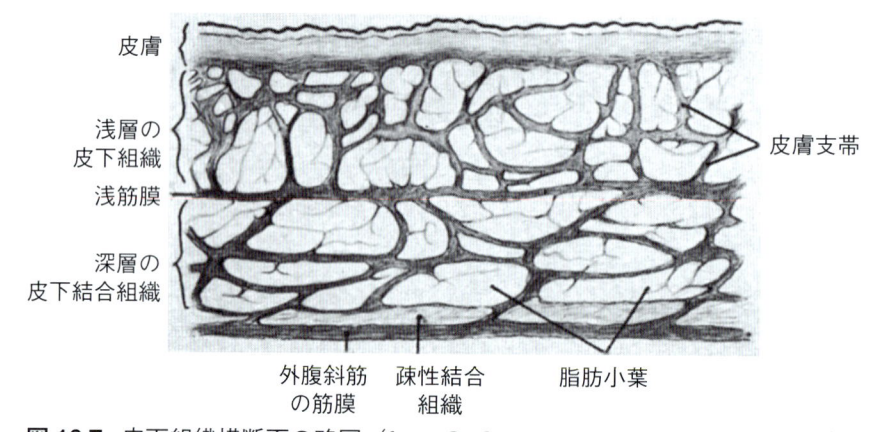

皮膚

浅層の皮下組織

浅筋膜

深層の皮下結合組織

皮膚支帯

外腹斜筋の筋膜　疎性結合組織　脂肪小葉

図 19.7. 皮下組織横断面の略図（from G. Chiarugi., L. Bucciante., op. cit.）.

は「浅筋膜は，真皮の深層と絡み合う疎性結合組織層であり，皮下組織としても知られている．とくに皮膚と筋のあいだは，脂肪組織に富んでいることが多い．浅筋膜は皮膚の可動性を増加させ，一方で脂肪成分は，熱の分離に関与してエネルギーを貯蔵する．皮神経，血管およびリンパ系は，すべて浅筋膜内でみられる．これらの構造におけるより大きな分岐は，脂肪組織の少ない深層に存在する」と報告している．

この浅筋膜の説明は，さまざまなシステムの末梢構成要素がこの層に位置していることを示している．これには以下のものが含まれる．

—代謝系のエネルギー貯蔵を形成する，脂肪組織（**図19.2, 3**）

—免疫系のリンパ球を産生する，リンパ管およびリンパ節

—皮膚とともに体温調節に寄与する，汗腺および髪

—精神と外部世界の関係を促す，頭部の触覚器と受容器．

この末梢構成要素とシステムの共同作用から，著者は末梢系と中枢系を結びつけ，各組合せに対する特定の略語を割り当てた（**図19.9**）．

—神経-心因系：nervous and psychogenic systems：SPS

—皮膚-体温調節系：cutaneous and thermoregulatory systems：SCT

—脂肪-代謝系：adipose and metabolic systems：SAM

—リンパ-免疫系：lymphatic and immune systems：SLI.

末梢神経系（peripheral nervous system：PNS）には，頭蓋内にある感覚臓器と求心性および遠心性の神経終末が含まれる．中枢神経系（central nervous system：CNS）には，脳とその最大の表出である精神が含まれる．筋膜マニピュレーションは，内部の構成要素に影響を与えるために，これらのシステムの末梢部分（浅筋膜）に作用する．

機能障害が生じているシステムを特定するため，診察における問診時の末梢徴候の基準が作成されている．とくに，以下の点に留意する．

—皮膚および体温調節系に対する，皮膚炎と異常な浸出液

—脂肪および代謝系に対する，蜂窩織炎とさまざまな種類の結合組織障害

—リンパおよび免疫系に対する，浮腫と感染症

—心因系に対する，浅筋膜内に位置する表情筋による表出．

各システムは，複雑なネットワークから構成される．機能障害が生じているときは常に，そのネットワーク内に正しい張力を再確立するために，マニピュレーションを必要とする，変性し感受性の高い部位があることを，セラピストは理解しなければならない．

この概念をもう少し深く理解するために，インターネットの不正侵入にたとえることができる．ハッカーがコンピューターシステムに損傷を与えたい場合，ネットワークの相互作用が生じる主要な点を攻撃しなければならない．これと同様に，生体系において感受性の高い点は，内部環境に伝えられる，より大きな情報を外部環境から受け取る．これらが治療において，標的とされる必要な点である．

各部位は，それぞれ個々の論理を有する一方で，それがシステム内に収束するときのみ各部位は効力を得る．言い換えると，各部位はそれぞれ個々の自律性を有しているが，常に他と統合ないし収束する傾向がある．

システムは，生体内の力と外部環境の多様性のあいだに一種の恒常性（ホメオスタシス）を作り上げ，両者間で情報を組織化し，相互に情報の交換を行っている（**図19.10**）．

たとえば，体温が摂氏37℃を超えると熱を外部に分散させ，内部の恒常性を再形成するために，皮膚-皮下の蒸散が引き起こされる．この過程は，体温調節系と浅筋膜の共同作用により，自律神経系（autonomic nervous system：ANS）によって開始される．

浅筋膜が硬くなると，適正に機能することができず，恒常性の回復に寄与することができない．さらに，この

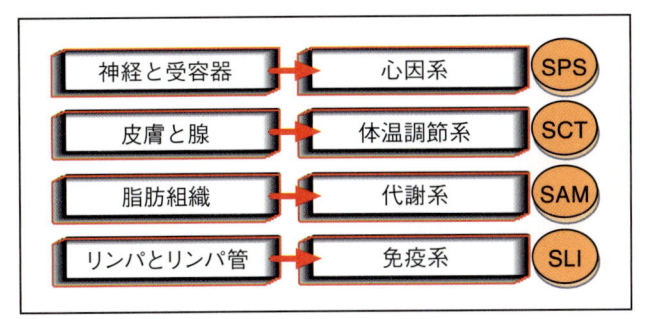

図19.9. システムの内部および外部の構成要素.

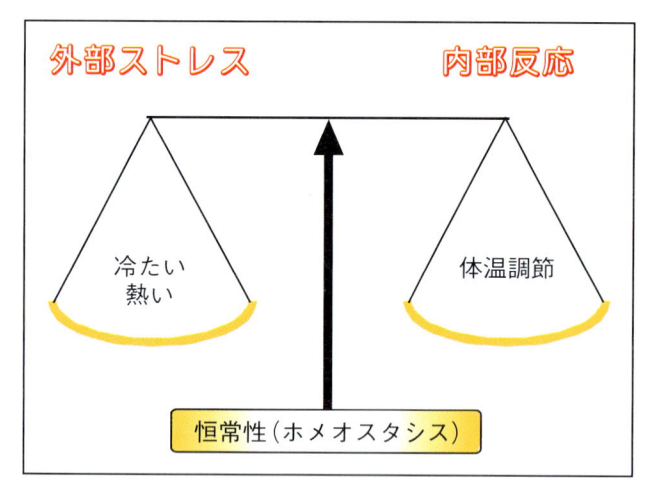

図 19.10. システムはストレス要因と身体の生理的機能間の恒常性を維持する.

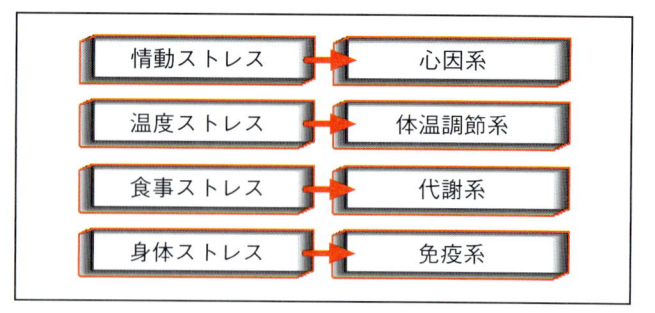

図 19.11. 異なるストレスは異なるシステムに影響を及ぼす.

浅筋膜[4]の硬さは，必然的にどこか他の部位で代償され，代償された他の部位で問題が生じる.

　これらのすべては，患者が気づかないあいだに生じる. なぜならば，浅筋膜の機能障害は二次的な関節痛につながるような関節の衝突を引き起こさないためである. その代わりに，時間の経過ともに発達する湿疹，脂肪の蓄積および大量の浸出液という側面で変化が現れる.

ストレスに対するシステムの反応

　システムは，有害な外部因子や事象に対して，身体の健全性を保護するために身体によって適用される戦略が組み込まれている. 一般的に，これらの因子は生命体に対する「ストレッサー」または「ストレス要因」と名づけられている[5].

　ストレスは，下記を含むさまざまな因子によって引き起こされる（**図 19.11**）.
—身体ストレス：リンパ-免疫系の反応を引き起こす細菌など
—温度ストレス：皮膚-体温調節系の反応を引き起こす厳寒など
—食事ストレス：脂肪-代謝系の反応を引き起こす空腹感など
—情動ストレス：神経-心因系の反応を引き起こす葛藤など.

　ヒトは，日常的にこれらのストレス要因の影響下におかれている. にもかかわらず，医療は「器官」に影響を及ぼす病理にばかり多大な関心を注ぎ，全体のシステムの機能障害にはあまり関心を注がない.

　ストレスを引き起こす出来事は，個人がそのストレスに対処できないときにのみ恒常性を乱す[6].

　身体がシステム間のバランスを回復できないときは常に適応が生じ，そしてこの適応はシステム内に永続的な変化を引き起こす（**図 19.12**）. たとえば，極度の寒冷環境は，最初に浅筋膜内（外部系）の皮膚系と脂肪系に作用する身体ストレスを引き起こす. そして，ANS を介して，体温調節系と代謝系（内部系）が状況に関する情報を受け取る. 生体反応が適正であれば，恒常性は回復され，体温が一定範囲内に維持される. 一方，生体が機能障害を引き起こし，外部信号を無視すると，生体の一部が低体温症に罹患する可能性がある.

　ヒトの知能は，特定のストレッサーやストレス要因に対処できないシステムの能力欠如を補うために，さまざまな手段を開発している. たとえば，細菌を根絶させるために抗生物質を，寒冷から身を守るために衣類を，空腹感から身を守るために栽培を，情動ストレスに打ち勝つために心理学が用いられている.

　心理療法によって，内部と外部の対立により崩れた恒

4：通常，胃の大弯上を動く大網は，胃潰瘍が認められる場合，潰瘍を封鎖しようとして胃に付着する. 同様に，腹膜は腸炎の領域に付着する（Bloom F., 1986）.
5：ストレス：生体の恒常性を乱すあらゆる外部刺激に対する，生体の非特異的な反応. 感染症，極度の喜び，強い疼痛はすべて適応を必要とするストレス要因である（Enciclopedia Medica It., 1988）.

6：伝統中国医学は，疾患を引き起こす外部と内部の 2 つの主因を区別する. 外因には，風や寒冷，湿度，乾燥，熱などの気候の混乱が関与している. 内因には，食事や遺伝性の問題，感情などが関与している. 風や寒冷などは，弱化している部位がまったくないヒトには有害性をもたらすことはないだろう（Manuale di Agopuntura., 1979）.

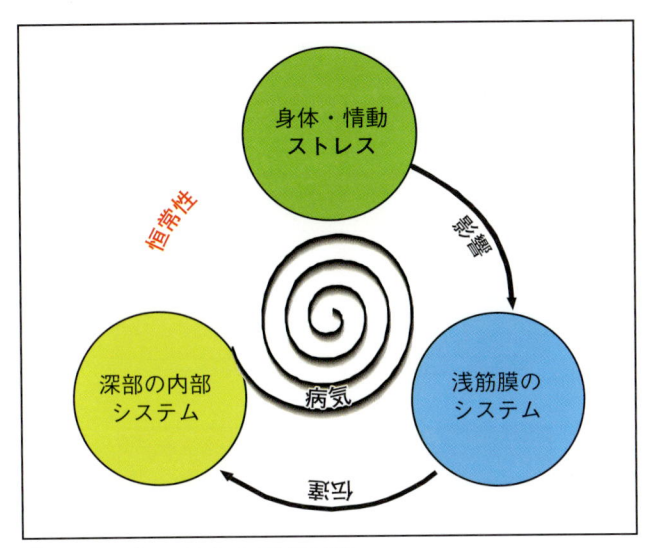

図19.12. システムの反応回路.

常性を再形成するために，自身を悩ませている問題に気づくことができる．ストレスの閉鎖回路から抜け出せずに，システムの反応能力が枯渇するまで，同一の状態に留まり続ける人もいる．そして，その状態を維持できなくなると，自己破壊に向かうことになる．

また，システムの反応機能によって，慢性的な機能障害を引き起こす人もいる．たとえば，免疫系の過剰反応は，アレルギー性喘息を引き起こすことがある．

ストレスは，精神的ストレス（強い情動，失敗，死別など）に関して一般的に用いられる．しかし，ストレスはあらゆるシステムに作用し，システムの活動を亢進または低下させることで次のようなさまざまな症状を引き起こす．

—体温調節系：発熱または低体温
—免疫系：アレルギーまたは免疫不全
—代謝系：高血糖または低血糖．

したがって，良い出来事であれ（たとえば，賞を獲得する），悪い出来事であれ（たとえば，不当な扱いを受ける），それらは身体の多数の部位に反応を引き起こす可能性がある．

システムが自己と外部環境のあいだに境界線を引いているとしたら，浅筋膜は関係性のストレスに作用する主要な身体構造である．

ストレスと自律神経系

「ストレス」という語は，恒常性の均衡を乱す恐れの

ある事象，または外力に対する身体的反応の影響を説明する．

ストレスが長期間続くと，身体は適応し始める．これは，適応あるいは障害の固定化を引き起こす．

視床下部とANSは，浅筋膜とシステムの多数の機能を制御する．ANSの3つのサブシステム（交感神経系，副交感神経系，腺交感神経系）は，それぞれ特定の種類のストレスにさまざまな程度で関係している．

ストレスと交感神経系

交感神経系は，個々の血管周囲に神経叢を形成しており，一般的に血管配列を形成している．それゆえ，その影響は免疫系のリンパ管およびリンパ節にも及ぶ．これらの構造のすべては，中胚葉から生じる[7]．

ストレスという語は，恐怖または怒りの発作後に，副腎髄質[8]から突然放出されるアドレナリンに関連することが多い．アドレナリンは，心拍数，血圧および筋への血流を増加させる．このプロセスは，視床およびANS，とくに交感神経系によって調整されている（**図19.13**）．

交感神経系は，急性ストレスの際，抵抗，争いおよび逃避を行うために，身体を誘導する役割を担っている．このシステムの機能亢進は，個人の攻撃性を決定する．個人が抵抗，争いおよび逃避によってアドレナリンを除去することが可能な場合，恒常性を再確立することができる．一方，その代わりに怒りまたは恐怖が抑制され，状況そのものが長期にわたって繰り返されると，コルチコステロイドの蓄積が生じ[9]，内部システムの均衡に障害が生じる可能性がある．

個人や状況に応じて，抑圧された緊張が蓄積しやすい身体領域が存在する．たとえば，
—通常，女性は上肢帯の筋で怒りを抑える傾向がある
—通常，男性は骨盤帯の筋や腰部で攻撃的な衝動を抑え

7：中胚葉は，心臓，動脈，静脈，リンパ管，血液およびリンパ球を含む脈管系の起源でもある．腎臓，生殖腺および生殖管を含む泌尿生殖系も中胚葉から発生する．また，脾臓および副腎の皮質部も中胚葉から発生する（Sadler T.W., 1990）．
8：生体は，ストレスが生じるとアドレナリンを放出する．アドレナリンは，動脈攣縮を引き起こす．ストレスが反復するときは常に，動脈性高血圧症を引き起こす可能性がある（Enciclopedia Medica It., 1988）．
9：視床下部は下垂体に放出因子を分泌し，下垂体は副腎皮質刺激ホルモン（ACTH）を用いて副腎に作用する．副腎の皮質部は，コルチゾールとアルドステロンを分泌する．髄質部は，交感神経系の刺激下で，アドレナリンとノルアドレナリンを産生する．コルチゾールは，免疫抑制作用を有したホルモンである（Enciclopedia Medica It., 1988）．

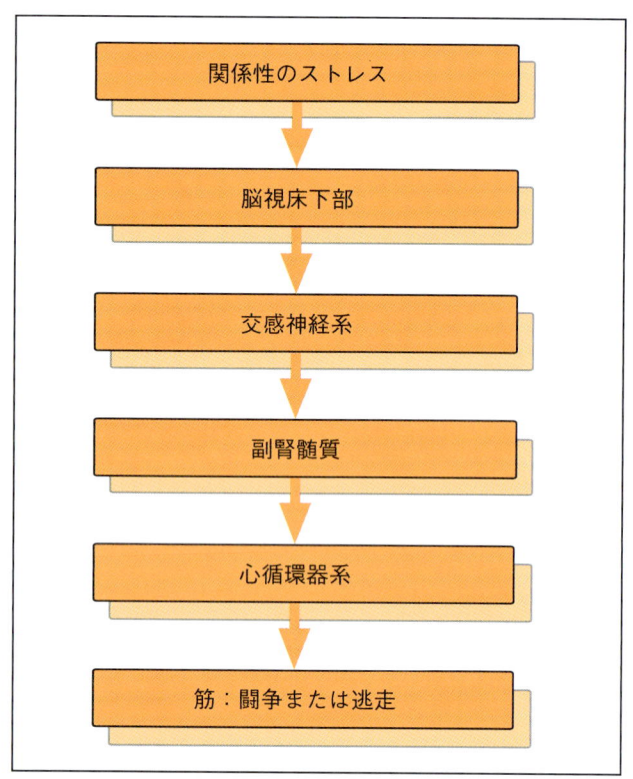

図 19.13. 関係性の葛藤によるストレス．

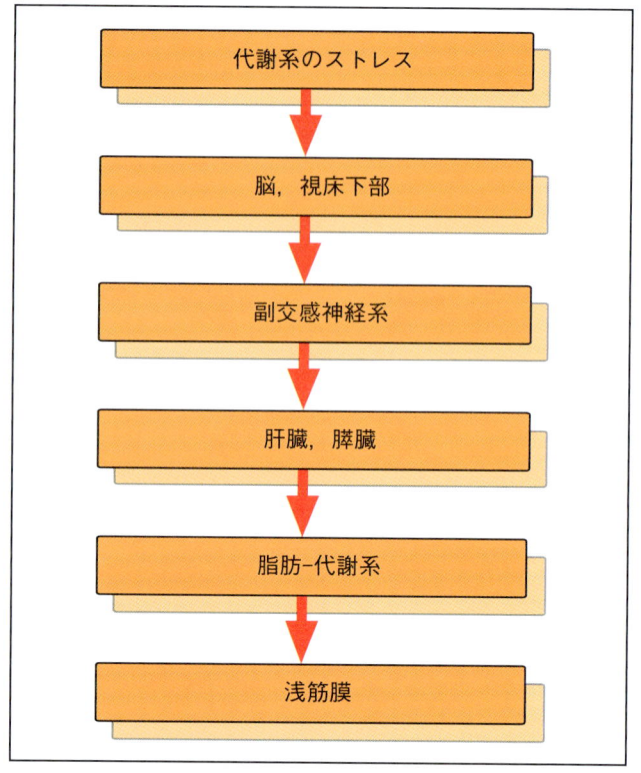

図 19.14. 不十分な食事によるストレス．

る傾向がある

―さまざまな感情が，顔面の固有の筋を収縮させることがある．

長期間続くストレスは，姿勢の適応を引き起こすことがある．これら姿勢の適応を解釈することは，問診の際，とくに心因系の治療を行うために役立つ．

ストレスと副交感神経系

副交感神経系は，呼吸器および消化器を伴う神経叢を形成し，これらの器官は内臓配列を形成している．

代謝系は，上記の器官の機能に依存する．そして，代謝系は脂肪系にエネルギーを蓄えさせる．実際，副交感神経系は脂肪‐代謝系と密接な関係がある．

浅筋膜内における脂肪の蓄積は，代謝系のストレスに関連している可能性がある（**図 19.14**）．同じ物を同じ量食べる 2 人を比較すると，「ストレス下」にある人のほうがより脂肪を蓄積しやすく，肥満のリスクが高い．この場合，視床下部は，迷走神経（副交感神経）を介して膵臓と肝臓の機能を刺激し，代謝を亢進させ，皮下組織への脂肪の沈着を促進させる．

代謝系の深部の構成要素が，浅筋膜，とくに皮膚支帯

の浅層と深層のあいだに蓄積している脂肪組織[10]と相互作用する点に留意すべきである．個人の食事内容によって，皮下脂肪組織の厚みは増加したり減少したりする一方，さまざまな筋の平面上のあいだにある疎性結合組織の厚みは決して増加しない．結合組織において，これらの 2 つの異なる形態を混同しないことが重要である．

ストレスと腺交感神経系

腺に沿った神経叢は，腺交感神経系の自律神経系の一部である．汗腺や皮脂腺などの多くの腺は，外胚葉に由来する[11]．これらの構造は，腺交感神経系によって支配されることにより，皮膚系と体温調節系に連結している．

温度ストレスの大部分は，浅筋膜を含む皮膚と皮下組織に影響する．皮膚の汗腺は，微小循環とともに熱を分散させ，毛は寒冷から保護する（**図 19.9**）．この機序が

10：脂肪組織が大量に蓄積すると，疎性結合組織の脂肪細胞は脂肪組織になる．脂肪細胞は結合組織に固定された細胞で，脂質の合成，蓄積および除去に特化している（Monesi V., 1992）．
11：外胚葉層は，外界との接触を維持する耳の感覚上皮，鼻，眼，皮膚，汗腺，皮脂腺，神経系などの臓器と構造の起源である（Sadler T.W., 1990）．

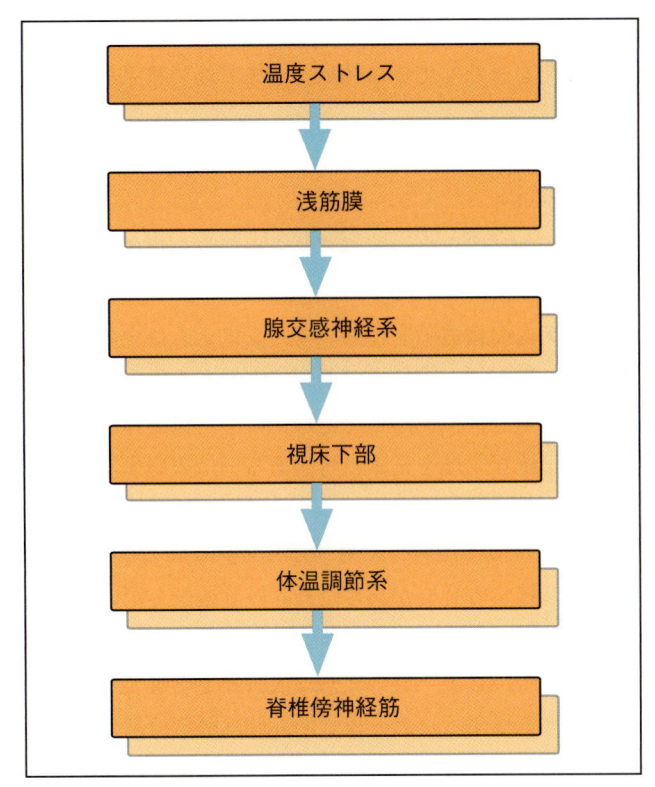

温度ストレス

浅筋膜

腺交感神経系

視床下部

体温調節系

脊椎傍神経筋

図 19.15. 寒冷によるストレス.

完全に機能することで，体温は一定に保たれる．情緒性緊張が汗腺を過度に刺激すると，ヒトは絶え間ない冷感と発汗感，たとえば手や足に多汗を感じるだろう．

　腺交感神経系は，体温調節系を浅筋膜，視床および脊椎傍神経節に接続する．これらの要素は，寒冷環境で末梢への血流を減少させ，身体が太陽や猛暑などの他の熱源にさらされた場合，末梢毛細血管への血流を増加させる役割を担っている．

　したがって，ストレスは交感神経系に関連があるだけではない．個々の必要性に応じて，各システムと各器官が正確な順序でストレスへの対処に関わっているのである．上記のフローチャート（図 19.13～15）は，身体の脳，内部構成要素および浅筋膜の相互関係の概要を示したものである．浅筋膜は，すべての内部システムを参照する末梢構造である．

全身性および多系統病理

　医学用語の「全身性」は，単一システムによる障害を意味する．たとえば，リンパ腫（たとえば，白血病，肉芽腫）は，リンパ-免疫系のみが関与しているため全身性と捉えられている．

　「多系統」という用語は，多くのシステムが関与する障害を意味する．たとえば，結合組織障害は，皮膚系，リンパ系，脂肪系およびその他のシステムが関与する可能性がある．

　結合組織の障害には以下のものが含まれる．

—強皮症（真皮の硬化症）

—多発性筋炎（筋の炎症）

—エリテマトーデス（皮膚の血管と結合組織が関与）．

　これらの疾患では，皮下組織と他の臓器の結合組織が増加し，異常な免疫反応として，気分や睡眠周期の変化が引き起こされる．

　多系統の病理において，皮膚系，体温調節系，自律神経系および免疫系は，個々人においてさまざまな程度で関与している．

　全身性機能障害の治療では，下記のような理学療法が特定の組織に対して，単一の徒手療法を用いて集中的に行われる．

—リンパドレナージ

—結合組織マッサージ

—癒着の解消

—トリガーポイントの圧迫．

　筋膜マニピュレーションは，全身性機能障害に対し，浅筋膜の四分円のモビライゼーションと深筋膜のマニピュレーションの両方を推奨する．これら2つの徒手療法の基本的な枠組みのなかに，各システムの機能障害に適応したさらなるバリエーションがある．

　筋骨格系に対処する場合，姿勢バランスを再構築するためには，通常1つの点の治療だけでは不十分である．同様に，システムを治療する場合，身体の全体的なバランスを回復することによってのみ効果が現れる．

　全身性機能障害に適用される筋膜マニピュレーションは，触診で浅筋膜内の硬い領域を探すことが必要である．これらの硬い領域は，身体によって作り出された代償を表している．時には，浅筋膜の治療も深筋膜に良好な効果をもたらすことがある[12]．

　筋膜マニピュレーションの基本原理は，常に同一である．すなわち，結合組織基質の密度の修正である．

12：皮下のトリガーポイントに対する治療は，筋に限局されるトリガーポイントの活性を間接的に低下させることができる．これらの場合，筋のトリガーポイントも治療すると，患者は持続的な疼痛の緩和のみを経験する（Trommer P., 1952）.

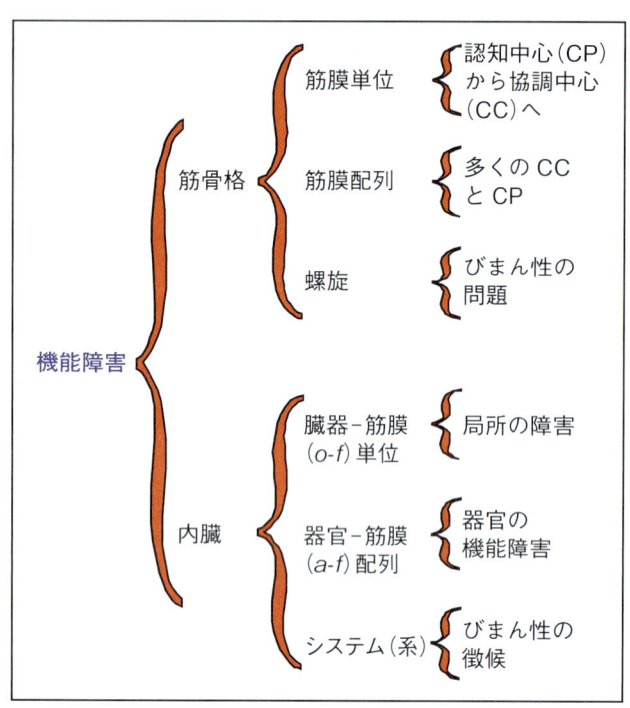

図 19.16.　筋骨格および内部機能障害により生じる徴候の比較.

この修正により下記が可能となる.

—リンパを輸送する，リンパ管

—代謝に適応する，脂肪組織

—恒常性を維持する，体温調節系

—知覚情報を伝える，末梢神経.

　さまざまな機能障害は，さまざまな徴候を呈するが，これらが筋膜セラピストに治療指針を決定する助けとなるだろう.

—関節痛，筋力低下あるいは可動域制限のような徴候

は，セラピストを機能障害の原因となっている深筋膜が変化をきたしている領域，つまり筋骨格系の機能異常に導くだろう.

—体幹壁の異常感覚は，セラピストを臓器の機能障害に導くだろう.

—特定の内部障害は，セラピストを器官の機能障害に導くだろう.

—システムの機能障害において，システムは全身に偏在しているため，疼痛も解剖学的な局在も役立たない.

　実際，全身性機能障害を治療する際，機能障害が生じている正確な領域を正確に特定あるいは限局することは困難である（**図 19.16**）.

　システムの機能障害に対する運動検証はない．また，全身を網羅する必要があるため，触診検証を用いて直接的に評価を続けるのは不可能である.

　にもかかわらず，システムは浅筋膜と皮膚でそれらの機能障害を呈するため，視覚的評価は触診検証の助けとなり，次のように触診検証を明確にすることができる.

—代謝系の機能障害は，身体の特定部位におけるセルライトの形成として現れるだろう

—リンパ系の機能障害は，測定可能な浮腫として現れるだろう（たとえば，体温調節系の四肢の機能不全による周径の変化は，皮膚の変性や異常な浸出液として現れることが多い）.

　全身性機能障害の徴候は，複数のシステムに現れることが多い（多系統の病理）．たとえば，低張性の静脈性疾患，皮膚炎，浮腫および感覚異常の組合せである.

第20章
システム（系）の進化

システム（系）には，生物のより原始的な機能，およびより進化した機能が含まれる．

すべての生物は，身体を外部環境から分離する皮膚を有している．しかしながら，鳥類と哺乳類においてのみ，皮膚は絶縁と体温調節のための基本的要素に変化している．

すべての脊椎動物は，リンパ系を有しているが，鳥類と哺乳類だけがリンパ球を産生するリンパ節を有している．

代謝は，すべての動物の生存にとって必要不可欠なものである．しかし，鳥類と哺乳類だけが，冬眠や飢餓の期間において，生存のために脂肪を貯蔵している．

すべての動物が神経系を有しているが，霊長類だけが，とくにヒトは心因系を有している．

システムの外部および内部の構成要素

本書では，システムを皮膚-体温調節系（cutaneous-thermoregulatory system：SCT），脂肪-代謝系（adipose-metabolic system：SAM），リンパ-免疫系（lymphatic-immune system：SLI），および神経-心因系（nervous-psychogenic system：SPS）の4つに分類する（図20.1）．

システムは身体全体に分布しており，いずれも内部と外部の構成要素を有している．外部構成要素は，浅筋膜と連結している（図20.2〜5）．

視床と自律神経系（autonomic nervous system：ANS）は，システムの内部と外部の構成要素間の相互作用を調整する．

精神について議論されるときは常に，本能行動と比較し，ヒトの理性的あるいは自発的な行動を参考にすることが一般的である[1]．しかしながら，思考でさえもシステ

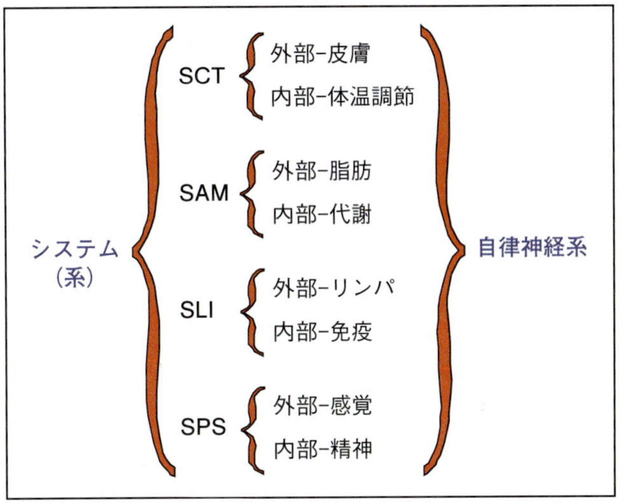

図20.1. 人体のシステム.

ムと外部環境の相互作用の結果である．気分や感情は，これらの相互作用から形成され，時間とともに数々の基本的な本能へと体系化されていく．

本能は，身体が環境ストレスに反応する遺伝性あるいは生来の様式である．各システムは，それ自身の無意識あるいは本能的な戦略を行動に移すことによって，ストレスに反応する．

—体温調節系は，外部環境の変化に基づいて内部機能を調整し，身体の中心部から末梢部へ，また身体の末梢部から中心部へ，大量の血液を移動させる．

—代謝系は，皮下組織の脂肪組織で過剰に栄養素を貯蓄し，必要に応じてエネルギーに再変換させる．

—リンパ-免疫系は，外部の細菌から身体を防護するために表在の血管とリンパ節を活性化させる．また，腸内感染から防御するために内臓の血管とリンパ節を活性化させる[2]．

—自律神経系は，小さな「腹内脳」として作用する脊椎

1：本能：特定の条件および環境刺激に対して決められた方法で反応する，特定の種類の部位における遺伝的傾向（Taber C., 2007）.

2：リンパ小節は，小腸の粘膜下組織に存在し，粘膜関連リンパ組織（mucosa associated lymphoid tissue：MALT）の一部である．パイエル板は，胃腸管内に存在する外部抗原を特定する．そして，初期免疫反応に対して責任がある（Taber C., 2007）.

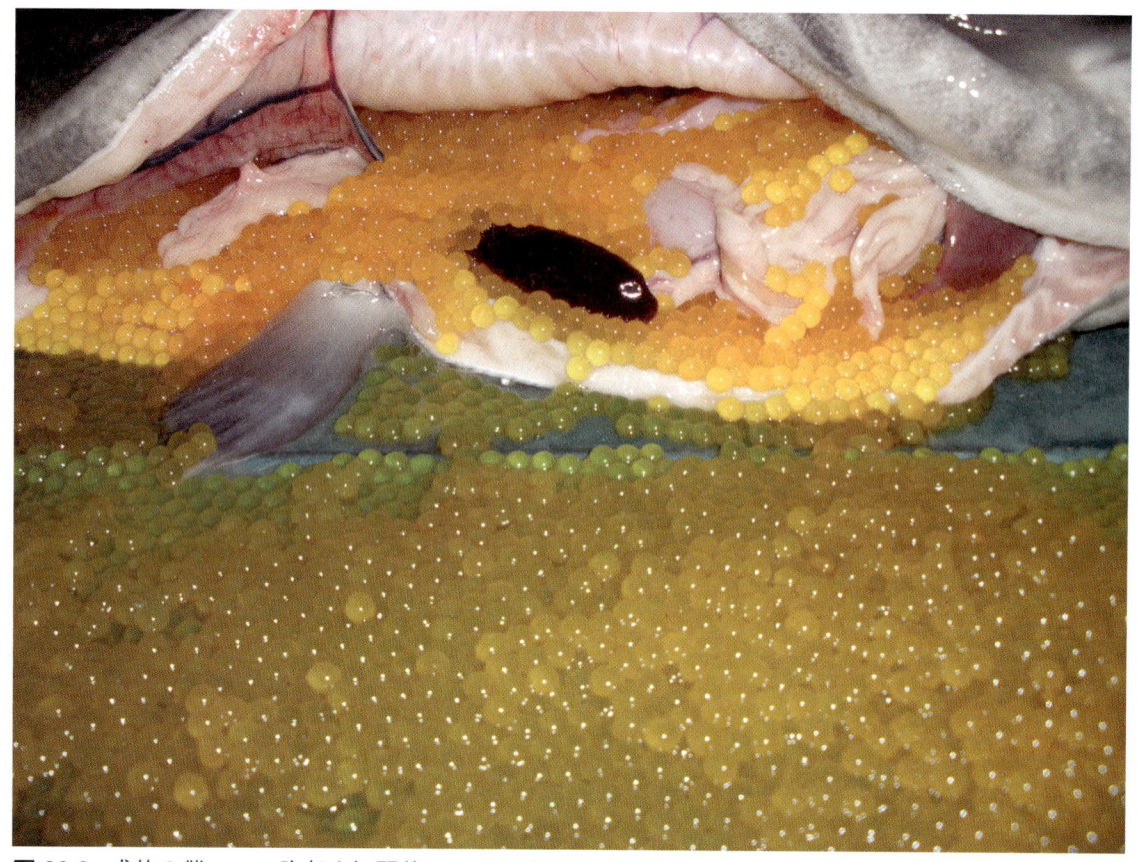

図 20.2. 成体の雌マスの腹部を切開後，あふれ出す卵.

　サケ科などいくつかの真骨魚類では，卵巣から放出された卵は，体腔後部に位置する短い漏斗状の
ポケットに達するまで体腔を満たす（Kenneth., 2005）.

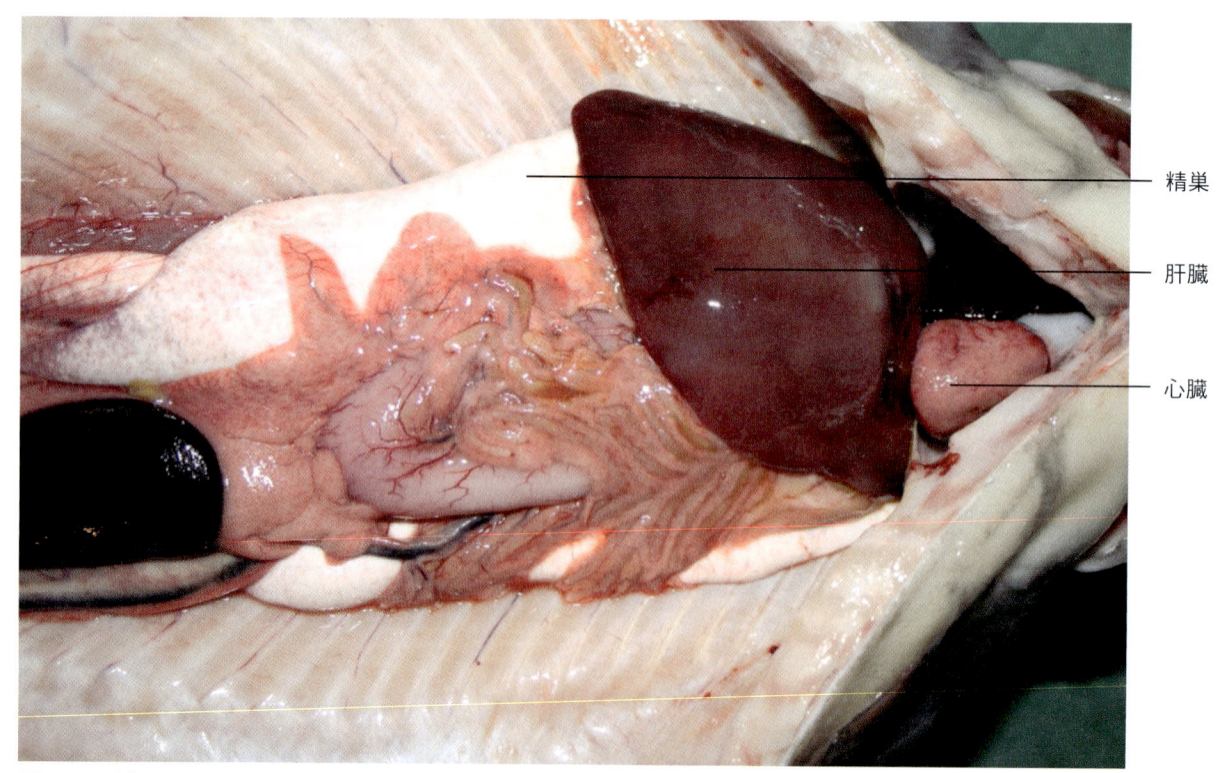

精巣

肝臓

心臓

図 20.3. 雄マスにおける精巣，肝臓，横中隔とのあいだの連結.

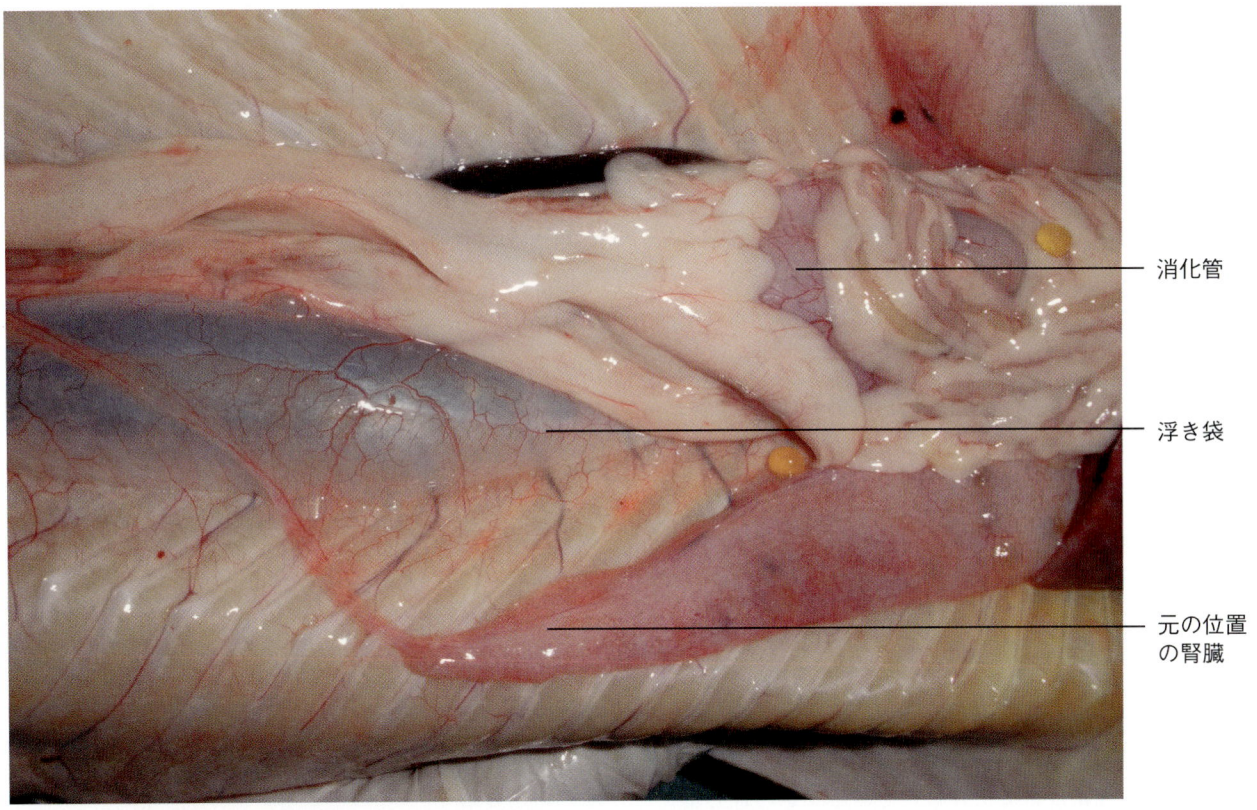

図 20.4. 卵除去後のマスの腹腔（図 20.2 を参照）.

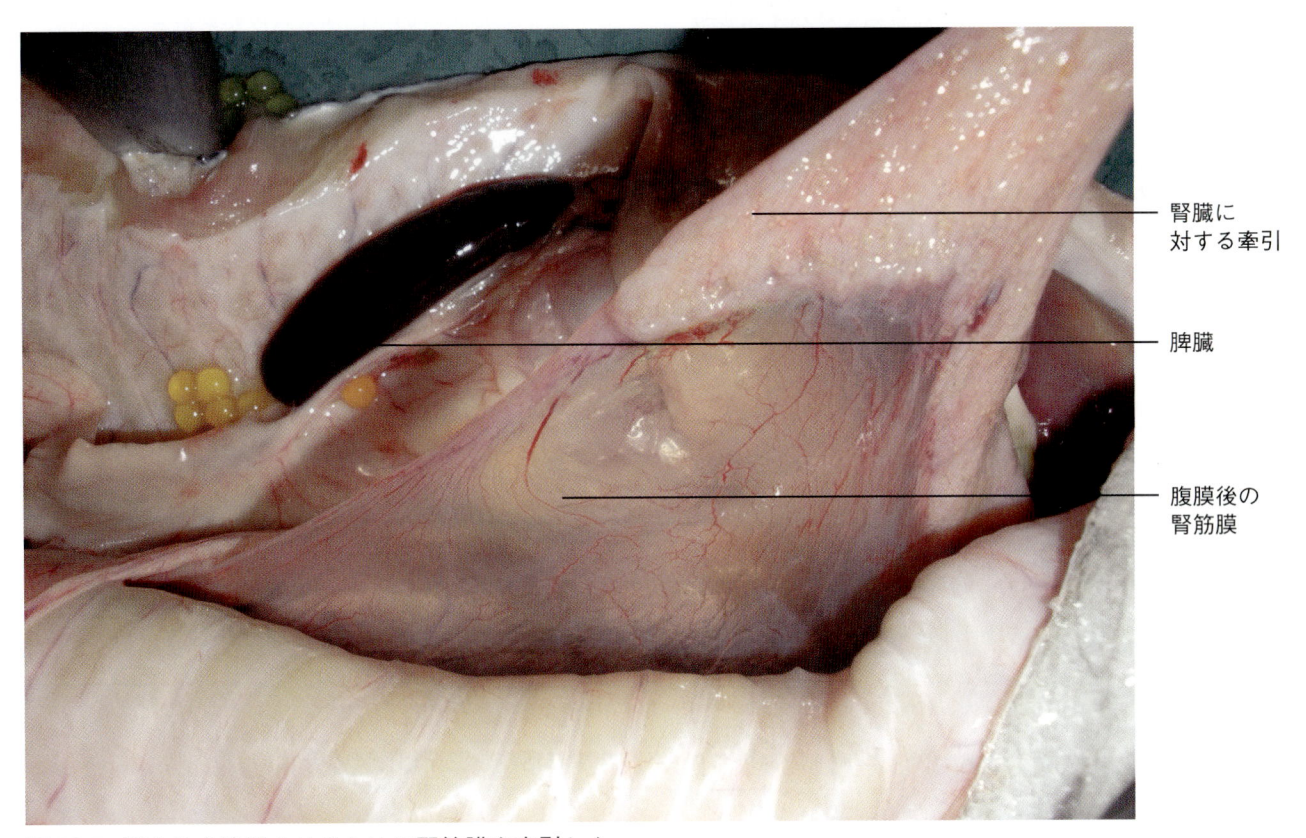

図 20.5. 弾力性を強調させるために腎筋膜を牽引した.

傍神経節および脊椎前神経節を有しており，他のシステムに存在しうるすべての変数を管理できる．

リンパ-免疫系の進化

ヒトの胚において，リンパ系は循環器システムのあとに形成される[3]．恒温動物のリンパのネットワークは，血管壁の平滑筋線維と同様に，弁をもつ長い血管から構成される．

結合組織中隔[4]によって分割される皮下嚢は，一部の両生類（たとえば，カエル）において，リンパ系を形成する．ヒトの胚においてさえ，リンパ系は本来5，6個のリンパ嚢から形成され，四肢，頭部および身体のリンパを排出する管によって相互に接続する．

毛細リンパ管は，肝臓と中枢神経系（central nervous system：CNS）を除いて，身体の疎性結合組織内に広範囲に渡って分布している．

リンパ組織は，下記の2群に分類できる．

—びまん性：疎性結合組織に分布しているリンパ球の集合体によって形成される

—結節性：胸腺やリンパ節，咽頭扁桃およびパイエル板などリンパ組織が組織化された集合体によって形成される．扁桃腺と咽頭扁桃は，哺乳類にのみ存在する．

上位の脊椎動物では，乳び管あるいは乳びを運ぶ血管としても知られている小腸の絨毛間の毛細リンパ管は，食事脂肪（乳び）を排出する．

乳び槽[5]から始まる胸管は，哺乳類において大部分のリンパを集め，そしてリンパは左鎖骨下静脈を経て体循環に排出する．

身体は，感染に対して防御戦略を実施するために免疫系を利用する．リンパ球は，とくに免疫応答に関与する細胞である．それらは，自己に属さない外部抗原（異物）を特定することができる．

リンパ球は，さまざまな免疫反応に関与する．

—先天性あるいは非特異的免疫：接触の既往にかかわらず，あらゆる外部抗原の認識に関与し，胸腺と骨髄で産生されたリンパ球とマクロファージによって行われる

—後天性あるいは特異的免疫：抗体産生を引き起こした既往のある抗原の認識のみに関与し，二次リンパ臓器（リンパ節，脾臓，扁桃腺および咽頭扁桃）によって提供される．

リンパ管，リンパ節，胸腺，脾臓およびその他は，免疫系およびリンパ系の両方に共通した構造である．両方の系は，外部環境との接触が感染を中和する範囲で起こる領域で作動する．

皮膚-体温調節系の進化

外皮あるいは皮膚系には，保護機能がある．

アメーバを含むあらゆる生物で，膜は身体を周囲の環境から切り離す．

魚類から哺乳類まで，脊椎動物の外皮（皮膚ないし皮）は，表皮とその下にある真皮からなる[6]．

ナメクジウオ（原始脊索動物）の表皮は細胞の1つの層によって形成されるのに対し，両生類（サンショウウオ）の表皮は角質層と基底層をもつ．サンショウウオの真皮は，下にある筋組織に強く付着する結合組織からなる．

爬虫類，鳥類および哺乳類において，爪は手足の指の末端において角質層から形成されている．

髪と羽毛は，皮膚が角質化した付属物であり，感覚入力の役割だけでなく，絶縁の役割も担う（たとえば，猫のひげ）．

乳腺は，浅筋膜内で発達し，哺乳類においてのみ男女両方の性で認められる．これらの腺は，その後，下層の真皮に侵入する2つの外胚葉の頂上から発生し，分岐状管を形成する．女性の乳腺は，性成熟期にホルモンの活性によってさらに発達する．

体温調節は，高体温と低体温の2つの両極端間で，絶えず一定の体温を維持する身体の能力である．

3：リンパ系は，心臓血管系よりもあとに発生し始め，胚発生5週目になって初めて現れる．リンパ系は，2つの頸部リンパ嚢，2つの腸骨リンパ嚢，1つの腹膜後リンパ嚢，および乳び槽として発生する（Sadler T.W., 1990）．

4：カエルには，皮膚とその下の筋システムとのあいだに広がる中隔によって分離された皮下リンパ嚢（上腕嚢，背嚢，大腿嚢など）が存在する（Kent C.G., 1997）．

5：20〜30の腰部大動脈（傍大動脈）リンパ節がある．これらは腹膜後にあり，それらの血管は，乳び槽（Pecquet槽）に及ぶ．横隔膜下リンパ管は，この槽の終わりを示し，胸管が拡張した部分以外の何物でもない（Testut L., 1987）．

6：胚表面は，初めは外胚葉細胞の単層に覆われている．2カ月目の初期に，この上皮が分割し，平坦な表層細胞（胎児表皮）と基底層を形成するために分割する（Sadler T.W., 1990）．

循環系は，身体内部から外部への毛細血管を通して体液を輸送することで，体温調節に寄与する．

爬虫類では，表在性の血液は太陽熱を吸収し，その熱をより深部の組織に伝える．

哺乳類では，筋の運動によって深部のレベルで産生された熱を，血液循環によって体表面へ移動させて分散させる．外部の気温が下がったときには，血液を身体の中心に集中させる機序が引き起こされる．表皮に起源をもつ汗腺[7]も，熱の分散に寄与している．脂腺と汗腺は，恒温動物の特徴的な構造であり，体温調節に関与している．

甲状腺ホルモンは，体温維持のために，とくに鳥類や哺乳類で活性される．

褐色脂肪組織も，とくに熱発生（生体内における熱産生）を通して体温調節に関与している[8]．ヒトにおいて，この種の脂肪組織の量は年齢とともに減少する．恐らく，衣服や暖房などの現代の生活条件によって，熱発生の必要性が低くなっているためだろう．

脂肪-代謝系の進化

脂肪組織を体温調節系よりも代謝と関連づけるのは，鳥類あるいは多くの哺乳類の皮下組織に脂肪組織がないという観察に基づいている．実際に，ウサギなどで認められているように（**図23.3**），脂肪組織は皮下組織ではなく，内部領域に位置している[9]．

たとえば，下位の脊椎動物の真皮は，筋節中隔によって筋の筋膜に強固に付着しており，皮下組織は欠如している．カエル（無尾目の両生類）では，真皮と筋の筋膜のあいだにリンパ嚢が存在する．鳥類では，真皮は浅筋膜の薄い層によって筋の筋膜から分離している．

哺乳類においてのみ，多数の血管と脂肪細胞がこの浅筋膜層を囲む．

貯蔵されている脂肪は，冬眠や休止状態のような必要な場面で代謝される．したがって，浅筋膜の脂肪成分は，代謝系のエネルギー貯蔵を表している．

脂肪細胞は，多くの結合組織網内で観察することができる．構造間を滑走できる疎性結合組織において，肥満者でも痩身者でも，脂肪細胞数は常に一定に保たれる．その代わり，肥満者では皮下脂肪組織の脂肪細胞数は著しく増加している．

脂肪組織は，脂質を蓄積する前は星状の形状で，線維芽細胞と区別することは難しい．脂肪細胞は，脂質含有量が増加するにつれて丸くなる．貯蔵されている脂肪の枯渇が生じると，逆のプロセスが生じる[10]．

すべての動物に代謝系が存在する一方で，皮下組織の脂肪層（別名，皮下脂肪）は，哺乳類にのみ存在する[11]．

代謝は，食物と酸素に依存する．これら2つの要素間には，強力な相互依存関係が存在する．その理由は，摂取された食物はエネルギー産生のために，酸化のプロセスを経由するためである．しかし，10日間の絶食は10分の酸素欠如より有害でない！　食物分子は，肝臓によって吸収され，代謝されなければならない．そして，その後，食物分子は血液によって沈着される組織に輸送される（たとえば，脂肪は脂肪組織に沈着する）．

代謝は，以下に分類できる．

—同化作用：単純な分子から細胞に有用な複雑な分子を合成する

—エネルギー代謝：エネルギーを回復させるため，アデノシン三リン酸（adenosine triphosphate：ATP）を産生する

—異化作用：複雑な分子をより単純な分子へ分解する．

自律神経節の進化

本書の第2部において，中枢神経系の神経（迷走神経，内臓神経，横隔神経）が，3つの内部の筋膜配列をもつ壁外の自律神経節へどのように挿入するかについて述べた．これらの神経は，これら特定の配列をもつ神経節まで延びるだけでなく，脊椎前神経節にも分枝を送っ

7：皮膚と皮膚から派生する髪，爪および腺は，すべて外胚葉から発生する．皮膚の色の要因となるメラニン細胞は，表皮に移動する神経堤細胞から発生する．脂腺，汗腺および乳腺は，上皮層から発生する（Sadler T.W., 1990）．

8：ヒトの新生児と多くの成体哺乳類には，褐色細胞組織として知られている特別な脂肪組織があり，栄養素の分解によって熱を直接産生することができる（Gray H., 1993）．

9：脂肪組織は，腸間膜と大網における腎臓周囲の皮下層（脂肪層）において豊富である．皮下組織における脂肪組織の分布は，年齢や性別によって異なる（Gray H., 1993）．

10：ホルモンおよび神経伝達物質は，脂肪分解（脂肪動員）を制御する．このプロセスにとって，脂肪組織内の交感神経終末で産生されるノルアドレナリンは非常に重要である（Gray H., 1993）．

11：皮下組織は，豊富な脂肪組織の貯蔵によって，代謝に重要な役割を果たす（Kenneth V.K., 2005）．

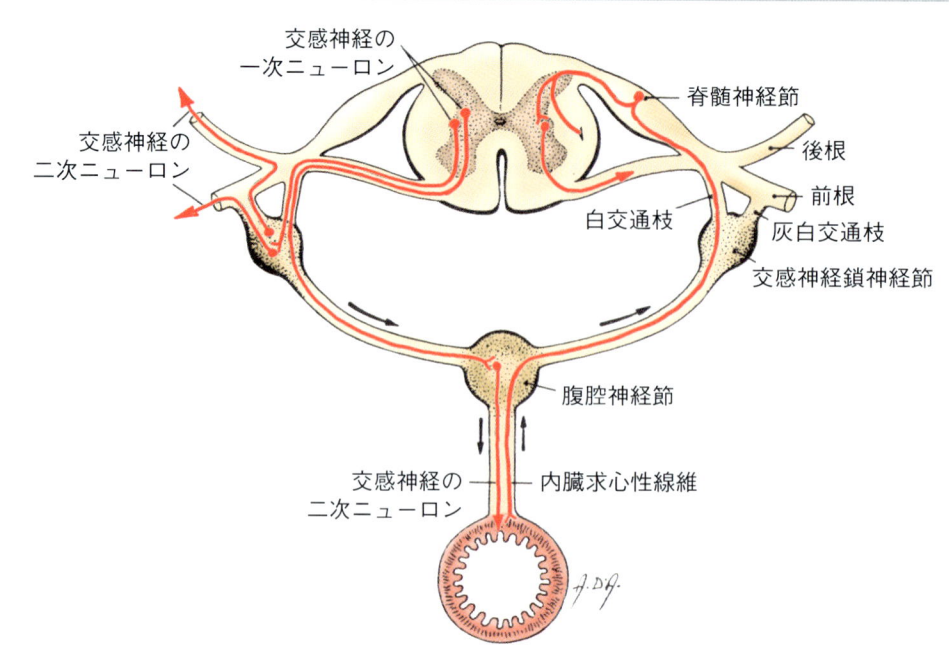

図 20.6. 脊椎傍自律神経節と脊椎前自律神経節の略図（from V. Esposito et al., op. cit）.

ている．たとえば，迷走神経，内臓神経，横隔神経の神経線維は，すべて腹腔神経叢に達している[12].

解剖学の教科書では，脊椎前神経節は交感神経系の一部とみなされており，たとえ脊椎前神経節がすべての自律神経と連結していたとしても，胸腰神経とのみ連結しているかのように図示されている（**図 20.6**）.

交感神経系だけでなく，すべての自律神経系が脊椎前神経節および脊椎傍神経節と接続していることを強調するため，進化論の過程を通じたこれらの神経節の発生について，現在分析されている.

ナメクジウオでは，脊髄からの神経（**図 20.7**）は壁内と壁外の神経叢に達する．これらの神経が伝達されるインパルスは，交感神経や副交感神経のような区別は存在しない．これらは，脊髄神経後根で終わるため，これらの神経は疼痛信号のみを伝達している可能性がある．したがって，これらを「交感神経」線維とよぶのは不適切である.

下位の脊椎動物には，脊椎前自律神経節および脊椎傍自律神経節は存在しない.

さらに進化した脊椎動物では，多数の傍大動脈ニュー

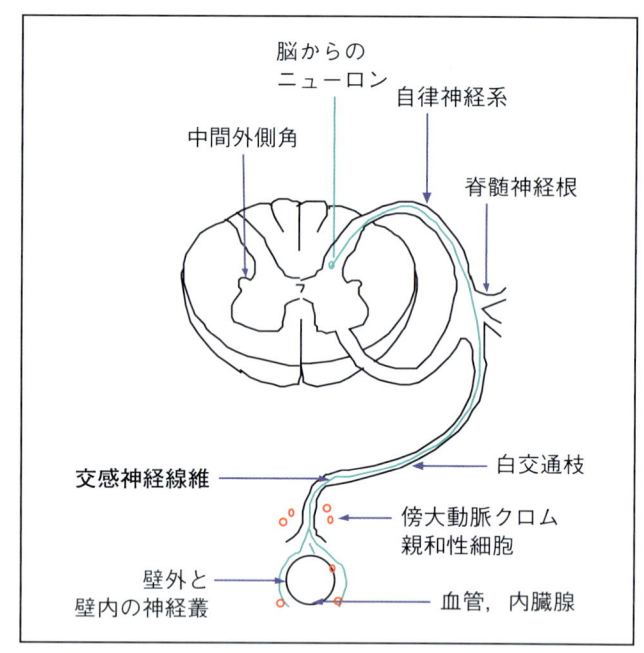

図 20.7. ナメクジウオにおける中枢神経系と壁内神経叢間の自律神経線維の経路.

ロン[13]（傍大動脈クロム親和性細胞）は，CNS から独立

12：内臓神経からの神経線維，迷走神経からの分枝および右横隔神経は，腹腔神経叢（別名，太陽神経叢）を形成する（Benninghoff A., Goerttler K., 1986）.

13：交感神経系の発生は，発生5週目に背部大動脈に沿って現れ始める原始的な柱によってもたらされる．これらの柱は，二次交感神経鎖を形成するために，脊髄神経根が交差する領域に移動する．そして，この二次交感神経鎖から胸腰神経節の明確な連結が生じる．最後に，原始的な柱から脊椎前神経節のシステムが形成される（Esposito V., 2010）.

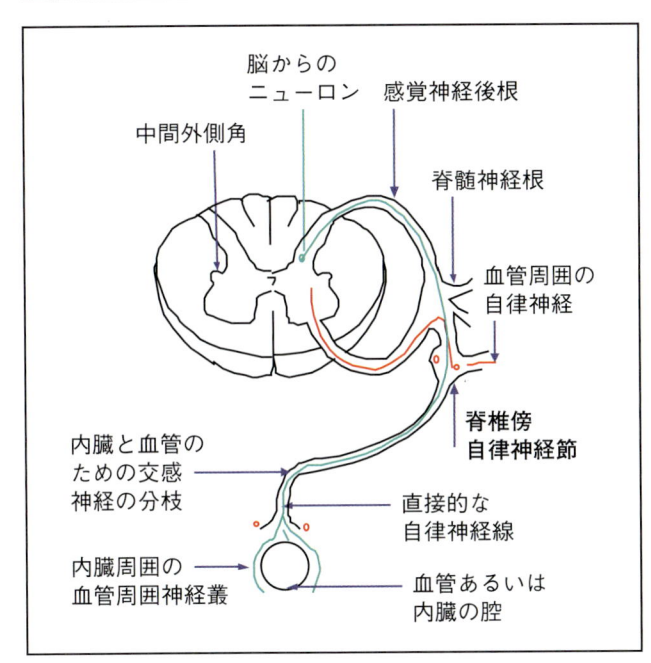

図 20.8. 脊椎傍神経節の形成と血管に沿った神経支配.

り，傍神経節のそれらの細胞に類似している[17]．暗細胞は，交感神経の機能を有し，一方，明細胞は，末梢神経を介して浅筋膜に伝達される腺交感神経刺激を産生すると仮定される．脊髄の異なる 2 つの領域からのインパルスは，脊椎傍神経節に伝達される[18]．中間内側核は，脊髄に沿って腺交感神経系の情報を伝達する一方，中間外側核は，交感神経系のインパルスを伝達する可能性がある．

　脊椎傍神経節は，相反的に拮抗するアセチルコリンとノルアドレナリンの 2 種類の化学伝達物質を放出する[19]．いかなる特定の交感神経も，異なる情報[20]を伝達することはできない．そのため，同じ神経が 2 種類の伝達物質を伝達することはできない．したがって，脊椎傍神経節は，これらの 2 つの自律神経系によって伝達されるインパルスのための中心を調整している．

　円口類（ヤツメウナギ）とサメ・エイ類（サメ）では，迷走神経[21]は形成されるが，まだ交感神経系と副交感神経系に機能的な差はない．迷走神経は，体腔の頭側部分を支配するが，脊髄に起始をもつ神経は尾側部分に分布している．

　真骨魚類において，交感神経幹からの節後線維は，以前は迷走神経だけに支配されていた頭部の臓器を貫通する．

　交感神経系と副交感神経は，互いに異なる刺激によって各々活動を開始する．脊椎傍神経節は，神経節間あるいは交通枝によって相互に接続している．神経節と交通枝の組合せは，神経節鎖を形成する．

　両生類は，皮膚の自律神経線維と原始的な灰白交通枝

している一次の脊椎前神経柱を形成している[14]．連続して，この自律神経柱は，脊椎傍の領域に移動し，二次の交感神経鎖を形成する[15]（**図 20.8**）．

　この段階では，交感神経鎖に沿った連結の発生はまだ起きていない．つまり，各神経節は独立しており，神経節間の束を介して連結していないことを意味する．

　サメ・エイ類（サメ）において，末梢神経は無髄線維（後神経節交感神経線維）が存在せず，末梢の自律神経支配は血管に伴う．これらの動物の体幹において[16]，その他のクロム親和性組織の集合体は，交感神経節と結合し，腺交感神経系の構成要素の原基を形成している可能性がある．

　ヒトの脊椎傍神経節には，暗色と明色の細胞が両方あ

14：脊髄の大部分を破壊したニワトリ胚に対して行われた実験研究によって，脊髄の影響を受けずに交感神経系が形成される仕組みが明らかとなった（Esposito V., 2010）．

15：交感神経節には，小さなクロム親和性様細胞も含まれ，一般的に血管近傍で観察される．これらの細胞は，SIF（Small Intensely Fluorescent cells；小型強蛍光性細胞）とよばれ，ドーパミン，エピネフリン（アドレナリン）およびノルアドレナリンを含む．これらの SIF 細胞の機能は，まだ特定されていない（Kandel E.R., 1994）．

16：動物学スケールが上位になると，脊椎傍神経節内のシナプス系球がより多くなる．この事実から，これらの構造がある種の複雑な神経情報の統合に割り当てられていることが示唆される（Enciclopedia Medica It., 1988）．

17：交感神経鎖神経節の細胞のすべては，初めは類似している．その後，それらは小さい暗色のものと大きな明色のものの 2 種類に分化する．暗細胞は交感神経節の神経成分の起源となり，一方，明細胞は傍神経節細胞に発達する（Esposito V., 2010）．

18：中間外側核の神経細胞は，脊髄の分化中，成人の脊髄の中間外側核を占有するため，そのほとんどは外側へ移動する．限定された数の神経細胞は，移動せず上衣の管に留まり，二次の自律神経中間外側核を構成する（Enciclopedia Medica It., 1988）．

19：ノルアドレナリンは，効果器（神経終末）に到達する節後ニューロンによって産生された交感神経伝達物質である．細動脈を支配する交感神経部分は例外である．その理由は，その伝達物質がアセチルコリンのためである（Enciclopedia Medica It., 1988）．

20：大多数の血管で，交感神経刺激の増加によって血管収縮が亢進する．にもかかわらず，冠状動脈と骨格筋の血管では，交感神経刺激は血管拡張を誘発する（Moore K., 2008）．

21：円口類の自律神経系は，自律神経線維が迷走神経に存在するという事実を除き，進化はナメクジウオよりも限定的である．サメ・エイ類において，交感神経系と副交感神経系の違いはまだ解明されていないが，自律神経系はより複雑である（Romer P., 1996）．

をもつ．両生類の自律神経線維は，血管ではなく身体神経分布に沿っており，サメ・エイ類でも同様である．

　神経幹の各脊椎傍神経節は，2つの交通枝によって脊髄神経に接続している．

―白交通枝：脊髄から神経節に及ぶ節前線維を含む

―灰白交通枝：末梢神経を経て真皮と皮下組織まで分布する節後線維を含む．冷血動物では，これらの交通枝が皮膚の色素顆粒分布を調節している．

　爬虫類は，脊椎傍神経節に2種類の細胞を有し，それらは末梢循環のために血管拡張と血管収縮のインパルスを伝達する[22]．

　これらのインパルスは，熱交換に必要である．この発達は，外部からの供給源（たとえば，太陽光）に完全に依存せず，内部の代謝プロセスによっても熱を産生する独立した体温調節系への第一段階を表している．

　恒温動物では，もはや太陽に当たって温められた血液を末梢から身体の中心へ移動させることはない．その理由は，これらの動物は体温を一定に保つことができるからである．

　この発達は，脊椎前神経節の形成を必要としている（図20.9）．

　外気温の変動から独立して一定の熱を保つために，脊椎前神経節は温かい血液を末梢から身体の内部に移動させるだけでなく，さまざまなシステム（代謝，皮膚，体温調節および脂肪）の活動を同期させる．脊椎前神経節がこれらのシステムに関与しているとしたら，浅筋膜は外部の気候条件に関する情報を，視床と内部の脊椎前神経節に伝達する末梢組織である．

　脊椎前神経節[23]（別名，側副神経節）には，内部臓器を刺激する際，1つの自律神経系のインパルスを急増させるとともに，別の自律神経系のインパルスを減衰させる調節的な役割をもつ[24]．

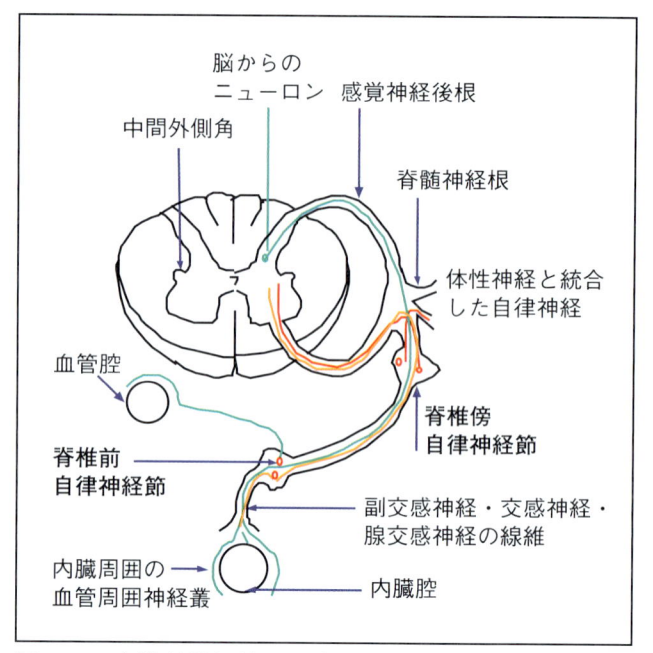

図20.9. 脊椎前神経節の形成と身体神経に沿った神経支配．

　脊椎前神経節において，交感神経系と腺交感神経系[25]のインパルスは，副交感神経系のインパルスとともに調節される．2つの自律神経線維（白交通枝および灰白交通枝）は脊椎傍神経節を出入りする一方で，脊椎前神経節は3つの神経（内臓神経，迷走神経および横隔神経）からインパルスを受け取り，3つの異なるインパルスを伝達する．

　交感神経系，副交感神経系および腺交感神経系の節前の化学伝達物質は，常にアセチルコリンだけである．一方，少なくとも3種類の異なる化学伝達物質（たとえば，アドレナリン作動性，プリン作動性[26]およびコリン作動性）を有する多くの神経線維は，神経節を出る．たとえば，多くの終神経によって，迷走神経が形成されている（図20.10）．

―いくつかは，内臓配列内に含まれる器官の壁内神経叢へ直接収束する（副交感自律神経系）

―視床由来の副交感神経インパルスを伝達する他の分枝

22：交感神経線維の刺激は，血管収縮ならびに血管拡張を引き起こす．これらの線維は，交感神経系の胸腰部分に属しているものの，機能的な観点から副交感神経系とみなすことができる（Lockhart R.D., 1978）．

23：頭部（耳，毛様体，顎下），頸部（下位頸部，星状），腹部（副腔，上腸間膜）および骨盤（下腸間膜）の側副神経節は，自律神経線維から節前線維を受けて内臓に線維を送り，神経叢を形成する（Kent C.G., 1997）．

24：下位胸部および腰部の脊椎傍神経節は，末梢血管，汗腺および立毛筋を神経支配する．脊椎前神経節は，胃腸器官および肝臓，膀胱などのような他の臓器を神経支配する（Kandel V.K., 2005）．

25：交感神経を切除した動物では，寒冷に反応した肝臓のブドウ糖は血中に動員されない．さらに，これらの動物では血管収縮や立毛も生じない（Kent C.G., 1997）．

26：プリン作動性およびペプチド作動性システムは，まだ交感神経系と副交感神経系の性質を有していない場合であっても，とくにプリン作動性システムが交感神経に拮抗する本当の機能をもつとすると，副交感神経系の一部であると考えられるだろう（Enciclopedia Medica It., 1988）．

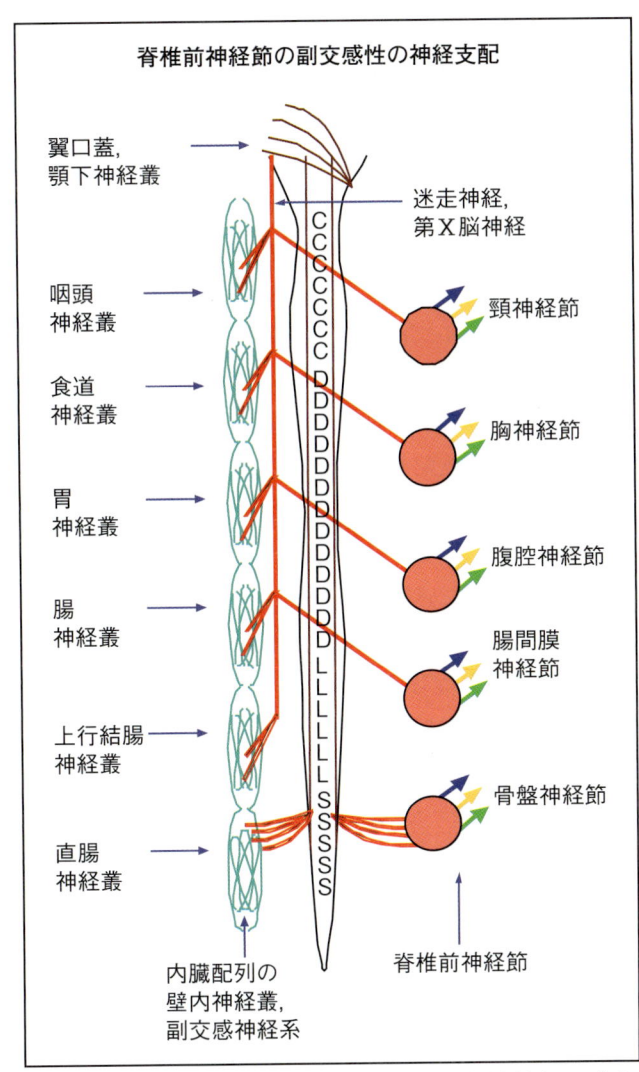

図 20.10. 脊椎前神経節の副交感神経系自律神経の求心性および遠心性神経.

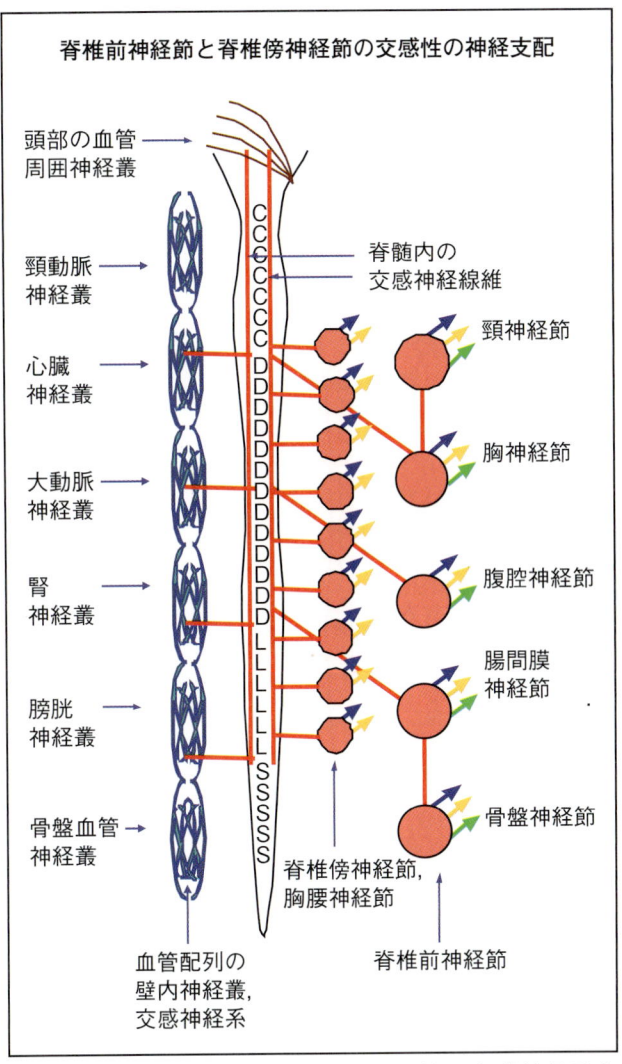

図 20.11. 脊椎傍神経節と脊椎前神経節の交感神経系自律神経の求心性および遠心性神経.

は，脊椎前神経節で終わる（腹腔や腸間膜など）.

　頸部，腹腔，腸間膜および骨盤の神経節は，遠心性インパルスをプログラムし，状況に応じて適切な伝達物質を放出する．たとえば，アドレナリン作動性，コリン作動性およびペプチド作動性の線維は，すべて膵臓に達するが，同時に起動することはできない[27]．どのような時でも，腹腔神経叢は，膵臓に対し適切なインパルスを選択する役割を果たす．したがって，腹腔神経叢は，この種の不調和を解決できる.

　脊椎前神経節が交感神経刺激（**図 20.11**）に応答し，

一種の「末梢脳」として作用するもう1つの例は，危険に対する身体反応で認められるだろう．危険が差し迫ると，脳から腹腔神経叢まで，交感神経性のインパルスの伝達が引き起こされる．この神経節は，内臓配列を待機状態にさせ，代謝の必要に応えるため肝臓の活動を亢進させ，筋により多くの血液を輸送するための循環を増加させる役割を果たす.

　さらに，腺交感神経系（**図 20.12**）が関与するもう1つの例は，外部温度の変動によって，浅筋膜と視床の受容器が活性化するときに認められる．この場合，中枢神経系から2つの異なるインパルスが伝達される.

—1つは脊髄から伝達され，脊椎傍神経節で終わり，腺および末梢血管に配送される

—もう1つは末梢神経（髄外）を介して伝達され，腺配

27：3種類の神経終末は，膵島で特定されている．コリン作動性，アドレナリン作動性，そして第3のタイプはまだ特定されていない．特定の膵島細胞との関連性は観察されなかった．異なる種類の神経終末は，ときには単細胞と関連している（Gray H., 1994）.

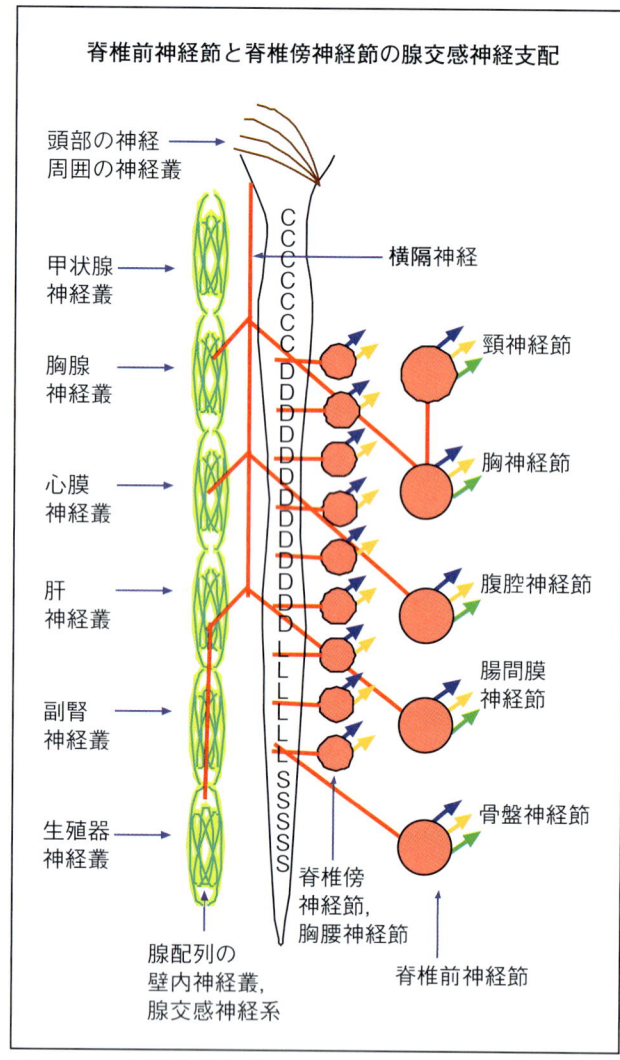

脊椎前神経節と脊椎傍神経節の腺交感神経支配

頭部の神経
周囲の神経叢

甲状腺
神経叢

胸腺
神経叢

心膜
神経叢

肝
神経叢

副腎
神経叢

生殖器
神経叢

腺配列の
壁内神経叢，
腺交感神経系

横隔神経

頸神経節

胸神経節

腹腔神経節

腸間膜
神経節

骨盤神経節

脊椎傍
神経節，
胸腰神経節

脊椎前神経節

図 20.12. 脊椎傍神経節と脊椎前神経節の腺交感神経系
自律神経の求心性および遠心性神経．

列の神経節および脊椎前神経節（腹腔，頸部）に分け
られる．

　3つの頸部の神経節は，一般的に脊椎傍神経節と関与
していても脊椎前神経節にも含めるべきである[28]．これ
は，頸部神経節が迷走神経や横隔神経[29]と同様に，交感

神経系からも線維を受け，効果器に複数のインパルスを
伝達しているためである．

　これらの観察から，脊椎前神経節は交感神経系だけに
連結しているわけではないことが推測される[30]．その理
由は，脊椎前神経節は3つのすべての自律神経系からイ
ンパルスが到達して分類および調節される部位のためで
ある．脊椎前神経節が存在しなければ，臓器は相互に拮
抗しあうインパルスを受け，結果として悪影響が生じる
ことになるだろう．

　以下に示す神経から直接的に線維を受ける頭部の器官
では，自律神経支配と同じ配置が反復されている．
―顔面神経（副交感神経の成分）
―上頸神経節（交感神経の成分）
―舌咽神経（腺交感神経の成分）．
また，下記から間接的に線維が到達する．
―眼窩に位置する毛様体神経節（APR）．これは副交感
　　神経（エジンゲル・ウェストファール核：動眼神経副
　　核），交感神経（頸神経節）および腺交感神経線維
　　（鼻毛様体神経）を受け，15本の毛様体神経の起源と
　　なる
―側頭下窩に位置する耳神経節（AMR）．これは副交感
　　神経線維（鼓室神経叢），交感神経線維（頸神経節）
　　および腺交感神経線維（舌咽神経，第IX脳神経[*]）を
　　受け，耳下腺，鼓膜張筋およびその他の構造の神経の
　　起源となる（[*]訳注：原著は第X脳神経だが，第IX脳神経が正しい）
―翼口蓋窩に位置する翼口蓋神経節（ACR）．これは顎
　　下神経節とともに，舌口蓋神経から副交感神経線維，
　　頸動脈神経叢から交感神経線維，舌咽神経から腺交感
　　神経線維を受け，周囲の臓器における神経の起源とな
　　る．

28：頸部交感神経幹と胸腰神経幹の重要性は同じではない．これは，頸
部幹の神経節が原始交感神経柱に由来しており，胸腰神経幹のように二
次性の神経柱由来ではないためである（Chiarugi G., 1975）．
29：第4および第5頸髄神経の灰白交通枝，横隔膜および下喉頭（反回）
神経の吻合枝は，下甲状腺動脈やその他の分枝と同様に，中頸神経節か
ら送られている．
　星状神経節（頸胸部）は，上肢の血管と汗腺の微細線維と同様に，横
隔膜，迷走および回帰神経に吻合枝を送っている（Benninghoff A., Go-
erttler K., 1986）．

30：交感神経系は，傍脊椎と椎前の2つの神経節鎖によって示されてい
る．後者には腹腔，大動脈腎および上下腸間膜の神経節が含まれている
（Benninghoff A., Goerttler K., 1986）．

第 21 章
浅筋膜の四分円

全身性機能障害は，浅筋膜と皮膚システム（系）内において，さまざまな形で現れる．各システム（系）には，内部器官と相互作用する内部の部位，および浅筋膜あるいは皮下組織と連結した外部の部位がある．

浅筋膜は，外皮下に同一方向に分布する均一な組織ではない（**図 21.1**）．その代わりに，多くの区画による多層構造があり，これらの形態的特徴によってさまざまな機能を発揮することができる．

浅筋膜

すべての解剖学の教科書において，浅筋膜は浅層，中層，深層をもつ多層構造[1] として示されており，一般的

1：皮膚組織は，浅層の脂肪部分（一部の研究者によって輪状区画と分類される）および深層の膜性部分（他の研究者によって層状区画と分類される）に分けられる．多くの研究者がこの層を「筋膜」とよんでいるが，「浅筋膜」という語を使う著者もいる．Avelar は，多くの領域（腹部，腰部など）において，浅筋膜は脂肪組織によって切り離される多数の層で形成されていることに気がついた．この観察に基づいて，Leckwood（1991）はすべての皮下組織を指して「浅筋膜システム（系）」という語を用いた（Johnson D., 1996）．

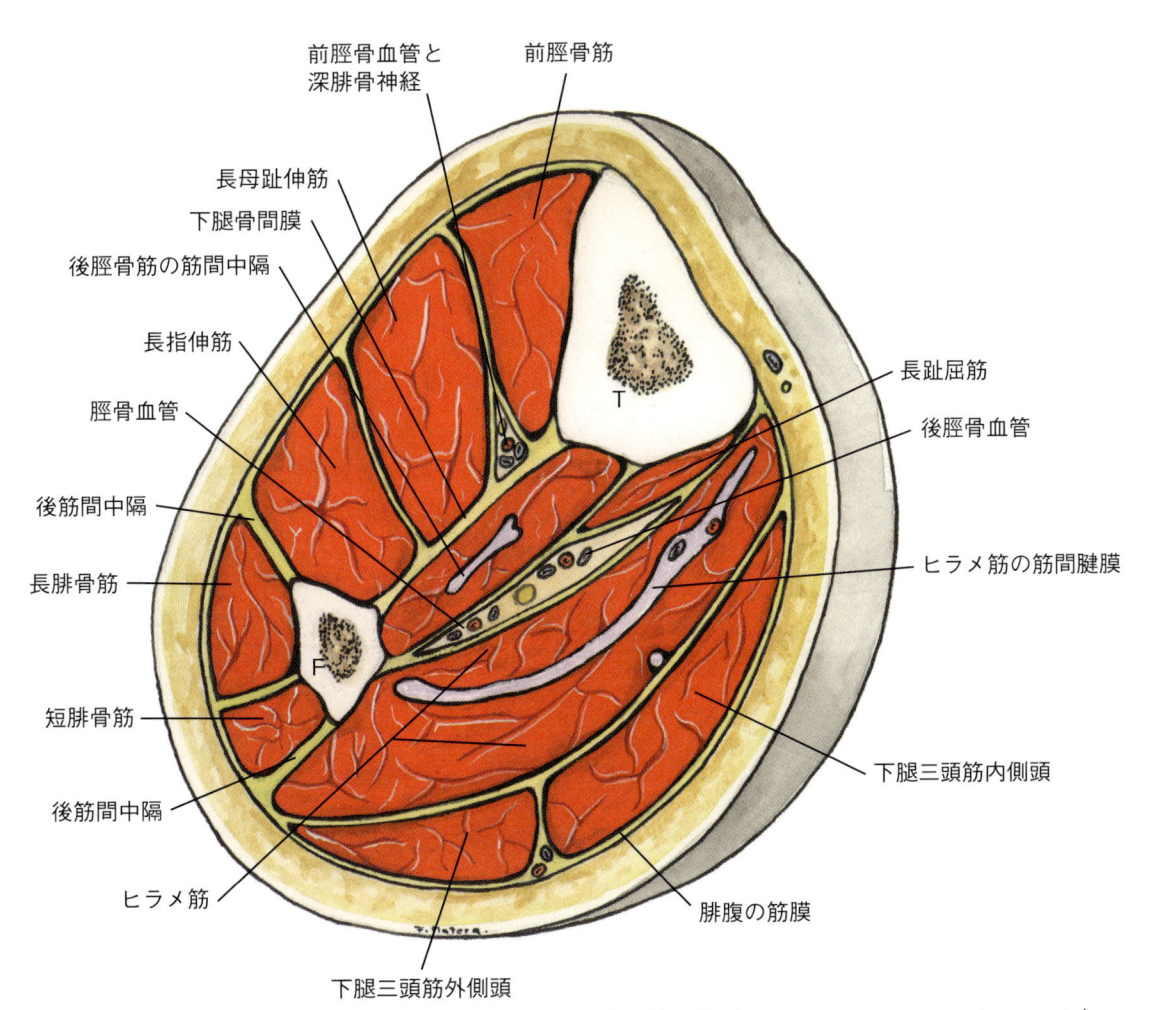

図 21.1. 均一な組織としての皮下組織を描いた右下肢の断面図（ from V. Esposito et al., op. cit.）.

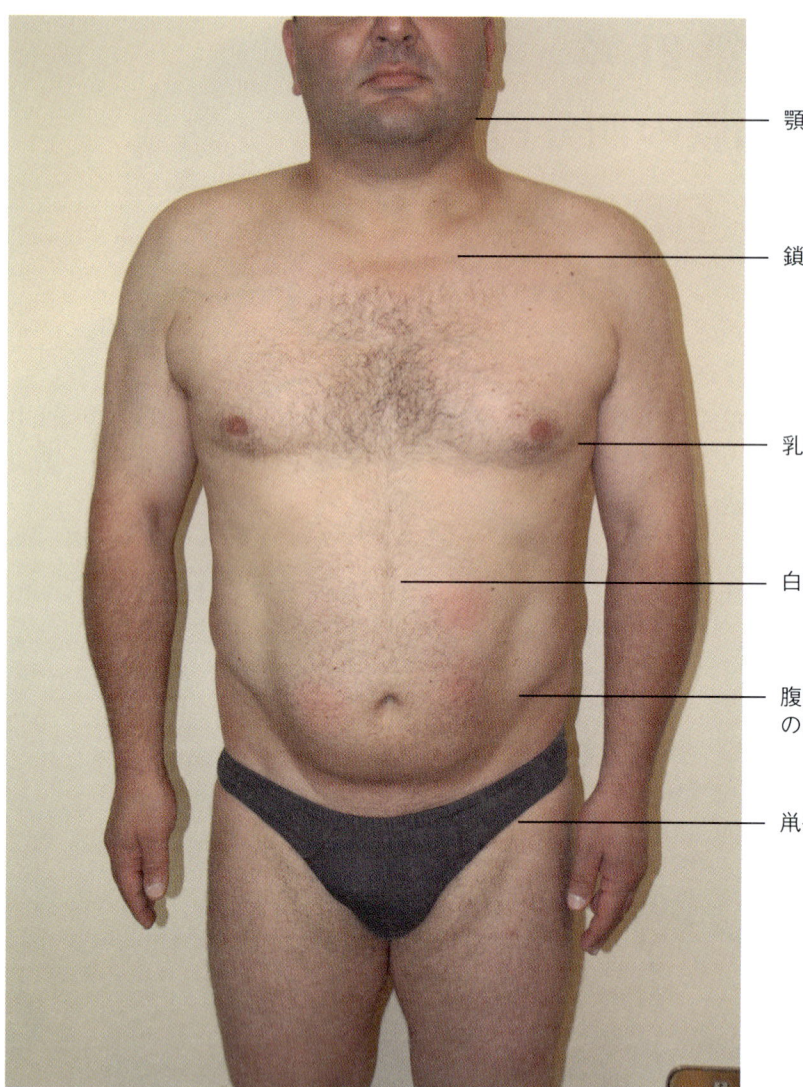

顎レベルにおける皮膚支帯の補強

鎖骨と肩甲帯周囲の支帯の襟部分

乳房下の浅筋膜補強による帯状構造

白線と胸骨にわたる支帯の長軸の補強

腹直筋鞘外側の縦方向および腸骨稜上の水平方向の補強

鼡径靱帯近くのコラーゲン組織の帯

図 21.2. 皮膚支帯の補強を強調した体幹の前面像.

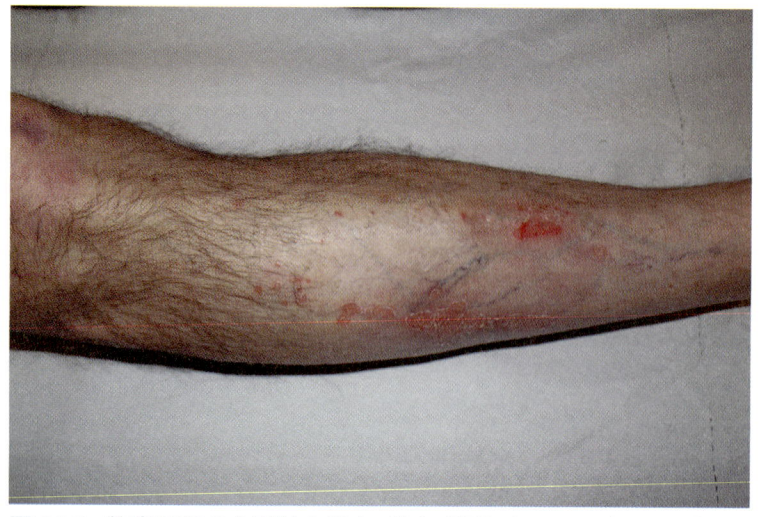

図 21.3. 乾癬患者の右下肢の前方-外方-距骨（an-la-ta）の四分円.

50 歳の乾癬患者の右下肢. 単一の特定四分円に乾癬の皮膚斑が分布しているのが明らかである.

乾癬は, 20 年前に右膝領域に最初に現れ, その後, an-la-ta の四分円に限局し, それ以来この状態のままである.

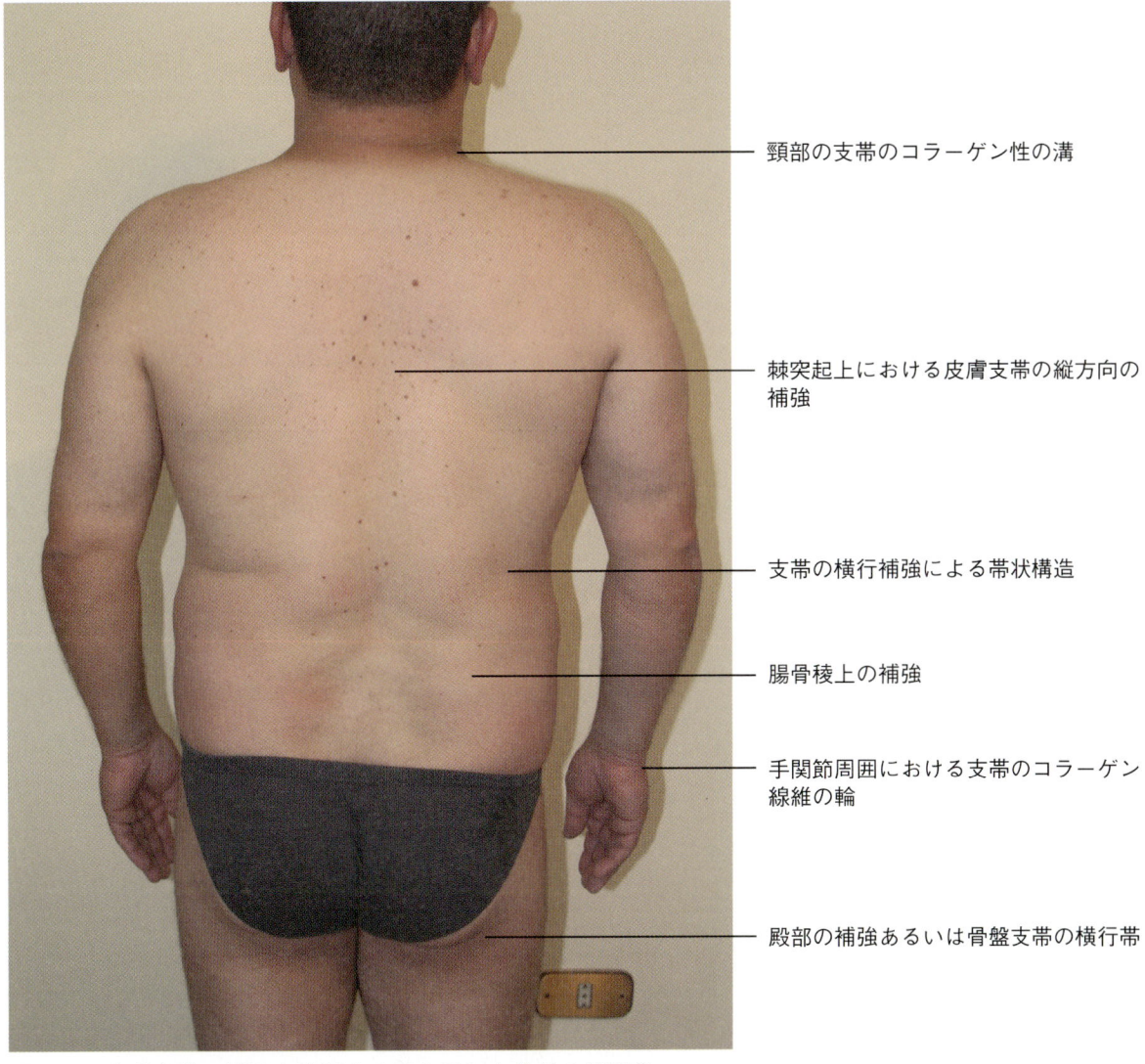

頸部の支帯のコラーゲン性の溝

棘突起上における皮膚支帯の縦方向の補強

支帯の横行補強による帯状構造

腸骨稜上の補強

手関節周囲における支帯のコラーゲン線維の輪

殿部の補強あるいは骨盤支帯の横行帯

図 21.4. 皮膚支帯の補強を強調する溝を示した体幹の後面像.

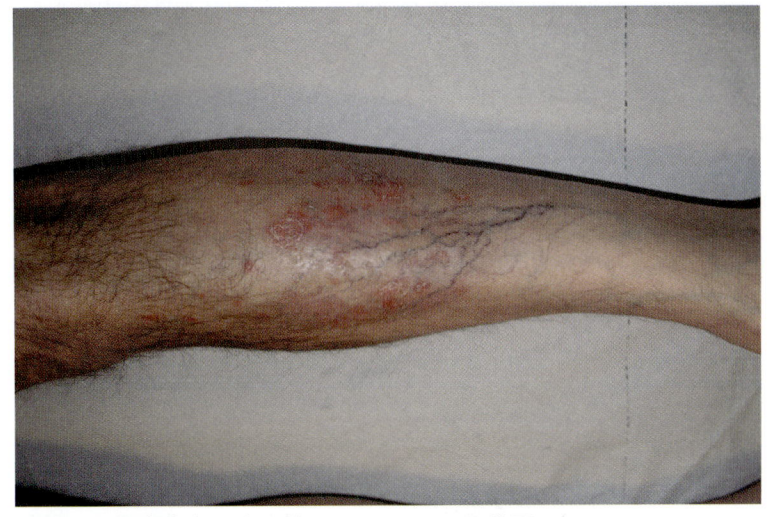

患者の左下肢（図 21.3を参照）. 乾癬の皮膚斑が同一の四分円に分布しているのが明らかである.

この下肢では，とくに an-la-ge（膝）3 の CF の触診による疼痛が強かった.

図 21.5. 乾癬患者の左下肢の an-la-ta の四分円.

に皮下組織とよばれている.

　しかしながら，解剖学の図において，皮下組織は複数の層あるいは血管と神経の構成要素の複雑性を考慮せずに描かれていることが多い（図21.1）.

　20世紀，Ida Rolf（1979）は，体幹の皮膚支帯の水平補強について説明した.

　本章では，体幹だけでなく四肢においても縦方向に補強が存在していることを説明する（図21.2〜5）. 本書では，これらすべての補強によって，浅筋膜を四分円（quadrants）とよばれる区画に分割している.

　これら浅筋膜の構造は，徒手療法士（manual therapists）が身体のさまざまなシステムに働きかける際の末梢の評価基準を示す.

　各四分円は，以下を含む.
―体温調節のための受容器
―代謝過程のための脂肪の堆積物
―リンパ系のリンパ管
―心因系のための神経受容器.

　すべてのこれらの成分は，特定の位置に分布しているため，この組織化は偶然ではない. たとえば，神経受容器は，異なる深さに存在し，多様な刺激の区別を可能にするために，さまざまな組織に埋入している. 皮下組織のさまざまな層において，リンパ管および末梢血管も同じような組織化された分布をもつ.

四分円

　皮下組織は，真皮の下に位置する結合組織層である（図19.6，7を参照）. この組織は，脂肪細胞群を有する原線維の結合組織と，真の浅筋膜を形成する層状の弾性結合組織層からなる. 皮膚支帯によって，この浅筋膜層は上方の真皮と下方の深筋膜に接続する.

　皮膚支帯（皮下組織支帯や皮膚靱帯ともよばれる）は，体幹において白線に沿った棘上靱帯上など，特定の領域でさらに発達している（図21.6）.

　筋膜マニピュレーションでは，深筋膜は個々の筋に基づいてではなく，筋膜配列の配置に応じて分けられる.

　筋膜マニピュレーションでは，内部筋膜は3つの内部筋膜配列（内臓，血管，腺）と臓器に基づいて分けられる.

　本章では，筋膜マニピュレーションは，浅筋膜を皮膚

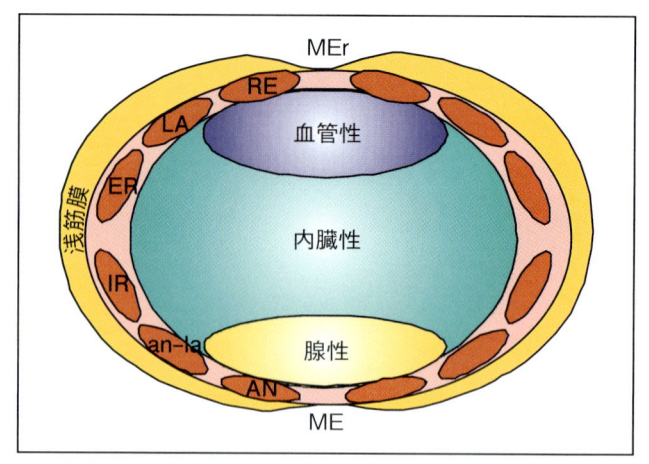

図21.6. 内部筋膜と筋配列.

支帯の解剖学的配置に基づいて四分円に分ける.

浅筋膜の横方向皮膚支帯

　皮下の支帯と深筋膜の支帯の分布の違いについて，明らかにする必要がある. 解剖学者は，ときに，支帯を深筋膜の「靱帯」と誤ってよぶことがある（図21.7）. 靱帯は2つの骨をつなげるものであり，深筋膜の支帯は深筋膜自体の内部に配置された一方向性のコラーゲン線維帯である[2]. 皮下支帯はより薄く，真皮，浅筋膜層および深筋膜のあいだを縦方向あるいは斜め方向に走行する（図19.8を参照）.

　深筋膜の支帯の近くで，皮下組織の支帯の補強も形成される. これらの補強が，皮膚を深筋膜に固定し，浅筋膜の四分円の形成に関与する.

　浅筋膜の四分円は互いに部分的に独立しており，全身性機能障害の症状が四分円ごとに現れる可能性がある. たとえば，
―皮膚系：乾癬病変は，1つあるいは1つ以上の四分円に限局される（図21.3，5）
―リンパ-免疫系：浮腫や感染の徴候は，特定領域に限定される
―脂肪-代謝系：皮下脂肪組織炎は，明確な四分円に分布する
―神経系：四肢の感覚異常は，感覚異常性大腿神経痛のように，正確な四分円に現れる.

　Ida Rolf（1979）は，体幹における7つの水平線を

2：足関節腹側では，深筋膜は多くの横走および斜走線維束によって補強されている. これは，足関節の前環状靱帯や伸筋の伸筋支帯を構成している（Testut L., 1987）.

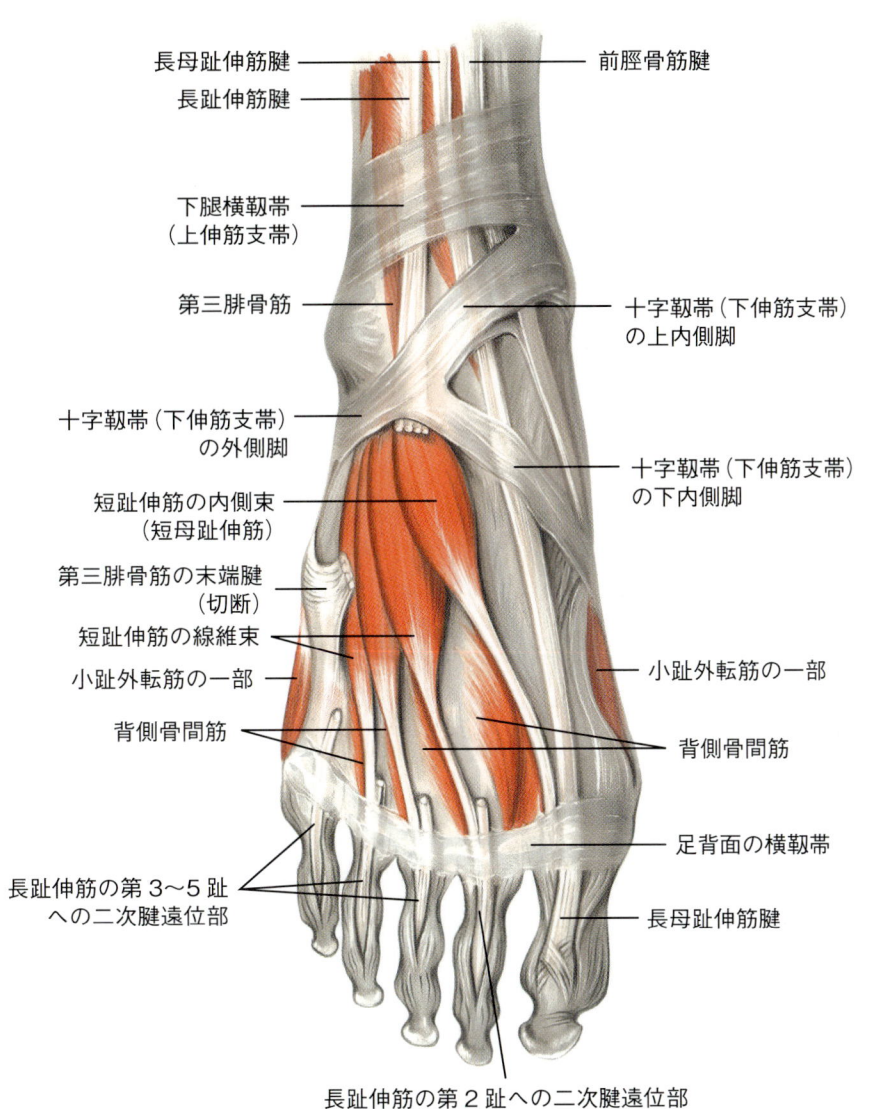

長母趾伸筋腱
長趾伸筋腱
前脛骨筋腱
下腿横靱帯
（上伸筋支帯）
第三腓骨筋
十字靱帯（下伸筋支帯）
の上内側脚
十字靱帯（下伸筋支帯）
の外側脚
十字靱帯（下伸筋支帯）
の下内側脚
短趾伸筋の内側束
（短母趾伸筋）
第三腓骨筋の末端腱
（切断）
短趾伸筋の線維束
小趾外転筋の一部
小趾外転筋の一部
背側骨間筋
背側骨間筋
足背面の横靱帯
長趾伸筋の第3〜5趾
への二次腱遠位部
長母趾伸筋腱
長趾伸筋の第2趾への二次腱遠位部

図 21.7. 足関節における「十字靱帯」および「下腿横靱帯」とよばれる深筋膜の支帯（from V. Esposito et al., op. cit.）.

「帯」[3] として定義した．本書ではこれを基準として用いている．

　これらの線は，体表面からみることができ（**図 21.2, 4**），皮下組織の支帯の厚みが増加する領域に対応している．これらの帯は，脂肪組織が下降するのを制限する．これは高齢者やとくに肥満者で顕著であり，これらの補強線は見ることが可能な溝を形成する．

　身体の前方領域を上方からみると（**図 21.8**），まず頸の下縁に沿って筋膜による補強が認められる．この帯は，頭部の筋腱膜システムと頸部の筋膜システムを分離する．

　頭部の後方領域では，浅筋膜（帽状腱膜[4]）は，頸部の筋も停止する後頭骨に付着する．

　鎖骨および肩甲棘に，浅筋膜支帯との重要な連結がある．

　体幹の皮膚支帯は，広背筋上縁に沿った後方補強と同様に，大胸筋下縁に沿って重要な補強を形成する．

　皮膚と深筋膜のあいだの明らかな癒着は，肥満者の臍

3：体型の個人差にかかわらず，われわれは常に身体を囲む結合組織で補強された帯を観察することができる（Schultz R., 1996）.

4：浅筋膜は，頭部，頸部，体幹および大腿近位部に認められる，浅筋膜は，帽状腱膜を形成する頭頂では，腱膜のように一定の厚みをもつ（Chiarugi G., 1975）.

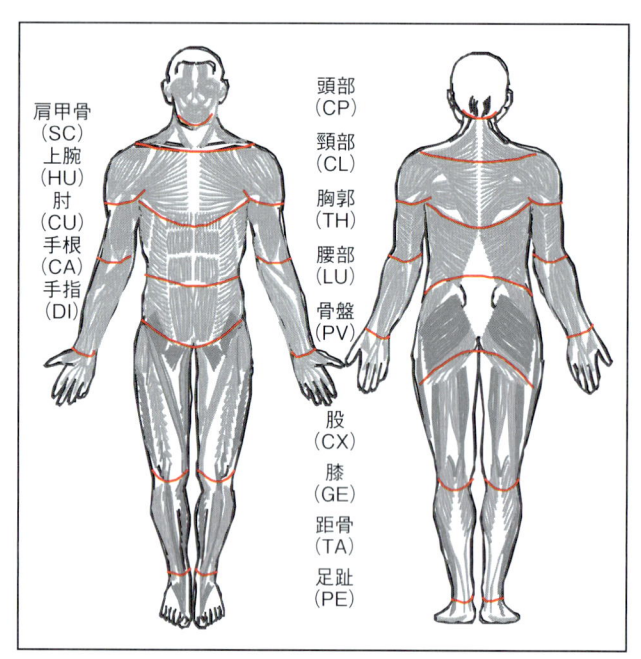

図 21.8. 皮膚支帯の横方向補強（帯）.

肩甲骨
(SC)
上腕
(HU)
肘
(CU)
手根
(CA)
手指
(DI)

頭部
(CP)
頸部
(CL)
胸郭
(TH)
腰部
(LU)
骨盤
(PV)

股
(CX)
膝
(GE)
距骨
(TA)
足趾
(PE)

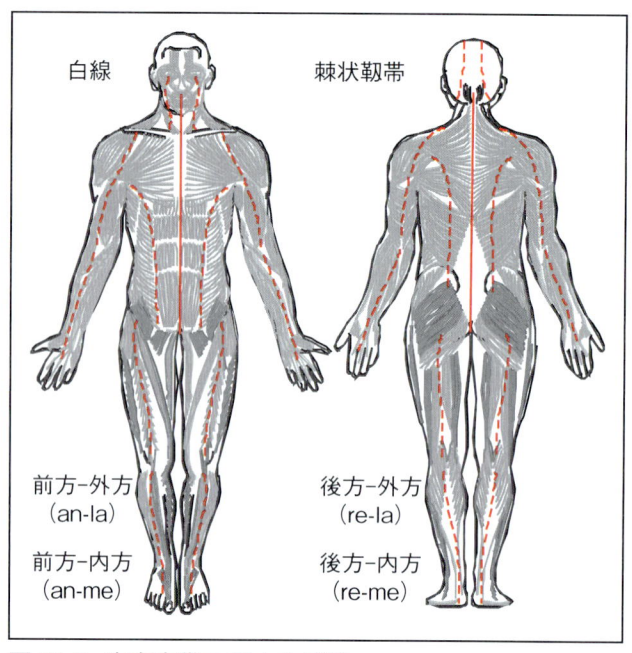

図 21.9. 皮膚支帯の縦方向補強.

白線　　　　　棘状靱帯

前方-外方
(an-la)
前方-内方
(an-me)

後方-外方
(re-la)
後方-内方
(re-me)

線や鼠径靱帯に沿って常に明白である．これら2本の線のあいだにある浅筋膜層は，十分に発達し，スカルパ筋膜とよばれている．会陰部では，それはコーレス筋膜として知られている．背側では，腸骨稜と大殿筋の下縁に沿って皮下支帯による補強がある．

　弱い補強が上肢の腋窩線に沿ってあるが，肘と手関節周囲の補強はより顕著である[5].

　下肢において，とくに肥満者では，皮下組織の支帯の補強は鼠径部と膝関節および足関節の周囲で顕著である．

　肘，手，膝および足関節周囲の補強は，浅筋膜が深筋膜の支帯に結合している領域に対応する．

　四肢末端では，浅筋膜は手掌と足底の高さで深筋膜と結合する．手背と足背の領域では，両筋膜は互いに自由に滑走する．

浅筋膜の縦方向皮膚支帯

　ここでは，浅筋膜と縦方向の深筋膜のあいだの広範な付着について説明する．これらの線は，部分的に真皮の網状層[6]あるいはLanger線[7]とKraisslの裂隙線によって配置される皮膚線に対応する．

　身体の前方領域では，皮膚支帯の縦方向の補強がある（図21.9）.

　したがって，浅筋膜と深筋膜のあいだには，頸部と体幹の白線に沿った広範な付着が認められる．同様に，後方領域でも棘上靱帯に沿った重要な補強が認められる．

　図21.9では，付着が認められる他の線について，体表面では必ずしも明白でないため，点線で示した．これらを以下に示す．

—大胸筋の下縁から始まり，腹直筋鞘の外側縁に沿う

—大腿直筋に沿って膝蓋骨まで

—脛骨前縁に沿う

—上腕二頭筋の外側縁に沿う

—橈側手根屈筋の外側縁に沿う．

　皮下組織の支帯の補強は，身体の後方領域でみられる．

—脊柱起立筋の側面

5：滑膜関節近傍の皮膚の屈曲線（関節の折り目）は，滑膜関節近傍で最も明瞭となり，皮膚が下方の深筋膜に強固に連結している部位を示している（Gray H., 1993）.

6：より深部にある真皮網状層のコラーゲン束の直径は大きい．これらは，疎性結合組織や脂肪組織によって分割され，汗腺の細管を含む．これらのコラーゲン束は，腺細管の一部と同様，下に位置する皮下組織から発生する（Gray H., 1993）.

7：Langerによって説明された線は，残念ながら最大張力線と常に一致するわけではない．一部の領域では，Langer線とKraissl線は直角に配置されている．後者は，皮下の筋束の作用線に直交し，皮膚のヒダの線と一致することが多い（Gray H., 1993）.

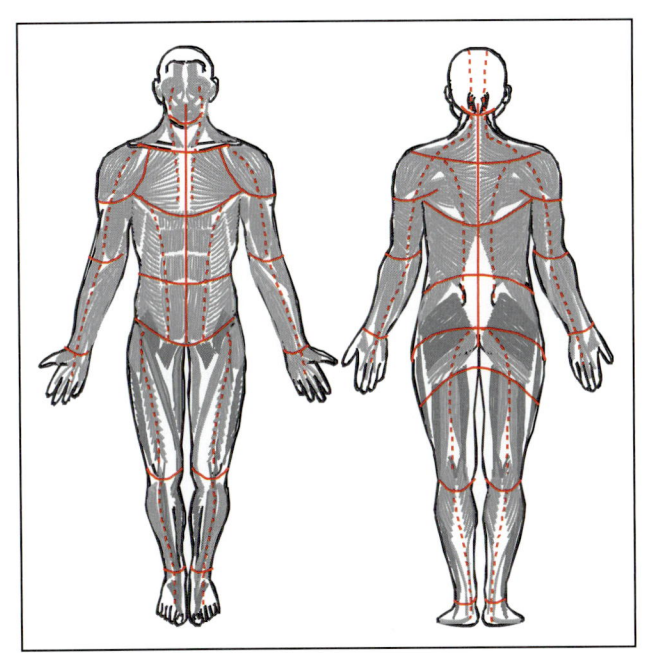

図 21.10. 横方向と縦方向の皮膚支帯補強の結合によって形成された四分円.

—大腿二頭筋と半腱様筋のあいだ
—腓腹筋内側頭と外側頭を分割する線に沿う
—上腕三頭筋長頭の上面
—尺骨後縁に沿う.

手背と足背において,脂肪層は欠如している[8].

皮下粘膜の滑液包[9]として知られる液体充填包は,仙骨,肩峰,内側上顆および踵部の皮下結合組織で発達する.この部位では,皮膚は頻繁に圧迫される.

女性では,脂肪層が一様に存在するため,女性の体表面において補強線を識別するのは困難である.

これらの皮下支帯の縦方向と横方向の補強は,死体解剖したとき,男女両方で必ず認められる所見である.

浅筋膜の四分円

浅筋膜は,水平方向と垂直方向の皮下組織の補強を追加することによって,部分的に相互に連結された四分円として効果的に分割することができる(**図 21.10**).

医学において,腹部は4つの四分円あるいは8つの領域に分割される.これは,浅筋膜の同一の分割と対応している.

一般的に,浅筋膜の各四分円が覆う領域は明確である.たとえば,体幹壁では,

—腹側には,4つの四分円が認められる.それは,白線近くの2つの領域〔前方-内方-腰部(an-me-lu),an-me-pv(骨盤)〕,および腹直筋鞘外側に2つの領域〔前方-外方-腰部(an-la-lu),an-la-pv(骨盤)〕である.

—背側には,棘突起から脊柱起立筋外側縁へ延びる2つの re-me の四分円〔後方-内方-腰部(re-me-lu),re-me-pv〕と,脊柱起立筋から体側へ延びる2つの re-la の四分円〔後方-外方-腰部(re-la-lu),re-la-pv〕がある.

大腿や膝など一部の四分円は,境界が曖昧である.その他の四分円,たとえば,頭部の re-me と re-la の四分円などの境界は,非常に明確である.前者は後頭筋と前頭筋[10]を含み,後者は耳介筋を含む.(原著注:各四分円の正確な境界については,第26章で説明する).

四分円の輪郭と領域は,ほぼすべての皮神経の分布に対応しており,これについては後述する(第24章を参照).

幾何学的に,四分円という語は円周の4分の1を意味する.

筋膜マニピュレーションでは,四分円という語を,四肢周囲あるいは体幹の半分の,4分の1として用いる(**図 21.11**).

四分円の名称は,深筋膜に線形経路を有する筋膜対角線の名称に対応しているが,四分円は浅筋膜の延長領域を含む.

四分円を融合中心(centre of fusion:CF)あるいは対角線と区別するために,四分円の名前の語頭に,q という文字を付ける.たとえば,略語 an-la-ge 1 は,膝蓋支帯に連結した融合中心の近位の亜単位を表す(**図 21.12**).それに対して,略語「q-an-la-ge1」は,an-la-ge(膝)の四分円の近位部における浅筋膜の領域を表す.四分円は,支帯より広い領域を覆っている.たとえば,評価チャートに「q-an-la-ge」の治療と記録されている場合,マニピュレーションは,膝蓋骨と大腿筋膜張

8:皮下結合組織の深層は,脂肪が乏しい箇所では常に浅筋膜と混ざり,疎性原線維組織になる.結果として生じる層状層は,筋の筋膜と骨膜に対して外皮の滑走を容易にする(Chiarugi G., 1975).
9:皮下包の内面は,リンパ液と類似した液体が充満している.常に存在する包もあれば,特定の職業に関連した包もある(Chiarugi G., 1975).

10:ヒトの表情筋システムに属する横紋筋は,頭頸部の浅筋膜内に収められている.変異により,体幹の浅筋膜も横紋筋線維を含んでいることがある.下位クラスの動物では,浅筋膜はより広範囲である.浅筋膜は,皮膚筋系の名残であるという仮説が提唱されている(Chiarugi G., 1975).

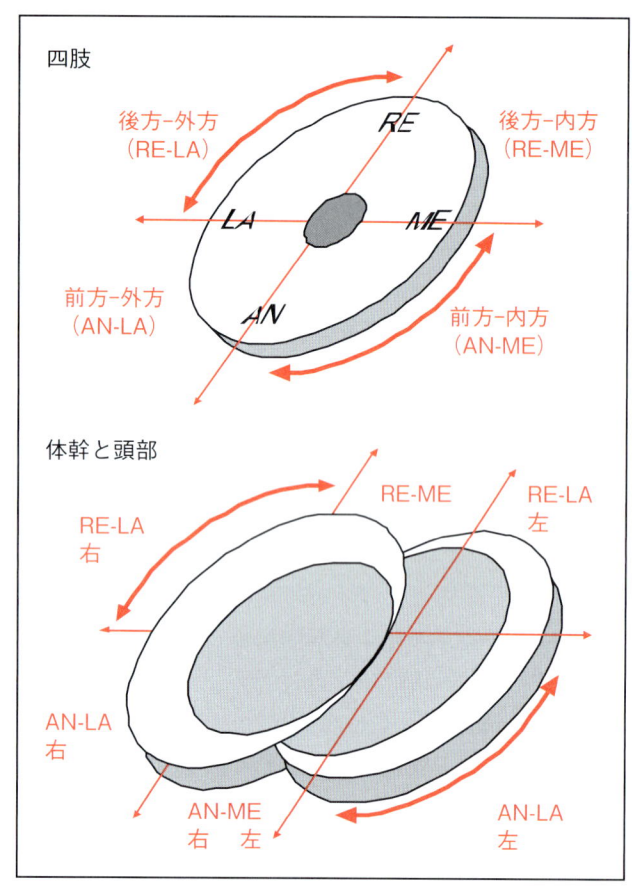

図 21.11. 四肢と体幹の四分円.

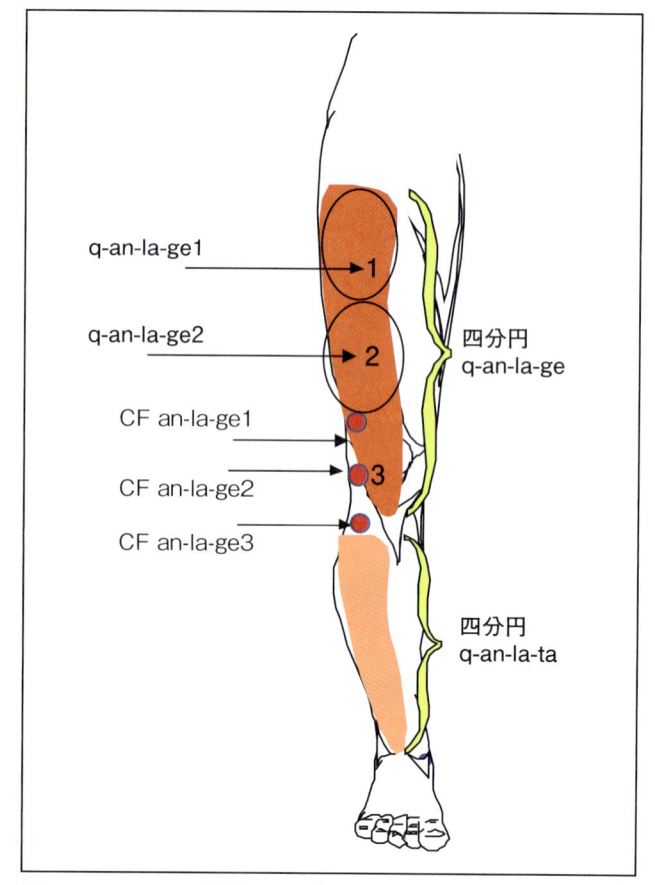

図 21.12. CF の位置および an-la-ge の四分円領域の違い.

筋の筋腱接合部のあいだにおけるすべての領域で縦方向に，そして大腿直筋から腸脛靱帯までのすべての領域で横方向に行われたことを意味する.

システムに対する評価チャート

　評価チャートの最初の部分には，問診と筋骨格系に関する問診とデータの項目を含む.

　その次の部分には，内部機能障害の項目がある．患者の問診とデータの記録がすんだら，治療計画につながりうる仮説を構築する必要がある．仮説は以下の点を考慮する必要がある.

―セラピストは，患者の問題が筋骨格系の障害か，あるいは内部機能障害かを考慮しなければならない

―内部の問題であることが明らかになった場合，セラピストはこれらの問題の原因が o-f 単位，器官あるいはシステムによるものかを考慮しなければならない

―データにより全身性機能障害が明らかな場合，セラピストはどのシステムが関与しているか特定しなければ

ならない.

　いったん，患者の問題の原因となっているシステムを特定したら，治療プロトコルを確定する必要がある.

　器官を治療するために，まず懸垂線（カテナリー）と遠位の張筋（テンソル）の配置を学んだあと，特定の点を有する各単一器官に対し変動を適用する必要がある.

　同様に，システムを治療するためには，3つの異なる触診と治療アプローチとともに，まず四分円の配置を学ぶ必要がある．その後，適切な治療方法は個々の患者の症状に合わせ単一のシステムに適用される.

　四分円は，リンパ，代謝，体温調節，皮膚および心因系に対する治療の基準要素であるが，触診と治療アプローチは各システムで異なる.

　たとえば，脂肪-代謝系に対する治療目的は，表在の血流を増加させるためにセルロースの灌流領域で軽度の炎症を引き起こし，より深いレベルでの代謝反応を誘導する.

　反対に，リンパ-免疫系に対しては，炎症反応を引き

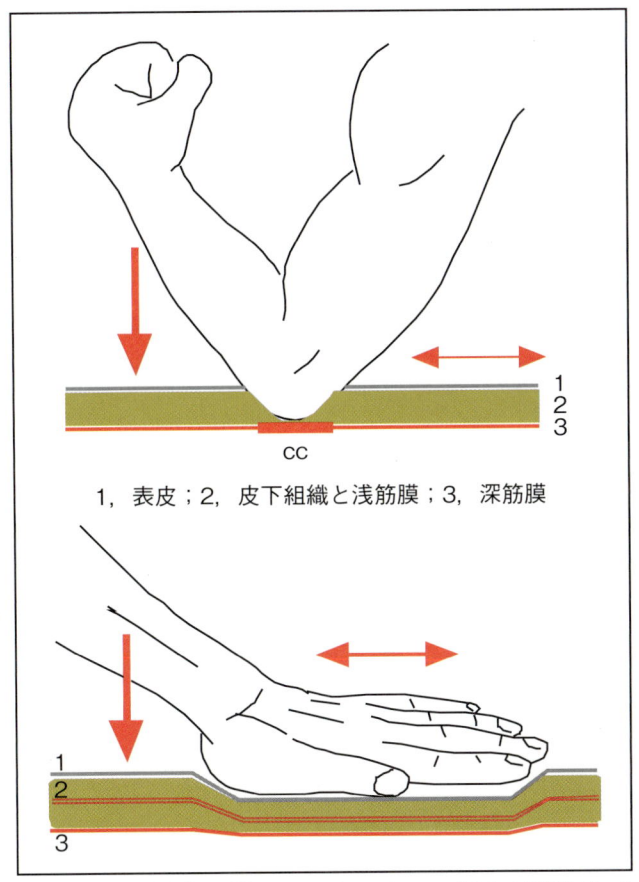

1，表皮；2，皮下組織と浅筋膜；3，深筋膜

図 21.13. 接触点を縮めることにより，圧力が深部まで伝達される．手掌全体の接触を維持することで，より浅層を動かすことができる．

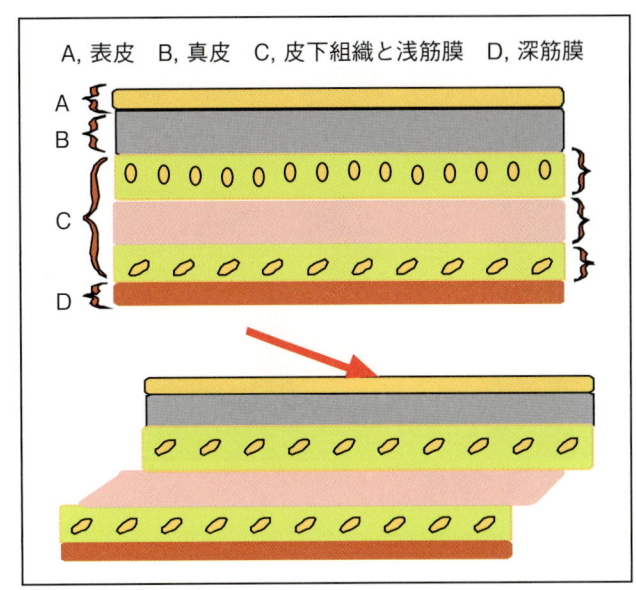

A，表皮　B，真皮　C，皮下組織と浅筋膜　D，深筋膜

図 21.14. 皮膚を密着させることにより，手は 3 つの皮下組織層を動かし，互いに滑走させることができる．

起こす必要はない．回転運動は，浅筋膜の可塑性を変更し，より深いレベルでの免疫反応に影響を与えるのに十分である．

　ここで，リンパ系と脂肪系に対する触診検証と治療の基本原理について，簡単に説明する．各系に対する具体的な適用については，あとの章で提示する．

　触診検証は，システムを治療するためには，深筋膜ではなく浅筋膜に実施しなければならないことを理解する必要がある．

　通常，深筋膜の触診は，肘あるいはナックルで行われる．その理由は，表面積を小さくすることによって深層に貫通しやすいからである（**図 21.13**）．浅筋膜の触診検証は，手掌を用いて実施することができる．この方法では，触診がより浅層に限定され，セラピストが深層を検査していないことは明白である．

　頭部，頸部およびその他限定された領域における四分円の検査は，指先で行うことができる．

　浅筋膜四分円の触診検証において，動きに対する抵抗と過敏性[11]は，癒着が生じている可能性のある浮腫領域を見つけるための要素である．

　手掌での操作は，浅筋膜の移動性をもたせることを目的とした治療にも適用される．

　セラピストの手を患者の皮膚に密着させ，3 つの皮下組織層に回転運動を伝える（**図 21.14**）．

　長時間のモビライゼーションの持続は，皮下の脂肪細胞間の基質に「ミルキング（搾乳）作用」を及ぼす．これにより皮膚支帯によって引き止められているであろうリンパの動きを，リンパ液の排液路に向かって移動させることを容易にする．

　脂肪組織の触診検証は，軽くつまむような動作が含まれる．これは，浅筋膜の特質や最終的な変化を最も正確に検査する方法である．この種の触診は，布の手触りと滑りやすさをはっきり定めるように，布の質感を感じるために用いられる（**図 21.15**）．

　脂肪組織の質感を感じるために，同様の徒手的技術が用いられる．皮膚を 2 本の指で持ち上げることにより，皮膚に付着した皮下組織も持ち上げ，指は筋膜面を互いに

11：深部に働きかけるときでさえも，患者はセラピストが起こす疼痛が必要であると感じるべきである．また，セラピストが患者の反応に敏感であり，その目的は患者の張力を取り除くことであることも認識するべきである．セラピストは，張力を特定するために，適切な圧を適用しなければならない．余分な力は，エネルギーのただの浪費である（Riggs Art., 2007）．

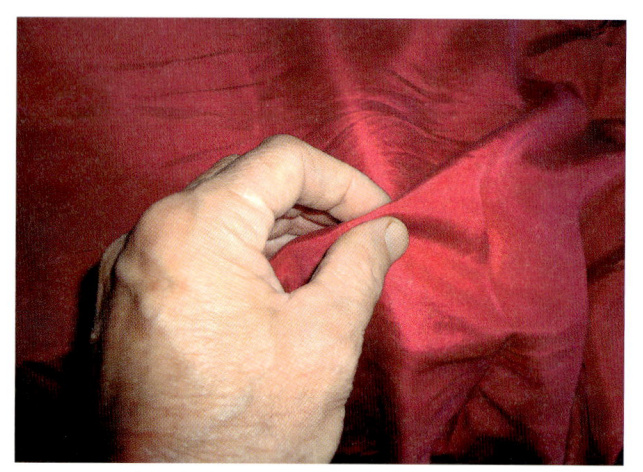

図 21.15. 布の質感.

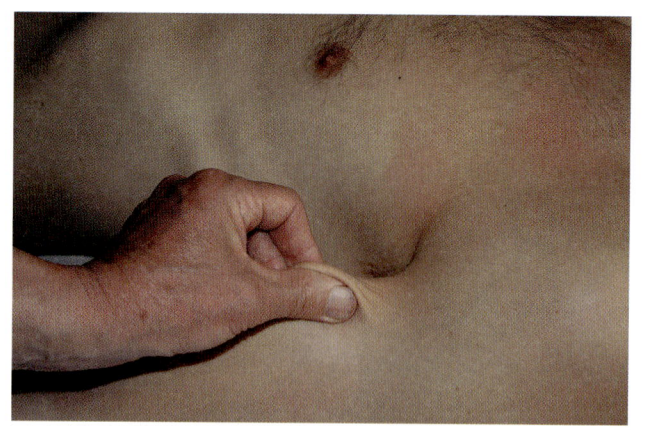

図 21.16. 浅筋膜の組織を軽くつまむ.

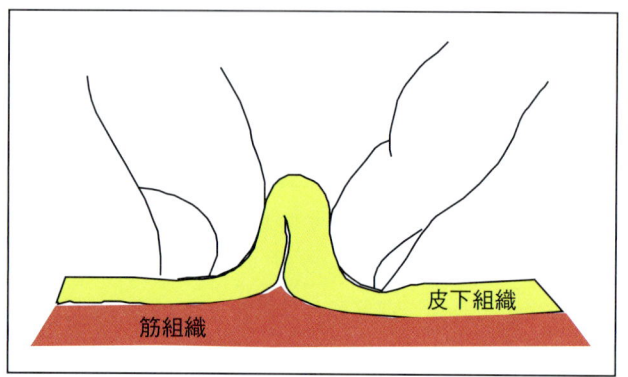

図 21.17. 徒手的技術は，指のあいだで筋組織ではなく皮下組織のみを分離しなければならない.

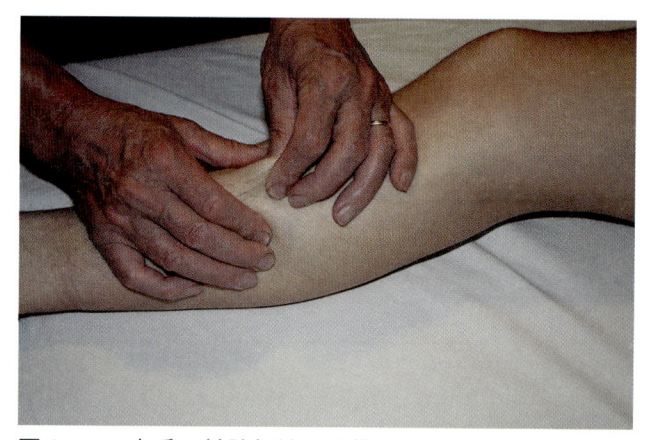

図 21.18. 右手で触診領域を準備し，左手で触診を行う.

に滑走させることができる（図 21.16）.

　これは「つまむ」のと同一ではない．動作は繊細であり，皮膚を強制的に圧迫しない．この目的は，下方のある面を互いに滑走させ，その滑走能力を検証することである．ときには，筋組織も持ち上げることがあるが，より軽いつまみ動作は指のあいだで皮下組織を分離させるだけである.

　治療では，同様の軽いつまみ動作を長時間持続する．これは，コラーゲン線維を囲んでいる基質の密度を修正することを目的としている．ここでは，この種の手技を「ピンスメント（pincement）」とよぶ（図 21.17）.

　この手技は，親指の指腹ですべての皮膚をロールさせる Jarricot の「palper rouler」という手技と同じではない．四分円全体を「ピンスメント」の手技を用いて検査するが，治療はより癒着している点にのみ集中的に行う.

　体の部位によっては，指のあいだで皮下組織のみを保

持することは容易ではない．この場合，もう一方の手で皮膚を近くにたぐりよせることにより，治療を行う指で皮下組織を柔らかくつまむことができる（図 21.18）.

　以上により，治療する手に力を入れることなく，治療が行える.

システムに対する評価チャートの編集

問診とデータ

　システムの評価チャート（表 21.1）は，システムごとにそれぞれ視覚的徴候と定量的徴候が加わったため，前述したものとは少し異なる.

　次の例は，足関節，とくに両側の an-la-ta の四分円に分布する浮腫の症例を報告したものである．症状は視覚的に確認でき，足関節の周径は 33 cm であり，腫れは午後に増悪した.

表21.1. システムの機能障害に対する評価チャート.

個人データ

内部機能障害					浮腫			
	o-f 単位，器官，系	LOC.	SIDE	CHRON.	REC.		PaMo	VAS
Pa.max	SLI	q-an-la-ta3	Bi	1 y	Pm		浮腫 33 cm bi	7
Pa.conc								

Previous internal dysfunctions	Surgery		Examinations	

Caput/Head	Digiti/Hand		Pes	
			足趾に感染の再発	

HYPOTHESIS

治療計画：この患者のおもな問題はなにか？　均衡状態を再形成するためには，どこに働きかける必要があるか？
足趾の感染が原因でない場合，腫れは下肢近位部に関連している可能性がある.

PALPATION VERIFICATION

体幹の四分円	四肢の四分円	後面の四分円	
q-an-me-pv bi 1-3 *	q-an-me-cx, ge bi **	q-re-me-ta bi *	

TREATMENT

Date	Points treated	Outcome after 1 week
	q-an-me-pv 2 bi，Q-an-me-cx bi，q-re-me-ta 1 bi，+	

仮説

　患者は，再発性の足趾感染症の既往も示していた．この事実により，まず鼡径部のリンパ節周囲にある筋膜の高密度化を治療するため，治療は下肢の最上部から始めることが決定された.

触診検証

　触診検証によって，仮定された四分円（q-an-me-pv bi 1-3 *，q-an-me-cx と ge bi **，q-re-me-ta bi *）で，浅筋膜の高密度化が確認できた.

　筋膜セラピストの姿勢は，触診検証と治療で変える場合がある．たとえば，an-me-cx の四分円の触診検証では，セラピストは検査をしている足の同側に位置するだろう．治療では，とくにより深部のマニピュレーションを選択した場合，治療している四分円の反対側に位置することが好ましい.

治療

　この症例では，骨盤の四分円（q-an-me-pv2）の第2点と距骨の四分円（q-re-me-ta1）の第1点に対して，より浅層のモビライゼーションが用いられた．この理由から，これらの点は，「治療点」の項目でq（小文字）を用いて記録される．股の四分円（Q-an-me-cx）は，より深層へのマニピュレーションを用いて治療された．したがって，Q（大文字）を用いて記録される．これらの点が解決されると，q-an-me-ge はもはや過敏性を示さず，その後，治療は行わなかった.

第 22 章
リンパ-免疫系

免疫系は，有害な可能性のある環境要因に対するヒトの身体の防御システムである．

浅筋膜は，敵を撃退する役目をもつ兵士が隠れる「塹壕」のようなものである．さまざまな成分を分泌する皮膚は，身体の外表面に位置し，防御の第1線を形成する．防御の第2線を形成するリンパ管とリンパ節は，皮膚のすぐ下に位置する（図 22.1 ～ 5）．防御の第3線を代表する真の免疫系は，体内に位置し，扁桃腺，胸腺[1]，脾臓，深部の頸リンパ節および自律神経節からなる．

内部の免疫系は，造血器ともに，脾臓や胸腺などいくつかの腺を共有し，抗体を分配するために血液循環を利用する．

これらの外部と内部の要素の組合せが，リンパ-免疫系（lymphatic-immune system：SLI）を構成する．

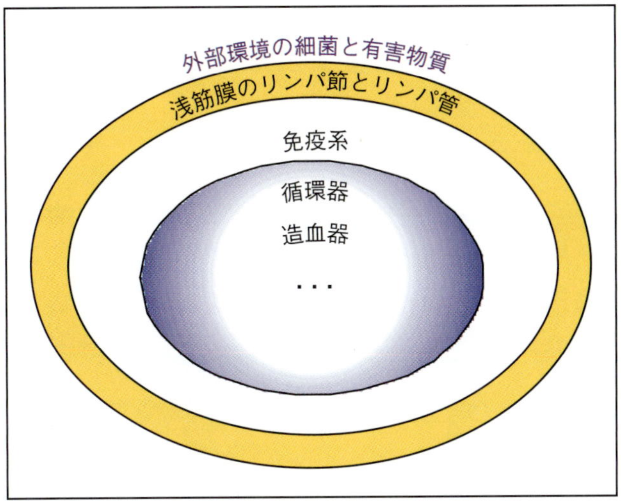

図 22.1. 免疫系の生理学.

リンパ-免疫系（SLI）とストレス

負の感情は，免疫系に強く影響を及ぼすため，ストレスや抑うつは感染のリスクを高める．ストレスが慢性的になると，免疫系は早期に老化する．ヒトが食べる食物やヒトが呼吸をする大気も，適切な免疫系の機能に影響を及ぼす．たとえば，人口の密集した大都市でスモッグにさらされると，呼吸のストレスが増加し，アレルギー，喘息および感染症の危険性が高まる．

欲求不満，過酷な労働，葛藤なども，外部環境の有害物質への免疫反応を低下させる可能性のあるストレス要因である．

免疫系は，内分泌器官と相互作用する．コルチゾールの産生は，免疫系の細胞で逆相関をもつ．通常，コルチゾールの産生はリンパ球が最少となる朝にピークを迎える（活動に備えたコルチゾール覚醒反応）．逆に，夜間はコルチゾールが最少となり（睡眠に備える），免疫細胞がピークを迎える．コルチゾールの過産生は，それらが増加することでリンパ球の割合を低下させる．

ときどき，とくにストレス条件下では，リンパ-免疫系（SLI）は異常な方法で異物に反応し，呼吸器および皮膚にアレルギー反応を引き起こし，自己の身体成分を攻撃する抗体を産生する（自己免疫反応）．

間葉系の疾患は，自己免疫疾患に分類される．これらの疾患は，結合組織異常あるいはコラーゲン異常としても知られ，全身性エリテマトーデス，関節リウマチ，強皮症なども含まれる．

これらの全身性疾患は下記と連結している．

—初期段階では，免疫系と

—皮下組織の線維症が形成される中間段階では，脂肪-代謝系と

—疾病の期間全体を通して，皮膚系および心因系と．

1：肝臓は，胚において血液を形成する主要な臓器である．脾臓は，肝臓の後に発生する．骨髄組織は妊娠3カ月目から形成され始める．その後，胸腺でリンパ球の産生によって末梢リンパ組織が形成される（Gray H., 1993）.

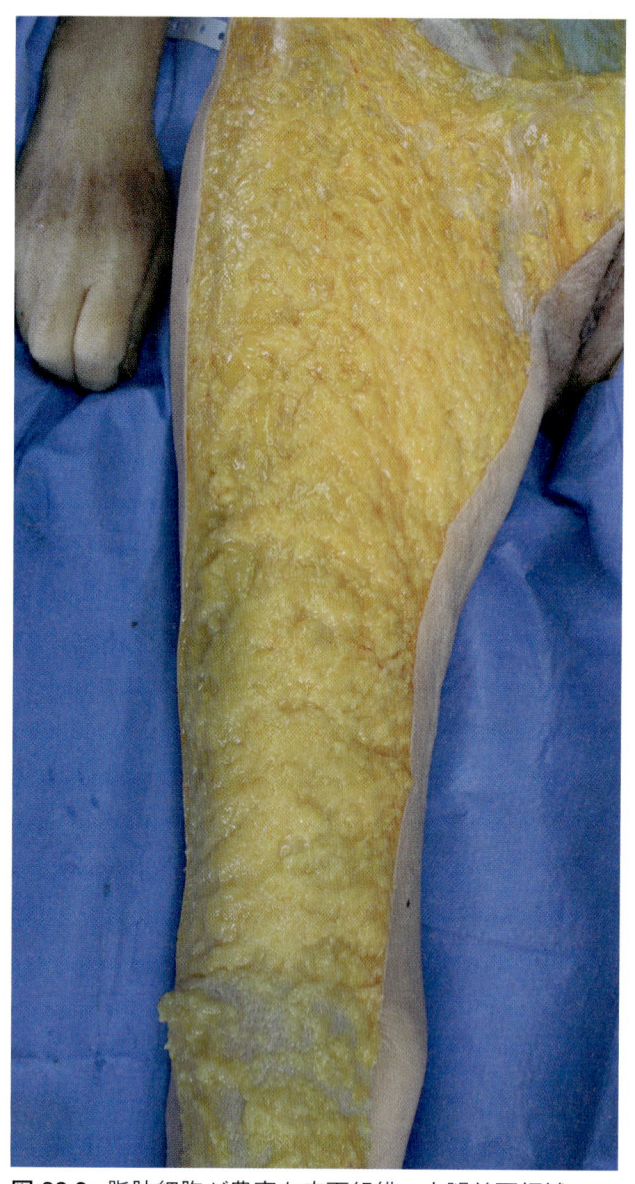

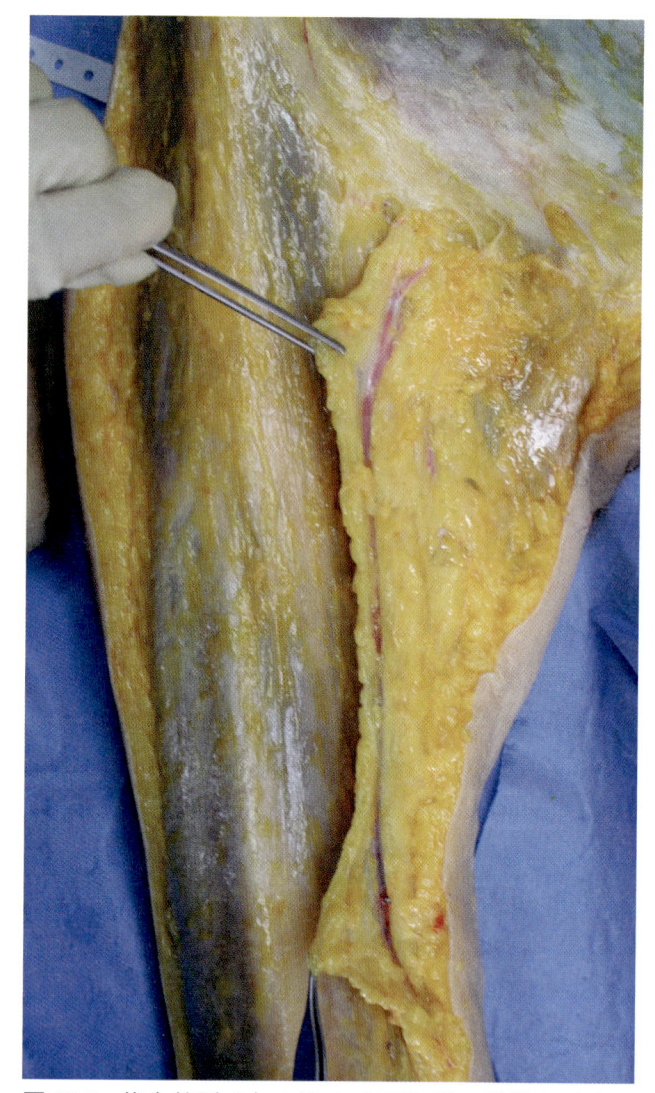

図 22.3. 伏在静脈を包み込む皮下組織の膜様層（浅筋膜）.

図 22.2. 脂肪細胞が豊富な皮下組織，大腿前面領域.

　皮下組織の浅層において，皮下組織は未分化の脂肪組織のみによって形成されているように見える．皮下組織の中層は，多数のコラーゲン線維と弾性（エラスチン）線維を含み，真の浅筋膜を形成し，伏在静脈を包み込む．

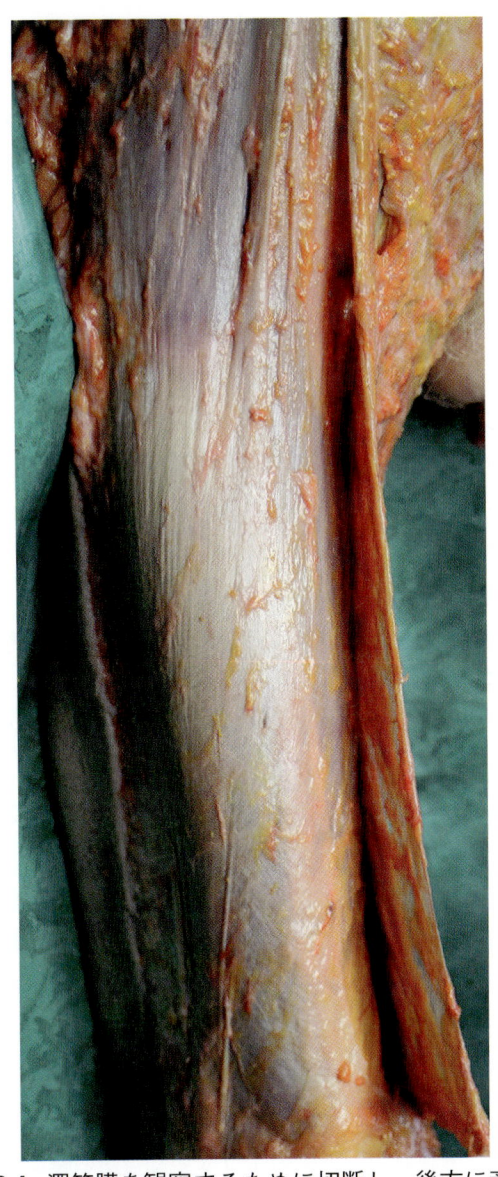

図 **22.4.** 深筋膜を観察するために切断し，後方に牽引された皮下組織の浅筋膜．

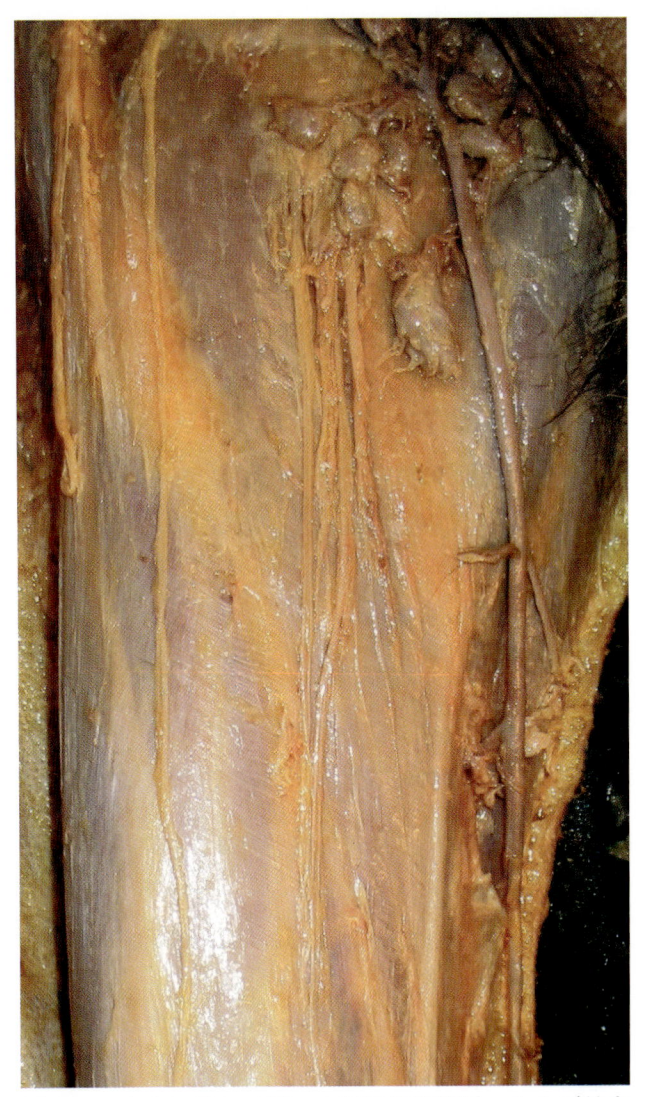

図 **22.5.** 上方にリンパ節，内側に伏在静脈，および前方に神経を有する深筋膜．

　皮下組織と深筋膜のあいだには，2 つの筋膜層の滑走を促進する疎性結合組織の薄い層がある．皮下組織には，血管，神経，腺および浅層のリンパ節がある．

リンパ系

リンパ系には，リンパ管（リンパ腺ともよばれる）とリンパ節がある（**図22.6**）．

リンパ循環は，リンパを輸送する．リンパは，血漿から形成され，毛細血管壁の隙間に拡散している血液の液体成分からなる．

リンパは，白血球，アルブミンおよび鉱酸塩（ミネラル塩）を含む．

全身には約600個のリンパ神経節とリンパ節が分布している．それらは，リンパを濾過し，細菌と毒素からリンパを浄化する．

リンパ系の機能

リンパ系は，リンパを排出する．リンパは，動脈からの毛細血管から拡散した間質液の一部であり，静脈につながる毛細血管へは戻らない．

リンパは，身体の間質分画を通過し，リンパ管叢に到達する．これは，細胞外空間から発生する盲端の毛細血管ネットワークである．

リンパ管叢に基底板がなければ，余分な液体，老廃物および細菌を再吸収するだろう．これらの成分は，リンパ管内を流れ，次にリンパ節に入る．

リンパ節は，免疫系に特異的な臓器であり，多数のリンパ球とマクロファージを含む．リンパを経て，リンパ節で産生された抗体は，血流に到達する．このようにして抗体は，全身に輸送される．

身体の右上部からのリンパは，右鎖骨下静脈に排出される．身体の下部，胸管および左上肢からのリンパは，左鎖骨下静脈に排出される（**図22.6**）．

頸部のリンパ循環は，表在（眼瞼，鼻，唇および筋のリンパ排出）と深部（扁桃腺，咽頭のリンパを深部の頸リンパ節に排出）に分類される．

身体の深部のリンパ節は，主要な血管に沿って分布し，鎖状に結合している．

リンパ節は，さまざまな形態と大きさをもつ末梢のリンパ臓器である．それらは，リンパ経路に沿って一定の間隔で挿入され，深筋膜との位置関係に応じて表在と深部のリンパ節に分類される．

表在のリンパ節は，皮下の疎性結合組織内にあるため触知可能であり，動かすのが容易である．

深前頸リンパ節は，さまざまな色に変化する．肺門では粉塵の蓄積によって灰色となり，腸間膜では乳び（脂質の豊富なリンパ）の通過によって白色となり，肝臓では黄色となる．

感染症や腫瘍が形成された場合，大多数のリンパ節は腫れる．

骨髄，胸腺および脾臓のようないくつかの臓器は，造血器と循環器だけでなくリンパ系とも関連している．

骨髄は，リンパと血液の両方にみられるさまざまな種類の細胞，すなわち，白血球，リンパ球，赤血球およびマクロファージの起源となる．Tリンパ球は胸腺で分化し，脾臓はBリンパ球の分化を促進し，肝類洞には白血球に類似したクッパー細胞[2]が存在する．

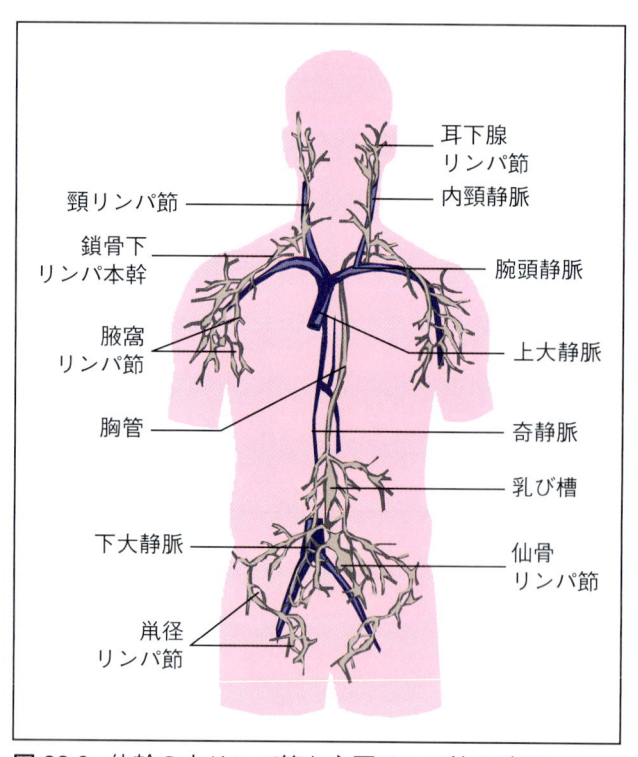

頸リンパ節 — 耳下腺リンパ節
— 内頸静脈
鎖骨下リンパ本幹
腋窩リンパ節 — 腕頭静脈
胸管 — 上大静脈
— 奇静脈
— 乳び槽
下大静脈 — 仙骨リンパ節
鼡径リンパ節

図22.6. 体幹の大リンパ管と主要リンパ節の略図.

2：細網内細胞は，白血球と類似している．これらの細胞は，動くことはほぼなく，リンパ管を覆っている．肝類洞のクッパー細胞は，細網内細胞のより特徴的な細胞の1つである（Guyton A.C., 1980）.

リンパ系の機能障害

浮腫[3]は，リンパ系で最も頻度が高い機能障害である．これは，とくに腋窩リンパ節と鼡径リンパ節にかかわる術後に著明となる．

浮腫について下記に示す．

—限局性：外傷後，静脈血栓（静脈炎，静脈瘤），リンパ節の除去あるいは圧迫や局部感染など

—全身性：心不全，腎臓病（腎炎，ネフローゼ），肝疾患（肝硬変，栄養失調症）など．

皮下の浮腫は，柔らかい腫れが特徴であり，皮膚の着色は原因によって異なる．それは，下記の形態となる．

—テカテカ光るリンパ浮腫

—腎臓病患者では白色

—心臓病患者では紫色

—慢性浮腫では銅色

—リンパ管炎では赤色．

線維筋痛症[4]も，皮下組織とリンパ-免疫系の機能障害に含まれる．

通常は，この病理は関節リウマチの関節外症状の一種として示される．しかしながら，関連する圧痛点（**図 22.7**）が皮下組織にあり，病因が免疫系と関係している可能性があるため，線維筋痛症は本章に含まれるのである．

さらに，この症状はすべての身体において広汎な疼痛を示すため[5]，システムの全身分布とちょうど一致する．

Wolfe（1993）は，米国リウマチ学会によって定義された線維筋痛症の分類基準として，身体の右側と左側（ウエストラインの上下）に疼痛があり，さらに18つの点のうち少なくとも11点以上の触覚圧痛点があると述べている．

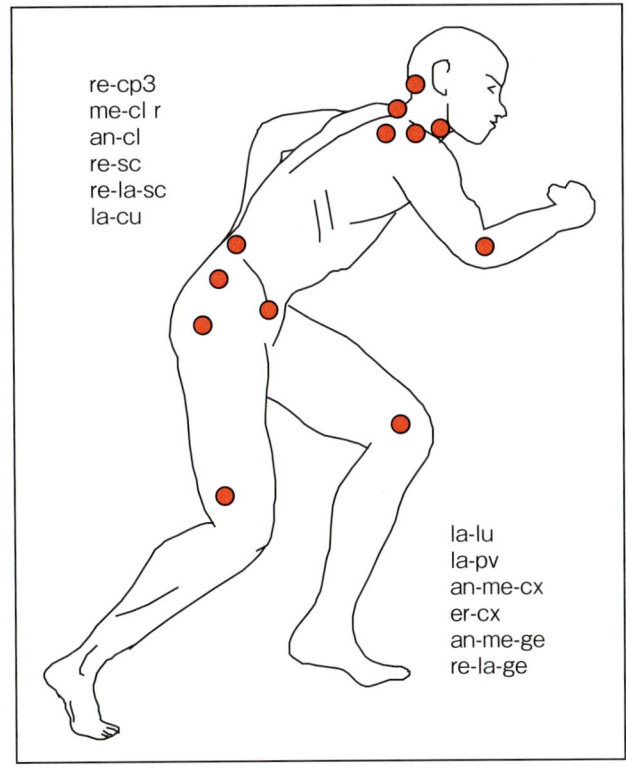

re-cp3
me-cl r
an-cl
re-sc
re-la-sc
la-cu

la-lu
la-pv
an-me-cx
er-cx
an-me-ge
re-la-ge

図 22.7. 線維筋痛症の分類における主要な圧痛点の位置：胸鎖乳突筋下部，第 2 肋軟骨接合部，膝の内側，僧帽筋の後頭骨への停止部，僧帽筋の内側，棘上筋，腸骨稜の内側，上顆，殿部領域の外側．

免疫系

免疫系には，抗原を異常あるいは異質であると特定する生理的過程があり，生体に害が及ぶのを予防している．したがって，免疫反応は身体が抗原を異質（異物）であると認識したときのみに生じる．

抗体産生を誘発することのできる病原因子（抗原）には，下記のものが含まれる．

—マラリアや赤痢などの疾患を引き起こす単細胞生物，原生動物

—上皮と粘膜で増殖する真菌（たとえば，真菌症を引き起こす）

—腸内細菌の一部としては有益だが，血中では有害な細菌（たとえば，敗血症を引き起こす）

—大多数の感染症の原因となるウイルス（たとえば，インフルエンザ）

—分子が非常に大きい毒素（たとえば，ボツリヌス，破傷風）．

3：浮腫は，身体組織に過剰な量の液体が溜まった限局的あるいは全身的な状態である．浮腫の原因は，毛細血管壁の透過性の上昇，静脈閉塞あるいは心不全による毛細血管の圧上昇，リンパ閉塞，炎症状態，およびその他に由来する（Taber C., 2007）．

4：皮下組織の低酸素状態も，線維筋痛症における圧痛点発生の原因でありうると仮定されている．しかしながら，これらの点において，その極度の疼痛を示す顕微鏡的病変は認められていない．真皮表皮接合部における免疫グロブリン G（IgG）の沈着が報告されており，このことは免疫型の病因の仮説を支持するだろう（Todesco S., 1998）．

5：睡眠の最も深い段階の変化（ステージ 4 として知られる）が線維筋痛症の原因要素であると仮定されている．実際，健常者に対してステージ 4 の睡眠を妨げることで，類似の症状を誘発することができる．心理的因子と自律神経系も，この疾患の病因に関与している（Harrison T.R., 1995）．

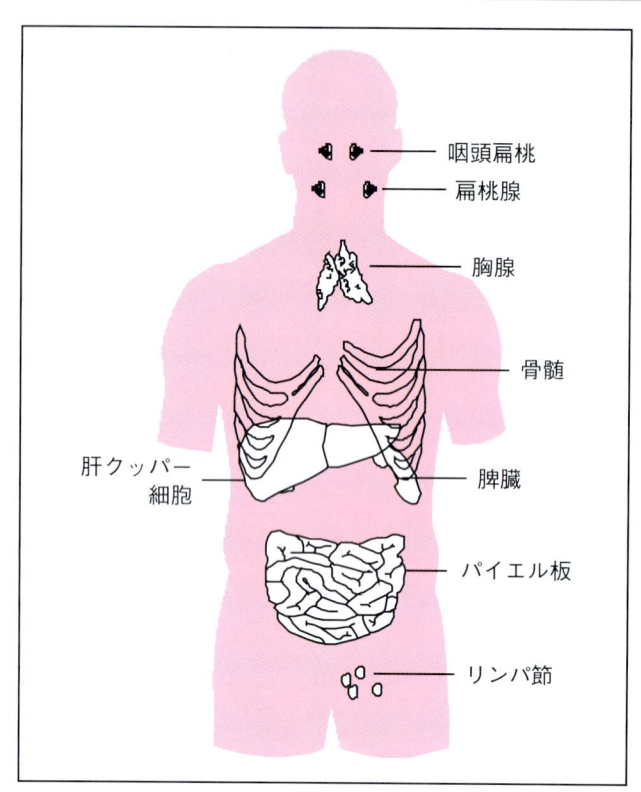

咽頭扁桃

扁桃腺

胸腺

骨髄

肝クッパー
細胞

脾臓

パイエル板

リンパ節

図 22.8. 免疫系の主要な臓器の略図.

免疫系は，生体とは異質な物質を特定するために白血球，とくにリンパ球とマクロファージを用いる．これらの細胞は，一次リンパ臓器（脊髄と胸腺）と二次リンパ臓器（リンパ節，脾臓，粘膜に関連したリンパ組織，扁桃腺，アデノイド）で産生される（**図 22.8**）.

「扁桃腺」という用語は，一般に口蓋扁桃を指す．これは喉の両側に位置する 2 つのリンパ組織小節である.

口蓋扁桃は，咽頭扁桃と舌扁桃とともに，ワルダイエルの咽頭リンパ輪を形成し，気道と消化管を防御する.

粘膜関連リンパ組織（mucosa-associated lymphoid tissue：MALT）は，生体のすべての粘膜を統合する拡散システムである．たとえば，
—腸と関連したリンパ組織[6]（虫垂およびパイエル板）
—気管支粘膜と関連したリンパ組織
—鼻（扁桃腺）と関連したリンパ組織

—皮膚，生殖器および泌尿器などと関連したリンパ組織.

胸腺は，リンパ上皮臓器であり，そのリンパ球が細かく枝分かれした上皮性網状細胞のネットワーク内に含まれる．まず最初に，胸腺は上皮構造だけを有しており，線維組織によって甲状腺と接続している．その後面は，心膜と横隔神経に連結する．胸腺のリンパの構成要素は，胸腺リンパ球からなる．通常は，マクロファージは他の食細胞ほど多くはない．しかし，胸腺実質の重要な部分を構成している．胸腺は，抗原刺激に反応するための末梢リンパ臓器を刺激するホルモン因子（リンホポエチン，サイシモン）を産生する.

脾臓は，血液循環内に挿入されたリンパ臓器であり，リンパ管経路に沿って間隔をおいて挿入されたリンパ節とは異なる．胎児期のあいだ，脾臓は肝臓とともにすべての血球産生に関与し，そのため血球とリンパ球を産出する機能を有しているといえるだろう．その後，血球とリンパ球の産生が骨髄の段階に引き継がれると，脾臓はＴ型（胸腺のような）とＢ型（骨髄のような）リンパ球のみを産生するようになる．脾臓の顕微鏡分析では，脾臓は限られた量の平滑筋を有する線維性結合組織の被膜を有し，この平滑筋が収縮すると血液を末梢循環へ押し出すことが示されている.

免疫系の機能

2 種類の免疫が，身体の免疫系を構築する.
—非特異的免疫（先天性，一次性として知られる）：出生時にすでに存在し，この種の免疫には，食細胞（顆粒球，マクロファージ[7]および単球），ナチュラルキラーリンパ球（NK 細胞）および補体系（肥満細胞）が含まれる.
—特異的免疫（後天性，二次性として知られる）：Ｂリンパ球とＴリンパ球[8]から構成され，それらは生体の記憶に残る免疫応答（免疫記憶）を発達させることのできる細胞である.

6：ヘリコバクター・ピロリは，発見から 20 年が過ぎても疫学的にいまだ不明点が多く，ヒトとのかかわりで議論の絶えない微生物である．ピロリ感染とその後の慢性胃炎，消化性潰瘍性疾患，胃上皮細胞癌発症およびＢ細胞粘膜関連リンパ組織（MALT）リンパ腫の関連性は，十分に証明されている．しかしながら，現在の研究では，全感染患者の 20％足らずがピロリ感染からの結果で発症することを示唆している．本稿では，ヘリコバクター・ピロリが必ずしも有害ではなく役に立つこともあるという，現在利用可能な根拠の検討を試みる（Mishra S., 2012）.

7：マクロファージは，位置する場所に応じて異なる名称をもつ：皮膚のランゲルハンス細胞，リンパ節のマクロファージ，肝臓のクッパー細胞など（Enciclopedia Medica It., 1988）.

8：Ｔリンパ球は，より顕著なものであり，脊髄で産生された前駆体から成熟し，胸腺（thymus）で選択される（「Ｔ」という名称の由来）．これらのリンパ球にとって，胸腺は一種の「訓練場」である．胸腺において，リンパ球は異質の構造から生体に侵入した構造を区別することを学習する（Enciclopedia Medica It., 1988）.

炎症や腫瘍細胞を原因として発生し形成された大量の細菌や異質蛋白質は，リンパ節で破壊される．にもかかわらず，悪性腫瘍などによる汚染が続く場合，新生細胞はリンパ節に浸潤し，続発性腫瘍が発現する（転移）．

脾臓のように，リンパ節には門から被膜方向へ広がる外部の線維被膜と内部の小柱からなる間質支持細胞がある．被膜と小柱は両方とも，筋線維の極めて乏しい線維性結合組織からなる．

リンパ球は，リンパ節の網状ネットワーク内に小さな集合体を形成する．小胞あるいはリンパ結節として知られるこれらの集合体は，脾臓，リンパ節および粘膜（パイエル板，虫垂および扁桃腺）でみられる．

リンパ節の腫脹や膨大は，局所あるいは全身性で起こる．後者の場合は，別の病理による徴候の可能性がある（関節リウマチのような自己免疫疾患あるいはアレルギー反応）．

硬く腫れた不動のリンパ節は，典型的な転移した腫瘍である．

腫れているが弾性のある硬さのリンパ節は，活動期の感染の特徴を示している．

免疫系の機能障害

免疫系の機能障害は，すべての器官とシステムに影響を与えるだろう（**図22.9**）．

アレルギーは，免疫系で最も頻度の多い機能障害である．花粉などの物質が粘膜に接触し始めたとき，アレルギー反応はすぐには引き起こされない．その代わりに，感作が生じる．つまり，免疫系はこの物質を異質であると認識し，アレルゲンとして標識する．結果として，抗原，リンパ球および免疫グロブリンE（immunoglobulin E：IgE）のような抗体などのさまざまな種類の細胞が活性化される．その後，これらの細胞は同じアレルゲンに曝露されるたびに活性化される．免疫グロブリン[9]は，結合組織に豊富に存在する肥満細胞（マスト細胞）を引き寄せる．ムコ多糖類と蛋白質は，マスト細胞を取り囲む．一般的なムコ多糖類は，ヘパリン（抗凝固物質）とヒスタミン（毛細血管拡張物質）である．炎症プロセスとアナフィラキシーショックを管理する役目を担うマス

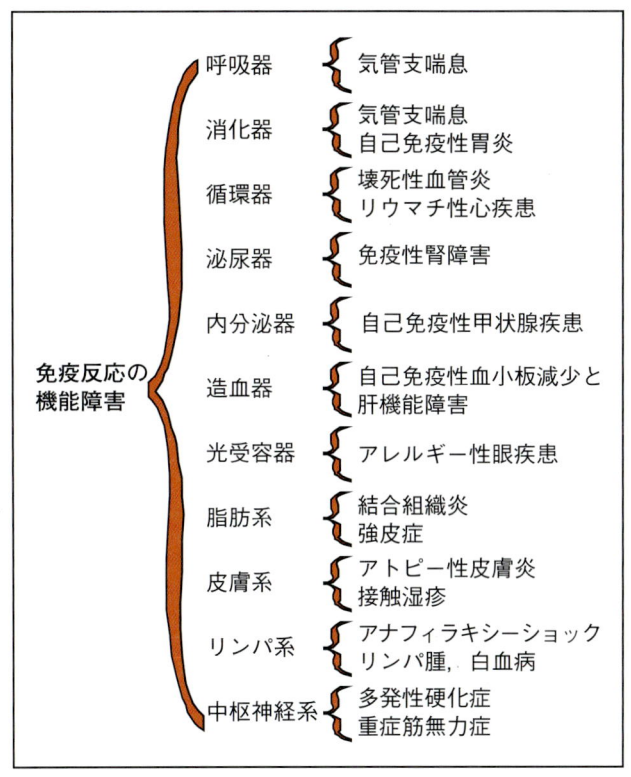

図22.9. 他の器官とシステム内の免疫系の反応.

ト細胞は，アレルギー反応に積極的に関与する．

免疫系疾患に関与するさまざまな全身性の症状は，浅筋膜内にも症状が発現する．たとえば，全身性エリテマトーデスや多発性筋炎，強皮症などである．

にもかかわらず，筋膜マニピュレーションのアプローチは，必ずしも患者の症状を特定の病理カテゴリーに分類することを試みることなく，それぞれ特定症例に対して治療を適用させる．

SLIの治療

筋膜マニピュレーションがリンパ-免疫系（SLI）の機能障害に作用する方法を本項で検討する．

2つのシステムが協働している場合であっても，それらの治療方法は異なる．鼡径，腋窩および頸部リンパ節へのマニピュレーションである深層への手技は，免疫系の機能障害のために適応される．一方，リンパ系の機能障害には，患側四分円の皮下組織に対するモビライゼーションである浅層への手技が適用される．

これら2つの治療方法は，何らかの病理に関連づけることができるが，急性期（関節リウマチの急性期，線維

9：免疫グロブリンは，微生物に対する主要な防御機序の1つを代表する血漿蛋白質である．5種類の免疫グロブリン（IgA，IgD，IgE，IgG，IgM）が，すべての血漿蛋白質の約30%を占める（Taber C., 2007）.

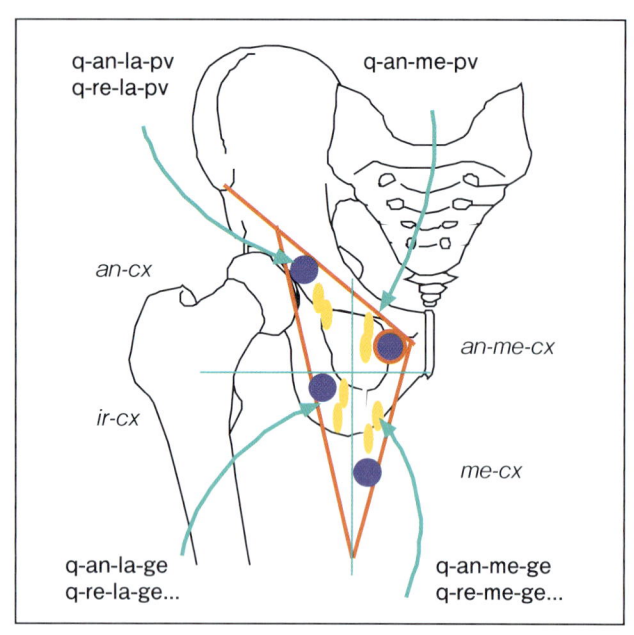

図 22.10. 鼡径部のリンパ節.

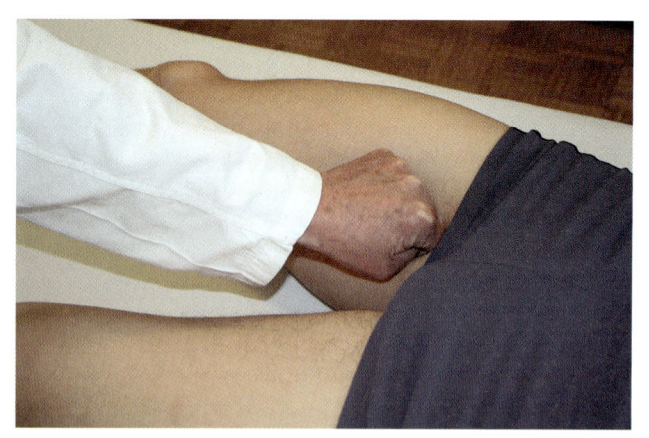

図 22.11. 鼡径部のリンパ節の触診検証と治療.

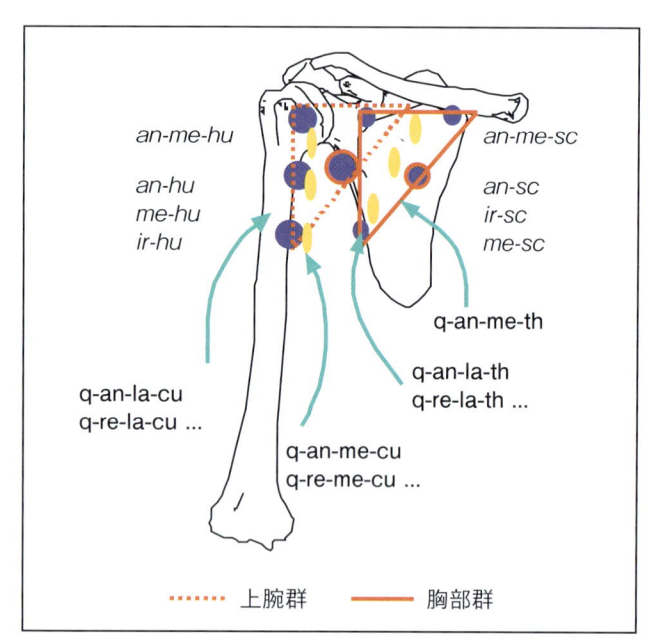

図 22.12. 腋窩領域のリンパ節.

筋痛症など）では，最初は軽い浅層のモビライゼーションだけが適用される.

　この2つのアプローチに関連する治療の一例として，ここで結合組織疾患の仮定的症例について検討する.この疾患は，何らかのリンパ系の反応とともに免疫系の障害に起因して，皮下に線維性組織が現れている.

免疫系のマニピュレーション

　まず，前方-内方-股（an-me-cx），an-me-hu（上腕），前方-外方-頸部（an-la-cl），re（後方）-la-cl の四分円に適用される免疫系の治療について述べる.

　触診検証は，鼡径部のリンパ節から始める（図22.10）.3つの関連する CCs〔an-cx，me-cx，ir（内旋）-cx〕とともに，an-me-cx の CF が評価の基準となる.

　生殖器と骨盤の前内側壁の血管は，an-me-cx の CF の近くに位置するリンパ節に流れ込む.

　an-cx の CC は，上外側のリンパ節群の近くに位置する.臍下領域の前外側の腹壁と背部の後外側壁のリンパ管は，すべてこれらのリンパ節に排出される.

　ir-cx の CC は，下肢の an-la と re-la の四分円のリンパ管からリンパを受けるリンパ節近傍に位置する.

　me-cx の CC は，下肢の an-me と re-me の四分円のリンパ管からリンパを受ける下内側のリンパ節近傍に位置する.

　治療は，最も感受性が高い点に集中して行われる.セ

ラピストの中手指節関節で，皮膚に対して垂直に軽い圧力を加える.詰まっているリンパ節を取り囲む膠原組織が，回転運動で動いていくにつれて，圧力をゆっくりと増加させる（図22.11）.

　滑走している組織に明確な改善が認められるまで，マニピュレーションを続ける.

　次の段階は，腋窩領域の触診検証である.この領域は，2つの三角形に分けることができる（図22.12）.
―浅層：胸部リンパ節に連結している
―深層：上腕リンパ節に関連している.

　浅層の三角形は，三日月形の分布で第1から第5肋間まで延びるリンパ節が含まれる.an-me-sc（肩甲骨）の CF が，このリンパ節群の主要な点である.触診検証

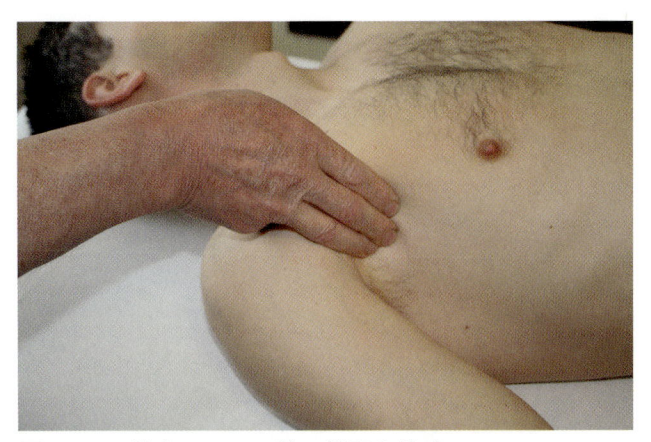

図 22.13. 腋窩のリンパ節の検証と治療.

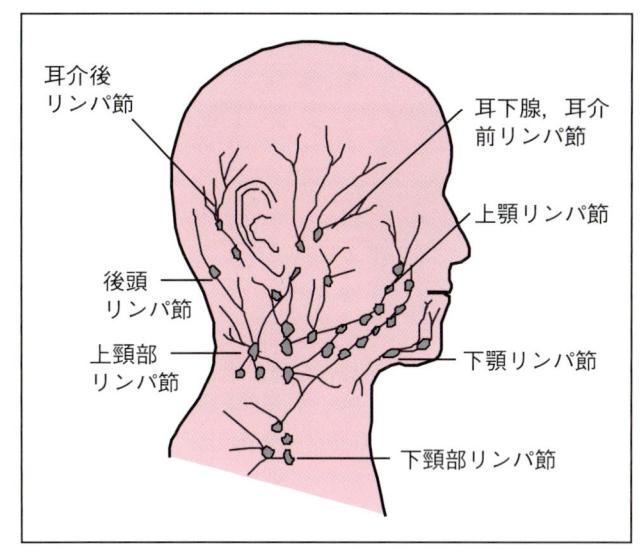

図 22.14. 頭頸部の浅層のリンパ節とリンパ管.

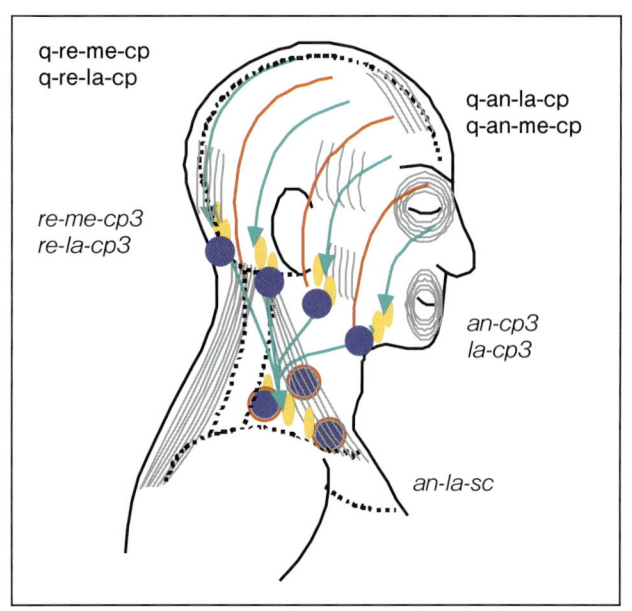

図 22.15. 頸部領域のリンパ節.

には an-sc, ir-sc, me-sc の CCs を含む.

　前方と後方の胸郭における四分円〔q-an-me-th（胸郭）および q-re-la-th〕のリンパ管は, これらの点に近いリンパ節に流れ込む.

　深層の三角形は, 上腕リンパ節に連結しており, 上腕の維管束の内側面に位置する. an-me-hu の CF は, この上腕のリンパ節群の基準点である. 腕の維管束上に位置する me-hu の CC は触診する必要があり, 検証は ir-hu の CC まで広げる必要がある. 上肢全体のリンパ管〔an-me-hu, cu, ca（手根）, di（手指）の四分円のリンパ管, an-la-hu, cu（肘）などの四分円〕は, すべてこれらのリンパ節に排出される.

　マニピュレーションは, 基質に変化をもたらすために腋窩領域全体に適用されるのではなく, 特定の点に集中させなければならない（**図 22.13**）. 治療は, 触診検証で動きに対してより抵抗すると判明した点に対して常に適応される.

　上肢に浮腫が認められる場合, 吻合がリンパ管のあいだにあると想定すると, 上腕リンパ節と胸部リンパ節の周辺に存在する筋膜の高密度化に働きかけるのが有効である.

　次の段階は, 頭部リンパ節の触診検証である（**図 22.14**）. これらのリンパ節は, 4 つの区域に分類することができる.

—後頭リンパ節：項線に沿って位置し, 頭皮および項部領域からリンパを受ける.

—耳介後リンパ節：乳様突起近くに位置し, 側頭部および耳の耳介からリンパを受ける.

—浅層と深層の耳下腺リンパ節：耳下腺に散在し, 眼瞼の外側領域および耳下腺からリンパを受ける

—下顎とオトガイ下リンパ節：下顎下縁に沿って位置し, 顔, 歯および口腔の中央部からリンパを受ける.

　頭部リンパ節は, 頸部リンパ節に排出され, 浅層, 上方および下方に分割することができる.

　したがって, 頭部の四分円は, 頭部と頸部リンパ節の両方を含む（**図 22.15**）.

—上顎および下顎リンパ節は, an-me-cp（頭部）の四分円から発生し, an-cp3 の CC が収束点を表す

—耳下腺リンパ節は, an-la-cp の四分円内にあり, la-

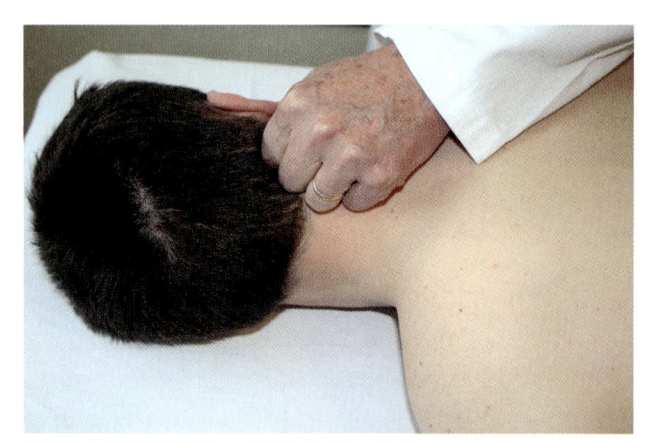

図 22.16. 頸部リンパ節の検証と治療.

cp3 の CC に向かって排出される

―耳介後リンパ節は，re-la-cp の四分円内に挿入され，re-la-cp3 の CF 領域に排出される

―後頭リンパ節は，re-me-cp3 の四分円の一部で，re-me-cp3 の CF に収束する.

　触診で圧痛のあるリンパ節群を特定したら，次の段階はこれらの構造に対して深くマニピュレーションすることである（図 22.16）.

　頸部リンパ節の治療は，患者に座位をとらせて行う. セラピストは，胸鎖乳突筋周辺と鎖骨上窩を検査するために中指の指先を用いる.

　体幹と四肢のその他の四分円は，リンパ節の集合体ではなくリンパ管によって形成されている. そのため，これらに対する治療は，回転モビライゼーション（rotatory mobilization）あるいは回転を加えない剪断運動からなる.

リンパ系のモビライゼーション

　上記で提案した深層のリンパ節を刺激する治療は，免疫系の内部構成要素に対して行われる. リンパ系の外部構成要素に対する治療について本項で検討する.

　この手技は，手掌による最小の圧を適用する必要がある. セラピストの手掌を患者の皮膚に十分に密着させ，組織に変化している領域がないかどうかを検査しながら，皮下組織全体に，回転運動と回転を加えない剪断運動を適用する（図 22.17）.

　皮下組織の変化はゆっくり，そして長い時間をかけて生じる.

―第 1 段階では，組織は柔らかい粘度をもち，皮膚に腫

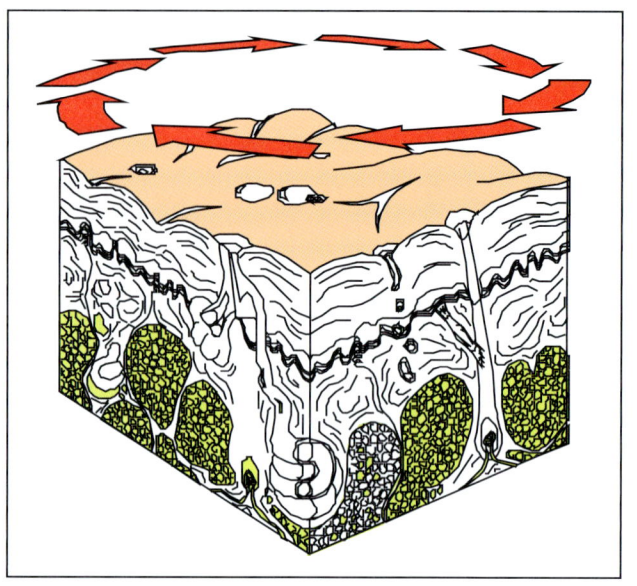

図 22.17. 皮下組織に対する回転モビライゼーション.

れが生じる（浮腫段階）

―第 2 段階では，脂肪組織と皮下組織の支帯は肥厚し，高密度化する

―第 3 段階では，さまざまな層が互いに癒着し，皮下組織の線維化が生じる.

　最初の 2 つの段階では，モビライゼーションは平坦な手掌が適用され，第 3 段階では「ピンスメント」法が適用される（第 21 章 250 頁を参照）.

　モビライゼーションは，リンパ管周囲における結合組織の流動性の回復を目的としている[10]. an-me-cx と an-me-hu の四分円は，リンパ節を含むたった 2 つの四分円とはいえ，モビライゼーションを必要とする四分円の選択はこれらの四分円に限定されるわけではない.

　いずれの四分円あるいは四分円のグループも，リンパのうっ滞の原因になりうる.

　したがって，四肢と体幹のどの四分円が治療を必要としているかを選択するために，各分節における前方と後方の 2 つの四分円の比較触診検証が用いられる. 滑走性を評価し，癒着点や運動に対する抵抗性を検査するために，皮下組織に対し，回転を伴うあるいは伴わない剪断

10：真皮では，リンパ管は毛細血管ネットワークの下で浅層のネットワークを形成する. 第 2 のネットワークは，より深層の皮下組織との境界部に認められ，小さなリンパ管を通じ浅層のネットワークと連結する. リンパは，支帯の血管に沿った多数のリンパ管を介して皮下組織へ排出される. 皮下リンパ管には弁がある. 直径の大きいリンパ管は，皮下のネットワークから発生し，支帯に沿って走行することによって所属リンパ節まで延びている（Benninghoff A., Goerttler K., 1986）.

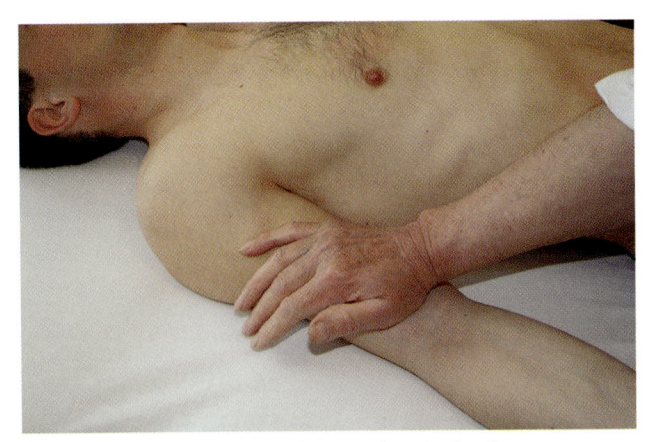

図 22.18. an-la-cu の四分円モビライゼーション.

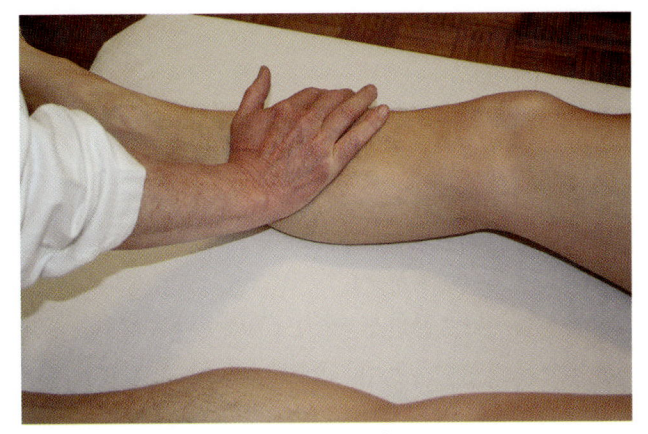

図 22.19. an-me-ta の四分円モビライゼーション.

運動を適用する．一般的に，変化をきたしている組織の小さな領域では自発痛はない．セラピストが圧迫したときのみ疼痛が生じる．

分節の4つすべての四分円が疼痛，浮腫をきたすことは頻繁に認められるが，1回の治療では，同一のリンパ管に沿った，あるいは対角線上の2，3個の分節を選択するのが最適である．たとえば，上肢において an-la-cu の四分円が選択された場合（図 22.18），an-la-ca の四分円が検査され，次に治療される．

上肢における an-la の四分円の触診とモビライゼーションは，患者を背臥位にして行う．患者の腕は体側に置く．

同様に，an-me の四分円に対しては，患者は背臥位であるが，上肢は頭部の上方に位置させる．上下肢の re-la と re-me の四分円に対しては，患者を腹臥位にさせるのが最適である．

下肢の四分円の触診では，セラピストは患者の足を片手でしっかり保持し，他方の手で四分円に対し回転運動を用いてモビライゼーションする（図 22.19）．

頭蓋の四分円は，頭皮に対し指先で接触し続けることによって，モビライゼーションされる．たとえば，re-la-cp の四分円に対するモビライゼーションの方向は，耳介後方リンパ節に排出するリンパ管に従う（図 22.20）．この種の筋膜モビライゼーションは，単に他動的なリンパドレナージを意図したものではない．それは，リンパ管を取り囲む結合組織の弾性を改善させ，これらのリンパ管の平滑筋がより効果的に規則正しく収縮することを目的としている．

顔の四分円は，患者を腹臥位にし，皮膚を指先で触れ

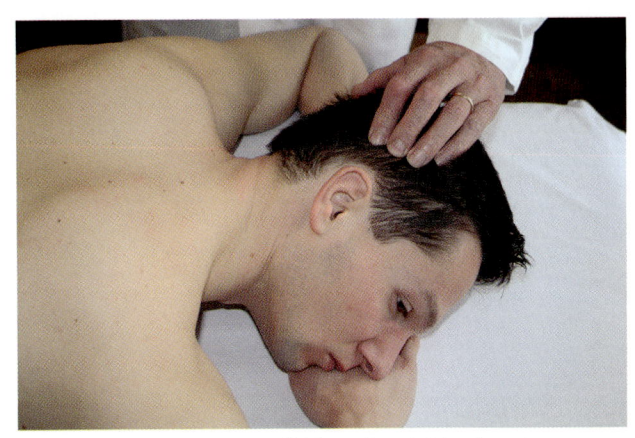

図 22.20. re-la-cp の四分円モビライゼーション.

続けることによってモビライゼーションする．皮膚を刺激しないように注意を払わなければならない．

四分円のモビライゼーションを行うと，四分円は自律的にリンパを排出できるようになる．

治療終了後，下記の情報を評価チャートに記録する．
—マニピュレーションを行ったリンパ節周囲における領域近傍の CCs の名称
—モビライゼーションを行った四分円．該当する CF の冒頭に q の文字を加えた略語を使用する（たとえば，q-an-me-ta）．

臨床的症例検証

40歳の女性は，カンジダ・アルビカンスによる再発性腔感染と下肢の浮腫の治療のために紹介された．過去1年間，1カ月に約1回（月経周期のあいだ）症状が生じていた．これらの増悪時には，性交と排尿によって疼痛が生じていた．

医学的な治療は，この問題に対して一時的な緩和のみを与えていた．

この患者における腟粘膜の免疫系に障害があるという仮説が立てられた．治療は，鼡径リンパ節と下肢のリンパ系の刺激が含まれると計画された．

鼡径リンパ節の触診により，an-cx の CC 周囲の組織に高密度化と圧痛を確認した．

触診検証では，平坦な手掌によるモビライゼーションアプローチを用い，とくに両側の an-me-ta の四分円に疼痛を認めた．

an-cx の CC に対するマニピュレーションは，q-an-me-ta のモビライゼーションに変更され，まず右下肢，次に左下肢に対して実施された．

治療は，リンパ節とリンパ管周囲の結合組織の疼痛が 50% 減少した時点で終了した．次の治療は 1 カ月後に予約し，患者が結果を評価する期間を設けた．患者が再来院した際，月経周期のあいだ，まったく感染は生じなかったと報告した．1 回目の治療で治療した同一の点を触診したところ，皮下組織の両側の深層リンパ節とリンパ管に，もはや圧痛がないことが確認された．

第23章
脂肪-代謝系

肥満者では，浅筋膜の四分円が明瞭である．ときには，彼らは足首と手首にきついストラップをはめているように見え，膝と肘は身体の残りの部分に対してより小さく見える．これは，これらの特定の領域において浅筋膜が深筋膜[1]の支帯に付着しているためである．そのため，脂肪組織はこれらの領域に沈着できない．

脂肪-代謝系（SAM）とストレス

脂肪-代謝系（adipose-metabolic system：SAM）の役割は，身体の絶え間ないエネルギーへの要求に応えることである（**図 23.1〜 6**）．これらの要求は，ときには増加し，ときには減少する．前者の場合は，代謝プロセスを経て沈着している脂肪からエネルギーを取り戻し，後者の場合は，脂肪組織に過剰な物質が沈着される．

本書では，脂肪組織について述べるとき，「脂肪系」という語を選択している．これは，この組織が単なる組織以上の役割を担っているためである．たとえば，脂肪系は多くの動物の休眠と冬眠に関与しており，レプチン分泌などのホルモンの役割も有している．レプチンは，食欲とエネルギー消費の調節に重要な役割を果たすホルモンである．

脂肪組織は，副腎機能亢進症が認められる場合，増加する．副腎機能亢進症によって副腎コルチコステロイドの産生が増加すると，インスリンの必要性がより高まる．これによって，脂質の生成が促進される．

ストレスは，体重増加に影響する可能性がある．なぜなら，ストレスを受けると，脂肪細胞への脂肪の蓄積を引き起こすホルモンである神経ペプチド Y（neuropep-tide Y：NPY）が起因して，より多くの脂肪細胞を同化するためである．NPY は，近年まで食欲と食物摂取をコントロールする役割として広く知られていた．NPY

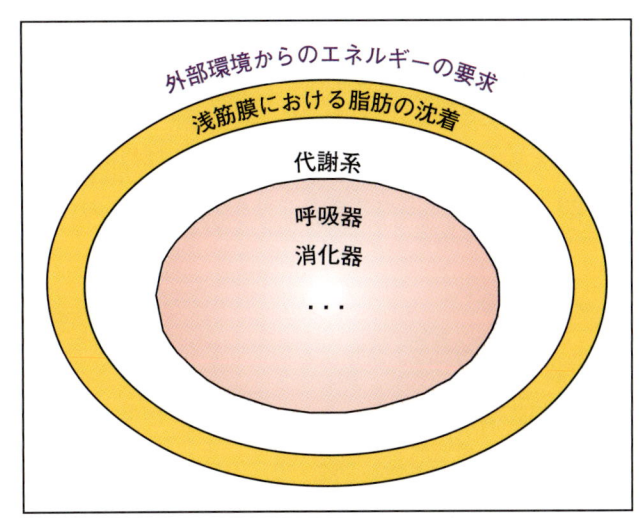

図 23.1. 脂肪-代謝系（SAM）のストレスへの反応.

は，脳内の神経伝達物質として作用するが，二次的な自律神経性の役割も有し，脂肪組織を支配する自律神経を介して作用する．

代謝系は，「内部工場」のようなものである．代謝系は，随意筋と不随意筋の収縮に必要なエネルギーを産生する．この役割は，皮下および腎周囲の脂肪組織に存在する脂肪量によって調節されている．このフィードバック機構が破綻すると，とくに浅筋膜と腎筋膜周囲に過剰な脂肪の蓄積が生じる．

どんな生物でも，何度も有毒な環境廃棄物（たとえば，スモッグ，大気粒子，食品着色料，有害化学物質）に曝露され，慢性的なストレスを受けている．慢性的なストレスは，すべての身体システムを衰弱させ，適切に機能することを阻害する．これらの機能障害は，連鎖反応によって基礎代謝にも影響を及ぼす可能性があり，その結果，細胞エネルギー源が継続的に減少する状態にいたる．

1：支帯は，靱帯のように関節を安定させる構造ではない．これらは，浅筋膜と連結する深筋膜の特化した構造である（Stecco C., 2010）.

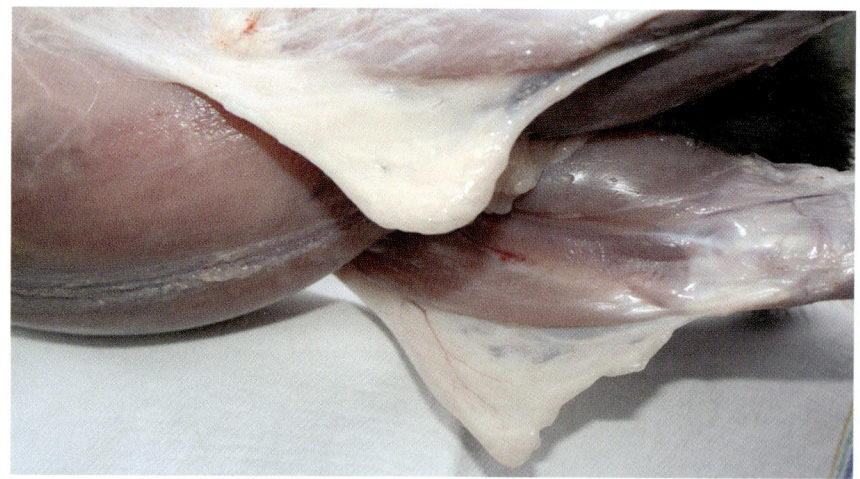

通常，ウサギは皮下脂肪をもたない．しかし，このウサギは強制的に給餌され，浅筋層と毛皮のあいだに含まれない嚢に脂肪が蓄積している．

図 23.2. 食べさせられすぎたウサギの浅筋膜における脂肪の嚢状蓄積.

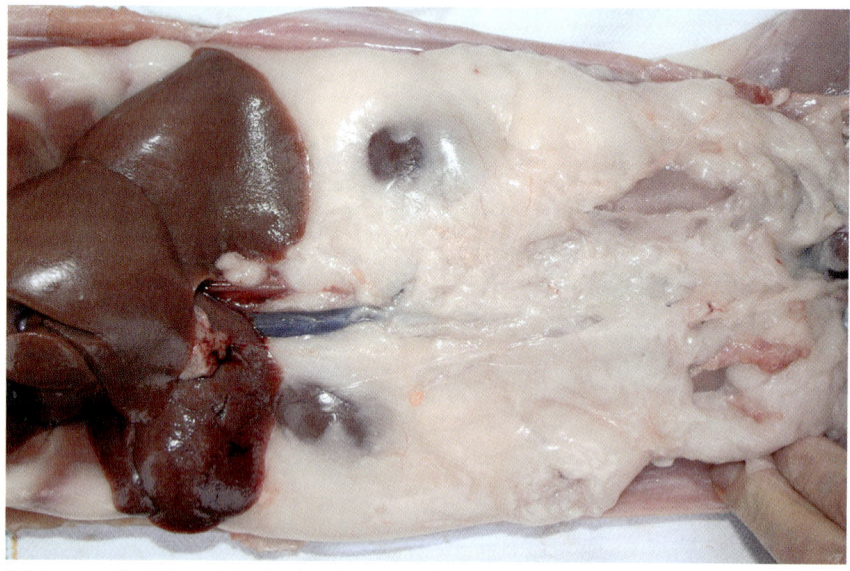

強制的に給餌されたウサギは，腹膜後領域の腎筋膜内に大量の脂肪が認められる．

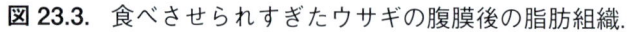

図 23.3. 食べさせられすぎたウサギの腹膜後の脂肪組織.

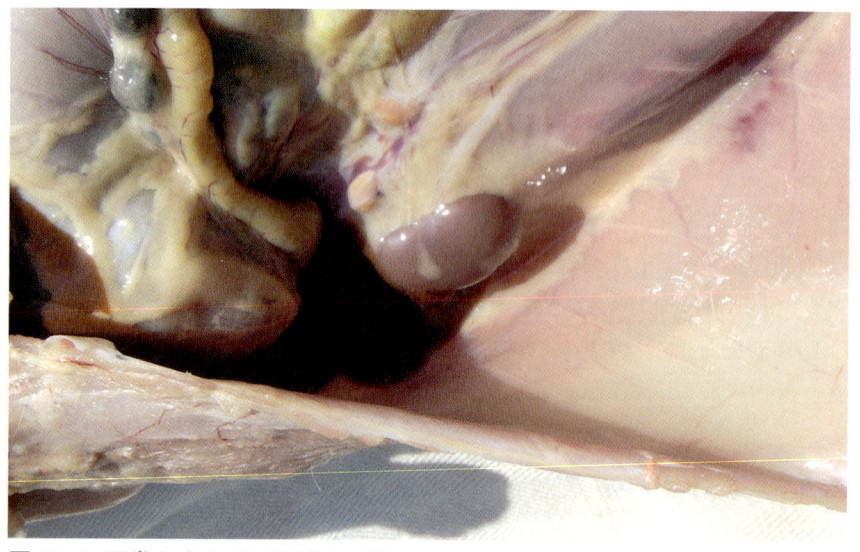

通常，ウサギの腹膜後領域には脂肪は存在しない．腎周囲にはごく少量の脂肪しか存在せず，それは腎被膜によって適切な部位に固定されている．

図 23.4. 正常なウサギの腎臓と尿管.

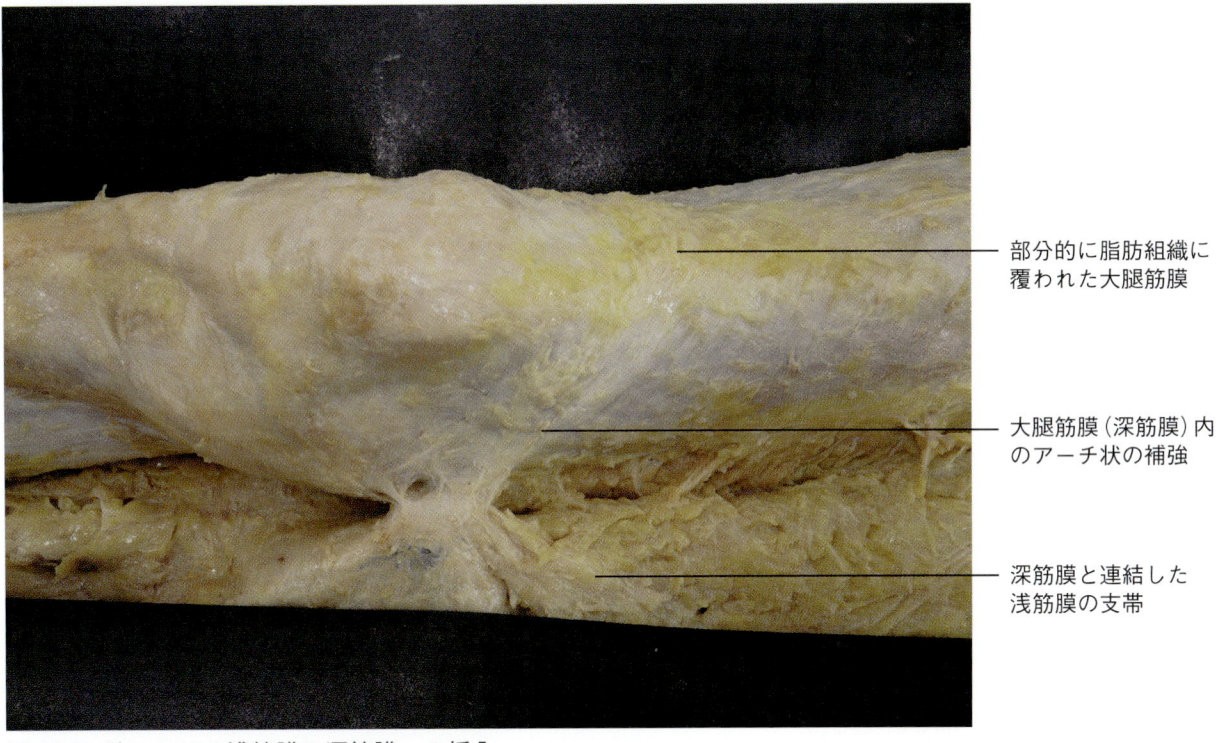

部分的に脂肪組織に
覆われた大腿筋膜

大腿筋膜（深筋膜）内
のアーチ状の補強

深筋膜と連結した
浅筋膜の支帯

図 23.5. 膝における浅筋膜の深筋膜への挿入.

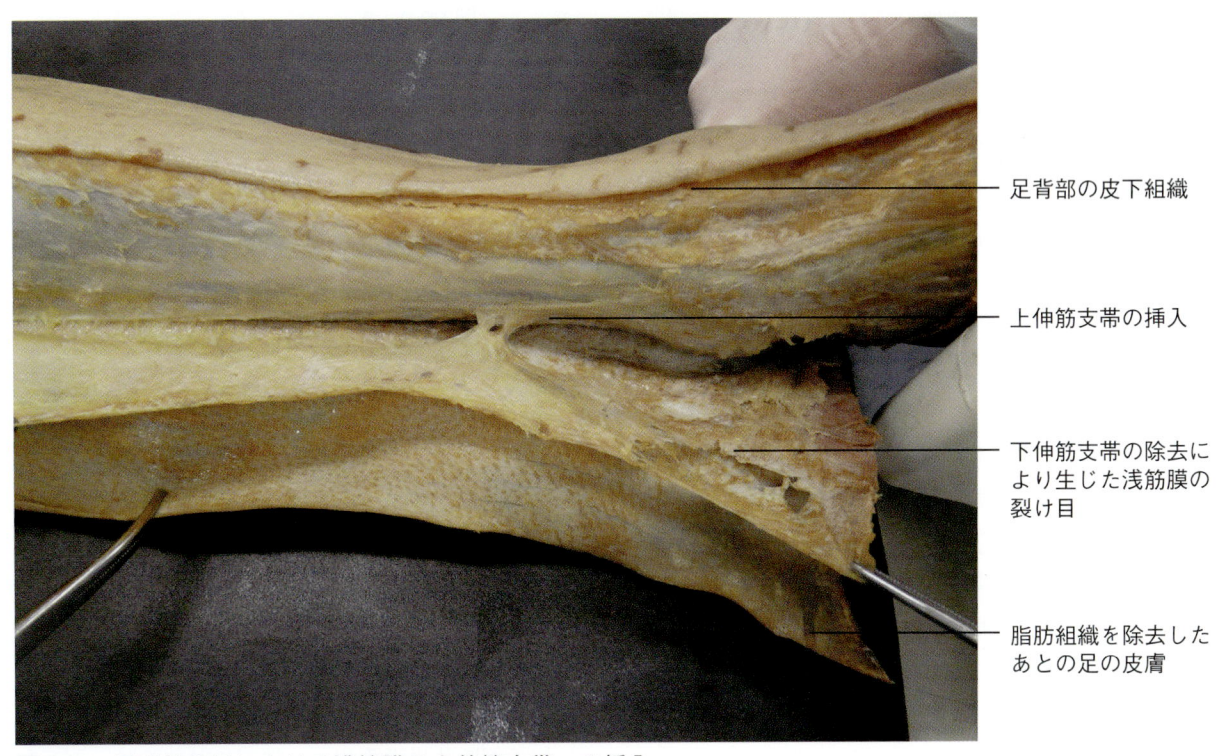

足背部の皮下組織

上伸筋支帯の挿入

下伸筋支帯の除去に
より生じた浅筋膜の
裂け目

脂肪組織を除去した
あとの足の皮膚

図 23.6. 足関節領域における浅筋膜の上伸筋支帯への挿入.

脂肪系

脂肪組織は，高密度に脂肪細胞が包まれている輪紋状結合組織である.

脂肪組織には下記の3種類がある.

―白色：体脂肪の増加に応答して食欲をコントロールするホルモンであり，レプチンを分泌する

―黄色：足底で認められ，着地時の衝撃を吸収する機械的役割をもつ

―褐色[2]：体温調節に特異的な脂肪である．すべての哺乳類の新生児に存在する．ヒトでは生後に消失するが，冬眠する動物では残存する.

脂肪系の機能

70 kgの男性には，約12 kgの脂肪がトリグリセリドとして貯蔵されている．この貯蔵脂肪は，約8週間生存するのに十分なエネルギーを供給することができる.

脂肪量の増加の原因は，脂肪細胞のサイズの増加（肥大性肥満）と脂肪細胞数の増加（過形成性肥満）が同時に生じているか，あるいはどちらか一方が生じているかである．成人では，肥大性肥満が広く認められている.

脂肪系は，すべての食物からエネルギーを貯蔵する．このことは，脂肪系が脂肪，炭水化物あるいは蛋白質から成り立つかどうかに関係なく，あらゆる種類の食物を摂取することで脂肪組織の量を増加できる理由を説明できる（図23.7）.

肝臓は，疑いなく脂肪の利用をコントロールする身体で最も重要な臓器である．肝臓は，ブドウ糖を脂肪酸に変換するだけでなく，身体が脂肪酸を容易に利用できるコレステロール[3]などの物質に変換する.

肥満は，不適切な食習慣による過剰な食物摂取，あるいは空腹感と満腹感の情報処理の中心である視床下部の機能障害によって生じる可能性がある.

皮下脂肪組織は，おもに代謝過程のための貯蔵領域であり，体温調節には二次的な役割しか果たさない[4]．一般

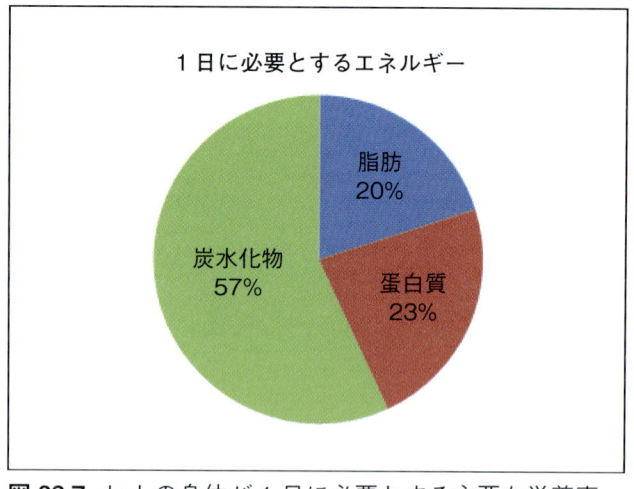

図23.7. ヒトの身体が1日に必要とする主要な栄養素.

的に，肥満者は正常体重者と同じように寒気を感じる．むしろ，体温調節は，皮膚外皮の分散機能とかかわりが深い．すべての恒温動物が皮膚の付属物である毛皮あるいは羽毛を有するが，必ずしも皮下脂肪組織を有しているわけではない．たとえば，強制的に給餌されたウサギでは，過剰な脂肪組織は皮下ではなく内臓周囲に沈着している（図23.2，3）.

肥満指数（body mass index：BMI）は，脂肪量を測定する最も簡易的な方法である．これは，対象者の身長と体重の関係に基づいている.

脂肪組織の内臓への蓄積は，胴囲と第4腰椎レベルの腹囲との関係を評価することによって推定することができる.

脂肪系の機能障害

脂肪系の機能障害は，局所的あるいは生体内の多数の部位に分布している可能性がある.

局所機能障害には，以下のものが含まれる.

―脂肪腫：多数の脂肪細胞から構成される良性腫瘍

―脂肪肉芽腫：脂肪組織内に形成される嚢胞．油性の内容物を含む

―進行性脂肪異栄養症：体幹の頭側領域と上肢において，皮下脂肪の喪失が特徴である

―転子部脂肪異栄養症：大腿部における脂質の過剰な蓄積が特徴である．一般に「サドルバッグの大腿」として知られる

―脂肪肉芽腫症：肉芽腫性反応を引き起こす類脂質の蓄積で生じる誤った脂質代謝である

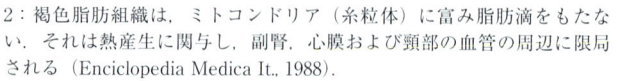

2：褐色脂肪組織は，ミトコンドリア（糸粒体）に富み脂肪滴をもたない．それは熱産生に関与し，副腎，心膜および頸部の血管の周辺に限局される（Enciclopedia Medica It., 1988）.

3：無脂肪食を給餌された動物は，皮膚炎や成長障害をきたし，肝臓では脂肪変性をきたし，神経障害が現れる（Manuale Merck., 1990）.

4：肥満者では，熱産生に変化は認められない（Faglia G., 1997）.

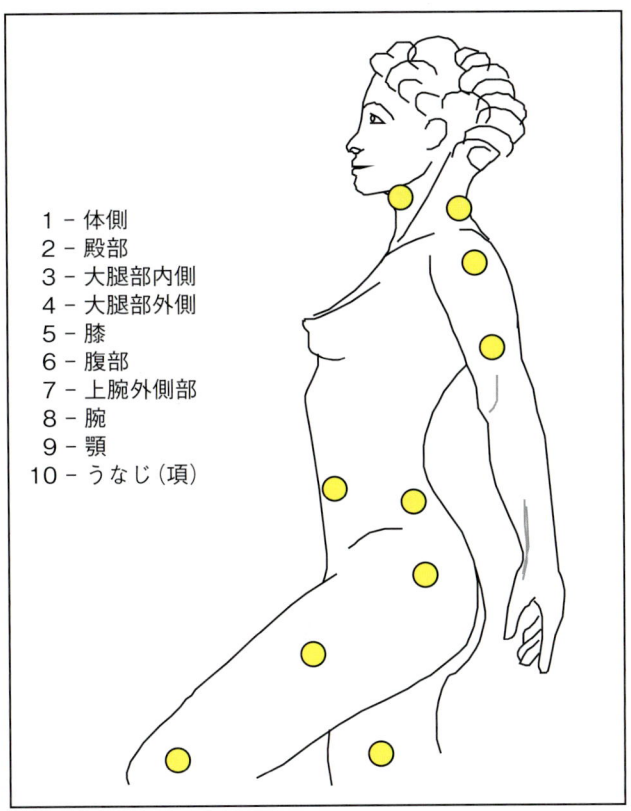

1 − 体側
2 − 殿部
3 − 大腿部内側
4 − 大腿部外側
5 − 膝
6 − 腹部
7 − 上腕外側部
8 − 腕
9 − 顎
10 − うなじ（項）

図 23.8. 皮下脂肪層炎が生じる最も一般的な 10 カ所（多い順）.

—脂肪腫症[5]：局所領域に脂質が過剰に蓄積する.

ここでは，脂肪系に関与する 2 つの全身性機能障害である皮下脂肪層炎（**図 23.8**）と強皮症について，さらに詳細に検討する.

ときに誤って「セルライト」とよばれる浮腫性線維硬化皮下脂肪層炎は，後に深部静脈系が関与する慢性的な表在性静脈不全に起因する. より具体的には，皮下脂肪層炎は，皮下組織の微小循環異常によって生じる. 細胞と血液の代謝交換の崩壊をもたらす毛細血管浸透性の変化は，支持組織と脂肪細胞の特徴的な変性を引き起こし，皮下組織と真皮に問題を引き起こす（より薄い皮膚，白から黄色がかった線条，および疼痛を伴うことの多い小結節）. 微小循環における解剖学的変化は，後毛細血管レベルでの血管圧を高め，静水圧とコロイド浸透圧の不均衡につながる.

この不均衡は，濾過液の増加を誘発し，組織の排液能力を超えると，間隙に濾過液が蓄積し，浮腫を形成す

る. フィブリノーゲンを含む毛細血管から，血漿蛋白質の出力が増加する. それは，フィブリノーゲン・ポリメラーゼとして毛細血管周囲にフィブリンバンドを形成し，周辺組織への酸素と栄養素の供給を妨げる.

リウマチ学では，患者が頻繁に下肢伸筋面に集中した疼痛を伴う小節などの多様な脂肪組織の変化を呈する場合であっても，結節性紅斑[6]（一種の皮膚皮下組織炎）は血管炎[7]に分類される. 実際，結節性紅斑は有痛関節，腺症（アデノパシー）および発疹などの全身症状を伴う皮下脂肪組織炎（皮下脂肪組織の炎症）の一種と考えられ，類肉腫症（サルコイドーシス），腸炎，レンサ球菌性および真菌感染など他の病気とともに発現する.

これらの症例における典型的な発疹の生検では，皮下脂肪の炎症が確認されている.

強皮症[8]（別名，全身性硬化症）は，皮膚および皮下結合組織の全身性炎症疾患である. 強皮症の特徴は，小動脈と毛細血管の血管障害およびコラーゲンの過剰産出（線維症にいたる），ならびに結合組織基質のその他の構成要素の過剰産生である[9]. 異なる形態として，おもに手足に症状が現れる限局性の強皮症と，筋と内部臓器を含む全身に影響を及ぼすびまん性の強皮症がある.

大多数の症例において，強皮症の最初の兆候はレイノー症候群（二次性レイノー症候群）である. この症候群の特徴は，寒冷および情動ストレスによって引き起こされる血管痙攣であり，皮膚蒼白（虚血相）が認められ，チアノーゼ（低酸素相），発赤（充血反応相）が続く. 強皮症は，3 段階を経て進行する. それは，触圧で圧痕が残らない浮腫相，皮膚がより硬くなる硬化相および萎縮相である.

5：有痛性脂肪腫は，強い疼痛を呈する脂肪腫が特徴である. 有病率は，成人女性で高い. これらの脂肪腫は，好発部位はなく，圧迫による筋力低下と末梢神経障害を伴う（Faglia G., 1997）.

6：結節性紅斑は，皮膚と皮下の血管に関係する一種の血管炎である. それは，多発性発疹や結節性発疹を呈する（Todesco S., 1998）.
7：血管炎は，動脈壁と静脈壁の炎症と壊死が特徴の疾病である. 一次性の血管炎は血管の負荷容量にのみに関係し，二次性の血管炎は結合組織疾患のような他の疾患の徴候を呈する（Todesco S., 1998）.
8：リウマチ性結合組織疾患は，全身性エリテマトーデス，全身性硬化症あるいは強皮症，皮膚筋炎および血管炎を含む（Carcassi U., 1993）.
9：強皮症において，真皮と皮下組織のあいだの領域は，結合組織の構成要素が増加し始める皮膚の最初の領域である. 病気の初期段階において，I 型と III 型コラーゲン線維，フィブロネクチンおよびグリコサミノグリカンの増加を認めることができる（Carcassi U., 1993）.

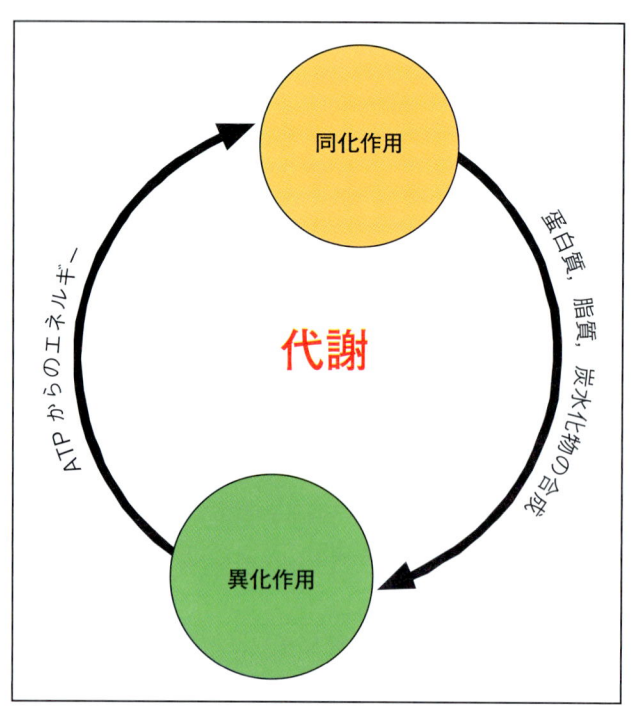

図 23.9. 代謝系の 2 つの過程.

代謝系

　代謝[10] には，ふたつの基本的過程がある（**図 23.9**）.
—同化または等化作用：小さな分子を結合して大きな分子を形成する過程. 炭素，酸素，窒素および水素などの原子が食事または呼吸を通して同化され，脂質，蛋白質および炭水化物に転換される.
—異化または低下作用：大きな分子を小さな分子に変換する過程. たとえば，アデノシン三リン酸（adenosine triphosphate：ATP）およびエネルギーと熱の放出に関与する細胞呼吸は，異化の過程である.

　代謝は，自己動力性の閉回路システムである. 同化作用は，同化と新しい燃料の産出のために必要なエネルギーを供給するための異化作用を燃焼させる燃料を産出する.

代謝系の機能

　代謝経路は無数に存在し，下記のものがある.
—基礎代謝：生命機能を維持するための最小限のエネルギー消費
—炭水化物代謝：ブドウ糖のグリコーゲンへの転換
—蛋白代謝：肝臓を経由した蛋白質のアミノ酸への合成[11]
—プリン代謝：核酸を組み合わせた核蛋白質を形成し，尿酸を獲得する.

　脂肪消化の最終産物は，腸粘膜の絨毛によって吸収され，単糖類（炭水化物の基本単位）のように血管に直接入らず，中央乳び管に入る.

　中央乳び管を出ると，乳化した脂肪がリンパとともに体循環に輸送される. 脂肪が豊富な食事の後，乳化した脂肪の多くは 3 時間以内に肝臓を含む身体の脂肪組織に沈着する. その後，身体がエネルギーを必要としたとき，脂肪は脂肪組織から動員され，血中に放出される[12].

代謝系の機能障害

　脂質代謝異常は，血中に高濃度の脂質を呈する臨床症状である高脂血症を含む多数の病理[13]に適応される一般用語である. その主な症状は，動脈硬化である.

　その他の代謝障害には下記のものがある.
—脂肪異栄養症：頬のような身体の一部の脂質減少（脂肪組織萎縮症）と，後頸部のようなその他の部位における脂肪過多
—高コレステロール血症：低比重リポ蛋白質（low density lipoprotein：LDL）によって血中に輸送されるコレステロールの増加
—ケトーシス（高ケトン血症）：脂肪酸代謝の変化による症状
—痛風：高い血中尿酸値の存在
—1 型糖尿病：膵臓 β 細胞の破壊が要因（インスリン依存性）
—2 型糖尿病：不安定な血糖値. 糖尿病の全症例の約 92% は，この型である.

　肥満者が代謝障害に罹患する一方で，正常体重の 5%

10：代謝は，生物の細胞内で生じるエネルギーおよび物質的な形質転換のすべてからなる. エネルギーの転換は，食物を力学的エネルギーと熱へ転換するすべての化学的転換を含む（Taber C., 2007）.

11：肝臓は，下垂体の制御下では蛋白質合成を刺激するホルモンであるソマトメジンを産出する（Kent C.G., 1997）.
12：脂肪組織の緩衝機能のため，この組織に沈着した脂肪は，継続的に再生する状態である. 通常，脂肪の半分は，8 日間で除去され，新しい脂肪と置き換えられる（Guyton A.C., 1980）.
13：高リポ蛋白血症患者は，一般的に膝と他の末梢関節で生じる散発性および移動性の多発性関節炎を呈する可能性がある. 罹患した関節は，熱感，紅斑性および浮腫が生じる（Harrison T.R., 1995）.

以上の体重喪失でも代謝障害を示すことがある．当然原因は，絶食など自発的な場合もある．その他の原因としては，甲状腺機能亢進症などのホルモン性，糖尿病などの代謝性，消化酵素の欠乏などの消化管の機能障害，消化管の蠕動の変化あるいは吸収不良症候群（たとえば，乳糖，ショ糖，カルシウムあるいはグルテン不耐症）などがある．

SAM の治療

このシステムに関する治療計画は，代謝を促進するための体幹への働きかけと，脂肪組織の密度を調節するための四肢への働きかけに焦点を当てる．筋膜マニピュレーションは，とくに脂肪の蓄積を低下させることを目的としていない．その代わりに，真皮と皮下組織のモビライゼーションに，より関与する．

結合組織疾患では，一般的な症状として真皮と皮下組織の線維化が認められる[14]．結合組織疾患は，レイノー症候群[15]，多発性関節炎，浮腫および免疫機能障害で発症する可能性のある数多くの症状を含む用語である．

したがって，初期段階では，これらの病理は免疫系について述べた前章に含まれるべきであり，治療は皮下組織の軽いモビライゼーションから構成されなければならない．

結合組織疾患の病因は，ほとんど知られていない[16]．それは，内部代謝系（細胞毒性要素）と末梢脂肪性沈着物の不均衡に起因するだろうと仮定されている．

治療には，四肢におけるより高密度化した四分円の治療と同様に，代謝機能障害に関連している可能性のある体幹の高密度化された部位の特定を必要とする．

結合組織疾患あるいは同様の病理を有する患者は，浅筋膜がすでに硬く高密度化してから治療に訪れることが

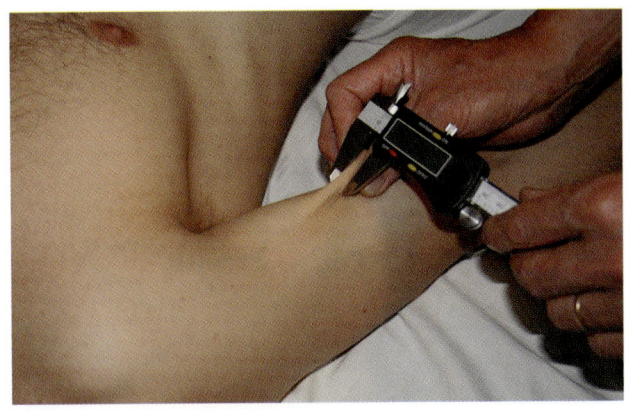

図 23.10. 脂肪組織の弾性の測定．

多い．したがって，この段階では，皮下組織への「ピンスメント」の手技（第 21 章 250 頁を参照）と，一般的な皮下組織に対するマニピュレーションの適用が必要とされる．

これらの手技は，結合組織疾患の症例だけに用いるのではなく，触診で高密度化し，皮下結合組織が線維化しているすべての症例に対して用いることができる．

問診とデータ

問診とデータ収集のあいだ，代謝系の機能障害に関連した症状（たとえば，高コレステロール血症，糖尿病など）および脂肪系の機能障害の可視徴候（たとえば，四分円の線維化または硬化）を評価チャートに記録する．

可視徴候は，適切な機器（たとえば，写真）を用いて記録される場合がある．痛覚の測定は，特定の四分円における圧痛閾値を誘発する圧または力を同定するために用いることができる．皮膚のヒダの厚さ（plicometro, adipometro）は，上腕二頭筋，上腕三頭筋，肩甲骨領域上および腸骨稜上などさまざまな領域の皮膚のヒダに対する脂肪の割合を推定するだけでなく，皮膚の脂肪組織の弾性を測定することができる（**図 23.10**）．

仮説

患者の病歴とその他報告された情報に基づいて，セラピストは仮説を構築し，触診検証すべき体幹と四肢の四分円を決定する．

触診検証

自発痛は，正常な脂肪組織では生じない．そのため，より高密度化された領域を特定するためには，触診が必

14：「分類不能結合組織疾患」という用語は，全身性エリテマトーデス，シェーグレン症候群，関節リウマチ，およびその他明らかにされている結合組織疾患の分類基準を満たさない全身性自己免疫疾患と類似の徴候と症状によって特徴づけられている状態を定義するために用いられている（Mosca M., 2006）．
15：この結果は，制限された筋膜をリリースすることによって，筋筋膜テクニックが，一次性レイノー現象で生じている血管攣縮発症の持続時間と重症度に影響する可能性があることを示している（Walton A., 2008）．
16：強皮症に対する病理学的な作用物質は，現時点ではわかっていない．最も有力な仮説は，1つ以上の細胞毒性の作用物質が内皮細胞の病変を引き起こし，連続した病原性の相を開始するというものである（Todesco S., 1998）．

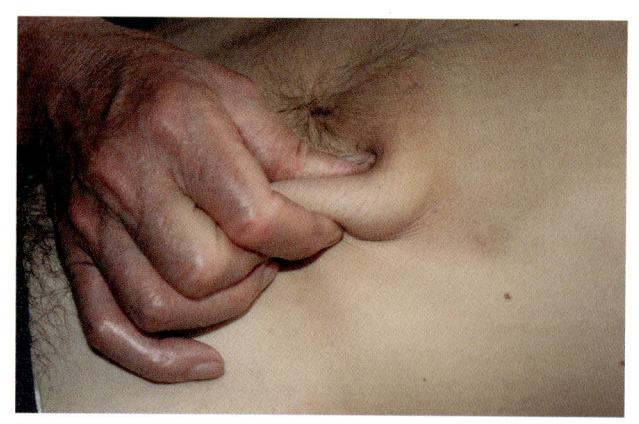

図 **23.11.** an-la-lu の四分円の触診検証.

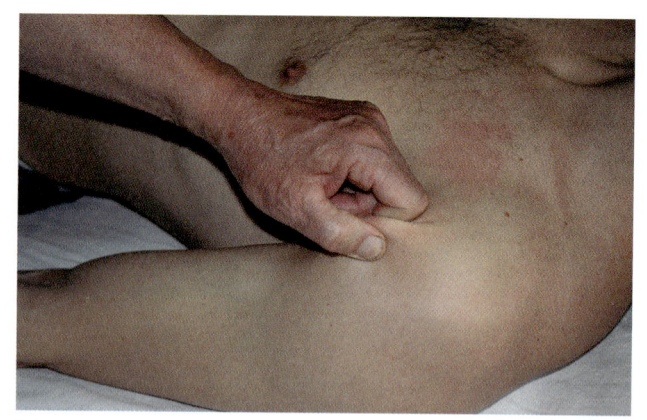

図 **23.12.** an-la-hu の四分円の触診検証.

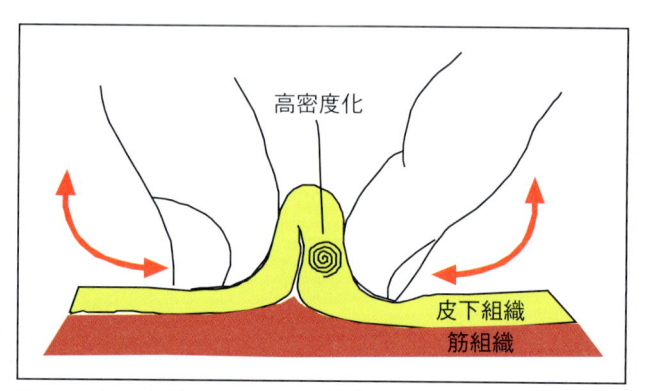

図 **23.13.** 皮下組織における高密度化した部位への治療.

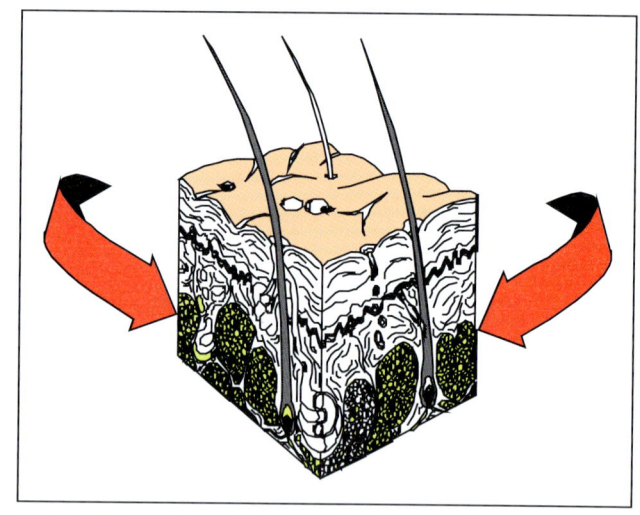

図 **23.14.** 脂肪系に対する治療の標的組織である皮下脂肪組織.

要である.

代謝に関与する内部臓器（甲状腺，肝臓など）の状態を評価するため，体幹，頸部および頸部の an-me と an-la の四分円を触診する（図 **23.11**）.

体幹の触診検証に続き，四肢の四分円を検査する. an-la-hu,cu,ca,di と an-me-hu,cu,ca,di（図 **23.12**）. 一度に 1 つの四肢を検査し，患者は，どの四分円がより疼痛を感じ，より敏感であるかを報告するよう求められる. 同様の方法を下肢に対しても行う. たとえば，患者は下肢に重みと硬化部位の症状を呈しているだけならば，触診検証は下肢のみに限定することができる. 患者が感じる不快感あるいは疼痛と，セラピストが感じる皮下組織の高密度化が一致していることが重要である.

体幹と四肢における腹側の四分円に対する触診検証において，疼痛も線維化の領域部分も認められなかった場合，背側の四分円を触診するために患者に身体の向きを変えるよう（腹臥位）指示する. しかしながら，もし前壁に 3～4 つの高密度化された四分円が認められた場合，最初の治療は，これらの四分円に限定して行う.

治療

治療で用いられる手技は，体幹と四肢の治療と同様である. マニピュレーションは，指の腹で皮下組織を圧迫し（図 **23.13**），より抵抗のある点に対して，患者の感じる疼痛が減少し，セラピストがさまざまな組織層間でより大きな滑走を認めるまで行う.

セラピストは，浅筋膜の基質の調節を目的として，過度に圧迫を行うことなく，さまざまな層間の局所温度が上昇するまで，十分な時間の摩擦を維持しなければならない（図 **23.14**）. この筋膜において，ゲルからゾルへの移行を引き起こすのに必要な時間は，深筋膜[17]の場合

17：深筋膜の基質密度を調節するために必要な平均時間は，40 例の腰痛患者で算出され，1 つの点に限られる場合，約 3 分 27 秒であった（Borgini E., 2010）.

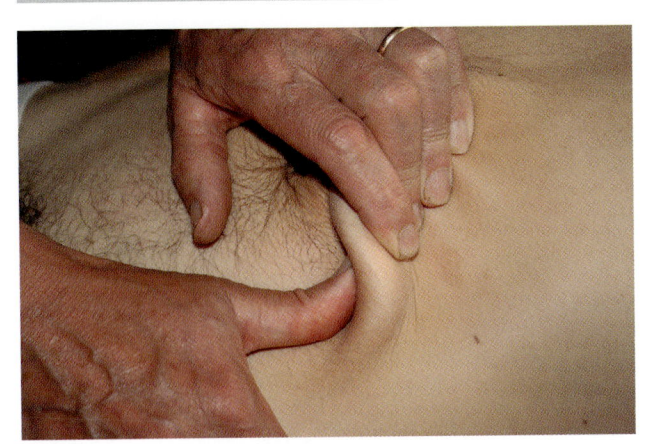

図 23.15. an-la-lu の脂肪組織に対する母指を用いた治療.

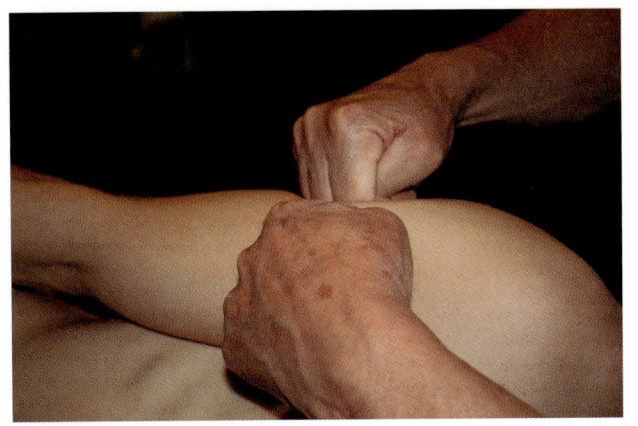

図 23.16. ナックルを用いた上肢の皮下組織に対する治療.

と類似している.

それでもなお, 皮下組織に3分間「ピンスメント」の手技を適用するのは, かなり難しい. したがって, 治療中, 異なる手技を適用することを考慮したほうがよい. たとえば, 体幹の四分円における特定の点にモビライゼーションを行うために, 一方の手の 2〜4 指で脂肪組織を固定し, もう一方の手の母指で脂肪組織に対してマニピュレーションを加える (図 23.15). セラピストは, 約1分間の摩擦圧を加えるために母指を使用し, さらに3本の指でもう1分間行う. 摩擦は, 四分円全体まで広げず, 触診検証で特定したより高密度化した点に集中して行う. マニピュレーションされた四分円の正確な位置の記録を容易にするため, 四分円は, (1) 近位, (2) 中間位, (3) 遠位の三つの部位に分類できる.

代謝が異なる器官の機能に関与しているならば, 必要に応じて体幹に対しても深筋膜のマニピュレーションを適用してよい.

治療は, 四肢のほうがいくらか容易である. その理由は, 示指の中手指節関節で皮下組織を圧迫できるためである (図 23.16).

セラピストは, 指を患者の皮膚に密着させ拳を交互に動かして, 深筋膜ではなく浅筋膜内に摩擦と熱を生成する.

臨床的症例検証

53 歳女性, 身長 155 cm, 体重 70 kg. 最も強いストレスは, 1 日に1回生じるめまいの症状である. 血液検査により, 血糖値 60 mg /100 ml (低血糖) が認められた.

さらに, 患者は常に両大腿部に重みと疼痛があることを述べた.

両側の an-la-ge の四分円で, 中等度の皮下脂肪層炎が認められた. 脂肪-代謝系が関与しているという仮説が立てられ, それに基づいて治療計画が立てられた.

体幹の四分円の触診検証により, 右の an-la-lu の四分円に中等度の疼痛が認められた.

下肢の四分円の触診検証により, 両側の an-la-ge の四分円に感受性の亢進が認められた.

治療は, 右の腰部前方の四分円の近位領域 (q-an-la-lu1) から開始され, その後, 膝の四分円の中間領域 (q-an-la-ge2 bi) に治療を行った.

これらの点に対する治療を終えたあと, 背側の四分円の評価が行われたが, 右の re-la-lu の CF のみに変化が認められた.

1 カ月後, 患者からの電話で, 血糖値が 80 mg/100 ml (正常範囲) に上昇し, 下肢の重い感覚が消失したと報告があった.

第 24 章
皮膚-体温調節系

皮膚系[1] は，表皮と真皮の 2 層によって形成される．この 2 層は，皮下層[2] あるいは皮下組織と連結する．

これらの 3 層は，常に相互作用し，放散，伝導，対流および蒸発によって体温を調節する．したがって，全皮膚系が体温調節系と共生し，この組合せが皮膚-体温調節系（cutaneous-thermoregulatory system：SCT）を形成する．

皮膚は，下記を含む他のシステム（系）にも相互作用する．

—リンパ-免疫系（SLI）：細菌や異物の侵入からの保護によって

—脂肪-代謝系（SAM）：尿素と乳酸の分泌，ビタミンD の合成を経て

—中枢神経系（CNS）：外受容器あるいは圧迫，振動および他の外因性感覚の認知を経て

—神経-心因系（SPS）：潮紅による感情表出，フェロモンの分泌および髪の逆立ちと鳥肌によって．

皮膚-体温調節系（SCT）とストレス

皮膚は全身を覆い，感染，脱水および急激な温度変化のような外部からの攻撃に対する防護壁として作用する．実際，極度の寒冷や強風への曝露，アレルギー性物質への接触によって，皮膚炎や皮膚潰瘍など多くの病的な皮膚の状態を引き起こす．

恒温動物は，環境温度の変化に応じて身体およびホルモンの反応によって，熱の損失および蓄積を調節する．

したがって，気候ストレスはまず皮膚系に影響を及ぼし，体温調節系を起動させる．次に体温調節系は，安定

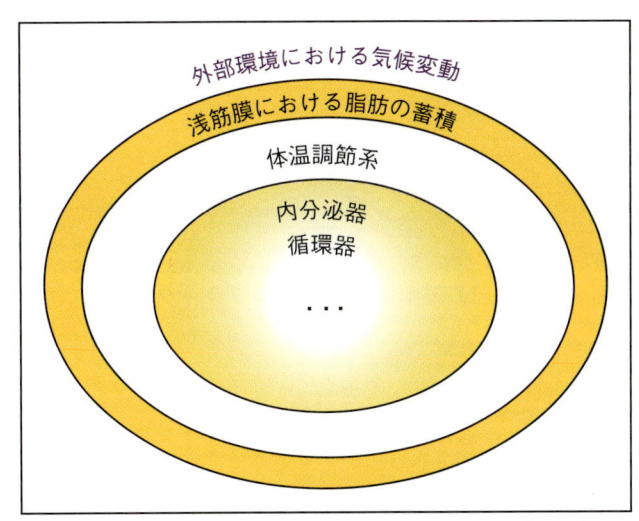

図 24.1. ストレスに対する皮膚-体温調節系（SCT）の反応に関係する要素.

した体温を維持するために内分泌器と循環器を利用する（**図 24.1**）．

筋収縮による熱[3] や温度の上昇のような体内の表層における温度変化も，体温調節システムのストレスを引き起こす（**図 24.2〜6**）．

局地的な気候の条件が健康状態の確立を困難にする状況では，身体の体温調節は効果がなく，高体温症あるいは低体温症が発症する可能性がある．

体温調節系が重要である環境がさらに過酷になると，ヒトの体温調節系は適切に反応できなくなり，熱ショック状態に陥る．

皮膚系と末梢神経系（PNS）

皮膚系は，表皮，真皮，皮下組織および皮膚付属器からなる．皮膚付属器は，表皮の派生物としても知られている（**図 24.7**）．

1：皮膚は密接に関連する 2 つの異なった組織から構成される．1 つは，表面の部分の表皮であり，ケラチノサイト 95％からなる重層扁平上皮である．2 つ目は，その下の部分の真皮であり，織り合わさった線維束からなる密性結合組織層である（Gray H., 1993）．

2：表皮は，下層の皮下層（皮下組織）と強く結合している．皮膚は，腺のような組成物と同様に，毛と爪のような特異的な表皮の誘導体をもつ．身体の開口部のレベルでは，皮膚は粘膜内にある（Leonhardt H., 1987）．

3：熱は，プログラムされた体温（設定値）の異常を引き起こす．それは，インターロイキン 1 の放出と自律神経系の活性による皮膚から離れた血液の再分配によって生じる（Taber C., 2007）．

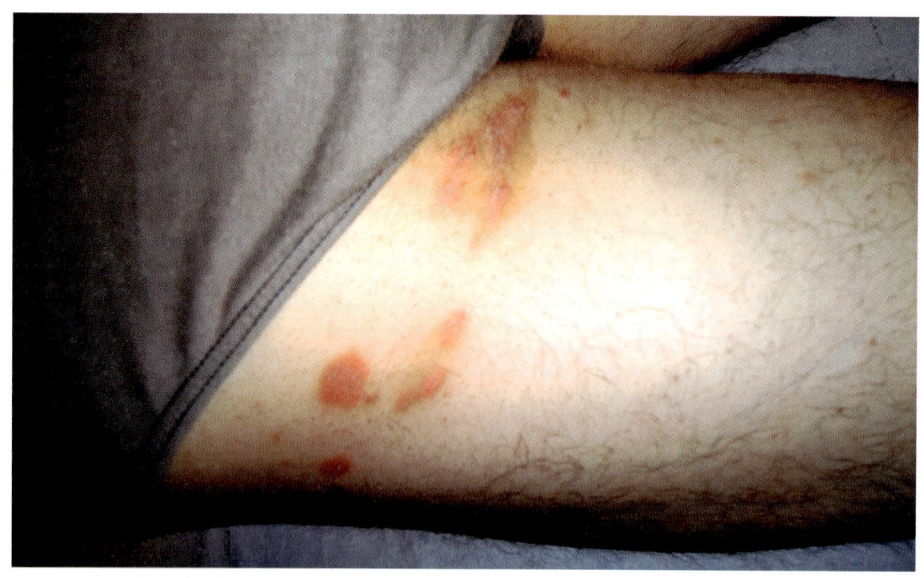

乾癬は，紅斑性の落屑性皮膚プラーク（斑点）による皮膚の慢性炎症性疾患である．それは，加速した代謝回転（通常28日を3日に），血管拡張および局所発疹によって生じる．

図 24.2. 殿部の乾癬発疹あるいはプラーク.

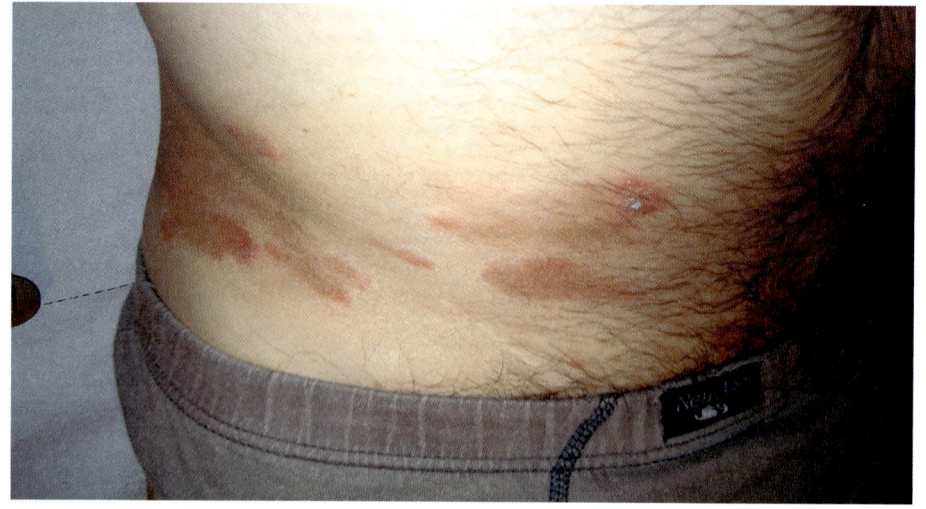

最も一般的な乾癬は，慢性尋常性乾癬である．それは，3枚の同一患者の写真（図 24.2 ～4）でわかるように，四肢と体幹に円板状に生じる病変とプラークが特徴である．

図 24.3. 腰部の乾癬プラーク.

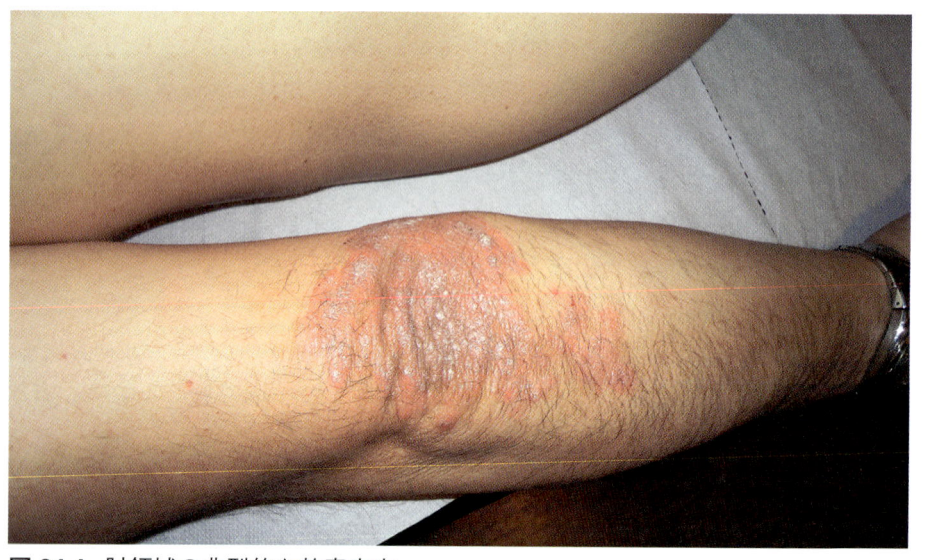

乾癬は頭皮，肘，手（爪を含む）の上と，殿裂，生殖器領域および膝の膝蓋骨の部位で生じうる．

図 24.4. 肘領域の典型的な乾癬病変.

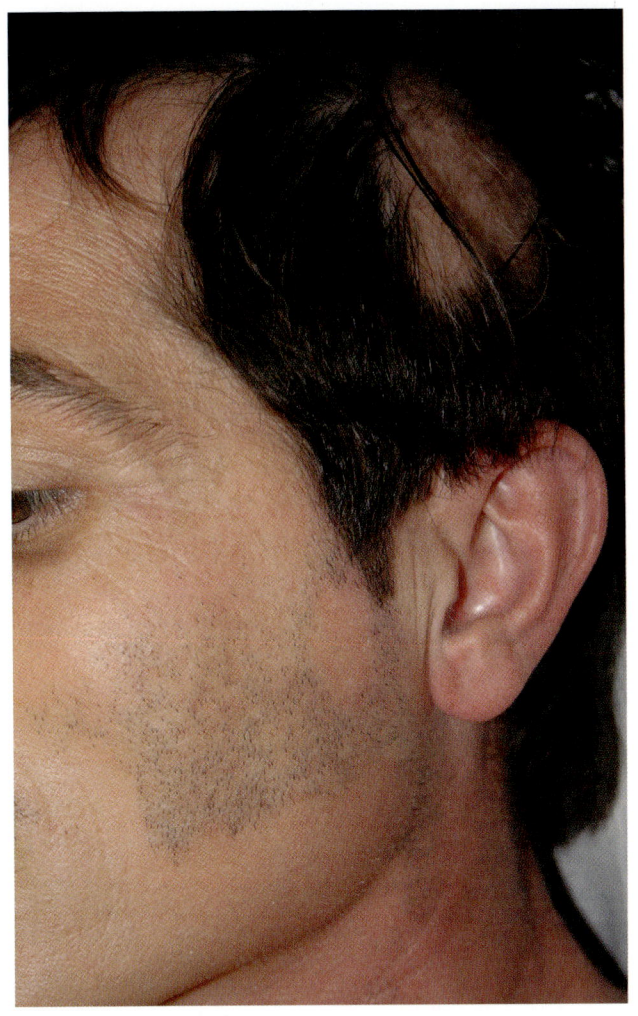

図 24.5. 35 歳の男性における脱毛症.

　円形脱毛症では，頭皮と顎ひげに毛が存在しない部分が明確に認められる．すべての型の皮膚炎は，ストレスの多い状況では悪化しうる.

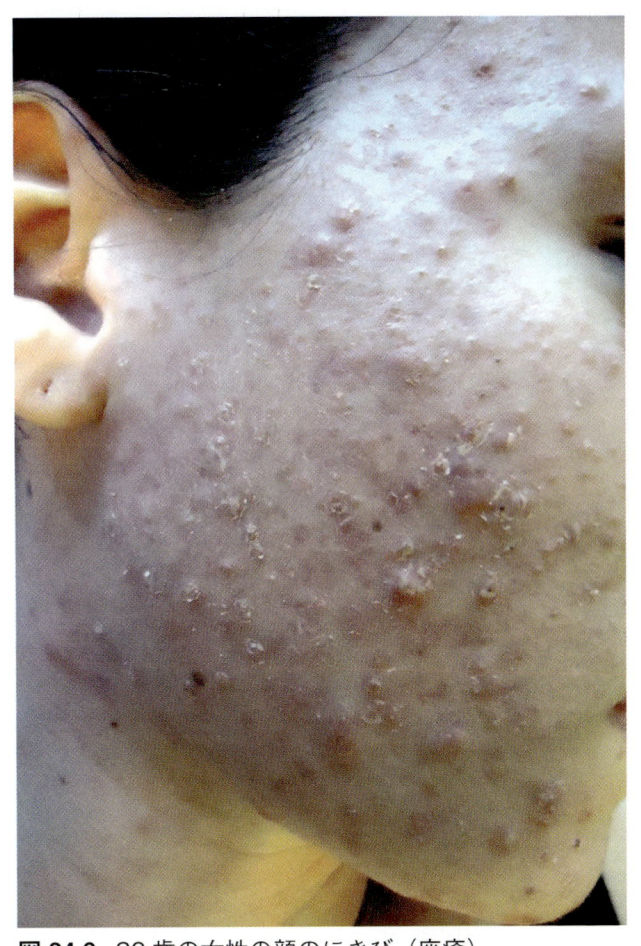

図 24.6. 30 歳の女性の顔のにきび（座瘡）.

　にきびは，皮膚の皮脂腺の炎症性疾患である．写真は，限定的な炎症を伴う丘疹状のにきびを呈する症例である.

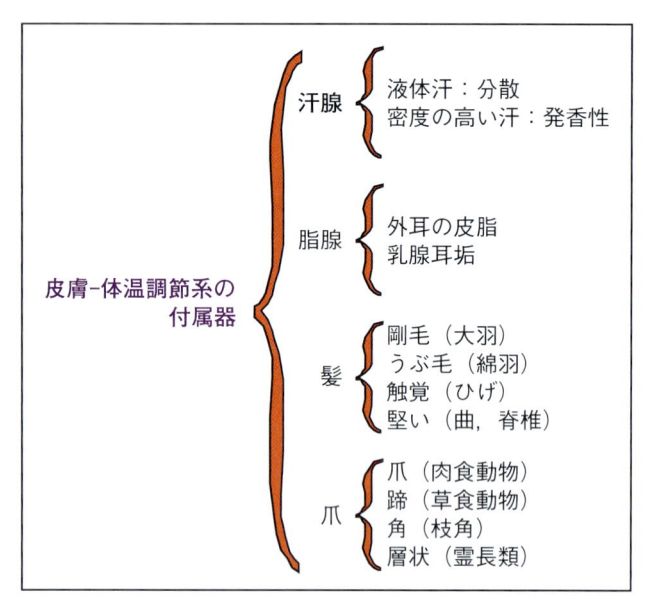

図 24.7. 皮膚付属器（表皮の派生物）.

真皮は，コラーゲン線維とエラスチン線維から形成される線維性結合組織から構成される．平滑筋線維による毛包は，真皮内に位置する．さらに表層でみられる剛毛と，より深層に位置する柔らかいうぶ毛は，区別することができる．エクリン汗腺と脂腺は，真皮と皮下組織の接合部でみられる[4].

表在性の動脈，静脈，リンパおよび神経叢[5]も，真皮と皮下組織のあいだに位置する．深在性の動脈，静脈，リンパおよび神経叢は，皮下組織の深層に位置する．

皮膚は，2重バリアである．その理由は，皮膚は外部抗原を捕らえ，熱と内部の液体の分散を防ぐためである．また皮膚は，有害な可能性があると認めた有害因子を跳ね返すことのできる自律的な防御機構でもある．

末梢神経系（peripheral nervous system：PNS）には，遠心性の構成要素（運動）と求心性の構成要素（感覚）がある．求心性神経には，深筋膜と連結した構成要素（運動感覚）と，浅筋膜と連結した構成要素（皮膚の外受容）がある．

皮膚系の機能

皮膚には，外部環境に関する感覚情報を提供し，ビタミン D を合成し，塩類と尿素を排出する役割がある．

皮膚は，触覚，圧感，熱および疼痛刺激を含むさまざまな種類の外部刺激に対して感受性を有し，これらはすべて特定の皮膚神経終末によって知覚される（図 24.8）.

図 24.8 は，異なる深さに位置するさまざまな種類の神経終末を示すが，すべて真皮層内に位置する．解剖学の教科書には，皮下組織の存在についての説明はあっても，皮下あるいは皮下組織の層に神経小体は描かれていない[6]．この種の非一貫性は，神経系が求心性入力に意味を与えるために指示する末梢組織として，筋膜を捉えていないために生じている．たとえば，筋膜配列は，深筋膜に埋め込まれた固有受容器によって生成された求心性神経に方向的な意味を与える．皮膚の受容器からの感覚情報も，部位と方向の情報を提供する可能性がある．

たとえば，真皮に接しているパチニ小体（図 24.9）は，表在性触覚を脳に伝達するが，浅筋膜下にある同一の小体は，深部の圧覚を伝達する．

脳は，これら外受容器からの求心性情報を解釈しなければならないのではなく，末梢から伝達されたとき，すでに明確化された情報を単に登録するだけである．

ルフィニ小体は，もう1つの例を提示する．ルフィニ小体は，その小体がコラーゲン線維被膜の配列と同方向に伸張した時のみ求心性インパルスを伝達する[7]．真皮では，これらの小体を区別することなく求心性情報を伝達する一方で，単一方向線維からなる浅筋膜に埋入されたルフィニ小体は，特定方向の成分を有し張力の求心性情報を伝達する．

寒冷と温熱を知覚する小体も同一の構造を有している[8]．寒冷に感受性をもつ小体は表皮と接し，温熱に感受性をもつ小体は真皮に接している．より外側にある寒冷

4：皮下層は，皮膚と浅筋膜間の接続を意味する．それは，皮膚の可動性を容易にして，脂肪の貯蔵と絶縁に役立つ．脂肪には力学的な役割がある．それは，エネルギー源でもある（Leonhardt H., 1987）[*].
[*]訳注：原著者の L. Stecco に確認し，日本語版では正しい引用文献に差し替えた．
5：動脈は，皮膚と皮下層のあいだに網状構造を形成する．毛包と汗腺への分枝は，この網状構造から分かれる（乳頭下血管叢）（Leonhardt H., 1987）.

6：パチニ小体は，層状の被膜を有しており，これらは圧縮と振動に影響される．パチニ小体は，皮膚と皮下組織の深層に位置する（Benninghoff A., Goerttler K., 1986）.
7：ルフィニ小体は，伸張の受容器である．小体の結合組織被膜の線維束の方向に作用する場合にのみ刺激作用が有効となる（Benninghoff A., Goerttler K., 1986）.
8：表皮内で分岐する自由神経終末は，寒冷の受容器のように作用する可能性がある．熱受容器の構造は，依然として分かっていない．いくつかの生理学的なデータは，熱受容器は皮膚の真皮により深く存在する自由な分枝であると示唆している（Benninghoff A., Goerttler K., 1986）.

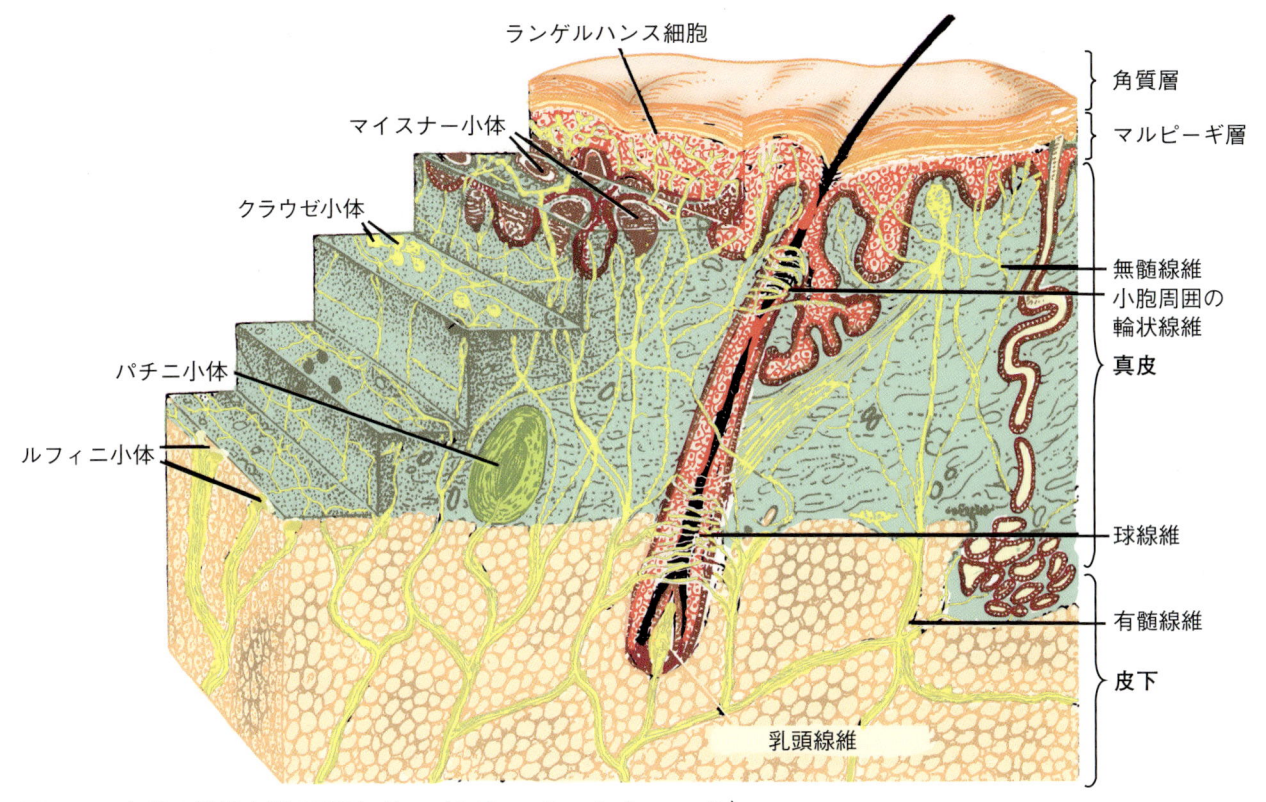

図 24.8. 皮膚の神経支配の略図（from V. Esposito et al., op. cit.）.

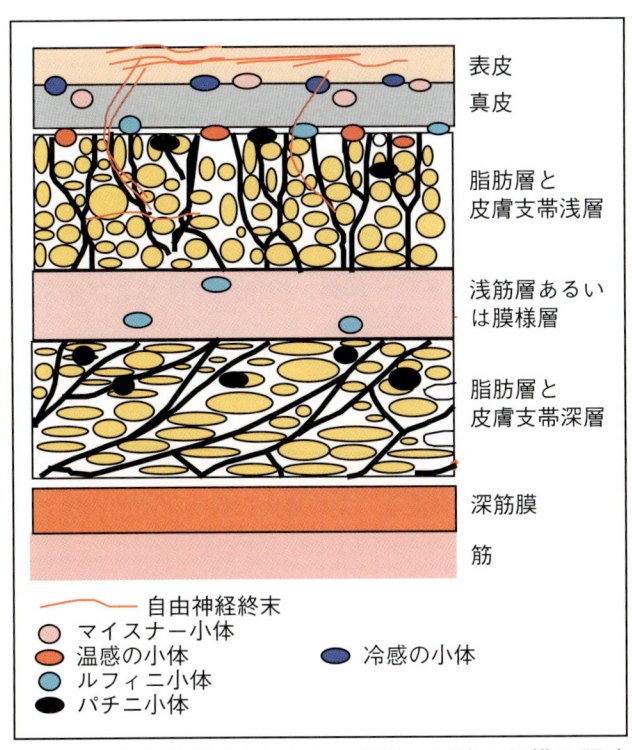

図 24.9. 皮膚受容器とそれらの活動に最適な組織の関連性.

に感受性をもつ小体は，冷覚を伝達する．たとえば，皮膚に真水が落ちると，すぐにその感覚が伝わる．より深部にある神経終末を刺激して温覚を伝達させるためには，同じ水滴でも非常に熱くなければならない．したがって，求心性神経の種類は受容器の構造だけでなく，表皮，真皮および皮下組織内における受容器が存在する位置の深さによっても決定される．

さまざまな受容器は，楽器のようなものである．各楽器は特定の音を発するが，その音は弦の長さによって変化する．

ヒトの身体では，各受容器が異なる信号の γ（ガンマ）を伝達する．これらの違いは，周囲の結合組織のコラーゲン線維によって受容器に作用する伸張と圧迫の程度に基づいている．この相互作用は，身体がさまざまな程度の外部温度，大気圧の変動あるいは乾湿の感覚をどのように知覚することができるのか説明する助けになる．

浅筋膜が高密度化すると，十分に服を身につけていても温度受容器は極寒の感覚を伝達する可能性がある．同様に，圧に感受性をもつ小体は，徒手的マニピュレー

ションの圧迫を強い疼痛であると誤って解釈することが
あり，これらの受容器の周囲の組織がより水和状態にな
ると，突然，疼痛は消失する可能性がある．

　神経終末を含む組織の変化とは別に，深筋膜と浅筋膜
の境界において求心性神経の圧迫が生じることがある．
この場合でさえ，皮膚の感受性は歪み，局所性の感覚異
常，しびれ，アロディニア，感覚鈍麻[9]，感覚麻痺，チク
チクした感覚およびかゆみを引き起こす．

皮膚系の機能障害

　皮膚系が他のすべてのシステムと相互作用するなら
ば，それは各システムと同じような病理を呈する可能性
がある．

　免疫系は，以下の皮膚症状を生じうる結合組織疾患の
原因となる．

—皮下結節を有する関節リウマチ[10]

—関節炎と乾癬のどちらが主要な疾患か明確でないこと
　が多い乾癬性関節炎[11]

—典型的な顔面紅斑を有する皮膚エリテマトーデス[12]．

　脂肪-代謝系は，消化器と密接な相互関係があり，消
化管の機能障害により以下の皮膚病変が生じる．

—食物や薬剤に対するアレルギー反応によるじんま疹

—薬物服用後に現れる薬物性皮膚炎

—皮膚の炎症，発赤，顕著なかゆみ，小囊，落屑性皮膚
　および裂溝を伴う湿疹．

　感覚異常とは別に，PNS の機能障害は皮膚の変化を
引き起こしうる．それは，PNS も自律神経のインパル
スを伝達するためである．これらの皮膚の変化には以下
が含まれる．

—皮神経を支配する四分円に生じる乾癬（**図 24.10**）

—四分円に沿って丘疹群がまっすぐに並んだ線状苔癬

—神経の後根神経節の炎症により小水疱性発疹を含む帯
　状疱疹．

　心因系は，皮膚において，より多くの感情を表出する

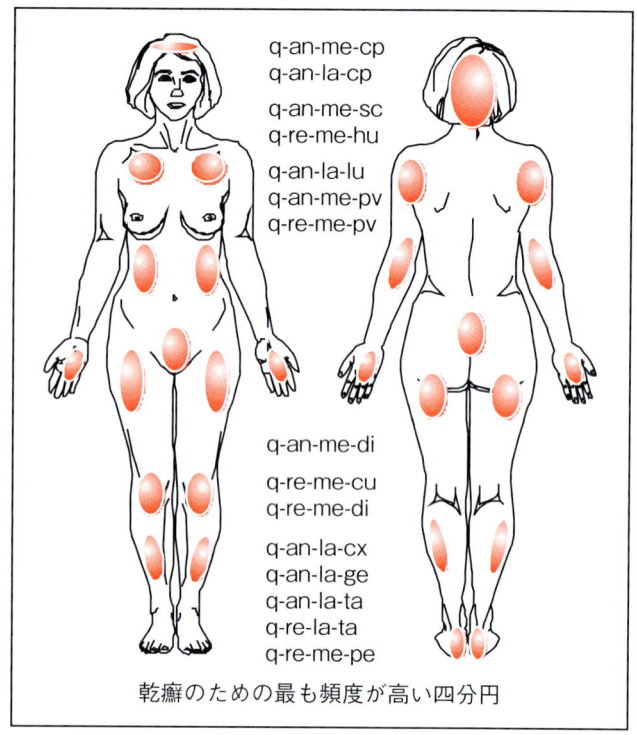

q-an-me-cp
q-an-la-cp

q-an-me-sc
q-re-me-hu

q-an-la-lu
q-an-me-pv
q-re-me-pv

q-an-me-di

q-re-me-cu
q-re-me-di

q-an-la-cx
q-an-la-ge
q-an-la-ta
q-re-la-ta
q-re-me-pe

乾癬のための最も頻度が高い四分円

図 24.10. 浅筋膜四分円の分布と乾癬のプラークのため
の最も頻度が高い領域間の類似．

ことができる．

—恐怖による蒼白

—当惑や怒りなどによる赤面．

　外因性の皮膚の病理は，以下のように非常に多く認め
られる．

—皮膚感染：疥癬，アタマジラミ，カンジダ症，白癬な
　ど．

—外傷性病変：熱傷，創傷，擦傷，挫傷および血腫な
　ど．

体温調節系

　体温調節は，体温を一定境界内に保つ生理的機構であ
る．

　暑い状態の場合は，皮膚の血管拡張と発汗を引き起こ
し，熱を放散させるのを助ける．

　さらに，甲状腺刺激ホルモン（thyroid-stimulating
hormone：TSH）の分泌を低下させ，代謝率と体内の
熱産生を減少させる．

　寒冷は，随意筋の収縮を活性化し，震えを引き起こ
し，皮膚内に位置する小さな平滑筋を収縮させ，鳥肌を

9：アロディニア（異痛症）は，通常では疼痛と感じないような刺激を疼
痛と感じる状態である（Taber C., 2007）．
10：急性関節リウマチで生じうる主要な皮膚病変は，有縁性紅斑，丘疹
状の紅斑，および皮下結節である（Carcassi U., 1993）．
11：乾癬患者の約20%において，深刻な合併症として関節に関与する症
状が現れる．（Carcassi U., 1993）
12：皮膚エリテマトーデスは，鼻，頬および頭皮などの覆われていない
部位を侵す結合組織疾患の純粋な皮膚病学的な形態である（Carcassi U.,
1993）．

立たせる．TSH，アドレナリンおよび他のホルモン分泌も増加させる．

体温調節系の機能

　体温調節は，鳥類と哺乳類にのみ存在する．これらの動物では，既存臓器が変化して体温調節が発達し，新しい臓器の形成は認められない．

　一定の体内温度の維持に寄与する表皮の派生物（皮膚付属器）も発達している．これらには以下が含まれる．
—断熱作用をもつ毛と皮下組織
—熱の分散を助ける汗腺．

　体温調節の発達は，内部臓器の適応も必要とした．たとえば，環境刺激は肝臓のブドウ糖放出の増加を誘導することができ，甲状腺は酸素とブドウ糖の消費に介入する．視床下部[13]の制御下にある自律神経系は，これらのすべての体温調節機構を制御する．

　体温調節系は，一定の体温を維持する機構を含むだけではない．身体を環境変化に適応するための機構もすべて担っている．

　実際に，体温調節系は多くの動物において長期間の冬眠に必要な脂肪の蓄積を調節する．体温調節系は，季節性の移動を行うために長距離飛行する鳥類などの動物にも作用する．

　冬眠中，さまざまな器官で生理的な変化が生じる．たとえば，マーモットは冬眠中体温が37°Cから10°Cに落ち，1分間の呼吸数は16回から2回となり，心拍数も顕著に遅くなる．

　これらの変化は，特定のホルモンと筋膜の感受性により調節されている．筋膜の弾性は，季節の変化に応じて変化する．秋が近づくと，筋膜は寒さの影響を受け，移動ないし冬眠を促す．春が近づくと，筋膜は暖かさの影響を受け，動物を冬眠から目覚めさせるように促す．

体温調節系の機能障害

　前視床下部には，熱分解の中枢がある．この部分は，1〜2℃の温度の上昇に感受性をもつニューロン群によって構成され，熱活性化機構を刺激することにより，これ

らの増加に反応することができる．　前視床下部に病変が生じると，高体温になることがある．

　後視床下部と外側視床下部には，熱発生の中枢がある．この部分は，環境温度の低下の影響を受けるニューロンによって構成される．これらのニューロンは，熱の保存と発生機構を起動させる．

　発熱など特定の状況下では，体温の視床下部の制御はより高次に変化させることができる．発熱は，組織損傷や感染などの事象に対する体温調節系の反応である．1〜4℃の体温増加は，より深部への血流の経路変更を引き起こし，気分を激しく悪化させ，発汗を減少させ，皮膚の血管収縮を引き起こす．

　気象病は，通常の大気現象（たとえば，季節の変化），急激な大気状態の変動（最低気温と最高気温，相対湿度，嵐）に対する感受性の変化である．大きな嵐が近づくと，弾性をもつ筋膜は大気圧の変化に応じる．そして，これは動物に警戒態勢をとらせることもある．もし筋膜が高密度化すると，筋膜が短くなるにつれて，埋め込まれている自由神経終末に伸張が生じ，その結果，関節痛，喘息発作，消化性潰瘍の増悪，神経炎，頭痛およびその他の障害が生じる可能性がある．

　これは，筋膜が大気圧と内外温度の変動に適応するコラーゲン線維で構成されているために生じる[14]．筋膜が弾性を有していれば，筋膜はこれらの大気の変動を吸収し，切迫したストレス状況に対処するために，本能的に動物の身体を準備させることができる．

SCT と PNS の治療

　本書では，皮膚病学的な病理は絞扼性末梢神経障害に関係しているという立場をとる．この状況においては，末梢神経の運動部分ではなく，皮膚部分だけが考慮される．

　皮神経も自律神経線維を輸送しているため，これらの神経の刺激あるいは絞扼によって，浅筋膜の特定の四分円で皮膚炎や温冷の異常感覚の形成が引き起こされる．

　治療は，2種類の異なる方法が適用される．
—神経が深筋膜を穿孔する点，あるいは神経がトンネル

13：視床下部後部の損傷は，体温を一定の範囲内に維持する能力の損失を引き起こす．結果として，正常な恒温動物である優れた哺乳類は，下等脊椎動物のように変温になるだろう（Benninghoff A., Goerttler K., 1986）．

14：最初の気圧計は，動物から採取したコラーゲン組織で作られた．これらの組織は，気候変動によって長さが変化した（Enciclopedia Medica It., 1988）．

あるいは管の中を通過する点に対するマニピュレーション

—浅筋膜の特定の四分円内における，変化した，あるいは硬化した皮下組織に対するモビライゼーション．

患者が皮膚炎を呈しているときは，自律神経線維[15]が常に刺激されているという仮説が示されている．反射性疼痛ジストロフィー[16]の症例では，一般的にこの種の原因・病因が基準とされるが，通常，治療は，症状が出現している領域に集中して行い，神経枝が圧迫されている点まで遡らない[17]．

したがって，**図24.11**以降のイラストでは，以下を強調する．

—皮神経分布領域と四分円領域間の類似性

—W. Hammer の著書「徒手による軟部組織の機能的検査と治療」（2007年）に説明されているように，皮神経が圧迫されている可能性のある領域

—内部機能障害への筋膜マニピュレーション（Fascial Manipulation for Internal Dysfunctions：FMID）の治療が適用される点と皮膚変化あるいは感覚異常が生じている領域．

下肢前方において，外側と内側の皮神経枝は以下のように配置されている．

—第12肋間神経の外側皮枝（**図24.11**）は，前方-外方-股（an-la-cx）の四分円を支配する

—外側大腿皮神経の枝は，an-la-ge（膝）の四分円を支配する

—外側腓腹皮神経は，an-la-ta（距骨）の四分円を支配する

—浅腓骨神経は，an-la-pe（足趾）の四分円を支配する

—腸骨下腹神経の外側皮枝は，前方-内方-股（an-me-cx）の四分円を支配する

—大腿神経の前皮枝は，an-ma-ge の四分円を支配する

—伏在神経終枝は，an-me-ta の四分円を支配する

—内側足底神経は，an-me-pe の四分円を支配する．

これらすべての皮神経は，深筋膜と浅筋膜の境界部において圧迫（絞扼性神経障害）を受ける可能性がある．たとえば，浅腓骨神経が深筋膜を穿通する部位で生じる（**図24.12**）．

浅腓骨神経は，an-la-pe の四分円を支配する．この四分円では，湿疹，その他の種類の皮膚炎あるいは感覚異常が起こりうる．このような場合，筋膜セラピストは，この特定の四分円をモビライゼーションしなければならないのではなく，近位四分円（an-la-ta2）の遠位のCFまで遡らなければならない．すなわち，そこは神経が深筋膜を穿通する部位である．この点には深部マニピュレーションを用い，高密度化が解決されるまで治療する．時には，四分円そのものの領域に，小さな神経終末が絞扼されている場合もある．これらは，筋膜の面をモビライゼーションするための軽い「ピンスメント」の手技を用いてリリースされることができる．

他のすべての皮神経に対し，同一の原則が適用できる（**図24.13**）．たとえば，患者が大腿前面で感覚異常を呈する場合（知覚異常性大腿神経痛），an-la-ge の四分円へのマニピュレーションは実施しない．その代わり，治療は近位四分円の遠位のCFである an-la-cx のCFに集中して行うべきである．

下肢後方では，外側と内側の皮枝は以下のように配置されている．

—後大腿皮神経（11）の枝（**図24.14**）は，後方-外方-股（re-la-cx）と後方-外方-膝（re-la-ge）の四分円を支配する．

—腓腹皮神経（14）は，re-la-ta の四分円を支配する

—外側腓腹皮神経（13）は，re-la-pe の四分円を支配する

—閉鎖神経（6）の皮枝は，re-me-ge の四分円を支配する

—内側の伏在神経（12）は，re-me-ta の四分円を支配する

—脛骨神経の踵骨枝（17）は，re-me-pe の四分円を支配する．

各四分円は，リンパ，受容器および脂肪などの構成要素と同様に皮膚の構成要素をもつ．

受容器と皮膚の構成要素を治療するためには，常に近

15：脊髄神経から生じる分岐が皮膚として定義されるとしても，それらは常に腺と動脈のための交感神経節後線維を含む（Benninghoff A., Goerttler K., 1986）．

16：1900年，Sudeck は炎症性骨萎縮あるいは疼痛性ジストロフィーに関する論文を発表した．1947年，Steinbrocker は関連する血管運動障害を肩手症候群と述べた．

　反射性交感神経性疼痛ジストロフィーの病因と病原の両者に関して，重大な不確定要素が存在する．末梢神経障害，神経根炎，および皮下組織の変性が仮定されている（Carcassi U., 1993）．

17：末梢神経は，完全な絶縁体を有していなければならない．その理由は，末梢神経は身体部位の運動の影響を最小限でなく，まったく受けることなく組織を通過しなければならないからである（Benninghoff A., Goerttler K., 1986）．

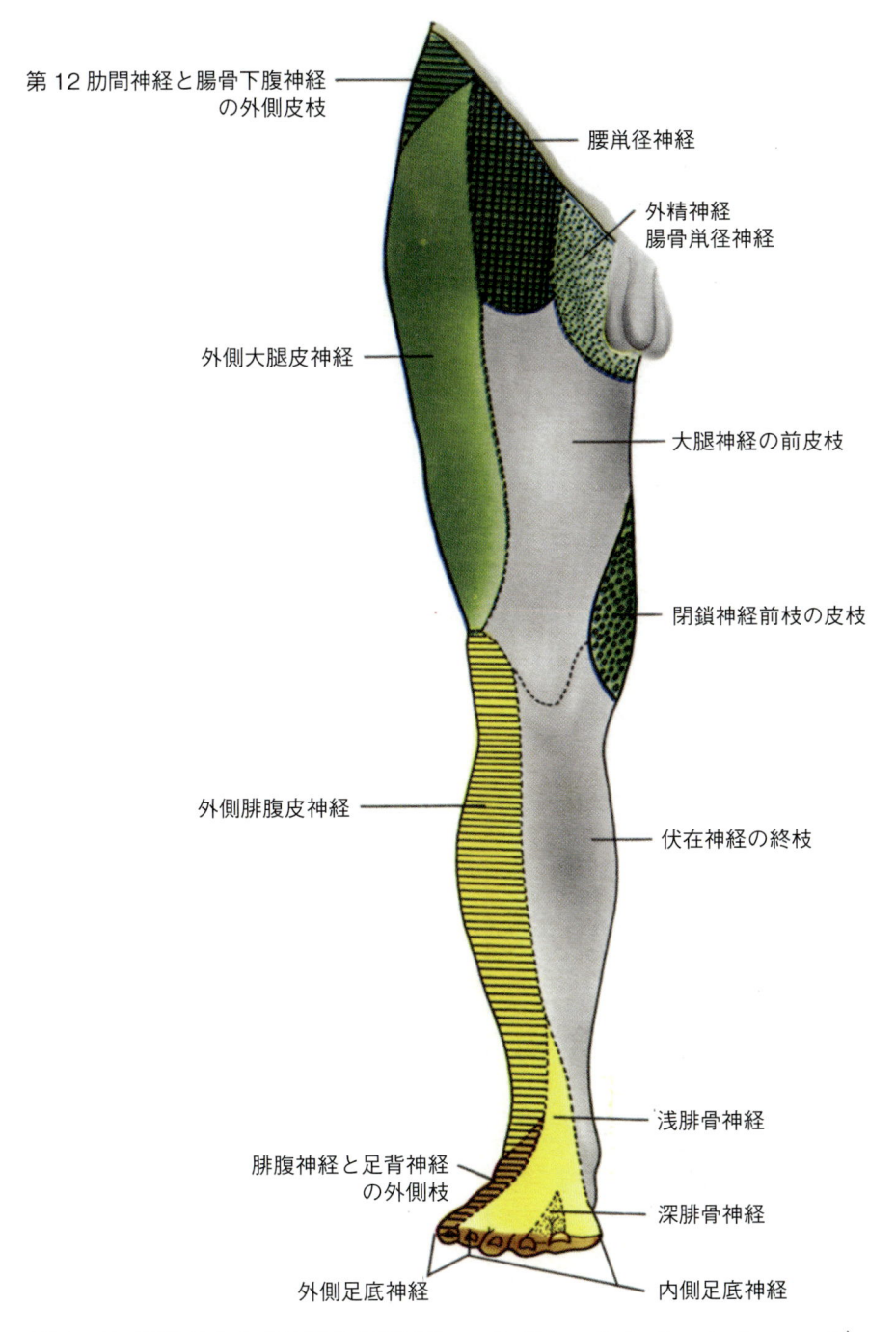

図 24.11. 下肢前方の皮神経分布領域(from G. Chiarugi., L. Bucciante, op. cit.).

位の点まで遡る必要がある．たとえば，re-la-ta の四分
円に皮膚の機能障害を認める場合，re-la-ge2 の CF の
治療が必要となる．**図 24.15** では，下腿後方領域を図示
しており，腓腹筋外側頭の近位部の高さで re-la-ge2 が
赤い大きな円で強調されている．re-la-ta の四分円の皮
膚を支配する外側腓腹皮神経は，この点を通過する．こ
の図には，もう 1 つの赤い小さな円があり，re-la-ta2

の CF を示す．この点は，腓腹皮神経の絞扼部位である．
この神経が絞扼損傷すると，re-la-pe の四分円の皮膚
に兆候と症状が生じる．

図 24.16 は，下肢後方の四分円における近位の点をす
べて示しており，それらの点では自律神経支配が変化
し，その結果，血液循環とリンパ循環に影響を及ぼす可
能性がある．

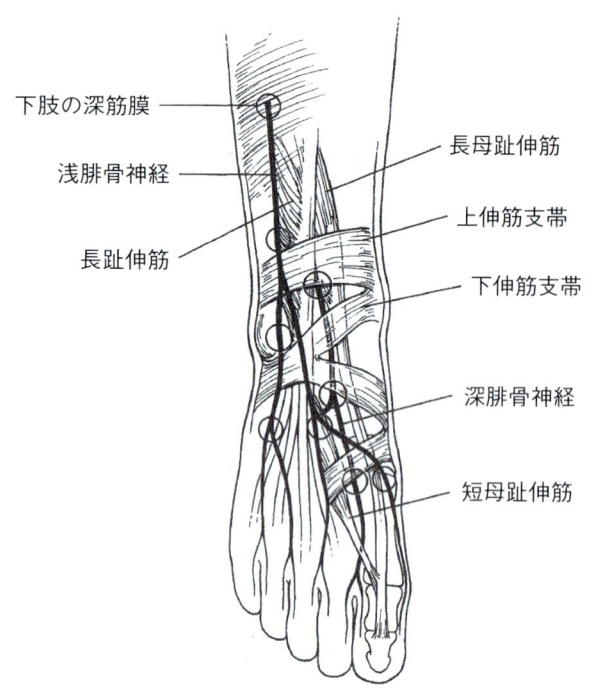

下肢の深筋膜

浅腓骨神経

長趾伸筋

長母趾伸筋

上伸筋支帯

下伸筋支帯

深腓骨神経

短母趾伸筋

図 24.12. an-la-pe の四分円における皮神経が圧迫され
うる領域（by kind concession of W. I. Hammer, 2007）.

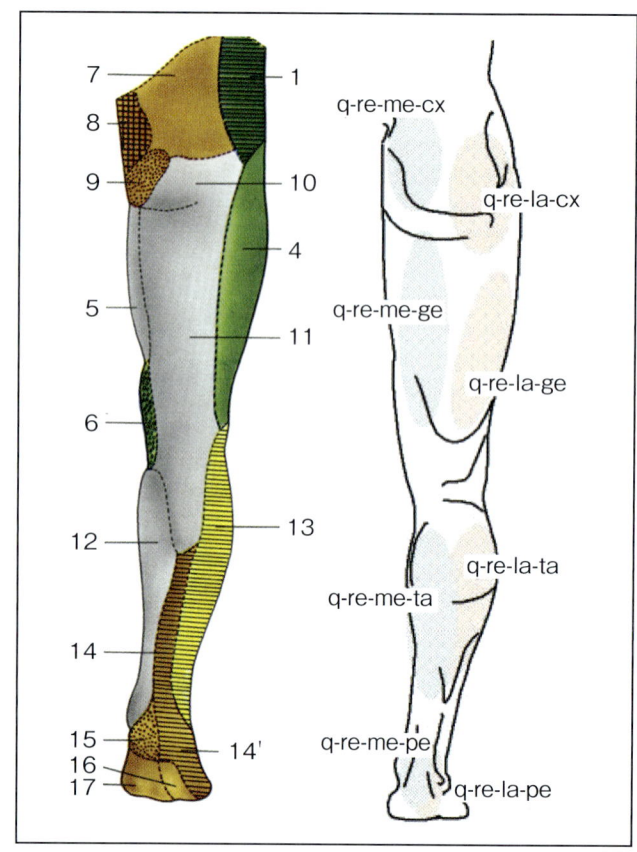

q-re-me-cx

q-re-la-cx

q-re-me-ge

q-re-la-ge

q-re-la-ta

q-re-me-ta

q-re-me-pe

q-re-la-pe

図 24.14. 下肢後方の皮神経の分布と四分円の領域間の
類似（from G. Chiarugi., L. Bucciante, op. cit.）.

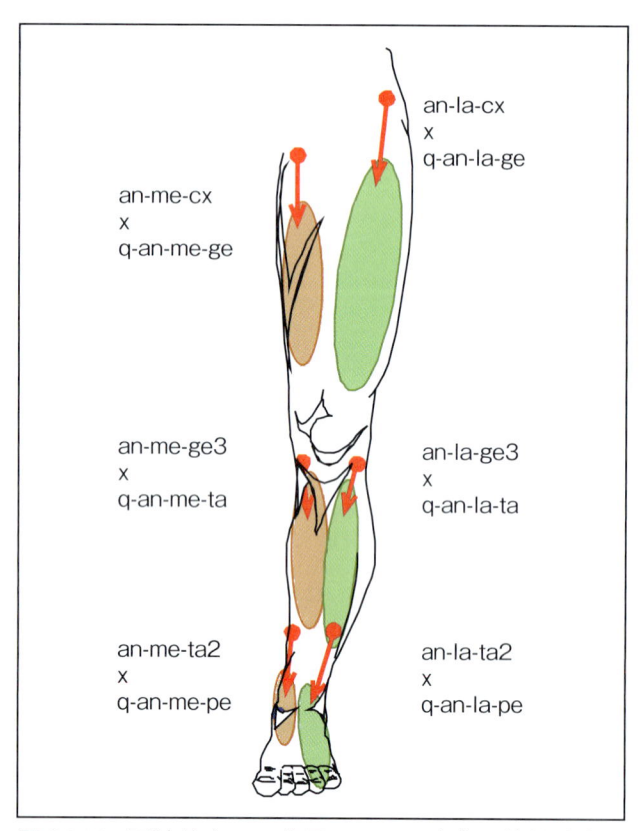

an-la-cx
x
q-an-la-ge

an-me-cx
x
q-an-me-ge

an-me-ge3
x
q-an-me-ta

an-la-ge3
x
q-an-la-ta

an-me-ta2
x
q-an-me-pe

an-la-ta2
x
q-an-la-pe

図 24.13. 下肢前方の四分円における皮膚の機能障害と
神経絞扼に対する治療点.

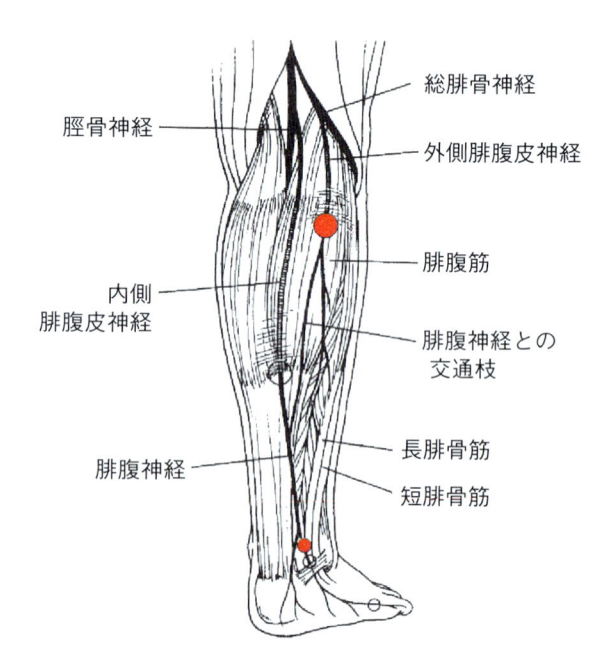

脛骨神経

内側
腓腹皮神経

腓腹神経

総腓骨神経

外側腓腹皮神経

腓腹筋

腓腹神経との
交通枝

長腓骨筋

短腓骨筋

図 24.15. 腓腹皮神経に対する神経絞扼の 2 つの主要な
部位（by kind concession of W. I. Hammer, 2007）.

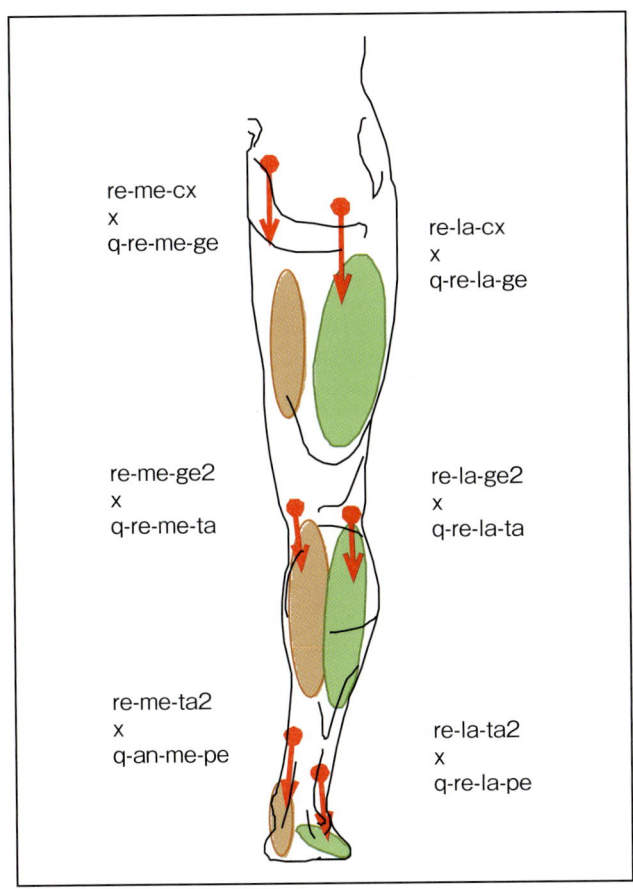

図 24.16. 下肢後方の四分円における皮膚の機能障害と
神経絞扼に対する治療点.

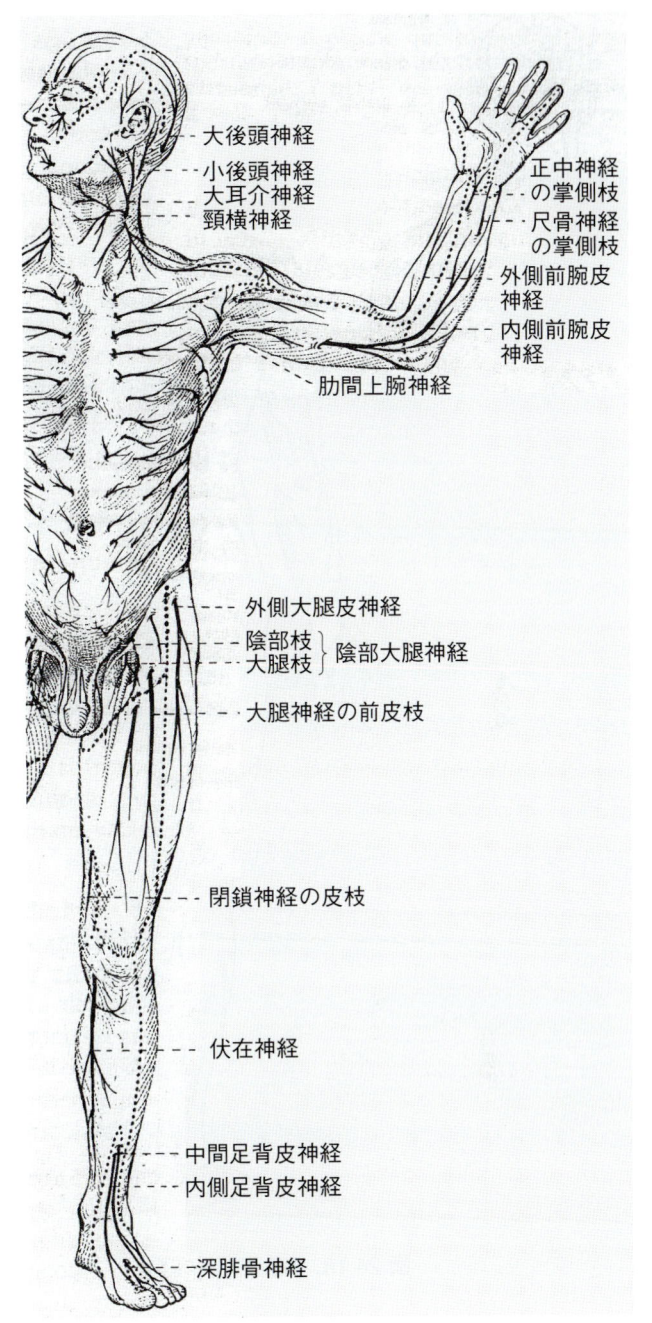

re-me-cx
x
q-re-me-ge

re-la-cx
x
q-re-la-ge

re-me-ge2
x
q-re-me-ta

re-la-ge2
x
q-re-la-ta

re-me-ta2
x
q-an-me-pe

re-la-ta2
x
q-re-la-pe

図 24.17. 腹側の皮神経分布（from Benninghoff A., Go-
erttler K., op. cit.）.

大後頭神経
小後頭神経
大耳介神経
頸横神経
正中神経
の掌側枝
尺骨神経
の掌側枝
外側前腕皮
神経
内側前腕皮
神経
肋間上腕神経
外側大腿皮神経
陰部枝
大腿枝
陰部大腿神経
大腿神経の前皮枝
閉鎖神経の皮枝
伏在神経
中間足背皮神経
内側足背皮神経
深腓骨神経

　体幹の脊髄神経には，前後に２つの主要な枝がある．
それぞれの枝は，体幹の re-me と an-me の四分円に供
給する内側枝と，re-la と an-la の四分円に供給する外
側枝に分かれる．４本の終末枝の分布は，体幹四分円の
分布と一致する（**図 24.17, 18**）．
　腹部あるいは背部の体幹壁の感覚異常は，比較的少な
い．これは体幹の深筋膜が四肢のように腱膜ではなく，
ほぼ完全に筋外膜型の筋膜からなるためである．した
がって，皮神経が体幹の筋膜を穿通するとき，圧迫され
ることは珍しい．胸腰筋膜を穿通する分枝を含む re-
me-lu の四分円（**図 24.18**）のみが，皮神経の絞扼部位
を表すだろう.
　以下の神経は，**頭蓋**の皮膚の神経支配を形成する.
—re-me-cp の四分円を支配する大後頭神経は，re-cp 3
　の CC に一致する領域で絞扼しうる（**図 24.19**）
—re-la-cp の四分円を支配する大耳介神経と小後頭神
　経.
　三叉神経の３本の分枝は，顔の皮膚を神経支配する.

—眼神経：an-me-cp1 の四分円の近位部を支配する（**図
　24.19の 1**）
—上顎神経：an-me-cp2 の四分円の内側部を支配する
　（**図 24.19の 2**）
—下顎神経：an-me-cp3 の四分円の遠位部を支配する
　（**図 24.19の 3**）.
　顔面神経の側頭，頬骨，および下顎の分枝は，顔の浅
筋膜内に埋入された表情筋を神経支配する.

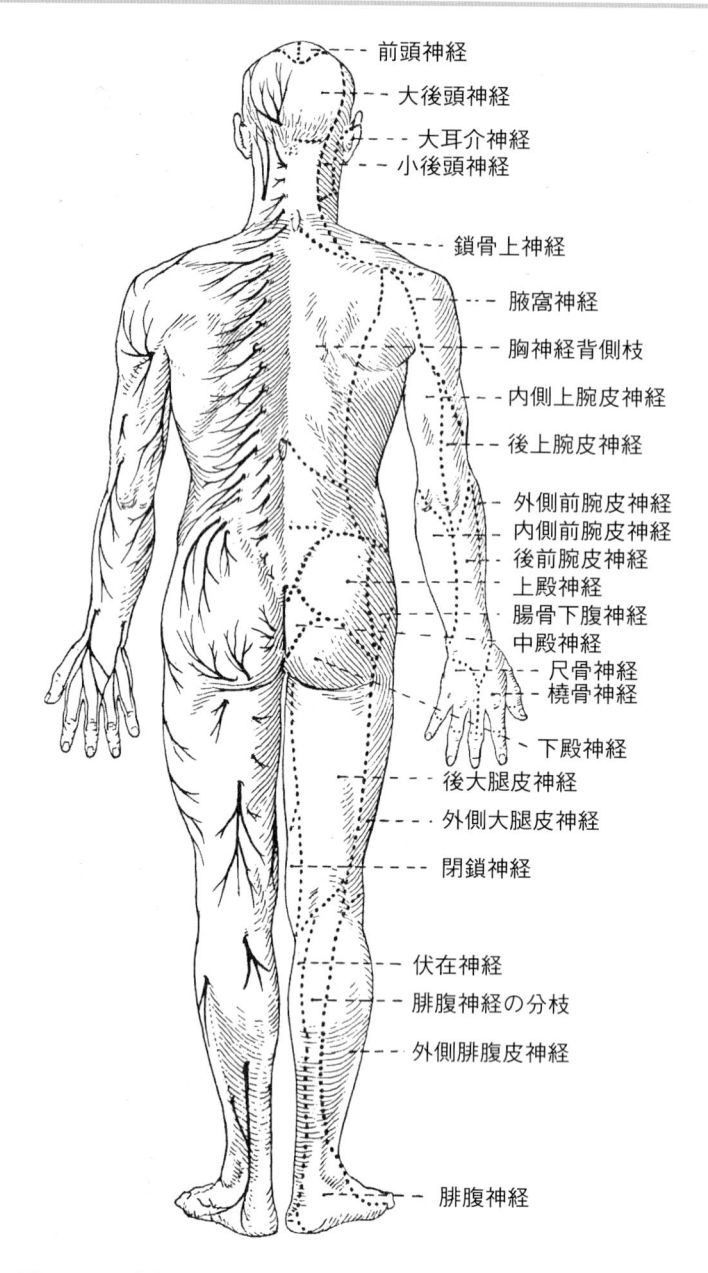

図 **24.18.** 背側の皮神経分布 （from Benninghoff A., Goerttler K., op. cit.）.

　顔の神経支配は，この領域の治療のために特定の基準点を与えることができないほどに複雑である．個々の症例で，an-me-cp と an-la-cp の四分円の触診検証を行う必要がある．異常な肥厚，結節，組織層間の滑走不全あるいは感受性の亢進などの所見は，浅筋膜の変化を示している（**図 24.20**）.「ピンスメント」の手技を用いたモビライゼーションは，にきび，ケロイドあるいは酒さ，顔面紅斑，クーペローズなどその他の血管病変に対して良好な治療法となる．これらの病変は原因が異なるが，真皮のモビライゼーションによって局所温度が上昇し，線維芽細胞を刺激し，新しいコラーゲン，ヒアルロン酸およびその他の再生要素を産生させる．たとえば，にきびの場合は，局所的な温度上昇が抗炎症作用をもち，同領域の血流を改善し，細菌の量を減少させるのに寄与する．

　上肢には，皮枝が圧迫されうる多くの部位がある．

　たとえば，皮膚の症状は，以下のレベルにおける尺骨神経の絞扼を示す．

—肩甲下筋（**図 24.21A**）：この筋の過用は，尺骨神経遠位における徴候と症状を伴う筋膜の制限を引き起こ

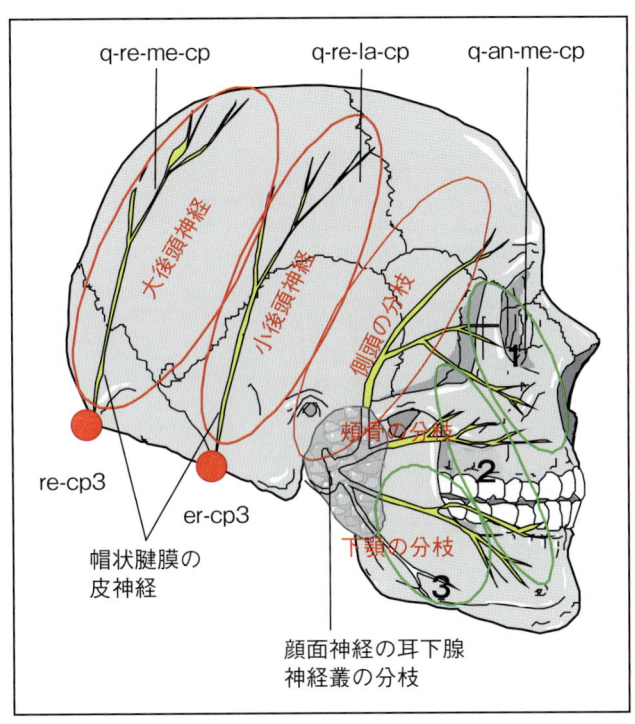

図 **24.19.** 頭部の皮神経.

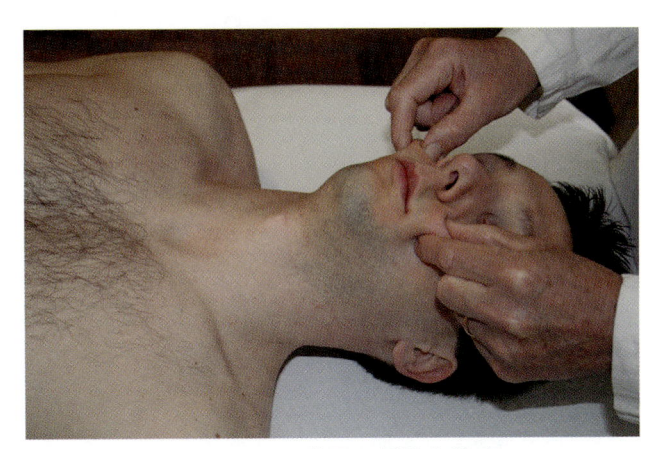

図 **24.20.** an-me-cp の四分円の触診と治療.

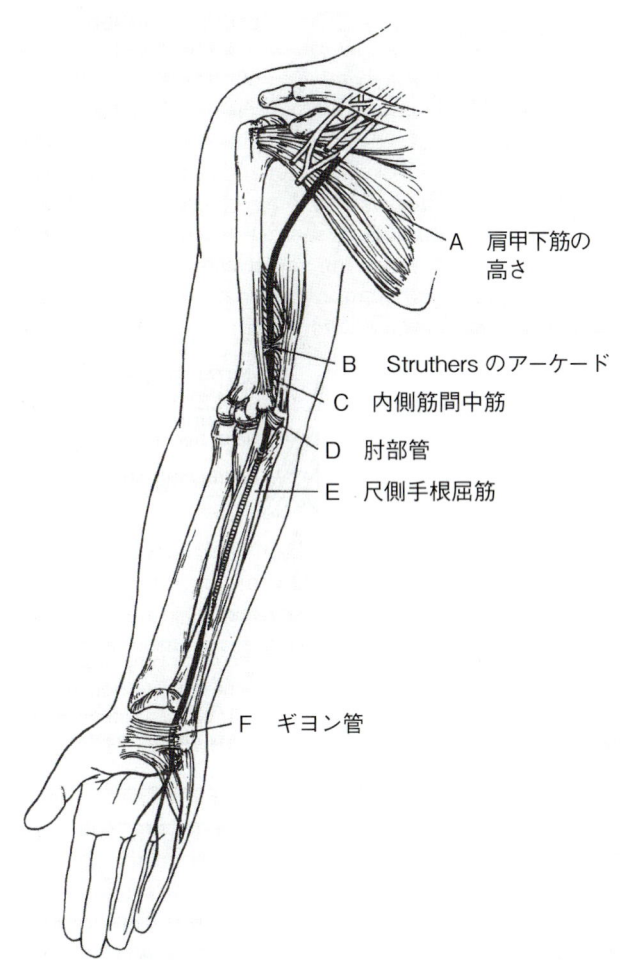

図 **24.21.** 肘関節と手関節の動きが尺骨神経に影響を及ぼす点（by kind concession of W. I. Hammer, 2007）.

　最初のタイプの絞扼（肩甲下筋）では，an-me-hu の CF の治療が有効であることが証明されている．残りの 4 つの絞扼部位については，an-me-cu と re-me-cu の CF が治療される．ギヨン管症候群に対しては，一般的に an-me-ca 2 の CF の治療を必要とする．

　上肢前方（図 24.22）で神経絞扼が起こりうる主要な点には以下のものが含まれる．

—an-la-hu および an-me-hu の CFs：これらの点は，内側上腕皮神経および外側上腕皮神経によって神経支配される an-la-cu と an-me-cu の四分円に影響を及ぼす問題に関与する

—an-la-cu2 および an-me-cu の CFs：これらの点は，外側前腕皮神経および内側前腕皮神経に神経支配される an-la-ca と an-me-ca の四分円に影響を及ぼす問題に関与する

—an-la-ca2 および an-me-ca2 の CFs：これらの点は，

す

—Struthers のアーケード（**B**）：内側上顆の約 8 cm 上に位置し，上腕三頭筋と内側筋間中隔の腱膜を覆う筋膜によって形成される

—内側筋間中隔（**C**）

—肘部管（**D**）：内側側副靱帯と内側の滑車により形成される

—尺側手根屈筋の尺骨頭と上腕頭（**E**）：内側上顆の約 5 cm 下に位置する

—ギヨン管（**F**）：この高さでの絞扼は，手と 4～5 指の尺側で，多くの感覚異常と異常感覚症を引き起こす．

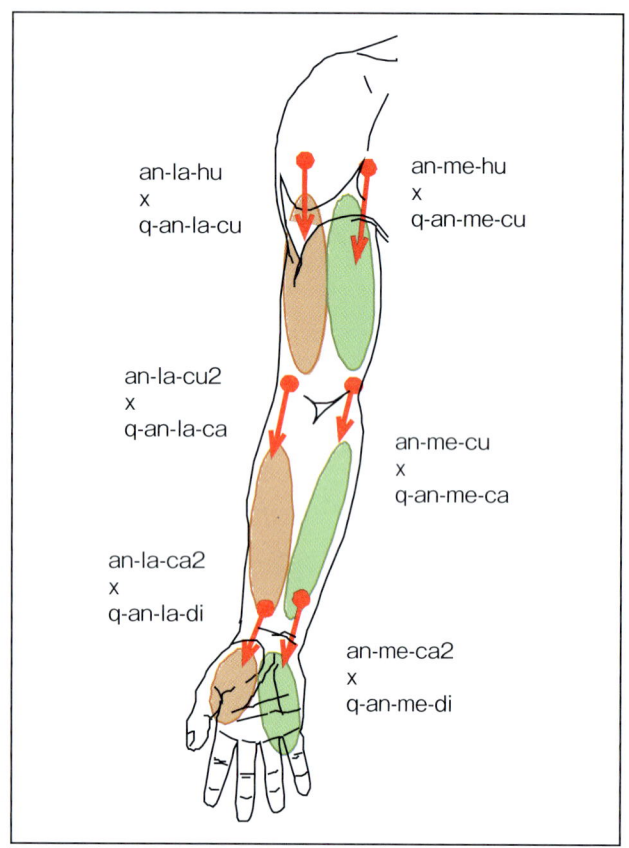

図 24.22. 上肢前方の四分円における皮膚と神経の機能障害に対する治療点.

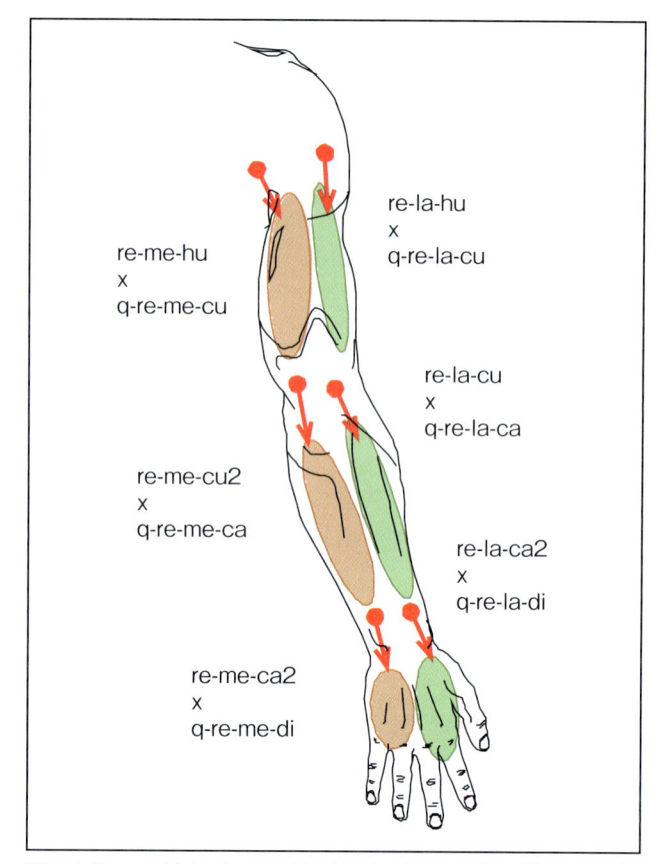

図 24.23. 上肢後方の四分円における皮膚と神経の機能障害に対する治療点.

正中神経および尺骨神経に神経支配される手の an-la-di と an-me-di の四分円に影響を及ぼす問題に関与する.

上肢後方では，神経が深筋膜から浅筋膜（**図 24.23**）へ通過する際，圧迫されうる他の点[18]が存在する．それを以下に示す.

—re-la-hu および re-me-hu の CF：これらの点は，後上腕皮神経，外側上腕皮神経および内側上腕皮神経に神経支配される re-la-cu と re-me-cu の四分円に影響を及ぼす問題に関与する

—re-la-cu および re-me-cu2 の CF：これらの点は，後前腕皮神経，外側前腕皮神経および内側前腕皮神経に神経支配される re-la-ca と re-me-ca の四分円に影響を及ぼす問題に関与する

—re-la-ca2 および re-me-ca2 の CF：これらの点は，

外側の橈骨神経および尺骨神経に神経支配される手背の la と me の四分円に影響を及ぼす問題に関与する.

臨床的症例検証

61 歳男性は，この 3 年間抱えている腰痛に対して，筋膜マニピュレーションの治療のために来院した．問診では，患者はこの 2 年間両下肢に極度の冷感があると話した．暖房の効いた場所にいても効いていない場所にいても，持続的に冷たい風が足に当たっている感覚を経験した．腰部と距骨分節の運動検証の結果，すべての面で動きの制限を認めた．しかし，この制限の程度は，患者の年齢相応のものであった.

腰部の点の触診検証により，疼痛は全身に認められるが軽度であった.

距骨四分円の近位部の触診検証によって，両側の an-la-ge3 の CF と an-me-ge3 の CFs（神経の通過点）に疼痛と高密度化が認められた．これら 4 つの点に対してナックルを用いてマニピュレーションを行い，4 つの点のあいだを行ったり来たりした．これらの点は，とくに

18：徒手療法は，絞扼性神経障害の治療において非常に良好であることが証明されている．反復ストレス，外傷，連続した圧，および緊張によって，細胞の低酸素化，炎症，浮腫および最終的な癒着と線維化形成のようなさまざまな病的因子が生じ，軟部組織の制限は末梢神経の正常な動きに影響を及ぼす（Hammer W. I., 2007）.

過敏だった．したがって，an-me-ta と an-la-ta の四分円全体に対して平たい手掌を用いたモビライゼーションを実施した．患者はこの手技に十分耐え，大きく弛緩することができた．以前の点（an-la-ge3，an-me-ge3）に戻ると，疼痛は大幅に軽減していた．これらの点の治療が完了した後，患者は複数の運動検証を行うように指示された．

この段階で，患者は下肢の温覚と腰背部の敏捷性の増大を報告した．その結果，腰部領域の治療は次のセッションまで延期された．1週間後，治療のために再び来院すると，患者は下肢の冷感は消失したが，腰部にはまだ疼痛があると述べた．その後，予定通り，さらに詳細な運動検証を行い，腰部領域の治療を継続することが決定された．

第 25 章
神経-心因系

神経系は，そのすべての構成要素を含め，身体の恒常性の制御と調節のための最速の機構である．このシステム（系）は，外部環境に関する情報（感覚と外受容の臓器を経て）と同様に，身体の内部の状態に関する情報（内受容）を伝達する．神経系は，この情報に基づき，また固有感覚の関与を伴い，適切な運動反応を活性化する．

内部筋膜は，自律神経節と神経終末に連結し，その機能に影響を及ぼすことができる．外受容器は浅筋膜内に位置し，この浅筋膜の層は表情筋を経て感覚器の調節に重要な役割をもつ．深筋膜は，固有受容感覚と運動感覚に密接な関係をもつ[1]．

このようにみると，筋膜は人体の生理における外縁的な役割からより中心的な役割に変化している．
—内部筋膜は，自律神経節を伸張して活性化させる
—筋外膜は，筋に対する運動インパルスを調整する
—筋膜配列は，固有受容感覚，つまり求心性インパルスに方向的な意味を与える
—浅筋膜は，外部刺激を体系化し，それらを内部システムに接続する．

ストレスに対する神経-心因系の反応

神経-心因系（neuro-psychogenic system：SPS）は，内臓または内部，筋骨格および外部の3つの環境から刺激を受ける．したがって，これらの環境（**図 25.1**）のおのおのはストレスを加えうる．これらの異なる種類のストレスに対する適応の影響は，すべての筋膜構造で認められる（**図 25.2〜 5**）．
—顔と皮膚（浅筋膜）
—姿勢（深筋膜）
—内臓機能（内部筋膜）．

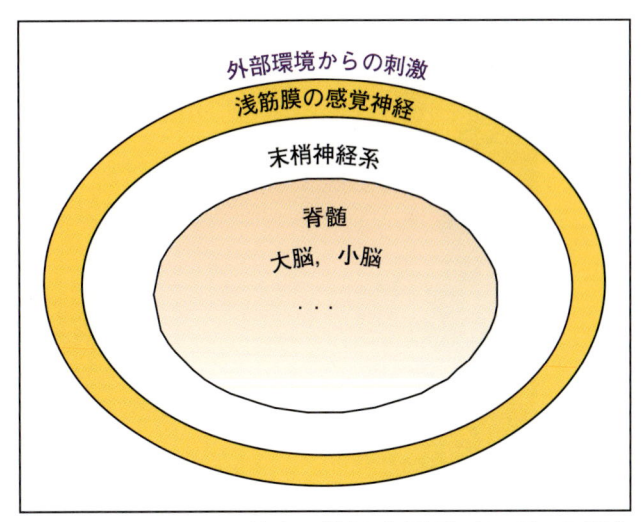

図 25.1. ストレスに対する神経-心因系（SPS）の反応に関係する要素.

内臓機能のなかでは，ホルモン調節が重要な役割を占める．たとえば，幼少期のストレス状態は，視床下部-下垂体-副腎系における調節機構を潜在的に変化させる可能性があり，生涯にわたりストレス要因への反応に影響する．

多くの動物では，心因系は単純反射反応に過ぎないが，ヒトにおける心因系は，神経系に対してある程度の自立性を得ているという点でさえも非常に進化している．この理由から，本書では神経症状の治療は精神障害の治療とは区別されている．

神経心理学では，精神過程と神経系とのつながりを考慮する．つまり，幸せあるいは不安な状態は，外部刺激と内部感覚のあいだの相互作用の結果である．したがって，他のシステムのように，心因系では気分や感情に影響を及ぼす認知は，浅筋膜に影響を及ぼす可能性がある．

1：開口部の周りに2つの構造があることは明白である．1つは開口のための構造であり，もう1つは開口部の閉鎖のための構造である．これらの構造は，弛緩した状態では互いに釣り合っている（Ruggeri V., 2003）.

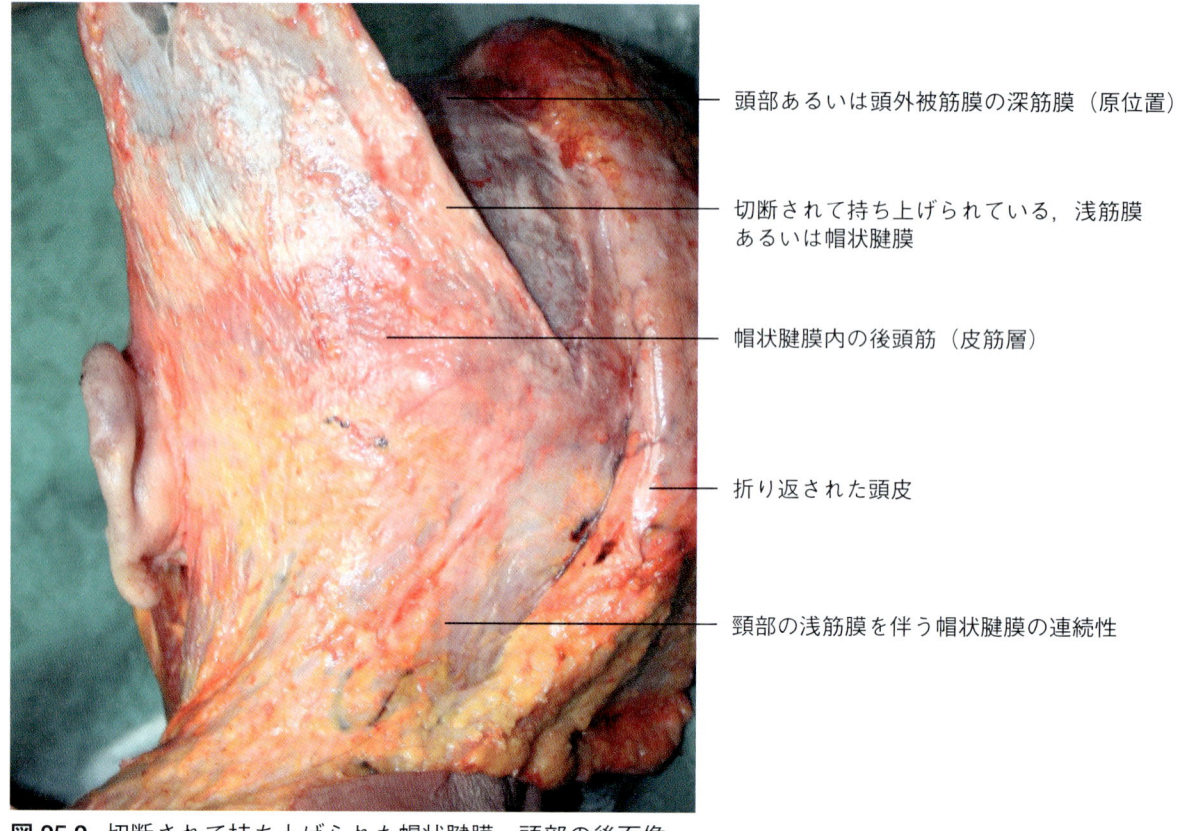

頭部あるいは頭外被筋膜の深筋膜（原位置）

切断されて持ち上げられている，浅筋膜あるいは帽状腱膜

帽状腱膜内の後頭筋（皮筋層）

折り返された頭皮

頸部の浅筋膜を伴う帽状腱膜の連続性

図 25.2. 切断されて持ち上げられた帽状腱膜．頭部の後面像．

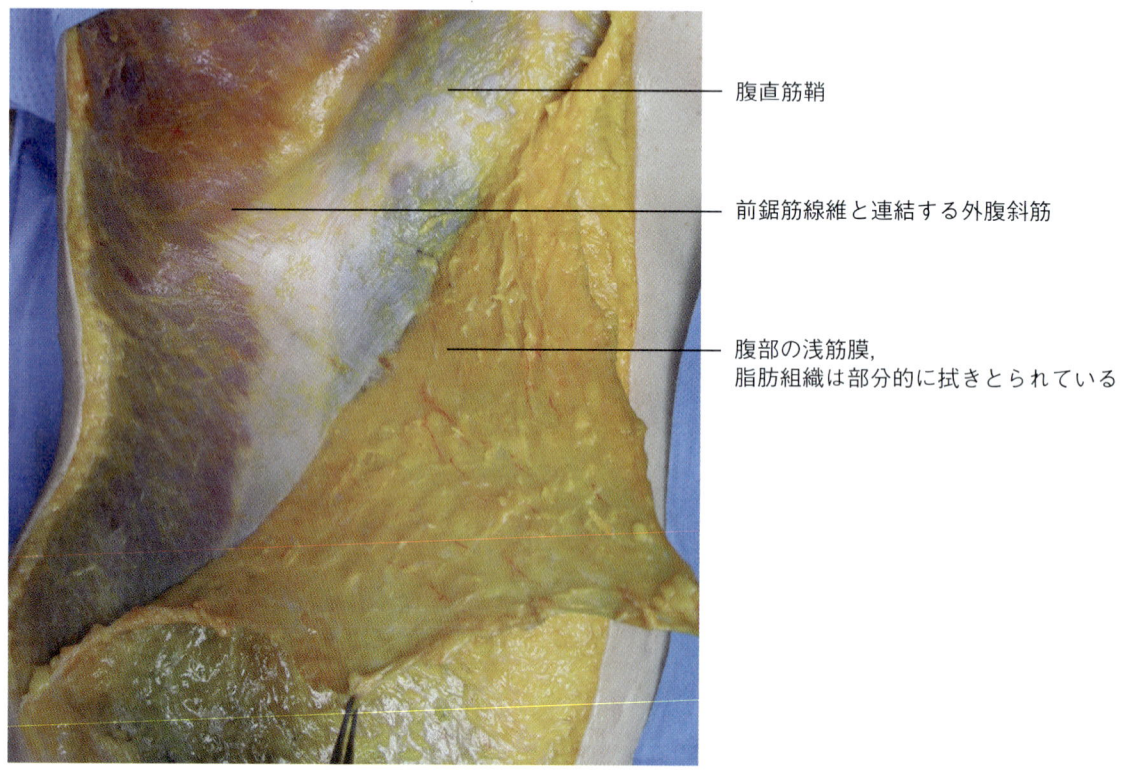

腹直筋鞘

前鋸筋線維と連結する外腹斜筋

腹部の浅筋膜，脂肪組織は部分的に拭きとられている

図 25.3. 外に広げた腹部の浅筋膜．前面像．

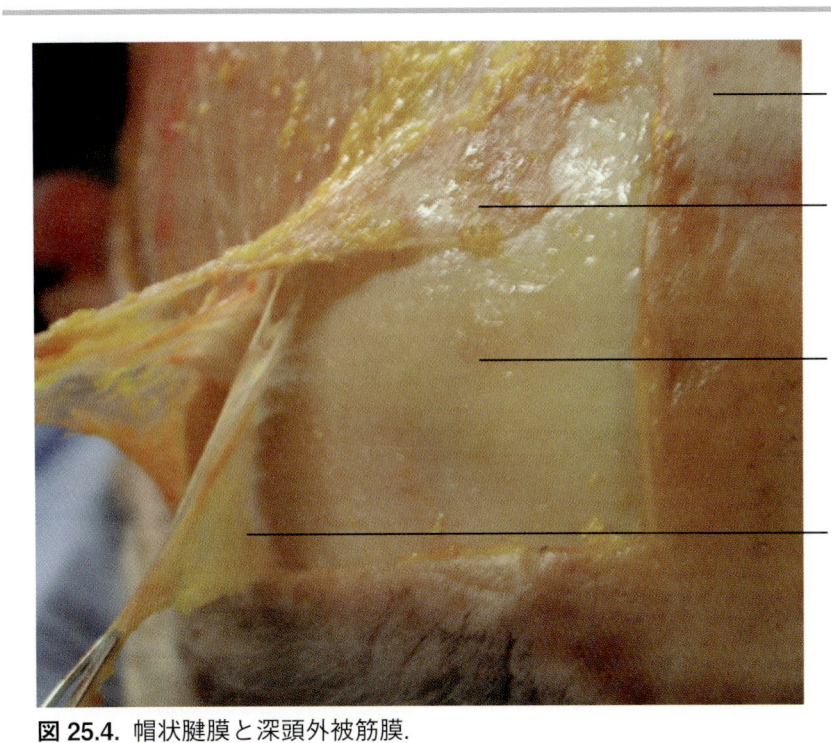

頭皮（原位置）

体幹と四肢の浅筋膜に連続する帽状腱膜

髄膜を保護する頭蓋あるいは結合組織（骨）

体幹筋の深筋膜に続いている頭外被筋膜

図 25.4. 帽状腱膜と深頭外被筋膜.

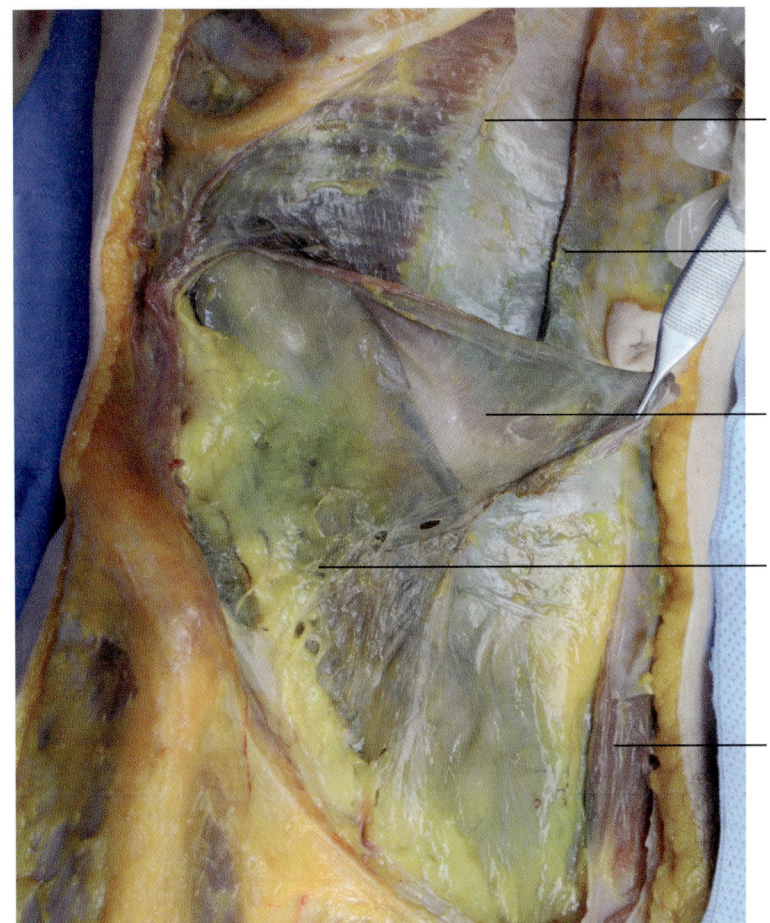

筋膜と腹横筋（原位置）

内腹斜筋を切断し切り取った腹直筋鞘

切断し内方へ引いた筋膜と腹横筋

横筋筋膜と壁側腹膜のあいだの脂肪組織

腹直筋鞘を取り除いたあとの腹直筋

図 25.5. 横筋筋膜の下の疎性結合組織.

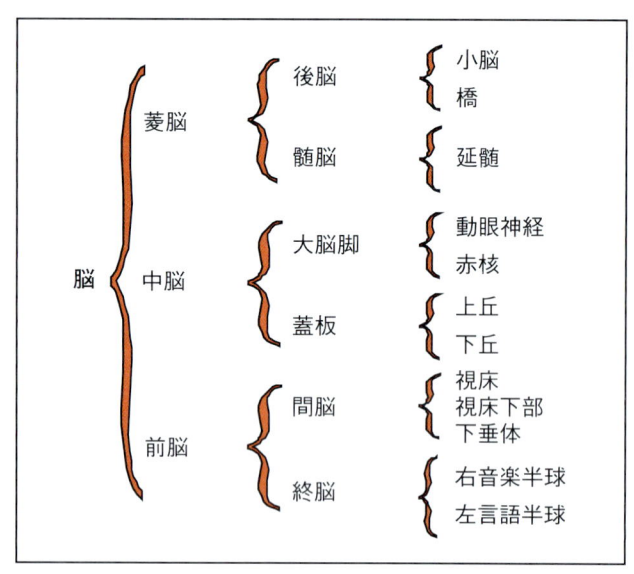

図 25.6. 脳の分化の進行期.

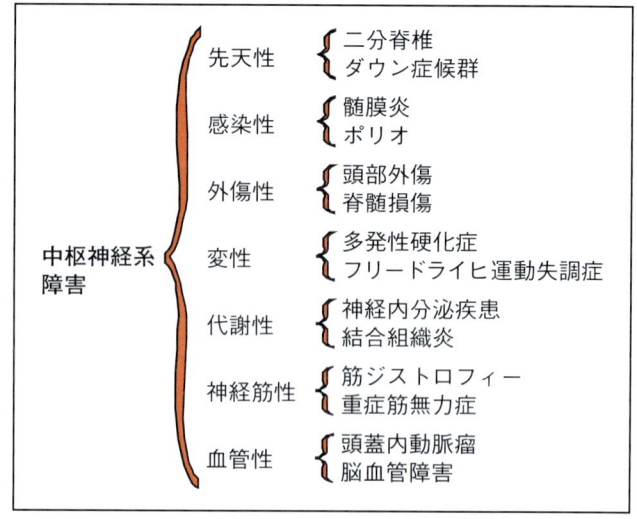

図 25.7. 主要な CNS 障害の略図.

中枢神経系（CNS）

末梢神経系（peripheral nervous system：PNS）における多くの機能障害である疼痛と筋骨格系については，すでに我々の著書で述べている（Stecco, 2004；Stecco & Stecco 2009）.

感覚器の機能障害の一部については，光受容器，機械受容器および化学受容器を含む頭部の受容器配列を扱った章で検討している（第18章を参照）.

感覚異常や皮膚炎などの求心性神経の機能障害の一部については，皮膚系を扱った章で検討している（第24章を参照）.

ここでは，脳と脊髄を含む中枢神経系（central nervous system：CNS）の機能障害について検討する.

CNS の機能

頭蓋内に位置する CNS の要素は，3つの原始的脳胞に由来する[2]（**図 25.6**）.

さまざまな動物の運動と感覚の能力が進化するにつれて，3つの原始的な脳胞は新しい構造を形成するために分割した. 脳の各部は，特定の機能を有する. たとえば，延髄は心拍，呼吸，血圧，咳，くしゃみ，および他

の反射活動などを調節する. CNS は，末梢受容器によって情報が伝達されないかぎり，これらの機能を協調あるいは調節することはできない. 次に，これらの受容器は，この情報に意味を与えるような方法で組織化された筋膜構造に埋入されない限り，有益な情報を供給することができない.

脳の筋膜さえも進化した. 魚類では，脳と脊髄を取り囲む単一の髄膜が存在する. 動物学的スケールが上位になると，硬膜と軟髄膜（クモ膜と軟膜の組合せ）がみられる. 哺乳類と一部の鳥類では，軟膜はクモ膜から分化する. 脊髄に沿った硬膜外腔の脂肪組織は，脊柱管から硬膜を分離する[3]. 頭蓋では，硬膜は疎性結合組織の介入なしで，骨膜に付着する. この連続性によって，外部からのマニピュレーションが，おそらくドミノ型反応を介して頭蓋内に作用する方法について説明することができる.

CNS の機能障害

CNS 障害の発症の原因には，さまざまな因子がある. **図 25.7** では，各型の病因の例として2つの病理のみが示されている.

本書では，上記で述べた脳病変のうち，脳血管障害（cerebrovascular accident：CVA あるいは脳卒中）およびその最も一般的な臨床的帰結である片麻痺について

2：発生学において，脳は脊髄の前方にある神経管から発生する. 原始的な脳は，3つの解剖学的領域を含む. それは後方の菱脳，中央部の中脳，そして前方の前脳である（Kenneth V.K., 2005）.

3：クモ膜は，硬膜下腔によって硬膜から分離され脳脊髄液を含む. 哺乳類と鳥類の一部では，硬膜上腔は脊柱管から脊髄と髄膜を切り離されている. この腔には，脂肪組織が含まれる（Kent G., 1997）.

のみ考える.

片麻痺は，以下によって引き起こされる外傷ないし血管病変の後に生じる.

—血栓症：脳血管あるいは血管内での凝血塊の形成

—塞栓：浮動性の気泡あるいは脂肪球による血管の閉塞

—出血：急速な意識消失を引き起こす脳内出血.

片麻痺とは，身体の一側に生じる感覚と運動の機能障害であり，以下に関連する.

—運動機能障害と不全麻痺

—筋緊張の変化

—共同運動（模倣および痙縮）

—言語と皮質機能の障害

—知覚障害と欠損.

病変が非優位半球の頭頂葉を侵す場合，患者は麻痺側に無関心になり，その身体部位の存在さえ否定するだろう（半側空間無視）. これらの患者は，麻痺側からの触覚と視覚の刺激を知覚できなくなる.

痙縮は，片麻痺患者が対処可能なことよりも，努力を要求された場合に出現しやすい.

脳卒中後の片麻痺は，大まかに３つの段階に分類できる.

—急性期：CVA 直後

—亜急性期：回復期とリハビリテーション期を含む. この段階は，数カ月から５年間ほど続くことがある

—慢性期あるいは永続的な障害の段階：症状がこれ以上変化せず，脳卒中の結果として疼痛が現れ始める.

急性期では，上下肢をコントロールすることができないことよりも，おそらく体幹のコントロールを失うことで，より衰弱する. これは，通常，体幹によって提供される近位の安定性の喪失が四肢の自由にも影響するためである.

CNS の治療

筋膜マニピュレーションは，筋骨格系の機能障害の治療に用いられる原則に基づく一連の刺激の適用によって，片麻痺患者が身体のコントロールを再獲得する助けになるだろう. これらの原則には，以下のものが含まれる.

—筋膜（myofascial：mf）単位：協調中心（center of coordination：CC）と認知中心（center of percep-

tion：CP）の刺激は，単一分節の回復を促進するだろう

—筋膜配列：空間の３つ面における動きに関与する. 筋膜配列は姿勢コントロールの再教育に有用だろう

—筋膜対角線：1つの面から別の面への動きに関与する. 筋膜対角線は，おもに運動方式に関与する.

—筋膜螺旋：内部筋膜コラーゲン線維を介して，行為（身振り）および複雑な動きの調節に関与する.

問診とデータ

他の病変と同様に，治療を始める前に評価チャートを作成する必要がある.

—最初の行（Pa. Max）：最も障害されている四肢に関する最大疼痛の情報を記録する

—2行目（Pa.Conc）：次に重い障害をもつ四肢に関する随伴性疼痛の情報を記録する

—1列目（o-f 単位）：麻痺の重い分節を記録する（例：cu, ca）

—2列目（LOC.）：最も制限されている動きの方向を記録する（例：re, er）

—3列目（SIDE）：症状のある身体の側を記録（例：rt）

—4列目（CHRON.）：脳卒中発症からの経過時間を記録する（例：5 d）

—5列目（REC.）：いつ再発するか

—6列目（PaMo）：障害の種類を記載する（弛緩，痙縮など）

—7列目（VAS）：障害の程度を1～10までの尺度で記録する.

麻痺側の手の把持能力あるいは足部のコントロールに関する詳しい情報については，これら分節の特定の項目に記録することができる.

仮説

仮説は，あらかじめ定義されたプロトコルに基づくのではなく，患者の反応に基づいた治療を導く. 治療は，1日1～2回実施する.

触診検証

検証は，治療初期の運動障害と感覚障害の評価および経時的な回復を観察するために有用である. 病変の重症度に応じて，感覚障害は，体幹，上肢帯と骨盤帯あるい

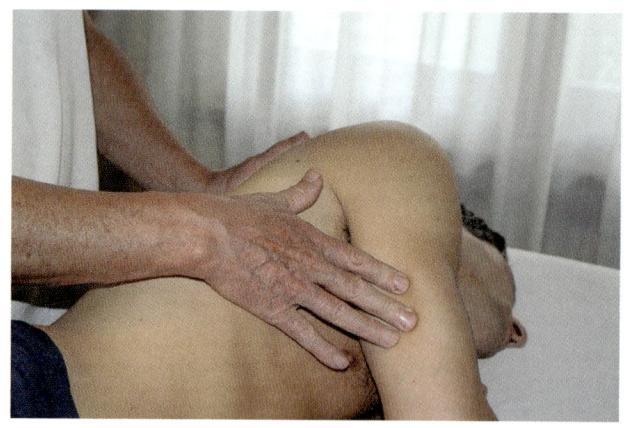

図 25.8. 後方-外方-肘（re-la-cu）の四分円の触覚を検査する触診検証.

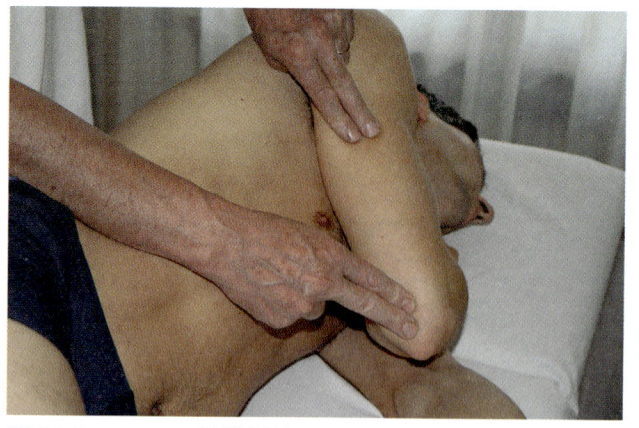

図 25.9. re-cu の筋膜単位の CC と CP の刺激.

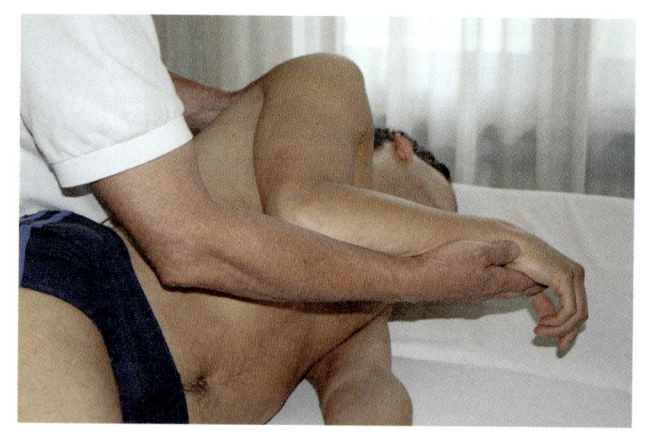

図 25.10. re-cu の筋膜単位の自動介助運動.

は四肢に及んでいる可能性がある．表層の触診は，体幹の四分円から始める．各四分円の触覚の能力を適切な位置に記録する（第 26 章，表 26.1 を参照）．患者が報告する知覚の明確さに応じて，1 つ，2 つあるいは 3 つのアステリスク（*）を使用する．体幹四分円の知覚が身体の両側に存在する場合は，最初のセッションでも四肢四分円の触診検証に進むとよい（図 25.8）．

　たとえば，触診検証によって上腕後方の四分円に感覚障害があり，肘伸展の運動障害を有している場合は，この分節の治療が必要となる．

治療

　ここで提示するアプローチは，片麻痺患者に対する潜在的リハビリテーション・プログラムの概略に過ぎず，さらなる研究と検証を必要とする．

　セラピストの目的は，プログラムされた出力を引き出す触覚入力を与えることである．患者が取るべき姿勢は，筋膜単位を活性化させる姿勢の抗重力位である．たとえば，re-cu の筋膜単位に活性化が必要な場合，患者は背臥位ではなく側臥位を取らなければならない．この姿勢で，re-cu の筋膜単位の CC と CP に軽い触覚刺激を与える（図 25.9）．

　いったん患者が目標とされた筋膜単位を認めることができるようになったら，感覚運動入力を増加させるために，同一の筋膜単位の他動運動が行われる．次のステップでは，患者に自動介助運動を行うように指導する．運動はまず，一度に 1 平面を保持しながら，3 つの空間平面で実施させる（図 25.10）．

　患者は肘分節の伸展（肘関節を含む）を一度でも知覚

できると，十分な力で運動することができるため，治療は手根分節に進むことができる．

　患者が四肢のさまざまな分節で運動を再獲得したら，全身の運動方式の活性化を導入することができる．

　片麻痺の上肢は，屈曲・内転・内旋位になりやすい．したがって，反対の動きである伸展・外転・外旋の運動方式を刺激すべきである．患者に，側臥位で上肢を伸展・外転・外旋するよう指示する．この運動は，外旋パターンの上腕，肘，手根および手指分節における re-la 対角線を活性化する（図 25.11）．

　下肢の再教育においても，段階的に活性化させる同様の方法が適用できる．

　体幹の姿勢制御のリハビリテーションは，四肢の再教育と同時に行うべきである．患者を治療台に座らせ，空間の 3 平面において頸部と腰部の分節の運動検証を行う．不安定性あるいは不安感が誘発される方向は，刺激を必要とする．まず求心路を刺激するために，触覚入力

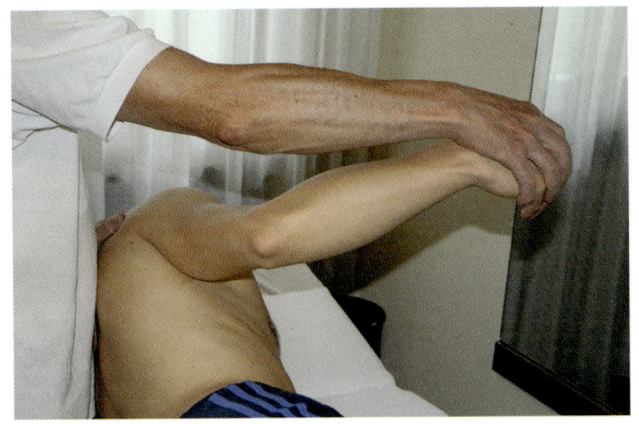

図 25.11. 上肢の re-la 対角線（運動方式）の抵抗に対する収縮.

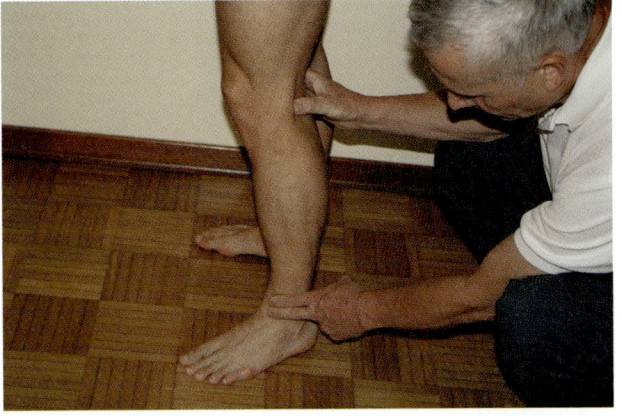

図 25.12. 前方-内方-足趾（an-me-pe）と 後方-外方-膝（re-la-ge）の CF に対する刺激.

と他動運動が適用され，次の段階では遠心路を刺激するために自動運動が適用される.

　微細な運動あるいは全身運動の行為の回復は，最も難しい段階である．これらの運動は，支帯によって調整される.

　たとえば，片麻痺患者にとって，歩行中に下肢の三重屈曲を制御することは非常に難しい．この問題に対処するため，患者は安定性を得るために非麻痺側下肢で体重を支え，さらに手の支持を用いて立位を保持する．セラピストは足の前方運動と膝の後方運動を同時に調整することを促すために，足の伸筋支帯と膝窩支帯を交互に刺激する（**図 25.12**）.

　肩手症候群は，慢性の脳卒中患者において最も頻繁に生じる合併症の1つである．それは，疼痛，自律神経失調，血管運動不安定性および腫脹によって特徴づけられる，複合性局所疼痛症候群（complex regional pain syndrome：CRPS）である.

　肩と手が，接触や光刺激に対して過敏になる．そのため，過敏領域から少し離れた部位で，治療を始めることが推奨される．たとえば，最初の第1セッションでは，鎖骨下の神経血管束を治療することができ（**図 25.13**），第2あるいは第3セッションでは，この症候群に直接関与する領域を治療することができる．筋膜は，運動障害によって高密度化する可能性がある[4]．したがって，治療は，筋膜の基質を流体状態（ゾル化）に戻すことを目的とする.

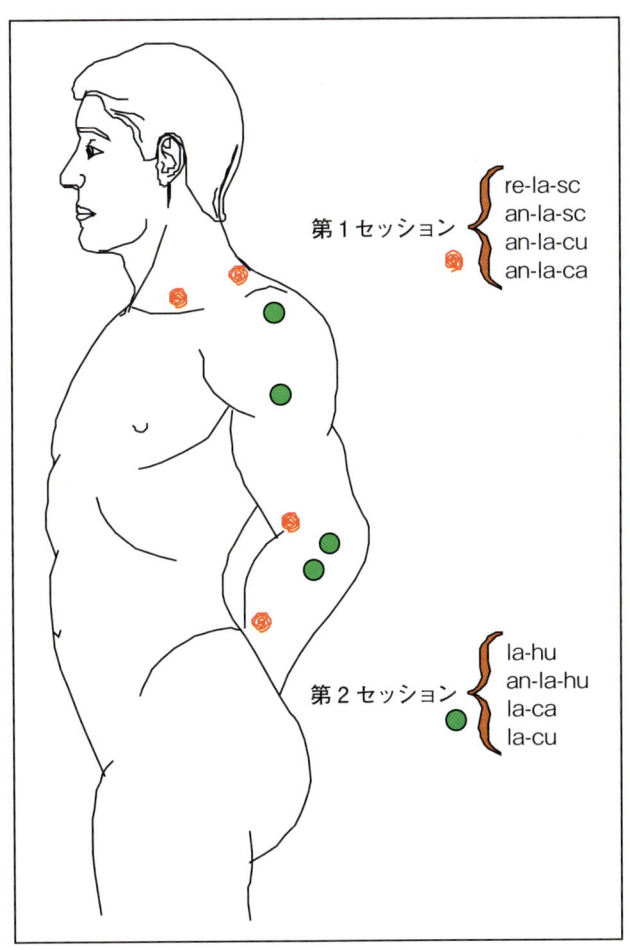

第1セッション　{ re-la-sc / an-la-sc / an-la-cu / an-la-ca

第2セッション　{ la-hu / an-la-hu / la-ca / la-cu

図 25.13. 肩手症候群に対してマニピュレーションを行う治療点の例.

　筋膜の状態を修復するために，マニピュレーションは，治療点の組織内に局所性および限局性の炎症を作ら

4：Ⅰ型コラーゲンの形成および細胞外マトリックスの代謝回転と変異の変化で，長期間の運動あるいは運動不足のどちらでも，Ⅰ型コラーゲンの増加の可能性がある（Kiaer M., 2004）.

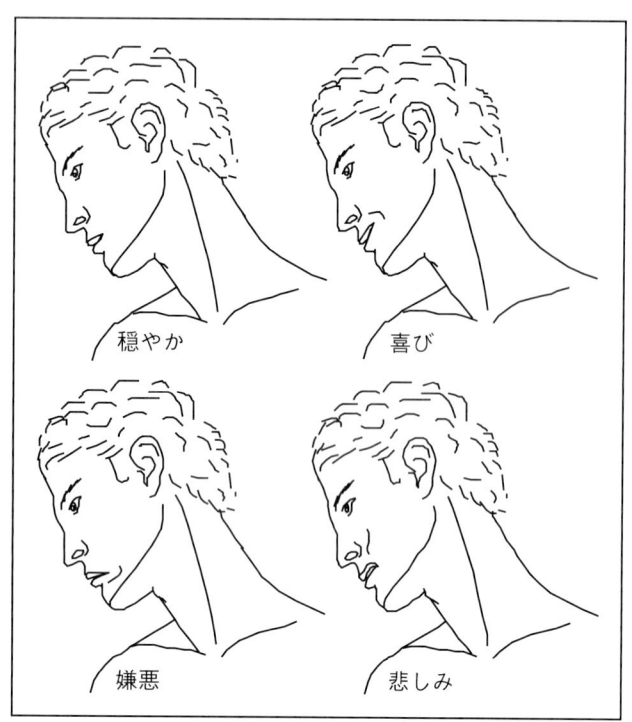

図 25.14. 気分の指標あるいはヒトの精神状態としての口周囲の筋収縮.

（穏やか　喜び　嫌悪　悲しみ）

なければならない[5].

　この理由は，炎症が組織修復あるいは炎症領域のヒアルロン酸を増加させるという身体で生じる正常な機構のためである．ヒアルロン酸は筋膜の基質の粘性を維持し，いったん伸張が取り除かれると（ヒステリシス），筋膜は伸張に適応でき筋膜の安静肢位に戻るのを可能にする．

心因系

　ヒトと多くの動物では，立毛筋と毛細血管のような浅筋膜構造とともに，顔の表情筋は多くの感情を表現することができる．たとえば，ヒトでは，恥ずかしさは赤面，恐怖は蒼白，怒りは心拍数[6]の上昇などを引き起こす．

加えて，口周囲における4つの筋の収縮によって，そのヒトの気分を表すことができる（図25.14）.
- —穏やかなヒトは，乱れのない顔をし，すべての顔面筋は弛緩する
- —幸せな人は，大頬骨筋を収縮させて喜びを表出する
- —嫌悪感をもっている人は，口角下制筋を緊張させる
- —悲しんでいるあるいは涙ぐんでいる人は，上唇挙筋を収縮させる.

心因系の機能

　第1に，身体が精神の形成にどのように寄与しているのかという観点からこのシステムの機能を分析し，第2に精神が身体に影響を及ぼす方法について検討する.

身体が精神を形成する

　感情は，浅筋膜を介して表出される．それは，この組織が感情の発達に密接に関係しているためである．たとえば，浅筋膜の発達によって，固有感覚（運動感覚と内受容器）と外受容器（感覚器による外界の認知）を分割し，個性の生来の傾向を形成することを可能にした．内受容器（内因知覚の認知）は，3つの自律神経（迷走神経，横隔神経および内臓神経）を経て，意識的な精神に達する．これらの神経は，内臓から脳への求心性の刺激と同様に，内臓への遠心性の刺激を伝達する.
- —迷走神経は，心地良い内因感覚[7]（たとえば，満腹感）と不快な内因感覚（たとえば，飢餓感）を伝達する
- —内臓神経は，強さ（たとえば，攻撃性）と弱さ（たとえば，臆病）の感覚の生成に貢献する
- —横隔神経は，息切れ（たとえば，警戒状態）と穏やかな呼吸（たとえば，平穏状態）に関する情報を伝達する．この神経は，横隔膜だけを神経支配するのではなく，副腎とも連結して，代謝過程とストレス応答に関与するホルモンであるコルチゾン[8]の放出に関与している．実際，「横隔神経（phrenic）」という用語は，横隔膜と横隔膜機能障害を指すために使われる．しか

5：外傷後の結合組織の炎症反応は，限局性の赤み，熱，腫れ，および疼痛を特徴とする強い反応を誘発する．組織損傷は，肥満細胞にヒスタミンを放出させ，毛細血管の直径と血流量の両方を増加させ，その結果，発赤や熱が生じる（Lockhart R.D., 1978）.

6：ストレスの多い状況において，感情的要因は，動悸，潮紅，号泣，発汗，腸蠕動の増加および頻尿などで示されるような自律神経活動に影響を及ぼすだろう．反対に，交感神経系が精神に作用することもある．たとえば，空腹や疲労は，自分の気分や精神状態に影響を及ぼす場合がある（Benninghoff A., Goerttler K., 1986）.

7：かなり単純化すると，心地良い感覚は自律神経系の副交感神経の作用と関連し，一方で不快な感覚は交感神経の作用に関連しているということができる．これは，動物の視床下部（交感神経性）の尾部への刺激が，攻撃的な反応を引き起こす理由を説明している．心地良さや満足な感覚を引き起こすことのできる他の領域が，視床下部で確認され，それはとりわけ外側野より上方である（Benninghoff A., Goerttler K., 1986）.

8：コルチゾンとコルチゾール（ヒドロコルチゾン）は，脂肪，炭水化物および蛋白質の代謝を調整するホルモンである（Taber C., 2007）.

し，語源はギリシャ語で「精神」を意味する「phrēn」であり，これは精神疾患を指して用いられる[9]．

内部感覚は，その後の感情で体系化され（たとえば，幸福感 ＝ 喜び，不安感 ＝ 悲しみ），ヒトの精神過程の形成に寄与する．自己の身体が，他者あるいは周囲の世界とは別の個体であると認識する能力の成熟によって，この形成が完成される．浅筋膜の外受容性の求心性情報は，自律した存在としての個性の形成に寄与していると述べることができる．

精神は身体を調整する

通常，心身症は，患者の感情的な状態によって引き起こされた生理的な成分を有する機能障害と考えられる．上述の3つの自律神経（迷走神経，内臓神経，横隔神経）は，求心性の刺激を内部臓器から脳に伝達する．しかし，長期にわたり精神的な刺激が認められる場合，内部臓器の機能にも影響を及ぼす可能性がある．たとえば，持続的な警戒状態あるいは覚醒は，副腎機能を亢進させ続け，最終的に副腎機能障害を引き起こす．

精神は内部臓器に影響するだけでなく，浅筋膜の機能，とくに以下に示す浸出液[10]にも影響を及ぼす．
—身体活動あるいは体温調節の適応が欠如していても，過剰な腺交感神経刺激により大量の発汗を生じる
—実際の飛行や戦闘状態ではない場合でも，交感神経刺激により濃度の高い発汗を生じる．

これらの2つの例は，ストレスの多い状況に対処するため，精神が身体を準備させる刺激を引き起こすことのできる方法を示しているが，病的な状態においては，精神が実際のニーズとつながりのない刺激を生成する方法についても示している．

心因系の機能障害

第1に，心因系の機能障害について，精神に影響を及ぼす身体障害の見解から検討する．第2に，外部要求から精神が分離するという側面について検討する．

表25.1.　身体-心因性の機能障害.

CP	額，眼瞼，涙腺，唇，オトガイあるいは顎の強直または非可動性は，感情の表現に影響する可能性がある．
CL	収縮した肩を伴う硬い頸部は，絶えず警戒を怠らない状態を示す．低い肩と曲がった頸部は，従順で内向的なヒトを示す．
TH	多くの心臓あるいは呼吸性の不整脈は，理由がなくても生じうるし，筋および自律神経系における短絡を形成するため，長期間にわたる警戒心が原因である．
LU	腹壁の筋群が協調するのと同様に，腰部の脊柱傍筋群は重要な作業に対処するために緊張する．また，この筋群は，重要な作業や任務を行うことができない場合，崩壊に向かう．
PV	個人が自由に自己表現したいときでも，骨盤帯は抑圧された性的緊張を吸収し，その後，持続し，性欲に影響する可能性がある．

精神に影響を及ぼす身体障害

身体-心因性の障害は，軽度の神経症を含む[11]．神経症患者は筋収縮を呈しており，これが不安な状態や恐怖症の要因になりうる．これらの緊張は，患者が，外傷あるいはストレスの多い事象を筋に伝達したことに起因しているかもしれない．

緊張は，女性では頸部と肩に蓄積することが多く，一方，男性では腰背部と骨盤領域で緊張が蓄積されることが多い（表25.1）．臆病な者は，最も深部にある内臓に敗北を内在化させ，攻撃的な者は体幹の分節に怒りを「放出」するかもしれない．この種の筋の攣縮は，時限爆弾のようなものであり，わずかな刺激でも爆発する準備が整っている．身体があらゆる小さな逆境[12]に過剰に反応する事実が，患者を不安にする．これらの場合，患者の精神的清明さは，時間をかけて徐々に発症する筋の攣縮によって蝕まれる可能性がある．

9：精神錯乱：激しい精神的興奮状態，狂乱，凶暴，パニック（Taber C., 2007）
10：皮膚の血管拡張は，通常，熱による大量の発汗を伴い，この種の発汗は副交感神経の刺激に起因する．一方，皮膚の血管収縮に伴う少量で粘性のある汗（冷汗）は，交感神経系の活性化に起因する（Enciclopedia Medica It., 1988）．

11：神経症：患者は認識しているが，制御できない異常行動を特徴とする精神疾患．神経症は，知的能力ではなく感情と人間関係を乱す（Manuila L., 1992）．
12：不安神経症患者は，動悸，振戦，頭痛，めまい，胸部痛，咽喉頭異常感症，虚弱，および呼吸困難を訴える．情動ストレスや身体ストレスが発作を引き起こす（Chusid J.G., 1968）．

表25.2.　現実との接点を失ったことによる心因性の機能障害.

機　能	機能障害	異常な活動
注意	不注意	現在からの遮断
記憶	健忘	過去からの遮断
認知	幻覚	感覚からの遮断
思考	解離	論理からの遮断
意識	無意識	身体からの遮断
知性	無知	世界からの遮断
感情	無感情	他者からの遮断
直感	熟考	調和からの遮断
意志	無気力	責務からの遮断

現実との接触喪失を引き起こす心因性障害

　心身症は，軽度の精神異常[13]を含む．精神疾患患者では，精神機能は外界と対立している．まるでこれらの機能が，身体と外部環境から切り離されてしまったかのようである（**表25.2**）．したがって，思考，注意，記憶などを生成する代わりに，精神は一種の短絡に陥り，脳の正常な「蠕動」を阻害する．精神はその潜在的エネルギーをこれらの不一致に消費し，最終的には精神を外界から分離させる．

　現実と身体の正常な接触が確立できなくなる状態は，一生のどの段階でも起こりうる．とくに，多くの逆境はヒトを前進できないところまで追い込んだときに生じる．たとえば，仕事の責任や強迫的に繰り返される思考によって，ヒトは自分の身体のニーズから自己を遠ざけたときに精神と身体の遮断が生じる．

　時には，不眠症が心因系障害に伴うことがあるかもしれない．しかしながら，この症状は線維筋痛症や多くの全身性障害においても認められる．原因（全身性機能障害）を治療することで，結果（不眠症）が改善することは多い．

心因系の治療

　多くのボディーワーク（太極拳，ヨガ，Basic Body Awareness Therapy，ゲシュタルト，アレクサンダー

13：精神障害：人格の重大な崩壊を特徴とする精神疾患である．それは，患者自身が気付いていない認知，論理および習性の障害を呈する（Manuila L. et al., 1992）.

テクニック，フェルデンクライス，気功など）の方法は，身体の「現時点」の知覚を誘導するために運動を活用し，患者が自身の身体との接触を再獲得できるよう援助する．

　ときには，運動だけでは知覚の調和を再形成するには不十分である．これは，重大な筋筋膜の制限が生じている場合，あるいは患者が単に自己と外界との接触を再確立できない場合に生じているのかもしれない．

身体-心因性障害の治療

　身体-心因性障害の場合，セラピストは筋の攣縮の解決を目的とし，精神に影響を与える身体記憶を永続させることができる．

　他のシステムの手続きと同じように，心因系へのアプローチも，問診，仮説，触診検証および治療へと続く．

問診とデータ

　評価チャートの最初の行（PaMax）には，障害のある身体分節，障害部位の正確な位置，最初の発症から経過した時間および症状が生じる頻度を記録する．四肢に関する行（cp, di, pe）には，発作時あるいはその他の時の頭部，手指および足趾で生じたあらゆる感覚異常を記録することが有益である．

仮説

　仮説は，治療計画の助けとなり，体幹分節における身体症状と四肢に限局される症状を関連付けなければならない．

触診検証

　次の段階は，マニピュレーションを必要とするCCとCFを特定する触診検証である．浅筋膜および深筋膜は，点字で書かれた本のようなものであり，触診によって情報を「読む」．触診を通して，セラピストは外部から2つの筋膜を解読することができる．外部の触診は，患者に筋膜の「ヒダ」のあいだに隠された緊張を気づかせるために十分であることが多く，これが患者における筋膜内部からの層を解釈するのを助ける．

治療

　心因性の治療は，筋骨格器官に用いられるものと類似

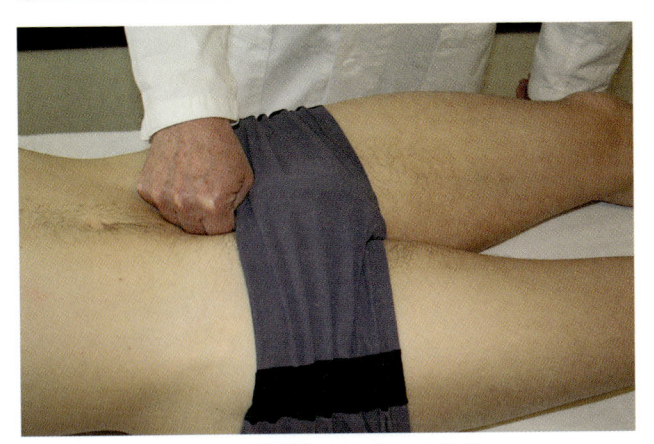

図 25.15. an-me-pv（骨盤）2 の CF の治療.

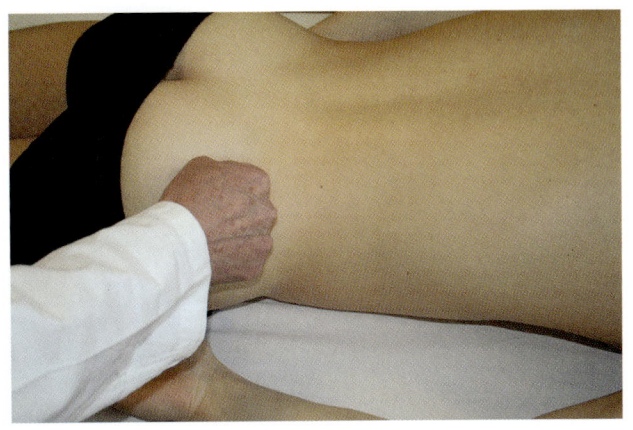

図 25.16. re-la-pv の CF の治療.

している.

　つまり，心理的な葛藤や身体-心因系機能障害が原因
による筋の攣縮[14] は，深部の筋膜マニピュレーションで
治療される．たとえば，性機能障害を引き起こしている
骨盤に位置する筋攣縮は，**図 25.15** で示すように治療す
ることができる．セラピストは必ずしも性機能障害の詳
細を聴取したり，この葛藤の潜在的な起源を理解したり
する必要はない.

　セッションは，an-lu の分節の CC と CF の触診から
始まり，治療は最も疼痛が強く高密度化した点に集中す
る.

　その後，re-lu 領域の CC と CF の触診検証を行うた
めに，患者に腹臥位を取るように指示する．治療は，疼
痛が認められた高密度化した点に対して行われる（**図
25.16**）．治療中，患者が四肢ないし頭部の感覚異常を訴
えたら，これらの分節にも触診検証を広げることが有用
である.

心身症の治療

　問診とデータは，身体-心因系機能障害と同一である.

　触診検証は，これらの症例では必要とされない．しか
し，モビライゼーションを行う前に，セラピストは患者
の身体的接触を受け入れる能力を評価しなければならな
い．不快感の徴候が認められた場合は，背部の四分円か
ら開始することが望ましい（**図 25.17**）．患者が服を脱

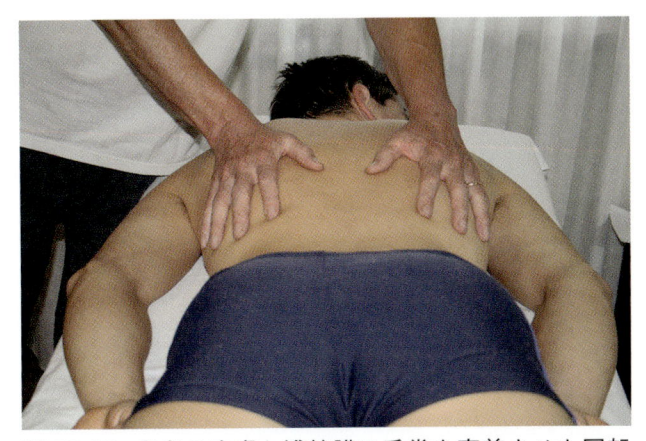

図 25.17. 患者の皮膚と浅筋膜に手掌を密着させた回転
運動を用いたモビライゼーション.

ぎたがらない場合は，服の上から治療を行うことも可能
である．非常に内向的な小児の場合，反復した軽いタッ
チで接触への抵抗を軽減することができる.

　いったん初期の接触が確立されたら，患者に幸福感を
与えることを目的に，すぐに治療を開始する．セラピス
トは，患者の外界との接触を容易にするために，穏やか
なモビライゼーションを用いる．それぞれの四分円をモ
ビライゼーションするあいだ，セラピストはコミュニ
ケーションと認知を強化するため，患者に身体知覚に注
意を集中するよう促し，また患者が感じていることにつ
いて話すように促す.

　通常，機能障害が大きいほど，患者に対する接触開始
の圧は小さくすべきである.

　re-la-th（胸郭）の四分円に対するモビライゼーショ
ンは，re-la-cp（頭部）の四分円と交互に行うことがで
きる（**図 25.18**）．2 つの両側の四分円あるいは身体の一
側の四分円だけを治療することが可能である.

14：筋硬直の解消は，感情的エネルギーを解放するだけでなく，それは
衝動の抑制が生じた状況の記憶を再生させることもできる.
　筋硬直の解消は，患者に代わって意識を制御することによって達成さ
れるだけでなく，筋硬直に直接働きかけることによって達成される
（Lowen A., 1979）.

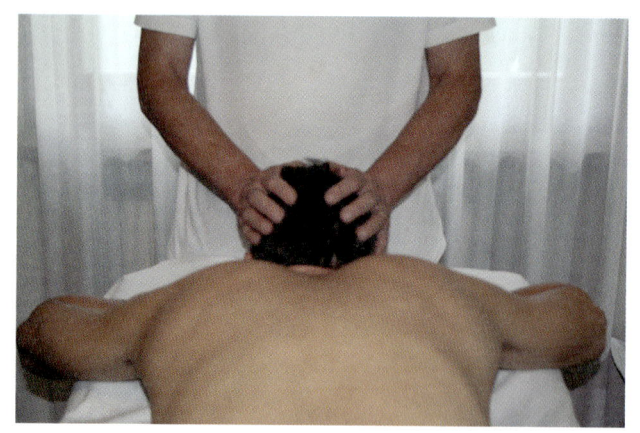

図 25.18. セラピストの手を患者の頭蓋に密着させた帽状腱筋に対する軽いモビライゼーション.

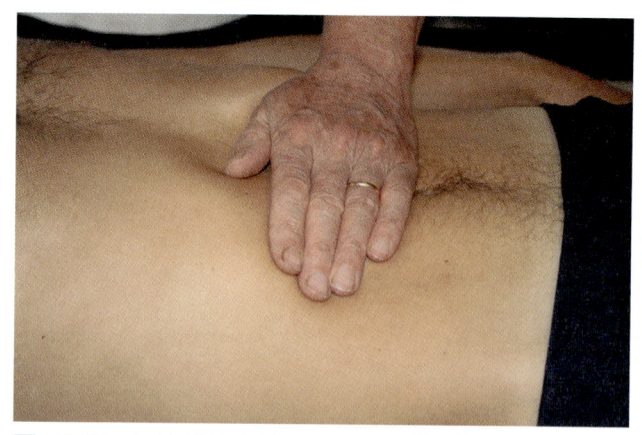

図 25.19. セラピストは an-me-lu（腰部）と an-la-lu の四分円を同時にモビライゼーションしている.

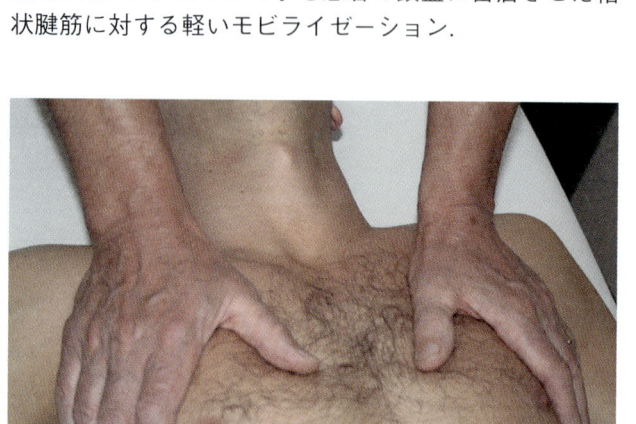

図 25.20. 浅筋膜のモビライゼーション後, 患者は深呼吸を数回促される.

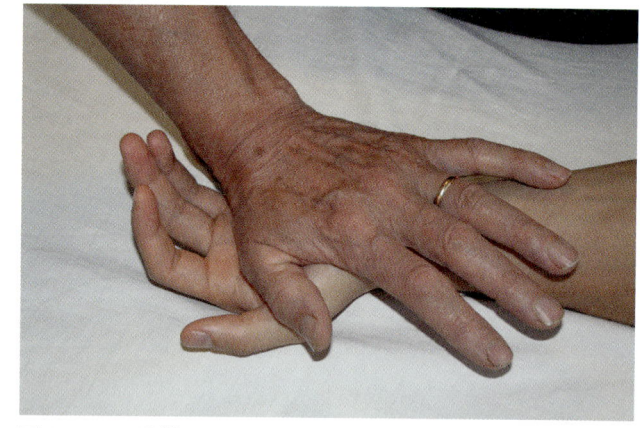

図 25.21. 手掌あるいは足底のモビライゼーションは, コミュニケーションを助ける可能性がある.

　患者がより軽い症状の場合, 治療は前方の四分円から始め, より直接的で即時的な効果を可能にする. この場合, 治療は an-lu の四分円から始める（図 25.19）. 片手を患者の太陽神経叢領域に置き, セラピストは軽い回転運動を行い, 同時に患者に温かい内部感覚が得られているか質問する.

　浅筋膜四分円は, 自律神経系および心因系の末梢アンテナである. それが, 温度, 人間同士の交流, 容認されている感覚あるいはその他の感覚にかかわらず, 外部環境についての情報を供給する.

　多くの心身症は, 自律神経節と浅筋膜のコミュニケーション不足から生じる.

　壁側胸膜が胸壁の筋の筋膜に入り込むため, 身体のこの領域は内部と外部のやりとりを促進する.

　したがって, いくらかの深呼吸運動と四分円のモビライゼーションを交互に行うことは有益である. セラピス

トは, 手を患者の胸郭に置き, 吸気と呼気の動きに沿わせることで, 患者の胸郭拡張の知覚を促進させることができる（図 25.20）.

　心身症患者では, 内部の自律神経節と身体の末梢壁の間に遮断があるだけでなく, 全体として身体の知覚が欠如している. 身体のさまざまな点に対する知覚刺激は, この種の機能障害に有益である. たとえば, セラピストは左右の手を同時に刺激し, 患者にその感覚に集中するように指示し, そして刺激が同じかあるいは左右で異なるかを質問する（図 25.21）.

　浅筋膜刺激後のホームエクササイズとして, 患者は治療した領域と関係のある感覚を想起することが推奨される.

　加えて, その感覚を刺激して覚醒させるため, 協力的な患者に対しては下記のエクササイズを1日1～2回行うよう指導する.

1. 視力：花を見て，視覚的に花の輪郭をたどる
2. 聴力：リラックスした状態を保ち，眼を閉じて周囲から聞こえてくる音に耳を傾ける
3. 嗅覚：特定の香りを選び，その香りと自分を同一化するよう試みる
4. 味覚：コップ1杯の新鮮な水を味わい，その味を身体の中に浸透させる
5. 触覚：身体を触り，皮膚の温かさに集中する．

これらの患者に対して，ヨガ，旅行あるいはその他の運動といった活動に参加することも奨励されなければならない．

臨床的症例検証
身体-心因系障害の治療

トラックの運転手は，過去5年間，胸郭痛に悩まされていた．この疼痛は約2週間ごとに悪化し，パニック発作と類似した症状である定期的な頻脈や不安の引き金になっていた．

胸郭領域の深筋膜の高密度化が仮定された．これらの筋膜が最適な状態でなければ，心臓の自律神経刺激に影響するだろう．

胸郭前方の点に対する触診検証によって，左側のan-la-th 1に高密度化が認められた．この点の治療に深筋膜のマニピュレーションが用いられ，その解決によって疼痛，頻脈および不安症状のすべてが緩和された．

精神-身体障害の治療

22歳女子学生は，左上下肢に手袋のような分布のしびれを呈し，約2週間悩まされていた．

この若い女性は，自分が多発性硬化症を発症したと信じ，非常に動揺していた．治療は，両側のan-me-scの四分円から始められた．治療中，患者は身体の両側間に感じたあらゆる違いについて言及するように求められた．an-me-cxの四分円は回避され，an-me-geの四分円のモビライゼーションを行い，一側を他側と比較した．その後，患者に感覚を説明するのを促すだけでなく，とくに弛緩している構成要素に注意を払いながら，上肢に軽いモビライゼーションを行った（q-an-me-cubi）．この女性は，最初のセッションの終わりに，上下肢に感じていたしびれの軽減を報告した．

この症例において，すべての症状を解決するためには1回のセッションでは不十分であった．しかし，同じような症例で有益な可能性のある治療アプローチの例として，この症例についてここで説明した．

内部機能障害への筋膜マニピュレーション：
全身性機能障害への適応

　全身性機能障害を有する患者は，体幹分節や特定の器官に関連しない症状を呈する（**表25.3**）．これらの障害は通常，全身に分布しており，線維筋痛症，神経衰弱，慢性疲労などと定義されるだろう．それらは，心身に原因があると考えられていることが多い．

　心因系障害は，妨害要素を中和しようとする身体の最後の試みかもしれない．たとえば，持続的なストレスは，関節リウマチを発現する原因になっている免疫系を変化させる可能性がある．その後，長い時間を経て，関節リウマチは神経障害の形成を引き起こすかもしれない．さらにまた，恒常的なストレスはうつ状態を作り出す可能性があり，この障害は「心身症」として分類するように促す．

　多くの筋骨格系と内部臓器の機能障害の心身構成要素の存在は，われわれに内部機能障害への筋膜マニピュレーション（Fascial Manipulation for Internal Dysfunctions：FMID）における心因系障害を考慮させ，これらの疾患に対する特異的なアプローチを開発させた．

表25.3.　全身性機能障害に対する指針.

システム	症　状	治　療
SLI リンパ-免疫系	リンパ浮腫，リンパ節腫脹，リンパ球減少症など 関節リウマチ，線維筋痛症など	リンパ節と血管の四分円のモビライゼーション
SAM 脂肪-代謝系	グリコール，蛋白質，プリン体の交換の障害 異常脂質症，脂肪腫症，結合組織炎など	体幹と四肢の皮下組織に対する「ピンスメント」
SCT 皮膚-体温調節系	皮膚炎，湿疹，疼痛性ジストロフィー，末梢神経系の感覚異常，神経障害など	障害された四分円の近位のCFに対するマニピュレーション
CNS* 中枢神経系	片麻痺，対麻痺，二分脊椎，多発性硬化症 てんかん，重症筋無力症	遠心性インパルスを生成するための求心路の刺激
SPS 神経-心因系	不安神経症，恐怖症，強迫症など 人格崩壊による精神異常	分節のリリース 全身反応の調和

*訳注：原著ではSNCだが，CNSの誤りだと思われる．

第26章
要約の表

本書では多数のトピックに触れたため，おのおのについて深く吟味しようとすれば，紙面が不足してしまうだろう．本書の目的は，内部筋膜に関する臓器，器官およびシステム（系）について学ぶことである（**図26.1**）．

それでも，そのような目的のためには，実践的に適用しなければ無益である．内部筋膜の解剖を学ぶことで，人体の生理学についてよりよい理解が得られる．つまり，機械の機能の仕組みを理解する時間をもつことで，修理が容易になる．人体の仕組みを簡易化するすべての試みをもってしても，それはまだとても複雑な「機械」である[1]．

この「内部機能障害への筋膜マニピュレーション（Fascial Manipulation for Internal Dysfunctions：FMID）」の手引書は，セラピストの内部筋膜の機能障害の位置づけとより適切な治療アプローチの理解を助ける基本的な枠組みを提供する．すでにFMIDコースに参加したセラピストのためのガイドになることを目的としているため，読者は，本書1冊ですべての新しい治療手技を提示することは不可能であることを考慮する必要がある．

最終章では，この方法に関する主要な段階の記憶を助けるため，以下にイラストと表を提示する．

—筋骨格系の筋膜単位の協調中心（CC）を強調した解剖学的なイラスト2枚（**図26.2，3**）

—筋膜対角線（縦方向の配列）および筋膜螺旋（斜め方向の配列）を形成する融合中心（CF）を強調した解剖学的なイラスト2枚（**図26.4，5**）

—前方の引張構造の点と，内部の*o-f*単位と連結した後

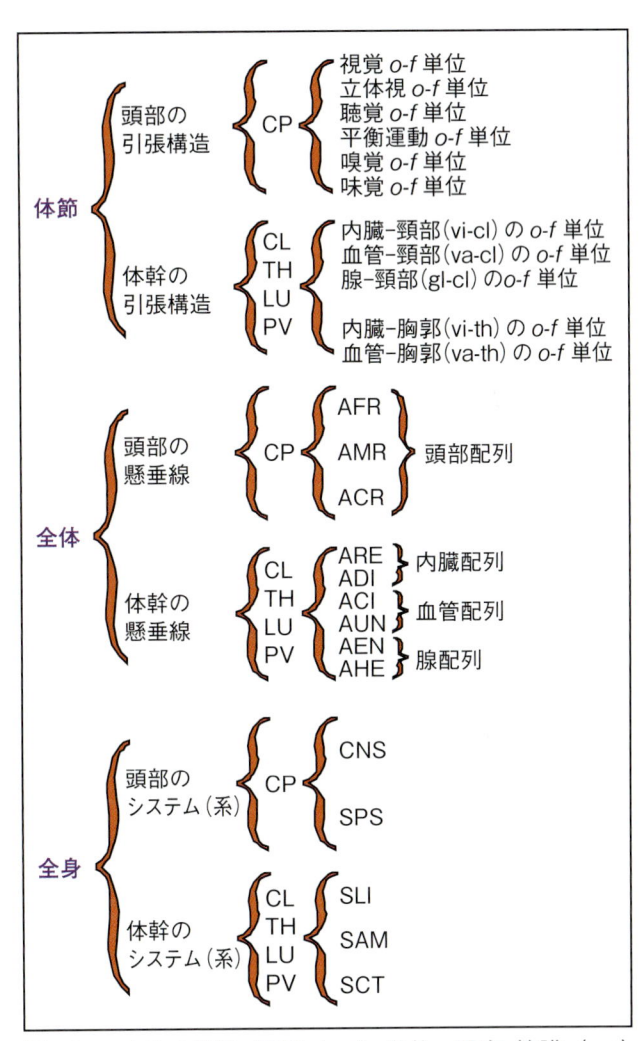

図26.1. 人体の臓器-筋膜（*o-f*）単位，器官-筋膜（*a-f*）配列およびシステム（系）．

方固定点を示した略図2枚（**図26.6，7**）

—皮膚の神経支配（デルマトーム）領域のイラスト2枚（**図26.8，9**）．これらのイラストにおける身体の左右の不一致については議論されている

—筋膜マニピュレーションにおける，深筋膜の固有受容性の神経支配に関連したデルマトームの神経支配を示すイラスト1枚（**図26.10**）

—浅筋膜の四分円の解剖学的境界を要約したイラスト

1：さまざまな大きさの異なる構成要素のこの配置は，生物学においては普通にみられる特徴である．ここでは，それぞれの機能は構造の階層の範囲内で，より高い包括的な機能に関与する．複合生物内において，さまざまな構造がさまざまなレベルで出現しなければならないというのは，進化的淘汰においては頻繁に生じる．進化の過程における分岐点は，新しくより高次な順列の調和を可能にするために，安定しなければならない非対称を作り出す（Scarr G., 2010）．

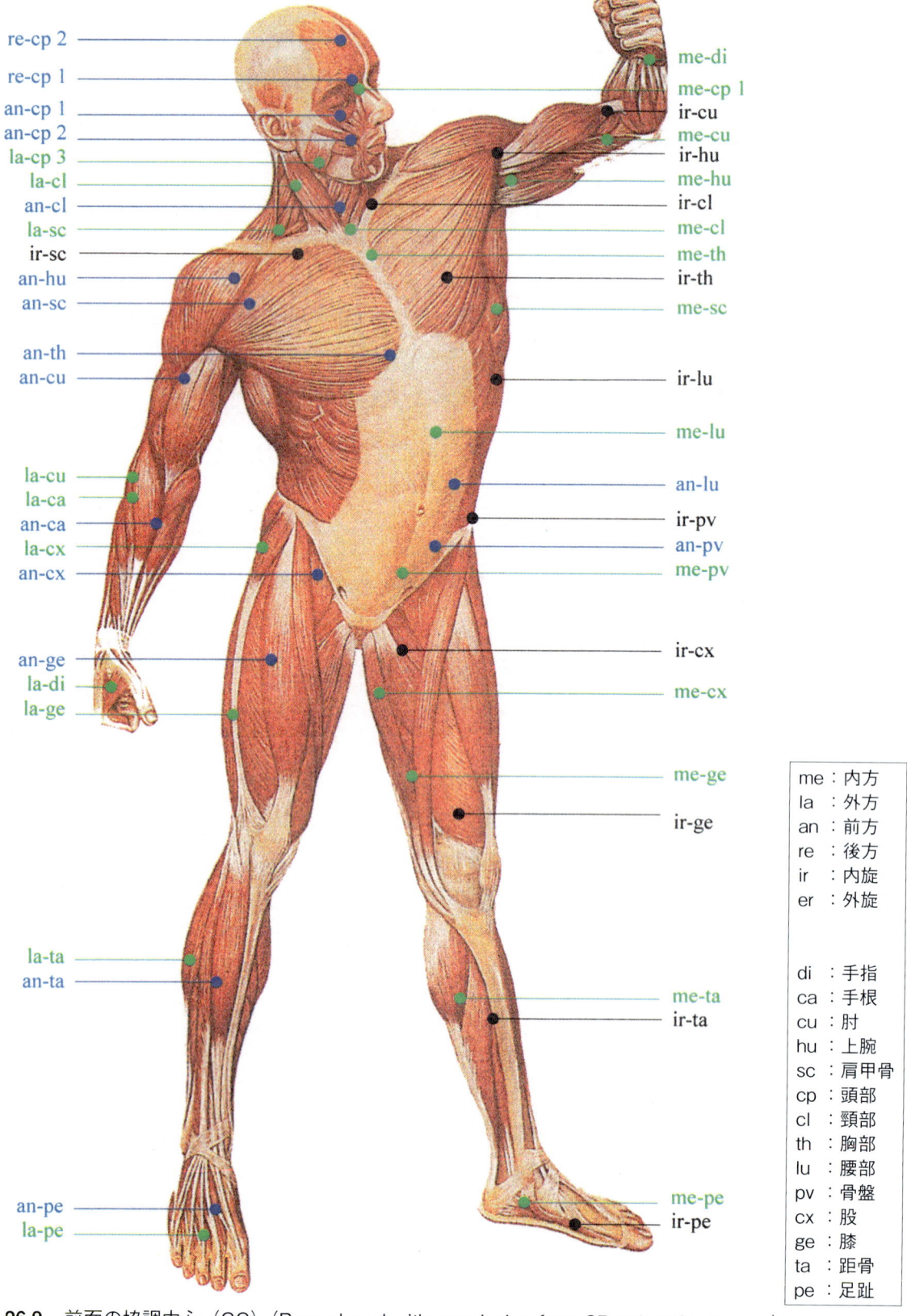

図 26.2. 前面の協調中心（CC）（Reproduced with permission from 3B scientific therapy）.

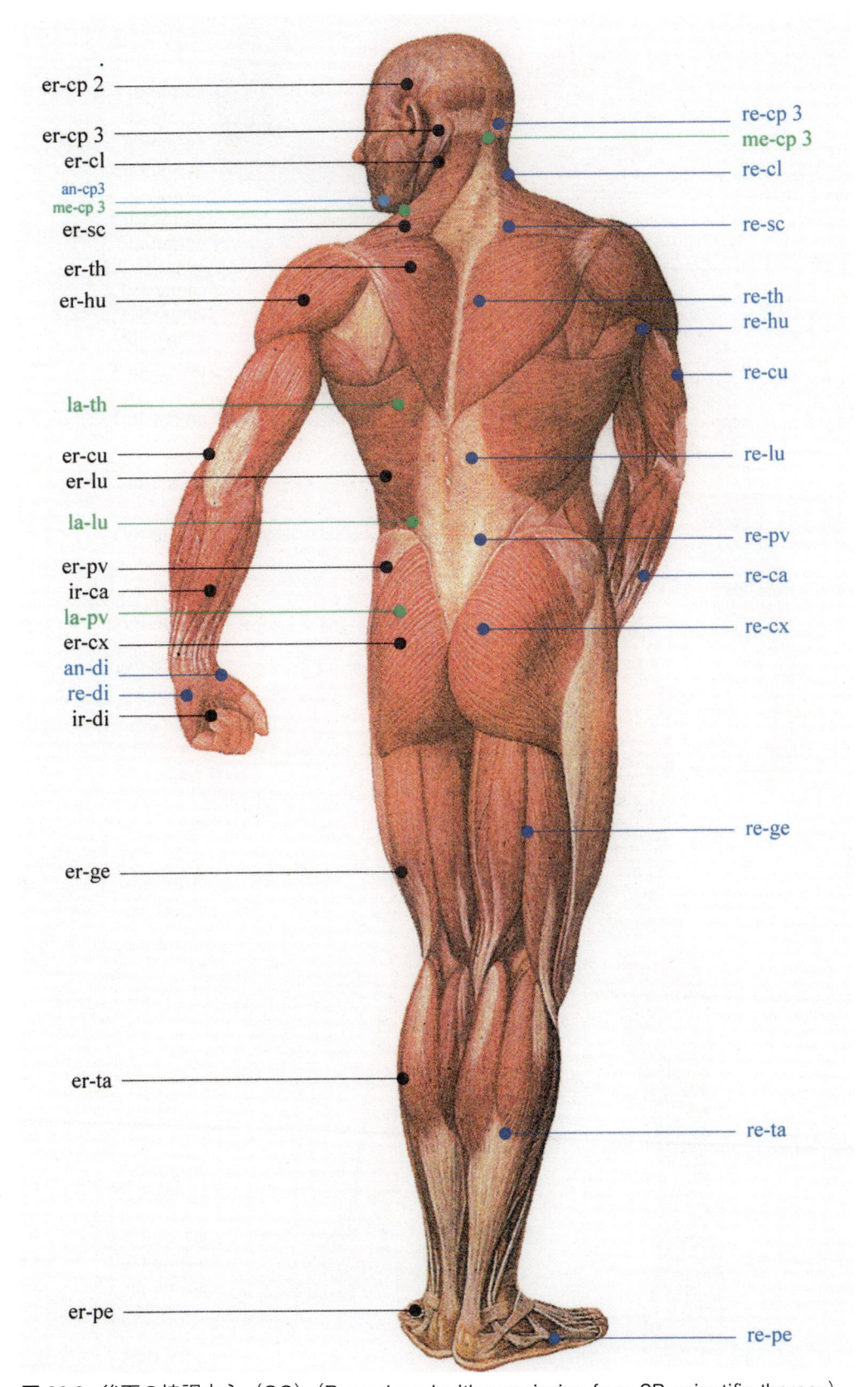

er-cp 2
er-cp 3
er-cl
an-cp3
me-cp 3
er-sc
er-th
er-hu

la-th

er-cu
er-lu

la-lu

er-pv
ir-ca
la-pv
er-cx
an-di
re-di
ir-di

er-ge

er-ta

er-pe

re-cp 3
me-cp 3
re-cl

re-sc

re-th
re-hu
re-cu

re-lu

re-pv
re-ca

re-cx

re-ge

re-ta

re-pe

図 26.3. 後面の協調中心（CC）（Reproduced with permission from 3B scientific therapy）.

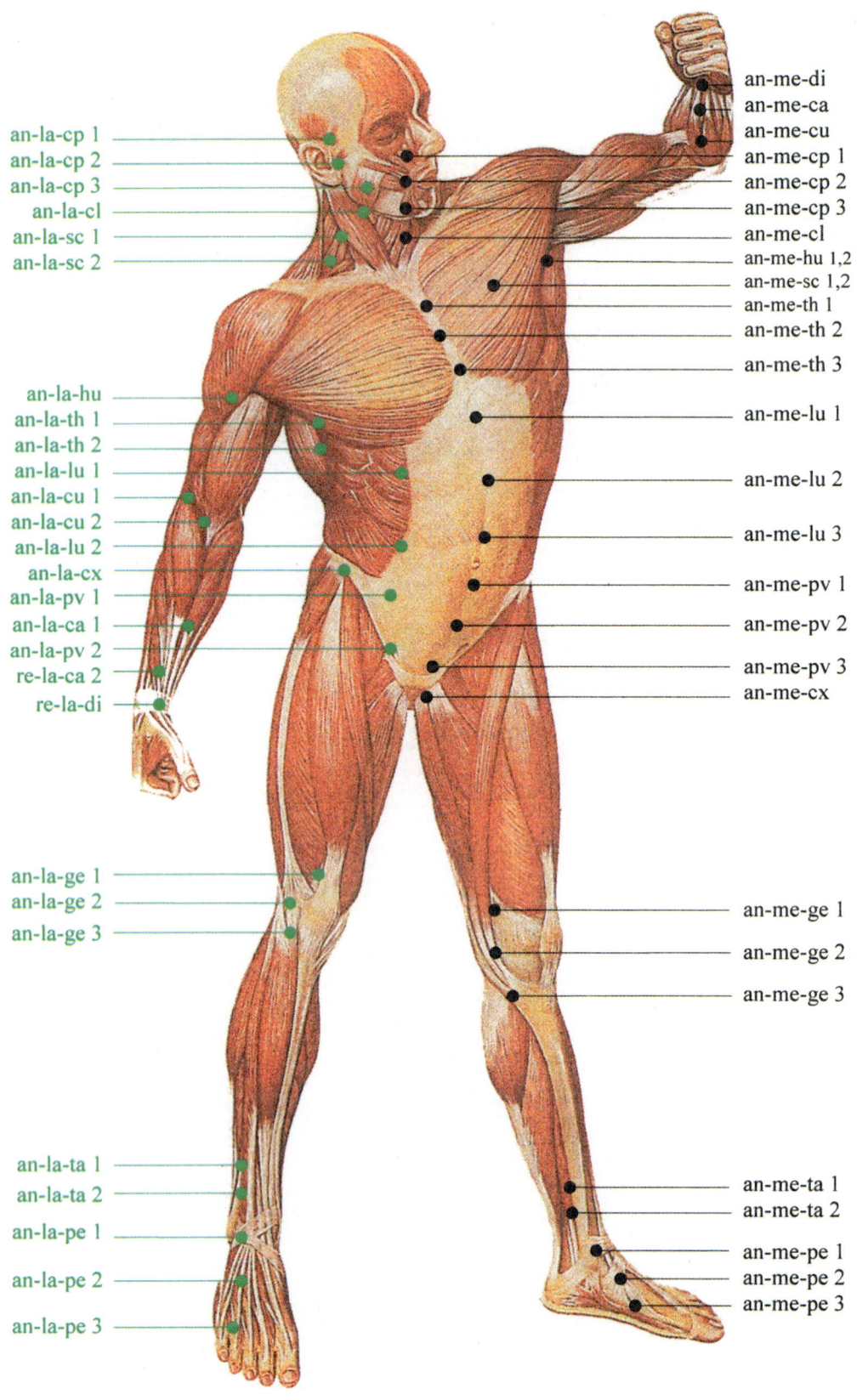

an-la-cp 1
an-la-cp 2
an-la-cp 3
an-la-cl
an-la-sc 1
an-la-sc 2

an-la-hu
an-la-th 1
an-la-th 2
an-la-lu 1
an-la-cu 1
an-la-cu 2
an-la-lu 2
an-la-cx
an-la-pv 1
an-la-ca 1
an-la-pv 2
re-la-ca 2
re-la-di

an-la-ge 1
an-la-ge 2
an-la-ge 3

an-la-ta 1
an-la-ta 2
an-la-pe 1
an-la-pe 2
an-la-pe 3

an-me-di
an-me-ca
an-me-cu
an-me-cp 1
an-me-cp 2
an-me-cp 3
an-me-cl
an-me-hu 1,2
an-me-sc 1,2
an-me-th 1
an-me-th 2
an-me-th 3
an-me-lu 1
an-me-lu 2
an-me-lu 3
an-me-pv 1
an-me-pv 2
an-me-pv 3
an-me-cx

an-me-ge 1
an-me-ge 2
an-me-ge 3

an-me-ta 1
an-me-ta 2
an-me-pe 1
an-me-pe 2
an-me-pe 3

me ：内方
la ：外方
an ：前方
re ：後方
ir ：内旋
er ：外旋

di ：手指
ca ：手根
cu ：肘
hu ：上腕
sc ：肩甲骨
cp ：頭部
cl ：頸部
th ：胸部
lu ：腰部
pv ：骨盤
cx ：股
ge ：膝
ta ：距骨
pe ：足趾

図26.4. 前面の融合中心（CF）（Reproduced with permission from 3B scientific therapy）.

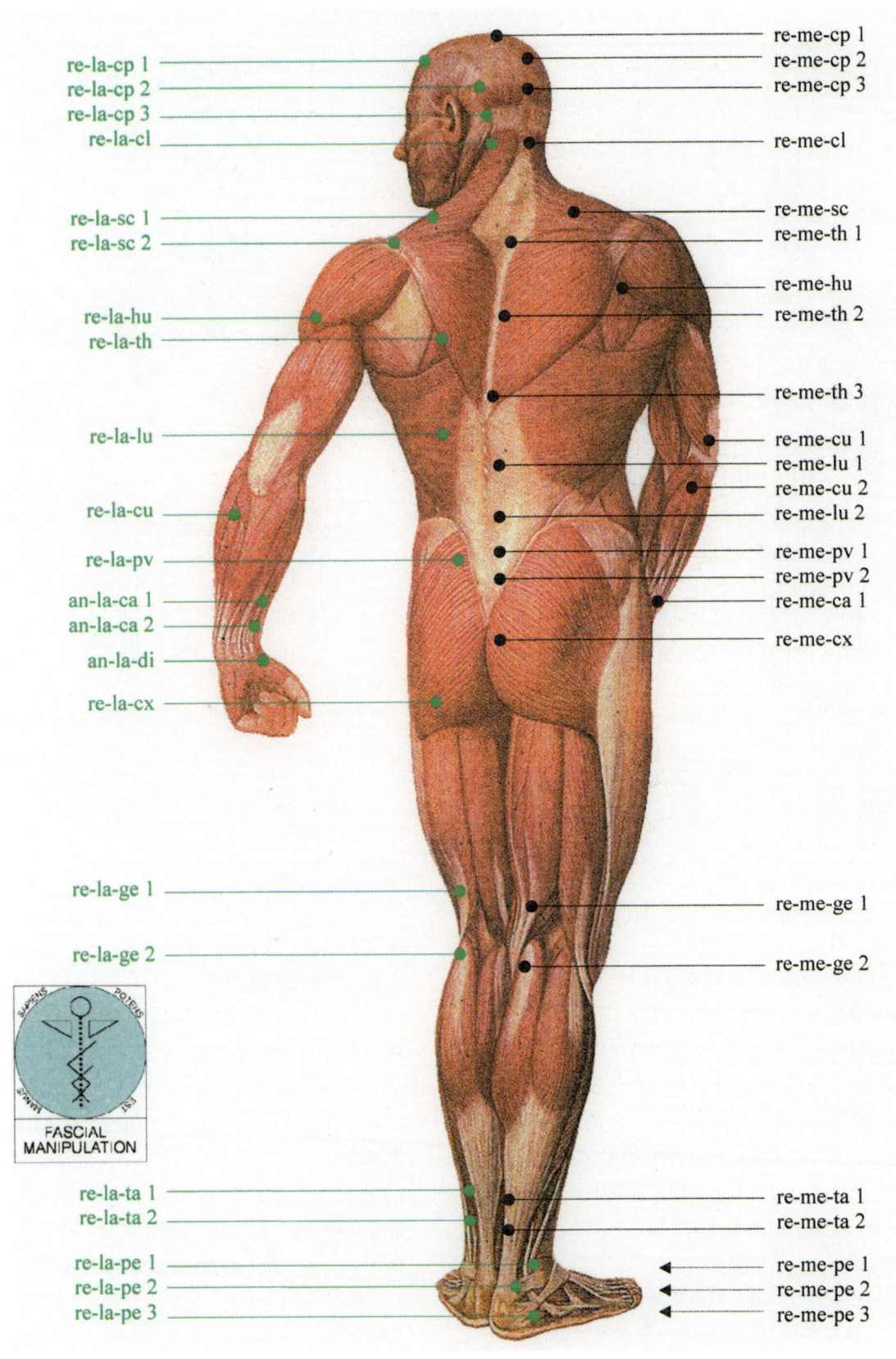

図 26.5. 後面の融合中心（CF）（Reproduced with permission from 3B scientific therapy）.

体幹における *o-f* 単位の引張構造

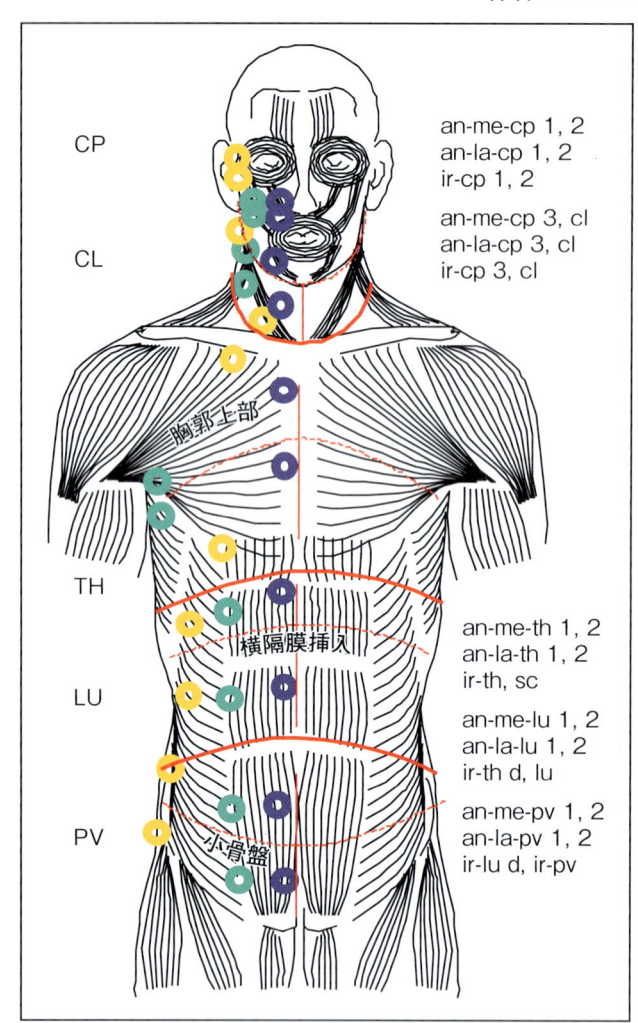

CP

CL

an-me-cp 1, 2
an-la-cp 1, 2
ir-cp 1, 2

an-me-cp 3, cl
an-la-cp 3, cl
ir-cp 3, cl

胸郭上部

TH

横隔膜挿入

an-me-th 1, 2
an-la-th 1, 2
ir-th, sc

LU

an-me-lu 1, 2
an-la-lu 1, 2
ir-th d, lu

PV

小骨盤

an-me-pv 1, 2
an-la-pv 1, 2
ir-lu d, ir-pv

図 26.6. 体幹の引張構造の点.

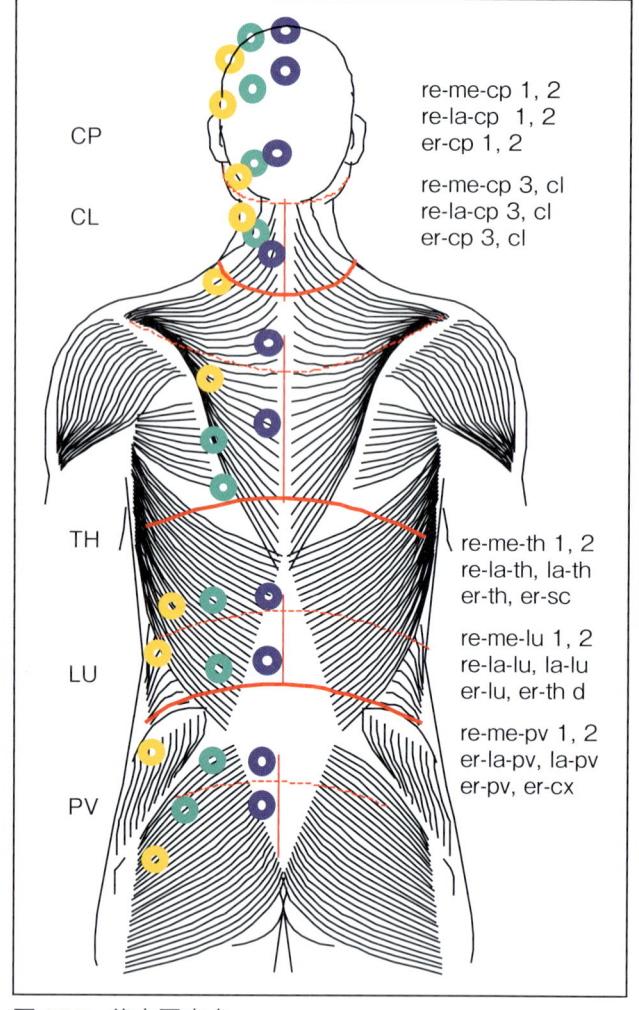

CP

CL

re-me-cp 1, 2
re-la-cp 1, 2
er-cp 1, 2

re-me-cp 3, cl
re-la-cp 3, cl
er-cp 3, cl

TH

re-me-th 1, 2
re-la-th, la-th
er-th, er-sc

LU

re-me-lu 1, 2
re-la-lu, la-lu
er-lu, er-th d

PV

re-me-pv 1, 2
er-la-pv, la-pv
er-pv, er-cx

図 26.7. 後方固定点.

（図 26.11，12）
―迅速な診察のための医学的カテゴリーに分類した
　FMID の主な指針.

　各引張構造には，診断的特性をもつ遠位の点と，身体
部位によって異なる機能をもつ近位の点がある.
―頸部では，近位の点は頭部に位置する筋筋膜の挿入を
　管理する．そして，遠位の点は舌骨領域に特有である
―胸郭では，近位の点は上肢帯領域を管理する．遠位の
　点はこの分節で最大の運動性を有し，内部臓器の運動
　性に大きな影響を及ぼす胸壁の管理領域に特有である
―腰部では，近位の点は腹部臓器である横隔膜の付着を
　管理する．遠位の点はこの分節で最大の運動性を有
　し，内部臓器の運動性に大きな影響を及ぼす腰壁の管
　理領域に特有である
―骨盤では，近位の点は大骨盤における腸の臓器の運動

性を管理し，遠位の点は小骨盤における泌尿生殖臓器
の運動性を管理することに特有である.

結節点（node points）. 3つのすべての張筋すなわち前
方-後方（antero-posterior：AP），外方-側方（latero-
lateral：LL）および斜方（oblique：OB）と関連しうる
三方向性の点.

―前方：an-me-th3，an-me-lu3，an-me-pv3
―後方：re-me-th3（僧帽筋と広背筋が交差する点）
　脊椎動物では，元来，身体は分節あるいは体節に分か
れていた．ヒトにおいても，いまだにこの体節境界を肋
骨と肋間筋で認められる．これらすべての組織は，中胚
葉層（硬節と筋節）から発生した．皮膚の脊髄神経の感
覚線維による支配も，分節，体節の配置に類似してお

皮膚と浅筋膜の神経支配（前面）

図26.8. 皮膚の神経支配（from Chusid JG., McDonald JJ., Neuroanatomia correlazionistica e neurologia funzionale, Piccin editor, 1968）.

り，帯状に生じる．特定の神経根によって支配される皮膚領域をデルマトーム（皮膚知覚帯）とよぶ．解剖学の教科書はこの用語で合意に達しているが，デルマトーム（図26.10）は，個々の皮神経による支配領域と同一ではない（図26.8）．

皮神経の神経支配の分布は，浅筋膜の四分円と一致する（図26.9）．この神経支配は，外受容器の皮膚のデルマトームによる触覚情報の認知と互換する．浅筋膜は，外受容の皮膚のデルマトームを深筋膜の固有受容のデルマトームから分離する．固有受容のデルマトームを定義するため，二次性の感覚低下や椎間板ヘルニア，あるいは他の神経根刺激などの基準が設けられている（図26.10）．これらの刺激には，求心性の，固有受容線維のみが関与している可能性がある．

皮膚と浅筋膜の神経支配（後面）

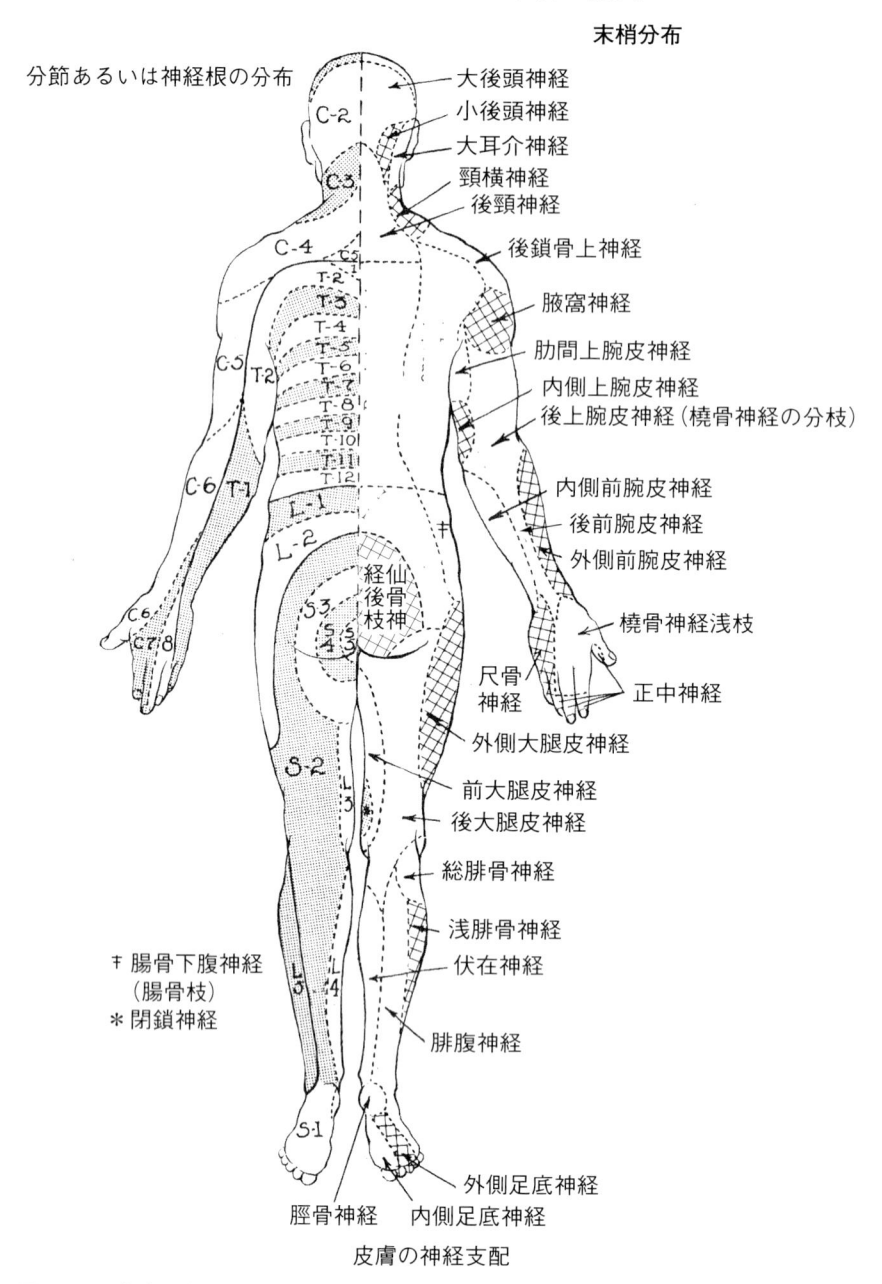

分節あるいは神経根の分布

末梢分布

大後頭神経
小後頭神経
大耳介神経
頸横神経
後頸神経
後鎖骨上神経
腋窩神経
肋間上腕皮神経
内側上腕皮神経
後上腕皮神経（橈骨神経の分枝）
内側前腕皮神経
後前腕皮神経
外側前腕皮神経
橈骨神経浅枝
正中神経
尺骨神経
外側大腿皮神経
前大腿皮神経
後大腿皮神経
総腓骨神経
浅腓骨神経
伏在神経
腓腹神経
外側足底神経
内側足底神経
脛骨神経

‡ 腸骨下腹神経
（腸骨枝）
＊ 閉鎖神経

経仙後骨枝神

皮膚の神経支配

図 26.9. 皮膚の神経支配（from Chusid JG., McDonald JJ., op. cit.）.

　すべての筋は，複数の筋節によって形成されている．にもかかわらず，前根線維の筋への分布は，深筋膜の固有受容のデルマトームの配置と一致する．すべての筋の分節は，単一神経根によって体節性に支配され，筋節を形成している．

　深筋膜（固有感覚）の神経支配は，筋節と重なり合っているが，浅筋膜の四分円（外受容）とは重なり合っていない．各筋節は，特定方向における四肢の動きの調整を担っている筋膜配列に対応する．上肢の C5 の筋節は前方運動配列に対応し，C6 の筋節は外方運動配列，C7 の筋節は後方運動配列，C8 の筋節は内方運動配列に対応している．斜めおよび深層の線維（T1 筋節）は，回旋運動に関与している．下肢では，L4 の筋節が前方運動配列に対応しており，L5 の筋節は外方運動配列，S1 の筋節は後方運動配列，S2 の筋節は内方運動配列に対応している．運動方式または対角線の運動は，近接する

深筋膜の神経支配

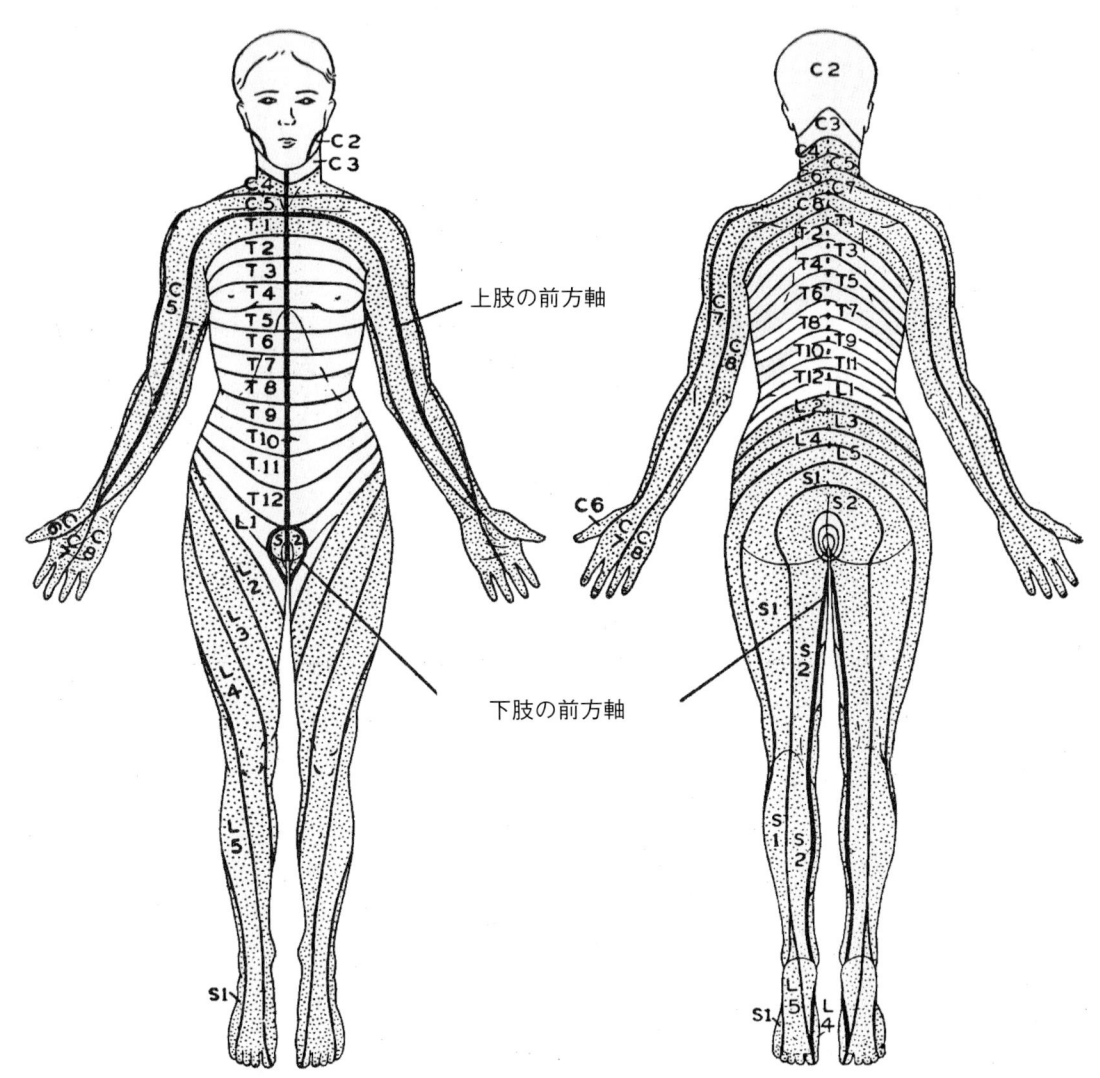

図の中のラベル：

左図：C2 C3（頸部）、C4、C5、T1、T2、T3、T4、T5、T6、T7、T8、T9、T10、T11、T12、L1、S2、L2、L3、L4、L5、S1、C5、T1、C6、C7、C8

上肢の前方軸

下肢の前方軸

右図：C2、C3、C4、C5、C6、C7、T1、T2、T3、T4、T5、T6、T7、T8、T9、T10、T11、T12、L1、L3、L4、L5、S1、S2、C6、C7、C8、S1、S2、L4、L5

図 26.10. Keegan によるデルマトームの神経支配（from Chusid JG., McDonald JJ., op. cit.）.

2つの筋膜配列の共同収縮により行われる．たとえば，an-la 方向の運動は，C5 と C6 の筋節（前方運動と外方運動の配列）の同時活動の結果である．深筋膜のデルマトームは，伸張された方向に応じて運動を知覚する．デルマトームが縦方向に伸張されると，運動は特定方向のものとして認知される．中間部が伸張されると，運動は対角線のものとして認知される．支帯が伸張されると，運動は螺旋方向のものとして認知される．

　上記の図は，1990 年にイタリア語で出版された "Il dolore e le sequenze neuro-mio-fasciali"（疼痛と神経-筋-筋膜配列）から引用したものである．これは，22 年以上前に，著者である Luigi Stecco がすでに3つの内部配列の配置について探求していたことを示している．

著者は，内臓配列の筋膜が LL 方向に（図 26.13），血管配列の筋膜が AP 方向に（図 26.14），腺配列の筋膜が水平方向に配置されていること（図 26.15）を記述している．

　著者は，肺と結腸の機能障害が胸膜と結腸の筋膜を経て体幹側壁で生じることを示唆している．そして，この同じ領域から，これらの構造の蠕動に働きかけることが可能であることを示唆していた．同様に，大動脈と腎臓の筋膜は，脊椎傍領域における機能障害を発現させる．そして，心膜と肝臓の筋膜は冠状間膜と関係がある．この間膜の攣縮による疼痛は，横隔膜の挿入部を超えて，円形状に体幹に広がる．

　また，著者はこれ以前の著書で筋骨格系についても述

浅筋膜の四分円

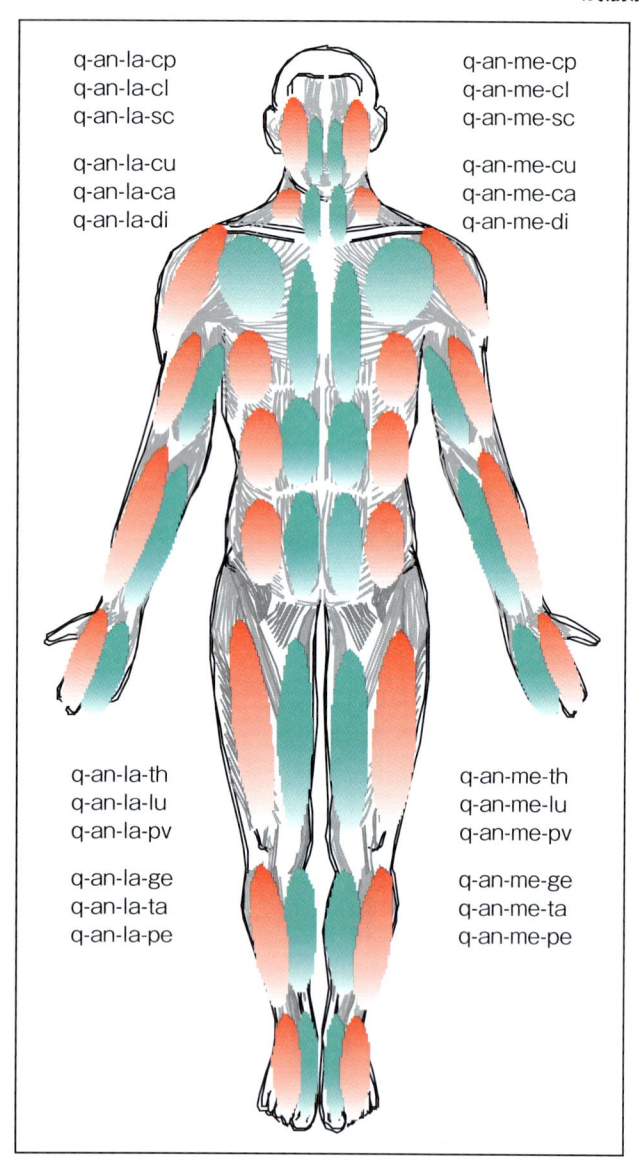

q-an-la-cp
q-an-la-cl
q-an-la-sc

q-an-la-cu
q-an-la-ca
q-an-la-di

q-an-me-cp
q-an-me-cl
q-an-me-sc

q-an-me-cu
q-an-me-ca
q-an-me-di

q-an-la-th
q-an-la-lu
q-an-la-pv

q-an-la-ge
q-an-la-ta
q-an-la-pe

q-an-me-th
q-an-me-lu
q-an-me-pv

q-an-me-ge
q-an-me-ta
q-an-me-pe

図 26.11. 前方四分円.

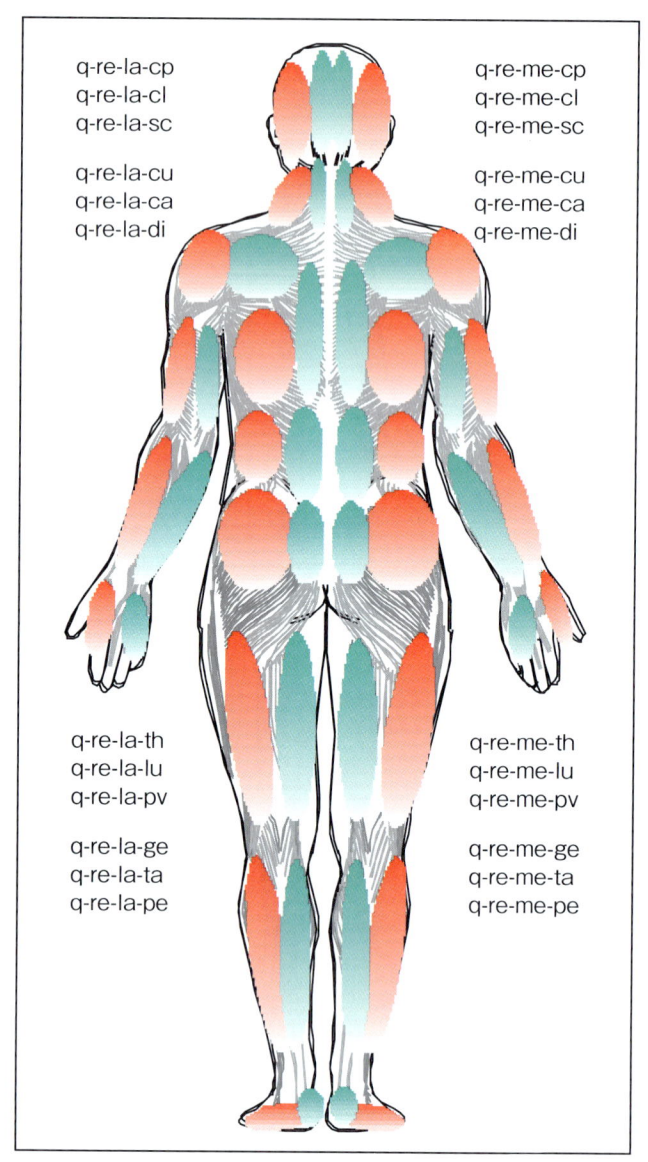

q-re-la-cp
q-re-la-cl
q-re-la-sc

q-re-la-cu
q-re-la-ca
q-re-la-di

q-re-me-cp
q-re-me-cl
q-re-me-sc

q-re-me-cu
q-re-me-ca
q-re-me-di

q-re-la-th
q-re-la-lu
q-re-la-pv

q-re-la-ge
q-re-la-ta
q-re-la-pe

q-re-me-th
q-re-me-lu
q-re-me-pv

q-re-me-ge
q-re-me-ta
q-re-me-pe

図 26.12. 後方四分円.

表 26.1. 浅筋膜の四分円の表.

頭頸部	体幹前方	体幹後方	下肢前方	下肢後方	上肢前方	上肢後方
q-an-me-cp	q-an-me-sc	q-re-me-sc	q-an-me-cx	q-re-me-cx	q-an-me-hu	q-re-me-hu
q-an-me-cl	q-an-me-th	q-re-me-th	q-an-me-ge	q-re-me-ge	q-an-me-cu	q-re-me-cu
q-an-la-cp	q-an-me-lu	q-re-me-lu	q-an-me-ta	q-re-me-ta	q-an-me-ca	q-re-me-ca
q-an-la-cl	q-an-me-pv	q-re-me-pv	q-an-me-pe	q-re-me-pe	q-an-me-di	q-re-me-di
q-re-me-cp	q-an-la-sc	q-re-la-sc	q-an-la-cx	q-re-la-cx	q-an-la-hu	q-re-la-hu
q-re-me-cl	q-an-la-th	q-re-la-th	q-an-la-ge	q-re-la-ge	q-an-la-cu	q-re-la-cu
q-re-la-cp	q-an-la-lu	q-re-la-lu	q-an-la-ta	q-re-la-ta	q-an-la-ca	q-re-la-ca
q-re-la-cl	q-an-la-pv	q-re-la-pv	q-an-la-pe	q-re-la-pe	q-an-la-di	q-re-la-di

q：四分円　me：内方　la：外方　an：前方　re：後方　ir：内旋　er：外旋　di：手指　ca：手根　cu：肘　hu：上腕　sc：肩甲骨
cp：頭部　cl：頸部　th：胸部　lu：腰部　pv：骨盤　cx：股　ge：膝　ta：距骨　pe：足趾

表 26.2. 浅筋膜の前方四分円の境界.

四分円	頭側と尾側の境界	内側と外側の境界
q-an-me-cp	眼窩の下縁 下顎骨の下縁	鼻と小顎と下顎骨の正中線 頬骨弓の外側縁
q-an-la-cp	側頭部の下位 下顎骨の外側面	頬骨弓の外側縁 耳介（耳）の前縁
q-an-me-cl	下顎骨の下縁 胸鎖関節の上縁	頸部の白線 胸鎖乳突筋の前縁
q-an-la-cl	下顎骨の外側面 鎖骨の上縁	胸鎖乳突筋の前縁 胸鎖乳突筋の後縁
q-an-me-th	胸骨柄の下縁 剣状突起の上縁	胸骨の内側線 乳頭線
q-an-la-th	前鋸筋の前面 外斜筋の上縁	乳頭線 中腋窩線
q-an-me-lu	胸郭下縁と剣状突起 臍の横断線，内側部	白線（剣状突起から臍まで） 腹直筋鞘の内側縁
q-an-la-lu	胸郭下縁の下外側部 臍の横断線，外側部	腹直筋鞘の外側縁 中腋窩線
q-an-me-pv	臍の横断線，内側部 恥骨の上縁	白線（臍から恥骨まで） 腹直筋鞘の内側縁
q-an-la-pv	臍の横断線，外側部 鼡径靱帯の上縁	腹直筋鞘の外側縁 大腿筋膜張筋の前縁
q-an-me-cx	恥骨の下縁 スカルパ三角の尖	薄筋鞘 縫工筋鞘の内側縁
q-an-la-cx	鼡径靱帯の下縁 大腿筋膜張筋の筋腱接合部	縫工筋鞘の外側縁 大腿筋膜張筋の外側縁
q-an-me-ge	大腿三角の尖 膝関節の内側縁	薄筋鞘 大腿直筋鞘
q-an-la-ge	大腿筋膜張筋の筋腱接合部 膝関節の外側縁	大腿直筋鞘 大腿筋膜張筋の腸脛靱帯
q-an-me-ta	膝関節の内側縁 内果の上縁	ヒラメ筋の前内側縁 脛骨の前縁
q-an-la-ta	膝関節の外側縁 外果の上縁	脛骨の前縁 長腓骨筋鞘
q-an-me-pe	下伸筋支帯内側から 第1趾と第2趾の先端まで	母趾外転筋鞘から足の後方の正中線まで
q-an-la-pe	下伸筋支帯外側から 第3趾，第4趾および第5趾まで	足の後方の正中線から第5中足骨まで
q-an-me-sc	鎖骨の下縁から 乳頭線の横断線まで	胸骨柄（胸骨）の外側縁から大胸筋の外側縁まで
q-an-la-sc	僧帽筋の前縁 鎖骨の上外縁	斜角筋の筋膜 肩峰の内側縁
q-an-me-hu	肩峰の前縁 腋窩	大胸筋の上，乳頭線 中腋窩線
q-an-la-hu	肩峰の外側縁 三角筋腱の前縁	三角筋と大胸筋のあいだの溝 三角筋の上で前部線維と後部線維の中間
q-an-me-cu	三角筋腱の下縁 肘窩の横断線の前内側部	内側筋間中隔 上腕二頭筋の上で内側頭と外側頭の中間
q-an-la-cu	三角筋腱の下縁 肘窩の横断線の前外側部	上腕二頭筋の上で内側頭と外側頭の中間 外側筋間中隔
q-an-me-ca	肘窩の横断線の前内側部 手根骨の横断線の前内側部	尺側手根屈筋鞘 長掌筋の鞘と腱
q-an-la-ca	肘窩の横断線の前外側部 手根骨の横断線の前外側部	長掌筋の鞘と腱 腕橈骨筋の前縁
q-an-me-di	手根骨の横断線の前内側部 第3指，第4指および第5指の指先	小指球の最上部 第3指の屈筋腱
q-an-la-di	手根骨の横断線の前外側部分 第1指と第2指の指尖	第3指の屈筋腱 母指球の最上部

表 26.3. 浅筋膜の後方四分円の境界.

四分円	頭側と尾側の境界	内側と外側の境界
q-re-me-cp	眼窩の上縁，内側 後頭骨の下縁	頭蓋の正中線 前頭隆起
q-re-la-cp	眼窩の上縁，外側 乳様突起の下縁	前頭隆起 耳介の後縁
q-re-me-cl	後頭骨の下縁 第7頸椎レベルの水平線	項靱帯の線 頸最長筋の外側縁
q-re-la-cl	乳様突起の下縁 肩甲骨の上角	頸最長筋の外側縁 僧帽筋の外側の縁
q-re-me-th	第1胸椎レベルの水平線 第11胸椎レベルの水平線	胸部の棘上靱帯 広背筋の筋腹上
q-re-la-th	肩甲骨の内側縁，下部 第11肋骨の下縁	広背筋の外側縁 中腋窩線
q-re-me-lu	第11胸椎レベルの水平線 腸腰靱帯	腰部の棘上靱帯 腰最長筋の筋腹上
q-re-la-lu	第11肋骨の下縁 腸骨稜の上縁	腰最長筋の外側縁 中腋窩線
q-re-me-pv	腸腰靱帯 仙尾骨靱帯	仙椎棘上靱帯 腸腰靱帯
q-re-la-pv	腸骨稜の下縁 梨状筋の上縁	腸腰靱帯 大転子と小殿筋
q-re-me-cx	仙尾骨靱帯 大殿筋の下縁，内側縁	尾骨 仙結節靱帯の内側縁
q-re-la-cx	梨状筋の下縁 大殿筋の下縁，外側縁	仙結節靱帯の外側縁 大転子
q-re-me-ge	大殿筋の下縁，内側縁 膝窩の内側縁	薄筋鞘の後縁 大腿二頭筋の内側縁
q-re-la-ge	大殿筋の下縁，外側縁 膝窩の外側縁	大腿二頭筋の内側縁 腸脛靱帯の後縁
q-re-me-ta	膝窩の内側縁 内果の後端	ヒラメ筋の前内側縁 腓腹筋を2頭に分割している垂直線
q-re-la-ta	膝窩の外側縁 外果の後端	腓腹筋を2頭に分割している垂直線 長腓骨筋の区画
q-re-me-pe	内果後方から足底全体まで	母趾外転筋の区画から小指外転筋の区画まで
q-re-la-pe	外果後方から第5趾の末端まで	小指外転筋の区画から第5中足骨の後方まで
q-re-me-sc	上後鋸筋の上縁 上後鋸筋の下縁	第1～3の胸椎の棘上靱帯 棘上窩の内側縁
q-re-la-sc	棘上窩の前縁 肩甲棘の上縁	棘上窩の内側縁 棘上窩の外側縁
q-re-me-hu	肩甲棘の下縁 肩甲骨の下角	肩甲骨の内側縁 三頭筋の近位腱
q-re-la-hu	肩峰の後縁 三角筋の遠位腱	三角筋の後縁 三角筋上，前部線維と後部線維の中間
q-re-me-cu	三角筋腱の下縁 内側上顆の上縁	内側筋間中隔 上腕三頭筋の上，中間
q-re-la-cu	三角筋腱の後縁 外側上顆の上縁	上腕三頭筋の上，中間 外側筋間中隔
q-re-me-ca	内側上顆の下縁 後手根骨線，尺側	尺骨の後縁から尺側手根伸筋の内側縁まで
q-re-la-ca	外側上顆の下縁 後手根骨の線，橈側	尺側手根伸筋の外側縁 橈側手根伸筋鞘
q-re-me-di	後手根骨の線，尺側 3指，4指，5指の指先	第5中手骨 第3中手骨
q-re-la-di	後手根骨の線，橈側 第1指と第2指の指尖	第3中手骨 母指球の外側縁

内部機能障害に対する最初の仮説

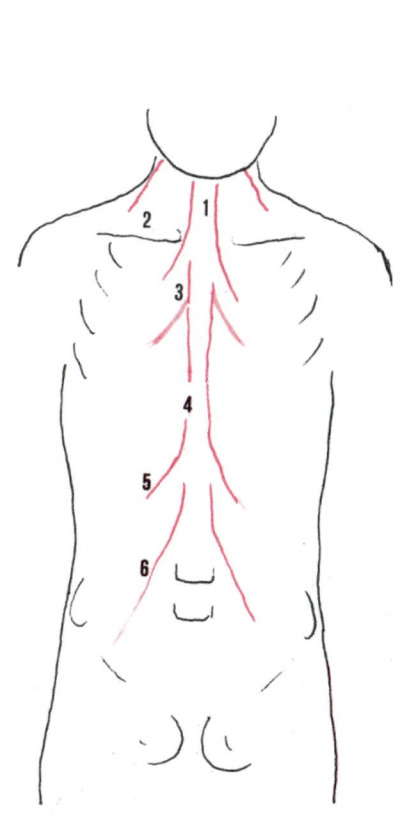

図 26.13. 内臓配列.

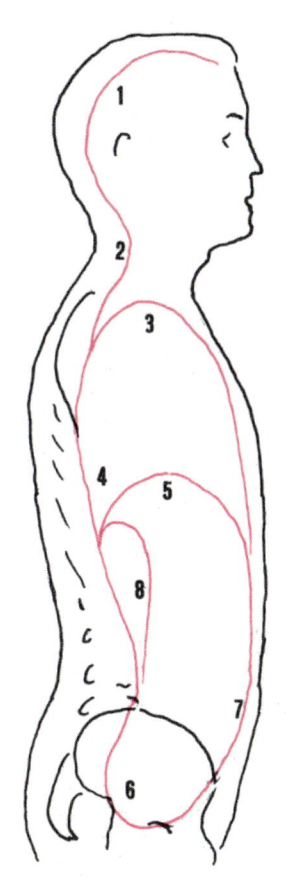

図 26.14. 血管配列.

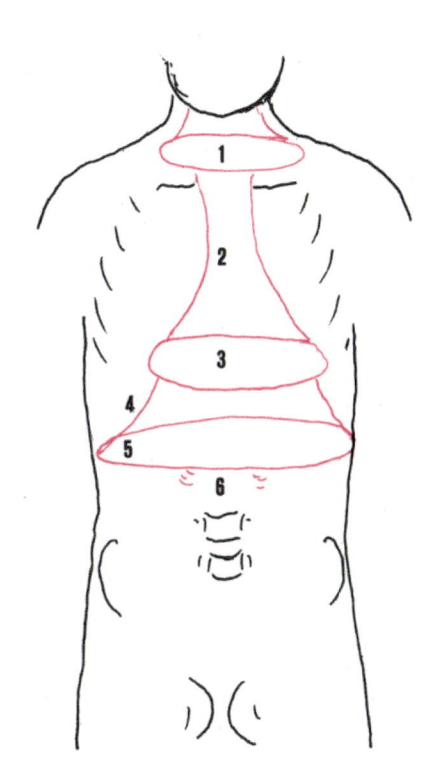

図 26.15. 腺配列.

べており，深部のデルマトームの配列に応じて，筋膜配列がどのように並んでいるかについて説明している．これによって，運動が特定方向によってデルマトームを刺激することを可能にする．筋膜が高密度化すると，伸張は正常な固有受容情報を起動させず，その代わりに疼痛を引き起こす．

内部機能障害への筋膜マニピュレーション：
適　応

表 26.4 は，FMID を用いて治療可能な障害のリストであり，その量は多く，若干，当惑することがあるかもしれない．セラピストによっては，「一体どうやってこれらすべての機能障害に働きかけるのか」と疑問に思うかもしれない．

FMID は，広範囲の機能障害に用いられる．その理由は，FMID は臓器や内部器官の運動面を考慮に入れ，治療では外部の支持壁と内部臓器のあいだに存在する制限の除去を目的とするためである．

個々にリストアップされた疾患は，世界保健機関（world health organisation：WHO）が，鍼で治療可能であると推奨したものと同一である．鍼は通常，血液学的疾患には適応とならない．これはおそらく，血液検査が利用可能となる何千年も前から用いられてきたためだろう．しかし，本書で提供したガイドラインに応じて FMID を用いることによって，この種の機能障害に対し

てさえも効果を得ることが可能となる．

多くのオステオパシーの施術者[2]は，経験上，軟部組織マニピュレーションによる早期介入が，多くの内部機能障害の病的状態の進行を抑制できることを発見した．

われわれが筋骨格系の機能障害に対して筋膜マニピュレーションを実践した最初の 1 年間は，治療の焦点は筋の筋膜であったが，さまざまな内部の問題も改善することを観察した．FMID の実践者は，内臓，血管および腺機能障害を有する多くの患者を助けることができるだろうと確信し，内部臓器に対するこの特定の方法が現在提案されている．

2：内臓マニピュレーションは，身体全体を通して問題を位置づけて解決するのに用いられる．それは，自分自身の自然の機序を，自分の臓器の機能化を改善して，ストレスの負の影響を消して，結合組織付属物によって筋骨格系の可動性を強化して，一般の代謝に影響を及ぼすことを促す（Barral J. P., 1998）.

表 26.4. 内部機能障害への筋膜マニピュレーションの指針，専門カテゴリーに分類.

アレルギー学	鼻炎，じんま疹，食物不耐症，喘息，アレルギー性皮膚炎
麻酔学	頭痛，神経痛，神経炎，びまん性疼痛，尾骨痛
脈管学	浮腫，静脈瘤，リンパ節の除去を伴う乳房切除術によるリンパ浮腫
心臓学	不整脈，動脈硬化性心臓病，高血圧，頻脈，徐脈
外科学	腸機能障害，胆石，潰瘍，鼠径ヘルニア
皮膚科学	座瘡，神経皮膚炎，湿疹，帯状疱疹，乾癬，疣（イボ），熱傷の瘢痕
血液学	白血球減少症，白血球増加症，赤血球減少症，赤血球増加症，血小板減少症，血小板増加症
内分泌学	高脂血症，高血糖症，甲状腺機能低下症，慢性疲労，神経衰弱症
理学療法学	脳卒中の後遺症，顎関節機能障害，不全麻痺，複合性局所疼痛症候群
内科学	胃および十二指腸潰瘍，急性または慢性胃腸炎，胃下垂，結腸炎
神経学	顔面神経麻痺，脳卒中，てんかん，しびれ，感覚異常，神経鞘腫
眼科学	結膜炎，斜視，若年性近視，麦粒腫（ものもらい），緑内障，白内障
産婦人科学	月経過多，月経困難症，卵巣の炎症，不妊症，腟炎
耳鼻咽喉科学	咽頭炎，副鼻腔炎，口内炎，耳下腺炎，耳鳴，発声困難，嚥下障害，歯肉炎
呼吸器科学	気管支炎，鼻炎，副鼻腔炎，肺炎，気管支喘息，扁桃炎，咽頭炎
精神医学	神経症，心因性失声症，うつ病，懸念，不安，興奮，不眠症
リウマチ学	関節リウマチ，結合組織炎，強皮症，線維筋痛症，エリテマトーデス
泌尿器科学	遺尿症（夜尿症），失禁，腎盂腎炎，前立腺肥大，膀胱炎，前立腺炎

結　論

　約10年前，本書で提示された革新的なアイディアが，内部機能障害への筋膜マニピュレーションという新たな開設コースで紹介された（Fascial Manipulation カリキュラムのレベルⅢとしても知られている）．臓器-筋膜（o-f）単位，器官-筋膜（a-f）配列およびシステム（系）を含むという当初の直観は，その検証や徒手的アプローチへの適応についても十分には証明されていなかった．そのため，臨床応用したいという受講生の期待にはまだ応えられていなかった．

　臨床応用に関する改善が必要なのは明らかであった．適用可能なガイドラインを開発するため，批判的な精神をもちさまざまな試みを行った．

　オデュッセウスの物語におけるペネロペの装束のように，これらのガイドラインは何度も組み立て直された．1症例で有効だと証明されたことが，必ずしも次の症例で有効とは限らなかった．6年の臨床研究を経て，多くの治療ガイドラインが定義され，新たな FMID コースが開催された．本書には，これらのガイドラインが収められている．この2回目のコースの後，わずかな受講生のみがこれらのガイドラインを試し，効果はすぐに現れた．他の学生たちは，内部機能障害への適応の可能性に

ついての疑問が拭えず，筋骨格系の機能障害に対してのみ筋膜マニピュレーションを実践し続けている．

　レベルⅢ（FMID）の治療点は，レベルⅠおよびⅡで用いられている点と同一であるが，現在は内部機能障害とも関連が認められている．筋膜マニピュレーションをすでに実践している受講生は，新しい点を学ぶ必要はなく，すでに知っているこれらの点を違う側面から関連づける必要があるだけである．

　筆者の個人的な希望は，すでに筋骨格系に対して筋膜マニピュレーションを実践している医師や理学療法士，オステオパシス，カイロプラクテター，歯科医，獣医，心理士あるいは他の医療従事者などが本書を読むことにより，その適応範囲を広げることである．また，身体に存在する多数の機能障害の問題に対処する際，本書が役立つことを期待する．

　本書のもう1つの目的は，研究者に新しい実験アイディアを提供することである[1]．筋膜マニピュレーションと自律神経系の相互作用に関するわれわれの推論は，筋膜の治療を通して得られた臨床結果を説明する必要性から生まれた．しかしながら，われわれはさらなる研究と調査が必要であると深く認識している．

1：正式な科学的モデルの最も重要な側面は，正しいか間違っているかではない．それらはすべて間違っているのである．むしろ，モデルや概念の鍵となる価値は，実験のアイディアを生み出す能力にある（Stephen H. Scott., 2008）．

用語集

圧電性物質 Piezoelectric	圧力の適用による電流の産生（とくに水晶結晶板に対する）
引張構造 Tensile structure	外部の堅い構造から懸垂する張力ケーブルで成り立つ支持骨格による，軽量で弾性がある構築膜
陰嚢中隔 Septum, scrotal	結合組織からなる膜，および陰嚢を2包に分ける平滑筋（肉様膜）
運動性 Motility	自発的に（または蠕動で）動かす臓器の特性
会陰浅筋膜 Fascia, superficial of the perineum	カンペルとスカルパの腹部筋膜として前方に連続する尿生殖部（別名，コーレス筋膜）の皮下組織の膜様層
遠位の張筋 Tensor, distal	懸垂線の外部ケーブル．人体で，それらは四肢の対角線によって形成される
横中隔 Septum, transver- sum	心膜の筋膜，横隔膜腱中心，肝臓のグリソン鞘などの起源となる中胚葉軟部組織塊
外部膜張筋 Tensor, external membrane	弾性がある構築膜の張筋．人体における，縦方向，横方向および斜め方向の筋線維
外膜 Adventitia	動脈または臓器の外部の結合組織層（たとえば，外膜）
膜 Tunica	いくつかの臓器の内部または外部の膜（たとえば，子宮の粘膜，腎臓の線維膜など）
化学受容器 Apparatus, chemo- receptor	臓器群と化学刺激（味覚と嗅覚）に反応する頭部の神経終末

可動性 Mobility	呼吸，モビライゼーションあるいは運動のような外力に反応して動く臓器の生理学的な可能性
機械受容器 Apparatus, mecha- noreceptor	臓器群と機械刺激（聴覚と平衡運動）に反応する頭部の神経終末
器官 Apparatus	それらの機能を調整する筋膜によって結合する臓器の群．器官は，頭部または体内の体腔に位置している
気管前筋膜 Fascia, pretracheal	舌骨下筋を囲んで，頸動脈鞘と連続する筋膜
筋外膜 Fascia, epimysial	筋を囲んでいる外部の結合組織鞘．筋周膜と連続
筋間中隔 Septum, intermus- cular	2つの筋または筋群を分ける結合組織の中隔
血管の臓器-筋膜 (o-f) 単位 Organ fascial unit vascular	血液循環の機能の1つを実行する共同作用をもつ臓器の群
血管配列 Sequence vascular	血管と尿器官に関連する大部分の腹膜後筋膜
血清 Serous	膠原性の層板および胸膜と腹膜鞘を形成する上皮にある膜
懸垂線 Catenary	曲線は，2つの端のおのおのから下がる完全に柔軟で，一様に密度の高い，伸張性のない「ケーブル」上で，重力によって形成される
腱膜 Aponeurosis	大きな筋線維で連続的に配置される平坦な腱．力伝達の役割を有する

腱膜筋膜 Fascia, aponeurotic	筋膜は，2～3枚の層の平行したコラーゲン線維によって形成される．各層は，疎性結合組織によって分離される
骨盤隔膜 Diaphragm, pelvic	肛門挙筋と尾骨筋の上方および下方筋膜
骨盤筋膜 Fascia, pelvic	内臓を囲んで，腸腰筋に付着する骨盤隔膜の筋膜
システム（系） System	身体全体を通して広まり関連した身体構造
四分円 Quadrant	皮下組織が四肢と体幹半分を4領域に分けたうちの1領域
鞘 Sheath	内臓，血管および腺を覆う，あるいは含む筋膜
心因系 System, psychogenic	その思考過程と機能障害で，精神を構成するものすべて
深筋膜 Fascia, deep	腱膜あるいは筋外膜の様なより薄く弾性のある筋の筋膜
神経系 System, nervous	刺激と身体認知を統轄する神経構造（中枢神経，末梢神経，自律神経）の複雑性
浅筋膜 Fascia, superficial	皮下組織の膜様層．この用語は，皮下組織のすべてを含む
蠕動 Peristalsis	平滑筋に起因する内部臓器の不随意的な連続した動き
腺の臓器-筋膜（o-f）単位 Organ fascial unit, glandular	分泌物の放出を管理するために，相互作用する腺の群
腺配列 Sequence, glandular	筋膜は，内分泌腺と連結する横中隔に由来する
層 Stratum	とくに，他方の上に平行にいくつかの層が配列された横層

臓器-筋膜（o-f）単位 Organ fascial unit	特定の筋膜によって連合する臓器，腺あるいは血管の群で，いずれかが群の活動を調整する
臓側筋膜（内臓筋膜） Fascia, visceral	内臓の壁と結合する体内の筋膜（＝被覆筋膜）
挿入筋膜 Fascia, insertional	筋または臓器をそれ自体の構造を囲むことで固定する筋膜
層板 Lamina	平坦組織，または膜とよばれる幅広いより薄い層（たとえば，翼突筋に付着を与える翼状板）
中隔 Septum	2つの腔または2つの柔らかい塊を分ける結合組織膜（たとえば，心臓の心房中隔，筋間中隔）
直腸膀胱中隔 Septum, rectovesical	直腸と前立腺のあいだを通過して，会陰体から腹膜に及ぶ筋膜層
直列筋膜 Fasciae, in series	筋膜は，順々に配置される（たとえば，左右の斜筋筋膜）
トルト筋膜 Toldt's fascia	Treitz's（トライツ）の筋膜の外側への継続は，膵体に対して後方に位置させた．別名，膵後筋膜
内臓の臓器-筋膜（o-f）単位 Organ-fascial unit, visceral	吸収のために必要とされる機能の1つを実行する共同作用をもつ臓器の群
内臓配列 Sequence, visceral	内臓および壁側胸膜と腹膜に分ける体腔の筋膜
内部筋膜 Fascia, internal	筋膜は，コラーゲン，エラスチン，および内部臓器と結合する網状線維によって形成される．
内部臓器 Internistic	内部に位置する臓器を示し，筋骨格系に属していない造語
尿性器隔膜 Diaphragm, urogenital	坐骨恥骨筋群と尿道括約筋のあいだにある会陰の三角筋膜
白膜 Tunica albuginea	2つの海綿体を囲む，白い清明な線維膜

半導体 Semiconductor	導体と断熱物のあいだに電気伝導率をもつ固体結晶物質	壁側筋膜 Fascia, parietal	体幹壁と結合する挿入筋膜（例：壁側腹膜と壁側胸膜）
光受容器 Apparatus, photo-receptor	臓器群と光（視覚と立体認知）に反応する頭部の神経終末	臍膀胱筋膜 Fascia, umbilicovesical	臍動脈索から膀胱を囲んでいる筋膜に及ぶ筋膜層
被覆筋膜 Fascia, investing	筋または内部臓器を含む筋膜（「臓側筋膜」と置き換えられる用語）	膀胱前筋膜 Fascia, prevesical	横筋筋膜，臍膀胱筋膜および恥骨のあいだに位置する筋膜
被膜 Capsule	臓器を囲む高密度コラーゲン組織からなる膜構造（例：甲状腺被膜）	膜 Membrane	臓器を分けるか，粘膜の内側を覆う組織の層（例：漿膜，滑膜）
並列筋膜 Fasciae, in parallel	筋膜は，並列に配置される（例：深下腿筋膜と筋外膜）	腰部引張構造 Tensile structure, lumbar	前方の肋骨，および後方固定点に固定される外部の筋によって形成される腹壁
壁外システム（系） System, extramural	内部の挿入筋膜に位置する神経節と神経叢によって形成される自律神経系の一部	リンパ系 System, lymphatic	1つには循環と造血器官に，もう1つには免疫系に結合する系

文　献

Adamo S., Comoglio P. et al. Istologia, Piccin ed. Padova 2006.

Anderson R.L. & Beard C. The Levator AponeurosisAttachments and Their Clinical Significance Arch Ophthalmol. 1977; 95(8):1437-1441.

Baldissera F. Fisiologia e biofisica medica Poletto ed. Milano 1996.

Barral J.P., Mercier P. Manipolazione Viscerale 1, 2, Castello ed. Milano 1998.

Basmajian J.V. Anatomia regionale del Grant, ed. Liviana, Padova 1984.

Bassotti G. et al. Colonic regular contractile frequency patterns in irritable bowel syndrome: the 'spastic colon' revisited. Eur J Gastroenterol Hepatol. 2004 Jun;16(6):613-7.

Benninghoff G. Trattato di anatomia umana, Piccin ed. Padova 1986.

Borgini E, Stecco A, Day AJ, Stecco C. How much time is required to modify a fascial fibrosis? J Bodyw Mov Ther. 2010 Oct;14(4):318-25.

Bortolami R., Callegari E., Beghelli V. Anatomia e fisiologia degli animali domestici. Edagricole, Bologna, 2004.

Butler D.S., Phty B. The Sensitive Nervous System, Adelaide, Australia, Noigroup Pulications; 2000.

Carcassi U. Trattato di Reumatologia, Editrice Universo, Roma, 1993.

Chang L. et al. Sensation of bloating and visible abdominal distension in patients with irritable bowel syndrome. Am J Gastroenterol. 2001 Dec;96(12):3341-7.

Chiarugi G., Bucciante L. Istituzioni di Anatomia dell'uomo. Vallardi-Piccin, Padova 1975.

Conquillat M. Osteopatia viscerale, Marrapese ed. Roma 1989.

Day JA, Stecco C, Stecco A. Application of Fascial Manipulation technique in chronic shoulder pain--anatomical basis and clinical implications. J Bodyw Mov Ther. 2009 Apr;13(2):128-35.

Dong-Gyun H. The other mechanism of muscular referred pain: The "connective tissue" theory, Medical Hypotheses 73 (2009) 292-295.

Enciclopedia Medica Italiana, editore UTET, Torino 1988.

Esposito V. et al. Anatomia Umana, Piccin Nuova Libraria, Padova, 2010.

Eto T., Kato J., Kitamura K. Regulation of production and secretion of adrenomedullin in the cardiovascular system. Regul Pept. 2003 Apr 15;112(1-3):61-9.

Faglia G. Malattie del sistema endocrino e del metabolismo. Mc Graw-Hill, Milano, 1997.

Farber JP. et al. Pulmonary receptor discharge and expiratory muscle activity. Respir Physiol. 1982 Feb;47(2):219-29.

Fazzari I. Anatomia Umana Sistematica, UTET, Torino, 1972.

Fiel T., Hermandez R.M., Diego M., Schanberg S., Kuhn C. Cortisol decreases and serotonin and dopamine increase following massage therapy. International Journal of Neuroscience 115, 1397-1413, 2005.

Findley W., Schleip R. Fascia Research, Elsevier GmbH. Munich, 2007.

Freeman K.T., Koewler N,J. et al. A Fracture Pain Model in the Rat. Anesthesiology, V 108, No. 3, Mar. 2008.

Gasper W,J. et al. Lung transplantation in patients with connective tissue disorders and esophageal dysmotility. Dis Esophagus, 2008 May 2.

Gray H. Anatomia, Ed. Zanichelli, Bologna 1993.

Guyton A,C. Fisiologia umana. Piccin Editore, Padova, 1980.

Hammer W. Functional Soft-Tissue Examination and Treatment by Manual Methods. Jones and Bartlett Pub. 2007.

Hammer W. Genitofemoral entrapment using intergrative fascial release. Chiropr Tech, Vol 10, n° 4, Novem, 1998.

Harding G., Yelland M. Back, chest and abdominal pain - is it spinal referred pain Aust Fam Physician. 2007 Jun;36(6):422-3, 425, 427-9.

Hardy Katie, Pollard H. The organisation of the stress response, and its relevance to chiropractors a commentary. Chiropr. Osteopat. 2006, 14: 25.

Harrison T.R. et al. Principi di medicina interna. McGraw Hill, Milano, 1995.

Hedley G. Notes on visceral adhesions as fascial pathology. J Bodyw Mov Ther. 2010 Jul;14(3):255-61.

Hermann H.C. Atlante di agopuntura, Hoepli editore, Milano, 1999.

Kakizaki H., Zako M., Miyaishi O., Nakano T., Asamoto K., Iwaki M. The lacrimal canaliculus and sac bordered by the Horner's muscle form the functional lacrimal drainage system. Ophthalmology. 2005 Apr;112(4):710-6.

Kandel E.R. ,Schwartz J.H., Jessell T.M. Principi di Neuroscienze, 2° edizione, ed. Ambrosiana, Milano 1994

Kawamutsu T., Serisawa M. Historical notes on anatomy

of the transversalis fascia. Kaibogaku, 1997, oct; 72(5): 425-31.

Kenneth V.K. Vertebrati, McGraw-Hill, Milano, 2005

Kent C.G. Anatomia comparata dei vertebrati. Ed. Piccin, Padova, 1997.

Kjaer M. Role of extracellular matrix in adaptation of tendon and skeletal muscle to mechanical loading. Physiol Rev. 2004 Apr;84(2):649-98.

Krüger K., Lechtermann A., Fobker M., Völker K., Mooren F.C. Exercise-induced redistribution of T lymphocytes is regulated by adrenergic mechanisms. Brain Behav Immun. 2008 Mar;22(3):324-38.

Langevin H.M., Stevens-Tuttle D., Fox J.R., Badger G.J., Bouffard N.A., Krag M.H., Wu J., Henry S.M. Ultrasound evidence of altered lumbar connective tissue structure in human subjects with chronic low back pain. BMC Musculoskelet Disord. 2009 Dec 3;10:151.

Langevin H.M. Potential role of fascia in chronic musculosckeletal pain, Integrative Pain medicine, Humana press, 2008.

Leonhardt H. Anatomia umana, Splancnologia, Ed. Ambrosiana, Milano, 1987.

Lindsay M. Fascia, Clinical Applications for Health and Human Performance, Cengage Learning., 2008.

Liptan G.L. Fascia : a missing link in our understanding of the pathology of fibromyalgia. Journal of Bodywork and MT, 2010, 14, 3-12.

Lockhart R.D., Hamilton G.F., Fyfe F.W. Anatomia del corpo umano, ed. Ambrosiana, Milano 1978.

Lower A. Il linguaggio del corpo, Feltrinelli editore, Milano, 1979.

Lüdtke F.E. et al. Myogenic basis of motility in the pyloric region of human and canine stomachs. Dig Dis. 1991;9(6):414-31.

Macchi V. et al. (2007) Musculocutaneous nerve: histotopographic study and clinical implications. Clin. Anat. 20: 400-406.

Maheshwar A.A., Kim E.Y., Pensak M.L., Keller J.T. Roof of the parapharyngeal space: defining its boundaries and clinical implications. Ann Otol Rhinol Laryngol. 2004 Apr;113(4):283-8.

Mazzocchi G., Nussdorfer G. Anatomia funzionale del sistema nervoso, ed Cortina, Padova, 1996.

McCombe D., Brown., Slavin J., Morrison W.A. The histochemical structure of the deep fascia and its structural response to surgery. J Hand Surg Br. 2001 Apr;26(2):89-97.

McDonald J.J., Chusid J.D. Neuroanatomia Correlazionistica e Neurologia Funzionale. Piccin ed, Padova, 1968.

Mislin H. Active contractility of the lymphangion and coordination of lymphangion chains. Experientia. 1976;32(7):820-2.

Monesi V, Istologia, Piccin, Padova, 1997.

Natsis K., Paraskevas G., Papaziogas B., Agiabasis A. "Pes anserinus" of the right phrenic nerve innervating the serous membrane of the liver: a case report (anatomical study) Morphologie. 2004 Dec;88(283):203-5.

Pedrelli A., Stecco C., Day J.A. Treating patellar tendinopathy with Fascial Manipulation. J Bodyw Mov Ther. 2009 Jan;13(1):73-80.

Picelli A., Ledro G., Turrina A., Stecco C., Santilli V., Smania N. Effects of myofascial technique in patients with subacute whiplash associated disorders: a pilot study. Eur J Phys Rehabil Med. 2011 Jul 28.

Platzer W. Apparato locomotore. Ambrosiana ed. Milano, 1979.

Quaglia A. Senta. Il sistema Simpatico in agopuntura cinese. Ed. Cortina. Torino, 1976.

Ren J.L. et al. Effect of increased intra-abdominal pressure on peristalsis in feline esophagus. Am J Physiol. 1991 Sep;261(3 Pt 1) :417-25.

Riggs Art, Deep Tissue Massage: a Visual Guide to techniques. North Atlantic Books, 2007.

Rigoni M. Lombalgie e Disturbi dell'intestino: possibile correlazione e prescrizione d'esercizio. Tesi, Università Padova, 2009.

Romer P. Anatomia Comparata dei Vertebrati. Edi. Medicina-Salute, 1996.

Rossi J.M., Dunn N.R., Hogan B.L., Zaret K.S. Distinct mesodermal signals, including BMPs from the septum transversum mesenchyme, are required in combination for hepatogenesis from the endoderm. Genes Dev; 15(15):1998-2009. Aug 1, 2001.

Vezio Ruggeri, Semeiotica di processi psicofisiologici e psicosomatici. Il Pensieo scientifico ed. 2003.

Sadler T.W. Langman's Medical Embryology, Piccin ed, 1990.

Salvadori M. Perché gli edifici stanno in piedi. Bompiani ed. 1998.

Scarr G. Simple geometry in complex organisms. J Bodyw Mov Ther. 2010 Oct;14(4):424-44.

Schleip R., Vleeming A., Lehmann-Horn F., Klingler W. A hypothesis of chronic back pain: ligament subfailure injuries lead to muscle control dysfunction". Eur Spine J. 2007 Oct;16(10):1733-5.

Schultz R.L., Feitis R. The Endless Web, Nord Atlantic B, Berkeley, 1996.

Simmons L., Sharma N., Baron J.C., Pomeroy V.M. Motor imagery to enhance recovery after subcortical stroke: who might benefit, daily dose, and potential effects. Neurorehabil Neural Repair. 2008 Sep-Oct;22(5):458-67.

Simmons R., Dambra C., Lobarinas E., Stocking C., Salvi R. Head, Neck, and. Eye Movements That Modulate Tinnitus. Semin Hear. 2008 Nov;29(4):361-370.

Song G., Ju Y., Shen X., Luo Q., Shi Y., Qin J. Mechanical stretch promotes proliferation of rat bone marrow mesenchymal stem cells. Colloids Surf B Biointerfaces. 2007 Aug 1;58(2):271-7.

Spaeth M. et al. Increase of collagen IV in skeletal muscole of fibromyalgia patiens. Journal of Musculoskeletal Pain, 12, 9, 2005.

Stecco A., Masiero S., Macchi V., Stecco C., Porzionato A., De Caro R. The pectoral fascia: anatomical and histological study. J Bodyw Mov Ther. 2009 Jul;13(3):255-61.

Stecco A., Stecco C., Macchi V., Porzionato A., Ferraro

C., Masiero S., De Caro R. RMI study and clinical correlations of ankle retinacula damage and outcomes of ankle sprain. Surg Radiol Anat. 14, Jann. 2011.

Stecco C., Macchi V., Porzionato A., Morra A., Parenti A., Stecco A., Delmas V., De Caro R. The ankle retinacula: morphological evidence of the proprioceptive role of the fascial system. Cells Tissues Organs. 2010;192(3):200-10.

Stecco L. Fascial Manipulation for musculoskeletal pain. Piccin Nuova Libraria. Padova, 2004.

Stecco L. Fascial Manipulation, Practical part. Piccin Nuova Libraria, Padova, 2009.

Stecco L. Il dolore e le sequenze neuro-mio-fasciali, Palermo, IPSA, 1991.

Stedman's Medical Dictionary, 26th ed. Williams &W. Baltimore, 1995.

Stefanelli A. Anatomia comparata. Ed dell'Ateneo, Roma 1968.

Taber, Dizionario Medico Enciclopedico, Delfino editore, Roma, 2007.

Tesh K.M., Dunn J.S., Evans J.H. The abdominal muscles and vertebral stability. Spine. 1987 Jun;12(5):501-8.

Tesh K.M., Shaw J.D., Evans J.H. The abdominal muscles and vertebral stability. Spine, vol.12 n. 5, 1987, pp 501-508.

Testut L., Jacob O. Trattato di anatomia topografica. UTET, Firenze, 1987.

Travell J.G., Simons D.G. Dolore muscolare, Ghedini ed, Milano, 1998.

Trommer P.R., Gellman M.B. Trigger point syndrome. Rheumatism. 1952 Jul; 8 (3):67-80.

Urquhart D.M., Barker P. et al. Regional morphology of the trnasversus abdominis and obliquus internus and externus abdominis muscles. Clinical Biomech. Vol.20, 3, 2005, 233-241.

Volga B. et al. Effects of massage on fat mass. J Eur Acad Dermatol Venereol. Jul, 13, 2009.

Wheater P.R. Istologia e anatomia microscopica, Ed. Ambrosiana, Milano, 1994.

Walton A. Efficacy of myofascial release techniques in the treatment of primary Raynaud's phenomenon. J Bodyw Mov Ther. 2008 Jul;12(3):274-80. Epub 2008 Mar 5.

Wolfe F. The Epidemiology of Fibromyalgia, Journal fo Musculoskeletal Pain, vol 1 n 2\4 1993.

Yelland M.J. Back, chest and abdominal pain. How good are spinal signs at identifying musculoskeletal causes of back, chest or abdominal pain? Aust Fam Physician. 2001 Sep;30(9):908-12.

日本語索引

外国語索引

【監訳者略歴】

竹井 仁（たけい ひとし）

1966年 愛媛県に生まれる
1987年 東京都立府中リハビリテーション専門学校理学療法学科卒業
同 年 東京都職員共済組合清瀬病院リハビリテーション科勤務
1993年 青山学院大学文学部第二部教育学科卒業
1995年 米国短期留学理学療法技術研修参加
1996年 東京都立医療技術短期大学理学療法学科講師
1997年 筑波大学大学院修士課程教育研究科カウンセリング専攻リハビリテーションコース（修士課程）修了 リハビリテーション修士
1998年 東京都立保健科学大学理学療法学科講師
2002年 博士（医学）取得（東邦大学大学院医学研究科）
2003年 米国理学療法技術研修参加
2005年 首都大学東京 健康福祉学部理学療法学科准教授
首都大学東京大学院 人間健康科学研究科理学療法科学域准教授
2008年 Kaltenborn-Evjenth International OMT-DIPLOMA 取得
2012年 首都大学東京 健康福祉学部理学療法学科教授
首都大学東京大学院 人間健康科学研究科理学療法科学域教授
2014年 （公社）日本理学療法士協会徒手理学療法部門代表幹事（～現在）
2015年 日本徒手理学療法学会理事長（～現在）
同 年 日本運動器理学療法学会副代表（～現在）
同 年 イタリアにて Fascial Manipulation Teacher for Level 1 & 2 を取得

内部機能障害への筋膜マニピュレーション 理論編
ISBN978-4-263-21746-7

2017年 3月 10日　第1版第1刷発行（1st ed.）　日本語版翻訳出版権所有

原著者　LUIGI STECCO
　　　　CARLA STECCO
監訳者　竹 井　仁
発行者　白 石 泰 夫
発行所　医 歯 薬 出 版 株 式 会 社

〒113-8612　東京都文京区本駒込 1-7-10
TEL. （03）5395-7628（編集）・7616（販売）
FAX. （03）5395-7609（編集）・8563（販売）
http://www.ishiyaku.co.jp/
郵便振替番号 00190-5-13816

乱丁，落丁の際はお取り替えいたします　　　　印刷・あづま堂印刷／製本・皆川製本所

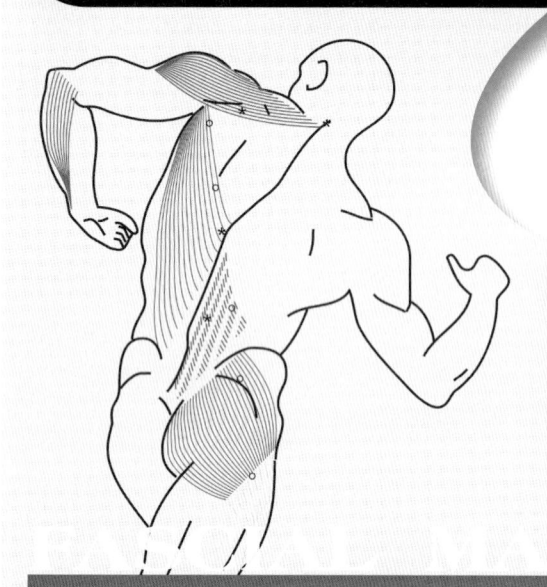
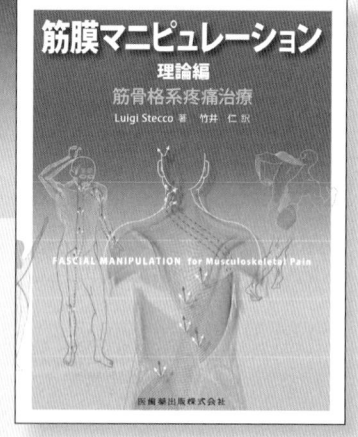
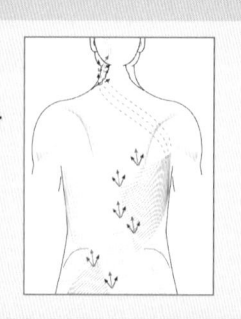
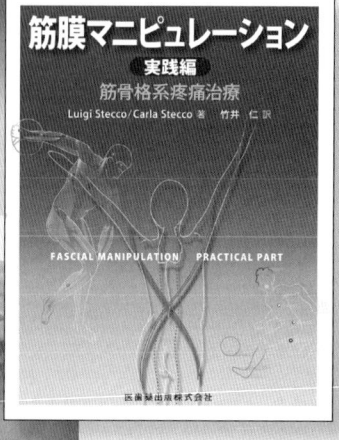
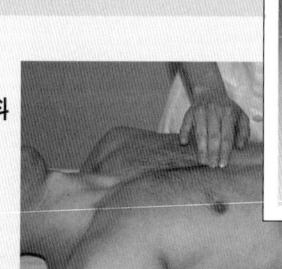